Omer Matthijs, Didi van Paridon-Edauw, Dos Winkel

Manuelle Therapie der peripheren Gelenke, Band 3
Hüfte, Knie, Sprunggelenk, Fuß
und Knorpelgewebe

Omer Matthijs, Didi van Paridon-Edauw, Dos Winkel
Manuelle Therapie der peripheren Gelenke

Band 1: Biomechanik, Bindegewebe, Schultergürtel

Band 2: Ellenbogen, Hand

Band 3: Hüfte, Knie, Sprunggelenk, Fuß
und Knorpelgewebe

Omer Matthijs
Didi van Paridon-Edauw
Dos Winkel

Manuelle Therapie der peripheren Gelenke 3

Hüfte, Knie, Sprunggelenk, Fuß und Knorpelgewebe

Unter Mitarbeit von Wolfgang Vieten, MD

ELSEVIER
URBAN & FISCHER

URBAN & FISCHER
München · Jena

Zuschriften und Kritik an:
Elsevier GmbH, Urban & Fischer Verlag, Lektorat Fachberufe, Karlstraße 45, 80333 München

Wichtiger Hinweis für die Benutzer
Die Erkenntnisse in der Medizin unterliegen laufendem Wandel durch Forschung und klinische Erfahrungen. Die Autoren haben große Sorgfalt darauf verwendet, dass die in diesem Werk gemachten therapeutischen Angaben (insbesondere hinsichtlich Indikation, Dosierung und unerwünschten Wirkungen) dem derzeitigen Wissensstand entsprechen. Das entbindet die Nutzer dieses Werkes aber nicht von der Verpflichtung, ihre therapeutischen Entscheidungen in eigener Verantwortung zu treffen.

Bibliografische Information Der Deutschen Bibliothek
Die Deutsche Bibliothek verzeichnet diese Publikation in der Deutschen Nationalbibliografie; detaillierte bibliografische Daten sind im Internet über http://dnb.ddb.de abrufbar.

1. Auflage 2006

Der Urban & Fischer Verlag ist ein Imprint der Elsevier GmbH.

06 07 08 09 10 5 4 3 2 1

Um den Textfluss nicht zu stören, wurde bei Patienten und Berufsbezeichnungen die grammatikalisch maskuline Form gewählt. Selbstverständlich sind in diesen Fällen immer Frauen und Männer gemeint.

Lektorat: Ingrid Stöger, München
Herstellung: Antje Arnold, München
Satz: Mitterweger & Partner, Plankstadt
Druck: Polygraf Print, Presov/Slowakei
Umschlaggestaltung: SpieszDesign, Neu-Ulm
Titelfoto: GettyImages/Stone/Jack-Ambrose
Gedruckt auf 100 g Nopacoat Edition, 1,1 faches Volumen

Printed in Germany
ISBN-13: 978-3-437-47810-9
ISBN-10: 3-437-47810-9

Aktuelle Informationen finden Sie im Internet unter:
www.elsevier.de. und www.elsevier.com

Vorwort

Mit Band 1 der Manuellen Therapie peripherer Gelenke legen wir ein wissenschaftlich unterbautes Handbuch vor, das sich nicht mit den sogenannten Tatsachen begnügt, die irgendwann einmal von irgend jemandem beschrieben und seitdem immer wieder abgeschrieben wurden.

Die Bewegungswissenschaft hat sich im Laufe der letzten Jahrzehnte stürmisch weiter entwickelt, wodurch die Frage entstand, ob sich Gelenke wirklich so bewegen, wie die meisten von uns noch in ihrer Ausbildung gelernt haben. Ist die berühmte Konvex-konkav-Regel immer noch gültig, oder spielen neben der reinen knöchernen Verbindung auch andere Strukturen eine Rolle? Groß war dann auch die Überraschung, als bekannt wurde, dass sich der Humeruskopf während der Wurfbewegung, bei der sich der Arm in Außenrotation mit Abduktion und Extension befindet, nach hinten bewegt. Obwohl diese Beobachtung einige Ausgangspunkte der Manuellen Therapie auf den Kopf stellte, wurde die Entstehung der vorderen und der vorderen-unteren Schulterinstabilität schlagartig verstanden. Denn nur bei Instabilität bewegt sich der Humeruskopf nach vorne und nach vorne-unten. Eine ähnliche Erkenntnis betraf die Unmöglichkeit, Gelenkkopf und Gelenkpfanne im Schultergelenk durch manuelle Traktion zu trennen.

In dem vorliegenden Werk besprechen wir diesen und viele andere arthrokinematische Befunde, wobei wir jeweils die Quellen mit Urheber und Jahr der Veröffentlichung hervorheben. Kein anderes Buch geht ähnlich ausführlich auf die theoretische, wissenschaftliche Basis der manuellen Mobilisierung peripherer Gelenke ein.

Auch die Indikationen zum Einsatz der beschriebenen Techniken wurden im Laufe der letzten Jahre deutlich verbessert. Das Wissen um den Verlauf bestimmter Gelenkerkrankungen hat deutlich zugenommen, und es erscheinen immer mehr vergleichende Studien zur manuellen Mobilisierung und anderen Therapieformen. Manchmal sind die manuellen Techniken den medikamentösen oder physiotherapeutischen Verfahren überlegen, manchmal sind sie es nicht.

In vielen Fällen ist die spezielle manuelle Mobilisierung peripherer Gelenke ein wichtiger Bestandteil des therapeutischen Spektrums, über das Ärzte und Physiotherapeuten heutzutage verfügen können.

Mein ganz besonderer Dank geht an Omer Matthijs und Didi van Paridon-Edauw, ohne deren Einsatz dieses dreiteilige Werk nicht zu Stande gekommen wäre. Beide Autoren verfolgen die Entwicklung der Arthrokinematik seit mehr als zehn Jahren und testen neue Erkenntnisse konsequent in ihrer eigenen täglichen Berufspraxis.

Ebenfalls danken möchte ich Rainer Junge, Direktor der International Academy of Orthopedic Medicin (IAOM), der die Entstehung dieser drei Bände maßgeblich unterstützt hat.

Ich hoffe, dass das vorliegende Werk alle diejenigen Ärzte und Physiotherapeuten erreicht, die sich der Behandlung von Patienten mit Erkrankungen des Bewegungsapparates widmen.

Dos Winkel, im Herbst 2003

Inhaltsverzeichnis

* Kap. 1–3 s. Band 1, *Kap. 4–5 s. Band 2

6 Hüfte

6.1 Funktionelle Anatomie

6.1.1 Einleitung

Das Hüftgelenk ist eine der wichtigsten Verbindungen zwischen der unteren Extremität und den weiter oben gelegenen Körperregionen. Während Geh-, Lauf-, Hüpf- und Sprungbewegungen muss das Gelenk einerseits Kräften widerstehen, die weitaus größer sind als das eigene Körpergewicht. Darüber hinaus muss es – auch unter Belastung – jederzeit die Beweglichkeit des Oberkörpers und der unteren Extremität sicherstellen.

Es ist somit das Verbindungsglied zwischen dem angespannten Bein und dem Rumpf, das dem Körper seine große Bewegungsfreiheit verschafft. Es hat eine kugelähnliche Form (Nussgelenk, Enarthrosis) und besitzt drei Freiheitsgrade. Mink et al. (1990) beschreiben das Hüftgelenk sowohl anatomisch als auch mechanisch als ein Kugelscharniergelenk.

6.1.2 Acetabulum

Das Acetabulum besteht aus Anteilen des Os pubis (20 %), des Os ilium (40 %) und des Os ischii (40 %) (Gray, 1989). Lateral ist es mit dem konkav geformten, halbmond- oder hufeisenförmigen Knorpel der Facies lunata bekleidet, der den Femurkopf als breites Knorpelband ganz umschließt. Das an seiner Unterseite von der Incisura acetabuli unterbrochene Band setzt sich aus einem vorderen, einem mittleren und einem hinteren Anteil zusammen. Der Übergang vom vorderen zum weniger stark gekrümmten mittleren Anteil bildet den kranialen Abschnitt des Azetabulums. Wegen ihrer eher spitz zulaufenden Form wird die Incisura acetabuli häufig mit einem gotischen Bogen verglichen. Der mittlere Abschnitt beschlägt in seiner Länge etwa Zweidrittel der Hinterwand des Azetabulums und geht dann fließend in den stark gekrümmten hinteren Abschnitt über (Riezebos, 1991).

Greenwald (1974) und Bullough (1968, 1981) ermittelten bei Jugendlichen eine eher ellipsoide Ausformung des Azetabulums und – wenn auch geringer – des Caput femoris. Ihrer Meinung nach entsteht die runde Form erst zu einem späteren Zeitpunkt.

Die Öffnung zwischen dem vorderen und hinteren Anteil ist nicht ausschließlich nach kaudal, sondern eher nach kaudal und ventral ausgerichtet, wodurch das Acetabulum einem leicht nach hinten gekippten Hufeisen gleicht.

Die lateralen Ausläufer der Incisura werden durch ein Ligamentum transversum miteinander verbunden, wodurch an der Innenseite ein kleines Fenster entsteht (Fenestra acetabuli) (Mink et al., 1990).

Die Knorpelbekleidung der Facies kennt eine große Formenvielfalt und kann an einigen Stellen sogar unterbrochen sein. Der vordere Anteil der Facies ist schmal und läuft spitz zu. Der hintere Anteil ist breit und gerundet.

Am breitesten ist die Facies in ihrem mittleren Anteil, wird hier aber häufig unterbrochen durch den bereits oben erwähnten gotischen Spitzbogen. Bereits 1978 beschrieben Kurrat und Oberländer, dass die Knorpelbekleidungen der Hüftpfanne und des Hüftkopfes nicht durchgehend die gleiche Dicke besitzen. Die dickste Knorpelschicht fanden sie im ventrokranialen Quadrant des Azetabulums und im ventrolateralen Abschnitt des Femurkopfes. Überdies stellten sie fest, dass diese beiden Gebiete in der Nullstellung des Gelenks nicht miteinander in Kontakt standen. Erwartungsgemäß würden sie erst in Phasen hoher Gelenkbelastung miteinander in Kontakt kommen, beispielsweise kurz vor der

Propulsion und auch während der Landung der Gehbewegung. Tschauner gab an, dass die Knorpelschicht in Höhe des Außenrandes der Facies lunata am dicksten ist (1997).

Tillmann (1998) findet im mittleren Abschnitt, also im Dach des Azetabulums, eine dickere Knorpelschicht als im Vorder- und Hinterhorn. Im vorderen und äußeren Anteil des Dachs findet er eine maximale Dicke von 2,5-3,5 mm, was auf eine hohe Belastung dieses Gebiets hinweist. Auch Brand findet die dickste Knorpelbekleidung im anterior-lateralen Quadrant der Gelenkpfanne, mit einem Maximum nahe der anterior-lateralen Ecke (1994).

Die knorpelfreie Fossa acetabuli bildet das tief gelegene Zentrum der Gelenkpfanne. Unter der Membrana synovialis, jedoch extrasynovial, liegt dort ein Fettkörper (Pulvinar acetabuli). Die während der Hüftbewegung auftretenden Kräfte bewirken, dass sich der Fettkörper bei Druck in Richtung des kleinen Fensters und bei Zug wieder zurück ins Zentrum verlagert (Mink et al., 1990).

Das Acetabulum setzt sich fort in einem Labrum acetabulare, das weiter unten detaillierter beschrieben wird.

Die Gelenkfläche der Hüftgelenkspfanne ist in allen drei anatomischen Ebenen schräg ausgerichtet. In der Frontalebene ist der Pfannenrand von kraniolateral nach kaudomedial gegenüber der Transversalebene um 50-60° geneigt. In der Transversalebene hat das Acetabulum von dorsolateral nach ventromedial gegenüber der Parasagittalebene einen Neigungswinkel von etwa 30° (Anteversion). Beckenmessungen an 50 männlichen und 50 weiblichen Skeletten ergaben einen mittleren Anteversionswinkel von 19,9° ±6,6° (7-42°). Dieser Winkel war bei den weiblichen Skeletten mit 21,3° ±7,1° signifikant größer als bei den männlichen Skeletten (18,5° ±5,8°) (Maruyama et al., 2001). In der Sagittalebene weist die Öffnung der Facies lunata in ventrokaudale Richtung, wodurch mit 30° eine geringe Neigung der Facies nach hinten entsteht. Die Gelenkpfanne ist insgesamt nach ventral, lateral und kaudal ausgerichtet.

6.1.3 Labrum acetabulare

Dieses geschlossene, kreisförmige Gebilde aus Faserknorpel bildet den äußeren Rand der Hüftgelenkpfanne. Es vertieft das Acetabulum um etwa 21 % und vergrößert damit die Oberfläche des Hüftgelenks um durchschnittlich 28,3 %. Außerdem erweitert es die Überdachung des Femurkopfes um durchschnittlich 30 % (Tan, 2001). Es besteht größtenteils aus sehr dicht gepackten Typ-I-Kollagenfasern, die parallel zum Rand des Azetabulums verlaufen, und einzelnen Fasern, die schräg dazu liegen (Shibutani, 1988). An seiner breiten Basis ist es verbunden mit dem Pfannenerker (Limbus acetabuli), dem knöchernen Außenrand des Azetabulums. Mit der Facies lunata steht es nur kraniodorsal in direkter Verbindung, während es in seinem weiteren Verlauf durch eine scharfe Rinne vom Gelenkknorpel abgegrenzt ist (Putz, 1998).

Mit dem zwischen den Hörnern der Facies lunata liegenden Ligamentum transversum ist das Labrum acetabulare so eng verbunden, dass zwischen den beiden Strukturen eigentlich kein wesentlicher Unterschied besteht (Seldes, 2001). Der spitz zulaufende laterale Rand des Labrums (Apex) ist der Gelenkhöhle zugewandt. Ein schmaler, stark durchbluteter Ausläufer der Synovia trennt die Außenfläche des Labrums von der kapsulären Membrana fibrosa (Recessus perilimbicus). Seine Innenfläche wird von einer dünnen Schicht hyalinen Knorpels bedeckt (Walker, 1981).

Folgt man Petersen et al. (1999), dann sind der äußere Anteil des Labrums immer, der mittlere Anteil gelegentlich und der innere Anteil niemals durchblutet.

Die Innervation des Labrums stammt ventral aus den Nn. femoralis und obturatorius, dorsal aus den Nn. gluteus inferior und ischiadicus, den gleichen Nerven also, die auch die Hüftgelenkkapsel versorgen.

Bereits 1964 beschrieb Hosakawa sowohl freie Nervenendigungen im Labrum als auch Krause-Endkolben, Golgi-Mazzoni- und Ruffini-Körperchen. Kim et al. bestätigten diese Entdeckung und fügten noch Vater-Pacini-Lamellenkörperchen hinzu (1995).

Funktion

Ferguson et al. (2000) weisen auf die noch ungeklärte Mechanik des Labrums im Rahmen der Hüftaktivität hin. Tschauner dagegen postuliert für das Labrum im gesunden Hüftgelenk drei Funktionen (2000): 1 als Dichtungsring (☞ *unten*), 2 als Stoßdämpfer und 3 als Fortleiter von Kräften.

Da das Labrum einem erheblichen Teil des Femurkopfes direkt aufliegt, entsteht eine Art Saugnapfeffekt, der zur Stabilität des Hüftgelenks beiträgt (Weber, 1837; Takechi, 1982).

Außerdem ist es aufgrund der kreisförmigen Anordnung seiner Kollagenbündel in der Lage, erheblichen Zugbelastungen in Richtung dieser Bündel zu widerstehen.

In einer biomechanischen Studie konnten Löhe et al. während Kompression des Femurkopfes im Acetabulum, die beispielsweise während Stand auf einem Bein entsteht, eine Dehnung des Labrums nachweisen (1994, 1996). Der Einfachheit halber wurde die entsprechende Messung in Höhe des Ligamentum transversum durchgeführt. Bei einer Belastung mit 2.800 N betrug die Verlängerung des Ligamentum transversum etwa 3,2 %. Das Labrum selbst wurde um 0,5 % verlängert.

Die gleiche Zugbelastung entsteht bei einer Hüftrotation. Da die Autoren nicht angeben, welche Rotation ausgeführt wurde, nehmen wir an, dass es sich um eine Außen- und Innenrotationsbewegung handelte.

Durch diese wird der Femurkopf gegen das Acetabulum gepresst, was eine Deformation des ringförmigen Labrums zur Folge hat. Diese wird allerdings gemildert durch die Steifigkeit der ringförmig angeordneten Fasern, wodurch zwischen dem Labrum und dem Caput femoris ein intensiver Kontakt bestehen bleibt. Infolge der Steifigkeit seiner Ringstruktur bleibt die Abdichtungsfunktion des Labrums trotz der Verformung erhalten (☞ *unten*).

Mehrere experimentelle Studien ergaben weitere Hinweise auf die Funktion des Labrums als Dichtungsring (*engl.* sealing mechanism). Terayama et al. fanden an Hüftpräparaten, dass während einer Kompression mit 1.000-1.500 N zwischen den Gelenkoberflächen ein konstanter, 0,2-0,6 mm dicker Flüssigkeitsfilm erhalten blieb (1980), der den Gelenkknorpel ununterbrochen nährt und einen direkten Kontakt zwischen den soliden Anteilen des Gelenkknorpels verhindert. Dieser Befund wurde später in einem Computermodell von Ferguson et al. bestätigt (1999).

Ebenfalls an einem Computermodell untersuchten Ferguson et al. (2000) die Veränderungen der Knorpeloberfläche von Hüften mit und ohne Labrum während einer vertikalen Belastung des Femurs mit 75 % des Körpergewichts und bei einer Einwirkungszeit von etwa drei Stunden. Es entstand eine Kompression und Verformung der Knorpeloberflächen (*engl.* creep), eine nach oben gerichtete Bewegung des Femurkopfes sowie eine starke Annäherung zwischen Femurkopf und Acetabulum. Nach der anschließenden lateralen Öffnung des Azetabulums, folgte auch eine laterale Verschiebung des Femurkopfes.

Diese Verlagerungen nahmen im gleichen Umfang zu, in dem Gewebeflüssigkeit aus den belasteten Kontaktflächen gepresst wurde. Der damit verbundene Verlust an Knorpeldicke entwickelte sich im Modell ohne Labrum um 40 % schneller als im Modell mit Labrum. Nach drei Stunden war die Knorpeloberfläche im Modell ohne Labrum um 35 % stärker komprimiert als im Modell mit Labrum. Das Femur und damit auch das Zentrum der Kompression hatten sich weiter nach lateral verlagert.

Darüber hinaus fanden die Untersucher im Modell ohne Labrum höhere Werte für Kontaktstress im nicht-wässrigen Knorpelanteil beider Gelenkanteile. Nach etwa 17 Minuten lagen diese bereits um 64 %, nach drei Stunden um 92 % über denen mit Labrum. Auch die Spitzenbelastung lag um 18 % höher.

Der Verschlussmechanismus des Labrums ermöglicht es dem Knorpelgewebe, ohne einen Verlust an Gewebeflüssigkeit Belastungen aufzufangen, was den Stress im soliden Gewebeanteil beider Gelenkflächen begrenzt (Soltz, 1998) und Reibungseffekte bedeutend vermindert (McCutchen, 1962; Ferguson, 1999).

In einem Hüftgelenk ohne Labrum wird der solide Knorpelanteil einer höheren Belastung ausgesetzt, wodurch größere Reibung zwischen den Gelenkflächen und schlussendlich degenerative Veränderungen des Gelenkknorpels früher auftreten.

Klinische Bedeutung

Patienten mit Läsionen des Labrums erhalten heute meist eine partielle Labrumresektion mit Gelenkspülung. Berücksichtigt man das bisher Gesagte, dann könnte durch den Verlust des Verschlussmechanismus genau das eintreten, was man eigentlich verhindern wollte: eine verfrühte degenerative Gelenkveränderung.

Zur Untermauerung dieser Hypothese müssten allerdings noch Daten aus Langzeitstudien nach Labrumresektion gewonnen werden.

Manualtherapeutische Bedeutung

Diskman und Peters beschreiben vorzeitige Degenerationen des Labrums (2001) und deren Folgen für die Steifigkeit des Faserrings. Deformationen des Labrums treten insbesondere bei axialen Belastungen sowie bei Innen- und Außenrotationen auf. Auf dieser Erkenntnis beruhen die üblichen Provokationstests bei Verdacht auf Labrumläsion. Ein versteiftes Labrum kann jedoch auch die Ursache einer beginnenden Bewegungseinschränkung sein. Durch eine axiale Separation wird das Labrum verformt. Labrumfissuren werden auf der Kernspinaufnahme des Gelenks unter Traktion schnell sichtbar (Nishii, 1996). Folglich beeinflusst Traktion die Beweglichkeit des Labrums und damit auch die Beweglichkeit der Hüfte.

6.1.4 Caput femoris

Viele Autoren beschreiben den Femurkopf als eine Kugel (Schmid, 1874; Hammond und Charnley, 1957), Andere finden Abweichungen von der reinen Kugelform (Bullough, 1968; Greenwald und O'Connor, 1971; Afoke, 1980).

Rydell (1973) beschreibt eine geringe Komprimierung des Hüftkopfes nahezu in ap-Richtung. Wie Pascal (1786) kommt auch Menschik (1987, 1993, 1997) zu der Auffassung, dass die Krümmung sowohl des Azetabulums als auch des Femurkopfes (Knochen und Knorpel) eher einer Konchoide als einer Kugel gleichen. Als Konchoide (*griech.* einer Muschel ähnlich) bezeichnet man eine Kurve, die zum ersten Mal von dem griechischen Mathematiker Nicomedes gebraucht wurde, um das Problem der Verdopplung eines Würfels und der gleichmäßigen Dreiteilung eines Winkels zu lösen. Die Konchoide war auch populär unter den Mathematikern des 17. Jahrhunderts. Newton hätte sie gerne als Standardkurve eingeführt (☞ *Abb. 6.1*).

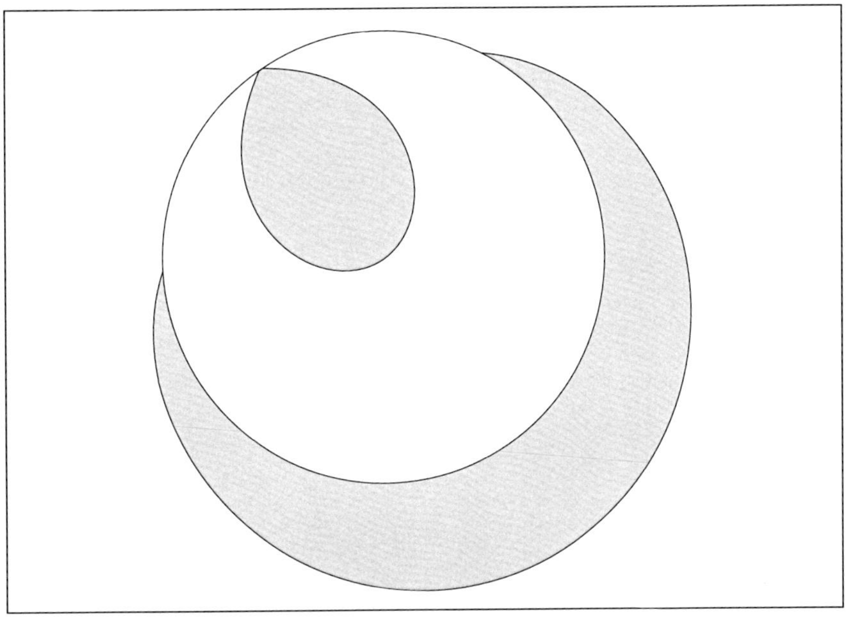

Abb. 6.1: Konchoide-Modell des Hüftgelenks (nach: Menschik, 1997)

Nach Tschauner (1997) ist die Knorpelbedeckung des Caput femoris in der Mitte oberhalb der Fovea capitis femoris mit 4 mm am dicksten (Tillman, 1998). Kurrat und Oberländer (1978) finden die dickste Knorpelschicht auf dem anterior-lateralen Aspekt des Femurkopfes. Brand untersuchte zehn Hüftpräparate (1994) im Alter zwischen 34 und 86 Jahren und fand den dicksten Abschnitt der Knorpelbekleidung auf dem anterior-lateralen Quadranten des Caput femoris dort, wo die Kollumachse den Femurkopf teilt.

Im hinteren unteren Quadranten wird die Knorpelbedeckung von der Fovea capitis femoris unterbrochen. Hier inseriert das Ligamentum capitis femoris. Der mittlere Teil des unteren Abschnitts hat Kontakt mit dem Ligamentum transversum, jedoch fehlt die Belastung durch die Facies lunata. Daher ist der Knorpel hier meist sehr dünn und fehlt sogar stellenweise. Femurschaft (Diaphyse) und Femurhals (Collum) bilden in der Frontalebene einen Winkel (Kollodiaphysenwinkel) (☞ *Abb. 6.2*). Der Femurhals weist dabei in kraniomediale Richtung. Der Kollodiaphysenwinkel (auch: CCD-Winkel, Abk. für Centrum-Collum-Diaphysen-Winkel) beträgt bei der Geburt 135° und weitet sich bis zur Vollendung des zweiten Lebensjahres auf 150°. Mit zunehmendem Alter wird der Winkel wieder spitzer. Bei Erwachsenen beträgt der physiologische Mittelwert etwa 125°. Unter 120° spricht man von Coxa vara, über 135° von Coxa valga (Tillmann, 1998). Andere Autoren geben 120° als physiologischen Mittelwert an.

Nach Reichel (2000) führt Coxa valga zu einem erhöhten Gelenkdruck und damit zu einer erhöhten Hüftbelastung. Dabei ist es nicht die ungleichmäßige Kraftverteilung selbst, sondern der damit einhergehende Momentverlust der Abduktoren, der den Gelenkverschleiß fördert. Die exzentrische Kontrolle der Hüftadduktion (über das Becken) während der Landung beim Gehen kann jetzt gestört sein, da im Acetabulum eine schräge Auffangfläche entsteht und das Caput femoris nur noch unzureichend zentriert und damit das Labrum stärker belastet (Klaue et al., 1991; Pino et al., 1996).

Bei Coxa vara entsteht durch gleichmäßigere Kraftverteilung eher eine Entlastung des Gelenks. Zwar nimmt infolge größerer Scherkräfte das Risiko einer Pseudarthrose des Kollums zu, jedoch zentriert der Femurkopf durch eine bessere Hebelwirkung der Abduktoren gut (Reichel, 2000).

Die abgewinkelte Stellung der Schenkelhalsachse gegenüber der Achse der Femurkondylen in der Transversalebene bezeichnet man als Antetorsionswin-

Abb. 6.2: Kollodiaphysenwinkel

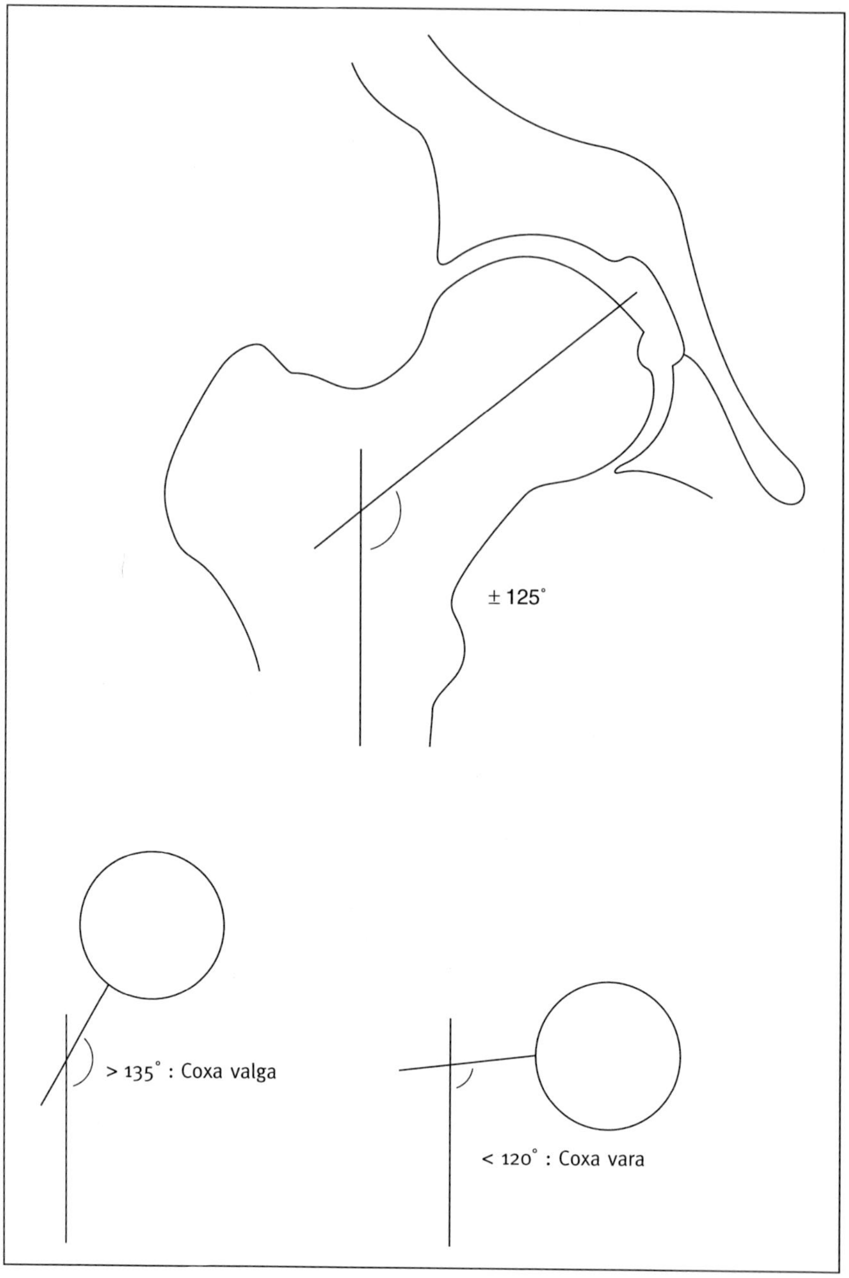

kel (☞ *Abb. 6.3*). Bei der Geburt beträgt dieser etwa 35°, bei Erwachsenen 12-14°. Infolge der Antetorsion wird der vordere Anteil des Caput femoris in aufrechter Körperhaltung nicht vom Acetabulum bedeckt. Die Anteversion ist außerdem wichtig für die Beweglichkeit der Hüfte bei Innen- und Außenrotationsbewegungen. Ein großer Antetorsionswinkel begünstigt die Innenrotation, ein kleiner Winkel die Außenrotation, und zwar sowohl in 0° wie auch in 90° Hüftbeugung. Die Beziehung zwischen großer Antetorsion und Innenrotation ist stärker als die Beziehung zwischen kleiner Antetorsion und Außenrotation (Reikeras und Bjerkheim, 1982; Baumann et al., 1994). Eine kleine Antetorsion spielt möglicherweise eine Rolle bei der Entstehung von Hüftarthrose (Tönnis und Heinecke, 1991). Die Prognose eines abweichenden Antetorsionswinkels ist bei Kleinkindern erst möglich, wenn das Ausmaß der Innenrotation um mehr als 45° über oder unter dem der Außenrotation liegt (Kozic et al., 1997).

Abb. 6.3: Antetorsionswinkel von 12-14°

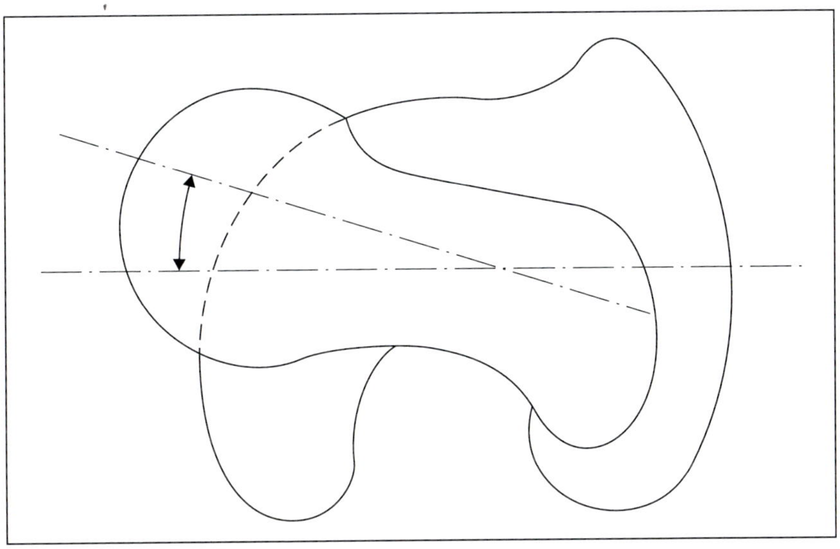

6.1.5 Hüftgelenk

Als Wiberg- (1939) oder CE-Winkel (*engl.* center-edge angle) bezeichnet man den Winkel zwischen einer Parallelen der Körperlängsachse durch das Zentrum des Hüftkopfes und einer Geraden vom äußeren Pfannenerker zum Hüftkopfmittelpunkt (Dihlmann, 1987) (☞ *Abb. 6.4*). Er ist ein Maß für die knöcherne Überdachung des Hüftkopfes und kann erst nach Erscheinen des Ossifikationskerns des Femurkopfes radiologisch ermittelt werden. Dihlmann bezeichnete Werte von weniger als 10° im ersten und zweiten Lebensjahr als pathologisch. Ab dem dritten Lebensjahr muss der Winkel mindestens 15° betragen, ab dem 14. Lebensjahr mindestens 20°. Engelhardt (1988) und Tönnis (1994) geben bei Jugendlichen unter 18 Jahren einen Winkel über 25° und bei Erwachsenen über 30° als normal an. Nach Murphy et al. (1993) liegt der Winkel bei Erwachsenen durchschnittlich bei 37°, nach Tönnis (1994) zwischen 30° und 35°. Murphy et al. konnten bei Personen mit Hüftdysplasie nach dem 65. Lebensjahr einen Zusammenhang zwischen einem Wiberg-Winkel unter 16° und dem Auftreten schwerwiegender arthrotischer Hüftveränderungen nachweisen (1995; ☞ *Abb. 6.4*).

Auch diese Gruppe konnte eine Beziehung zwischen dem Azetabulum-Index und der Entstehung schwerer arthrotischer Veränderungen feststellen. Der Azetabulum-Index gibt das Verhältnis zwischen Tiefe und Breite der Gelenkpfanne an. Ein Index unter 38 % weist auf ein erhöhtes Verschleißrisiko der Hüft hin. Anders ausgedrückt: Je flacher die Gelenkpfanne, umso höher das Risiko einer Arthrose.

Nach Menschik (1997) weichen die konchoiden Krümmungen des Azetabulums und des Femurkopfes vor allem in der Peripherie voneinander ab, wodurch während einer Belastung im unbelasteten Teil des Gelenks ein Spalt entsteht, was im Übrigen wieder ein Beweis für die Inkongruenz zwischen den beiden Gelenkanteilen ist (☞ *Abb. 6.5*). Im Kontaktgebiet, wo die Kraftübertragung stattfindet, reicht die Knorpeloberfläche mit der zusammengepressten Synovia aus, um auch sehr hohe Kräfte fortzuleiten. Die ständige Verschiebung der Kontaktfläche während Bewegungen trägt zu einer aktiven und dynamischen Ernährung des Gelenks bei (Afoke, 1980).

Nach Tschauner (1997) beträgt die Kontaktfläche zwischen den Knorpelbekleidungen von Hüftpfanne und Hüftkopf 14-16 cm^2.

Abb. 6.4: Wiberg- oder CE-Winkel von 30-35° (nach: Tschauner, 1997)

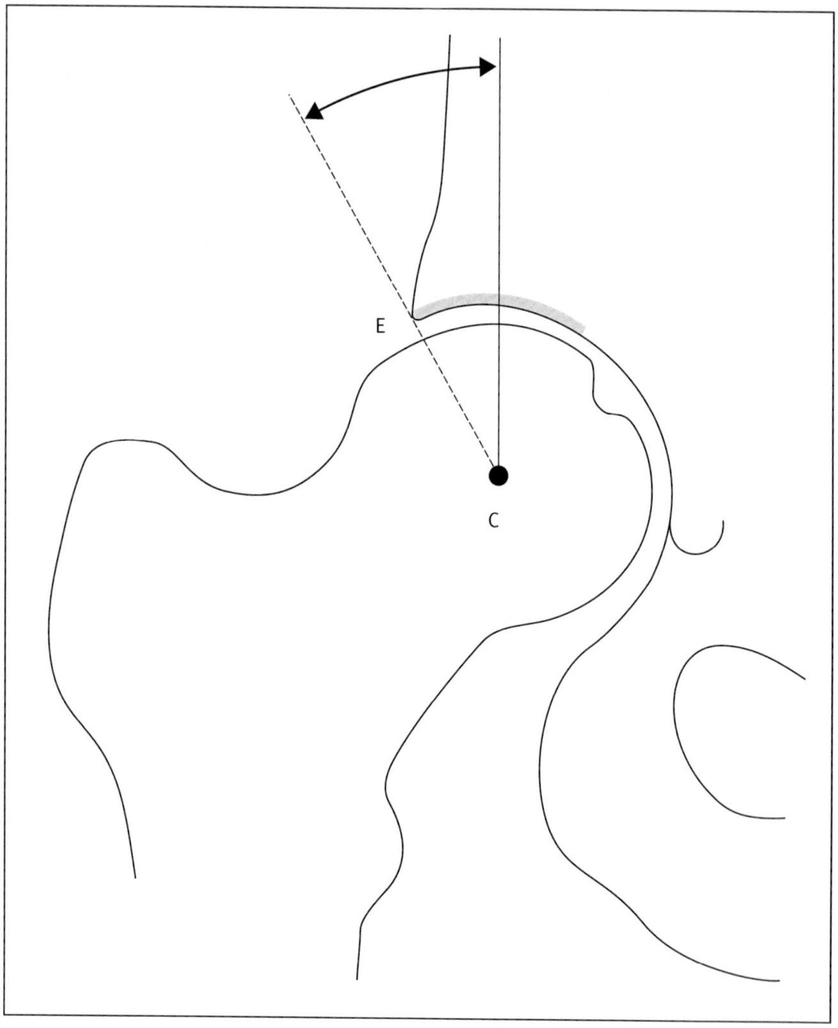

Mittels computertomographischer Studien kommen auch Bernd et al. zu dem Schluss, dass das Hüftgelenk inkongruent ist (1996). Auf Aufnahmen von Hüftpräparaten zeigte sich in Rückenlage dorsal im Gelenk ein Spalt. In Bauchlage befand sich der Spalt ventral im Gelenk.

Neusel et al. kommen zu entgegen gesetzten Ergebnissen (1996). In einer dreidimensionalen Präparate-Studie fanden sie in Rückenlage den Hüftkopf immer dorsal und in Bauchlage immer ventral.

Dennoch ist ein Teil der Hüftgelenkstabilität auf formbedingten Gelenkschluss zurückzuführen.

Klinische Bedeutung

Wenn auch gegensätzlich, so weisen immerhin zwei Studien darauf hin, dass allein die Schwerkraft bei der unbelasteten Hüfte eine gewisse Inkongruenz fördert, dass also der Hüftkopf im unbelasteten Gelenk einen gewissen Bewegungsspielraum hat. Während Bewegung bedeutet dies, dass der Weg entlang der azetabulären Kontaktfläche, der als Roll- oder Schaukelbewegung verläuft, mit der kompensatorischen Schub- oder Gleitbewegung des Femurkopfes nicht ganz deckungsgleich ist. Dies bedeutet, dass die Schlupfrate der Bewegung nicht gleich Null ist. Es liegt also keine reine Schlupfbewegung vor, bei der sich die Kontaktfläche ja nicht verändern würde (Huson, 1976; Wilson et al., 1991).

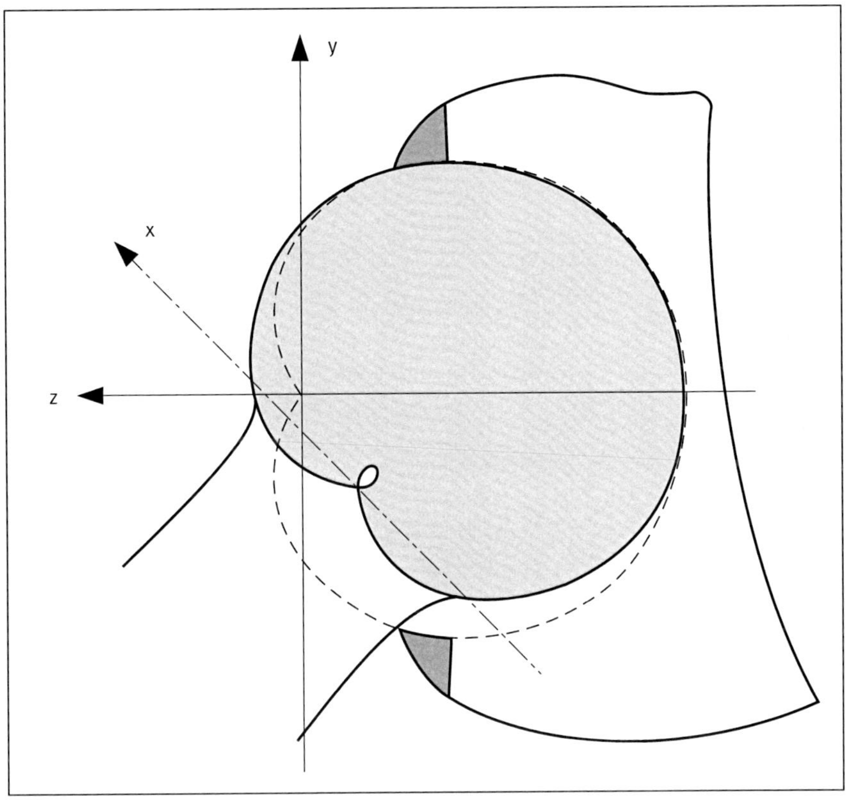

Abb. 6.5: Zwischen den konchoiden Krümmungen von Hüftpfanne und Hüftkopf bildet sich in der unbelasteten Zone ein Spalt (nach: Menschik, 1997)

Wegen des formbedingten Gelenkschlusses sind Translationsversuche mit dem Ziel einer Kapseldehnung unsinnig. Besser ist es, während der Roll- oder Schaukelbewegung die Schub- oder Gleitkomponente zu verstärken, um eine weitere Dezentrierung in Richtung der Roll- oder Schaukelbewegung zu verhindern.

Die Ausrichtung des Azetabulums in drei Ebenen hat zur Folge, dass jede osteokinematische Bewegung des Femurs in einer anatomischen Ebene zu einer dreidimensionalen Bewegung und einer Kapselverformung führt. Der anatomischen osteokinematischen Bewegung folgt im Gelenk eine physiologische osteokinematische Bewegung (☞ *Osteokinematik*). Letztere resultiert aus den anatomischen arthrokinematischen Bewegungen des Femurkopfes und des Azetabulums gegeneinander. Jede eindimensional anatomische osteokinematische Femur- oder Beckenbewegung besteht also aus drei anatomischen, arthrokinematischen Komponenten (☞ *Tab. 6.1*).

Bemerkung

Debrunner (1982) beschreibt während 0° Hüftflexion ein Innenrotationsausmaß von 40-50° und ein Außenrotationsausmaß von 30-40°. Während 90° Flexion kehrt sich das Verhältnis um. 30-45° Innenrotationsausmaß stehen einem Außenrotationsausmaß von 40-50° gegenüber. Die Ursache dieses Phänomens liegt einerseits in der räumlichen Orientierung von Acetabulum und Collum femoris und andererseits in den unterschiedlichen Kapselspannungen bei 0° und bei 90° Flexion.

Aus der Tabelle lässt sich ablesen, warum bei der Funktionsprüfung der Hüfte die Innenrotation während 90° Flexion geringer ist als während 0°. Die Flexion selbst beansprucht bereits einen Teil der Innenrotation. Aufgrund des gleichen Mechanismus ist auch die Außenrotation während 90° Extension größer als während 0°.

Tab. 6.1: Übersicht osteokinematischer Bewegungen

Anatomische osteokinematische Bewegung	Physiologische osteokinematische Bewegung
Extension	Extension Adduktion Außenrotation
Flexion	Flexion Abdukion Innenrotation
Abduktion	Abduktion Extension Innenrotation
Adduktion	Adduktion Flexion Außenrotation
Außenrotation	Außenrotation Flexion Abduktion
Innenrotation	Innenrotation Extension Adduktion

6.1.6 Kapsel-Band-Apparat

Kapsel

Nach Tschauner (1997) besitzt die Hüftgelenkkapsel eine außerordentlich starke Membrana fibrosa. Sie entspringt am Pfannenerker, an der Basis des Labrum acetabulare und am Außenrand des Ligamentum transversum acetabuli.

Von dort aus verläuft sie zylinderförmig zur Seite, wo sie schließlich vorne an der Linea intertrochanterica und hinten direkt proximal der Crista intertrochanterica am Übergang zwischen dem äußeren und mittleren Anteil des Femurhalses inseriert.

Sie besteht aus einer äußeren Schicht longitudinal verlaufender Ligamente und einer inneren Schicht ringförmig angeordneter Fasern (Simon, 1994).

Die Membrana synovialis besitzt einen inneren Anteil, der sich um das intraartikulär gelegene Ligamentum capitis femoris windet, und einen äußeren, die tiefe Schicht der Membrana fibrosa bekleidenden Anteil. In Höhe des Schenkelhalses bildet die Gelenkkapsel Falten (Frenula capsulae), durch die Blutgefäße zum Caput femoris ziehen. Die Falten befinden sich sowohl vorne als auch medial (Frenulum Amantini oder Plica pectineofovealis) sowie lateral (Tillmann, 1998).

Ligamente

Oberflächlich ist die Membrana fibrosa mit drei Bändern verstärkt, vorne mit dem Ligamentum iliofemorale (Bertini-Band) *(☞ Abb. 6.6)*, vorne-unten mit dem Ligamentum pubofemorale *(☞ Abb. 6.7, 6.8)* und hinten mit dem Ligamentum ischiofemorale *(☞ Abb. 6.9)*, von denen das erste und das letzte am wichtigsten sind. Die tiefe Schicht wird von den ringförmig angeordneten Fasern der Zona orbicularis gebildet.

Als wichtigste Verstärkung der vorderen Hüftkapsel entspringt das Ligamentum iliofemorale zwischen der Spina iliaca anterior inferior und dem Pfannenerker, wonach es sich zweiteilt. Der obere Teil (Pars lateralis) ist 8-10 mm dick (Tillmann, 1998) und inseriert am proximalen Ende der Linea intertrochanterica. Der untere Teil (Pars medialis) inseriert am distalen Ende dieser Linie. Das Ligamentum pubofemorale entspringt am Ramus superior ossis pubis, an der Crista obturatoria und der Membrana obturatoria und zieht gleichfalls zur Linea intertrochanterica. Tschauner beschreibt das Band als schwächstes Glied der Kette. In Höhe des Raumes zwischen dem Ligamentum pubofemorale und der Pars medialis des Ligamentum iliofemorale ist die Membrana fibrosa sehr dünn.

Das Ligamentum ischiofemorale entspringt hinten am Pfannenerker, windet sich nach oben und außen um den Femurhals und inseriert schließlich an der Linea intertrochanterica.

Fuss und Bacher untergliedern die Bandverstärkungen der Hüftgelenkkapsel in vier Komplexe (1991), und zwar: 1. den iliofemoralen Komplex, 2. den quadrupedalen Komplex, 3. den ischiofemoralen Komplex und 4. den hinteren Kapselkomplex. Da wir weiter unten auf den hemmenden Einfluss der verschiedenen Bänder auf kombinierte Hüftbewegungen eingehen, soll der Aufbau dieser Strukturen hier kurz besprochen werden.

- Der iliofemorale Komplex besteht aus drei Bändern. Die bereits erwähnten lateralen und medialen Iliofemoralligamente grenzen an das große Iliofemoralband (Ligamentum iliofemorale magnum).
- Vier in einem zentralen Geflecht ineinander verwobene Zügel bilden den Quadrupedalkomplex. Iliakus- und Femurzügel bilden gemeinsam das mediale Iliofemoralband, Pubis- und Femurzügel das Pubofemoralband und Ischiadikus- und Femurzügel das mit dem Os ischii verbundene untere mediale Ischiofemoralband.
- Der Ischiofemoralkomplex bildet sich aus den Ligamenta ischiofemoralia superius, laterale und mediale. Die beiden erstgenannten schmiegen sich an die Rückseite des Collum femoris.

Abb. 6.6 bis 6.9: Die Kapselbänder des Hüftgelenks

Abb. 6.6: Ansicht von anterior und superior

1 Ligamentum iliofemorale, Pars laterale
2 Laterales Geflecht
3 Ligamentum iliofemorale magnum
4 Iliakuszügel des Quadrupedalkomplexes
5 Pubiszügel des Quadrupedalkomplexes
6 Mediales Geflecht
7 Verbindungsfasern
8 Projektion der Bursa iliopectinea
9 Femoraliszügel des Quadrupedalkomplexes
5, 6 und 9 bilden das Ligamentum pubofemorale; 4, 6 und 9 bilden den medialen Anteil des Ligamentum iliofemorale

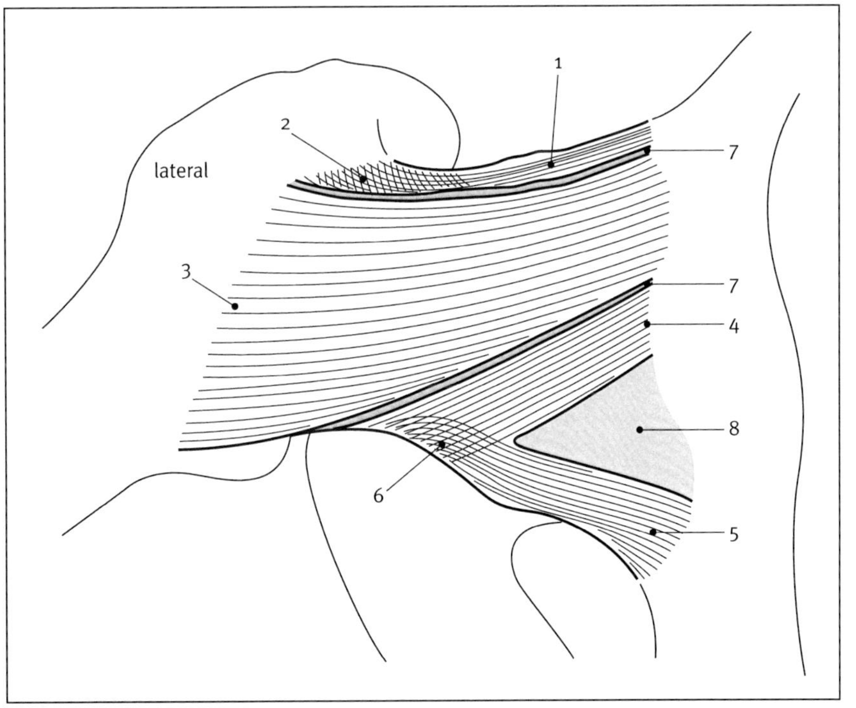

Abb. 6.7: Ansicht von anterior und inferior
1 Ligamentum iliofemorale, Pars laterale
2 Laterales Geflecht
3 Ligamentum iliofemorale magnum
4 Iliakuszügel des Quadrupedalkomplexes
5 Pubiszügel des Quadrupedalkomplexes
6 Mediales Geflecht
7 Verbindungsfasern
8 Projektion der Bursa iliopectinea
9 Femoraliszügel des Quadrupedalkomplexes
5, 6 und 9 bilden das Ligamentum pubofemorale; 4, 6 und 9 bilden den medialen Anteil des Ligamentum iliofemorale

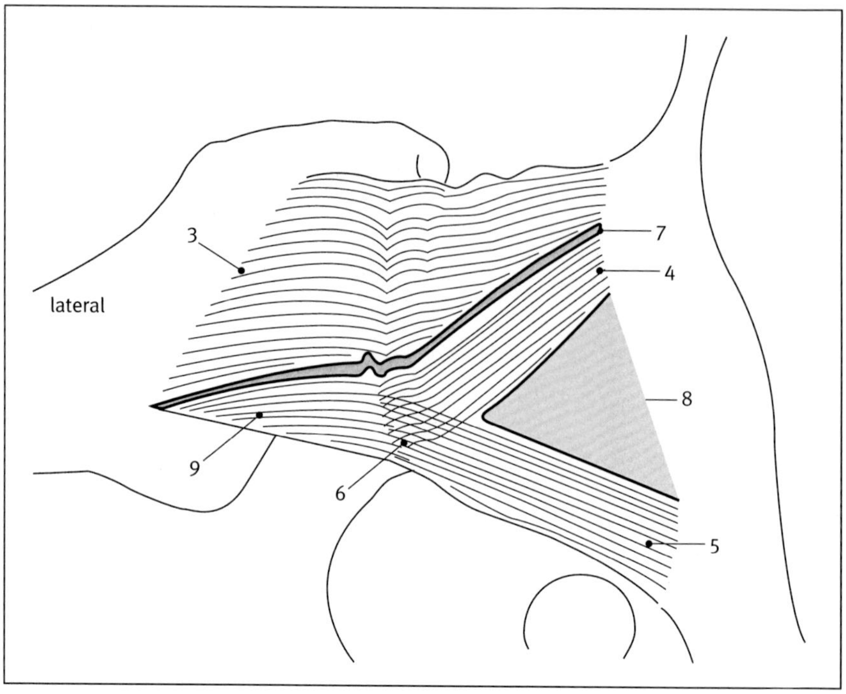

Abb. 6.8: Ansicht von posterior
1 Ligamentum iliofemorale, Pars laterale
2 Laterales Geflecht
3 Ligamentum iliofemorale magnum
4 Iliakuszügel des Quadrupedalkomplexes
5 Pubiszügel des Quadrupedalkomplexes
6 Mediales Geflecht
7 Verbindungsfasern
8 Projektion der Bursa iliopectinea
9 Femoraliszügel des Quadrupedalkomplexes
5, 6 und 9 bilden das Ligamentum pubofemorale; 4, 6 und 9 bilden den medialen Anteil des Ligamentum iliofemorale

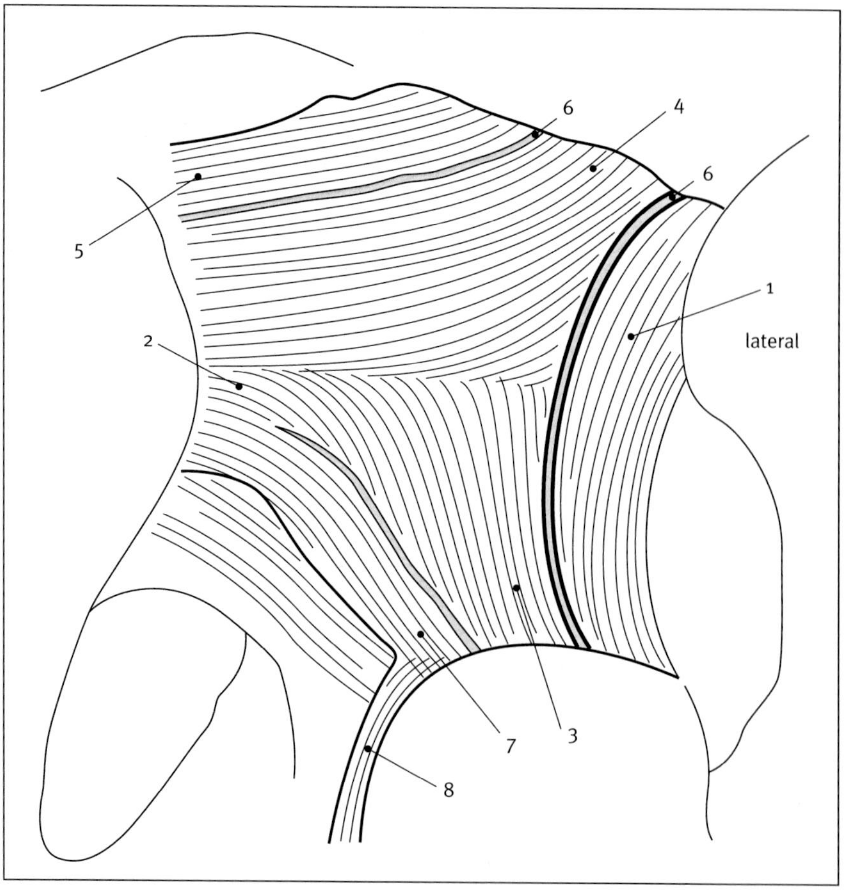

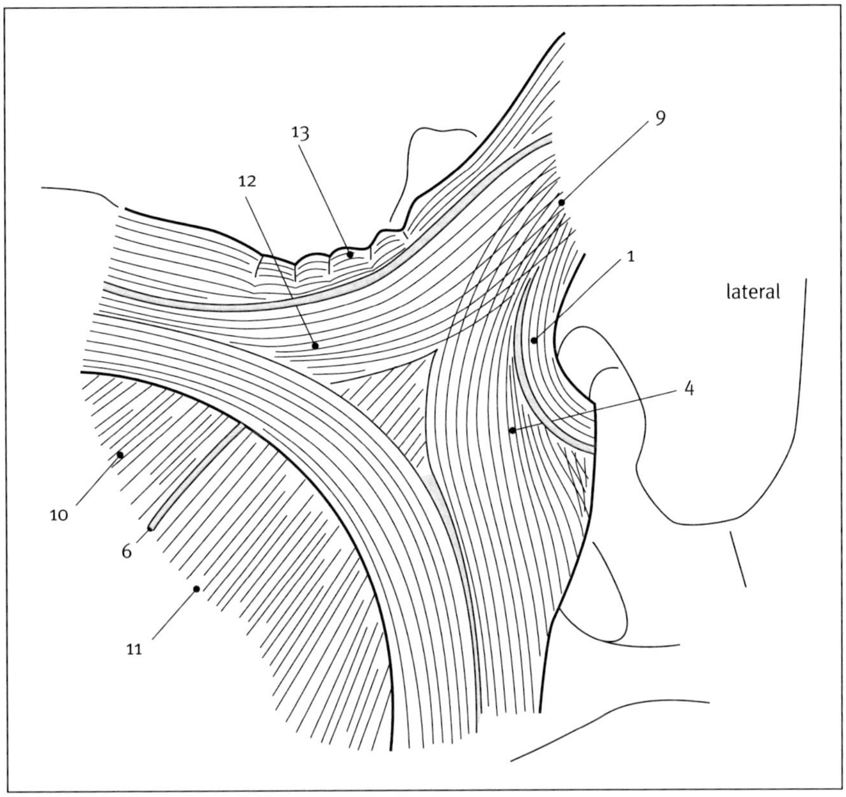

Abb. 6.9: Ansicht von posterior-superior
1 Ligamentum arcuatum femoris
2 Hinteres Geflecht
3 Inferiores laterales Ligamentum ischiofemorale
4 Oberes Ligamentum ischiofemorale
5 Ligamentum arcuatum coxae
6 Verbindungsfasern
7 Ischiadikuszügel des Quadrupedalkomplexes
8 Pubiszügel des Quadrupedalkomplexes
9 Laterales Geflecht
10 Posteriores superiores Ligamentum coxae
11 Posteriores inferiores Ligamentum coxae
12 Ligamentum iliofemorale, Pars laterale
13 Ligamentum iliofemorale magnum

- Der hintere Kapsel-Band-Apparat besteht aus den beiden Ligamenta coxae posteria inferius und superius.

Außer den genannten Bandstrukturen werden auch ein Ligamentum arcuatum femoris und ein Ligamentum arcuatum coxae beschrieben, die sich beide nicht vom Femur zum Acetabulum erstrecken, sondern mit beiden Anheftungen jeweils am Femur und am Acetabulum inserieren (Fuss, 1991). Das Ligamentum arcuatum femoris schmiegt sich bogenförmig an die Rückseite des Collum femoris. Es entspringt am Trochanter maior, inseriert am Trochanter minor und steht in Verbindung sowohl mit dem lateralen unteren wie auch mit dem oberen Ischiofemoralband. Das koxale Band ist dünner und flacher als das kräftigere femorale Band. Es inseriert zweifach am Acetabulum und verläuft oberflächlich über die hinteren Koxalbänder.

In einer Studie der mechanischen Eigenschaften verschiedener Hüftligamente mit Ausnahme des Ligamentum pubofemorale wurde nachgewiesen, dass beide Anteile des Ligamentum iliofemorale gegen Zugkräfte erheblich beständiger sind als das Ligamentum ischiofemorale und das Ligamentum arcuatum femoris (Hewitt et al., 2001, 2002). Einrisse der Pars lateralis entstanden erst bei einer Belastung mit 320,3 ±267,7 N, der Pars medialis mit 351,3 ±159,4 N. Die entsprechenden Werte beim Ligamentum ischiofemorale betrugen 136,0 ±74,6 N und beim Ligamentum arcuatum femoris 78,2 ±37,9 N. Delee (1996) sieht hierin eine Erklärung dafür, dass vordere (Sub-)Luxationen nur 10%-15% aller Hüftluxationen ausmachen.

Als insgesamt schwächstes der beschriebenen Bänder dehnte sich das Ligamentum arcuatum femoris am stärksten.

Nicht selten findet sich im vorderen Abschnitt der Gelenkkapsel zwischen der Pars medialis des Ligamentum iliofemorale und dem Ligamentum pubofemorale eine offene Verbindung zur Bursa iliopectinea (Putz, 1998), die so weit sein kann, dass die Rückwand der Bursa streng genommen fehlt. In diesen

Fällen bildet das Labrum acetabulare die proximale Begrenzung des Schleimbeutels.

Die zwischen den verschiedenen Bändern liegenden Kapselanteile sind Prädilektionsstellen für Hüftluxationen, die meist traumatisch entstehen.

Im Inneren der Gelenkhöhle verläuft das Ligamentum capitis femoris. Dessen vorderer Abschnitt entspringt am Schambeinhorn der Facies lunata, der mittlere Abschnitt am Ligamentum transversum acetabuli und der hintere Abschnitt, der den stärksten Teil des Bandes ausmacht, am Sitzbeinhorn der Facies lunata. Seine Insertion befindet sich an der Fovea capitis femoris. Bland (2001) fand bei Kaninchen zwischen dem Ligamentum capitis femoris und den Kollateralbändern des Knies übereinstimmende Kollagenzusammensetzungen. Ungewöhnlich war nur, dass an der Insertionsstelle des Ligamentum capitis femoris kein Faserknorpel gefunden wurde.

Funktion

Aus der Nullstellung

Das Ligamentum iliofemorale hemmt die Streckbewegung des Hüftgelenks (Benninghof, 1985; Kapandji, 1985; Fuss, 1991; Tschauner, 1997; Hewitt, 2001, 2002). Fuss und Tillmann betrachten die Pars medialis als den wichtigsten Extensionshemmer und sehen die Pars lateralis als Hemmer der Außenrotation. Das Band spannt sich an in aufrechter Körperhaltung bei einer Beckenneigung von 12° nach hinten *(☞ Tab. 6.2)*.

Das Ligamentum pubofemorale hemmt die Hüftabduktion (Benninghof, 1985; Kapandji, 1985; Fuss, 1991; Tschauner, 1997; Hewitt, 2001, 2002). Einige Autoren meinen, dass es auch die Außenrotation hemmt (Fuss, 1991).

Das Ligamentum ischiofemorale hemmt primär die Innenrotation und bei gebeugter Hüfte auch die Adduktion (Fuss, 1991; Hewitt, 2001, 2002). Nach Tschauner hemmt es nur die Innenrotation.

Der obere Abschnitt des Bandes hemmt auch die Adduktion. Sein unterer Abschnitt hat einen hemmenden Einfluss auf die Flexion (Fuss, 1991).

In endständiger Flexion und Extension spannt das Ligamentum arcuatum femoris die Gelenkkapsel (Hewitt, 2001, 2002).

Die Hüftadduktion wird vor allem von der Pars lateralis des Ligamentum iliofemorale gehemmt. Die Außenrotation hemmen das Ligamentum pubofemorale und die Pars medialis des Ligamentum iliofemorale. Das Ligamentum ischiofemorale hemmt die Innenrotation. Das Ligamentum capitis femoris hat wahrscheinlich keine mechanische Funktion (Tillmann, 1998). Bei maximaler Adduktion aus der Nullstellung gerät es unter leichte Spannung, wobei der vordere Anteil speziell bei Innenrotation und der hinter Anteil bei Außenrotation betroffen ist (Fuss, 1991). In allen drei Stellungen stand das Band unter einer gewissen Spannung (Fuss, 1991).

Nach Shatsillo und Ariel (1996) gerät das Ligamentum capitis femoris während extremer Adduktion unter maximale Spannung. In allen übrigen Gelenkstellungen ist es mehr oder weniger entspannt, was auf die relative Bedeutungslosigkeit des Bandes in der Biomechanik des Gelenks hindeutet.

Tab. 6.2: Übersicht der Ligamente und Funktionen

Ligament	Kontrollfunktion
Ligamentum iliofemorale	*Hüfte* Pars medialis: Extension (endständig), Außenrotation, mäßige Innenrotation Großes Iliofemoralband: Extension Pars lateralis: Extension (endständig), Adduktion, Außenrotation *Becken* Neigung nach hinten
Ligamentum pubofemorale	Extension Abduktion Außenrotation
Ligamentum ischiofemorale Tillmann (1998): Fuss (1991): • superius • laterale inferius • mediale inferius	 Innenrotation Extension Abdukion Innenrotation Flexion, entweder aus maximaler Adduktion oder aus der Mittelstellung heraus Flexion
Ligamentum arcuatum femoris	Endständige Flexion Endständige Extension

Die folgende Tabelle gibt eine Übersicht kombinierter Bewegungen und deren Einfluss auf den Spannungszustand der verschiedenen Ligamente (nach: Fuss und Bacher, 1991).

Tab. 6.3: Übersicht der Ligamente und Bewegungskombinationen

Ligamentum pubofemorale	• Maximale Extension und Abduktion mit maximaler Außenrotation, neutraler Rotation und maximaler Innenrotation • 0° Extension, maximale Abduktion mit maximaler Außenrotation, neutraler Rotation und maximaler Innenrotation • 40° Flexion, maximale Abduktion mit maximaler Außenrotation, neutraler Rotation und maximaler Innenrotation • 80° Flexion, maximale Abduktion mit maximaler Außenrotation, neutraler Rotation und maximaler Innenrotation • Maximale Flexion, maximale Abduktion mit maximaler Außenrotation, neutraler Rotation und maximaler Innenrotation
Ligamentum iliofemorale mediale	• Maximale Extension und Abduktion mit maximaler Außenrotation, neutraler Rotation und maximaler Innenrotation • Maximale Extension und 50 % Abduktion mit maximaler Außenrotation, neutraler Rotation und maximaler Innenrotation

Tab. 6.3 (Forts.): Übersicht der Ligamente und Bewegungskombinationen

	• Maximale Extension und 0° Abduktion mit maximaler Außenrotation, neutraler Rotation und maximaler Innenrotation
Ligamentum iliofemorale magnum, Pars medialis	• Maximale Extension und 0° Abduktion mit maximaler Außenrotation, neutraler Rotation und maximaler Innenrotation • Maximale Extension und maximale Adduktion mit maximaler Außenrotation, neutraler Rotation und maximaler Innenrotation
Ligamentum iliofemorale magnum, Pars intermedia	• Maximale Extension und 0° Abduktion mit maximaler Außenrotation und neutraler Rotation • Maximale Extension und maximale Adduktion mit maximaler Außenrotation und neutraler Rotation
Ligamentum iliofemorale magnum, Pars lateralis	• Maximale Extension und Außenrotation in 50 % Abduktion, 0° Abduktion und maximaler Adduktion • 0° Extension und Außenrotation in 50 % Abduktion, 0° Abduktion und maximaler Adduktion • ±40° Flexion und maximale Außenrotation in 50 % Abduktion und 0° Abduktion
Ligamentum iliofemorale laterale	• ±40° Flexion und maximale Außenrotation in 50 % Abduktion und 0° Abduktion • ±80° Flexion und maximale Außenrotation in maximaler Abduktion, 50° Abduktion und 0° Adduktion • maximale Flexion, maximale Außenrotation und maximale Abduktion, 50° Abduktion und 0° Abduktion
Ligamentum coxae posterius superius	• Maximale Extension und maximale Adduktion mit maximaler Außenrotation, neutraler Rotation und maximaler Innenrotation • 0° Extension und maximale Adduktion mit maximaler Außenrotation, neutraler Rotation und maximaler Innenrotation
Ligamentum coxae posterius inferius	• 0° Extension und maximale Adduktion mit maximaler Innenrotation • 40° Flexion und maximale Adduktion mit maximaler Innenrotation
Ligamentum ischiofemorale superius	• Maximale Extension und 0° Extension mit maximaler Abduktion und maximaler Innenrotation • 0° Extension und maximale Innenrotation mit 0 % und 50 % Abduktion • ±40° Flexion und maximale Innenrotation in maximaler Abduktion sowie 50 % und 0 % Abduktion • ±80° Flexion und maximale Innenrotation in 50 % und 0 % Abduktion

Tab. 6.3 (Forts.): Übersicht der Ligamente und Bewegungskombinationen

	• ±40° Flexion und maximale Adduktion in maximaler Außenrotation, neutraler Rotation und maximaler Innenrotation • ±80° Flexion und maximale Adduktion in maximaler Außenrotation, neutraler Rotation und maximaler Innenrotation
Ligamentum ischiofemorale inferius laterale	• Maximale Flexion und 0° Abduktion in maximaler Außenrotation, neutraler Rotation und maximaler Innenrotation • Maximale Flexion und maximale Abduktion in maximaler Außenrotation, neutraler Rotation und maximaler Innenrotation
Ligamentum ischiofemorale inferius mediale	• Maximale Flexion und maximale Abduktion in maximaler Außenrotation, neutraler Rotation und maximaler Innenrotation • Maximale Flexion und 50 % Abduktion in maximaler Außenrotation, neutraler Rotation und maximaler Innenrotation • Maximale Flexion und 0° Abduktion in maximaler Außenrotation, neutraler Rotation und maximaler Innenrotation

Schwarz ermittelte an 26 Präparaten von 23 Erwachsenen den intraartikulären Druck in sechs Gelenkstellungen bei einem Flüssigkeitsinhalt von 2,5, 5,0, 7,5 und 10 ml (1988). Die Messungen fanden statt während Extension, 45° Flexion, 90° Flexion, 40° Innenrotation, 40° Außenrotation und in 45° Abduktion mit Extension. Der höchste Druck entstand während Außen- und Innenrotation, der niedrigste während 45° Flexion. In der letzten Stellung betrug der Druck in zwei von vier Fällen bei 10 ml Null, während in Außenrotation bereits bei 2,5 ml 60 kPa gemessen wurden. Die Stellung mit dem geringsten intraartikulären Druck entspricht der Ruhestellung der Gelenkkapsel.

Die gleiche Studie ergab übrigens bei 10 ml und Extension eine Drucksteigerung über den durchschnittlichen systolischen Blutdruck hinaus. Hieraus folgern die Autoren, dass bereits ein geringer Gelenkerguss zu Durchblutungsstörungen des Hüftkopfes führen kann.

Die geringste Kapselspannung entsteht während Hüftbeugung mit geringer Abduktion und Außenrotation, also in der Ruhestellung des Gelenks (*engl.* loose-packed position) (Tillmann, 1998). Mink et al. (1990) definieren die Ruhestellung als 30° Flexion, 30° Abduktion und geringe Außenrotation, Tschauner allgemeiner als Flexion, Abduktion und Außenrotation (1997). Die Ruhestellung der Hüfte kennt eine große individuelle Variationsbreite und variiert zwischen 30-60° Flexion, 15-30° Abduktion und ±15° Außenrotation.

Alle genannten Autoren definieren die verriegelte Stellung (*engl.* close-packed position) als maximale (Hyper-)Extension.

Die Hüfte erfüllt nicht alle Bedingungen für das Vorliegen einer verriegelten oder einer Ruhestellung, die die manualtherapeutische Lehre verlangt. Nach Soames (1995), der darin MacConnail und Basmajan (1977) folgt, sind die Flächen eines Gelenks in der verriegelten Stellung vollständig kongruent, haben maximalen Kontakt und werden kräftig gegeneinander gepresst. Die fibrösen Kapselanteile und Ligamente sind maximal gedreht und gespannt. Weitere Bewegungen sind unmöglich. Die beiden Gelenkpartner sind also so eng miteinander vereint, dass im funktionellen Sinn eigentlich kein Gelenk mehr besteht. MacConnail und Basmajan (1977) definieren Extension und Innenrotation als die verriegelte Stellung der Hüfte und mittlere Flexion als Ruhestellung.

Die Hüfte jedoch kennt keine Stellung, in der gleichzeitig maximale Kapselspannung, maximaler Gelenkinnendruck und eine maximale Kontaktfläche der beiden Gelenkpartner besteht.

Joseph meint, dass die Hüfte sich in stehender Körperhaltung nahezu in verriegelter Stellung befindet, wodurch diese Haltung fast ohne Muskelarbeit aufrecht erhalten werden kann (1960, 1975). Wir weisen bereits jetzt darauf hin, dass die stärkste Separation der Hüfte bei 0° Flexion möglich ist.

Aus all dem folgt, dass das Hüftgelenk mehrere verriegelte Stellungen kennt. Die Gelenkkapsel ist maximal gespannt zum Einen während maximaler Extension mit maximaler Adduktion und Innenrotation und zum Anderen während maximaler Extension mit Abduktion und Außenrotation.

Die größte Kontaktfläche entsteht während Flexion-Abduktion-Außenrotation.

6.1.7 Innervation

Die Hüftgelenkkapsel wird vorne über Zweige der Nn. femoralis und obturatorius und hinten von den Rami articulares des Plexus sacralis versorgt.

6.1.8 Muskulatur

Die Bedeutung der Hüftmuskulatur liegt vor allem in ihrer exzentrischen Wirkung während der belasteten Phase des Gehzyklus. So erklärt sich beispielsweise das Volumen des M. gluteus maximus nicht nur durch das Heben des relativ leichten Beines, sondern vor allem durch seinen Beitrag zur rechtzeitigen Hemmung der Schrittbewegung während der Landung, wobei er die entstehende kinetische Energie für die Propulsionsphase des folgenden Schrittes einsetzt.

Während des Gehens muss das Becken gegenüber dem Femur jederzeit in drei Dimensionen stabilisiert werden.

Abhängig von der Bewegungsebene, in der das Becken das Femur stabilisiert und umgekehrt, teilen wir die Hüftmuskulatur in drei Hauptgruppen ein.

Die Rotatoren übernehmen die aktive Bewegungskontrolle in der Transversalebene.

Die sechs tief liegenden Außenrotatoren verlaufen zu Femurhals und Femurkopf parallel, wodurch sie neben der Außenrotation auch eine starke Kompression und damit Stabilisierung im Hüftgelenk hervorrufen können (Mm. obturatorii internus und externus, Mm. gemelli superior und inferior, M. quadratus femoris, M. piriformis).

An den beiden genannten Funktionen nehmen während der Nullstellung auch die Mm. glutei medius und minimus sowie die oberflächlichen Fasern des M. gluteus maximus teil.

Durch die exzentrische Hemmung der Extension, Abduktion und Innenrotation und das konzentrische Auslösen der entsprechenden Gegenbewegungen erfüllen die Adduktoren eine Außenrotationsfunktion. Für die Innenrotation sind der vordere Anteil des M. gluteus medius und der M. tensor fasciae latae verantwortlich, aber auch hier können Adduktoren die Flexions-, Abduktions- und Außenrotationsbewegung des Oberschenkels exzentrisch hemmen und konzentrisch antagonieren.

Die Kontrolle in der Parasagittalebene wird von den Flexoren und Extensoren ausgeübt (M. iliopsoas, M. rectus femoris, M. tensor fasciae latae, M. sartorius, M. gluteus maximus, M. semimembranosus, M. semitendinosus).

Wieder sind es die Adduktoren, die die Flexion-Abduktion und die Extension-Abduktion des Oberschenkels exzentrisch hemmen und konzentrisch antagonieren können.

Nene et al. stellten eine direkte Beziehung zwischen der Aktivität des M. rectus femoris und der Gehgeschwindigkeit fest (1999). Je schneller man geht, umso aktiver ist der Muskel und umso stärker ist die Kniebeugung, die rechtzeitig gehemmt werden muss.

In der Frontalebene übernehmen die Abduktoren und Adduktoren die aktive Kontrolle (M. tensor fasciae latae, M. gluteus medius, M. gluteus minimus, M. pectineus, Mm. adductores longus und brevis, M. gracilis, M. adductor magnus).

Neumann und Hase (1994) führten an 30 gesunden Probanden im Alter zwischen 19 und 30 Jahren eine elektromyographische Analyse der Hüftabduktoren mit Oberflächenelektroden durch. Sie ermittelten die Aktivität der Mm. glutei medius und minimus, des M. tensor fasciae latae und des vorderen Anteils des M. gluteus maximus während der mittleren Standphase beim Gehen.

Der Test fand zunächst ohne Belastung statt, dann mit nacheinander zwölf verschiedenen Gewichten zwischen drei und dreißig Prozent des Körpergewichts, zuerst in der einen, dann in der anderen Hand. Die Ergebnisse wurden mit der elektromyographischen Aktivität der Abduktoren mit unbelasteter Hand verglichen. Befand sich das Gewicht in der kontralateralen Hand, dann stieg die Aktivität der Abduktoren nicht-linear und steil an. Das Becken will sich also zur belasteten Seite hin neigen, wird aber von den Abduktoren der nicht-belasteten Seite daran gehindert. Bei einer Belastung mit 15 % des Körpergewichts nahm die Muskelaktivität um durchschnittlich 72,9 % zu, bei 30 % des Körpergewichts um 243 %. Die gleichzeitige Kompression im Gelenk ist erheblich.

Befand sich das Gewicht ipsilateral, dann nahm die Muskelaktivität gegenüber dem unbelasteten Zustand ab mit einem Maximum bei 15 % des Körpergewichts. Nahm die Belastung weiter zu, dann stieg auch die Muskelaktivität wieder an, erreichte aber nicht den Wert bei Nichtbelastung. Bei ipsilateraler Belastung rotiert das Becken in der Frontalebene ebenfalls nach ipsilateral, wonach zur Stabilisierung des Beckens eine geringere Abduktorenaktivität erforderlich ist.

Im Kapitel zur Hüftkinetik wird die Bedeutung der Hüftabduktoren weit ausführlicher dargestellt.

Hiermit wird deutlich, dass die Adduktoren neben der Adduktion alle übrigen Bewegungen mit Ausnahme der Abduktion unterstützen können. Während einfüßiger Belastung fungieren die Adduktoren als sehr wichtige Stabilisatoren des Beckens. Beugt man ein Bein, dann wird das Becken dieser Bewegung folgen wollen, aber die exzentrische Aktivität der Adduktoren an der gegenüberliegenden Seite hemmt die Bewegung und stabilisiert das Becken.

Morrenhof (1989) untersuchte bei gesunden Probanden während des Gehens elektromyographisch die Aktivität der folgenden Muskeln: M. gracilis, M. adductor longus, M. adductor magnus, M. semitendinosus, vorderer und hinterer Anteil des M. gluteus medius. Die Probanden bestimmten die Gehgeschwindigkeit selbst. Unmittelbar vor dem Bodenkontakt der Ferse verzeichnete der ipsilaterale M. gluteus medius eine leichte Aktivitätszunahme, die unmittelbar nach dem Bodenkontakt stark anstieg, während der folgenden Standphase rasch wieder abnahm und am Ende der Standphase nahezu Null betrug. Die geringe Muskelaktivität setzte sich in der Schwungphase fort. Auch Perry beschreibt in einer EMG-Analyse der Gehbewegung eine Aktivitätsspitze des M. gluteus medius unmittelbar nach dem Bodenkontakt der Ferse, die bei ihr allerdings in etwas geringerem Maße bis zur Mitte der Standphase – also während 10 %-30 % des Gehzyklus anhält (1992). Sie stellte außerdem fest, dass der M. gluteus minimus und der obere Anteil des M. gluteus maximus dem gleichen Muster folgen. Funktionell teilt sich der M. gluteus maximus in einen oberen und einen unteren Anteil. Der obere Anteil funktioniert als Abduktor, der untere als Extensor. Letzterer zeigte bei Perry unmittelbar nach dem Aufsetzen der Ferse eine Aktivitätsspitze, die gleich wieder abnahm. Bei Morrenhof zeigten sowohl der M. gracilis als auch der M. adductor longus im Moment des

Fersenkontakts eine niedrige Aktivitätsspitze, die Mm. adductor magnus und semitendinosus dagegen eine hohe. Perry und Morrenhof fanden am Beginn der Schwungphase beim ipsilateralen M. gracilis eine hohe Aktivitätsspitze.

Beim kontralateralen Fersenkontakt zeigte der M. adductor longus eine starke Aktivitätszunahme, womit nachgewiesen ist, dass sowohl die Abduktoren als auch die Adduktoren zur Stabilisierung des Beckens während des Gehens beitragen. Perry registrierte eine EMG-Spitze des M. adductor longus der belasteten Seite am Ende der Standphase und zu Beginn der Schwungphase.

Die Stabilität der Hüfte wird also durch eine Kombination aus formbedingtem Gelenkschluss (☞ *oben*) und kraftbedingtem Gelenkschluss infolge der Wirkung von Rotatoren und Abduktoren gewährleistet.

Die Beschreibung der Muskelfunktion beginnt meist mit der Nullstellung des Gelenks, was übrigens nicht bedeutet, dass die Funktion des Muskels aus einer anderen Gelenkstellung heraus die Gleiche ist. Zur Illustration verweisen wir auf die Schulter, wo der M. supraspinatus während Abduktion als Außenrotator und während Innenrotation als Innenrotator fungiert. Der entscheidende Faktor für die Muskelfunktion ist demnach die Position des Muskels zur Gelenkachse im Moment der Betrachtung, was im Einzelfall selbst zu zwei entgegengesetzten Funktionen des gleichen Muskels führen kann.

Gerade bei Beschreibungen der Hüfte muss man häufig feststellen, dass Muskelfunktionen während Nullstellung blindlings auf andere Gelenkstellungen übertragen werden. So liest man denn beispielsweise beim M. piriformis: In Nullstellung ein Extensor, Abduktor und Außenrotator, wird während Flexion, Adduktion und Innenrotation gedehnt. Hier kann etwas nicht stimmen!

Betrachten wir nämlich die Position des Muskels gegenüber der Innen- und Außenrotationsachse, dann befindet er sich während 90° Flexion jederzeit hinter der Rotationsachse, seine Wirkung führt also zu einer horizontalen Abduktion oder Extension. Was geschieht jetzt mit der Abduktionsfunktion aus der Nullstellung? Die Wirkung des Muskels um die Achse bleibt gleich, wodurch in 90° Hüftflexion eine Innenrotationsbewegung entsteht oder anders ausgedrückt: Die optimale Dehnung des M. piriformis resultiert in dieser Gelenkstellung in Flexion, Adduktion und Außenrotation. Das gleiche Phänomen beobachtet man bei Teilen des M. gluteus maximus und des M. gluteus medius *(☞ Abb. 6.10)*.

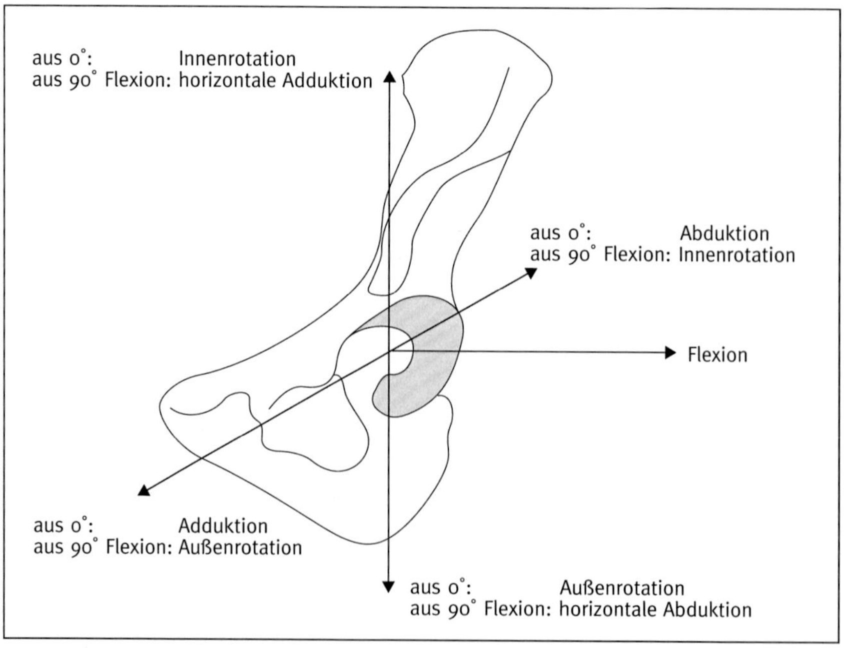

Abb. 6.10: Funktion bestimmter Anteile der Mm. glutei maximus und medius und des M. piriformis aus der Nullstellung und aus 90° Hüftbeugung

6.2 Osteokinematik

6.2.1 Hüftgelenk

Die Bewegungen der Hüfte lassen sich einteilen in drei Freiheitsgrade, die man anhand der Femurbewegungen beschreiben kann. Wählt man das Becken als Punctum fixum, dann unterscheiden wir aus der Nullstellung heraus die folgenden anatomischen, osteokinematischen Bewegungen:

- Parasagittalebene: Flexion und Extension um eine frontal-transversale Achse,
- Frontalebene: Abduktion und Adduktion um eine sagittal-transversale Achse,
- Transversalebene: Innenrotation und Außenrotation um eine frontal-sagittale Achse, die vom Zentrum des Femurkopfes vertikal durch die Fossa intercondylaris verläuft.

Die Bewegungsradien aktiver Bewegungen unterscheiden sich von denen passiver Bewegungen *(☞ Tab. 6.4)*. Norkin (1992), White (1985) und Tillmann (1998) beschreiben die folgenden passiven Bewegungsmöglichkeiten: gestrecktes Knie = ±90° Flexion, gebeugtes Knie = 120-135° Flexion (Nordin, 1989; Tillman, 1998 ±140°), Extension 10-30° (Nordin, Tillman 0-15°), Abduktion 30-50° (Nordin 0-30°), Adduktion 10-30° (Nordin 0-25°), Innenrotation während 90° Flexion = 30-45°, Außenrotation während 90° Flexion 45-60° (Nordin 0-70° und 0-90°).
Riezebos et al. ermittelten bei einer Testperson mit Hilfe digitaler Winkelmessung eine aktive Hüftbeugung von 94° (1991). Weitere Messungen an anderen Testpersonen ergaben, dass eine aktive Hüftbeugung von 120° eher Ausnahme als Regel ist. In einer Studie des lumbofemoralen Rhythmus kommen Tully et al. zu dem Schluss, dass der mittlere Wert für aktive Hüftbeugung meist zu hoch angegeben wird. Der wirkliche Wert liege bei 81-96° (2002).

Die folgenden Zahlen sind Durchschnittswerte. Individuelle Werte werden stark vom Stand des Azetabulums, vom Ausmaß der Überdachung des Hüftkopfes, vom Antetorsionsgrad und vom Kollodiaphysenwinkel bestimmt.

Tab. 6.4: Übersicht Flexion und Extension der Hüfte

Bewegung	Autor	Aktiv	Passiv
Flexion mit gestrecktem Knie (kommt manualtherapeutisch kaum vor)	Norkin White Tillmann	–	±90° ±90° ±90°
Flexion mit gebeugtem Knie	Norkin White Tillmann Nordin Riezebos Tully	 ±94° 81-96°	120-135° 120-135° ±140° ±140°
Extension	Norkin Tillmann Nordin	–	10-30° ±15° ±15°

Die Hüftkinematik lässt sich am besten illustrieren anhand des Bewegungszyklus beim Gehen. Zunächst wird dieser unterteilt in eine Standphase (60 %) und eine geschwindigkeitsabhängige Schwungphase (40 %) (nach: Perry, 1992).

Die Standphase beginnt mit dem ersten Bodenkontakt der Ferse (0%-2% des Gehzyklus), gefolgt von der Landung (0%-10%), der mittleren Standphase (10%-30%) und der späten Standphase (30%-50%). Am Ende der Standphase beginnt die Schwungphase, die eingeteilt wird in die Vorschwungphase (50%-60%), die Startphase (60%-73%), die mittlere Schwungphase (73%-87%) und die späte Schwungphase (67%-100%).

Während normalen Gehens rotiert die Hüfte in der Parasagittalebene um etwa 40°. Die maximale Beugung von 30-35° wird während der späten Schwungphase bei etwa 85% des Gehzyklus erreicht (Nordin, 1989; Chao, 1990; Perry, 1992; Krebs, 1998). Maximale Extension von 10° besteht bei etwa 50% beim Übergang von der Stand- zur Vorschwungphase. Zu Beginn der Standphase findet in der Frontalebene Adduktion statt, die zum Ende der Standphase bei 40% des Gehzyklus ihr Maximum erreicht. Zu Beginn der Schwungphase tritt eine 5-7° starke Abduktion auf (Nordin, 1989; Oatis, 1990; Perry, 1992; Krebs, 1998). Die Adduktion beginnt im Moment des Fersenkontakts mit dem Boden und währt bis in die späte Standphase hinein. Während der Schwungphase ist die Hüfte nach außen rotiert, geht aber kurz vor dem nächsten Fersenkontakt über in eine Innenrotation. Während der mittleren Standphase erreicht die Innenrotation ihr Maximum. Die Außen- und Innenrotation in der Transversalebene beträgt 8° (Perry, 1992).

Quesnel untersuchte die „relative Anteversion" des Femurhalses während des Gehens (1998). Er ermittelte dazu verschiedene Kollumstellungen bezogen auf eine fixierte Frontalebene während des Stehens auf einem Bein im Gehmuster. Die relative Anteversion hatte einen Umfang von durchschnittlich 24° Retroversion zu Beginn der Belastung bis zu 15° Anteversion am Belastungsende. Da die relative Anteversion die absoluten Anteversionen des Femurhalses und des Azetabulums nicht überschritt, steht sie also während des Gehens in enger Beziehung zu den Stellungsvariationen des Azetabulums.

Da das Acetabulum in der Frontalebene 50-60° von kraniolateral nach kaudomedial und in der Transversalebene 30° von dorsolateral nach ventromedial verläuft, und da die Facies lunata in der Parasagittalebene um etwa 30° nach hinten geneigt ist, wird jede anatomische osteokinematische Bewegung des Oberschenkels einer Bewegung mit drei anatomischen, arthrokinematischen Komponenten im Gelenk entsprechen *(☞ Abb. 6.11)*. Das Achsensystem im Acetabulum besitzt drei Achsen, von denen eine lotrecht auf der Gelenkpfanne (Flexions-Extensionsachse) und gleichzeitig lotrecht auf den beiden anderen Achsen steht, die zum Acetabulum parallel verlaufen, und zwar einmal von kranial, etwas lateral und dorsal nach kaudal, etwas medial und ventral (Innen- und Außenrotationsachse) und zum Anderen von dorsal, etwas lateral und kaudal nach ventral, etwas medial und kranial (Abduktions- und Adduktionsachse).

Die in *Tab. 6.5* genannten, osteokinematischen kombinierten Bewegungen entstehen im Gelenk dann, wenn das Femur sich gegenüber dem fixierten Becken in einer anatomischen Ebene bewegt. Eine reine Extensionsbewegung führt demzufolge im Gelenk zu einer arthrokinematischen Verschiebung der Kontaktfläche, die in einem azetabulären Achsensystem (nicht jedoch in einem anatomischen Achsensystem) einer Extension mit Adduktion und Außenrotation entspricht.

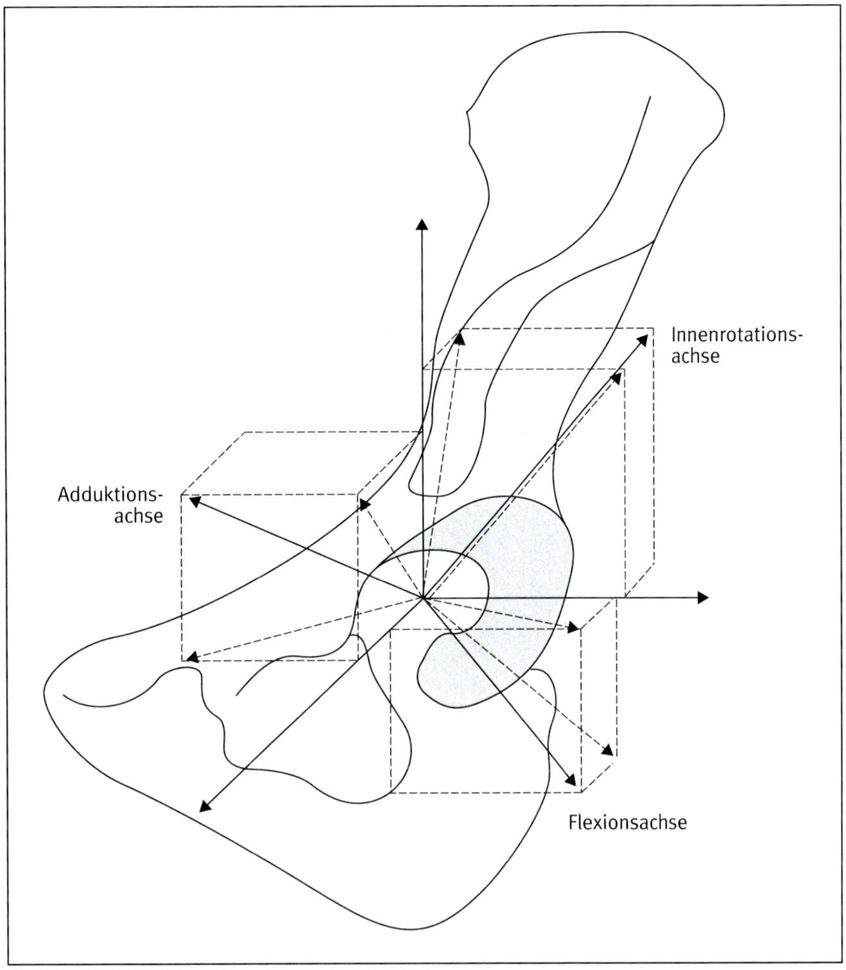

Abb. 6.11: Achsensystem des Azetabulums

Tab. 6.5: Übersicht der osteokinematischen Bewegungen

Anatomische osteokinematische Bewegung	Physiologische osteokinematische Bewegungskomponenten
Extension	*Extension* Adduktion Außenrotation
Flexion	*Flexion* Abduktion Innenrotation
Abduktion	*Abduktion* Extension Innenrotation
Adduktion	*Adduktion* Flexion Außenrotation
Außenrotation	*Außenrotation* Flexion Abduktion
Innenrotation	*Innenrotation* Extension Adduktion

6.2.2 Beckenbewegungen im Bereich des Hüftgelenks

Die Bewegungen des Beckens sind die vordere Kippbewegung (Anteversion, *engl.* anterior tilt), die hintere Kippbewegung (Retroversion, *engl.* posterior tilt) und die laterale Kippbewegung (Lateroversion, *engl.* pelvic drop). Das Becken als Ganzes kann sich in der Transversalebene um die frontal-sagittale Achse drehen (linke und rechte Rotation). Die beiden erstgenannten Kippbewegungen finden in der Parasagittalebene um eine frontal-transversale Achse statt, die zweiten um eine sagittal-transversale Achse in der Frontalebene. Bei fixiertem Femur entsprechen die vordere und hintere Kippbewegung einer Flexion oder Extension im Hüftgelenk. Bei Hüftextension bewegt sich das Femur vom Becken weg nach hinten. Ist eine hintere Kippbewegung Anlass der Extension, dann wird der hintere Beckenanteil sich dem Femur nähern. Dieser Vorgang kehrt sich natürlich bei der vorderen Kippbewegung um (Norkin, 1992). Eine einseitige Bewegung des Beckens in kranialer Richtung hat an der gegenüber liegenden Seite eine laterale Kippbewegung mit Abduktion zur Folge. Einseitige Bewegung nach kaudal führt auf der anderen Seite zur Adduktion. Bei lateralen Kippbewegungen wird meist die Bewegung der unbelasteten Seite beschrieben.

Auch während des Gehens findet eine Beckenrotation statt. Nach Inman (1981) schwankt diese bei einer Gehgeschwindigkeit zwischen drei und sieben Stundenkilometern zwischen 4° und 12 °. An der unbelasteten Seite entsteht dabei eine Bewegung des Beckens nach vorne und an der belasteten Seite eine Innenrotation der Hüfte. Schwingt also das linke Bein nach vorn, dann führt dies zu einer Rechtsrotation des Beckens mit Innenrotation der rechten und Außenrotation der linken Hüfte. Rotiert das Becken beim Schwung des rechten Beins nach links, dann kehrt sich diese Bewegung um. Für den Beobachter wird die Rotation des Beckens durch eine gleichzeitig stattfindende kompensatorische Bewegung der Lendenwirbelsäule fast unsichtbar.

Nach Mooney (1978), Murray et al. (1964) und Saunders (1953) beträgt der durchschnittliche anterior-posteriore Kippwinkel an der belasteten Seite 4°, die kontralaterale kraniokaudale Kippbewegung 7° und die anterior-posteriore Beckenrotation etwa 10°.

Je größer der Schritt, umso stärker ist die Beckenrotation. Dadurch geht die anatomische osteokinematische Extension der Hüfte mit einer Abduktions- und Innenrotationsbewegung einher, die die extensionsbedingte Adduktions- und Außenrotationskomponente aufhebt, wodurch in Bezug zum Acetabulum im Gelenk eine reine Extensionsbewegung stattfindet *(☞ Abb. 6.12).*

Abb. 6.12: Einfluss einer Beckenrotation auf die Stellung der Hüfte (nach: Riezebos und Lagerberg, 1992)

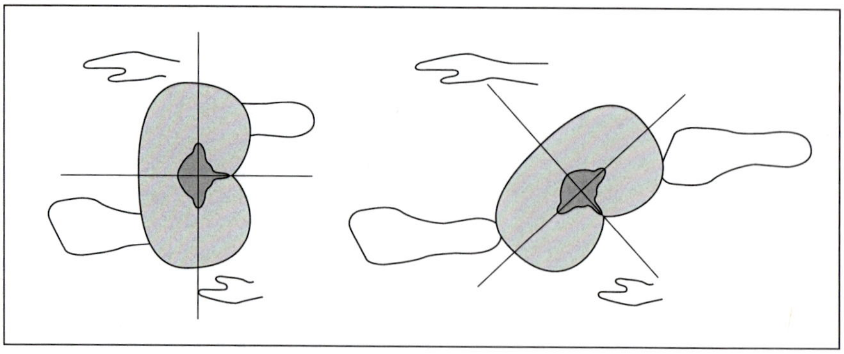

6.2.3 Der lumbofemorale Rhythmus

Diesen Begriff kreierte Cailliet (1988) zur Beschreibung der Bewegungszusammenhänge zwischen Hüfte, Becken und Lendenwirbelsäule während unbelasteter Hüftbewegungen. Analog verweisen wir auf die Bedeutung, die der skapulothorakale Rhythmus für die maximale Armelevation hat. Das Nachhintenkippen des Beckens erhöht nämlich gemeinsam mit der Beugung der Lendenwirbelsäule den Beugungsspielraum der Hüfte. Ein Teil der Bewegung kommt auch dann aus der Lendenwirbelsäule, wenn das Bein in Seitenlage abduziert wird (Norkin, 1992). Allerdings ermittelte Norkin weder die genaue Bewegungsreihenfolge noch den Anteil der Wirbelsäule an der Gesamtbewegung. Der Bewegungszusammenhang für die belastete Hüfte stellt sich wie folgt dar (Norkin, 1992):

Tab. 6.6: Übersicht der Becken- und Hüftbewegungen

Becken	Assoziierte Hüftbewegung	Kompensatorische LWS-Bewegung
Kippen nach vorne	Flexion	Extension
Kippen nach hinten	Extension	Flexion
Kippen lateral nach unten rechts	Adduktion links	Lateroflexion links
Kippen lateral nach oben rechts	Abduktion links	Lateroflexion rechts
Rotation nach vorne rechts	Innenrotation links	Rotation rechts
Rotation nach hinten rechts	Außenrotation links	Rotation links

Tully et al. (2002) untersuchten den lumbofemoralen Rhythmus bei 22 gesunden Erwachsenen im Alter zwischen 18 und 23 Jahren und bei 22 Kindern im Alter zwischen 8 und 10 Jahren. Im Stand, mit gebeugtem Ellenbogen und auf einer Unterlage ruhenden Händen wurden computerunterstützte Videoaufnahmen erstellt und zweidimensional analysiert.

Dazu wurden in Höhe der Processus spinosi Th10 und L1, auf der rechten Spina iliaca posterior superior, auf der rechten Spina iliaca anterior superior, lateral am Übergang vom proximalen zum mittleren Drittel des Oberschenkels und lateral am distalen Drittel des Oberschenkels eine halbe Patellahöhe oberhalb der Patella reflektierende Plättchen angebracht. Nach einer Aufwärmphase bewegten die Probanden in aufrechter Haltung das rechte Knie dreimal aktiv so weit wie möglich zur rechten Schulter hin.

Aus der gleichen Stellung heraus wurde auch eine Extension durchgeführt. Bei den erwachsenen Testpersonen betrug das Verhältnis zwischen Hüft- und Lendenbewegung bei Flexion 3 (±1,9) : 1 und bei Extension 3,2 (±1,3) : 1. Dies bedeutet, dass jeweils etwa 3° Hüftflexion mit 1° LWS-Flexion einhergingen. Bei den Kindern betrugen die entsprechenden Werte 3 (±2) : 1 und 4,7 (±3,5) : 1. Sowohl bei den Erwachsenen als auch bei den Kindern bewegte sich zunächst die Hüfte um 3-5°, bevor 1° LWS-Flexion hinzukam. Dies entspricht Befunden aus einer älteren Studie (Bohannon et al., 1985), wobei die LWS Erwachsener für durchschnittlich 26,3% oder 34° (15,5%-38%) der gesamten Flexionsbewegung und für 24,1% (13%-33,1%) der Extensionsbewegung verantwortlich war. In der Gruppe Kinder betrug der LWS-Anteil 26,3% (8,9%-37,1%) für Flexion und 20,9% (5,6%-41%) für Extension.

Zur Bestimmung des Rhythmus unterteilte man die gesamte Flexions-Extensionsbewegung in drei Phasen (früh = 0%-20%, mittel = 21%-80%, spät = 81%-100%). In beiden Gruppen war während der frühen Flexion die Hüftbewegung dominant. Während der mittleren Phase nahm der LWS-Beitrag zu, und in der späten Phase waren die Anteile von Hüfte und LWS gleich. Während der frühen Extension bewegte sich nur die Hüfte und blieb die LWS leicht gebeugt, während der mittleren Extension war der Hüftanteil größer als der LWS-Anteil und in der späten Phase beobachtete man eine beschleunigte Hüftextension bei gleichzeitig verzögerter Aufhebung der LWS-Beugung.

6.3 Arthrokinematik

6.3.1 Bewegungen aus der Nullstellung

Flexion

Infolge der Stellung der Gelenkpfanne geht die Hüftflexion mit einer Abduktions- und einer Innenrotationskomponente einher. Die osteokinematische Flexion führt zu einer arthrokinematischen Drehbewegung des Hüftkopfes nach hinten. Gleichzeitig wird die osteokinematische Abduktionskomponente zu einer arthrokinematischen Roll- und Schubbewegung führen, deren Rollkomponente nach kranial-lateral-ventral und deren Schubkomponente nach kaudal-medial-dorsal gerichtet ist. Auch die gleichzeitig auftretende osteokinematische Innenrotation wird eine arthrokinematische Roll- und Schubbewegung auslösen, deren Rollkomponente nach ventral-medial-kaudal und deren Schubkomponente nach dorsal-lateral-kranial gerichtet ist.

Extension

Die Extension geht einher mit Adduktion und Außenrotation und führt zu einer arthrokinematischen Drehbewegung des Caput femoris nach vorne. Die Adduktionskomponente wird zu einer Roll- und Schubbewegung führen, deren Rollkomponente nach kaudal-medial-dorsal und deren Schubkomponente nach kranial-lateral-ventral gerichtet ist. Auch die Außenrotation wird eine Roll- und Schubbewegung auslösen, deren Rollkomponente nach dorsal-lateral-kranial und deren Schubkomponente nach ventral-medial-kaudal gerichtet ist.

Abduktion

Die Abduktion wird von einer Extension und einer Innenrotation begleitet. Arthrokinematisch besteht die Abduktionsbewegung aus einer Rollbewegung des Caput femoris nach kranial-lateral-ventral und einer Schubbewegung in kaudal-medial-dorsaler Richtung. Die Extensionskomponente verursacht eine Drehbewegung des Caput femoris nach vorne, die Innenrotation eine Rollbewegung nach ventral-medial-kaudal und eine Schubbewegung nach dorsal-lateral-kranial.

Adduktion

Die Adduktion geht im Gelenk mit einer Flexions- und Außenrotationskomponente einher. Die Adduktion führt zu einer arthrokinematischen Rollbewegung des Hüftkopfes nach kaudal-medial-dorsal und einer Schubbewegung nach kranial-lateral-ventral. Die begleitende Flexion erzeugt eine arthrokinematische Drehbewegung nach hinten, die Außenrotation eine Rollbewegung nach dorsal-lateral-kranial und eine Schubbewegung nach ventral-medial-kaudal.

Außenrotation

Diese wird von einer Flexions- und einer Abduktionskomponente begleitet. Die von der Außenrotation erzeugte Rollkomponente ist nach dorsal-lateral-kranial und die Schubkomponente nach ventral-medial-kaudal gerichtet. Die Flexion wird eine arthrokinematische Drehbewegung nach vorne auslösen, die Abduktion eine Rollbewegung nach kranial-lateral-ventral und eine Schubbewegung nach kaudal-medial-dorsal.

Innenrotation

Die Innenrotation geht einher mit einer Extension und einer Adduktion. Die von der Innenrotation ausgelöste Rollbewegung richtet sich nach ventral-medial-kaudal und die Schubbewegung nach dorsal-lateral-kranial. Die begleitende Extension erzeugt eine Drehbewegung nach vorne, die Adduktion eine Rollbewegung nach kaudal-medial-dorsal und eine Schubbewegung nach kranial-lateral-ventral.

6.3.2 Bewegungen aus 90° Hüftflexion

Außenrotation

Diese Bewegung führt im Gelenk zu einer kaudal-medial-dorsalen Rollbewegung und einer kranial-lateral-ventralen Schubbewegung, entsprechend dem arthrokinematischen Verhalten der Hüfte während Adduktion aus der Nullstellung. Analog zur Schulter gilt auch hier, dass die Außenrotation zu einer anderen arthrokinematischen Bewegung führen kann, wenn die Bewegung aus einer anderen als der Nullstellung durchgeführt wird.

Die Begleitbewegungen sind die Flexion und die horizontale Abduktion mit Flexion und Außenrotation aus der Nullstellung als arthrokinematisches Bewegungsverhalten (☞ *oben*).

Innenrotation

Auch bei der Innenrotation kommt es zwar zu einer arthrokinematischen Roll- und Schubbewegung des Hüftkopfes, jedoch richtet sich die Rollbewegung nun nach kranial-lateral-ventral und die Schubbewegung nach kaudal-medial-dorsal, was dem arthrokinematischen Verhalten der Hüfte bei Abduktion aus der Nullstellung entspricht.

Die Begleitbewegungen sind die Extension und die horizontale Adduktion mit Flexion und Innenrotation aus der Nullstellung als arthrokinematisches Bewegungsverhalten (☞ *oben*).

Horizontale Abduktion oder horizontale Extension

Diese führt zu einer Rollbewegung des Caput femoris nach dorsal-lateral-kranial und einer gleichzeitigen Schubbewegung nach ventral-medial-kaudal, also zu der arthrokinematischen Bewegung, die bei Außenrotation aus der Nullstellung zu beobachten ist.

Begleitbewegungen sind die Flexion und die Innenrotation in der Frontalebene mit Flexion und Abduktion aus der Nullstellung als arthrokinematisches Bewegungsverhalten (☞ *oben*).

Horizontale Adduktion oder horizontale Flexion

Hierbei macht der Hüftkopf eine Rollbewegung nach ventral-medial-kaudal und eine gleichzeitige Schubbewegung nach dorsal-lateral-kranial, entsprechend der arthrokinematischen Bewegung bei Innenrotation aus der Nullstellung.

Begleitet wird die Bewegung von einer Extension und einer Außenrotation in der Frontalebene. Zum entsprechenden arthrokinematischen Bewegungsverhalten bei Extension und Adduktion aus der Nullstellung (☞ *oben*).

6.4 Kinematik

6.4.1 Einleitung

Als Kettenglied gehört die Hüfte zu drei verschiedenen kinematisch-kinetischen Gelenkketten. Als proximales Endglied der Bewegungskette der unteren Extremität steht sie in Verbindung mit der normalerweise geschlossenen Bewegungskette des Beckens, ist über diese jedoch indirekt verbunden mit der Bewegungskette der LWS. Die Kraft- und Bewegungsübertragung findet sowohl von kaudal nach kranial als auch von kranial nach kaudal statt.

Die Hüfte trägt nicht nur das Gewicht des auf ihr ruhenden Körpers, sondern muss auch die Vorwärtsbewegung des Körpers im Raum gewährleisten, ohne dass dieser bei Stand auf nur einem Fuß gleich umfällt (Rydell, 1973). Während beidfüßigen Stehens befindet sich der Körperschwerpunkt in der Sagittalebene direkt vor dem Os sacrum und in der Frontalebene unmittelbar vor dem Zentrum der beiden Femurköpfe. In aufrechter Stellung verhindern die dorsalen Muskelgruppen ein Vornüberfallen des Körpers, während der Standphase des Gehzyklus bewegt sich der Schwerpunkt auf die jeweils belastete Hüfte zu. Die Konstruktion des proximalen Femuranteils dient primär der Fortbewegungsfunktion und erst sekundär dem Tragen des Körpergewichts. Insgesamt 27 Muskeln kontrollieren die drei Freiheitsgrade der Hüftbewegung und die Erhaltung des Gleichgewichts (Tschauner, 1997).

6.4.2 Die Belastung der Hüfte

Die Berechnung der auf die Hüfte einwirkenden Kräfte hat eine lange Tradition. Einflussfaktoren sind hier die Muskelaktivität, insbesondere der Abduktoren, und der Fortbewegungstyp (Gehen, Laufen oder Hüpfen). Pauwels (1973) berechnete an einem zweidimensionalen Modell die Hüftbelastung während Stehens auf einem Bein und stellte fest, dass die Krafteinwirkung in der Frontalebene in einem Winkel von etwa 16° von medial-proximal nach lateral-distal verläuft. Im Gegensatz dazu vertreten Bornbelli (1993) und Tschauner (1997) die Auffassung, dass die Kraftwirkung angesichts des horizontalen Verlaufs der direkt unter dem Gelenkknorpel befindlichen azetabulären Zone mit hoher Knochendichte hauptsächlich senkrecht nach oben gerichtet sein muss. Zur Klärung der Frage schlägt Tschauner eine computerunterstützte, dreidimensionale Kraftanalyse vor.

Rydell untersuchte die Belastung der Hüftgelenke an einer mit Drucksensoren versehenen Hüftendoprothese (1973) und erzielte die folgenden Ergebnisse:

- Stand auf zwei Beinen: Jede Hüfte trägt 50 % des Körpergewichts,
- Stand auf einem Bein: zweieinhalbfaches Körpergewicht,
- frei herabhängendes Bein: 50 % des Körpergewichts.

Während symmetrischen Stehens entsteht kaum Muskelaktivität, da die oberhalb der Hüfte befindliche Masse gleichgewichtig auf den Beinen ruht. Um ein Abkippen des Rumpfes zu verhindern, wird das Becken während Stehens auf einem Bein vorwiegend von den Abduktoren des Standbeins verriegelt. Zur Erreichung des optimalen Gleichgewichts muss der Schwerpunkt mittels Adduktion des Standbeins über die Stützfläche (über den Fuß) gebracht werden (Riezebos, 2000). Die Berechnungen von Riezebos und Lagerberg (2000) vermitteln einen Eindruck vom Ausmaß der Kräfte, die die Hüftabduktoren zur Erhaltung des Körpergleichgewichts aufbringen müssen. Die Masse eines Beins beträgt 15,6 % des Körpergewichts, entsprechend etwa 12 kg. Bei einem Körpergewicht von 75 kg beträgt die oberhalb der Hüften befindliche Masse demnach 51 kg. In der zitierten Studie beträgt der durchschnittliche Kraftarm der Hüftabduktoren 5 cm und der Winkel zwischen den Abduktoren und der Transversalebene 80°. Während Stand auf einem Bein lastet auf der Hüfte des Standbeins ein Gewicht von 63 kg, wobei der Schwerpunkt sich 12 cm außerhalb der Hüftachse befindet. In dieser Konstellation müssen die Hüftabduktoren zur Erhaltung des Gleichgewichts eine Kraft von 151 kg aufbringen, entsprechend einer Hüftgelenkskompression von 63 + 151 = 214 kg. Diese Belastung beträgt nicht das Doppelte, sondern das 8,5fache der Belastung während Stehens auf zwei Beinen, entsprechend dem 2,5fachen Körpergewicht.
Im Bewegungsteil seiner Studie erzielte Rydell die folgenden Ergebnisse:

- 90° Hüft- und Knieflexion: etwa 100 % Körpergewicht,
- Rückenlage, Heben des gestreckten Beins: 1,5faches Körpergewicht in der kontralateralen Hüfte,
- Hüftabduktion: etwa 100 % Körpergewicht,
- Abduktion der gegenüberliegenden Hüfte: 20 % Körpergewicht,
- Treppaufgehen: 3faches Körpergewicht,
- Treppabgehen: etwas geringer als beim Gehen,
- Laufen: 4,5-5faches Körpergewicht.

Sehr gering war die Hüftbelastung während Sitzens auf einem Stuhl oder Sessel und in der Hockstellung.
Bei einer Belastung mit dem zwölf- bis fünfzehnfachen Körpergewicht bricht der Oberschenkelhals.

Paul ermittelte zwei Belastungsspitzen während des Gehzyklus (1967), und zwar bei Männern das vierfache Körpergewicht nach dem Bodenkontakt der Ferse und das siebenfache Körpergewicht kurz bevor die Zehen den Bodenkontakt verlieren. Die gleichen Belastungsspitzen entstanden bei Frauen, jedoch mit dem 2,5fachen und dem vierfachen Körpergewicht. Im Augenblick der Belastungsspitzen zeigten die Abduktoren starke Aktivität zur Stabilisierung des Beckens.

Auf ähnliche Weise untersuchten Bergmann et al. (1993) zwei Patienten und kamen zum folgenden Ergebnis:

- Jogging mit 3 km/h, 18 Monate postoperativ: 467 % des Körpergewichts (Patient 1),
- Jogging mit 7 km/h, 12 Monate postoperativ: 584 % des Körpergewichts (Patient 2),

- Straucheln: 720 % des Körpergewichts (Patient 2), 870 % des Körpergewichts (Patient 1).

Mit zunehmender Bewegungsgeschwindigkeit stieg die Belastung an. Auch bei einer Zunahme der Schrittlänge von 52 auf 60 cm nahm die Belastung zu, bei einer weiteren Zunahme auf 70 cm jedoch wieder ab.
Bergmann et al. (2001) berichteten über eine Hüftbelastung von 251 % des Körpergewichts bei Treppauf- und von 260 % bei Treppabgehen.

1995 verglichen Bergmann et al. die Hüftbelastung während des Gehens in Turnschuhen (sowohl mit als ohne weiche Einlage), in normalen Lederschuhen, in Wanderschuhen und in Latschen mit Holzsohle mit der Belastung beim Laufen auf bloßen Füßen. Bei harten Sohlen fand sich die geringste Stoßdämpfung, weitere Unterschiede ergaben sich jedoch nicht. Während des Gehens und Joggens auf bloßen Füßen war die Hüftbelastung am geringsten.

Krebs et al. (1998) implantierten eine Hüftendoprothese links, deren Kopf mit 13 Drucksensoren versehen war. Gemessen wurde über 10 m während eines normalen Spaziergangs, während schnellen Gehens und während einer Wanderung mit Stock in der rechten Hand. Der maximal gemessene Kontaktdruck im Acetabulum entstand mit 6,8 MPa während des schnellen Gehens. Der Gebrauch der Gehhilfe verringerte die Belastung auf 3-4 MPa.

Zur Berechnung der Hüftbelastung unter dem Tragen einer Last untersuchten Bergmann et al. (1997) sechs Probanden, von denen einer eine beidseitige Endoprothese mit Drucksensoren besaß. Getestet wurde während Gehens mit einem Gewicht in einer oder in beiden Händen. Untersucht wurde auch der Einfluss der Tragetechnik auf die Hüftbelastung. Das einseitige Tragen eines Gewichts ergab während Stehens auf dem ipsilateralen Bein eine unveränderte oder sogar verminderte Belastung der Hüfte. Die Belastung nahm weiter ab, wenn der Oberkörper gestreckt und der belastete Arm abduziert wurde, wie wenn man eine Einkaufstasche zwischen Arm und Körper einklemmt. Stehen auf dem kontralateralen Bein führte zu einer deutlichen Zunahme der Belastung an dieser Seite. Bei einer Last von 25 % des Körpergewichts lag die Belastung um Zweidrittel höher als in der anderen Hüfte während Stehens auf dem ipsilateralen Bein. Wurde die Traglast gleichmäßig über beide Beine verteilt, dann stieg die Belastung an beiden Seiten um 25 % an.

Wird die Last in der rechten Hand getragen, dann entsteht während Stehens auf dem rechten Bein eine Hüftabduktion, was die Abduktoren und damit auch die Hüfte entlastet. Befindet sich das Gewicht in der linken Hand, dann entsteht in Zusammenarbeit mit dem Rumpf eine adduzierende Wirkung auf die rechte (belastete) Hüfte mit als Folge eine viel stärkere Aktivierung der rechten Abduktoren. Nach Berechnungen von Riezebos und Lagerberg (2000) kommt es beim Tragen einer 10 kg schweren Last rechts während Stehens auf dem rechten Bein zu einer Belastungsverminderung von etwa 20%. Wird das Gewicht an der anderen Seite getragen, dann wird die Belastung der belasteten (rechten) Hüfte um etwa 180 % zunehmen. Bei diesen Beispielen geht es den Autoren nicht primär um die Exaktheit der jeweiligen Messung, sondern um einen Hinweis auf die Größe des Unterschieds.

Neuman und Cook (1985) ermittelten elektromyographisch die Aktivität des M. gluteus unter dem Tragen verschiedener Lasten. Bei einer Traglast von 10 % des Körpergewichts stellten sie an der ipsilateralen Seite eine Aktivitätsverminderung des Muskels gegenüber dem unbelasteten Zustand fest. Eine Traglast von 20 % des Körpergewichts ergab die gleiche Hüftbelastung wie ohne Traglast. Wurde die Traglast jedoch von der anderen Hand übernommen, dann nahm die Muskelaktivität gegenüber der unbelasteten Situation deutlich zu. Eine Verdopplung der kontralateralen Traglast führte zu einer Verdreifachung der Muskelaktivität.

Norkin und Levangie (1992) berechneten die Differenz der Hüftbelastung während Gehens mit einer Gehhilfe, einmal an der zu entlastenden und einmal an der gegenüberliegenden Seite. Der Gebrauch einer Gehhilfe an der gegenüberliegenden Seite entlastete die Hüfte um 27%.

Riezebos und Lagerberg (2000) zeigten die Hüftbelastung durch eine „unbelastete" Kräftigungsübung der Abduktoren, indem sie die Kräfte beim gestreckten Heben des nur von der Schwerkraft belasteten Beins berechneten. Das Gewicht des Beins beträgt 12 kg. Sein Schwerpunkt liegt 48 cm vom Hüftgelenk entfernt. In diesem „unbelasteten" Fall beträgt die Muskelkraft 115 kg bei einer Gegenkraft im Hüftgelenk von 116 kg, entsprechend einer Hüftbelastung, die 4,5mal höher liegt als beim Stand auf zwei Beinen und beträgt das 1,5fache des Körpergewichts. Ein manueller Widerstand von 5 kg auf das gehobene Bein in einer Distanz zur Hüfte von 90 cm erhöhte die Belastung auf das 2,5fache Körpergewicht, also auf etwa den gleichen Wert, der beim Stehen auf einem Bein gemessen würde. Auch hier ging es den Autoren vor allem darum zu zeigen, welche Größenordnung von Hüftbelastungen bei bestimmten Körperhaltungen und Übungen auftreten kann.

Klinische Bedeutung

- Übungen, bei denen eine langsame Zunahme der Hüftbelastung erwünscht ist, belasten die Hüfte geringer, wenn sie im beidbeinigen Stand anstatt mit gestrecktem Bein in Seiten- oder Rückenlage ausgeführt werden.
- Das Tragen einer Last sollte immer an der Seite der zu schonenden Hüfte geschehen.
- Bereits länger ist bekannt, dass eine Gehhilfe zur Hüftschonung besser an der kontralateralen Seite eingesetzt wird.
- Während aktiver Dehnungsübungen in Flexion, Extension oder Abduktion ist zu erwägen, das Bein zur Zentrierung aktiv zu abduzieren.

6.4.3 Kontaktflächen

Weder bei jüngeren noch bei älteren Personen sind die Gelenkflächen in allen Gelenkstellungen kongruent (Poliacu Prosé, 1992), sondern hängt das Ausmaß der Kongruenz von der Höhe des Achsendrucks ab (Oberländer, 1973; Greenwald, 1974; Afoke et al., 1980; Rushfeld et al., 1981; Eckstein, 1997). Menschik (1997) bestätigte die Befunde von Greenwald und Haynes (1972; ☞ *Abb. 6.13).* Sowohl der Ort der Belastung als auch die Größe der Kontaktflächen zwischen Femurkopf und Acetabulum sind individuell verschieden. Rydell (1966, 1973) und auch Davy (1988) geben an, dass die Gegenkraft im Gelenk vor allem auf den oberen Quadranten des Caput femoris einwirkt. Obwohl auch der untere Anteil des Femurs mit Knorpel bedeckt ist, kommt er nach Greenwald (1974) nie mit der Facies lunata in Kontakt. Afoke (1980) konnte die Unterschiede in Ort und Größe der Kontaktfläche am Acetabulum, das mit dem 0,7fachen Körpergewicht belastet war, bei 27° Flexion anhand dreier Präparate zeigen *(☞ Abb. 6.14).*
Aufgrund computertomographischer Messungen ist Eckstein (1994) der Meinung, dass die vorhandene Dyskongruenz die Verteilung der Stresskräfte während normaler Gelenkbelastungen beeinflusst. Auf einer Skala zwischen 100 N und 6.900 N wurde zwischen Gelenkkopf und Gelenkpfanne das Ausmaß der Belastung ermittelt *(☞ Abb. 6.15).* Bei Kongruenz zwischen Kopf und Pfanne entstand eine glockenförmige Verteilungskurve der Gelenkflächenbelastung. Am tiefsten Punkt des Pfannendachs war die Belastung mit 61,5 N/mm^2 am höchsten und nahm zum Rand hin auf 0 N/mm^2 ab (A). Bei der flacheren Gelenkpfanne stieg die Belastung auf maximal 101,3 N/mm^2 (B), bei der tieferen auf maximal 53 N/mm^2 (C). Besaß der Hüftkopf einen größeren Durchmes-

Abb. 6.13: Einfluss einer Belastungszunahme (F) auf die Kongruenz der beiden Gelenkflächen (nach: Greenwald, 1974)

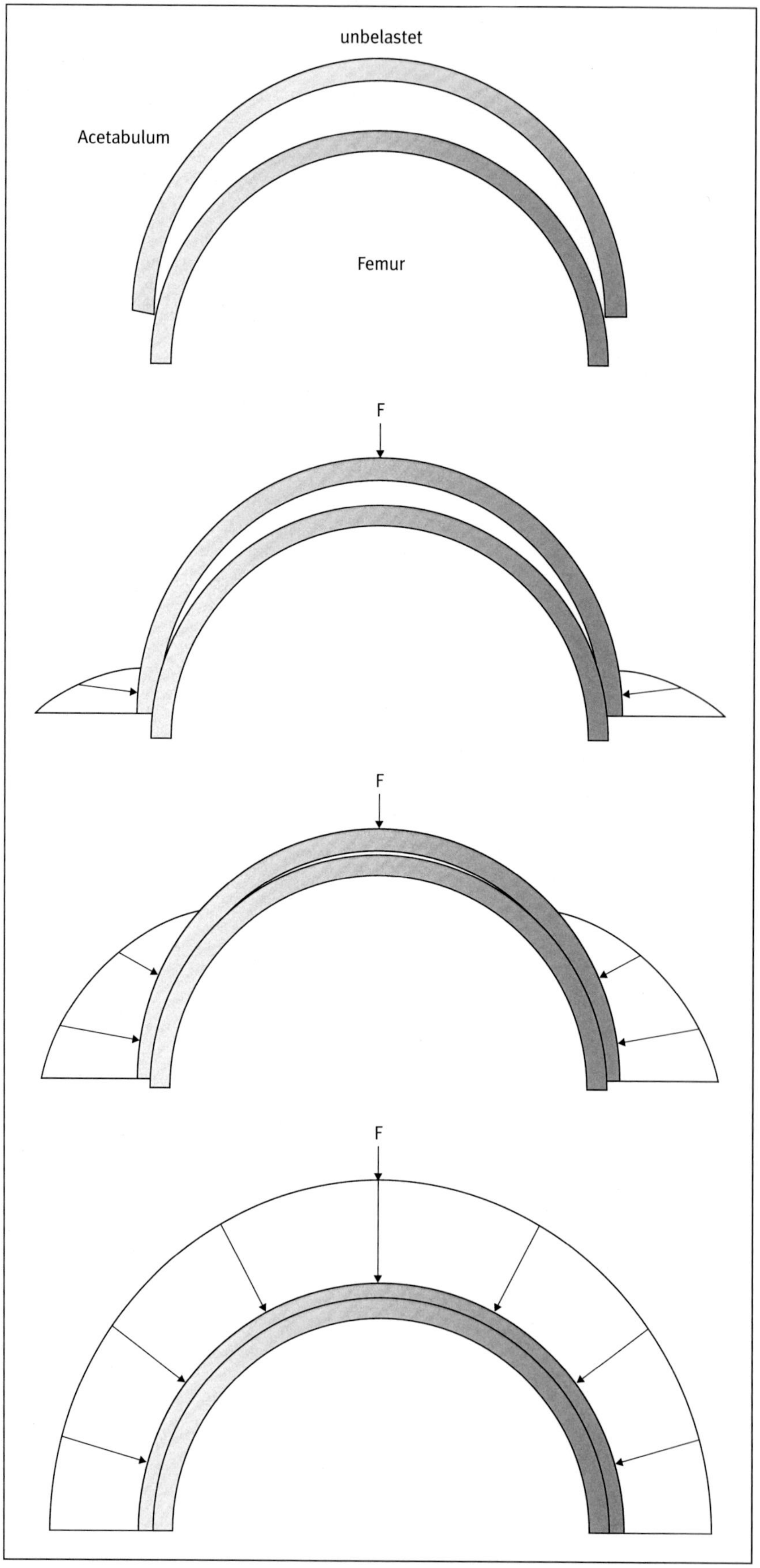

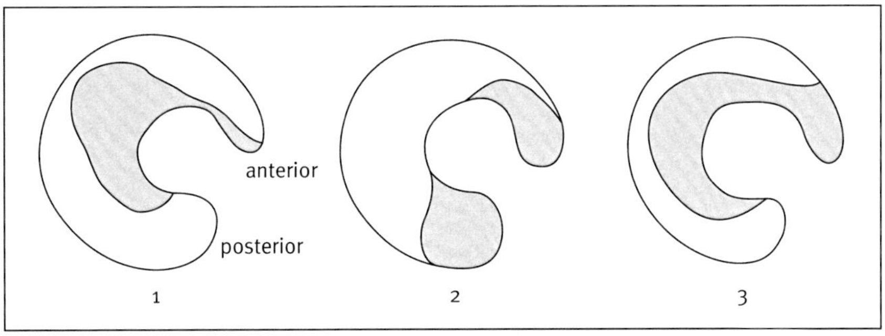

Abb. 6.14: Individuelle Unterschiede der Kontaktflächen beim belasteten Acetabulum (nach: Afoke, 1980)
1 Acetabulum einer 74jährigen Frau, Belastung: 400 N
2 Acetabulum eines 85jährigen Mannes, Belastung: 450 N
3 Acetabulum eines 42jährigen Mannes, Belastung: 350 N

ser als die Pfanne, dann verlief die Belastung vom Pfannenrand aufsteigend und zunehmend zum tiefsten Punkt der Pfanne hin an. Die geringste Belastung entstand bei einer Kombination aus großem Hüftkopf und tiefem Pfannendach (43 N/mm^2) (D), was zu der Schlussfolgerung führt, dass Inkongruenz weniger belastend und für die Nährung der Gelenkflächen günstiger ist als Kongruenz.

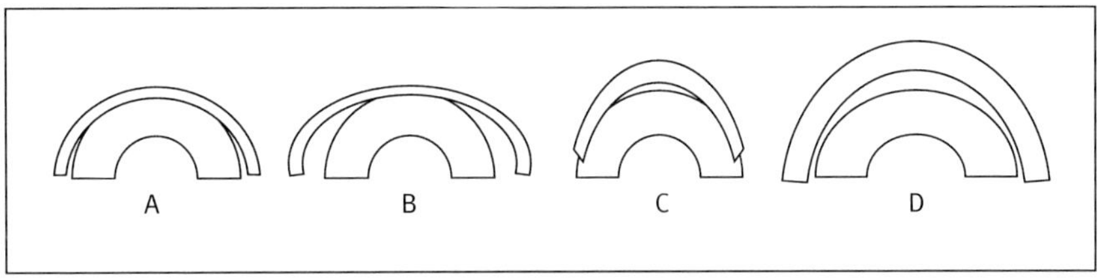

Abb. 6.15: Belastung des Azetabulums mit 100 N bis 6.900 N (nach: Eckstein, 1997)

In einer späteren Studie an zwölf Präparaten im Alter zwischen 34 und 86 Jahren stellten Eckstein et al. eine Beziehung zwischen dem Ausmaß der Inkongruenz und unterschiedlichen Belastungstypen des Azetabulums fest (1997). Bei geringerer Belastung entstand meist vorne und hinten an der Facies lunata eine Kontaktfläche, die sich bei zunehmender Belastung nach zentral ausbreitete. Am Dach der Facies blieb anfänglich ein etwa 0,75 mm breiter Spalt erhalten. Bei einigen Präparaten begann der Gelenkkontakt in Höhe des Pfannendachs, während am vorderen und hinteren Anteil der Facies lunata ein etwa 2 mm breiter Spalt offen blieb. Der Umfang der Kontaktfläche der Facies lunata nahm von 20 % bei geringer Belastung auf 98 % bei hoher Belastung zu.

Brinkmann et al. fanden durch die Hüftform bedingte Belastungsunterschiede zwischen weiblichen und männlichen Hüftgelenken (1981). Ihre radiologische Untersuchung von 222 Männern und 215 Frauen ergab, dass das weibliche Kontaktgebiet am Femurkopf 30 % kleiner war als das männliche. Geht man davon aus, dass die kleinere Kontaktfläche die größere Belastung erfährt, dann kann dies trotz des um 7-16 kg geringeren Körpergewichts der Frauen ein Hinweis auf eine mögliche Beteiligung an der Entstehung degenerativer Hüftveränderungen sein.

Bullough (1981) kam zu dem Schluss, dass die Gelenkkongruenz mit steigendem Alter zunimmt, was eine größere Gelenkstabilität zur Folge hat. Auf der anderen Seite verändert dies die Versorgung des Gelenkknorpels mit Nährstoffen über die Synovia nachteilig. Sowohl die veränderte Gelenkbelastung als auch die veränderte Gelenkernährung können zur Entstehung degenerativer Gelenkveränderungen beitragen.

Krebs et al. (1998) stellten fest, dass bei allen Schritttypen der Kontaktdruck in den oberen und hinteren der 13 Drucksensoren der Kopfprothese am höchsten war und dass der am höchsten gelegene Drucksensor unmittelbar vor dem Fersenkontakt eine erhebliche Belastung des Azetabulums anzeigte. Letzteres ist ein Effekt der Muskelaktivität zur Vorbereitung des Fersen-Boden-Kontakts.

Der höchste Kontaktdruck war während der späten Standphase, unmittelbar vor dem Erreichen der größten Propulsionskraft und des stärksten Drehmoments in der Hüfte im oberen und seitlichen Drucksensor messbar.

Von Eisenhart-Rothe et al. (1999) ermittelten an acht Hüftpräparaten im Alter zwischen 18 und 75 Jahren die Kontaktflächen und die Belastung. Dazu verwendeten sie eine von Bergmann (1993) entwickelte telemetrische Endoprothese. Gemessen wurde während der Fersenlandung, in der mittleren Standphase, im Moment, wo die Ferse den Boden verlässt und im Moment, wo die Zehen den Boden verlassen. Der höchste Druck entstand in der mittleren Standphase, und zwar im vorderen, oberen Abschnitt des Azetabulums sowie im hinteren, unteren Teil der Facies lunata.

6.4.4 Therapie

Traktion

Eine der ältesten Behandlungsformen von Hüfterkrankungen ist die Separation mittels Zug in Längsrichtung des Beins (Schomacher, 2002).

Zur Schmerzbekämpfung und zur Mobilisierung wird die Technik regelmäßig in der Manualtherapie angewendet. Man unterscheidet die indirekte Traktion, bei der der Zug bei verriegeltem Knie in Längsrichtung des Beins ausgeübt wird, und die direkte Traktion, die lotrecht zum Acetabulum stattfindet. Der Hüftkopf bewegt sich jeweils parallel zum Stand der Gelenkpfanne, also nach kaudal, ventral und lateral.

Obwohl die Traktion auch im Stand oder in Bauchlage durchgeführt werden kann (Kaulig-Beyer, 1975), bevorzugen die meisten Therapeuten den Patienten in Rückenlage. In Bauch- und Rückenlage wird das Becken fixiert.

Bedingt durch seine Form, wird das Hüftgelenk in der Literatur häufig mit dem Schultergelenk verglichen. Der Nachweis einer traktionsbedingten Separation gelang bisher allerdings aus unterschiedlichen Gründen nur in der Hüfte (unter anderem: Martel und Pozanski, 1970; Hignet, 1993; Bucciali et al., 2000; Dienst, 2002). Zunächst einmal ist die Kohäsion im Hüftgelenk aufgrund der bereits angesprochenen Inkongruenz geringer. Überall dort, wo die Separation lotrecht auf die Kontaktfläche einwirkt, findet weder eine Schub- noch eine Gleitbewegung statt. Auch die Adsorptionswirkung der Synovia ist gering, weil sich im Gebiet der Traktion kein Knorpel, sondern ein Fettkörper (Pulvinar acetabuli) befindet. Das kleine, intraartikuläre Fenster an der Gelenkunterseite hemmt die Entstehung eines Unterdrucks und erleichtert damit die Traktion. Hinzu kommt noch der ringförmige Verlauf der Facies lunata um den Hüftkopf, der die ventral-lateral-kaudale Translation des Caput humeri begünstigt. Gelenkflächen sind nun einmal dazu geschaffen, sich gegeneinander verschieben zu können.

Mehrere Autoren haben sich mit der Frage beschäftigt, ob die Gelenkflächen der Hüfte durch Traktion voneinander zu trennen sind.

Van den Broek konnte radiologisch die Entstehung eines Vakuums nachweisen (1983), das jedoch bei einem Gelenkerguss nicht auftritt. Die Studie stellte das Phänomen als solches fest, nicht aber den Grad der Separation. Auch die Stärke der Zugkraft wurde nicht angegeben.

Arvidsson (1990) stellte fest, dass zum Erzielen einer Separation mindestens eine Kraft von 400 N notwendig ist. Die in der Ruhestellung erzielte Separation war größer als die in der verriegelten Stellung. Zwischen 400 N und 600 N entstand ein Vakuumphänomen.

Wingstrand et al. (1990) sind der Meinung, dass der atmosphärische Druck innerhalb der normalen Bewegungsgrenzen die Hüftgelenkstabilität sichert.

Erst in maximaler Beugung und Streckung würde auch die Gelenkkapsel einen Beitrag zur Stabilität leisten. Zur Aufhebung des atmosphärischen Drucks genügt bei Erwachsenen eine Traktionskraft von etwa 200 N, bei Kindern ist sie geringer, was im Übrigen die Befunde von Lanz und Wachsmuth (1959) bestätigt. Diese hatten an Hüftgelenken ohne Kapsel und Ligamente festgestellt, dass zur Überwindung von Kongruenz und Kohäsion eine Traktionskraft von etwa 220 N notwendig war.

Nakanishi et al. (1999) verglichen acht gesunde Personen im Alter von 25 bis 33 Jahren mit fünf Patienten mit Hüftkopfnekrose (48-60 Jahre), fünf Personen mit Hüftdysplasie (20-24 Jahre) und fünf Patienten mit Koxarthrose. Durch Kernspinaufnahmen mit und ohne Traktion versuchten sie zu ermitteln, ob die Knorpeloberflächen bei separiertem Gelenk besser zu beurteilen waren. Die durchschnittliche Untersuchung dauerte 16 Minuten. Das Bein war gestreckt, 10° abduziert und nicht rotiert. Der Fuß befand sich in einem Spezialschuh. Mittels Sandsäcken mit einem Gewicht zwischen 10 und 15 kg wurden nun – ausgehend vom Fuß und in der Verlängerung des gestreckten Beins – Traktionen durchgeführt. Sowohl bei der gesunden Gruppe als auch bei den Patienten mit Hüftkopfnekrose und Hüftdysplasie waren die Knorpelauflagen von Kopf und Pfanne während Separation besser zu beurteilen. Bei den Patienten mit Koxarthrose blieb der Gelenkspalt auch während Traktion zu schmal, um die beiden Knorpeloberflächen getrennt beurteilen zu können.

Immer mehr arthroskopische Studien liefern Daten über die raumgewinnenden Effekte von Distensions- und Separationsbewegungen im Hüftgelenk. Generell ist eine Arthroskopie umso erfolgversprechender, je mehr Spielraum im Gelenk vorhanden ist. An acht Leichen im Alter zwischen 42 und 99 Jahren, die nicht länger als fünf Tage zuvor verstorben waren, untersuchten Dienst et al. die Effekte von Traktion und von Distension mit Luftinsufflation in verschiedenen Ausgangsstellungen der Hüfte (2002). Innerhalb unseres Kontextes sind Traktionsexperimente interessanter als Versuche mit Distension. Über den Fuß wurde das gestreckte Bein mit um jeweils 50 N zunehmenden Gewichten bis zu 400 N belastet. Gemessen wurde in sechs Ausgangsstellungen. Nach jeder Gewichtssteigerung wurde der Test in allen sechs Ausgangsstellungen durchgeführt, und zwar in Flexion/Abduktion: 0°/0°, 0°/20°, 20°/0°, 20°/20°, 40°/0°, 40°/20°.

Schlussfolgerung war, dass zur Überwindung des Vakuums und zur Entstehung von Separation eine Kraft von höchstens 200 N notwendig ist. Bei weiter zunehmender Krafteinwirkung entstand eine Separation der Gelenkpartner, die ohne gleichzeitige Distension nicht linear, sondern exponentiell verlief. Die Kurve mit gleichzeitiger Distension verlief umgekehrt exponentiell, woraus zu schließen ist, dass dann eine geringere Kraft zur Erzielung einer bestimmten Separation ausreichte. Nahm die Traktion weiter zu, verringerte sich der Effekt auf die Separation jedoch. In beiden Versuchsaufstellungen war die Separation an allen azetabulären Messpunkten sichtbar. Die stärkste Trennung fand im oberen Anteil der Facies lunata statt. Eine Spaltung der Gelenkkapsel verstärkte die Separation weiter.

Bemerkenswert ist, dass die Separation auch in weniger als 20° Hüftflexion zunahm, und dass Flexionen über 20° hinaus keinen Einfluss auf das Separationsausmaß hatten. Dies ist ein Hinweis darauf, dass das Separationsausmaß nicht nur von der Gelenkkapsel bestimmt wird. Möglicherweise ist der Spannungszustand des Labrums ein Grund dafür, dass die Traktion bei 0° größer ist als während Flexion. Auch fiel auf, dass die Separation mit zunehmender Abduktion abnahm. Bei 0° Abduktion war sogar eine Zunahme der Separation zu sehen. Folgt man den Autoren, dann ist letzteres wahrscheinlich die Folge einer Hebelwirkung, die die äußere Fixierung auf den untersuchten Oberschenkel ausübt.

Byrd und Chern (1997) untersuchten die Effekte von Separation und Distension an elf Patienten, die einer Hüftarthroskopie unterzogen werden sollten. Alle Personen befanden sich in Rückenlage. Die Hüfte war gestreckt und um 25° abduziert. Mittels Röntgen wurde die Separation vor und nach einer Traktion als 223 N (25 kg) bestimmt. Eine dritte Aufnahme wurde nach Distension mit 40 ml physiologischer Kochsalzlösung gemacht. Das ausschließlich durch Traktion erzielte Separationsausmaß betrug zwischen 2,8 und 10,3 mm (Durchschnitt: 6,2 mm). Im Vergleich kamen Dienst et al. zu dem Schluss, dass das durchschnittliche Separationsausmaß an Präparaten kürzlich Verstorbener nur ein Drittel des In-vivo-Wertes erreicht. In ihrer Studie mit 250 N Traktion betrug das durchschnittliche Separationsausmaß nur 1,96 mm, was auf die noch bestehende Leichenstarre zurückgeführt wurde. Es zeigt sich wieder einmal, dass an Präparaten ermittelte Untersuchungsergebnisse nur mit Vorsicht auf das Bewegungsverhalten lebender Gelenke übertragbar sind.

Klinische Bedeutung

Auch wenn die Hüfte in mancher Hinsicht mit der Schulter vergleichbar ist, bestehen gerade in Bezug auf die Separation der Gelenkpartner zwischen beiden Gelenken deutliche Unterschiede. Traktion in der Verlängerung des gestreckten Beins kann die Gelenkflächen der Hüfte separieren. Die Technik wird in der Manualtherapie zur Schmerzdämpfung und zur Mobilisierung angewendet, und zwar sowohl als direkte wie auch als indirekte Traktion.

Der schmerzdämpfende Effekt bei intermittierenden Traktionen im Bereich unterhalb der Bewegungsgrenze entsteht wahrscheinlich dadurch, dass die Gelenkkapsel und mit ihr der Außenrand des Labrums gedehnt werden. Möglicherweise erzeugt die Traktion auch noch andere Effekte.

In mehreren Studien wird darauf hingewiesen, dass Koxarthroseschmerzen zum Teil durch einen erhöhten Innendruck im Femurkopf in Kombination mit venöser Stauung hervorgerufen werden (Lemperg und Arnoldi, 1978; Arnoldi et al., 1980; Termansen et al., 1981). Arnoldi et al. (1980) nahmen diese Effekte vor allem in direkter Nähe des Gelenks wahr und meinten, dass auch der typische Ruheschmerz hierauf zurückzuführen sei. Kiaer et al. (1988) bestimmten bei einer Gruppe von Patienten mit einseitiger Koxarthrose im venösen Blut nahe am Gelenkknorpel die Partialdrücke von Sauerstoff und Kohlendioxid (pO_2 und pCO_2). Der pO_2 des betroffenen Gelenks lag mit 5733 Pa signifikant unter dem des gesunden Gelenks (8399 Pa). Diese Hypoxie infolge einer geringeren subchondralen Durchblutung ist wohl für die arthrotischen Gewebeschäden verantwortlich. Die Untersucher stellten außerdem fest, dass der Knocheninnendruck an der betroffenen Seite signifikant höher lag als an der gesunden Seite.

Wurde der Knochen in Höhe des Trochanter maior geöffnet, nahm der Druck ab (Astrom, 1975; Hietala und Astrom, 1977). Sowohl Hypoxie als auch ein erhöhter Knocheninnendruck tragen zur Entstehung von Arthroseschmerzen bei.

Indirekt verringert Traktion den Druck auf das subchondrale Knochengewebe und führt zu einer vorübergehenden Abmilderung der venösen Stauung und der Schmerzen.

Traktion kann auch unerwünschte Nebeneffekte haben. In einer Studie an Ziegen konnten Svalastoga et al. (1989) nachweisen, dass ein bereits durch Gelenkerguss verringerter pO_2 im Blut des Hüftkopfes bei Traktion des gestreckten Beines weiter abnahm.

Bei Traktionen wird sich zunächst immer das den Femurkopf umschließende Labrum acetabulare verformen. Verschiedene Studien weisen darauf hin, dass Kernspinaufnahmen im separierten Gelenk eine bessere Diagnostik von Labrumeinrissen ermöglichen.

In jeder Gelenkstellung lässt sich die verbesserte Hüftbeweglichkeit infolge Traktion zunächst durch Dehnung des Labrums erklären. Ist die Bewegung infolge eines verkürzten Kapsel-Band-Apparats eingeschränkt, wird die Traktion erst nach Erreichen des Bewegungsendes ausgeführt. Wenn die Schmerzen dies zulassen, wird das Gelenk zunächst in den drei anatomisch-arthrokinematischen Ebenen vorpositioniert, die bei einer eindimensionalen anatomisch-osteokinematisch eingeschränkten Hauptbewegung entstehen (☞ *Tab. 6.5*).

Die Gehbewegung spielt sich vorwiegend in der Parasagittalebene und nur geringfügig in der Frontal- und Transversalebene ab. Da jedoch jede Teilbewegung ihrerseits wieder drei Bewegungskomponenten besitzt, konzentriert man sich bei kapselspezifischen Dehnungen vor allem auf die parasagittalen Bewegungskomponenten. Dehnungen in der Frontal- und Transversalebene werden eher bei anderen Bewegungen als dem Gehen eingesetzt.

Da das Ligamentum capitis femoris mechanisch keine Funktion hat, besitzt die Hüfte – wie auch die Schulter – keine bewegungsunterstützenden, sondern nur bewegungshemmende Kapsel-Band-Strukturen, die in beiden Gelenken eine relativ große Neutralzone erlauben. Der wichtigste Unterschied zwischen Hüfte und Schulter besteht darin, dass die Stabilität der Hüfte in viel stärkerem Maße formbedingt ist, während die Schulterstabilität stärker von der Windungsfähigkeit der Gelenkkapsel abhängt. Darum sind Dehnungen mittels Rollschub- oder Schaukelgleitbewegungen weniger effektiv in Gelenken, deren Stabilität formbedingt ist.

Wenn Mobilisierung durch Kapseldehnung mittels Traktion ihre Grenze erreicht, dann geht man über auf Drehbewegungen (Spinbewegungen), da diese auf die Gelenkkapsel als Ganzes den stärksten Einfluss haben bei einer gleichzeitig nur geringen Verschiebung der Kontaktfläche im Gelenk. Solche ergänzenden Dehnungstechniken zur Mobilisierung des Labrums, zur Kapseldehnung und zur Druckentlastung des subchondralen Knochengewebes werden in Form einer dynamischen Drehbewegung des Femurs während Flexion und/oder Extension der Hüfte durchgeführt.

Die größte Aufmerksamkeit gilt dabei einer Verbesserung der Kombinationsbewegung am Ende der Standphase, wenn die Hüfte sich in Extension-Adduktion-Innenrotation befindet.

Betrachtet man die kombinierte Extensionsbewegung (Adduktion, Außenrotation), die kombinierte Adduktionsbewegung (Flexion, Außenrotation) und die kombinierte Innenrotationsbewegung (Extension, Adduktion) gleichzeitig, dann sieht man, dass die Außenrotationskomponenten der Extension und der Adduktion die Innenrotationsbewegung neutralisieren können. Auch die Flexionskomponente der kombinierten Adduktion und die Extensionskomponente der kombinierten Innenrotation heben sich gegenseitig fast auf. Hieraus folgt, dass in der Propulsionsphase die kombinierte Extension und die kombinierte Adduktion die Gelenkkapsel am stärksten verformen.

Bei Patienten mit Koxarthrose war die Bewegungseinschränkung zu 42 % für Abweichungen der Knochendichte verantwortlich. Insbesondere bestand eine signifikante Beziehung zwischen einer höheren Knochendichte und der Beweglichkeit in der Parasagittalebene während Extension (Gehen), aber auch während maximaler Außenrotation und Adduktion. Eine Zunahme der Knochendichte war besonders gut sichtbar in den Räumen zwischen den Knochenbälkchen im proximalen Femur, die normalerweise eine niedrige Knochendichte besitzen, und im Oberschenkelhals; eine Abnahme war im Trochanter maior sichtbar (Hurwitz et al., 1998). Aus diesem Grund betrifft die wichtigste Bewegungseinschränkung die Extension. Vor allem diese muss mittels Dehnungen gelöst werden, da die Außenrotations- und Adduktionskomponenten als kinetische Bewegungen bei Koxarthrose kaum eingeschränkt sind. Zur Durchführung der Dehnungstechniken: ☞ *S. 46ff.*

Literatur

Afoke NYP, Byers PD, Hutton WC. The incongruous hip joint-a casting study. J Bone Joint Surg 1988;62-B:511-4.

Arnoldi CC, Djurhuus JC, Heerfordt J, Karle A. Intraosseous phlebography, intraosseous pressure measurements and 99mTC-polyphosphate scintigraphy in patients with various painful conditions in the hip and knee. Acta Orthop Scand 1980;51(1):19-28.

Arvidsson I. The hip joint: forces needed for distraction and appearance of the vacuum phenomenon. Scand J Rehabil Med 1990;22:157-61.

Bauman PA, Singson R, Hamilton WG. Femoral neck anteversion in ballerinas. Clin Orthop 1994;302:57-63.

Benninghoff A. Makroskopische und Mikroskopische Anatomie des Menschen, vol. 1, 13e/14e Aufl. München: Urban & Schwarzenberg, 1985.

Bergmann G, Neff G, Rohlmann A, Graichen F. Influence of orthotic devices on the forces at the hip joint. New Orleans: Trans 36th Ann Meet, Orthop Res Soc 1990:1.

Bergmann G., Graichen F. Rohlmann. Hip joint loading during walking and running, measured in two patients. J Biomech 1993;26:969-90.

Bergmann G, Kniggendorf H. Influence of shoes and heel strike on the loading of the hip joint. J Biomech 1995;26:817-27.

Bergmann G, Graichen F, Rohlmann A, Linke H. Hip joint forces during load carrying. Clin Orthop 1997:335:190-201.

Bernd L, Mau H, Blasius K. A computertomographic study on the congruence of the hip joint. Clin Biomech (Bristol, Avon) 1996;1:58-60.

Bland YS, Ashhurst DE. The hip joint: the fibrillar collagens associated with development and ageing in the rabbit. J Anat 2001;198(Pt 1):17-27.

Bombelli R. Structure and function in normal and abnormal hips. How to rescue mechanically jeopardized hips. New York: Springer, 1993.

Brinckmann P, Hoefert H, Jongen H, Th. Sex differences in the skeletal geometry of the human pelvis and hip joint. Biomechanics 1981;6:427-30.

Bullough PG, Goodfellow JW,Greenwald AS, O'Connor JJ. Incongruent surfaces in the human knee joint. Nature 1968;217:1290.

Byrd JW, Chern KY. Traction versus distension for distraction of the joint during hip arthroscopy. Arthroscopy 1997;13(3):346-9.

Chauhan R, Paul S, Dhaon BK. Anatomical parameters of north Indian hip joints – cadaveric study. J Anat Soc India 51(1):39-42.

Debrunner HU. Orthopädisches Diagnostikum, 4e Aufl. Stuttgart: Thieme Verlag, 1982.

Delee JC. Fractures and dislocations of the hip. In: Rockwood CA, Green DP, Guchholz RW, Heckman JD (eds): Fractures in adults Vol 2. Philadelphia: Lippincott-Raven, 1996:1659-825.

Dienst MD, Seil R Gödde S, Brang M, Becker K, Georg Th, Kohn D. Effects of traction, distension, and joint position on distraction of the hip joint: An experimental study in cadavers. Arthroscopy 2002;18(8):865-71.

Dihlmann W. Gelenke-Wirbelverbindungen. Klinische Radiologie einschliesslich Computer-tomographie-Diagnose, Differentialdiagnose. 3. überarbeitete und erweiterte Auflage. Stuttgart/New York: Georg Thieme Verlag, 1987.

Eckstein F, Merz B, Schmid P, Putz R. The influence of geometry on the stress distribution in joints – a finite element analysis. Anatomy and Embryology 1994;189:545-52.

Eckstein F, von Eisenhart-Rothe R, Landgraf J, Adam C, Loehe F, Muller-Gerbl M, Putz R. Quantitative analysis of incongruity, contact areas and cartilage thickness in the human hip joint. Acta Anat (Basel) 1997;158(3):192-204.

von Eisenhart-Rothe R, Witte H, Steinlechner M, Muller-Gerbl M, Putz R, Eckstein F. Quantitative determination of pressure distribution in the hip joint during the gait cycle. Unfallchirurg 1999;102(8):625-31.

Ferguson SJ, Bryant JT, Ganz R, Ito K. An investigation of the function of the acetabular labrum using a poroelastic finite element model. J Bone Joint 1999;81-B(Suppl 1):69.

Ferguson SJ, Bryant JT, Ganz R, Ito K. The influence of the labrum on hip joint cartilage consolidation: a poroelastic finite element model. J biomech 2000;33:953-60.

Fuss FK, Bacher A.: New aspects of the morphology and function of the human hip joint ligaments. Am J Anat 1991;192:1.

Greenwald AS, Haynes DW 1972: Weight bearing areas in the human hip joint. J Bone Joint Surg 1972;54-B(1):157-63.

Hewitt J, Guilak F, Glisson R, Parker Vail T. Regional material properties of the human hip joint capsule ligaments. J Orthop Res 2001;19:359-64.

Hewitt J, Glisson R, Guilak F, Parker Vail T. The mechanical properties of the human hip capsule ligaments. J Arthroplast 2002;17(1).

Hickman JM, Peters CL. Hip pain in the young adult: diagnosis and treatment of disorders of the acetabular labrum and acetabular dyplasia. Am J Orthop 2001(June):459-76.
Hosakawa O. The histological study on the type and distribution of the sensory nerve endings in human hip joint capsule and ligament. J Japan Orthop Assoc 1964;38:887-901.
Hurwitz DE, Foucher KC, Sumner DR, Andriacchi TP, Rosenberg AG, Galante JO. Hip motion and moments during gait relate directly to proximal femoral bone mineral density in patients with hip osteoarthritis. J Biomech 1998;31:919-25.
Huson A. [Functional consequences of crossing of articular ligaments]. [Artikel in het Frans, samenvatting in het Engels]. Bull Assoc Anat (Nancy) 1976;60:695-704.
Inman V, Ralston H, Todd F. Human walking. Baltimore/London: Williams & Wilkins, 1981.
Joseph J. Man's posture: Electromyographic studies. Springfield, Illinois: Thomas, 1960.
Joseph J. Movements at the hip joint. Am R Coll Surg 1975;56:192. [In: Soames, 1995]
Kapandji IA. Funktionelle Anatomie der Gelenke, Vol 2. Stuttgart: Ferdinant Enke Verlag, 1985.
Kaulig-Beyer W. Distraktionsmethode für das Hüftgelenk. Beiträge zur Orthopädie und Traumatologie 1975;5:281-3.
Kiaer T, Gronlund J, Sorensen KH. Subchondral pO_2, pCO_2, pressure, pH, and lactate in human osteoarthritis of the hip. Clin Orthop 1988;229:149-55.
Kim YT, Azuma H. The nerve endings of the acetabular labrum. Clin Orthop 1995;320:176-81.
Klaue K, Durnin CW, Ganz R. The acetabular rim syndrome: clinical presentation of dysplasia of the hip. J Bone Joint Surg 1991;73B:423-9.
Kozic S, Gulan G, Matovinovic D, Nemec B, Sestan B, Ravlic-Gulan J. Femoral anteversion related to side differences in hip rotation. Passive rotation in 1140 children aged 8-9 years. Acta Orthop Scand 1997;68:533-6.
Krebs DE, Robbins CE, Lavine L, Mann RW. Hip biomechanics during gait. JOSPT 1998;28(1).
Kurrat HJ, Oberlander W. The thickness of the cartilage in the hip joint. J Anatomy 1978;126:145-55.
von Lanz T, Lang J, Wachsmuth W. Praktische Anatomie, 2e Aufl. Berlin: Springer, 1959.
Lemperg RK, Arnoldi CC.The significance of intraosseous pressure in normal and diseased states with special reference to the intraosseous engorgement-pain syndrome. Clin Orthop 1978;136:143-56.
Löhe F, Eckstein F, Putz RV. Stress on the ligamentum transversum acetabuli in physiological stress on the hip joint. Unfallchirurg 1994;97(9):445-9.
Löhe F, Eckstein F, Sauer T, Putz RV. Structure, strain and function of the transverse acetabular ligament. Acta Anat 1996;157:315-23.
MacConnaill MA, Basmajan JV. Muscles and movement. A basis for human kinesiology, 2nd ed. New York: Kriger, 1977.
Menschik F. The hip as a conchoid shape. J Biomech 1997;30(9):971-3.
McCutchen CW. The frictional properties of animal joints. Wear 1962;5:1-17.
Mink AJF, Veer HJ ter, Vorselaars JAC. Extremiteiten. Functieonderzoek en manuele therapie. Utrecht/Antwerpen: Bohn, Scheltema & Holkema, 1990.
Mooney V. Special approaches to lower extremity disability secondary to strokes. Clin Orthop 1978;131:54-63.
Morrenhof JW. Stabilisation of the human hip-joint. A kinematical study. University thesis. Leiden, 1989.
Murphy SB, Ganz R, Muller ME. The prognosis in untreated dysplasia of the hip. A study of radiographic factors that predict the outcome. J Bone Joint Surg 1995-A;77(7):985-9.
Murphy SB, Kijewski PK, Millis MB, Harless A. Acetabular dysplasia in the adolescent and young adult. Clin Orthop 1993;286:308-10.
Nakanishi K., Tanaka H., Nischii T., Masuhara K., Narumi Y., Nakamura H., MR evaluation of the articular cartilage of the femoral head during traction. Correlation with resected femoral head. Acta Radiologica 1999;40:60-3.
Nene A, Mayagoitia R, Veltink P. Assessment of rectus femoris function during initial swing phase. Gait Posture 1999;9(1):1-9.
Neumann DA, Cook TM. Effect of load and carrying position on the electromyografic activity of the gluteus medius muscle during walking. Phys Ther 1985;65:305-11.
Neumann DA, Hase AD. An electromyographic analysis of the hip abductors during load carriage: implications for hip joint protection. JOSPT 19(5), 296-304, 1994.
Neusel E, Bierther B, Fuss B, Blasius K. Hip joint congruence: experimental studies. Arch Orthop Trauma Surg 1996;115:321-4.
Nishii T, Nakanishi K, Sugano N, Naito H, Tamura S, Ochi T. Acetabular labral tears contrast enhanced MR imaging under continuous leg traction. Skeletal Radiol 1996;25(4):349-56.
Nordin M, Frankel VH. Basic biomechanics of the musculoskeletal system, 2nd ed. Baltimore: Lea & Febiger, 1989.
Norkin CC, Levangie PK. Joint structure and function. A comprehensive analysis, 2nd ed. Philadelphia: F.A. Davis, 1992.
Norkin CC, White DJ. Measurement of joint motion: A guide to goniometry. Philadelphia: F.A. Davis, 1985.

Oatis CA. Biomechanics of the hip. In: Echternach J (Ed), Clinics in physical therapy: Physical therapy of the hip, pp 37-50. New York: Churchill Livingstone, 1990.

Pauwels F. Atlas zur Biomechanik der gesunden und kranken Hüfte. Berlin/Heidelberg/New York: Springer, 1973.

Perry J. The hip. In: Gait analysis: Normal and pathological function, pp 111-29. Thorofare, NJ: Slack Inc., 1992.

Petersen F, Petersen W, Tillmann B. Struktur und Gefäßversorgung des Labrum acetabulare. Verh Anat Ges 1999.

Pitto RP, Klaue K, Ganz R. Labrumläsionen und acetabuläre Dysplasie bei Erwachsenen. Duitse samenvatting. Z Orthop 1996;134:699-703.

Poliacu Prosé L. In: Het heupgewricht. Smith Kline Beecham Farma, 1992.

Putz R, Schrank C. Anatomie des labrokapsulären Komplexes. Der Orthopäde 1998;27:675-80.

Quesnel T. Variations of relative anteversion of the femoral neck during walking. Surg Radiologic Anat 1998;20:425-9.

Reichel H. Hüftgelenkarthrosen. Prävention, Diagnostik und Therapie. Stuttgart: Ferdinant Enke im Georg Thieme Verlag, 2000.

Reikeras O, Bjerkreim I. Idiopathic increased anteversion of the femoral neck. Radiological and clinical study in non-operated and operated patients. Acta Orthop Scand 1982;53:839-45.

Riezebos C, Lagerberg A, Krijgsman F, Koes E. Vorm, functie en arthrosis van het heupgewricht. Versus, tijdschrift voor fysiotherapie 1991;9(3).

Riezebos C, Lagerberg A. Overbelasting. Versus, tijdschrift voor fysiotherapie 2000;18(1).

Rydell N. Biomechanics of the hip joint. Clin Orthop Rel Res 1973(May):92.

Saunders JBdeCM, Inman VT, Eberhart HD. The major determinants in normal and pathological gait. J Bone Joint Surg 1953;35-A(3):543-57.

Schomacher J. Traktion des Hüftgelenkes – eine Pilotstudie. Manuelle Therapie 2002;6:167-76 [Stuttgart/New York: Georg Thieme Verlag].

Soames RW. Skeletal system. In: Williams PL (Ed), Gray's Anatomy, 38th ed. New York: Churchill Livingstone, 1995.

Schwarz N, Leixnering M, Hopf R, Jantsch S. Pressure-volume ratio in human cadaver hip joints. Arch Orthop Trauma Surg 1988;107(5):322-5.

Seldes RM, Virak T, Hunt J, Katz M, Winiarsky R, Fitzgerald Jr. RH. Clin Orth Rel Res 2001;382:232-40.

Shatsillo OI, Ariel' BM. [The anatomicofunctional characteristics of the hip joint]. [Artikel in het Russisch, samenvatting in het Engels]. Morfologia 1996;110:112-5.

Shibutani N. Three-dimensional architecture of the acetabular labrum: A scanning electron microscopic study. J Japan Orthop Assoc 1988;62:321-9.

Soltz MA, Ateshian GA. Experimental verification and theoretical prediction of cartilage interstitial fluid pressurization at an impermeable contact interface in confined compression. J Biomech 1998;31:927-34.

Suzuki K. Silver staining methods for tissues: l. Exp Ther 1958;310:25-8.

Svalastoga E, Kiaer T, Jensen PE. The effect of intracapsular pressure and extension of the hip on oxygenation of the juvenile femoral epiphysis. A study in the goat. J Bone Joint Surg 1989;71:222-6.

Takechi H, Nagashima H, Ito S. Intra-articular pressure of the hip joint outside and inside the limbus. J Japan Orthop Assoc 1982;56:529-36.

Tan V, Seldes RM, Katz MA, Freedhand AM, Klimkiewicz JJ, Fitzgerald Jr RH. Contribution of acetabular labrum to articulating surface area and femoral head coverage in adult hip joints: An anatomic study in cadavera. Am J Orthop 2001.

Terayama K, Takei T, Nakada K. Joint space of the human knee and hip joint under static load. Engeneering in Medicine 1980;9:67-74.

Termansen NB, Teglbjaerg PS, Sorensen KH. Primary osteoarthritis of the hip. Interrelationship between intraosseous pressure, X-ray changes, clinical severity and bone density. Acta Orthop Scand 1981;52(2):215-22.

Tillmann B, Tondery G, Zilles K. In: Rauber/Kopsch, Anatomie des Menschen. Lehrbuch und Atlas. Stuttgart/New York: Georg Thieme Verlag, 1998.

Tönnis D. Die angeborene Hüftdysplasie und Hüftluxation im Kindes- und Erwachsenenalter. Berlin/Heidelberg/New York/Tokyo: Springer 1984 [in: Tschauner C, Die Hüfte. Stuttgart: Ferdinant Enke Verlag, 1997].

Tönnis D, Heinecke A. Diminished femoral antetorsion syndrome: a cause of pain and osteoarthritis. J Pediatr Orthop 1991;11:419-31.

Tschauner C, Die Hüfte. Stuttgart: Ferdinant Enke Verlag, 1997.

Tully EA, Prajakta B, Wagh MP, Galea MP. Lumbofemoral rhythm during hip flexion in young adults and children. Spine 2002;27(20):E432-E40.

Walker JM. Histological study of the fetal development of the human acetabulum and labrum:significance in congenital hip disease. Yale J Biol Med 1981;54:255-63.

Weber W, Weber E. Über die Mechanic der menschlichen Gehwerkzeuge nebst der Beschreibung eines Versuches über das Herausfallen des Schenkelkopfes aus der Pfanne im luftverdennten Raum. Annalen Physik und Chemie 1837;40:1-13.

Wingstrand H, Wingstrand A, Krantz P. Intracapsular and atmosferic pressure in the dynamics and stability of the hip. A biomechanical study. Acta Orthop Scand 1990;61(3):231-5.

6.5 Diagnostik und Therapie von Schmerzen und Bewegungseinschränkungen der Hüfte

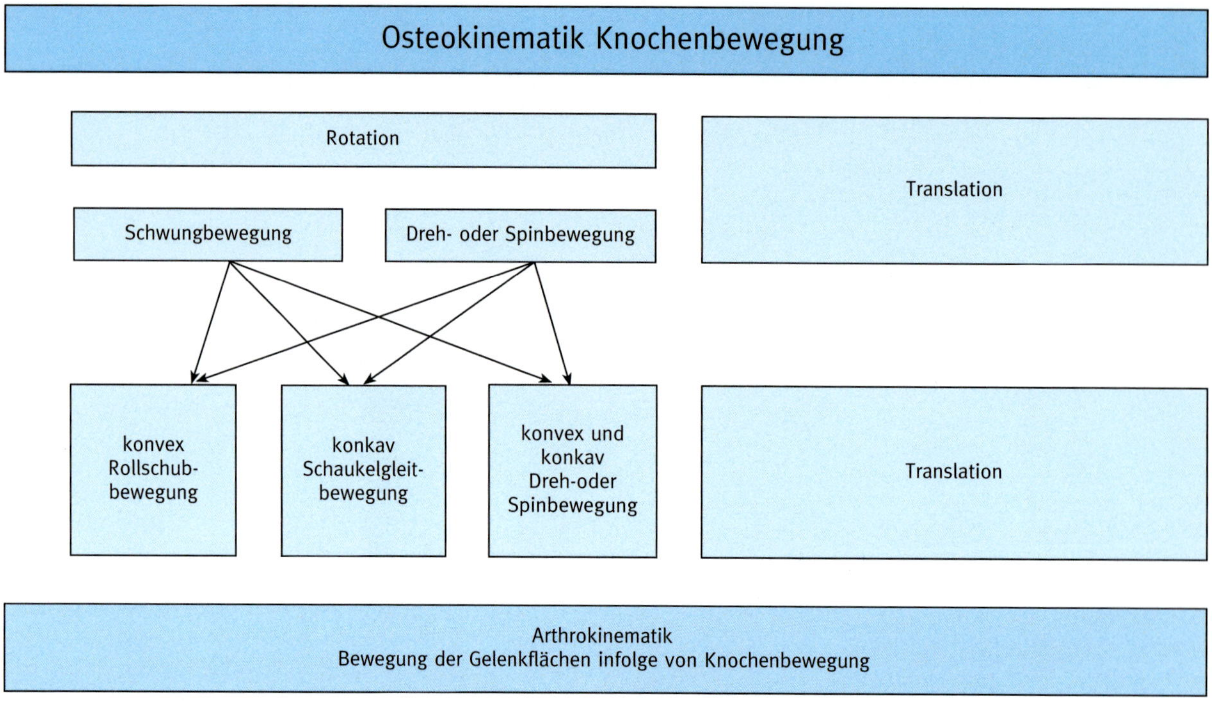

Gelenkspezifische Knochenbewegung

Schmerzhafte Bewegungseinschränkung	**Schmerzlose Bewegungseinschränkung**
Schmerzbekämpfung • Traktion aus Ruhestellung • Manuelle kinematische Re-Edukation	Aufwärmen • Traktion aus Ruhestellung (nicht bei allen Gelenken) • Manuelle kinematische Re-Edukation
Dehnung mittels Traktion (nicht bei allen Gelenken), Rollschubbewegung, Schaukelgleitbewegung, Translation aus: • maximaler gewebespezifischer Vorpositionierung • nicht-maximaler einschränkungsspezifischer Vorpositionierung	Dehnung mittels Traktion (nicht bei allen Gelenken), Rollschubbewegung, Schaukelgleitbewegung, Translation aus: • maximaler gelenkspezifischer Vorpositionierung • maximaler gewebespezifischer Vorpositionierung
Manuelle kinematische Re-Edukation	Manuelle kinematische Re-Edukation
Übungen zu Hause	Übungen zu Hause

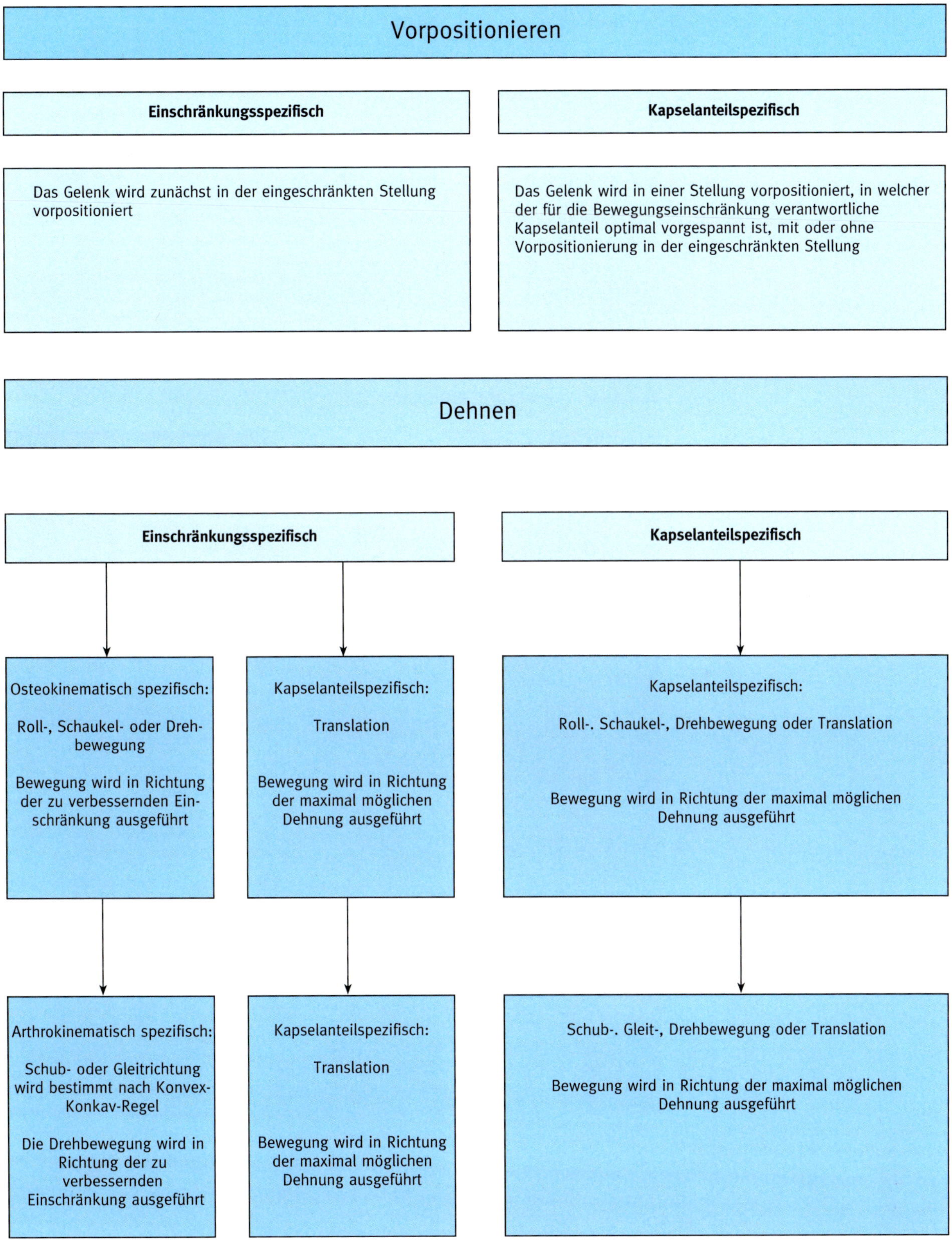
Vorpositionieren
Einschränkungsspezifisch
Kapselanteilspezifisch
Das Gelenk wird zunächst in der eingeschränkten Stellung vorpositioniert
Das Gelenk wird in einer Stellung vorpositioniert, in welcher der für die Bewegungseinschränkung verantwortliche Kapselanteil optimal vorgespannt ist, mit oder ohne Vorpositionierung in der eingeschränkten Stellung
Dehnen
Einschränkungsspezifisch
Kapselanteilspezifisch
Osteokinematisch spezifisch:
Roll-, Schaukel- oder Drehbewegung
Bewegung wird in Richtung der zu verbessernden Einschränkung ausgeführt
Kapselanteilspezifisch:
Translation
Bewegung wird in Richtung der maximal möglichen Dehnung ausgeführt
Kapselanteilspezifisch:
Roll-. Schaukel-, Drehbewegung oder Translation
Bewegung wird in Richtung der maximal möglichen Dehnung ausgeführt
Arthrokinematisch spezifisch:
Schub- oder Gleitrichtung wird bestimmt nach Konvex-Konkav-Regel
Die Drehbewegung wird in Richtung der zu verbessernden Einschränkung ausgeführt
Kapselanteilspezifisch:
Translation
Bewegung wird in Richtung der maximal möglichen Dehnung ausgeführt
Schub-. Gleit-, Drehbewegung oder Translation
Bewegung wird in Richtung der maximal möglichen Dehnung ausgeführt

Articulatio coxae

Ruhestellung:

- 30-60° Flexion, 15-30° Abduktion und etwa 15° Außenrotation.

Verriegelte Stellungen:

- Maximale Extension mit maximaler Adduktion und Innenrotation,
- maximale Extension mit Abduktion und Außenrotation,
- größte gemeinsame Kontaktfläche in Flexion-Abduktion-Außenrotation.

Gelenkspezifische Untersuchung

Das Kapselmuster ist die häufigste Indikation zur manualtherapeutischen Schmerzbehandlung mittels Dehnungen. Da in diesem Fall die Gelenkkapsel als Schmerzauslöser bereits bekannt ist, erübrigt sich eine gelenkspezifische Untersuchung.

Gelenkspezifische Behandlung

Verbesserung der Hüftextension

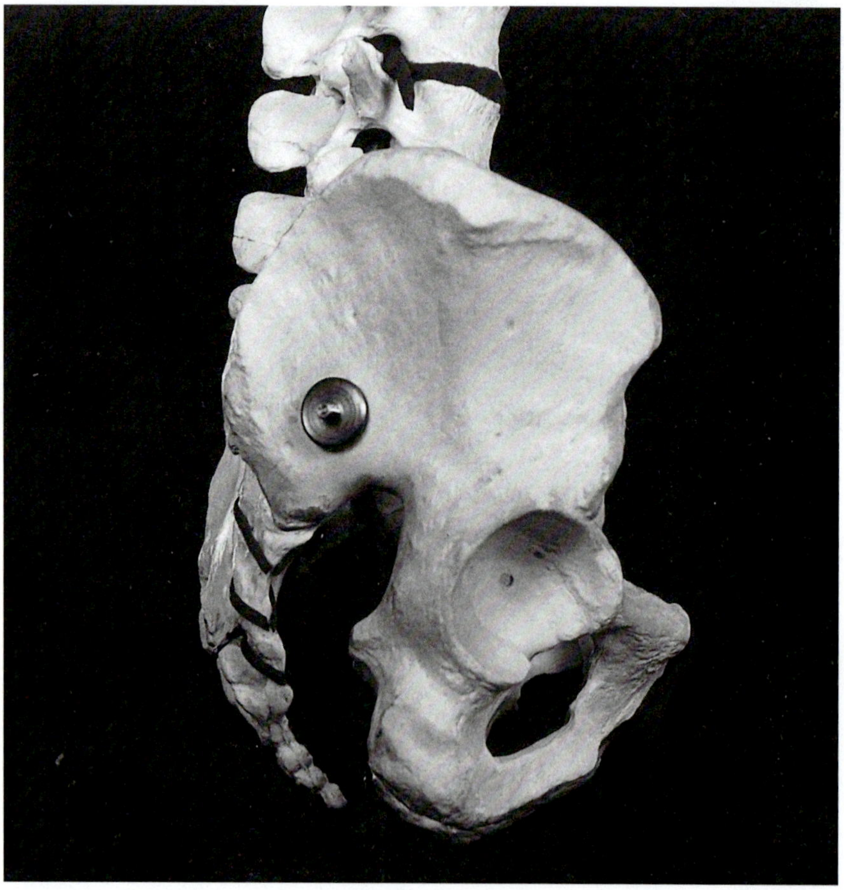

Abb. 6.16: Neigung des Azetabulums von kraniolateral nach kaudomedial, Winkel zur Frontalebene: 50–60°

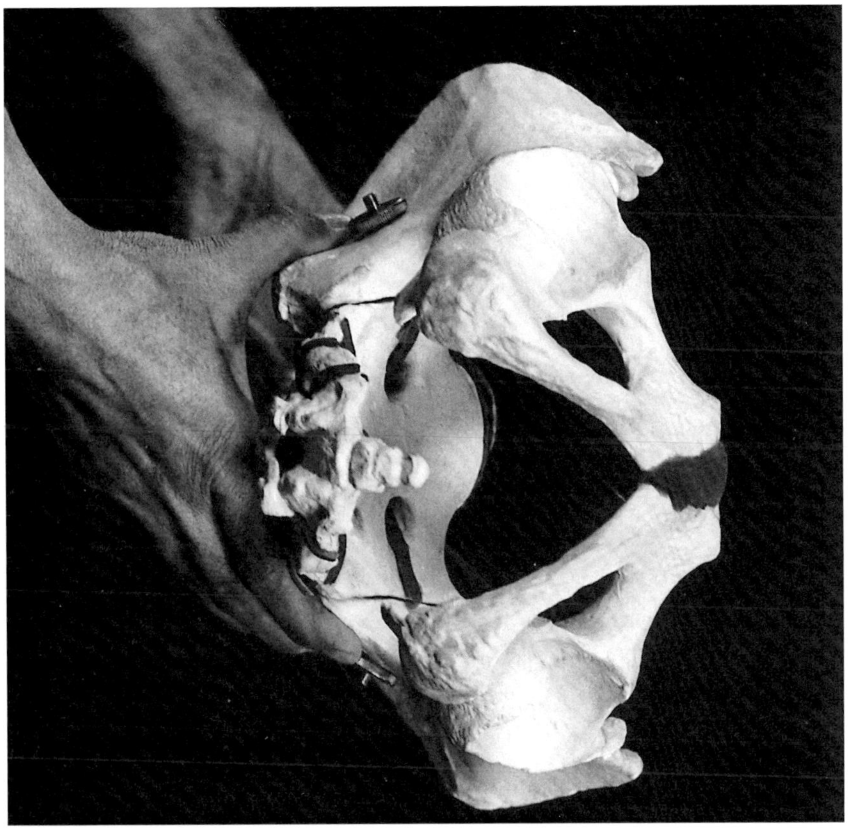

Abb. 6.17: Neigung des Azetabulums in der Transversalebene von dorsolateral nach ventromedial, Winkel zur Parasagittalebene: etwa 30°

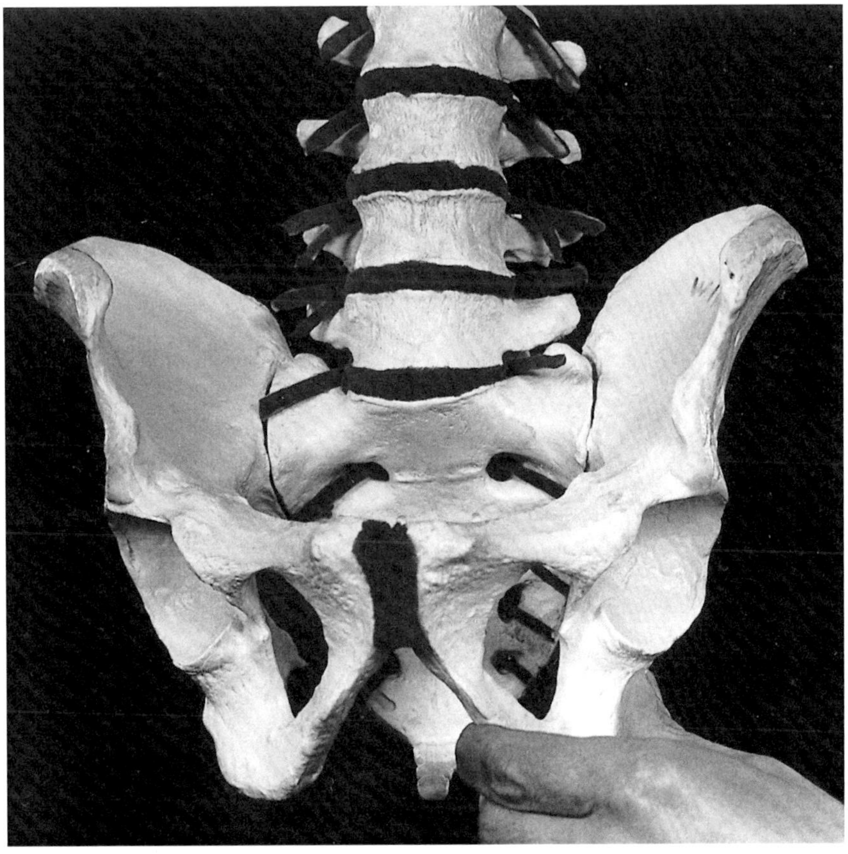

Abb. 6.18: Neigung des Azetabulums in der Parasagittalebene von ventromedial nach dorsokranial, Winkel zur Frontalebene: etwa 30°

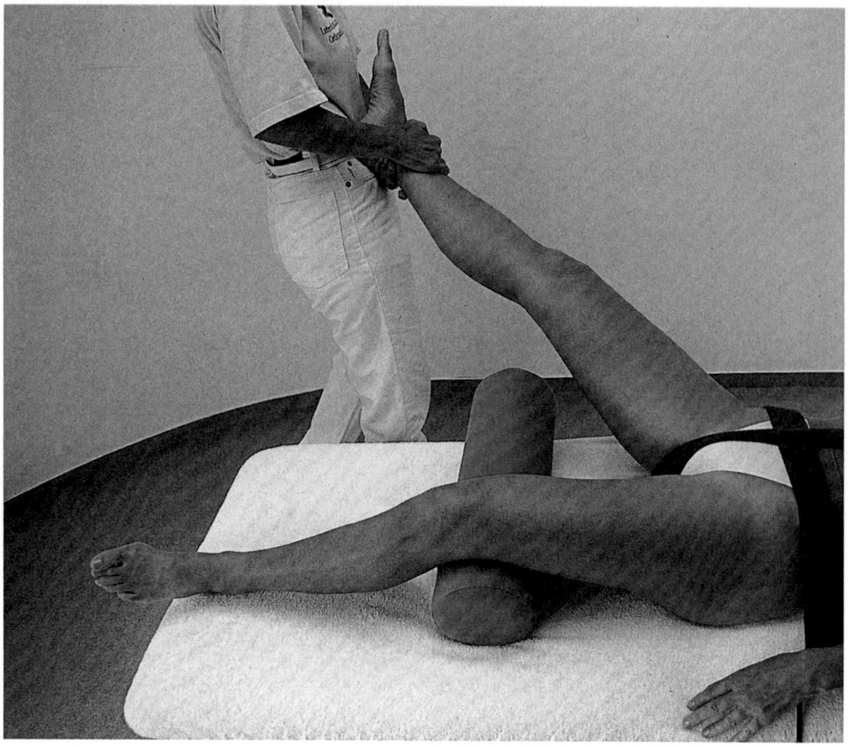

Abb. 6.19: Indirekte Traktion in Ruhestellung, Schmerzbehandlung und Aufwärmen mittels Dehnung der Gelenkkapsel und des Labrum acetabulare

Ausgangshaltung des Patienten
Rückenlage. Das Becken wird dorsal und kranial mit einem Gurt fixiert. Das nicht-betroffene Knie ruht auf einer Rolle.

Ausgangshaltung des Therapeuten
In der Verlängerung des betroffenen Beins stehend. Die verschränkten Hände werden distal, direkt oberhalb der Malleoli, ringförmig um den Unterschenkel gelegt, wodurch sie praktisch auf den Malleoli ruhen. Zur Unterstützung der Hände kann man auch ein kleines Handtuch um den Unterschenkel schlagen, bevor man ihn mit den Händen umfasst. Die Hüfte des Patienten ist 30-60° gebeugt, 15-30° abduziert und etwa 15° außenrotiert (Ruhestellung). Das Knie ist maximal gestreckt.

Durchführung
Zur Traktion in der Verlängerung des betroffenen Beins verlagern Sie Ihr Körpergewicht nach hinten.

Zur Schmerzbehandlung wird diese Bewegung intermittierend und innerhalb der Bewegungsgrenzen ausgeführt. Dabei können Ausmaß und Rhythmus der Bewegung variieren. Zur Mobilisierung wird nach Aufnahme des Gelenkspiels während einer gewissen Zeit wiederholt statisch oder rhythmisch-dynamisch Überdruck gegeben.

Ausgangshaltung des Patienten
Rückenlage. Das Becken wird dorsal und kranial mit einem Gurt fixiert. Das nicht-betroffene Knie ruht auf einer Rolle *(☞ Abb. 6.20)*.

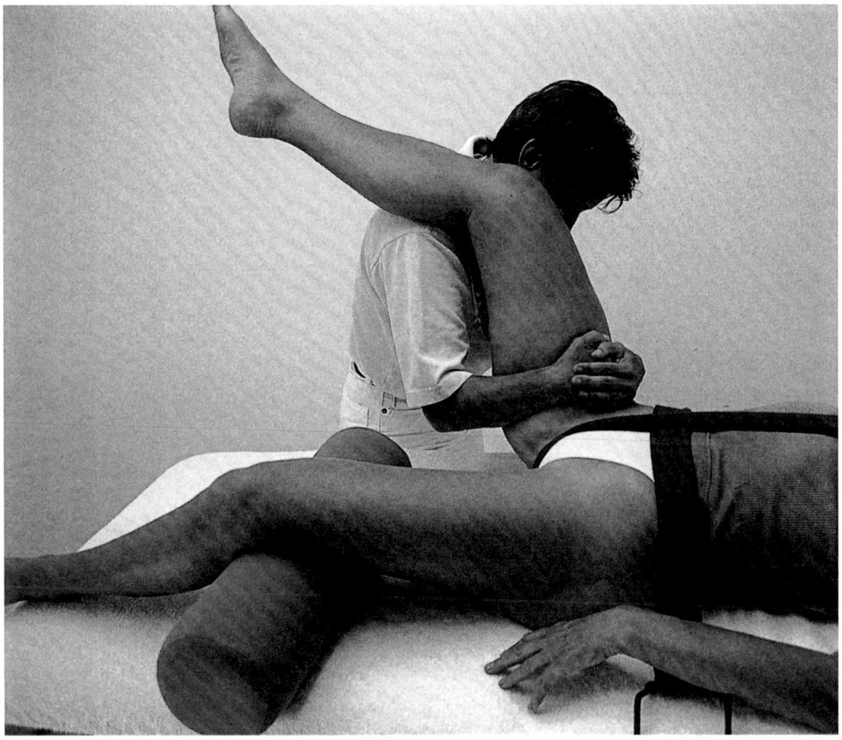

Abb. 6.20: Direkte Traktion in Ruhestellung, Schmerzbehandlung und Aufwärmen mittels Dehnung der Gelenkkapsel und des Labrum acetabulare

Ausgangshaltung des Therapeuten
Schreitstellung mit gebeugten Knien, seitlich der Untersuchungsliege an der betroffenen Seite, seitlich und etwas unterhalb der betroffenen Hüfte. Die Hüfte des Patienten ist 30-60° gebeugt, 15-30° abduziert und etwa 15° außenrotiert (Ruhestellung). Der Unterschenkel ruht auf der Schulter des Therapeuten. Die verschränkten Hände umschließen den Oberschenkel direkt unterhalb der Leiste. Pressen Sie den Oberschenkel mit den Händen gegen Ihren Oberkörper.

Durchführung
Zur Traktion verlagern Sie Ihr Körpergewicht nach dorsal und kranial, indem Sie das patientnahe Knie strecken und sich damit von der Hüfte absetzen. Die Zugbewegung verläuft in Richtung Ihres Sternums (45° nach ventral, 45° nach lateral, 45° nach kaudal).

Zur Schmerzbehandlung wird diese Bewegung intermittierend und innerhalb der Bewegungsgrenzen ausgeführt. Dabei können Ausmaß und Rhythmus der Bewegung variieren. Zur Mobilisierung wird nach Aufnahme des Gelenkspiels statisch oder rhythmisch-dynamisch Überdruck gegeben.

Ausgangshaltung des Patienten
Rückenlage. Das Becken wird dorsal und kranial mit einem Gurt fixiert. Das nicht-betroffene Knie ruht auf einer Rolle. Die Untersuchungsliege ist höher eingestellt als zur Behandlung in Ruhestellung *(☞ Abb. 6.21)*.

Ausgangshaltung des Therapeuten
Wie bei indirekter Traktion in Ruhestellung. Das gestreckte Bein ist wie in der Ruhestellung abduziert und außenrotiert.

Durchführung
Wie bei indirekter Traktion in Ruhestellung.

Ausgangshaltung des Patienten
Bauchlage. Zur Fixierung des Becken wird über beide Tubera ossis ischii ein Gurt gespannt und etwas weiter kranial befestigt. Das Hüftgelenk befindet sich

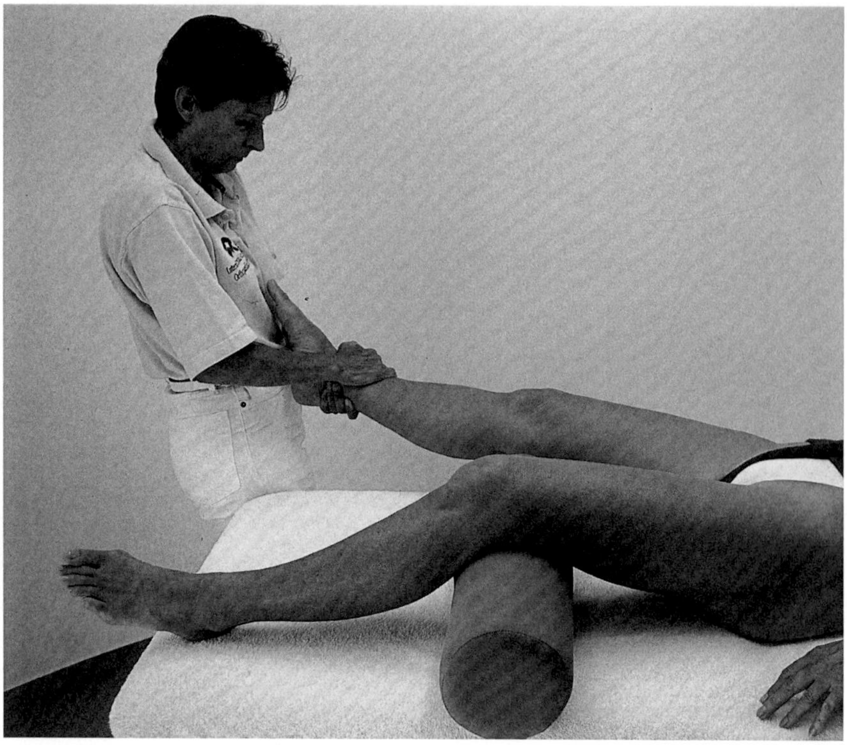

Abb. 6.21: Indirekte Traktion aus vorpositionierter Extension, Kapseldehnung des Hüftgelenks

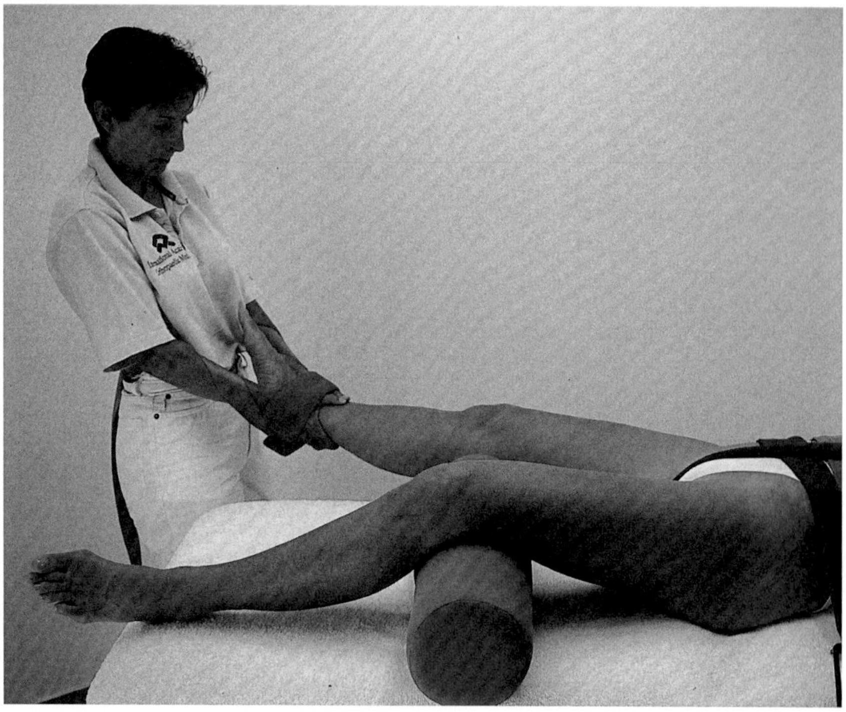

Abb. 6.22: Ein Gurt dient zur Verstärkung des therapeutischen Handgriffs oberhalb des Sprunggelenks

in Extension-Adduktion-Außenrotation. Der nicht-betroffene Unterschenkel ruht auf einer Rolle *(☞ Abb. 6.22)*.

Ausgangshaltung des Therapeuten
In der Verlängerung des betroffenen Beins stehend. Die Hände ergreifen den Unterschenkel innen und außen direkt oberhalb der Malleoli. Der Handgriff kann mit einem Gurt unterstützt werden.

Abb. 6.23: Indirekte Traktion aus vorpositionierter Extension-Adduktion-Außenrotation, Kapseldehnung des Hüftgelenks

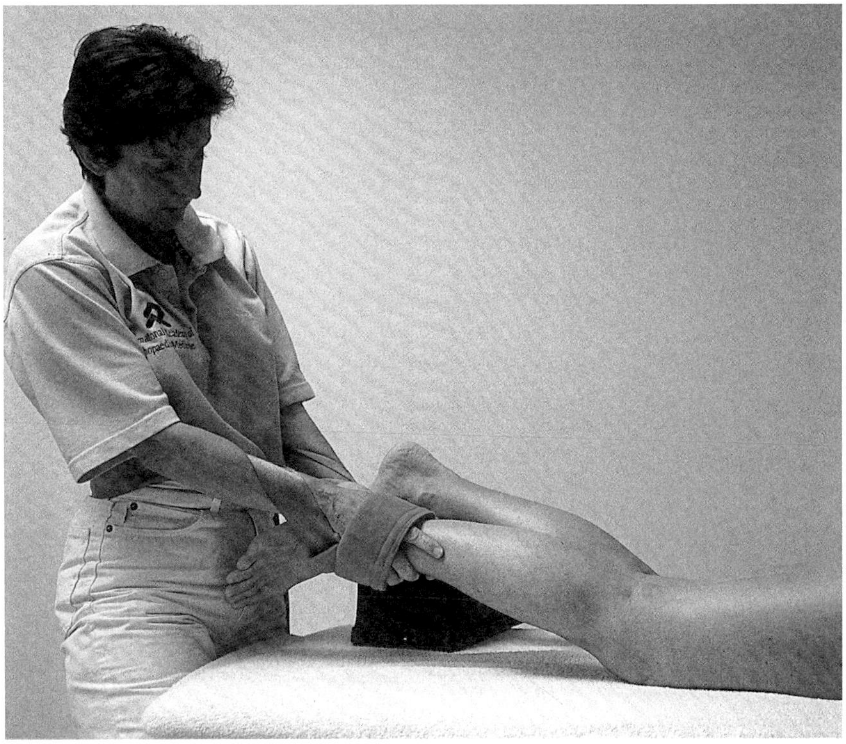

Durchführung

Zur Traktion in der Verlängerung des betroffenen Beins verlagern Sie Ihr Körpergewicht nach hinten.

Zur Schmerzbehandlung wird diese Bewegung intermittierend und innerhalb der Bewegungsgrenzen ausgeführt. Dabei können Ausmaß und Rhythmus der Bewegung variieren. Zur Mobilisierung wird nach Aufnahme des Gelenkspiels statisch oder rhythmisch-dynamisch Überdruck gegeben.

Abb. 6.24: Direkte Traktion aus vorpositionierter Extension-Adduktion-Außenrotation, Schmerzbehandlung und Kapseldehnung des rechten Hüftgelenks

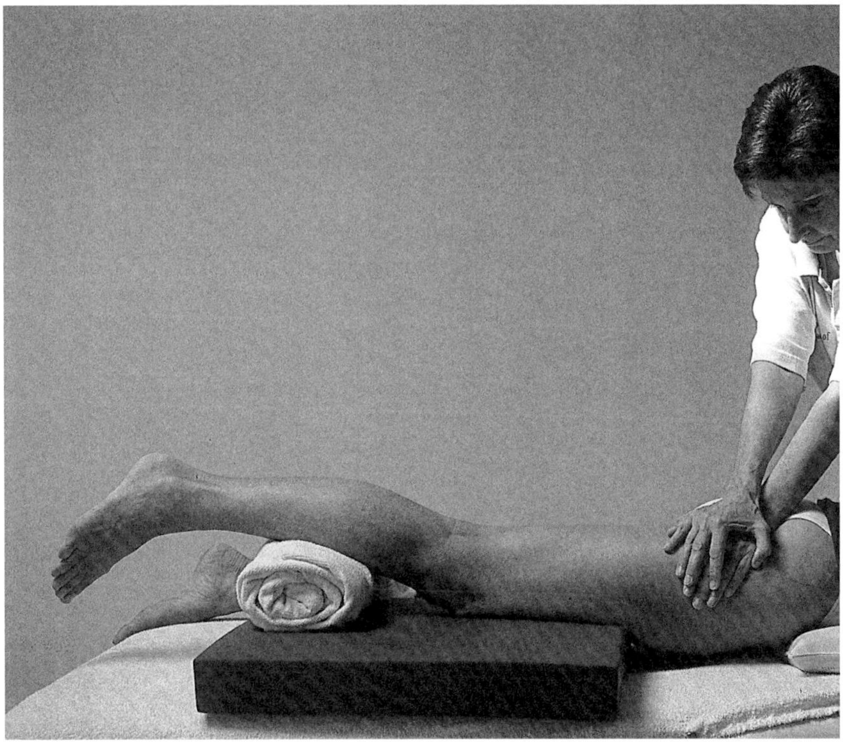

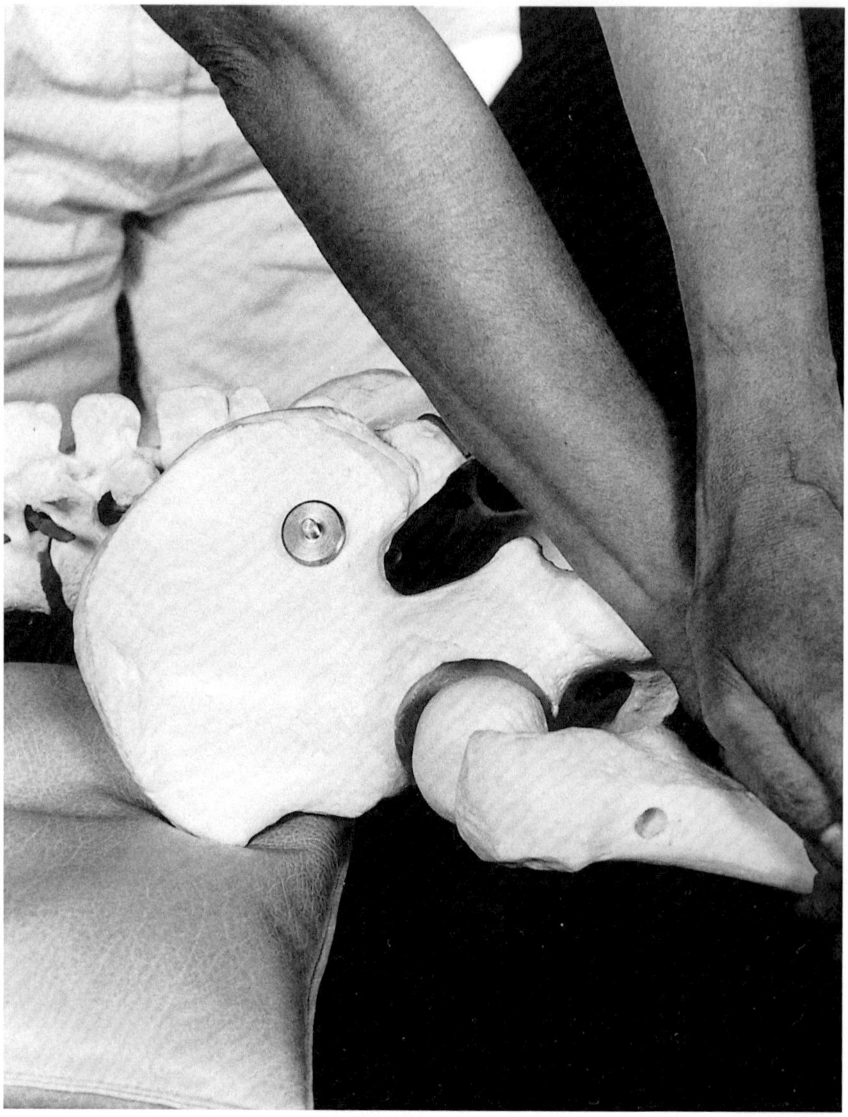

Abb. 6.25: Angriffsfläche der Hände am Femur bei direkter Traktion der linken Hüfte

Ausgangshaltung des Patienten

Bauchlage. Um eine Drehung des Beckens während der Traktion zu vermeiden, wird die Spina iliaca anterior superior an der betroffenen Seite mit einem Sandsack oder aufgerollten Handtuch unterstützt. Das Becken wird mit einem Gurt fixiert. Nach Schrägstellen der Untersuchungsliege oder mit Unterstützung eines Kissens befindet sich das Bein in Extension-Adduktion-Außenrotation.

Ausgangshaltung des Therapeuten

An der nicht-betroffenen Seite und oberhalb des Beckens des Patienten stehend. Die Handwurzel der hüftnahen Hand ruht direkt lateral des Tuber ossis ischii oben und hinten auf dem Femur und schiebt dabei die Weichteile nach weiter hinten. Legen Sie nun die Handwurzel der anderen Hand auf die hüftnahe Hand. Aus kranialer Sicht stehen beide Unterarme jetzt in einem Winkel von etwa 45° zum Oberschenkel und weisen schräg nach ventrokaudal und laterokaudal.

Durchführung

Üben Sie jetzt Traktion aus, indem Sie Ihr Körpergewicht auf beide Hände verlagern. Zur Schmerzbehandlung wird diese Bewegung intermittierend und innerhalb der Bewegungsgrenzen ausgeführt. Dabei können Ausmaß und

Rhythmus der Bewegung variieren. Zur Mobilisierung wird nach Aufnahme des Gelenkspiels während einer gewissen Zeit statisch oder rhythmisch-dynamisch Überdruck gegeben.

Abb. 6.26: Direkte Traktion aus vorpositionierter Extension-Adduktion-Außenrotation, Schmerzbehandlung und Kapseldehnung des Hüftgelenks

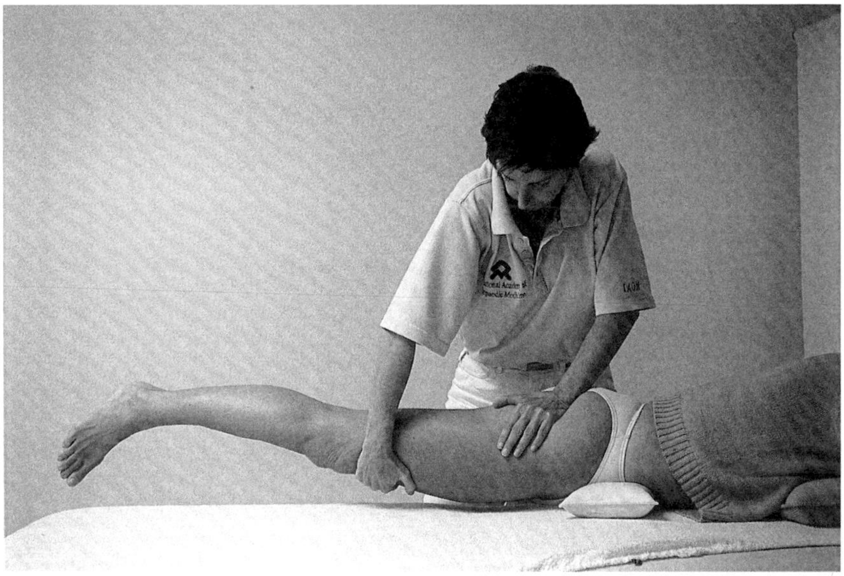

Alternative Technik

Ausgangshaltung des Patienten

Bauchlage. Um eine Drehung des Beckens während der Traktion zu vermeiden, wird die Spina iliaca anterior superior an der betroffenen Seite mit einem Sandsack oder mit einem aufgerollten Handtuch unterstützt. Um eine Lordosierung der LWS während Traktion zu verhindern, kann der Patient das nichtbetroffene Bein mit gebeugtem Knie neben der Untersuchungsliege auf den Fußboden setzen.

Ausgangshaltung des Therapeuten

An der Innenseite des betroffenen Beins stehend. Die Handwurzel der hüftnahen Hand ruht direkt lateral des Tuber ossis ischii oben und hinten auf dem Femur und schiebt dabei die Weichteile nach weiter hinten.

Aus kranialer Sicht steht Ihr Unterarm jetzt in einem Winkel von etwa 45° zum Oberschenkel des Patienten und weist schräg nach ventrokaudal und laterokaudal. Die andere Hand umfasst den Oberschenkel lateral und distal und hält die Hüfte in Extension-Adduktion-Außenrotation.

Durchführung

Üben Sie jetzt Traktion aus, indem Sie Ihr Körpergewicht auf die hüftnahe Hand verlagern. Die andere Hand folgt der dabei entstehenden Bewegung des Beins. Zur Schmerzbehandlung wird diese Bewegung intermittierend und innerhalb der Bewegungsgrenzen ausgeführt. Dabei können Ausmaß und Rhythmus der Bewegung variieren. Zur Mobilisierung wird nach Aufnahme des Gelenkspiels während einer gewissen Zeit statisch oder rhythmisch-dynamisch Überdruck gegeben.

Kapseldehnung in Extension-Adduktion-Innenrotation mittels einer Dreh- oder Spinbewegung des Caput femoris nach vorne

Vorpositionierung in derjenigen Gelenkstellung im Gehmuster, in der die Gelenkkapsel am stärksten gedreht ist.

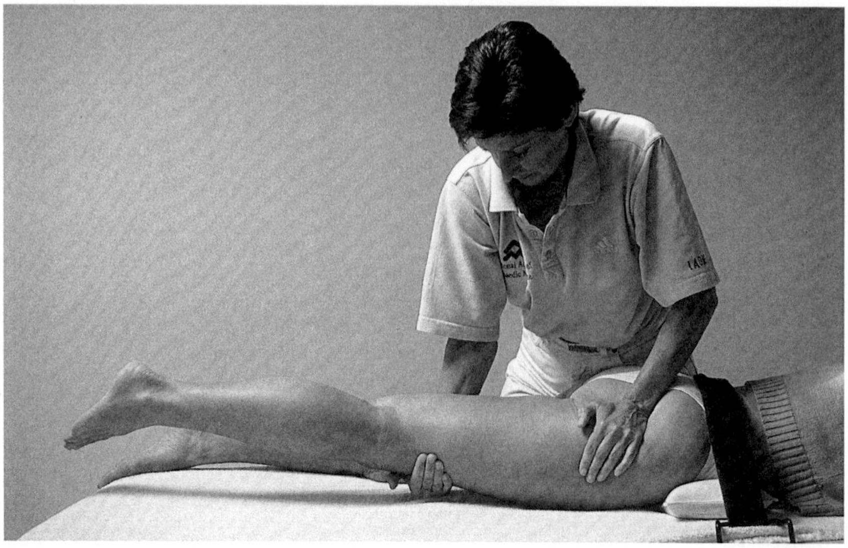

Abb. 6.27: Ausgangsstellung

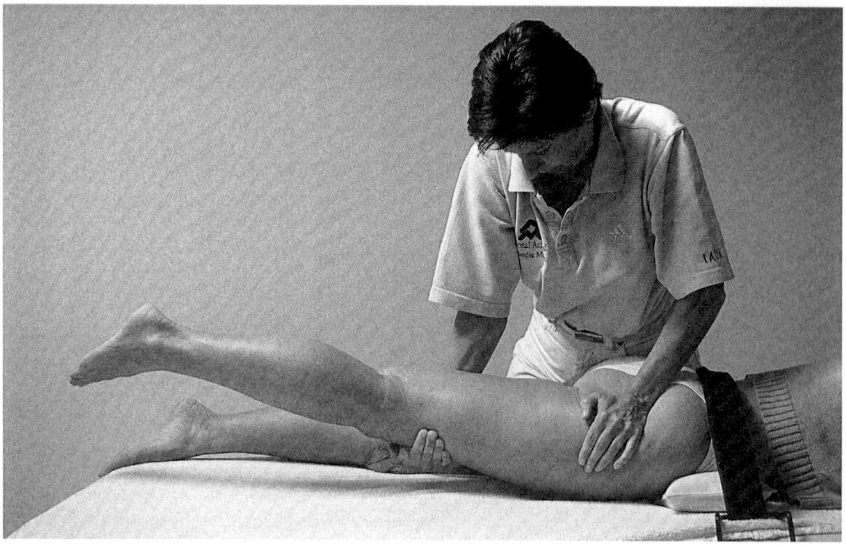

Abb. 6.28: Endstellung

Ausgangshaltung des Patienten

Bauchlage. Um eine Drehung des Beckens während der Traktion zu vermeiden, wird die Spina iliaca anterior superior an der betroffenen Seite mit einem Sandsack oder mit einem aufgerollten Handtuch unterstützt. Das Becken wird mit einem Gurt fixiert.

Ausgangshaltung des Therapeuten

An der nicht-betroffenen Seite des Patienten stehend. Die Handwurzel der hüftnahen Hand ruht direkt lateral des Tuber ossis ischii oben und hinten auf dem Femur und schiebt dabei die Weichteile nach weiter hinten.

Aus kranialer Sicht steht der Unterarm in einem Winkel von etwa 45° zum Oberschenkel und weist schräg nach ventrokaudal und laterokaudal. Die andere Hand umfasst distal den Oberschenkel von innen und hält das Bein in Extension-Adduktion-Innenrotation.

Durchführung

Die hüftnahe Hand des Therapeuten erzeugt die Traktion, indem sie in der Verlängerung des Unterarms Druck ausübt. Die andere Hand bringt das Bein zunächst bis an die Bewegungsgrenze und dann mit kleinen, rhythmischen Bewegungen über die Bewegungsgrenze hinaus in Extension. Während dessen verstärkt die hüftnahe Hand die Traktion.

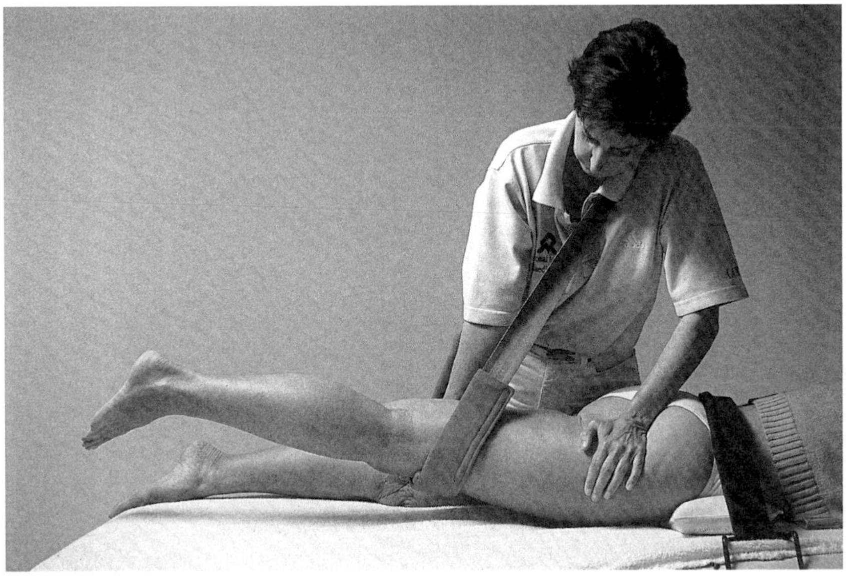

Abb. 6.29: Zum Anheben des Beins kann der Therapeut unterstützend einen Gurt benutzen. Bewegt man den Körper jetzt seitlich zum Kopf des Patienten hin, wird auch die Extensionsbewegung der Hüfte unterstützt

Auf diese Weise kann man die Technik auch zum Einspielen der Bewegung verwenden (manuelle kinematische Re-Edukation, MKR). Der Bewegungsumfang ist dann größer als bei Kapseldehnung und überschreitet die Bewegungsgrenze nicht. Anschließend wird die Bewegung aktiv geführt, wobei der Patient selbst die Hüfte streckt. Zum Schluss wird Extension und Flexion gegen Widerstand durchgeführt.

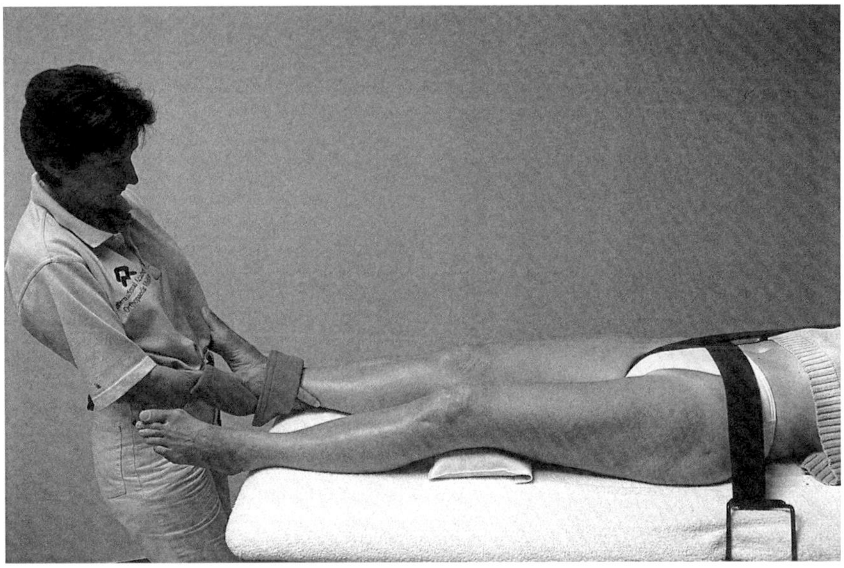

Abb. 6.30: Traktion zur Dehnung des Labrum acetabulare. Vorpositionierung der Hüfte in Nullstellung

Ausgangshaltung des Patienten

Rückenlage, gestrecktes Knie, Hüfte in Nullstellung.

Ausgangshaltung des Therapeuten
In der Verlängerung des betroffenen Beins stehend. Beide Hände umfassen den Unterschenkel direkt proximal der Malleoli. Der Handgriff kann mit einem Gurt unterstützt werden.

Durchführung
Üben Sie jetzt Traktion aus, indem Sie Ihr Körpergewicht in der Verlängerung des Beins nach hinten verlagern. Nach Aufnehmen der Vorspannung wird die Bewegung statisch oder rhythmisch-dynamisch über die Bewegungsgrenze hinweg durchgeführt.

Verbesserung der Hüftflexion
Indirekte oder direkte Traktion in Ruhestellung zur Schmerzbehandlung, zum Aufwärmen oder zur Labrum- und Kapseldehnung

☞ *Verbesserung der Hüftextension*

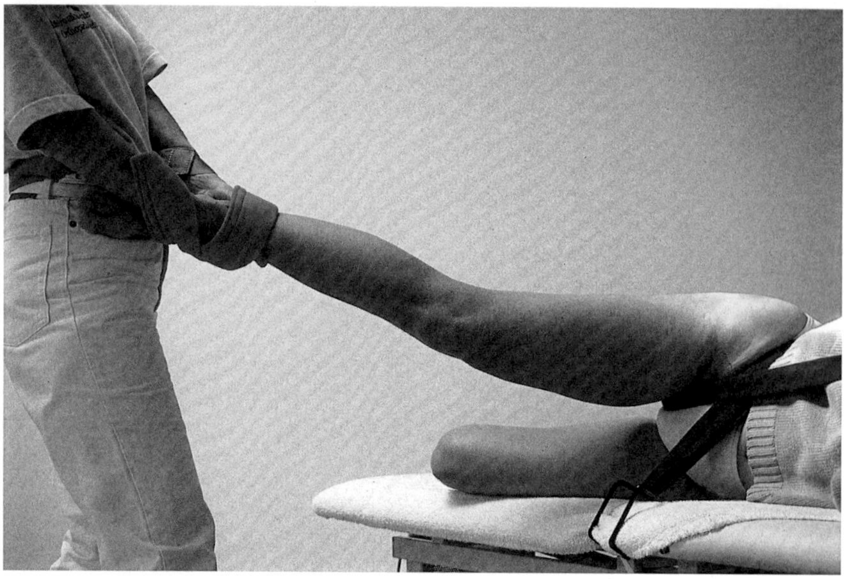

Abb. 6.31: Schmerzbehandlung und Kapseldehnung mittels indirekter Traktion in vorpositionierter Flexion-Abduktion-Innenrotation

Ausgangshaltung des Patienten
Seitenlage. Das gestreckte Bein ist in Flexion-Abduktion-Innenrotation vorpositioniert. Das Becken wird lateral und kranial mit einem langen Gurt fixiert.

Ausgangshaltung des Therapeuten
In der Verlängerung des betroffenen Beins stehend.

Durchführung
Üben Sie jetzt Traktion aus, indem Sie Ihr Körpergewicht in der Verlängerung des Beins nach hinten verlagern.

Zur Schmerzbehandlung wird die Bewegung intermittierend innerhalb der Bewegungsgrenzen durchgeführt. Umfang und Rhythmus der Bewegung können dabei variieren. Zur Mobilisierung wird nach Aufnahme des Gelenkspiels statisch oder rhythmisch-dynamisch Überdruck gegeben.

Ausgangshaltung des Patienten
Halbe Seitenlage. Das Becken ist zur Untersuchungsliege hin gekippt und wird kranial mit einem langen Gurt fixiert *(☞ Abb. 6.32)*.

Abb. 6.32: Schmerzbehandlung und Kapseldehnung mittels direkter Traktion bei 90° Hüftbeugung in vorpositionierter Flexion-Abduktion-Innenrotation

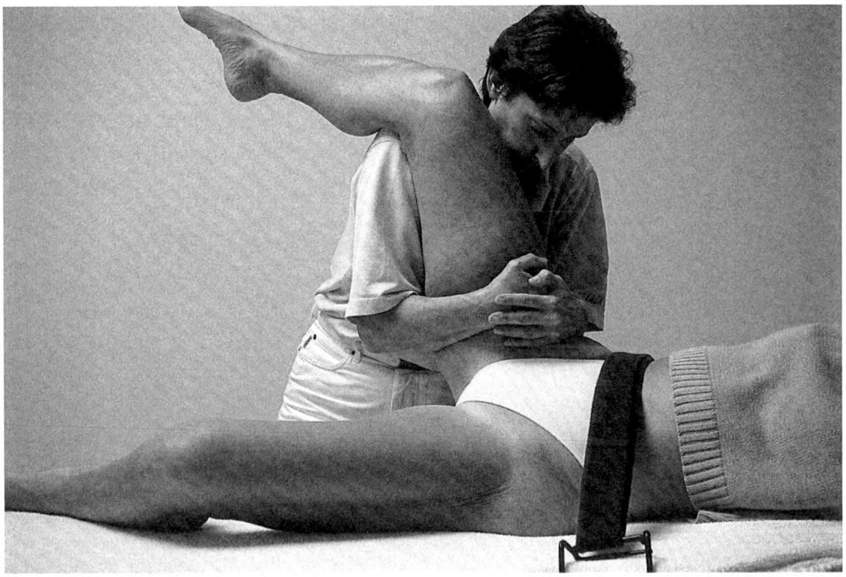

Ausgangshaltung des Therapeuten
Schreitstellung, neben der Untersuchungsliege, an der Seite der zu behandelnden Hüfte. Die hüftnahe Hand umfasst den Oberschenkel direkt distal der Leiste. Die hüftferne Hand vereint sich von medial mit der hüftnahen Hand. Pressen Sie jetzt den Oberschenkel des Patienten gegen den eigenen Oberkörper.

Durchführung
Üben Sie Traktion aus durch Verlagerung des eigenen Körpergewichts in dorsokranialer Richtung, also zu Ihrem Sternum hin. Dazu strecken Sie das Knie des patientnahen Beins. Die Traktion verläuft in Bezug zum Becken etwa 45° nach ventral, 45° nach lateral und 45° nach kaudal.

Zur Schmerzbehandlung wird die Bewegung intermittierend innerhalb der Bewegungsgrenzen durchgeführt. Umfang und Rhythmus der Bewegung können dabei variieren. Zur Mobilisierung wird nach Aufnahme des Gelenkspiels statisch oder rhythmisch-dynamisch Überdruck gegeben.

Abb. 6.33: Kapseldehnung mittels Drehbewegung des Hüftkopfes nach hinten bei 90° Hüftbeugung in vorpositionierter Flexion-Abduktion-Außenrotation

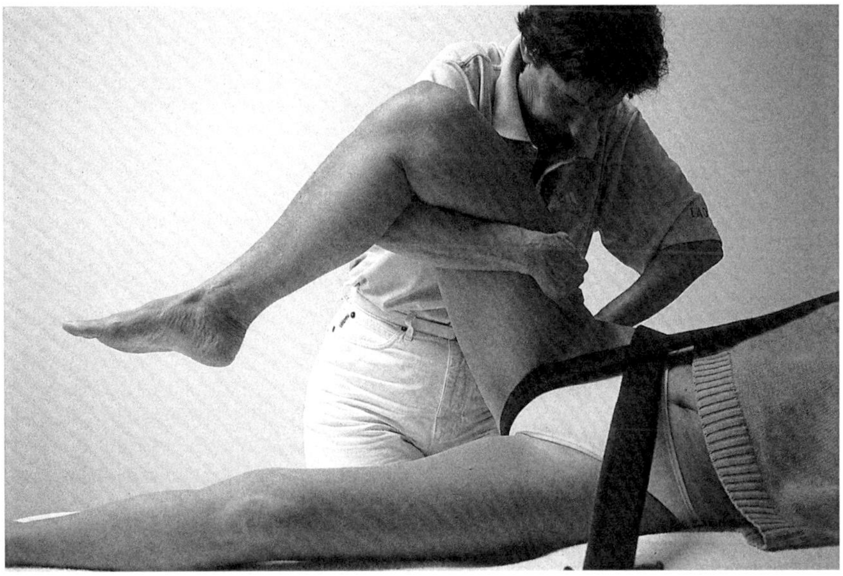

Zur Vorpositionierung wird eine Beugeposition mit starker Kapselwindung gewählt.

Ausgangshaltung des Patienten
Halbe Seitenlage. Das Becken ist zur Untersuchungsliege hin gekippt und wird kranial mit einem langen Gurt fixiert.

Ausgangshaltung des Therapeuten
Neben der Untersuchungsliege, an der Seite der zu behandelnden Hüfte stehend. Die hüftferne Hand umfasst den Oberschenkel von medial und hält ihn in der vorpositionierten Stellung fest. Der Daumenballen der hüftnahen Hand ruht auf der Vorderseite des Trochanter maior.

Durchführung
Zur Traktion verlagern Sie Ihr Körpergewicht leicht nach hinten und oben. Bringen Sie das Hüftgelenk des Patienten jetzt bis zur Flexionsgrenze und führen dann eine Abduktions- und Außenrotationsbewegung durch. Bringen Sie den Oberschenkel jetzt mit einer kleinen, langsamen und rhythmischen Bewegung über die Bewegungsgrenze hinweg in Flexion. Während dessen unterstützt die hüftnahe Hand die rückwärtige Drehung des Femurs. Gleichzeitig verstärkt die hüftferne Hand stetig die Traktion.

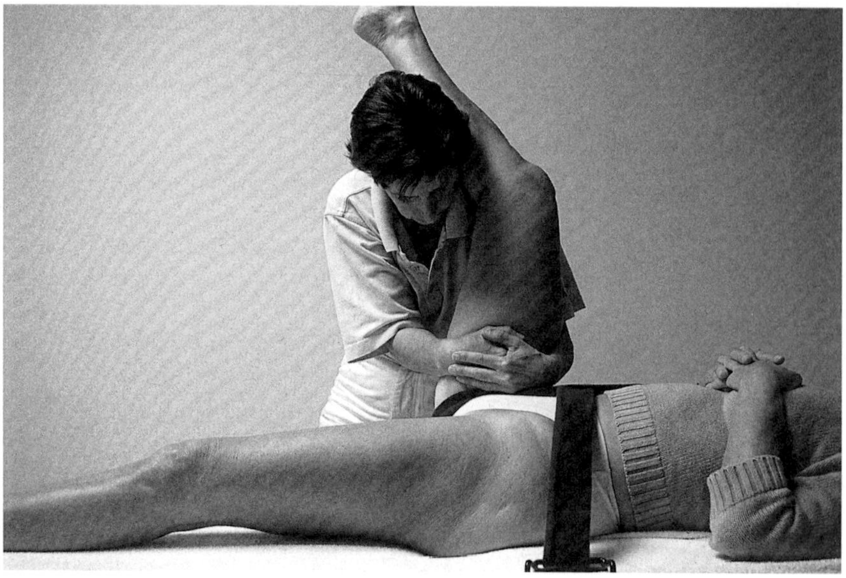

Abb. 6.34: Kapseldehnung mittels Traktion bei mehr als 90° Hüftbeugung in vorpositionierter Flexion-Abduktion-Innenrotation

Ausgangshaltung des Patienten
Rückenlage. Das Becken wird kranial mit einem langen Gurt fixiert. Der Therapeut hält den Oberschenkel in maximaler Flexion, Abduktion und Innenrotation. Das andere Knie kann mit einem Sandsack oder einer Rolle unterstützt werden.

Ausgangshaltung des Therapeuten
Schreitstand mit gebeugten Knien, neben der Untersuchungsliege, lateral und distal der zu behandelnden Hüfte. Umfassen Sie den Oberschenkel des Patienten mit verschränkten Händen direkt unterhalb der Leiste, während der Unterschenkel des Patienten auf Ihrer Schulter ruht. Pressen Sie den Oberschenkel gegen Ihren Oberkörper.

Durchführung
Üben Sie Traktion aus durch Verlagerung des eigenen Körpergewichts in dorsokranialer Richtung, also zu Ihrem Sternum hin. Dazu strecken Sie das Knie Ihres patientnahen Beins. Die Traktion verläuft in Bezug zum Becken etwa 45° nach ventral, 45° nach lateral und 45° nach kaudal.

Zur Schmerzbehandlung wird die Bewegung intermittierend innerhalb der Bewegungsgrenzen durchgeführt. Umfang und Rhythmus der Bewegung können dabei variieren. Zur Mobilisierung wird nach Aufnahme des Gelenkspiels statisch oder rhythmisch-dynamisch Überdruck gegeben.

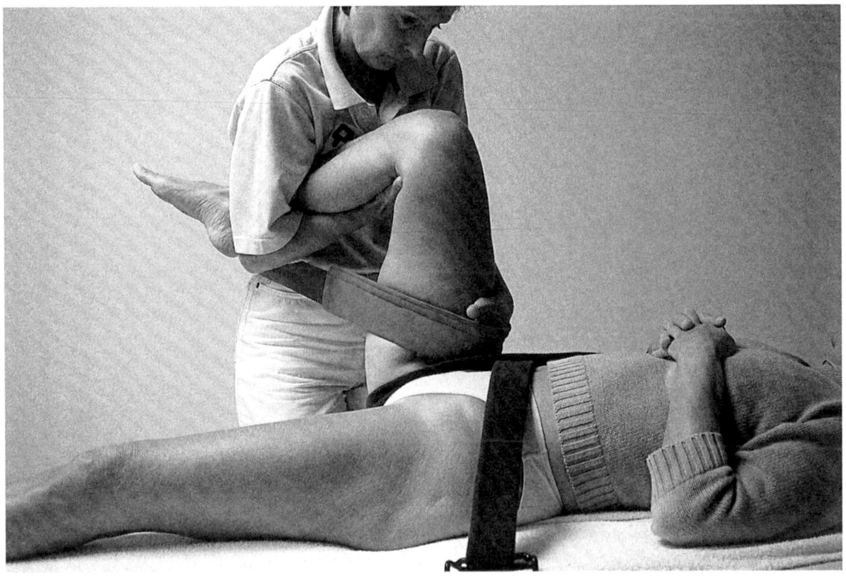

Abb. 6.35: Traktion mit Hilfe eines Gurtes

Zur Vorpositionierung wird eine Beugeposition im Gehmuster mit starker Kapselwindung gewählt.

Ausgangshaltung des Patienten
Rückenlage. Das Becken wird kranial mit einem langen Gurt fixiert. Der Therapeut hält den Oberschenkel in maximaler Flexion, Abduktion und Innenrotation. Das andere Knie kann mit einem Sandsack oder einer Rolle unterstützt werden *(☞ Abb. 6.36)*.

Ausgangshaltung des Therapeuten
Schreitstand mit gebeugten Knien, neben der Untersuchungsliege, distal der zu behandelnden Hüfte. Umfassen Sie den Oberschenkel des Patienten mit verschränkten Händen direkt unterhalb der Leiste, während der Unterschenkel des Patienten auf Ihrer Schulter ruht. Pressen Sie den Oberschenkel gegen Ihren Oberkörper.

Durchführung
Üben Sie Traktion aus durch Verlagerung des eigenen Körpergewichts in dorsokranialer Richtung und bringen Sie das Hüftgelenk in maximale Flexion mit Abduktion und Außenrotation. Zur Kapseldehnung wird die Hüfte jetzt unter zunehmender Traktion für eine gewisse Zeit mit kleinen Bewegungen rhythmisch-dynamisch über die Bewegungsgrenze hinaus gebeugt.

Ausgangshaltung des Patienten
Rückenlage. Das Becken wird kranial mit einem langen Gurt fixiert. Der Therapeut hält den Oberschenkel in maximaler Flexion, Abduktion und Außenrota-

Abb. 6.36: Kapseldehnung mittels rückwärtiger Drehbewegung bei mehr als 90° Hüftbeugung in vorpositionierter Flexion-Abduktion-Außenrotation

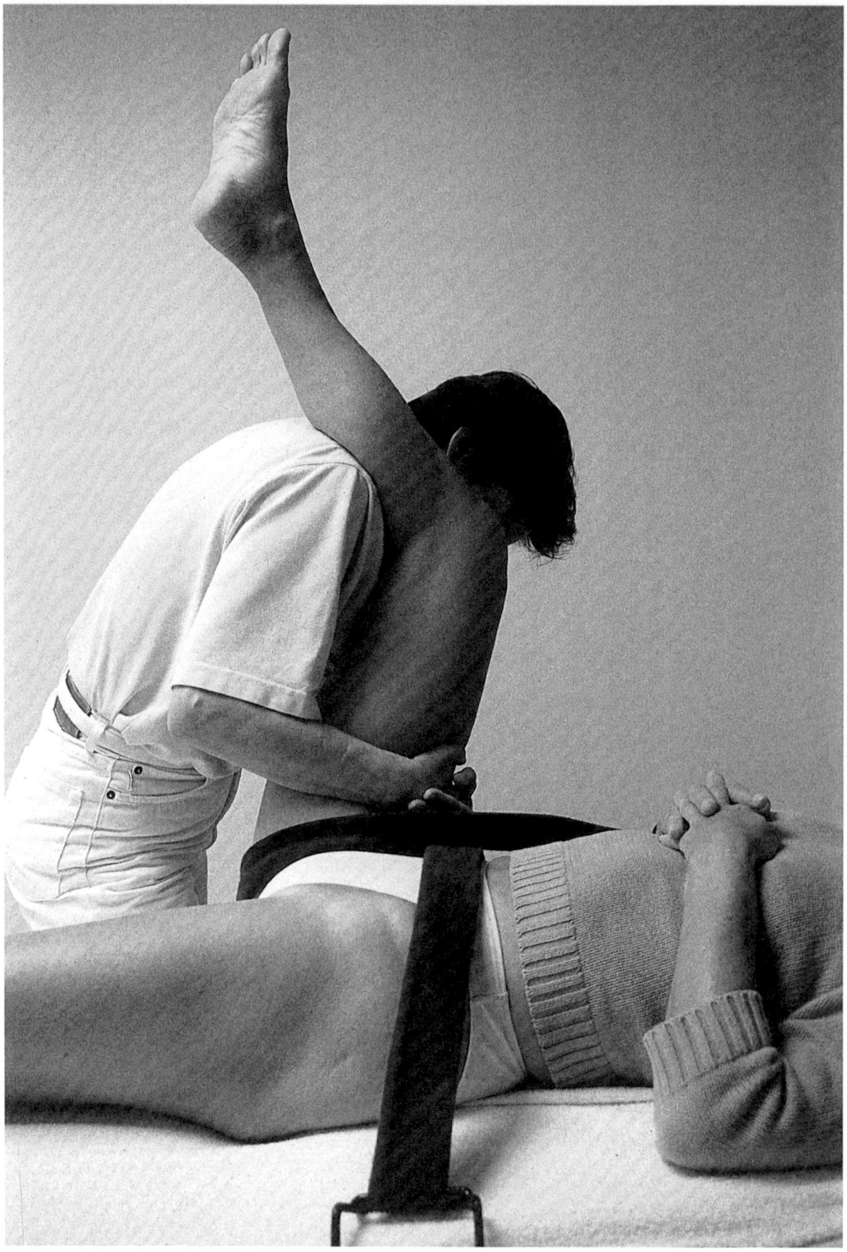

tion. Das andere Knie kann mit einem Sandsack oder einer Rolle unterstützt werden.

Ausgangshaltung des Therapeuten

Schreitstand mit gebeugten Knien, neben der Untersuchungsliege, distal der zu behandelnden Hüfte. Die hüftnahe Hand umfasst den Oberschenkel des Patienten von lateral und vorne direkt unterhalb der Leiste und mit Hilfe eines Gurtes, der um den Rücken des Therapeuten gespannt ist und die Hand des Therapeuten am Oberschenkel des Patienten fixiert. Die hüftferne Hand hält das Bein in Flexion-Abduktion-Außenrotation.

Durchführung

Üben Sie Traktion aus durch Verlagerung des eigenen Körpergewichts in dorsokranialer Richtung und bringen Sie das Hüftgelenk in maximale Flexion mit Abduktion und Außenrotation. Zur Kapseldehnung wird die Hüfte jetzt unter

Abb. 6.37: Auch diese Technik kann mit einem Gurt unterstützt werden. Dabei wird die Untersuchungsliege niedriger eingestellt als bei der vorherigen Technik

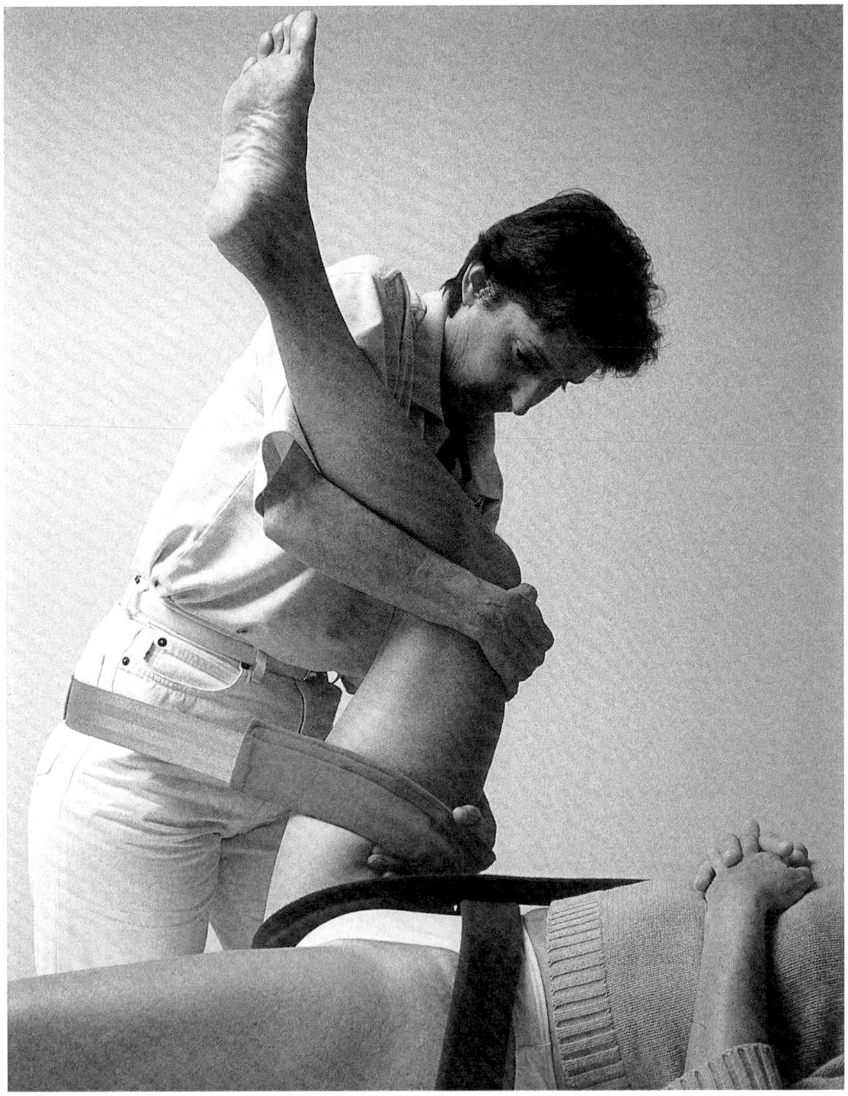

zunehmender Traktion für eine gewisse Zeit mit kleinen Bewegungen rhythmisch-dynamisch über die Bewegungsgrenze hinaus gebeugt.

Beide Techniken können auch zum Einspielen der Bewegung verwendet werden (manuelle kinematische Re-Edukation, MKR). Der einzige Unterschied besteht darin, dass bei MKR eine große Flexionsbewegung durchgeführt wird, die nicht über die Bewegungsgrenze hinausgeht. Die Bewegung wird zunächst passiv und dann aktiv geführt vollzogen. Am Schluss wird in Flexion und Extension Widerstand gegeben.

7 Knie

7.1 Einleitung

Das menschliche Knie ist eine Art Schleuse für Kräfte und Bewegungen, die sich vom Fuß zur Hüfte und in umgekehrter Richtung fortpflanzen. Es nimmt an der Fortbewegung teil und erhält gemeinsam mit der Hüfte das Momentum des Körpers aufrecht. Momentum ist eine Eigenschaft einer Masse, die sich in Bewegung befindet. Seine Größe hängt von der Größe und Geschwindigkeit dieser Masse ab. Das Knie garantiert außerdem die Kraftkoppelung aller Aktivitäten, an denen das Bein teilnimmt. Nach dem Fuß ist das Knie das zweite Glied der Bewegungskette, das durch seinen größeren Kraftarm in Kombination mit der kräftigen Muskulatur noch besser als der Fuß in der Lage ist, unter minimalem Energieverlust kinetische Energie (exzentrische Aktivität während der Landung) in potenzielle Energie (konzentrische Aktivität während der Propulsion) umzusetzen und umgekehrt. Die knöchernen Gelenkpartner sind das Femur, die Tibia, die Patella und manchmal auch die Fibula (Tillmann, 1987). Über den zwischen dem Tibiakondylus und der Popliteussehne gelegenen Recessus subpopliteus besteht in 10% aller Kniegelenke eine Verbindung zwischen der Kniehöhle und dem Tibiofibulargelenk.

Meist setzt sich das Knie jedoch aus einer Articulatio femorotibialis und einer Articulatio patellofemoralis zusammen und formt auf diese Weise ein komplexes Ganzes sich asymmetrisch bewegender Teile, die miteinander ein biologisches Getriebe bilden. Die Aufgabe dieses Getriebes ist es, die Belastung der langen mechanischen Hebel abzufedern, weiter zu leiten und zu verteilen (Dye, 1996).

Das Knie ist ein Gelenk der Superlative. Es verbindet die längsten Röhrenknochen des Körpers miteinander, es besitzt das größte Sesambein (die Patella), seine Kapsel besitzt mit 400 cm^2 die größte zusammenhängende Synovia, und es wird vom größten Kapsel-Band-Apparat mit den stärksten Bändern des Körpers umhüllt.

Ferner ist es das Gelenk mit der größten Inkongruenz, was die Anwesenheit von Menisken notwendig macht, die ihrerseits für eine weitere Unterverteilung des Knies in eine Articulatio femorotibialis, Articulatio meniscofemoralis und eine Articulatio meniscotibialis sorgen (Tillmann, 1987). Aufgrund von Formunterschieden (☞ *unten*) bestehen die genannten Teilgelenke aus einer medialen und einer lateralen Hälfte (Pio et al., 1998), woraus sich insgesamt sieben Teilgelenke ergeben:

- Mediales Femorotibialgelenk,
- laterales Femorotibialgelenk,
- mediales Meniskofemoralgelenk,
- laterales Meniskofemoralgelenk,
- mediales Meniskotibialgelenk,
- laterales Meniskotibialgelenk,
- Patellofemoralgelenk.

7.2 Articulatio femorotibialis

7.2.1 Funktionelle Anatomie

Femur

Die distale Femurepiphyse besteht aus zwei Kondylen sowie der Facies patellaris anterior und der Fossa intercondylaris posterior.

Elias et al. unterscheiden am femoralen Gelenkpartner drei Kontaktflächen (Elias et al., 1990), nämlich den Boden des Sulcus patellaris (Kontakt mit der Patella zwischen 10° und 100° Flexion), den hinteren Aspekt der Kondylen (Kontakt mit der Tibia zwischen 10° und 150° Flexion) und den distalen Aspekt der Kondylen (Kontakt mit der Tibia zwischen 0° und 10° Flexion, Kontakt mit der Patella zwischen 100° und 150° Flexion).

Die Femurkondylen artikulieren mit dem Tibiaplateau und – bei zunehmender Flexion – mit der Patella. Die Facies patellaris artikuliert ausschließlich mit der Patella.

In der Parasagittalebene geht die Facies patellaris mit einer Ausnahme fließend über in die Kondylen (☞ *Patellofemoralgelenk, S. 196*). Die Ausnahme bildet die kleine Einbuchtung des Sulcus terminalis (Müller, 1982; Williams et al., 1989), der die beiden Gelenkflächen in ap-Richtung trennt (Müller, 1982).

Das Vorhandensein eines geschlossenen kinematischen Systems, bestehend aus vier Stäben, von denen zwei sich kreuzen, bestimmt die Anatomie der Femurkondylen und des Tibiaplateaus (Huson, 1974; Müller, 1982; Menschik, 1974, 1987). Die beiden sich kreuzenden Stäbe sind die Kreuzbänder. Zum geschlossenen System wird das Ganze durch die beiden anderen Stäbe, und zwar einerseits die femoralen und andererseits die tibialen Insertionen der Kreuzbänder.

Struben (1982) entfernte bei einem Präparat die tibialen Gelenkflächen, ließ aber die Kreuzbänder intakt. Anschließend wurde die Tibiametaphyse mit einer Knetmasse bedeckt, die durch wiederholte Beuge- und Streckbewegungen die ursprüngliche Form der Gelenkflächen annahm. Damit wurde auf elegante Weise nachgewiesen, dass die Form der Gelenkflächen auf die Wirkung der geschlossenen kinematischen Bewegungskette der Kreuzbänder zurückzuführen ist.

Die Form der Femurkondylen in der Sagittalebene

In ap-Richtung ist der mediale Condylus größer als der laterale. Die von den Kreuzbändern bestimmte Form der kondylären Kontaktflächen lässt sich in der Parasagittalebene als Spiralwindung beschreiben, die aus einer Serie sich ständig verschiebender Krümmungsradien besteht. Die Länge der Krümmungsradien nimmt von hinten nach vorne kontinuierlich zu.

Die Linie, die die Mittelpunkte der Kreisabschnitte miteinander verbindet, nennt man Evolute (☞ *Abb. 7.1*).

Müller ist der Auffassung, dass die Evolute in der Biomechanik des Knies keine Rolle spielt, da seine Kinematik von den Kreuzbändern bestimmt werde (1982).

Kurosawa et al. (1985) fassen den hinteren Aspekt des medialen Condylus nicht als eine Spirale, sondern als Kreisabschnitt auf, wobei der Condylus auf Röntgenaufnahmen an seinem hinteren, oberen Ende nur um 0,5 mm von einem idealen Kreis abweicht. Dies ist der Abschnitt, der während maximaler Kniebeugung mit dem Hinterhorn des Meniscus in Kontakt tritt.

Iwaki et al. (2000) unterscheiden an den Femurkondylen vier Abschnitte, und zwar zunächst einen vorderen, der ausschließlich mit dem Vorderhorn des Meniscus artikuliert. Direkt dahinter schließt sich ein größerer kreisförmiger

Abb. 7.1: Schematische Darstellung der Femurkondylen mit Evolute

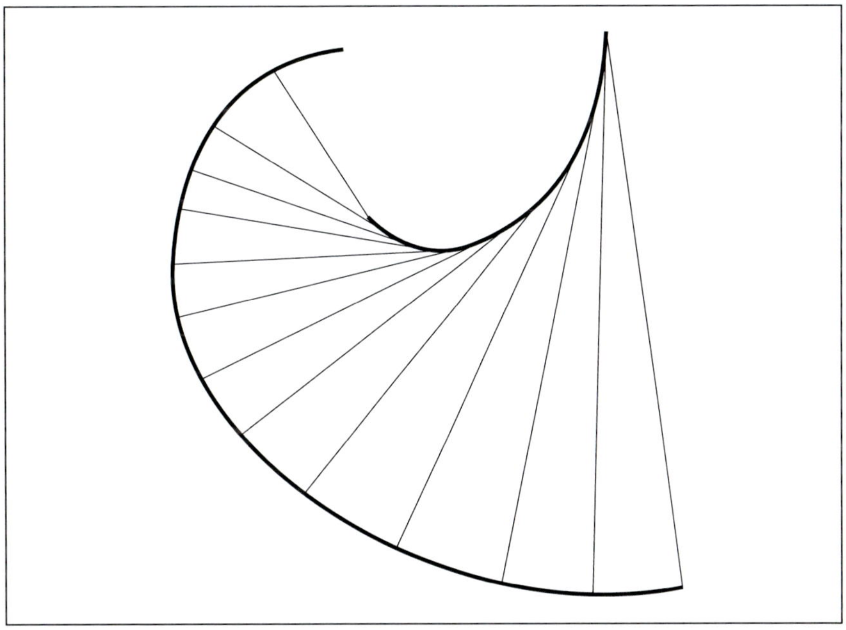

Abschnitt an, der während der Kniestreckung die Kontaktfläche bildet, dahinter ein kleinerer Kreis (Kontaktfläche bei Flexion) und schließlich hinten oben ein Abschnitt, der ausschließlich mit dem Hinterhorn des Meniscus artikuliert. Die beiden Kreise der Extensions- und Flexionsfläche gehen nicht fließend ineinander über, was das Vorhandensein eines dritten Kreises für eben diesen Übergang erforderlich macht und die theoretische Definition einer Gelenkfläche unterstützt, die sich aus Kreisabschnitten zusammensetzt, deren Radien in einer bestimmten Richtung zu- oder abnehmen.

Hollister et al. (1993) berichten über einen Versuch, bei dem Kernspinaufnahmen in einer lotrecht auf der schrägen Flexions-Extensionsachse stehenden Ebene runde statt spiralförmig aufgebauter Kondylen zeigen. Da der Radius des lateralen Condylus kleiner ist als der mediale, ist das distale Femur als kegelförmige Knochenstruktur aufzufassen.

Die am weitesten distal gelegene Zone der Kondylen trägt die dickste Knorpelschicht (Putz, 1995).

Nach Elias et al. (1990) bilden der Sulcus patellaris und der hintere Anteil des Condylus Kreisabschnitte mit einer Größe von 90° (Radius: 21 mm) und 140° (Radius: 24 mm). In der Parasagittalebene liegt die Projektion der femoralen Insertion derjenigen Kapselanteile, die mit der Patella verbunden sind, in der Nähe des Mittelpunkts des Sulcus-patellaris-Kreises.
Analog dazu befinden sich die femoralen Insertionen des vorderen Kreuzbands und des lateralen Kollateralligaments sowie des hinteren Kreuzbands und des medialen Kollateralligaments in direkter Nachbarschaft der Mittelpunkte des lateralen und des medialen Kondylus-Kreises. Diese Betrachtungsweise unterstützt die Auffassung, dass das Knie aus einem lateralen und einem medialen Scharniergelenk besteht. Zu dem Ersten gehören das vordere Kreuzband und das laterale Kollateralligament, zu Letzterem das hintere Kreuzband und das mediale Kollateralligament (Müller, 1982).

Ansicht von medial

Der Radius des medialen Kreisabschnitts beträgt durchschnittlich 19,6 mm bei einem ap-Durchmesser des Tibiaplateaus von 50 mm (Kurosawa et al., 1985).

Iwaki et al. (2000) entwickelten an sechs unbelasteten Kniepräparaten ein kernspinunterstütztes Modell der formbedingten Kniebewegungen. Darin

Abb. 7.2: Schematische Darstellung des medialen Femurkondylus mit den vier Kontaktflächen (nach: Iwaki et al., 2000)

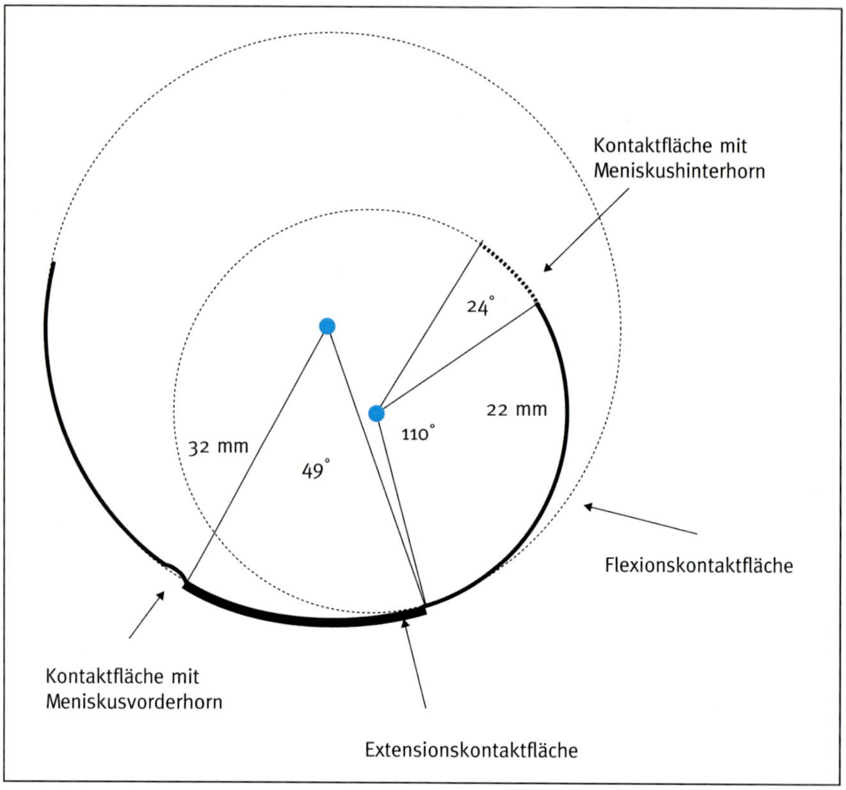

Abb. 7.3: Schematische Darstellung des lateralen Femurkondylus mit den vier Kontaktflächen (nach: Iwaki et al., 2000)

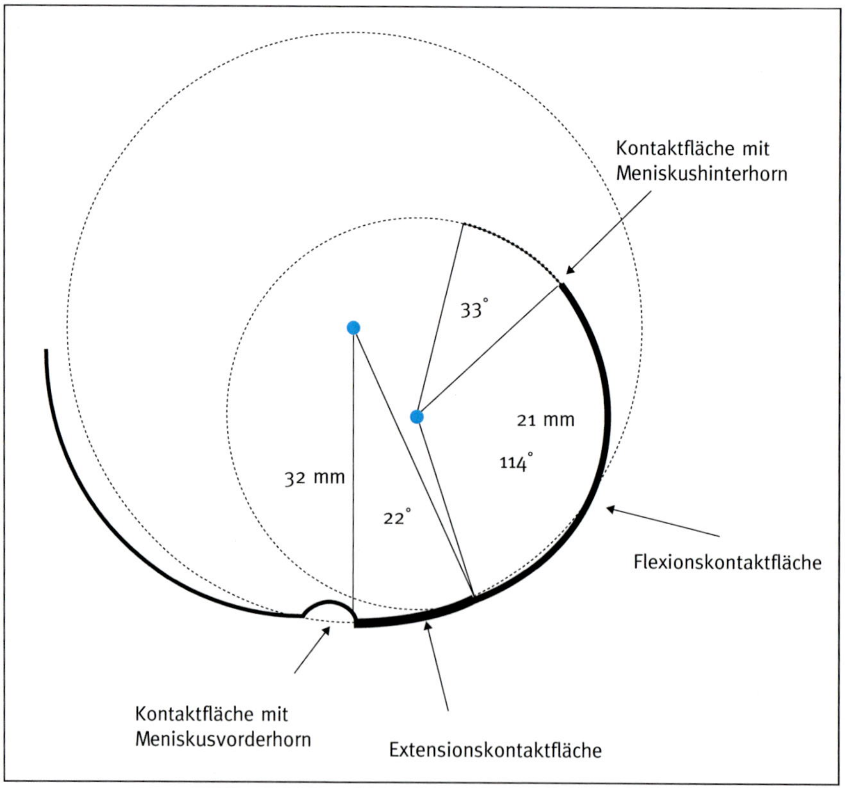

erscheint der mediale Condylus in der Parasagittalebene mit einem unteren und einem hinteren Kreisabschnitt. Der vordere Kreis besitzt einen Radius von 32 mm, der hintere von 22 mm *(☞ Abb. 7.2 und 7.3)*.

Ansicht von lateral

Bei einer Länge des Tibiaplateaus im Parasagittalschnitt von 50 mm beträgt der Radius des lateralen Kreisabschnitts durchschnittlich etwa 20,8 mm (Kurosawa et al., 1985).

Nach Iwaki et al. (2000) bestehen beide Kondylen aus den gleichen Komponenten, der hintere Kreis ist jedoch um 1 mm kleiner und kann manchmal keinen Extensionskontakt herstellen. In dem Fall besteht der gesamte laterale Condylus aus einem einzigen Kreisabschnitt. Die laterale Kontaktfläche ist insgesamt um 6-7 mm kürzer als die mediale (Morrison und Pinskerova, 2003).

Sulcus terminalis

Dieser besteht aus zwei quer verlaufenden Rinnen (Sulcus terminalis medialis und lateralis), die die mediale und laterale Facies patellaris vom medialen und lateralen Condylus abgrenzen. Die laterale Rinne ist tiefer als die mediale. Sie beginnt als dünne Linie in der Fossa intercondylaris und läuft lateral in einer dreieckigen Senke aus. Die kürzere mediale Rinne beschränkt sich auf die mediale Seite des medialen Condylus. Beide Rinnen entstehen durch den Druck, den die Vorderhörner der beiden Menisken ausüben, wenn die Kondylen bei gestrecktem Knie auf ihnen ruhen (Müller, 1982). Sie sind also eigentlich der Abdruck des Meniscus auf dem Condylus. Da das laterale Meniskusvorderhorn dicker und das mediale Meniskusvorderhorn stärker gekrümmt ist, verläuft die laterale Rinne tiefer, länger und schräger als die mediale Rinne (Williams et al., 1989).

Dort, wo der Condylus lateral in die Facies patellaris übergeht, verursacht der Sulcus eine mehr oder weniger tiefe Einkerbung. Wegen des Fehlens einer knöchernen Begrenzung kann die Patella an dieser Stelle lateral luxieren (Müller, 1982).

Im Dach des Sulcus intercondylicus befinden sich vorne die Insertion des hinteren und hinten die Insertion des vorderen Kreuzbands. In der Parasagittalebene ist das Dach um etwa 45° geneigt und verläuft von vorne-unten nach hinten-oben. Auf einer seitlichen, parasagittalen Röntgenaufnahme imponiert dies als sogenannte Blumensaat-Linie. Das vordere Kreuzband schmiegt sich dem Dach während maximaler Extension, das hintere Kreuzband während maximaler Flexion an (Müller, 1982). Da Kniegelenke auch bei gleichem Extensionsausmaß unterschiedliche Dachneigungen haben können, korreliert der Neigungswinkel des Dachs geringfügig mit dem Extensionsausmaß. Das Risiko einer vorderen Kreuzbandruptur durch Hyperextensionstrauma ist erhöht bei einem überstreckbaren Knie, das gleichzeitig ein steiles Dach besitzt. Auch entsteht nach einer vorderen Kreuzbandoperation eher ein Impingement des Implantats gegen das Dach (Howell, 1995).

Die Form der Femurkondylen in der Frontalebene

In einer Ebene lotrecht zur anatomischen Femurachse erstreckt sich der mediale Condylus weiter nach distal als der laterale Condylus. Die Verbindungslinie zwischen den distalen Scheitelpunkten der beiden Kondylen hat einen Neigungswinkel von 8-10° (Tillmann, 1987), womit die physiologische Adduktionsstellung des Femurs kompensiert wird.

Auch in der Frontalebene bildet der hintere Teil des Condylus einen Kreisabschnitt. Der mediale, hintere Kreisabschnitt hat einen Radius von 21,0 mm, der laterale einen Radius von 18,6 mm (Kurosawa et al., 1985).

Die Form der Femurkondylen in der Transversalebene

Wie bereits in der Parasagittal- und Frontalebene, sind die beiden Femurkondylen auch in der Transversalebene nicht symmetrisch (☞ *Abb. 7.4*). Der vordere Abschnitt des medialen Condylus, den Iwaki et al. „Extensionsfazette“

nennen (2000), liegt nicht in der Parasagittalebene, sondern bildet einen 50-60° großen Kreisabschnitt. Am Femur befindet sich das Zentrum dieses Kreises nahe der Innenseite des hinteren Kondylenabschnitts. Während 90° Flexion projiziert das hintere Kreuzband auf den Radius des Kreises.

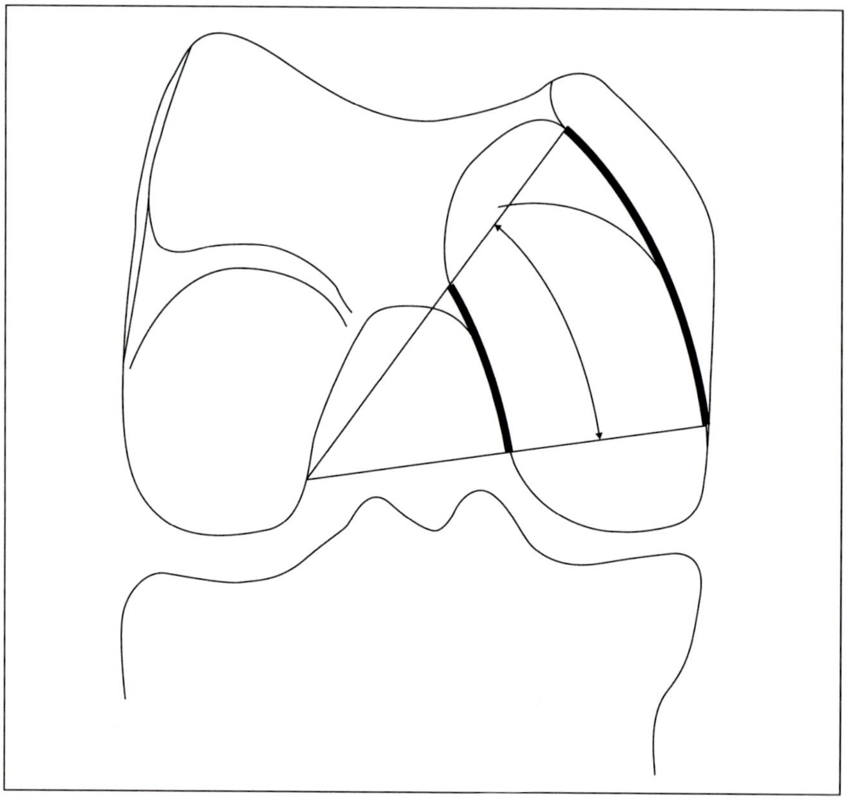

Abb. 7.4: Die Form der Extensionskontaktfläche in der Transversalebene. Die Bogenform des medialen Condylus ist einer von drei ursächlichen Faktoren für die transversale Rotation am Ende der Extensionsbewegung (nach: Fuss, 1992; Müller, 1982)

Tibia

Die proximale Tibiaepiphyse besteht aus einem medialen und einem lateralen Condylus tibiae, die gemeinsam das Tibiaplateau bilden. Dieses hat einen ap-Durchmesser von durchschnittlich 54 mm bei Männern und 49 mm bei Frauen (Stäubli und Rauschning, 1994).

In seinem mittleren Bereich besitzt das Tibiaplateau eine knorpelfreie Zone, die sich in drei Abschnitte aufteilt: in der Mitte die Eminentia intercondylaris, vor dieser die Area intercondylaris anterior, hinter ihr die Area intercondylaris posterior. Die erhöhte Eminentia passt bei gestrecktem Knie genau in die Fossa intercondylaris des Femurs. Ihre beiden Seitenwände sind das Tuberculum intercondylare mediale und das Tuberculum intercondylare laterale. Beide sind mit Knorpel überzogen, der dicker ist als die Knorpelschicht unter den Menisken. Dies nährt die Vermutung, dass sie bei der Übertragung der Belastung vom Femur zur Tibia und umgekehrt eine wichtige Rolle spielen (Putz, 1994). Die gegenüberliegende Kontaktfläche des Femurs ist der bevorzugte Entstehungsort einer Osteochondrosis dissecans.

Der enge Kontakt zwischen der Eminentia und dem Sulcus intercondylicus bringt es mit sich, dass Dehnungsversuche von Kapsel-Band-Strukturen mittels medialer oder lateraler Translationen der Tibia nicht besonders effektiv sind, insbesondere nicht während der ersten 30° Knieflexion, in der die Gelenkflächen besonders eng aufeinander liegen.

Das Tibiaplateau in der Frontalebene

In ihrer Mitte sind die Oberflächen beider Kondylen konkaver als peripher. Dort liegen die Menisken, die zur Area intercondylaris hin in einer kegelförmig ansteigenden, konvexen Erhöhung enden, dem Plateau auf.

Das Tibiaplateau in der Parasagittalebene

Neigungswinkel

In der Parasagittalebene neigt sich das Tibiaplateau gegenüber der anatomischen Längsachse der Tibia von vorne-oben nach hinten-unten. Die Neigung beträgt bei Ungeborenen bis zu 40° und kann bei Erwachsenen immer noch 20-25° betragen. Im Durchschnitt ist der Neigungswinkel jedoch nicht größer als 6-8,5° mit einer Streuung von 4-13° (Dejour und Neyret, 1990; Fuss, 1991a).

An Präparaten entscheidet der Neigungswinkel über das vordere Bewegungsausmaß der Tibia während Achsenkompression. Im Stand wird das vordere Kreuzband aufgrund der Neigung stärker belastet als in unbelasteten Situationen.

Der Neigungswinkel spielt auch eine Rolle bei der vorderen Subluxation der Tibia während Belastung infolge Kreuzbandinsuffizienz. Dejour und Neyret berichteten 1990 über einen Patienten mit angeborener vorderer Kreuzbandaplasie und fehlendem medialen Meniscus. Sie ermittelten eine vordere Tibiatranslation von 30 mm bei einer Plateauneigung von 28°.

In einer anderen Studie berichtet Dejour über eine durchschnittliche Tibianeigung von 10° ±3° bei individuellen Variationen bis zu 9° (1994). Außerdem bestand ein enger Zusammenhang zwischen dem Neigungswinkel und dem Ausmaß der vorderen Translation. Während Stehens auf einem Bein nimmt die vordere Translation je 10° Neigung um 6 mm zu, bei unbelasteter Translation (Lachman-Test) um 3,5 mm (☞ *Abb. 7.5*).

Klinische Bedeutung

Normalerweise hemmt das vordere Kreuzband die vordere Translation der Tibia und wirkt aufgrund seiner schrägen Ausrichtung reaktiv nach hinten und oben auf die Tibia ein. Durch die zunehmende Kompression zwischen Tibia (Bewegung nach oben) und Femur (Bewegung nach unten) endet die Translationsbewegung. Das harte Endgefühl bei einer vorderen Translation oder einer Schaukelgleitbewegung entsteht nicht durch die Anspannung des vorderen Kreuzbands, sondern durch den Aufprall des Tibiaplateaus auf den Femurkondylus. Eine stärkere Neigung des Tibiaplateaus führt – bei gleich bleibender Translation in der Transversalebene – zu einem längeren Weg der beiden Gelenkpartner aufeinander. Jedoch tritt die Kompression erst später auf, wodurch doch noch eine Zunahme der anterioren Bewegung entsteht, die jedoch nicht als Beweis für ein „schlaffes Kreuzband“ herhalten darf. Möglicherweise ist gerade darum die Validität klinischer Diagnosen bei Totalrupturen des vorderen Kreuzbands viel höher als bei Teilrupturen (hartes Endgefühl vorhanden oder nicht vorhanden) (Rose und Gold, 1996; Yoon et al., 1997). Das bedeutet, dass die Messung der absoluten vorderen Translation keine geeignete Methode zur Bestimmung einer vorderen Kreuzbanddehnung ist.

In der Parasagittalebene wird das Gelenkspiel des Knies primär von den Kreuzbändern und der Anatomie des Tibiaplateaus und viel weniger von einer eventuell bestehenden Kapselverkürzung bestimmt. Darum eignen sich Funktionstests nicht zum Nachweis eines Zusammenhangs zwischen Bewegungseinschränkung und Kapselverkürzung.

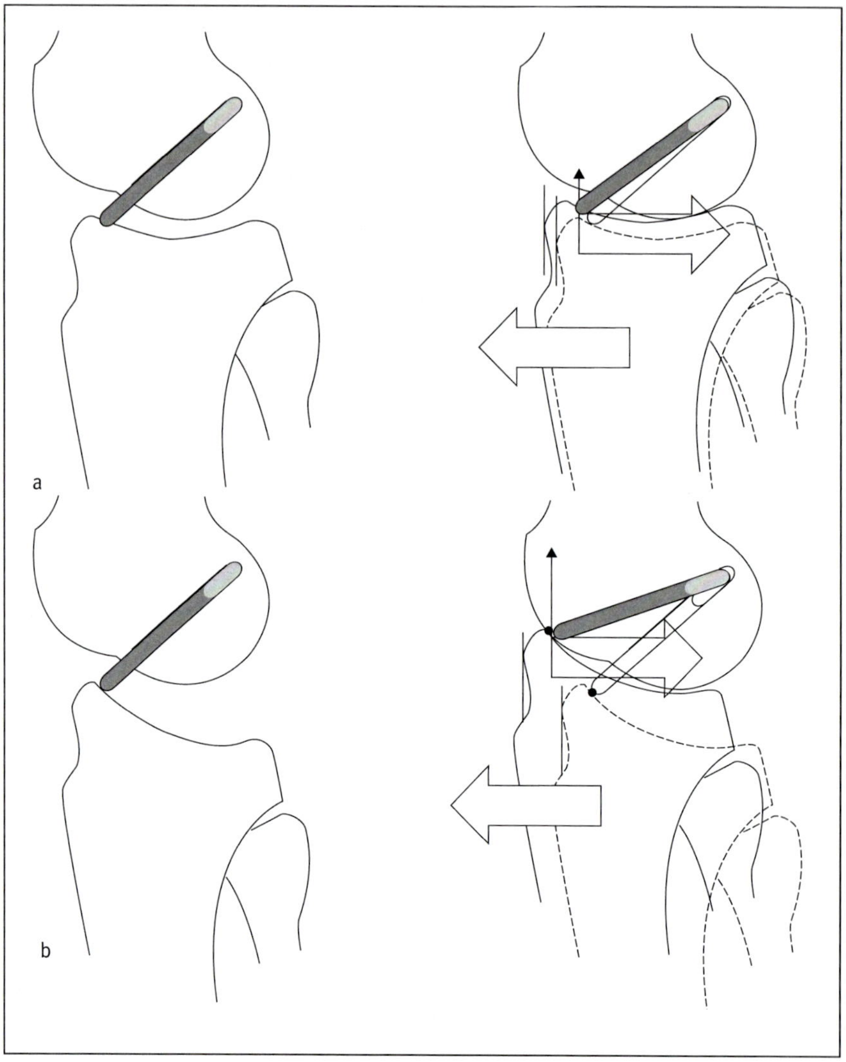

Abb. 7.5: Einfluss der Tibiaplateauneigung auf das vordere Translationsausmaß (Interpretation der Befunde Dejours, 1994)
a) Geringe Neigung, geringe Translation
b) Starker Neigungswinkel, starke Translation

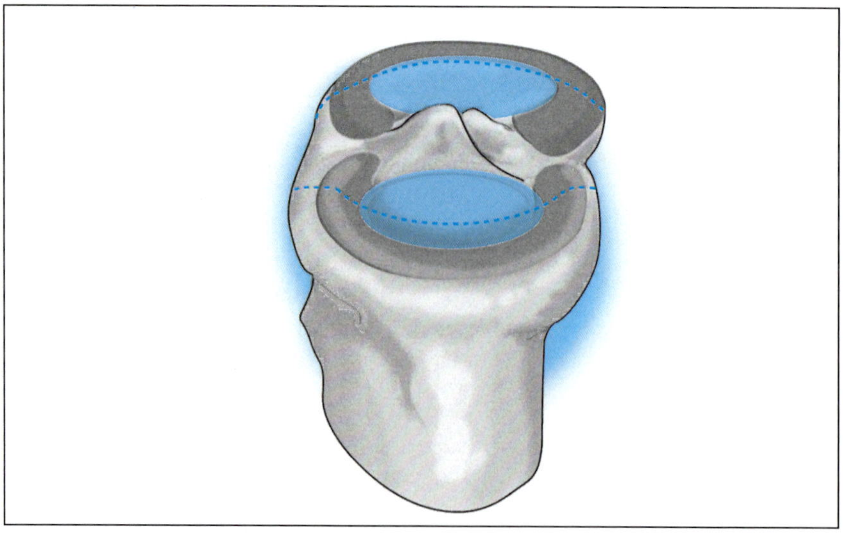

Abb. 7.6: Kontaktflächen des Tibiaplateaus (nach: Iwaki et al., 2000)

Die Form des Tibiaplateaus

Ansicht von medial

Das Tibiaplateau ist in der Parasagittalebene asymmetrisch konkav geformt, wobei der vordere Anteil stärker konkav ist als der hintere (☞ *Abb. 7.6*). Der mediale Anteil besteht aus zwei ebenen Flächen, die in einem stumpfen Winkel zueinander stehen; der laterale Anteil ist eine flache Ebene (Iwaki et al., 2000).

Die vorne gelegene Kontaktfläche, die während maximaler Streckung das mit dem Sulcus terminalis artikulierende Vorderhorn des Meniscus trägt, ist 9 mm lang und verläuft nach hinten und oben. Dahinter befindet sich die sogenannte Extensionskontaktfläche, die im Durchschnitt 17 mm lang und 11° nach hinten und unten zur hinteren Kontaktfläche hin geneigt ist. Diese besteht aus einer 10 mm langen Flexionskontaktfläche, die zwischen 20° (±10°) und 120° Kniebeugung mit dem Femur Kontakt hat. Der hintere Abschnitt der hinteren Kontaktfläche misst etwa 15 mm und hat ausschließlich mit dem Hinterhorn des medialen Meniscus Kontakt (Iwaki et al., 2000) (☞ *Abb. 7.7*).

Die vordere Extensionskontaktfläche ist durch ihre Neigung nach hinten und unten eine Schräge, an der der Condylus zunächst empor rollen muss, bevor er wieder herab gleitet. Das Herabgleiten ist dabei einfacher als die Rollbewegung nach vorne (Rajendran, 1985).

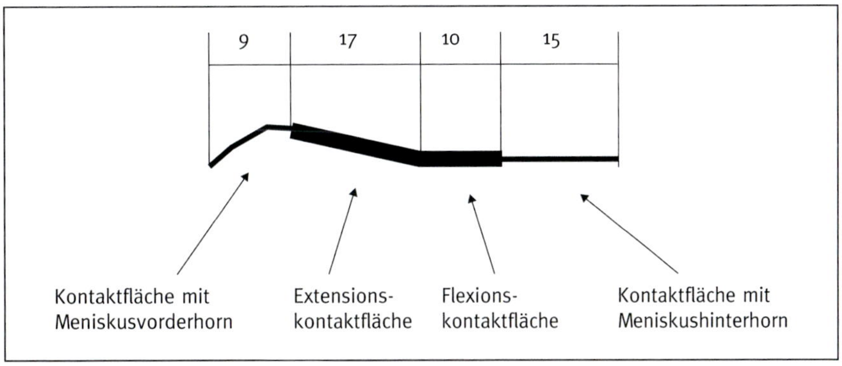

Abb. 7.7: Schematische Darstellung der vier Kontaktflächen des Tibiaplateaus (nach: Iwaki et al., 2000)

Ansicht von lateral

Der laterale Anteil ist kürzer als der mediale und seine Knorpelbekleidung ist eher konvex als konkav gekrümmt. Die von vorn nach hinten verlaufende, dicke Knorpelschicht im mittleren Abschnitt sorgt insgesamt für eine konvexe Gelenkoberfläche (Putz, 1995), was dem lateralen Kompartment eine höhere Beweglichkeit, aber auch eine Neigung zur Instabilität verleiht (Kujala et al., 1992).

Auf lateralen Röntgenaufnahmen fanden Malghem und Malgague (1986) in allen untersuchten Fällen ein konkav geformtes mediales und in 62,5% der Fälle ein konvex geformtes laterales Tibiaplateau. Der Knorpelanteil der Konvexität am Knorpel des gesamten Kniegelenks liegt dabei mit 11%-16% höher als der Knorpelanteil des konkaven medialen Abschnitts (7%-12%) (Eckstein et al., 1998).

Auch Kurosawa et al. (1985) weisen auf den Formunterschied der medialen und lateralen Gelenkflächen hin. Sie fanden während belasteter Kniebeugung zwischen 0° und 30° eine Translation des medialen, nicht aber des lateralen Condylus um 3 mm nach unten und erklärten dies damit, dass der mediale im Gegensatz zum lateralen Condylus eine hintere Rollbewegung in die Senke des Tibiaplateaus macht.

Von vorn nach hinten besteht das laterale Tibiaplateau zunächst aus einer 11 mm langen und nach hinten-oben verlaufenden Kontaktfläche, die während maximaler Streckung das Vorderhorn des Meniscus trägt, gefolgt von einer

24 mm langen Kontaktfläche in der lateralen femorotibialen Zone, die als einzige direkten Kontakt mit dem Gelenkknorpel des Femurs hat. Schließlich folgt die hintere Kontaktfläche, die ebenfalls 11 mm lang ist, nach hinten-unten verläuft und erst ab 90° Kniebeugung mit dem lateralen Meniscus artikuliert (Iwaki et al., 2000) *(☞ Abb. 7.8).*

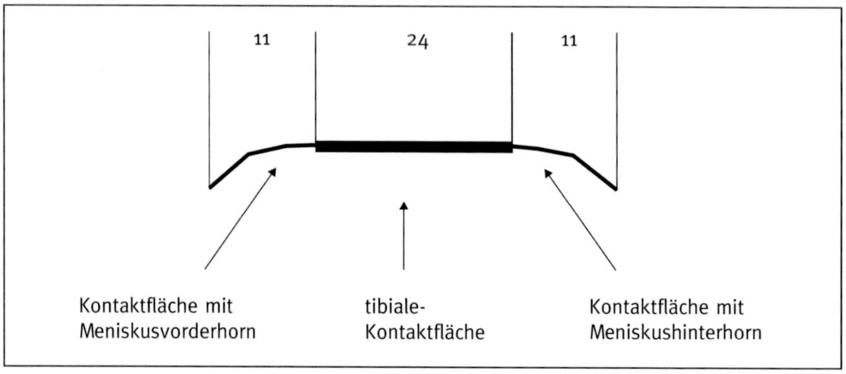

Abb. 7.8: Schematische Darstellung der drei Kontaktflächen des lateralen Tibiaplateaus (nach: Iwaki et al., 2000)

Die Neigung der vorderen Extensionskontaktfläche nach hinten und oben begünstigt das Abrollen des lateralen Condylus während der Extension und erschwert die kompensatorische Gleitbewegung nach hinten (Rajendran, 1985).

Die Form des Tibiaplateaus in der Parasagittalebene beeinflusst das Ausmaß der Kreuzbanddehnung, die durch Einwirkung einer äußeren, vorderen oder hinteren Scherkraft unter gleichzeitigem Achsendruck entsteht. Ist das Tibiaplateau eben, dann ist während dieser Belastung nur der Winkel zwischen dem Tibiaplateau und dem Kreuzband von Bedeutung. Liegt das Plateau außerdem horizontal, dann spielt die axiale Belastung keine Rolle mehr.

Insbesondere bei großen axialen Belastungen können Krümmungen des Tibiaplateaus die Spannung der Kreuzbänder beeinflussen *(☞ Abb. 7.9).* Unabhängig davon, ob das Plateau horizontal liegt, werden Krümmungen dazu führen, dass die Berührungslinie auf der Kontaktfläche nicht immer lotrecht zur axialen Krafteinwirkung steht. Dadurch wird die axiale Belastung nicht nur zu einer Kompression, sondern auch zu einer Verschiebung führen.

Bei Gelenkkontakt mit dem konkav geformten vorderen, medialen Tibiaplateau wird das Femur sich nach hinten verschieben. Bei Gelenkkontakt mit dem konvex geformten hinteren, lateralen Tibiaplateau wird das Femur sich ebenfalls nach hinten verschieben. Eine axiale Belastung führt demnach sowohl in Extension als in Flexion in Höhe des medialen und lateralen Tibiaplateaus zu einer nach vorn gerichteten Scherkraft, womit im Übrigen eine der zahlreichen Erklärungen für die transversale Rotationskomponente bei Flexions- und Extensionsbewegungen des Knies genannt ist. Umgekehrt wird eine von außen auf das Knie einwirkende Scherkraft durch Hinzukommen einer Achsenkraft entweder verstärkt oder verringert. Letzteres hängt davon ab, ob die Scherkraft in der gleichen oder in der entgegengesetzten Richtung entsteht. Beispielsweise kann ein Neigungswinkel der Berührungslinie von nur 7,8° in Richtung der äußeren Krafteinwirkung trotz großer axialer Belastung die Spannung des Kreuzbands auf ein Minimum reduzieren. Kehrt sich der Neigungswinkel um, dann wird die Spannung zunehmen, beispielsweise bei einer vorderen Verschiebung der Tibia mit konkavem medialen Plateau während Kniestreckung. Ein konvexes laterales Tibiaplateau schützt das hintere Kreuzband während der Kniebeugung vor Überdehnung, da eine nach hinten gerichtete Scherkraft entsteht (Chan und Seedhom, 1995).

Das Tibiaplateau in der Transversalebene

Das laterale Tibiaplateau ist eher dreieckig als rund geformt und kleiner als das ovale mediale Plateau, das einen größeren ap-Durchmesser besitzt (Putz, 1995).

Die Oberfläche des medialen Tibiaplateaus beträgt durchschnittlich 1.056 mm^2, die des lateralen Tibiaplateaus 754 mm^2 (Bringmann et al., 2000).

Eminentia intercondylaris

Die Eminentia intercondylaris ist ein Höcker, der die Bewegungen von Femur und Tibia während endgradiger Streckung und beginnender Beugung unterstützt und dabei transversale Rotationen sowie Valgus-Varusbewegungen und laterale Scherbewegungen hemmt (Goodfellow und O'Connor, 1978).

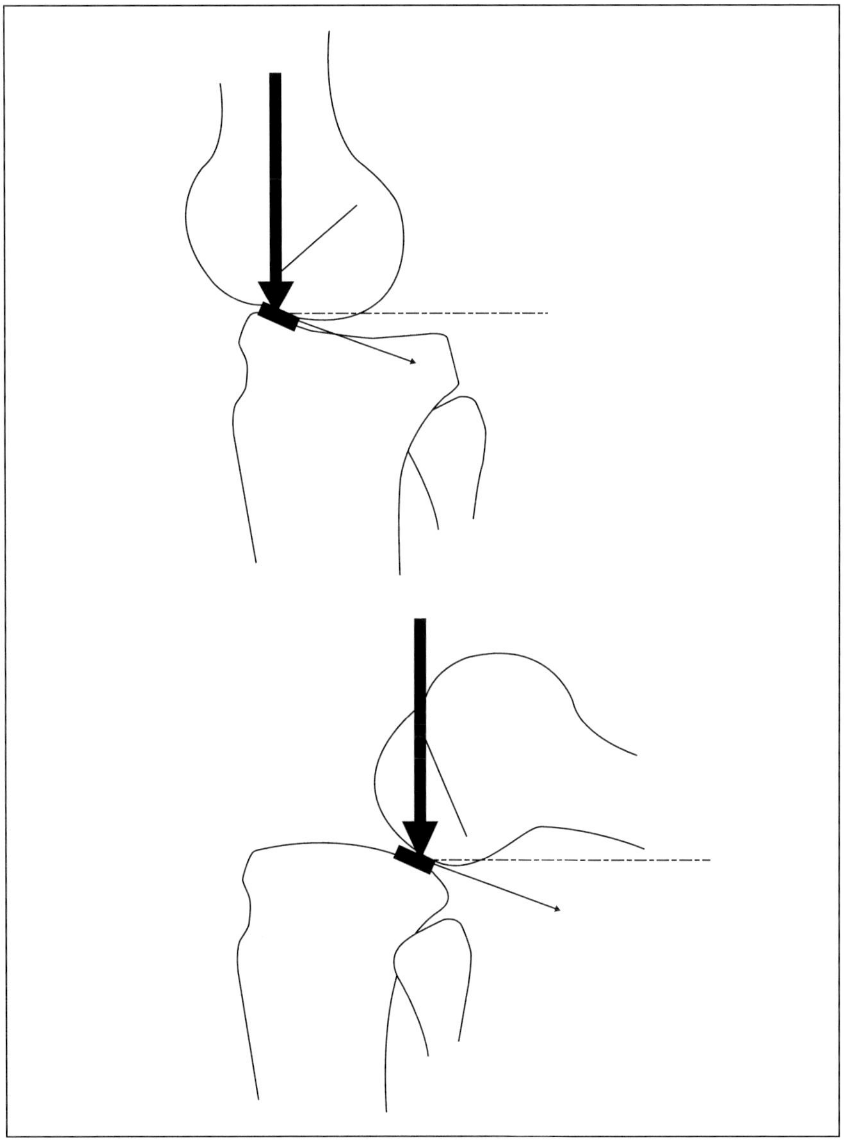

Abb. 7.9: Der Einfluss der Krümmung auf die Schubkraft während axialer Belastung (nach: Chan und Seedhom, 1995)

Angesichts des dicken Knorpelüberzugs auf den Seitenwänden der Eminentia und auf den gegenüber liegenden Innenwänden der Femurkondylen findet an diesen Stellen die größte Kraftübertragung statt (Müller, 1982).

Die Eminentia dient auch als Drehspindel für den medialen Femurkondylus, der während endgradiger Kniestreckung und beginnender Knieflexion mit

Hilfe des hinteren Kreuzbands eine rotatorische Bewegungskomponente zu Stande bringen muss (Fuss, 1992).

Fabella

So bezeichnet man ein teils knöchernes oder knorpeliges, gelegentlich auch verdickt-bindegewebiges Sesambein in der Sehne des lateralen Kopfes des M. gastrocnemius. Es gehört zum Caput fibulae, das während der Embryogenese gegenüber dem Femur und der schneller wachsenden Tibia distal zurückbleibt (Fabbricciani und Oransky, 1990).

In der klassischen Fachliteratur wird nur die knöcherne Variante (Sarin et al., 1999; Houghton-Allen, 2001), die bei 8 % der Menschen vorkommt, als Fabella bezeichnet (Fabbricciani und Oransky, 1990). In einer Studie von Terry und LaPrade (1996) wird bei 5 von 25 Präparaten über das Bestehen einer knöchernen Fabella berichtet, jedoch wurde bei den übrigen Präparaten immer auch eine fabellaähnliche Struktur gefunden.

Das Sesambein ist eine wichtige Insertionsstelle mehrerer Bänder, beispielsweise des Ligamentum fabellofibulare und des Ligamentum popliteum obliquum, die beide zum Ligamentum popliteum arcuatum gehören (Müller, 1982).

Im Laufe des Lebens kann die Fabella verknöchern. Müller (1982) stellte zehn Jahre nach einem schweren Knietrauma eines Patienten radiologisch eine Verknöcherung der Fabella fest.

Cyamella

Als Cyamella bezeichnet man ein Sesamknöchelchen in der Sehne des M. popliteus, und zwar in direkter Nachbarschaft des Übergangs vom Muskel zur Sehne, das bei anderen Primaten häufiger vorkommt als beim Menschen (Le Minor, 1992). Es artikuliert mit der Gelenkfläche des lateralen Femurkondylus und liegt ganz nahe am Caput fibulae.

Sesamkno-chen entwickeln sich einmal in Sehnen, die sich um knöcherne Höcker winden. Ihre Entstehung ist aber auch genetisch bedingt (Sarin et al., 1999). Daraus folgern wir, dass während Extension sowohl die Gastroknemiussehne als auch die Sehne des M. popliteus auf den hinteren Anteil des Condylus lateralis femoris Druck ausüben. Der beweglichere laterale Condylus benötigt nämlich eine stärkere Steuerung als der mediale.

7.2.2 Kapsel-Band-Apparat

The knee is a harmonious symphony of ligaments, in which not one stands alone (Anonymus).

Wahrscheinlich ist die Funktion der Ligamente im Bereich des Knies eines der am weitesten erforschten Gebiete des Bewegungsapparates der letzten Jahrzehnte *(☞ Abb. 7.10)*.

Man unterscheidet zunächst einmal zentrale und periphere Weichteile des Knies. Zentral befinden sich die Kreuzbänder, die Menisken, die Meniskofemoralbänder sowie Bandstrukturen zwischen den Menisken. Peripher ist die Gelenkkapsel mit ihren ligamentären Verstärkungen und Sehnenausläufern.

Abb. 7.10: Übersicht der Kapsel-Band-Strukturen im Bereich des Knies
1 Ligamentum patellae
2 Femorotibiale Gelenkkapsel
3 Ligamentum meniscotibiale
4 Bursa
5 Ligamentum collaterale mediale superficiale
6 Ligamentum collaterale mediale posterius
7 M. semimembranosus
8 Ligamentum popliteum obliquum
9 Ligamentum popliteum arcuatum
10 Ligamentum popliteofibulare
11 M. biceps femoris, Caput breve
12 M. biceps femoris, Caput longum
13 Ligamentum collaterale laterale
14 Tractus iliotibialis
15 Hoffa-Fettkörper
16 Ligamentum transversum
VKB = vorderes Kreuzband
HKB = hinteres Kreuzband

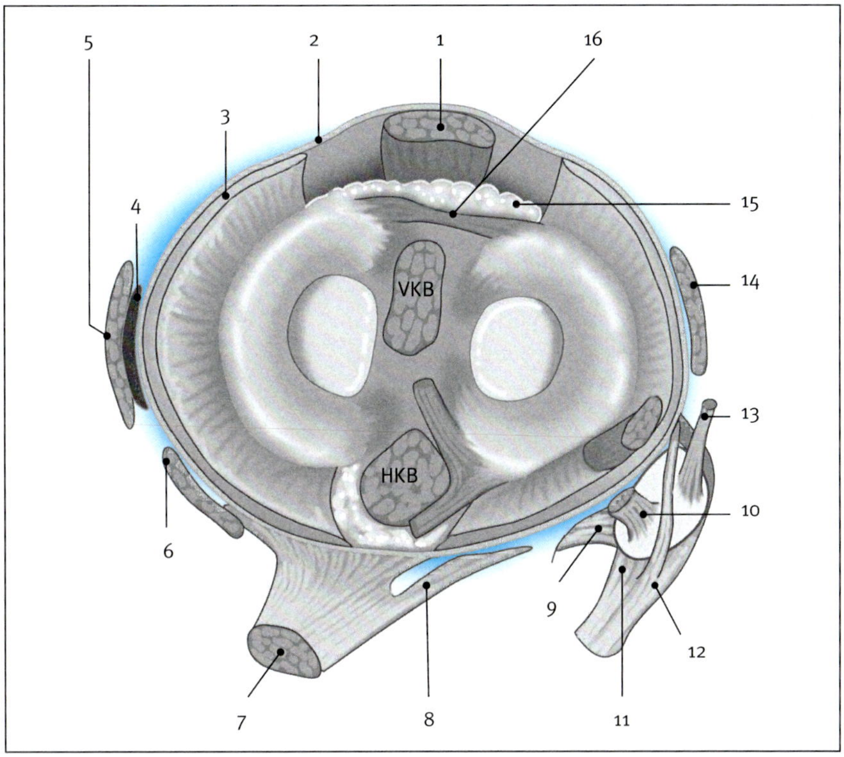

Kreuzbänder

Entwicklung

Nach Tillmann (1974) besitzt ein Embryo bereits im Alter von zehn Wochen Kreuzbänder, also bevor sich die Gelenkhöhle und andere Kniestrukturen herausbilden. Ratajcak (2000) beschreibt zunächst die Entstehung einer homogenen Zone (Entwicklungsstadium 18, ES18, Mitte der 6. Woche) und anschließend die Entstehung der peripheren Menisken und der zentralen Kreuzbänder (ES19). Die übrigen Strukturen entstehen am Ende der embryonalen Phase während ES20 bis ES23 (7. und 8. Woche) (Williams et al., 1989).

Abb. 7.11: Kreuzbänder des Knies (nach einer Graphik von Huiskes und Blankevoort, 1990)

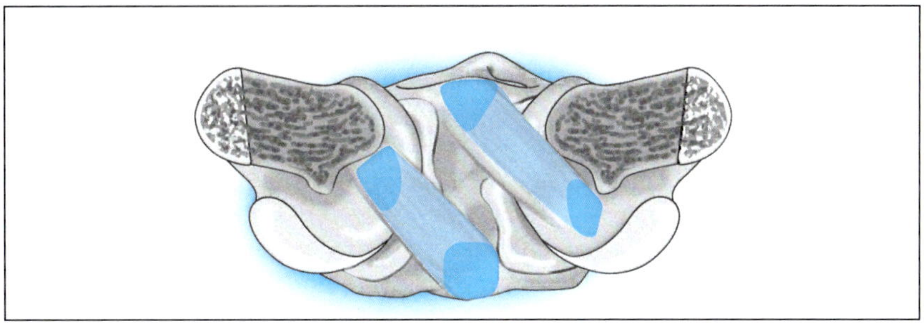

Dagegen meinen Merida-Velasco et al. (1997), dass sich im ES20 zunächst das Ligamentum patellae und im anschließenden ES21 die Kreuzbänder herausbilden. Das Ligamentum collaterale laterale werde – wie auch der M. popliteus – erst im ES23 geformt. Das Ligamentum collaterale mediale entsteht in der 9. und das Ligamentum meniscofemorale posterius in der 10. Woche. Während der 12. Woche bildet sich das Corpus adiposum infrapatellare (Hoffa-Fettkörper), und mit der Formation der Bursa suprapatellaris in der 14. Woche ist das Kniegelenk komplett.

Zum Zeitpunkt der Entstehung des Gelenkspalts wird das Kniegelenk in der Mitte durch ein breites Septum (Mediastinum genus) in zwei Hälften geteilt (Doskocil, 1984).

Histologie

Histologisch bestehen beide Kreuzbänder vorwiegend aus Bündeln vom Kollagentyp I mit dazwischen Fibrillen vom Kollagentyp III. Der häufigste Zelltyp zwischen den parallel liegenden Fasern ist der länglich geformte Fibroblast. Die Kollagenverteilung innerhalb eines Kreuzbands ist nicht homogen. In beiden Bändern ist der Kollagenanteil im vorderen Bereich höher als im hinteren Bereich (vorderes Kreuzband: 25 % höher; hinteres Kreuzband: 10 % höher). Im mittleren Bereich des vorderen Kreuzbands lag die Kollagendichte um 9 % höher, im hinteren Kreuzband um 24 % höher als im Bereich der Insertion (Mommersteeg et al., 1994). Beide Ligamente besitzen eine Knorpelzone. Diese befindet sich im vorderen Kreuzband 5-10 mm proximal der tibialen Insertion, im hinten Kreuzband in der Mitte. Die Zellen dieser Zonen gleichen eher Chondrozyten. Sie sind rund, in Säulen angeordnet und umgeben von Kollagen des Typs II (Petersen und Tillmann, 1999).

Diese Zonen sind demnach mehr Kompressions- als Zugkräften ausgesetzt, was im vorderen Kreuzband vom Kontakt mit der vorderen Begrenzung der Fossa intercondylaris während Extension herrührt. Im hinteren Kreuzband entsteht während Flexion ein vergleichbarer Kontakt mit dem Dach der Gelenkhöhle. Auch Torsionen des hinteren Kreuzbands können hier eine Rolle spielen (Petersen und Tillmann, 1999). Ferner ist bekannt, dass beide Bänder sich während Flexion und Innenrotation gegeneinander pressen, womit möglicherweise erklärt ist, warum sie in der Mitte am dünnsten sind und erst zu den knöchernen Insertionen hin breiter werden (Mommersteeg et al., 1995).

Wegen der Inhomogenität der Kollagenverteilung ist es nicht möglich, vergleichende Studien der Dehnungseigenschaften von Kreuzbandfasern durchzuführen (Pioletti et al., 1995).

Faserbündel der Kreuzbänder

Die Faserbündel des Kreuzbands liegen nicht voneinander unabhängig in ihrer hydrophilen Interzellularsubstanz, sondern bilden miteinander ein komplexes, dreidimensionales Geflecht (Neurath und Stofft, 1992; Hirokawa und Tsuruno, 2000). Sie bestehen aus Fibrillen, die ihrerseits aus Bündeln von Mikrofibrillen zusammengesetzt sind. Längen- und Lageveränderungen der Fibrillen sorgen für die Stabilisierung des Gittergeflechts. Längenveränderungen der Fibrillen entstehen durch Formveränderungen in der Länge oder in der Breite.

Verschiedene Modelle versuchen, die Funktion der Kreuzbänder zu beschreiben. Gelegentlich wird ein Kreuzband als ein einziges Faserbündel betrachtet (Huson, 1974; Menschik, 1974, 1987), häufiger jedoch unterscheidet man zwei Anteile, deren Dehnungsverhalten während Flexion und Extension vom Aufbau der femoralen Insertion bestimmt wird (Girgis et al., 1975; Furman, 1976; Arnoczky und Marshall, 1977; Müller, 1982; Bach und Hull, 1998; Harner et al., 1999). Am vorderen Kreuzband unterscheidet man ein anterior-mediales und ein posterior-laterales Bündel sowie gelegentlich auch ein intermediäres Bündel (Norwood und Cross, 1979; Amins und Dawkins, 1991). Amis und Dawkins (1991) sind der Auffassung, dass keine der Fasern isometrisch ist. Das posterior-laterale Bündel dehnt sich während Extension und das anterior-mediale Bündel während Flexion. Damit leisten sie einen proportionalen Beitrag zur Stabilisierung des Knies mit dem Risiko partieller Rupturen in den erwähnten Stellungen.

Am hinteren Kreuzband unterscheidet man ein anterior-laterales und ein posterior-mediales Bündel (Race und Amis, 1994). Gelegentlich wird unter der

Bezeichnung Ligamentum obliquum posterius noch ein weiteres Bündel beschrieben (Inderster et al., 1995).

Mommersteeg et al. (1995, 1996, 1997) meinen, dass die Kenntnis des Dehnungsverhaltens von vier bis zehn vorne und hinten gelegenen Bündeln ausreicht, das Dehnungsverhalten des gesamten Kreuzbands zu verstehen.

Sie unterteilten das vordere Kreuzband in ein posteriores, ein posterior-laterales, ein zentrales, ein anterior-laterales, ein anterior-mediales und ein anteriores Bündel, das hintere Kreuzband in ein posteriores, ein posterior-laterales, ein posterior-mediales, ein anterior-laterales, ein anterior-mediales und ein anteriores Bündel.

Auf der Grundlage von 22 und 130 Kniepräparaten konnten weder Fuss (1989) noch Friederich et al. (1992) den Nachweis für das Vorhandensein von zwei oder drei Kreuzbandbündeln führen. Fuss (1991c) bringt es am treffendsten auf den Punkt mit den Worten: *The cruciate ligaments do not have any distinct anatomical division ...*

Nach Appel und Gradinger (1989) verlaufen die Fasern der Kreuzbänder nicht parallel, sondern in Form eines Scherengitters *(☞ Abb. 7.12)*.

Abb. 7.12: Anatomie der Kreuzbänder am Beispiel des vorderen Kreuzbands (nach: Appel und Gradinger, 1989)

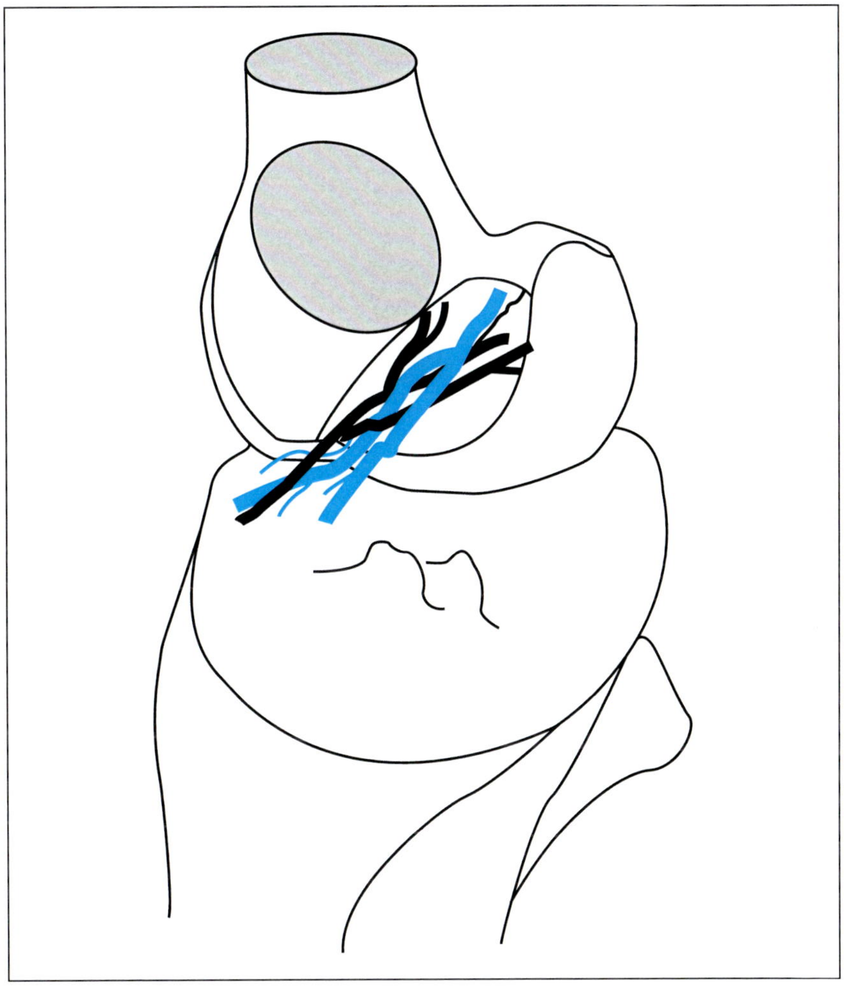

Von einem gemeinsamen tibialen Ursprung ausgehend, verzweigen sie sich und inserieren breit gestreut am Femur. Fasern, die von verschiedenen Ursprungsstellen am Femur ausgehen, können sich zu einer einzigen tibialen Insertion zusammenfinden. Da die Verzweigungen dreidimensional ausgerichtet sind, verändern sich durch erhöhte Bandspannung die Winkel zwischen ihnen.

Tatsache bleibt, dass niemals alle Kreuzbandanteile gleichzeitig angespannt sind. Zur Untersuchung ihres Dehnungsverhaltens muss man daher eine künstliche, nicht-anatomische Einteilung wählen (Fuss, 1989; Blankevoort et al., 1991a; Mommersteeg et al., 1995).

Die künstlichen, anatomischen Einteilungen von Fuss (1989) und Mommersteeg et al. (1995) stimmen weitestgehend überein.

Lediglich die Unterverteilung und die Menge der Faserbündel waren von Präparat zu Präparat verschieden (Mommersteeg et al., 1995).

Die meisten der weltweit zahllosen Kreuzbandstudien dienen entweder dem Verständnis der Pathomechanik oder zur Entwicklung neuer Rekonstruktionstechniken und Prothesen.

Studien der Pathomechanik beschäftigen sich vor allem mit pathologischer Schlaffheit und deren Folgen für die Kapsel-Band-Strukturen des Knies (Operationstechniken, Reha). Biomechanische Studien dienen der Weiterentwicklung der Knieprothetik. Letztere sind auch für die Manualtherapie von Interesse, weil aus ihnen der Einfluss der gelenknahen Weichteile auf die Kniebeweglichkeit hervorgeht. So verstehen wir es immer besser, Kapseldehnungen unter Ausschluss der nicht-kapsulären Bänder durchzuführen.

Biomechanische Erkenntnisse beruhen jedoch immer auf der Untersuchung an Leichenteilen, also an leblosem Gewebe. Besser wäre es, wenn man am lebenden Menschen in belasteter und unbelasteter Stellung und über das gesamte Bewegungstrajekt des Knies Daten über das Bandverhalten ermitteln könnte.

Auch die Methode der Datenerhebung ist wichtig. Zweidimensionale Studien erlauben nur Rückschlüsse über das Verhalten in einer Ebene. Die Messergebnisse von Hautsensoren können durch Verschiebungen der Haut gegenüber dem Knochen verfälscht sein.

Mathematische Modelle haben den Nachteil, dass nicht alle Parameter berücksichtigt werden können. Die meisten dieser Modelle beschreiben das Bewegungsverhalten im Bereich zwischen 0° und 90° Kniebeugung korrekt. Mit Hyperextension und Flexion bis 120° befassen sich dagegen nur wenige, mit maximaler Flexion praktisch kein Modell (Hefzy et al., 1998). Gerade Letzteres wäre aber für jeden Therapeuten wichtig, der häufig mit endgradigen Flexionseinschränkungen zu tun hat.

Vorderes Kreuzband (Ligamentum cruciatum anterius)

Aufbau

Obwohl in der medizinischen Fachliteratur seit langem und oft behandelt, führen Fragen der Anatomie, der Funktion und der Therapie des vorderen Kreuzbands immer wieder zu Kontroversen (Wroble und Brand, 1990).

Im Vergleich zum hinteren Kreuzband besitzt das vordere Kreuzband mehr Fasern vom verbindenden Kollagentyp VI. Es hat dünnere, aber auch stärker verzweigte Fibrillen, bildet komplexere Netze und besitzt mehr elastische Elemente (Neurath et al., 1991). Im Bereich der Insertionen kommen die Kollagentypen III und VI häufiger in der Interzellularsubstanz vor. Das vordere Kreuzband besitzt aber auch weniger Kollagen vom Typ IV als das hintere Kreuzband (Neurath und Stofft, 1992a) und hat von allen Bändern im Kniebereich die niedrigste Kollagendichte (Mommersteeg et al., 1994). Seine elastischen Anteile bestehen aus Elastin- und Oxytalanfasern.

Durch ihre transversale, vertikale und parasagittale Orientierung sind die Fibrillenbündel des vorderen Kreuzbands so ineinander verwoben, dass sich ein dreidimensionales Gitter bildet (Neurath und Stofft, 1992).

Auch Sakane et al. (1997) sind der Meinung, dass das vordere Kreuzband wegen der komplexen Anordnung seiner Fasern nicht als uniforme Struktur betrachtet werden darf (Sakane et al., 1997). Anders als bei gewöhnlichen Ligamenten versetzen die unterschiedliche Ausrichtung seiner Bündel, die komplexe Mikrostruktur und der überdurchschnittliche Anteil elastischer Fasern das Band in die Lage, mehrachsigen, variierenden und unkonstanten Zugbelastungen zu widerstehen (Strocchi et al., 1992).

Nach Strocchi et al. (1992) besteht das vordere Kreuzband aus wellenförmigen Fasern, deren größter Anteil mehr oder weniger, aber nicht wirklich parallel zur Längsachse des Bandes verläuft. Auch der Verlauf größerer Bündel ist wellenförmig.

Der Durchmesser seiner Kollagenfibrillen beträgt zwischen 20 und 155 Nanometer (nm) bei einem Durchschnitt von 74 nm (Neurath und Stofft, 1992b). Dieser Durchmesser ist distal am größten und nimmt in proximaler Richtung ab. Beim hinteren Kreuzband kehrt dieser Verlauf sich um (Baek et al., 1998).

Die femorale Insertion neigt mehr zur Parasagittalebene hin und hat etwa die Form eines Trapezabschnitts (Neurath und Stofft, 1992) oder einer Ellipse (Fuss, 1989), deren gekrümmter Teil parallel zum direkt angrenzenden Teil des Condylus verläuft. Sie ist kleiner als die femorale Insertion des hinteren Kreuzbands (Fuss, 1989) und maximal 18-29 mm lang sowie 9-20 mm breit *(☞ Abb. 7.13).*

Abb. 7.13: Die Insertionen der Kreuzbänder (nach: Fuss, 1989)
VKB = vorderes Kreuzband
HKB = hinteres Kreuzband

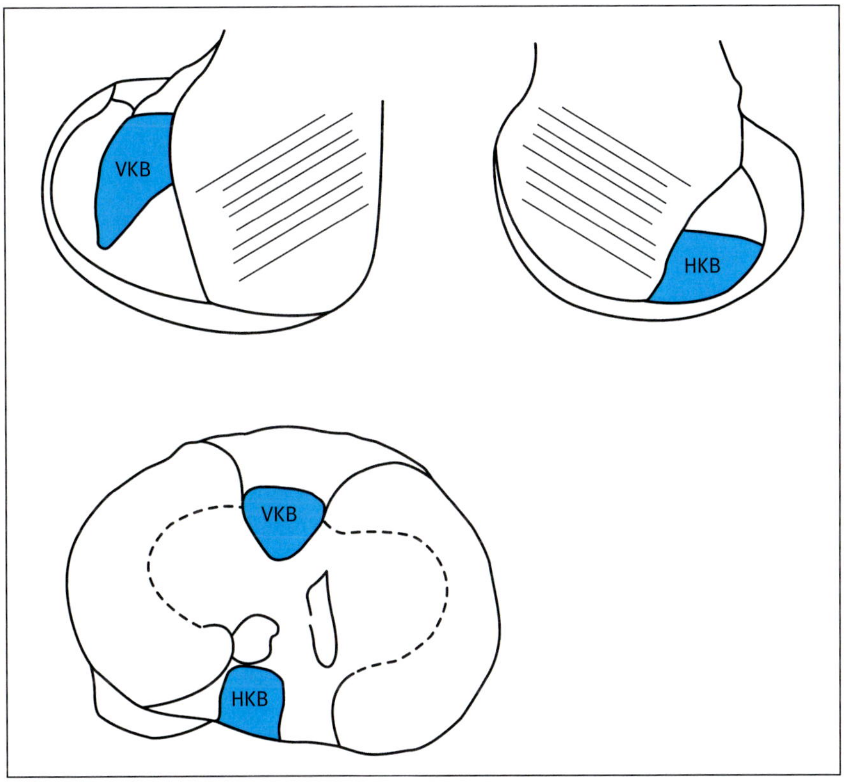

Die Oberfläche der femoralen Insertion ist mehr als doppelt so groß wie die der tibialen Insertion. In Höhe der tibialen Insertion ist das vordere Kreuzband nämlich aufgrund eines höheren Anteils an Kollagenfasern erheblich steifer als an der Femurseite, wo Kollagenbündel dominieren (Fuss, 1989).

In der Parasagittalebene strahlt das vordere Kreuzband in Richtung seiner knöchernen Insertionen aus. Der Längsschnitt seiner femoralen und tibialen Insertion misst das Drei- bis Fünffache seines Längsschnitts im Mittelteil (Harner et al., 1999). Proximal und distal ist der Längsschnitt also größer als in der Mitte (Harner et al., 1995b). Im Querschnitt ist das vordere Kreuzband in der

Mitte eher oval – mit dem größeren Durchmesser in ap-Richtung – und zum Femur hin eher rund geformt.

Flexion und Extension beeinflussen nicht das Ausmaß, wohl aber die Form der Durchschnitte (Harner et al., 1995). Während Extension beträgt der Winkel zwischen dem vorderen Kreuzband und dem Tibiaplateau durchschnittlich 52,3° (parasagittale Kernspinaufnahme) (Murao et al., 1998). Während der Flexion verkürzt sich der Winkel zwischen den isometrischen Fasern und dem Tibiaplateau um etwa 30°. Das bedeutet, dass zu einem Bewegungsausmaß zwischen Tibia und Femur von 140° ein Bewegungsausmaß des vorderen Kreuzbands von etwa 110° gehört (Lu und O'Connor, 1996).

In der Transversalebene gleicht die tibiale Insertion des vorderen Kreuzbands einem gleichseitigen Dreieck mit abgerundeten Ecken (Basis: 16-29 mm, Höhe: 17-31 mm). Das Dreieck liegt mitten in der vorderen Area intercondylaris, etwa 13,5 mm (Frauen) und 15 mm (Männer) hinter dem vorderen Rand der Tibia, zu dem eine seiner Seiten parallel verläuft (Stäubli und Rauschning, 1994). Die gegenüber liegende Ecke befindet sich nahe der Spitze der Eminentia intercondylaris. Bei 26 von 32 Präparaten fand sich eine Faserbrücke zum Vorderhorn des lateralen Meniscus (Neurath und Stofft, 1992), bei zwei Präparaten zum Hinterhorn des lateralen Meniscus und bei einem Präparat zum Vorderhorn des medialen Meniscus.

Der vordere Rand der tibialen Insertion des hinteren Kreuzbands liegt 6,7 mm hinter dem hinteren Rand des vorderen Kreuzbands und 10,9 mm hinter dem Zentrum des vorderen Kreuzbands in der Parasagittalebene (Hutchinson und Bae, 2001).

Im Vergleich zur breiten tibialen Insertion ist die femorale Insertion in der Frontalebene sehr schmal.

Fuss (1989) und Mommersteeg et al. (1995) stoßen im vorderen Kreuzband auf den gleichen künstlichen oder auch funktionellen Faserverlauf (☞ *Abb. 7.14*). Beide Autoren beschreiben Faserverbindungen zwischen

- femoral-anterior und tibial-anterior,
- femoral-proximal und tibial-medial,
- femoral-posterior und tibial-posterior,
- femoral-distal und tibial-lateral.

Friederich und O'Brien (1990) melden Verbindungen zwischen

- femoral-superior und tibial-anterior,
- femoral-inferior und tibial-posterior,
- femoral-posterior und tibial-medial,
- femoral-anterior und tibial-lateral,
- femoral-zentral und tibial-zentral.

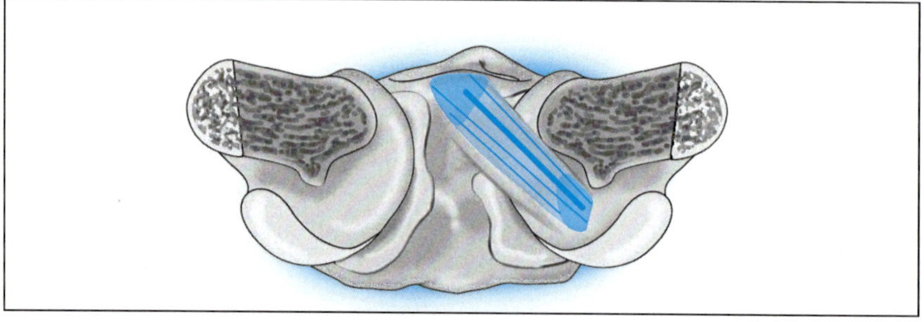

Abb. 7.14: Schematische Darstellung der Bündel des vorderen Kreuzbands (Fuss, 1989; nach: Huiskes und Blankevoort, 1990)

Beschrieben werden fünf Regionen, in denen isometrische Bündel inserieren, und zwar femoral-anterior, in der Mitte zwischen proximal und distal und tibial-anterior.

Mommersteeg et al. (1995) bemerkten, dass bestimmte Faserbündel zwar stellenweise, nicht aber durchgehend, parallel verlaufen, beispielsweise in Femurnähe parallel und in Tibianähe nicht-parallel.

Das durchschnittliche vordere Kreuzband ist 33-34 mm lang und 5 mm dick (Odensten und Gillquist, 1984; Boisgard et al., 1999a). Nach Fuss (1989) sind die vorderen Fasern am längsten und die hinteren Fasern am kürzesten. Friederich et al. (1992) entdeckten Fasern mit einer Länge von 37 mm. Boisgard et al. (1999a) ermittelten 44,4 mm für die vorderen Fasern, 29,7 mm für die intermediären Fasern und 28,5 mm für die posterior-lateralen Fasern. Demnach sind die vorderen Fasern etwa 30 % länger als die übrigen Fasern. Wegen der tordierten Position des Kreuzbands vermitteln Längenangaben nur einen allgemeinen Eindruck (Hackenbruch, 1990).

Grundsätzlich ist das vordere Kreuzband stärkeren Torsionskräften und das hintere Kreuzband eher Zugkräften ausgesetzt (Neurath et al., 1991).

Bei einer Krafteinwirkung von 63 kg dehnt sich das vordere Kreuzband zunächst um 7,8 mm (30,5 %) aus und reißt dann ab. Die elastische Deformation endet bei 56,4 kg und 5,8 mm Dehnung. Das Band wird also je 10 kg Zugbelastung um 1,07 mm gedehnt (Bonnel und Micaleff, 1988).

Funktion des unbelasteten vorderen Kreuzbands

Frontalebene: Valgus und Varus

Nach Fleming et al. (2001) haben unbelastete Varus-Valgus-Bewegungen (Bewegungen in der Frontalebene) keinen Einfluss auf die Länge des Bandes, belastete Bewegungen jedoch wohl.

Bewegungen in der Frontalebene während Extension belasten das vordere Kreuzband besonders stark (Wascher et al., 1993; Miyasaka et al., 2002). Miyasaka et al. (2002) fanden mittels simultaner Spannungsmessungen in Höhe der femoralen Insertionen des vorderen und hinteren Kreuzbands an sechs Präparaten heraus, dass der Spannungsverlauf im Band während passiver Flexion und Extension sowohl in Varus- als auch in Valgusstellung nach dem Prinzip der progressiven Rekrutierung verläuft (☞ *S. 108*). Im vorderen Kreuzband entstand demnach eine Zugspannung in Extensionsrichtung.

Varus: Die Entfernung der posterior-lateralen Strukturen führt zu einer erhöhten Varusbeweglichkeit und damit in allen Gelenkstellungen zwischen 0° und 90° zu einer Spannungszunahme im vorderen Kreuzband (Markolf et al., 1993).

Die Entfernung der posterior-lateralen Strukturen führt zu einer erhöhten Außenrotationsbeweglichkeit und damit in allen Flexionsstellungen zwischen 0° und 20° zu einer Spannungsabnahme im vorderen und zwischen 45° und 90° zu einer Spannungszunahme im hinteren Kreuzband (Markolf et al., 1993).

Varusbewegungen führten zu keiner Dehnung des anterior-medialen Bündels (Markolf et al., 1998a).

Valgus: Eine mit 14 Newtonmeter (Nm) erzeugte Valgusbewegung führte im posterior-lateralen und im intermediären Bündel zu einer stärkeren Dehnung als im anterior-medialen Bündel. Eine nach vorn gerichtete Kraft von 100 N dehnte das intermediäre Bündel am stärksten, das posterior-laterale Bündel am zweitstärksten und das anterior-mediale Bündel am wenigsten. Mit zunehmender Kniebeugung nimmt auch die Dehnung der Faserbündel bei Valgusbewegungen und vorderen Translationsbewegungen zu (Hollis et al., 1991).

Klinische Bedeutung

Außer in endgradiger Extension werden Varus- und Valgusbewegungen am gesunden Knie nicht zur Rekrutierung des vorderen Kreuzbands und damit auch nicht zu einer Behinderung effektiver Kapseldehnungen führen.

Transversalebene: Innen- und Außenrotation

Furman et al. (1976) messen dem vorderen Kreuzband einen hemmenden Einfluss auf Innen- und Außenrotationsbewegungen zu. Die Entfernung des vorderen Kreuzbands führte jedoch zu keinen signifikanten Änderungen dieser Bewegungen. Allerdings wurde der Pivot-Shift-Test positiv (Lane et al., 1994).

Blankevoort et al. (1991a) fanden bei Innenrotation während 0-95° Flexion röntgenstereometrisch eine gleichmäßige Spannungszunahme beider Kreuzbänder.

Anersen und Dyhre-Poulsen (1997) ermittelten nach Durchtrennung des vorderen Kreuzbands während 10° Flexion eine Rotationszunahme von 3°.

Außenrotation: Girgis et al. (1975) stellten nach Entfernung des vorderen Kreuzbands eine Zunahme von 12° fest, womit das Band einer der wichtigsten Hemmer der Außenrotation wäre.

Das anterior-mediale Bündel des vorderen Kreuzbands spannt sich bei jeder Außenrotation nur während maximaler Extension und Flexion an (Hertel et al., 1978). Miyasaka et al. (2002) fanden bei Außenrotationsbewegungen während geringer Flexion keine Dehnung des Bands.

Die Entfernung der hinteren, lateralen Bandstrukturen führt zu einer Zunahme der Außenrotation mit einer reduzierten Belastung im vorderen Kreuzband zwischen 0° und 20° Flexion und zu einer Zunahme der Belastung im hinteren Kreuzband zwischen 45° und 90° Flexion (Markolf et al., 1993).

Innenrotation: Menschik (1987) erwähnte nach Rupturen des vorderen Kreuzbands verstärkte Innenrotationen.

Miyasaka et al. (2002) fanden eine Dehnung des vorderen Kreuzbands bei Innenrotation während geringer Flexion.

Das anterior-mediale Bündel des vorderen Kreuzbands spannt sich in allen Beugestellungen des Knies bei Innenrotationen an (Hertel et al., 1978).

Das vordere Kreuzband hemmt die Innenrotation der Tibia und dadurch indirekt auch die Valgusbewegung (Matsumoto et al., 2001).

Eine äußere Innenrotationsbelastung zwischen 180 N und 220 N führte zu einer relativen Dehnung des anterior-medialen, vorderen Kreuzbandbündels von 2 % (Markolf et al., 1998a).

Die Entfernung der hinteren, lateralen Bandstrukturen führt zu einer geringen Zunahme der Innenrotation zwischen 60° und 90° Flexion, aber bereits zwischen 0° und 20° Flexion zu einer Zunahme der Belastung (Markolf et al., 1993).

Parasagittalebene: Flexion und Extension

Bonnel und Micaleff (1988) sehen das vordere Kreuzband als Einheit, die bei 20° Flexion vollständig entspannt ist.

Anatomische Kreuzbandbündel

Bach und Hull führten an zehn Kniegelenken folgende Experimente durch (1998): 8° Hyperextension bis 120° Flexion, eine äußere, nach vorn gerichtete Krafteinwirkung, Kontraktionen des M. quadriceps und der ischiokruralen Muskelgruppe, Innen- und Außenrotation.

Unterschiedliche Dehnungsgrade zwischen den anterior-medialen und posterior-lateralen Bündeln wurden primär von der Beuge- oder Streckhaltung bestimmt, unter der die Belastung stattfand und erst in zweiter Linie vom Ausmaß der Belastung.

Auch wurde durchgehend eine stärkere relative Dehnung der posterior-lateralen Bündel gefunden, was für die Autoren Anlass war, dem posterior-lateralen Bündel eine größere prognostische Bedeutung bezüglich vorderer Kreuzbandläsionen zu geben als dem anterior-medialen Bündel.

Während passiver Kniebeugung unterscheidet sich das Dehnungsmuster des posterior-lateralen deutlich von dem des anterior-medialen Bündels. Bei der

Verteilung der Belastung stehen sie in direkter Beziehung zueinander (Bach et. al, 1997). Nach Bach et al. erfährt das anterior-mediale Bündel seine maximale Dehnung in maximaler Kniestreckung und entspannt sich dann langsam bis zu 15° Flexion, wonach es sich bis zu 120° Flexion fast wieder maximal anspannt. Auch das posterior-laterale Bündel war während Kniestreckung maximal gedehnt, entspannte sich dann bis 45° Flexion, um bis zu 115° Flexion wieder geringfügig Spannung aufzunehmen. Das anterior-mediale Bündel wurde demnach während der gesamten Bewegung gedehnt, das posterior-laterale Bündel vor allem während der ersten 45° Flexion. Das anterior-mediale Bündel wurde stärker gedehnt als das posterior-laterale, woraus man den Schluss ziehen kann, dass Ersteres eine unterstützende und Letzteres eine hemmende Wirkung auf die Kniebeugung hat.

Wowk et al. (1989) zogen diese Befunde aufgrund eigener Untersuchungen in Zweifel.

Die maximale Dehnung während Extension entsteht entweder infolge des Drucks der Fossa intercondylaris oder durch das Auseinanderweichen der Insertionen. Da das vordere Kreuzband während Extension eher lotrecht zum Tibiaplateau steht, wird seine Dehnung die Kompression im Knie eher verstärken.

Das anterior-mediale Bündel des vorderen Kreuzbands wird sich zwischen 80° und 90° Flexion anspannen und zwischen 30° und 130° Flexion maximal entspannen (Hertel et al., 1978). Auch Kurosawa et al. (1991) fanden während unbelasteter Extension, dass bei 30° Flexion sämtliche Fasern des vorderen Kreuzbands maximal entspannt waren. Bei zunehmender Beugung dehnten sich die Fasern der vorderen Bündel (anterior-medial und anterior-lateral) bis zur maximalen Spannung bei 120°. Die Fasern der hinteren Bündel (posterior-medial und posterior-lateral) blieben bis etwa 100° Flexion entspannt (Kurosawa et al., 1991).

Blankevoort et al. (1991a) stellten bei Bewegungen zwischen 0° und 95° Flexion röntgenstereometrisch eine zunehmende Spannung des vorderen Kreuzbandbündels fest. Zwischen 95° und 0° Flexion spannte sich das hintere Bündel des vorderen Kreuzbands an.

Zwischen 0° und 75° Flexion beobachteten Boisgard et al. (1999a) unter Kernspintomographie bis zu 60° praktisch keine Längenveränderung des anterior-medialen Bündels; danach entspannte es sich. Das posterior-laterale Bündel dehnte sich ab 30° Flexion, und das intermediäre Bündel entspannte sich nach den ersten 30°.

Markolf et al. (1998a) fanden keine Dehnung des anterior-medialen Bandes bei 20-0° Flexion während passiver Streckung. Geht man von einer relativen Dehnung an der Oberfläche der anterior-lateralen, anterior-medialen, posterior-medialen und posterior-lateralen Fasern aus, die während der Kniestreckung eine gradlinige Verbindung zwischen den femoralen und tibialen Insertionen herstellen, dann sind die lateralen Fasern bei 10-120° Flexion kürzer als bei Extension (untersucht wurde bis 150°). Bis zu 60° Flexion änderte sich die Länge der medialen Fasern nicht. In 150° Flexion waren die anterior-medialen Fasern am stärksten gedehnt und die posterioren Fasern bis hin zur Wellenbildung verkürzt (Pioletti et al., 1995).

Dies erscheint zunächst nicht plausibel, aber infolge der Rekrutierung wird während der Flexion, in der weniger Fasern gedehnt werden, auch eine geringere Krafteinwirkung eine stärkere Dehnung hervorrufen. Letzteres wird von Mommersteeg bestätigt und stärkt auch unsere Auffassung, dass tiefe Kniebeugen für das vordere Kreuzband außerordentlich belastend sind.

Klinische Bedeutung

Aus all dem lässt sich folgern, dass das Dehnungsverhalten des vorderen Kreuzbands während Extension und Flexion eine große Variationsbreite kennt, die aber zum Teil auf unterschiedlichen Messverfahren und auf unterschiedlichen Einteilungen der Faserbündel beruht. Mit Sicherheit kann festgestellt werden, dass es keine Kniestellung gibt, in der das vordere Kreuzband schlaff ist. Bereits 1983 beschrieb Arnoczky das Band als eine multifaszikuläre Struktur, die während Bewegungen jederzeit zumindest teilweise angespannt ist.

Funktionelle Kreuzbandbündel

Boisgard et al. (1999a) sind der Meinung, dass der Längenunterschied des vorderen Kreuzbands zwischen Extension und Flexion nur 2 % beträgt. Da die einzelnen Bandfasern sich jedoch in ihrer Länge und Ausrichtung unterscheiden, werden sie bei zunehmender Spannung unterschiedlich stark gedehnt. Umgekehrt gilt, dass die Fasern *bei gleicher Dehnung* unterschiedlich stark angespannt sind.

Die Verbindungslinie zwischen femoraler und tibialer Insertion von Fasern gleicher Funktion (gleiche relative Dehnung bei gleicher Spannung) wird als Isokolyone bezeichnet (*griech. isos* = gleich, *kolyein* = hemmen) (Fuss, 1991c).

Fuss (1989, 1991a und c) teilt die diversen Fasergruppen daher nicht nach ihrer räumlichen Anordnung, sondern nach ihrem Dehnungsverhalten ein. Für Bewegungen in der Parasagittalebene unterscheidet er zwischen Bündeln, die entweder in jeder Stellung, in der mittleren Stellung oder in der Endstellung angespannt sind. Die drei Bündeltypen könnte man auch als Begleiter, Schützer und Hemmer bezeichnen.

Für bestimmte Anteile des vorderen Kreuzbands ändert sich während Flexion und Extension die Distanz zwischen femoraler und tibialer Insertion nicht. Nach Fuss (1989) gilt dies vor allem für die Fasern, die an beiden Enden des Bandes vorne liegen. Dieses relativ dünne Bündel aus Begleitfasern nimmt zwischen der femoralen und tibialen Insertion des vorderen Kreuzbands eine konstante Position ein (Fuss, 1989, 1991a). Seine femorale Insertion ist im Durchschnitt nur 9 mm und seine tibiale Insertion 39 mm von der des hinteren Kreuzbands entfernt. Seine mittlere Länge beträgt 37 mm. Der parasagittale Winkel zwischen der Verbindungslinie seiner femoralen Insertionen und der Femurlängsachse beträgt 17°. Der Winkel von 40°, den das Dach der Fossa intercondylaris bildet, darf nicht als Neigungswinkel der femoralen Komponenten des geschlossenen, kinematischen Kreuzbandsystems interpretiert werden. Die parasagittalen Winkel zwischen der Verbindungslinie der tibialen Insertionen mit dem Tibiaplateau und mit der Tibialängsachse betragen im Durchschnitt 12,5° und 68° (Fuss, 1991a).

Das für die Begleitfunktion der Kreuzbänder während Kniebewegungen in der Parasagittalebene verantwortliche Faserbündel ist also während der gesamten Flexions-Extensionsbewegung isometrisch (Fuss, 1989; Sidles, 1989; Rovick et al., 1991).

Eingangs ihrer Studie der Längenveränderungen von Kreuzbändern (1990) weisen Friederich und O'Brien ausdrücklich darauf hin, dass ihre Messungen nicht als Banddehnung zu interpretieren seien, weil die Kreuzbänder in bestimmten Flexionsstellungen schlaff sind. Gemessen wurde jedoch zwischen Drahtstiften in den knöchernen Insertionen der Kreuzbänder. Isometrische Bündel oder Fasergruppen wurden nicht gefunden. Das gesamte vordere Kreuzband verlängerte sich zwischen 135° Flexion und 5° Hyperextension um 7,5 mm. Die Autoren sprechen hier von „Spannung". Die Längenzunahme des anterior-medialen Bündels war dabei mit 2 mm am geringsten. Das vordere Bündel streckte sich um 4 mm, das hintere Bündel um 8 mm. Die Länge der am weitesten vorn gelegenen Fasern nahm nur während der letzten 10° Extension um 0,2 mm zu, während die zentralen Fasern sich während Extension um 28 % und die posterioren Fasern um 41 % ausdehnten *(☞ Abb. 7.15)*.

Die funktionelle Sichtweise der Faserbündel ergänzt die ursprünglichen Studien von Huson (1974) und Menschik (1974), in denen Längenveränderungen noch als Parameter verwendet wurden.

Hirokawa et al. (2001) sind der Meinung, dass eindimensionale, regionale Messungen keine Aussagen über die sehr variablen Formveränderungen von Ligamenten erlauben.

Eine Gruppe um Hirokawa (Hirokawa et al., 1997, 1998, 2000, 2001) und Yamamoto et al. (1998) untersuchte das Längenverhalten von Kreuzbändern, indem sie die gesamte Oberfläche des Bandes zunächst mit einer photoelastischen Substanz bedeckten. Hierbei ist zu beachten, dass es um unbelastete Kniepräparate ging (Hirokawa et al., 2001).

Hirokawa und Tsuruno (1997) präsentierten ein Modell, das die dreidimensionalen Formveränderungen und die relative Längenveränderung der Ligamente berücksichtigt. Die betroffenen Bandanteile bezeichneten sie nicht als Bündel, sondern als Seiten (☞ *Tab. 7.1*).

Tab. 7.1: Einteilung der Kreuzbänder nach Hirokawa und Tsuruno (1997)

Position	Maximale Längenzunahme (Hirokawa und Tsuruno, 1997)
Extension	Posteriore Seite: nahe der femoralen Insertion Anteriore Seite: nahe der tibialen Insertion des mittleren Abschnitts
30° Flexion	Anteriore Seite: nahe der femoralen Insertion Posteriore Seite: nahe der femoralen Insertion
60° Flexion	Anteriore Seite: nahe der femoralen Insertion
90° Flexion	Anteriore Seite: nahe der femoralen Insertion bis zum mittleren Abschnitt Posteriore Seite: nahe der femoralen Insertion
120° Flexion	Posteriorer Aspekt: nahe der femoralen Insertion, ansonsten wie bei Extension

Hieraus lässt sich ableiten, dass es weniger um eine Zunahme der Bandspannung in Längsrichtung geht, sondern dass die femorale Insertion am stärksten und das Zentrum des tibialen Anteils am wenigsten gedehnt wird.

Da die sehr große femorale Insertion des vorderen Kreuzbands sich nicht in Höhe der Rotationsachse befindet, wird sich deren Position während der Kniebeugung gegenüber den anatomischen Koordinaten der Tibia verändern. Für den hypothetischen Fall einer Kniebeugung von 180° befände sich die femorale Insertion nicht mehr vor (Extension), sondern hinter der Tibia. Nach Fuss (1989), der die maximale Kniebeugung zwischen 130° und 140° ansiedelt, muss das Band demnach zwischen 130° und 140° nach außen tordieren (Exotorsion).

Feagin (1994), Van Dijk und Hirokawa et al. (2000) sind der Meinung, dass das vordere Kreuzband in Extension um 46° und in Flexion um 105° nach außen tordiert (Strobel und Stedtfeld, 1991), oder anders ausgedrückt: Während der Flexion tordiert das vordere Kreuzband nach außen. Samuelson et al. (1996) fanden bei Kniegelenken mit intaktem vorderen, aber ohne hinteres Kreuzband bei 60° Flexion eine mittlere Innenrotation von 55°, entsprechend einer Außentorsion des vorderen Kreuzbands von 55°.

Durch die Torsion entsteht also bei zunehmender Kniebeugung im vorderen Kreuzband ein zweites System sich überkreuzender Stäbe, was im Übrigen auch für das hintere Kreuzband gilt.

Beynnon et al. (1992) implantierten bei gesunden Probanden ein Instrument zur Messung der relativen Längenveränderung im anterior-medialen Bündel des vorderen Kreuzbands (Hall Effect Strain Transducer). Anschließend wurden belastete und unbelastete Beugungen zwischen 10° und 110-120° durchgeführt.

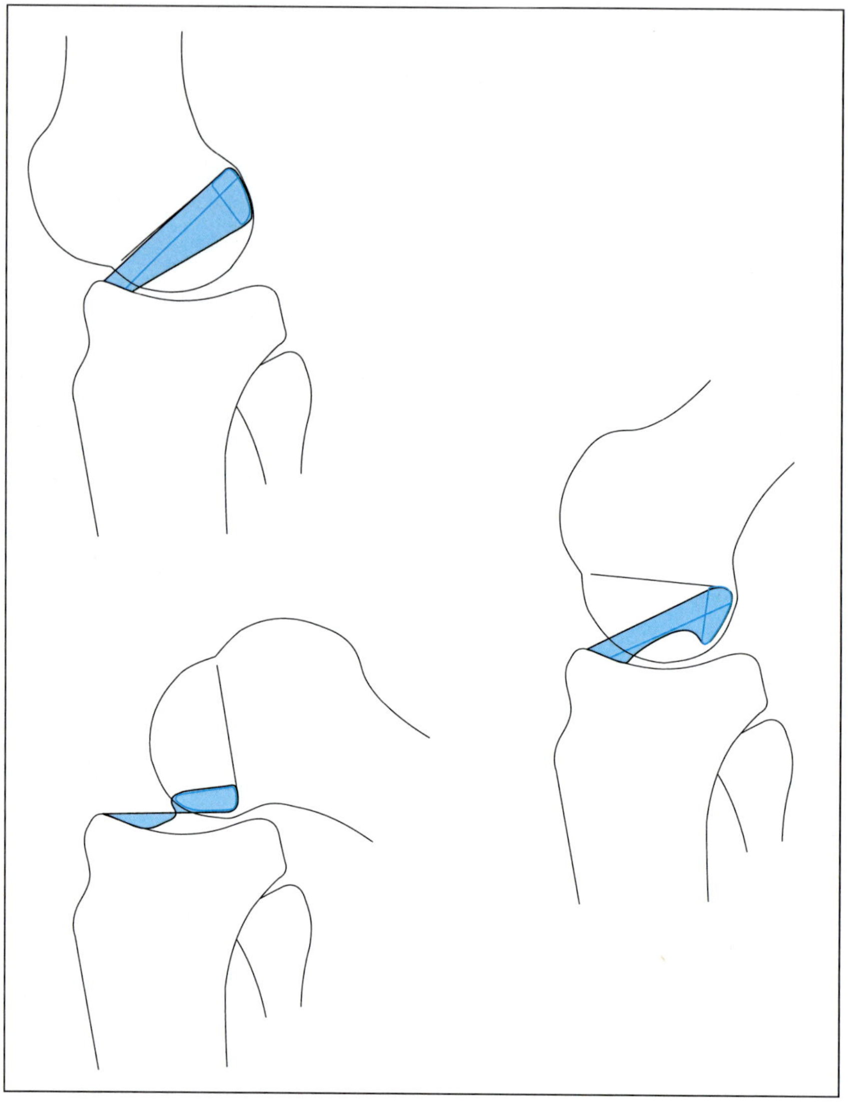

Abb. 7.15: Torsion des vorderen Kreuzbands. Während der Extension sind alle Fasern angespannt. Während der Flexion behalten die vorderen Fasern ihre Spannung (isometrische Bündel) und die hinteren Fasern tordieren unter den vorderen Fasern hindurch (nach: Friederich und O'Brien, 1990)

Während aktiver, unbelasteter Bewegungen entsteht zwischen 10° und 48° Flexion eine relative Längenzunahme des anterior-medialen Bündels, die sich bis 110° Flexion nicht weiter fortsetzt (Beynnon et al., 1992).

Während passiver Bewegungen entstand eine relative Längenzunahme des anterior-medialen Bündels nur bei 10° Flexion. Zwischen aktiver und passiver Bewegung ergab sich bei Flexionsstellungen zwischen 10° und 40° ein signifikanter Unterschied der relativen Längenzunahme, nicht aber zwischen 40° und 110° (Beynnon et al., 1992). Markolf dagegen ist der Meinung, dass das anterior-mediale Bündel während passiver Extension zwischen 20° und 0° entspannt ist.

Bei eindimensionalen Messungen wie denen von Beynnon und Fleming entsteht das Problem, dass Messinstrumente aus technischen Gründen immer nahe der tibialen Insertion des Kreuzbands befestigt werden und damit auch nur Vorgänge in diesem Teil des Bandes gemessen werden (Beynnon et al., 1992; Fleming et al., 1993; Beynnon und Fleming, 1998; Fleming et al., 1999, Fleming et al., 2001). Wegen der auftretenden Torsion und der damit zusammenhängenden Weiterleitung der Dehnungskräfte in querer statt in longitudinaler Richtung erlauben diese Studien nur Aussagen über die Bandspannung am Ort der Messung, nicht aber über das Spannungsverhalten des Bündels in seiner ganzen Länge. Durch die quere Weiterleitung der Spannung kann es nämlich zu lokalen Längenveränderungen kommen, ohne dass sich die femorale und tibiale Insertion voneinander entfernen.

Kurosawa und Tsuruno (1997) berechneten daher die Länge der dreidimensional ausgerichteten Fasern, womit noch nicht gesagt ist, dass die Spannung gleichmäßig über die gesamte Länge dieser Bündel zu- oder abnimmt. Mit „vorderen Fasern“ sind hier nur die Fasern gemeint, die sich vorne nahe der tibialen Insertion befinden. Diese waren am kürzesten bei 30° Flexion, die zentralen und die hinteren Fasern bei 50°. Die vorderen Fasern besaßen während Extension und bei 50° Flexion die gleiche Länge, die zentralen und hinteren Fasern während Extension und bei 120° Flexion. Die vorderen Fasern waren am längsten bei 120° (stärkste gemessene Flexion). Die Werte der Fasern im Gebiet zwischen den anterioren, zentralen und posterioren Fasern lagen zwischen denen der umliegenden Fasern. Der Längenunterschied zwischen den dreidimensional und den eindimensional ausgerichteten Fasern betrug 6%-9%. Dieser Unterschied verteilte sich jedoch nicht gleichmäßig über die gesamte Länge des Bandes (☞ *oben*). Während Flexion streckte sich sie femorale Insertion stärker als der mittlere Abschnitt und stärker als die tibiale Insertion.

Die Zugkraft in Höhe der tibialen Insertion war am stärksten bei 0°. Dies galt auch bei einer vorderen und hinteren Tibiaverschiebung von jeweils 3 mm. Die zwischen 50° und 60° Flexion entstehende Zugkraft betrug dabei nur 35% der Zugkraft in Extension, stieg aber bis 120° Flexion wieder auf etwa 45% an.

Eine weitere wichtige Erkenntnis war, dass die posterior-lateralen Bündel während der Extension angespannt sind. Jedoch fiel auch hier auf, dass das anterior-mediale Bündel sich bei 90° Flexion nur in Höhe der femoralen Insertion aufspannte (relative Längenveränderung: 2,8%). Bei 120° Flexion verlagerte sich *der Ort* der Spannung weiter nach distal auf den mittleren Abschnitt zu (relative Längenveränderung: 4,2%). Dies bedeutet, dass eine an einer definierten Stelle des Ligaments gemessene Spannung nicht automatisch im ganzen Band vorherrscht. Die Einteilung des Bands in Bündel ergibt sich vor allem aus seiner Anatomie. Zwischen der femoralen und tibialen Insertion werden eine anteriore, eine posteriore, eine mittlere und eine laterale Verbindung beschrieben.

Bei 0° ist das anteriore Bündel schlaff und nach hinten zurückgezogen. Zwischen 10° und 60° Flexion gerät es unter eine zunächst geringe Zugspannung, wonach es bis zu einem Maximum von 4% zwischen 90° und 120° Flexion immer stärker gedehnt wird. Das Dehnungsverhalten des lateralen Bündels ist entsprechend.

Während Extension ist das posteriore Bündel um 3% gedehnt. Ab 60° Flexion wird es komprimiert und etwas später geknickt. Das mittlere Bündel verhält sich auf die gleiche Weise, allerdings bei Spannungswerten, die nur halb so hoch sind.

Bei 60° Flexion steht das mittlere Bündel gleichzeitig unter einer Kompressions- und Zugbelastung. Dieses kann nur bedeuten, dass die betroffenen Faserbündel nicht unabhängig bestimmte Insertionsstellen der Tibia mit bestimmten Insertionsstellen des Femurs verbinden, sondern miteinander verwoben sind (Appel und Gradinger, 1989).

So kann es geschehen, dass Vorderseite und Rückseite des vorderen Kreuzbands auch im Zustand maximaler Spannung ein bogenförmiges Aussehen haben.

Hirokawa et al. zogen hieraus den Schluss, dass der vordere und der hintere Bandanteil sich während der Kniebeugung umgekehrt proportional verhalten. Aber selbst in einem einzigen Faserbündel verläuft die Längenzunahme nicht gleichförmig.

Die in Höhe der tibialen Insertion einwirkende Kraft war bei 0° maximal, nahm bis zu 50° Flexion ab und stieg bis zu 120° Flexion wieder geringfügig an.

Anstieg und Verringerung waren vor allem auf vordere und hintere Verschiebungen der Tibia zurückzuführen. Bei 120° Flexion wurden jedoch einige Fasern durch eine hintere Verschiebung stärker gedehnt (Hirokawa und Tsuruno, 1997).

Hirokawa et al. (2001) konnten während der Flexion und Extension beobachten, dass weder eine von außen einwirkende anteriore, noch eine posteriore, innenrotierende oder außenrotierende Kraft auf die Anordnung querverlaufender Faserbündel, wohl jedoch auf Größe, Form und Anordnung longitudinal verlaufender Fasern Einfluss hatte. Es wurden also immer die gleichen Faserbündel gedehnt, jedoch an unterschiedlichen Stellen.

Solche, auf einzelne Bündel bezogene Spannungsunterschiede werden möglicherweise besser verständlich, wenn man das Torsionsverhalten des Kreuzbands einer näheren Betrachtung unterzieht. Während Extension ist das vordere Kreuzband etwa um 46° nach außen tordiert. Während Flexion nimmt die Windung, die vor allem nahe der femoralen Insertion entsteht, weiter zu. Hirokawa und Tsuruno (2000) konnten berechnen, dass sowohl die quer als auch die longitudinal verlaufenden Dehnungskräfte ungleichmäßig verteilt sind.

Während der Extension entstehen die größten Längsspannungen nahe der femoralen Insertion und schräg im mittleren Teil. Während der Flexion entsteht die geringste Spannung oberflächlich hinten nahe der tibialen Insertion, da Scher-, Beuge- oder Torsionskräfte hier kaum einwirken.

Im Querschnitt war die Spannung im Mittelteil meist höher als an der Seite, nahm bei zunehmender Kniebeugung jedoch vor allem an der Oberfläche zu. Im Inneren des Kreuzbands trat bei Kniestreckung vor allem in den lateralen und mittleren Schichten zwischen 60° und 0° eine relative Längenzunahme auf, wonach auch die laterale Schichten nahe der femoralen Insertion und die zentralen Schichten im mittleren Anteil stärker belastet wurden.

Bei 60° stand das Kreuzband proximal und medial unter Spannung, war distal jedoch entspannt.

Die sowohl im Querschnitt wie auch in der Länge zu beobachtende ungleichmäßige Verteilung der Spannung ist eine Folge von Friktionskräften und Verflechtungen zwischen den verschiedenen Faserbündeln.

Anteriore und posteriore Scherkräfte

Tibia in Neutralstellung, nicht-rotiert

Dass eine von hinten auf die Tibia einwirkende, externe Kraft im vorderen Kreuzband eine Scherwirkung hervorruft, bedarf keiner weiteren Erläuterung (Shapiro et al., 1991). Wichtiger ist die Frage, ob der Moment der geringsten Kreuzbanddehnung aus äußeren Faktoren ableitbar ist, da Kapseldehnungen dann am effektivsten durchgeführt werden können.

Entstehung der Reaktionskraft im vorderen Kreuzband: Durch Einwirkung einer vorderen Scherkraft von 100 N während 30° und 90° Flexion entstanden im anterior-medialen und im posterior-lateralen Bündel des vorderen Kreuzbands Gegenkräfte von 114,1 ±7,4 N und 90,8 ±8,3 N (Xerogeanes et al., 1995).

Eine vordere Tibiabelastung von 20 N bei 90° Flexion erzeugte eine vordere Kreuzbandbelastung von 12,8 N, eine vordere Tibiabelastung von 110 N bei 15° Flexion erzeugte eine vordere Kreuzbandbelastung von 110,6 N (Sakane et al., 1997).

Eine nach vorne gerichtete parasagittale Krafteinwirkung von 100 N führte im vorderen Kreuzband bei 30° Flexion zu einer Gegenkraft von 100 N und bei maximaler Kniestreckung zu einer Gegenkraft von 150 N (Markolf et al., 1995).

Die mit durchschnittlich 96 N höchste Belastung des vorderen Kreuzbands entstand zwischen 20° und 30° Flexion als Folge einer nach vorn gerichteten

Scherkraft von etwa 200 N (Lachman-Test), also etwa des Zweifachen einer maximal möglichen Belastung durch den M. quadriceps (durchschnittlich 40-50 N) (Friederich et al., 1992).

Eine äußere, anteriore Krafteinwirkung von 100 N kann im vorderen Kreuzband eine größere Gegenkraft von 129 N hervorrufen. Während Kniestreckung verteilte sich diese Kraft gleichmäßig über das gesamte Kreuzband (Takai et al., 1993).

Klinische Bedeutung
Da die Scherkraft infolge ihrer Zugwirkung, aber auch durch Kompression im Gelenk und die Form des Tibiaplateaus, der Menisken und anderer Stützstrukturen Gegenkräfte erzeugt, führen die beschriebenen Versuchsreihen zu sehr unterschiedlichen Ergebnissen. Tatsache bleibt, dass das vordere Kreuzband in jeder Gelenkstellung einer von außen einwirkenden, nach vorne gerichteten Scherkraft starken Widerstand entgegensetzt, wodurch spezifische Kapseldehnungen erheblich behindert werden können.

Gegenkräfte in den verschiedenen Faserbündeln: Bei 30° Flexion wurde die Gegenkraft zu 95% im anterior-medialen und zu 4% im posterior-lateralen Bündel erzeugt, bei 90° Flexion betrug diese Verteilung noch 85% : 13% (Xerogeanes et al., 1995).

Zwischen 0° und 45° Flexion entwickelte das posterior-laterale Bündel eine höhere Gegenkraft als das anterior-mediale Bündel und erreichte bei einer Einwirkung von 110 N in 15° Flexion mit 75 N ein Maximum. Die Kniestellung und die Größe der vorderen Tibiabelastung beeinflussten das Spannungsverhalten des posterior-lateralen Bündels auf die gleiche Weise wie beim gesamten vorderen Kreuzband. Die lokale Belastung des anterior-medialen Bündels ist von der Kniestellung unabhängig und bleibt relativ konstant. Die größte lokale Belastungsdifferenz zwischen den beiden Bündeln ergab sich bei vorderen Krafteinwirkungen über 66 N zwischen 0° und 60° Flexion (Sakane et al., 1997).

Eine vordere Scherbelastung der Tibia verursachte im anterior-medialen Bündel bei 30° Flexion eine stärkere relative Längenzunahme als bei 90° Flexion. Bei 150 N betrug die Längenzunahme des anterior-medialen Bündels 3% bei 30° Flexion und 0,9% bei 90° Flexion. Bei 30° Flexion verlief die Dehnung zur Tibiaverschiebung proportional, bei 90° Flexion war das nicht mehr der Fall (Fleming et al., 1993). Dieses kann bedeuten, dass vordere Belastungen bei 90° Flexion nicht mehr vom anterior-medialen Bündel kompensiert werden. In Gelenkstellungen oberhalb 45° wird die einwirkende Kraft zu 90%-95% von den vorderen Fasern des vorderen Kreuzbands aufgenommen. In endgradiger Streckung ist die Gegenkraft dieser Fasern jedoch wieder geringer (Takai et al., 1993; Markolf et al., 1998a).

Klinische Bedeutung
Es gibt keine Kniegelenkstellung, in der das Kreuzband keinen Widerstand bietet. Jede einwirkende Scherkraft wird durch wenigstens einen Anteil des Bandes kompensiert.

Größe der Scherkraft: So lange die einwirkende Kraft einen Wert von 80 N nicht übersteigt, genügte eine geringere Gegenkraft zur Kompensation. Scherkräfte über 80 N erzeugten Gegenkräfte höher als 80 N. Die vorderen Fasern des anterior-medialen Bündels nahmen 20%, die hinteren Fasern 75% und das posterior-laterale Bündel 5% der Kraft auf (Livesay et al., 1995).

Klinische Bedeutung
Ein langsamer Aufbau der Kraft bei Dehnungstechniken wird den Spannungsaufbau im Kreuzband verzögern.

Hirokawa und Tsuruno (2000) meinen, dass eine nach hinten gerichtete Krafteinwirkung bei 30° Flexion die Spannung in den meisten Abschnitten des vorderen Kreuzbands verringert, nicht aber bei 90° Flexion.

Klinische Bedeutung

Die Auffassung, dass eine nach vorne gerichtete parasagittale Krafteinwirkung immer zu einer Zunahme und eine nach hinten gerichtete parasagittale Krafteinwirkung immer zu einer Abnahme der Spannung im vorderen Kreuzband führt, ist nicht aufrecht zu erhalten.

Relative Längenzunahme: Eine externe, vordere Scherkraftbelastung zwischen 180 und 220 N während einer Sekunde führt zu einer relativen Längenzunahme des anterior-medialen Bündels von 3%-4% (Markolf et al., 1998a).

Tibia in Rotationsstellung

Die Gegenkraft im vorderen Kreuzband war geringer, wenn sich das Knie zwischen 90° Flexion und 5° Hyperextension bei gleichzeitiger Innen- oder Außenrotation und in Varus- oder Valgusstellung befand. Eine größere Gegenkraft entstand bei einer Tibia in frontaler oder transversaler Nullstellung. Während Extension betrug die Gegenkraft auf eine vordere Krafteinwirkung von 100 N nur 65 N (Markolf et al., 1983). Auch Shapiro et al. (1991) berichten, dass eine äußere Scherkraft in Nullrotation die größten und in Außenrotation die geringsten Gegenkräfte erzeugt.

Wird das Knie während einer festen Beugestellung, in der es in allen Ebenen beweglich ist (frontal, transversal, parasagittal), einer äußeren Krafteinwirkung unterworfen, dann unterliegt das Kreuzband einer anderen Belastung, als wenn das Knie nur in der Parasagittalebene ausweichen kann. Der Unterschied liegt dabei nicht so sehr im Ausmaß der Kreuzbandbelastung, als vielmehr in der Möglichkeit einer Verschiebung des Tibiaplateaus parallel zur Krafteinwirkung, wodurch eine geringere Kompression entsteht. Kann die Tibia nur in der Parasagittalebene, also nicht auf dem Weg einer transversalen Rotation ausweichen, dann wird das anterior-mediale Bündel in höheren Beugestellungen stärker belastet als das posterior-laterale Bündel. In anderen Versuchsaufstellungen waren die Belastungsunterschiede geringer (Livesay et al., 1997).

Bei Innenrotation während 40-90° Flexion ist der Widerstand gegen vordere Translationen deutlich höher als bei Außenrotation, wobei der höhere Widerstand mit einer Funktionseinschränkung des vorderen Kreuzbands einhergeht. Innenrotiert man das Knie zunächst, dann ist die durch die vordere Translation ausgelöste Gegenkraft geringer.

Knierotationen werden von den hinteren Kapsel-Band-Strukturen und den Menisken gehemmt. Der Kontakt zwischen dem medialen Femurkondylus und der Eminentia intercondylaris führt dazu, dass der Widerstand gegen vordere Translationen in Innenrotation größer ist als in Außenrotation (Ahmed et al., 1992).

Die vordere Translation, die Innenrotation und die Varusbewegung tragen sowohl bei 0° als auch bei 10° Flexion etwa im gleichen Maße zur gesamten Gegenkraft im Kreuzband bei (Markolf et al., 1998b).

Klinische Bedeutung

Zur Durchführung parasagittaler Schub- oder Gleitbewegungen wird jeweils eine transversale (manchmal auch frontale) Vorposition eingenommen. Bei Vorpositionierung in Innen- oder Außenrotation (manchmal: Varus oder Valgus) fällt auf, dass die ausgelöste Gegenkraft geringer ist, anders ausgedrückt: Diese Positionen können bei Einwirkung einer vorderen Scherkraft die Anspannung des vorderen Kreuzbands verzögern.

Vorpositionierung mittels transversaler Rotationen ohne parasagittale Begleitrotation werden eher zu einer Anspannung kapsulärer Strukturen und der Menisken Anlass geben und den Widerstand des vorderen Kreuzbands minimieren. Femorotibiale Schaukel-, Gleit- oder Rollschubbewegungen können die Gelenkkapsel dabei effektiver dehnen. Eine meniskofemoral betonte

Dehnung, die zum Tibiaplateau schräg und zu den Meniskushörnern und zur Eminentia intercondylaris fast parallel verläuft, wird die Rekrutierung der Menisken und der Eminentia verzögern.

Wirkt eine externe Kraft von vorn oder direkt lateral der Mittellinie auf die Tibia ein, dann erfolgt eine mit der vorderen Translation gekoppelte Innenrotation. Wirkt die Kraft medial der Mittellinie ein, dann erfolgt eine Außenrotation (Rudy et al., 2000).

Bei gelenkspezifischen Kapseldehnungen werden die Hände zur Betonung der Schub- oder Gleitbewegung medial oder lateral der Femur- oder Tibiamittellinie aufgesetzt.

An 22 Präparaten wurde zwischen 40° und 90° Flexion das Dehnungsverhalten der folgenden Strukturen ermittelt: anterior-mediales Bündel des vorderen Kreuzbands, hintere Fasern des hinteren Kreuzbands, Fasern des oberflächlichen medialen Kollateralbands, laterales Kollateralband.

Bei innenrotierter Tibia nimmt der Widerstand gegen vordere Scherkräfte deutlich zu. Bei außenrotierter Tibia ist der Widerstand, aber auch die Belastung des anterior-medialen Bündels geringer. Während der Innenrotation spielen zur Neutralisierung der vorderen Scherkraft sowohl die Eminentia intercondylaris als auch das Femur eine wichtige Rolle. Während die Spannung im anterior-medialen Bündel bei Innenrotation im Allgemeinen zunimmt, nahm sie bei einer nach vorn verschobenen Tibia ab (Ahmed et al., 1992).

Die Interpretation des Pivot-Shift-Tests (Galway und MacIntosh, 1980) beruht auf der Hypothese, dass eine vordere Kreuzbandruptur zu einer pathologisch veränderten Innenrotation während Kniestreckung führt oder eine hintere Subluxation des Femurs beziehungsweise eine vordere Subluxation der Tibia verursacht. Durch die Wirkung des Tractus iliotibialis fände demnach bei 30° Flexion eine spontane Reposition statt. Der auf die Innenrotation bezogene Teil der Hypothese darf inzwischen als widerlegt betrachtet werden, da die bei vorderer Translation auftretende Innenrotation ein Teil der Translationsbewegung mit einer eigenen Rotationsachse ist.

Daher wird man bei Kapseldehnungen zunächst in Innenrotation vorpositionieren und dann erst die parasagittale Schub- oder Gleitbewegung durchführen.

Eine spontane Außenrotationskomponente entsteht nur in endgradiger Kniestreckung. Darum wird in dieser Stellung zuerst rotiert und dann verschoben.

Funktion des belasteten vorderen Kreuzbands

Die weiter oben zitierte Forschungsgruppe um Beynnon hat einige bemerkenswerte In-vivo-Studien des belasteten Kreuzbands vorgelegt (Fleming et al., 1993; Beynnon und Fleming, 1998; Fleming et al., 1999; Fleming et al., 2001). Über einen im vorderen Kreuzband implantierten Sensor wurde sein Dehnungsverhalten in Alltagssituationen und während der Rehabilitation registriert. Leider waren wegen des Implantats Kniebeugungen nur zwischen 10° und 100° möglich. Eine weitere wichtige Einschränkung bestand darin, dass der Sensor aufgrund seiner Lage nahe der tibialen Insertion nur ein einziges Faserbündel registrieren konnte. Die beiden genannten Einschränkungen begrenzen nach unserer Auffassung die Aussagefähigkeit der Studien erheblich, da das Dehnungsverhalten des anterior-medialen Bündels zwischen 10° und 100° keine repräsentativen Aussagen über das Verhalten des gesamten Kreuzbands während der gesamten Kniebewegung erlaubt (Sakane et al., 1997).

Ort und Ausmaß der Dehnung wurden insbesondere von der Flexionsstellung, der Insertionsstelle und der Beschaffenheit der Gelenkoberfläche, jedoch weniger von der Steifigkeit und Ausgangsdehnung der betroffenen Faserbündel bestimmt. Die femorale Insertion des vorderen Kreuzbands spielte eine wichtige Rolle beim Aufbau der Spannung in den Faserbündeln.

Die Beschaffenheit der femoralen Gelenkoberfläche in ap-Richtung und der Aufbau des proximalen Femurs haben dabei einen geringeren Einfluss auf die Spannungsentwicklung als die entsprechenden Anteile der Tibia (Beynnon et al., 1996). Da das vordere Kreuzband in groben Zügen im anterior-medialen Bündel repräsentiert wird, verschaffen uns die genannten Studien ein wichtiges Grundwissen über die Rehabilitation nach Kreuzbandtransplantationen. Eine nähere Analyse würde jedoch den Rahmen dieser Betrachtung sprengen, in der wir die biomechanischen Faktoren beleuchten, die eine effektive Kapseldehnung behindern können. Außerdem stellten Markolf et al. (1998b) Unterschiede der relativen Längenveränderung zwischen den oberflächlichen und tiefen Fasern des anterior-medialen Bündels fest. Der Beitrag einer vorderen Belastung zur Gegenkraft der tiefen anterior-medialen Fasern war von der Gelenkstellung unabhängig. Während Flexionen über 45° hinaus entstand die größte Spannung in den oberflächlichen Fasern. Die geringste Spannung trat während der Kniestreckung auf.

Axiale Belastung

Modelle mit rigider (unveränderlicher) Gelenkoberfläche sind zur Beschreibung des Dehnungsverhaltens der verschiedenen Kreuzbandkomponenten weniger geeignet (Beynnon et al., 1996).

Axiale Belastungen steigern die Längenzunahme des vorderen Kreuzbands (Fleming et al., 2001).

Transversal

Li et al. (1998) untersuchten den Effekt einer kombinierten axialen Kompression mit vorderer Translation auf das vordere Kreuzband des Schweins. 200 N Kompression mit 100 N Translation verringerten sowohl die Außen- als auch die Innenrotation.

Unbelastet erzeugt eine Innenrotation eine geringere Längenzunahme des vorderen Kreuzbands als belastet (Fleming et al., 2001).

Eine unbelastete Außenrotation erzeugt keine Längenzunahme, eine belastete Außenrotation dagegen wohl (Fleming et al., 2001). Jedoch scheint das vordere Kreuzband bei der Hemmung der belasteten Außenrotation keine bedeutende Rolle zu spielen (Lane et al., 1994).

Parasagittalebene: Flexion und Extension

Mommersteeg et al. (1997) behaupten, dass eine Achsenkompression von 150 N eine Belastung des vorderen Kreuzbands mit 130 N zwischen Extension und 90° Flexion auf 0 N zurückgehen lässt.

Bonnin et al. (1996) untersuchten an zwölf belasteten Knien die vordere Tibiatranslation in Flexion und Extension. Bei intaktem vorderem Kreuzband fanden sie während Extension vordere Translationen von 3,5 mm ±2,8 mm und in 60° Flexion von 4,3 mm ±3,6 mm. Nach Entfernung des vorderen Kreuzbands betrug die Translation in Extension 6,5 mm ±4,7 mm und in 60° Flexion 17,5 mm ±10 mm.

Röntgenstereometrische Aufnahmen der Knie von elf Patienten mit einer einseitigen vorderen Kreuzbandläsion zeigten während des Besteigens einer acht Zentimeter hohen Stufe eine Verlagerung des Bandmittelpunkts nach hinten und eine Außenrotation der Tibia. Die Zunahme der Außenrotation ging einher mit einer vorderen Verlagerung des lateralen Condylus, der normalerweise während der Flexion-Extension in ap-Richtung eine geringere Bewegung vollzieht. Die ap-Bewegung des medialen Condylus entsprach in etwa der Bewegung an der gesunden Seite (Brandsson et al., 2001).

Ahmed und McLean (2002) simulierten an Kniepräparaten normale Gehbewegungen und Treppensteigen. Dabei ermittelten sie elektronisch die Bedeutung des vorderen Kreuzbands für Translationsbewegungen der Tibia. Das Band kontrolliert die vordere Translation der Tibia während der gesamten Standphase und am Ende der Schwungphase, also zwischen 4° und 30° Flexion. Nach Entfernung des Bands nahm die Translation um 4-5 mm zu. Beim Treppaufgehen war das vordere Kreuzband nur während der Propulsion, nicht aber während der Landung und während des Stehens wichtig (Knie in 60-70° Flexion.

Klinische Bedeutung

Die genaue Definition der Tibiaverschiebungen während Flexion-Extension hängt davon ab, welches Referenzsystem man wählt. Am einfachsten und genauesten ist die direkte Ableitung der Translation von den Kontaktflächen im Gelenk. Da sich während der belasteten Extension sowohl das Femur als auch die Tibia bewegen, wird die Translation sowohl von vorderen Roll- und hinteren Schubbewegungen des Femurs als auch von vorderen Schub- und Gleitbewegungen der Tibia bestimmt. Da die Rollkomponente größer ist als die Schubkomponente und die Schaukelkomponente größer als die Gleitkomponente, wird sich die Kontaktfläche der Tibia insgesamt nach vorne verlagern. Die Tibia verschiebt sich also nach hinten.

Während der Kniestreckung wird das vordere Kreuzband zunehmend die vordere Roll- und die vordere Schaukelbewegung hemmen. Die hintere Schub- und die vordere Gleitbewegung werden vom hinteren Kreuzband kontrolliert. Fehlt das vordere Kreuzband, dann wird das hintere Kreuzband die Kontrolle übernehmen, wodurch sich die hintere Schub- und die vordere Gleitbewegung verstärken.

Umgekehrt kontrolliert das vordere Kreuzband während belasteter Flexion zunehmend die hintere Translation des Femurs (entsprechend einer vorderen Translation der Tibia) und ist somit verantwortlich für die vordere Schubbewegung des Femurs und die hintere Gleitbewegung der Tibia. Fehlt das Band, dann resultiert eine verstärkte hintere Translation des Femurs oder vordere Translation der Tibia.

Vergleicht man die Kontaktflächenverlagerung während belasteter, tiefer Kniebeugen zwischen gesunden Knien, Knien mit vorderer Kreuzbandinsuffizienz und Knieendoprothesen mit nur einem hinteren Kreuzband, dann fällt auf, dass die Kontaktfläche bei Kreuzbandinsuffizienz und Prothese weiter hinten liegt als beim gesunden Knie. Während der Beugung verschiebt sich das Femur im gesunden Knie nach hinten, im insuffizienten Knie und in der Prothese jedoch in mittlerer Stellung nach vorn. Dies hängt möglicherweise damit zusammen, dass das hintere Kreuzband als einziges Steuerungselement während der Extension (Femur weiter hinten) stärker entspannt ist, was dem Femur gestattet, sich während der Flexion nach vorn zu verschieben (Translation) (Dennis et al., 1996).

Durch die vertikale Stellung des vorderen Kreuzbands während der Extension nimmt die Kompression zu. Dies ist möglicherweise ein Grund dafür, dass Patienten mit einer Osteochondrosis dissecans auch bei unbelasteter Extension über Schmerzen klagen. Wilson (1967) fiel auf, dass diese Patienten in endgradiger, schmerzhafter Extension eine verstärkte Außenrotation durchmachten, wodurch sich das vordere Kreuzband möglicherweise leicht entspannte.

Parasagittalebene: vordere und hintere Scherkräfte

Eine in der Parasagittalebene von vorn einwirkende relativ schwache Kraft dehnt ein belastetes Band stärker als ein unbelastetes Band (Fleming et al., 2001). Eine vordere Scherkraft von 100 N ließ die Spannung im Kreuzband während einer axialen Belastung von 150 N in allen Flexionsstellungen bis zu einem Maximum von etwa 92 N in 15° Flexion ansteigen. In dieser Stellung wurden etwa 70 % der einwirkenden Kraft vom vorderen Kreuzband neutralisiert, in 90° Flexion waren es nur noch 30 %. Die Richtung der neutralisierenden Kraft veränderte sich während der Flexionsbewegung zunehmend parallel zum Tibiaplateau.

Die neutralisierende Kraft entstammte vorwiegend den medialen Bündeln, deren Aktivierung hinten begann und sich nach vorn fortsetzte. Die geringste Belastungsdifferenz zwischen den Bündeln bestand zwischen 15° und 30° Flexion. Der Anteil des vorderen Bündels an der neutralisierenden Kraft betrug bei 90° Flexion 100 %, in Extension aber nur noch 2 %-3 %. Der Anteil des hinteren Bündels verhielt sich dazu spiegelverkehrt: 0 % in 90° Flexion, 67 % in Extension (Mommersteeg et al., 1997).

Li et al. (1998) untersuchten die Effekte einer Kombination von Achsenkompression und ap-Belastung in der Parasagittalebene auf das vordere Kreuzband von Schweineknien. Eine Kombination von 200 N Kompression mit 100 N vorderer Scherkraft verringerte die Tibiatranslation.

Unter der beschriebenen Kraftkombination war die Belastung des Kreuzbands am belasteten Knie größer als am unbelasteten Knie. Bei 30° Flexion betrug die Zunahme 34 %, bei 60° 68 % und bei 90° 84 %. Auch die absolute Belastung des Kreuzbands war unter Kompression bei 60° und 90° Flexion höher als bei 30°.

Klinische Bedeutung
Die zitierten Studien erklären das Verhalten des vorderen Kreuzbands während der Kniebeugung. Obwohl die vordere Tibiatranslation geringer wird, nimmt die Belastung des Bands während der Flexion zu, was die Schlussfolgerung erlaubt, dass die Translationsbewegung nicht Ursache, sondern Folge einer zunehmenden Kreuzbandbelastung ist. Unter Belastung wird das vordere Kreuzband während der Roll- oder Schaukelkomponente der Beugung stärker aktiviert (höhere Belastung bei zunehmender Beugung), wodurch es die hintere Schub- und die vordere Gleitbewegung besser kontrollieren kann oder anders ausgedrückt: Die Differenz zwischen Roll- und Schubbewegung oder die Summe von Schaukel- und Gleitbewegung werden kleiner, wodurch sich die Translation verringert.

Kombinierte Funktionen des vorderen Kreuzbands (belastet, unbelastet)

Die Kombination einer vorderen Kraft von 100 N in der Parasagittalebene mit einer Innenrotationskraft von 10 N rief die größte Spannung im vorderen Kreuzband hervor. Diese war stärker als bei der Kombination einer parasagittalen, vorderen Kraft von 100 N mit einer transversalen Kraft von 10 N (Innen- oder Außenrotation) oder mit einer frontalen Kraft von 10 N (Varus oder Valgus). Auch nach Hinzufügung einer Varus- oder Valguskraft nahm die Spannung nicht weiter zu (Markolf et al., 1995). Innenrotation während der Extension führt zu einer deutlichen Zunahme der vorderen Kreuzbandbelastung (Markolf et al., 1995), vergleichbar einer Kombination von Innenrotation mit Varus oder Valgus. Die Kombination einer vorderen Kraft von 100 N in der Parasagittalebene mit einer Außenrotationskraft von 10 N führte zu einer Verringerung der Spannung im vorderen Kreuzband und bei gleichzeitig 90° Kniebeugung sogar zum Verschwinden der Kreuzbandspannung (Markolf et al., 1995).

Die Kombination einer vorderen Kraft von 100 N in der Parasagittalebene mit einer Varuskraft von 10 N führte zu einer Spannungszunahme in Extension und Hyperextension (Markolf et al., 1995).

Die Kombination einer vorderen Kraft von 100 N in der Parasagittalebene mit einer Valguskraft von 10 N führte zu einer Spannungszunahme in Flexionsstellungen (Markolf et al., 1995).

Klinische Bedeutung
Will man zur Behandlung einer Extensionseinschränkung durch eine vordere Schaukelgleit- oder eine hintere Rollschubbewegung in geringfügiger Flexionsstellung eine Kapseldehnung erzielen, ohne den Widerstand des vorderen Kreuzbands hervorzurufen, dann bewegt man das Kniegelenk besser in Außen- als in Innenrotation.

Hinteres Kreuzband (Ligamentum cruciatum posterius)

Aufbau

Das hintere Kreuzband besitzt mehr Kollagen vom Typ IV sowie mehr Blutgefäße und dickere Kollagenfibrillen als das vordere Kreuzband. Der Fibrillendurchmesser nimmt – umgekehrt wie beim vorderen Kreuzband – von proximal nach distal ab und beträgt im Durchschnitt 82 nm (20-175 nm) (Baek et al., 1998).

Anders als beim vorderen Kreuzband sind die Fibrillenbündel des hinteren Kreuzbands gleichmäßiger verteilt sowie parallel und in einer Richtung orientiert.

Insbesondere nahe der Insertionen kommen in der Interzellularsubstanz auch die Kollagentypen III und IV vor (Neurath und Stofft, 1992).

Ähnlich dem vorderen Kreuzband hat die femorale Insertion des hinteren Kreuzbands ungefähr die Form eines Ellipsensegments. Auch jetzt verläuft der gekrümmte Rand des Segments parallel zum angrenzenden Condylus. Die Insertion des hinteren Kreuzbands ist größer als die des vorderen Kreuzbands (Fuss, 1989) *(☞ Abb. 7.16)*.

Mit einer Länge von 29-33 mm und einer Breite von 12-17 mm ist sie sehr groß (Neurath und Stafft, 1992) und liegt 8-13 mm hinter dem medialen und 13-20 mm hinter dem vorderen Rand der Fossa intercondylaris (Morgan et al., 1997).

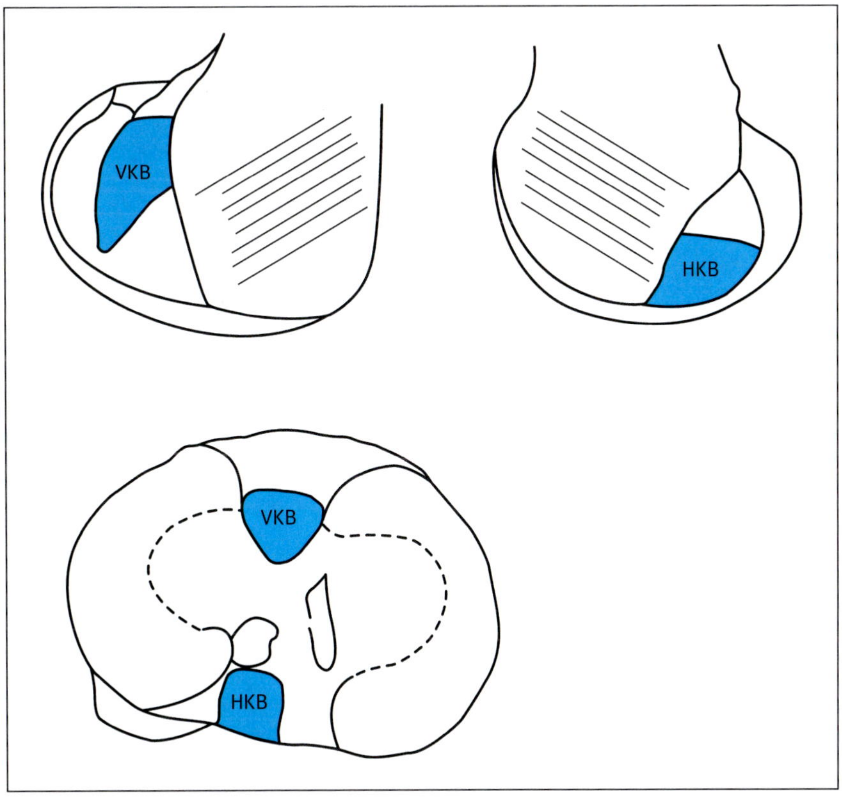

Abb. 7.16: Insertionen des Kreuzbands (nach: Fuss, 1989)
VKB = vorderes Kreuzband
HKB = hinteres Kreuzband

In Höhe der femoralen und der tibialen Insertion ist der Querschnitt des Bands drei- bis fünfmal größer als in seinem mittleren Teil (Harner et al., 1999). Umgekehrt wie beim vorderen Kreuzband nimmt der Querschnitt des hinteren Kreuzbands nach proximal zu, wodurch seine femorale Insertion breiter ist als seine tibiale Insertion (Harner et al., 1995b).

Die femorale Insertion des hinteren Kreuzbands ist um 50 %, seine tibiale Insertion um 20 % größer als die des vorderen Kreuzbands. Im mittleren Teil ist sein Querschnitt rund, nahe der Insertionen eher oval (Harner et al., 1995). Beuge- und Streckbewegungen beeinflussen nicht die Größe, wohl aber den Querschnitt der Kreuzbänder (Harner et al., 1995).

Die tibiale Insertion des hinteren Kreuzbands hat sowohl in der Transversal- wie auch in der Frontalebene die Form eines abgerundeten Vierecks mit einer durchschnittlichen Seitenlänge von 19-28 mm (Neurath und Stofft, 1992). Sie liegt in der hinteren Hälfte der Area intercondylaris und auf dem angrenzenden Teil der Facies posterior der Tibia, unmittelbar proximal des M. popliteus. Da die Facies jedoch mit dem Kreuzband einen spitzen Winkel bildet, inserieren hier nur wenige, relativ unbedeutende Fasern (Fuss, 1989), die über einige Verbindungen möglicherweise indirekt die hintere Gelenkkapsel aufspannen.

Wie schon beim vorderen Kreuzband, ist auch hier die Oberfläche der femoralen Insertion doppelt so groß wie die der tibialen Insertion, die aufgrund einer höheren Kollagendichte steifer ist. Dafür besitzt die femorale Insertion eine größere Anzahl von Faserbündeln (Fuss, 1989). Wir unterscheiden am hinteren Kreuzband einen anterior-lateralen Anteil, der sich während der Flexion anspannt, und einen posterior-medialen Anteil, der sich während der Extension anspannt (Kashiwaguchi und Woo, 1995; Morgan et al., 1997). Makris et al. (2000) unterscheiden einen anterioren, einen zentralen, einen posterioren (longitudinalen) und einen posterioren (schrägen) Anteil. Der größte Teil des Bandes wird von den anterioren und zentralen Anteilen eingenommen (Van Dommelen und Fowler, 1989; Makris et al., 2000).

Auffällig ist hier ein zur Verstärkung dienendes Bündel (Mommersteeg et al., 1995), das an seiner Rückseite schräg von medial-femoral nach lateral-tibial verläuft und den Eindruck erweckt, das Band sei nach innen gedreht. Diese Struktur, die Friederich und O'Brien (1990) als schräges, hinteres Ligament (*engl.* posterior oblique ligament) bezeichnet haben, besitzt die längsten Fasern.

Fuss (1989) sowie Mommersteeg et al. (1995) beschreiben ähnliche Faserverläufe *(☞ Abb. 7.17)*:

- von femoral-anterior nach tibial-proximal-anterior,
- von femoral-lateral nach tibial-anterior,
- von femoral-posterior nach tibial-distal-posterior.

Friederich und O'Brien beschreiben Verbindungen zwischen

- femoral-anterior-inferior und tibial-anterior-medial,
- femoral-posterior-inferior und tibial-posterior-medial,
- zentral und zentral.

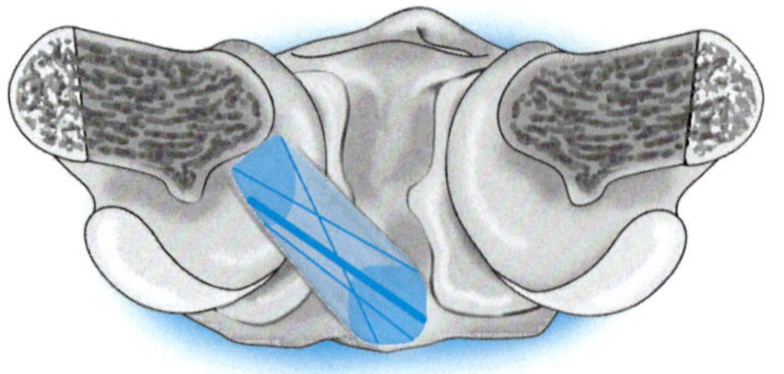

Abb. 7.17: Eigene schematische Darstellung nach Huiskes und Blankevoort (1990) der hinteren Kreuzbandbündel (nach: Fuss, 1989). Fünf Bündelinsertionen; das isometrische Bündel an der Femurseite proximal, in der Mitte anterior und posterior sowie an der Tibiaseite hinten und lateral

Nach Neurath und Stofft (1992) inserieren die vorderen Bündel in Femurnähe jedoch lateral und die hinteren Bündel medial. Obwohl am hinteren Kreuzband deutlicher als am vorderen Kreuzband mit bloßem Auge zwei Stränge zu erkennen sind, sind diese physisch nicht zu trennen (Neurath und Stofft, 1992).

Wie auch beim vorderen Kreuzband sind die vorne liegenden Fasern am längsten und die hinteren Fasern am kürzesten (Fuss, 1989). Boisgard et al. (1999b) berichten jedoch, dass der hintere Anteil des hinteren Kreuzbands 30 % länger ist als sein vorderer Anteil, was auch eine Erklärung für die unterschiedlichen Einteilungen wäre, die verschiedene Autoren wählen.

Das hintere Kreuzband ist durchschnittlich 30,2 mm lang (Boisgard et al., 1999b). Seine längsten Fasern messen durchschnittlich 41 mm (Friederich et al., 1992).

Man vermutet, dass das hintere Kreuzband zunächst einmal stärkeren Zugkräften unterworfen ist (Neurath et al., 1991).

Es reißt bei einer Zugkraft von 53 kg ein, nachdem es sich zunächst um etwa 7,8 mm (27 %) gedehnt hat. Die elastische Deformation endet bei 46,5 kg, entsprechend 5,8 mm Längenzunahme. Letztere beträgt 1,26 mm je 10 kg (Bonnel und Micaleff, 1988).

Funktion des hinteren Kreuzbands, unbelastet

Frontalebene: Valgus und Varus

Varus- und Valgusbewegungen erzeugen im hinteren Kreuzband bei 90° Flexion die höchste Spannung (Wascher et al., 1993; Miyasaka et al., 2002).

Die Entfernung der posterior-lateralen Strukturen erhöht die Varusbeweglichkeit, wodurch die Spannung zwischen 30° und 90° Flexion weiter zunimmt (Markolf et al., 1993; LaPrade et al., 2002). An sechs Präparaten ermittelten Miyasaka et al. (2002) durch simultane Spannungsmessungen der femoralen Insertion des hinteren Kreuzbands, dass der Spannungsverlauf bei passiver Kniebeugung sowohl in der Varus- wie auch in der Valgusposition dem Prinzip der progressiven Rekrutierung entspricht, anders ausgedrückt: Im hinteren Kreuzband nimmt die Spannung mit dem Grad der Kniebeugung zu.

Klinische Bedeutung

Varisierung und Valgisierung führen bei zunehmender Flexion im hinteren Kreuzband zu einem weiteren Anstieg der Spannung.

Transversalebene: Innen- und Außenrotation

Nach Entfernung des hinteren Kreuzbands nimmt die Rotation während der Kniestreckung nicht weiter zu.

Innenrotation: Nach Van Dommelen und Fowler (1989) nimmt die Spannung während der Innenrotation zu. Auch Blankevoort et al. (1991a) stellten mittels Röntgenstereometrie fest, dass beide Kreuzbänder sich bei Innenrotation während 0-95° Flexion zunehmend anspannen.

Am stärksten ist die Spannungszunahme bei 90° Flexion im hinteren Kreuzband (Wascher et al., 1993; Miyasaka et al., 2002).

Die Entfernung der posterior-lateralen Strukturen zeigte zwischen 60° und 90° Flexion eine stärkere Zunahme der Innenrotation, was allerdings auf die Spannung des hinteren Kreuzbands keine Auswirkung hatte (Markolf et al., 1993).

Außenrotation: Über den Einfluss der Außenrotation auf die Spannung im hinteren Kreuzband gehen die Meinungen auseinander. Nach Markolf et al. (1996) und Miyasaka et al. (2002) haben Außenrotationen keinen Einfluss. Nach Wascher ist der Einfluss dagegen variabel und entsteht eine Spannungszunahme des hinteren Kreuzbands nur in 80-90° Flexion (sechs von vierzehn untersuchten Kreuzbändern) (Wascher et al., 1993). Nach Blankevoort et al.

(1991a) wird das vordere Bündel des hinteren Kreuzbands bei Außenrotation während zunehmender Kniebeugung rekrutiert.

Die Entfernung der posterior-lateralen Strukturen führte zu einer Zunahme der Außenrotation, wodurch die Spannung im hinteren Kreuzband zwischen 45° und 90° Flexion (Markolf et al., 1993) und zwischen 60° und 120° Flexion sogar um 200-600 % zunahm (Vogrin et al., 2000).

Eine Kombination der Außenrotation mit Varus oder Valgus hatte keinen deutlichen Einfluss. Jedoch kann eine kombinierte Varus-Innenrotationsbewegung bei 90° Flexion das hintere Kreuzband schädigen, ohne dass eine hintere Tibiabewegung im Spiel ist (Markolf et al., 1996).

Parasagittalebene: Flexion und Extension

Vermutlich ist das hintere Kreuzband bei 50° Kniebeugung am wenigsten angespannt (Bonnel und Micaleff, 1988). Während der Extension tordiert es 50° nach außen, während der Flexion 30° nach innen (Strobel und Stedtfeld, 1991).

Mit Hilfe der Röntgenstereometrie stellten Blankevoort et al. (1991a) fest, dass sich zwischen 0° und 95° Flexion das vordere und zwischen 95° und 0° Flexion das hintere Bündel des hinteren Kreuzbands zunehmend aufspannt. Der vordere Anteil des hinteren Kreuzbands ist in maximaler Flexion am stärksten angespannt, wird aber durch seine Orientierung im Raum vor allem zur Kompression des Gelenks beitragen, da es in maximaler Flexion fast parallel zur Längsachse der Tibia verläuft (Blankevoort et al., 1991a).

An 18 Präparaten wurde über Drucksensoren in den femoralen und tibialen Insertionen das Spannungsverhalten der beiden Kreuzbänder ermittelt. Bei 5° Überstreckung beträgt die Spannung im hinteren Kreuzband 23 % und in maximaler Flexion 55 % der Spannung des vorderen Kreuzbands (Wascher et al., 1993).

Race und Arnis (1994) sowie Harner et al. (1995b) unterscheiden am hinteren Kreuzband zwei funktionelle Komponenten. Die anterior-laterale Komponente ist während der Flexion angespannt und sechsmal stärker als die posterior-laterale Komponente, die während der Extension angespannt ist. Die anterior-laterale Komponente ist steifer, aber auch kräftiger als die posterior-mediale und meniskofemorale Komponente (Harner et al., 1995b). Inderster et al. (1995) beschreiben ein anterior-mediales, ein posterior-mediales und ein schräg verlaufendes, hinteres Bündel, das zwischen 0° und 90° Flexion nahezu isometrisch sein soll.

Krudwig (1996) beschreibt ein dünnes, flaches und leicht tordiertes Bündel, das zur Innenseite des medialen Condylus zieht, sich während der Extension aufspannt und bei Flexion erschlafft. Ferner besteht ein dickes, ovales vorderes Bündel mit parallel verlaufenden Fasern, das zum Dach des Sulcus intercondylicus hin zieht und sich während der Flexion aufspannt und bei Extension erschlafft.

Saddler et al. (1996) widersprechen der Auffassung einer umgekehrt proportionalen Beziehung zwischen dem anterior-lateralen und dem posterior-lateralen Bündel.

Boisgard et al. (1999b) ermittelten kernspintomographisch Dehnungen des hinteren Bündels von 10 % bei 50° Flexion und 20 % bei 75° Flexion (höhere Beugestellungen wurden nicht untersucht). Das vordere Kreuzband dehnt sich bei 75° Flexion um bis zu 40 % aus.

Makris et al. (2000) untersuchten makroskopisch das Spannungsverhalten des hinteren Kreuzbands während passiver Beugung und Streckung. Die stärkste Anisometrie beobachteten sie im Bereich der vorderen Fasern, die sich zwischen 30° und 90° Flexion aufspannten. Die isometrischen hinteren Fasern blieben während der Extension, teilweise aber auch während höhergradiger Flexionsstellungen, unter Spannung. Sie fungieren demnach als Extensionshemmer und Flexionsunterstützer. Die Fasern in der Mitte waren zwischen 30° und 120° angespannt.

Wascher et al. (1993) fanden, dass während Hyperextension die Zugkraft des hinteren Kreuzbands an der tibialen Insertion nur 23 % der Zugkraft des vorderen Kreuzbands betrug. In maximaler Flexion betrug diese 55 %.

Nach Cornwall et al. (1994) sorgt das hintere Kreuzband während endgradiger Flexion für den Kontakt der Gelenkflächen im Knie. Die bereits erwähnte Deutung, die Fuss (1989, 1991 a und c) der vorderen Kreuzbandfunktion gibt, gilt auch für das hintere Kreuzband. Die isometrischen Unterstützungsfasern entspringen femurseitig am weitesten proximal und tibiaseitig am weitesten lateral und weiter hinten. Auch hier soll das Unterstützungsbündel relativ dünn sein und zwischen der femoralen und tibialen Insertion des Kreuzbands eine konstante Position einnehmen (Fuss, 1989, 1991a). Wie bereits beim vorderen Kreuzband beschrieben wurde, sind die femoralen Insertionen der beiden Begleitbündel nur 9 mm, die tibialen Insertionen aber 39 mm voneinander entfernt. Die durchschnittliche Länge des hinteren Begleitbündels beträgt 38 mm.

Der Neigungswinkel der isometrischen Fasern des hinteren Kreuzbands nimmt zwischen Extension und etwa 70° Flexion zu und bei weiter zunehmender Flexion wieder ab (Lu und O'Connor, 1996).

Friederich und O'Brien (1990) ermittelten während der ersten 10° Flexion eine Verkürzung des hinteren Kreuzbands um 1 mm, während der weiteren Flexion aber eine stetige Längenzunahme von insgesamt 6 mm. Das schräg verlaufende, hintere Bündel soll dabei nahezu isometrisch sein und sich während der ersten 10° um nur 0,4 mm verkürzen, seine hinteren Fasern um 0,2 mm. Der hintere Anteil dehnt sich mit 4 mm weniger aus als der vordere (8 mm). Friederich und O'Brien schließen daraus, dass die Isometrie der Kreuzbänder eher funktionell als anatomisch zu interpretieren ist *(☞ Abb. 7.18)*.

Klinische Bedeutung

Wie das vordere, so ist auch das hintere Kreuzband niemals ganz entspannt. In jeder Flexionsstellung ist zumindest ein Teil des Bandes angespannt.

Vordere und hintere Scherkräfte

Tibia in der Transversalebene, nicht-rotierte Gelenkstellung

Nach der Entfernung des hinteren Kreuzbands nimmt die hintere Gleitbewegung der Tibia während Kniestreckung kaum zu, wohl aber die Gleitbewegung der Tibia während Flexion (Van Dommelen und Fowler, 1989).

Eine in der Parasagittalebene nach hinten auf die Tibia einwirkende Kraft erhöht bei 90° Kniebeugung die Spannung des hinteren Kreuzbands um 58,4 N. Während maximaler Streckung nahm die Spannung im hinteren Kreuzband nicht zu (Wascher et al., 1993).

Markolf et al. (1996) berechneten, dass eine nach hinten einwirkende Kraft von 100 N bei 90° Flexion eine Kreuzbandspannung von 112 N, bei Extension jedoch nur von 16 N erzeugte. Bei 200 N betrugen die entsprechenden Bandspannungen 220 N und 36 N (Markolf et al., 1997).

Die Belastungsspannung im hinteren Kreuzband als Folge einer nach hinten gerichteten Kraft von 22 N betrug bei 0° Flexion durchschnittlich 6,1 N. 110 N während 90° Flexion führten zu einer Belastungsspannung von durchschnittlich 112 N (Fox et al., 1998).

Während geringfügiger Kniebeugung ist das hintere Kreuzband nicht der primäre Hemmer der hinteren Scherkraft. Ab 15° Flexion und bei größeren Translationsbewegungen kann sein Anteil an der Hemmung jedoch bis über 50 % anwachsen (Race und Arnis, 1996).

Bündel: Bei 90° Flexion führten hintere Scherkräfte zu einer Längenzunahme des vorderen Anteils des hinteren Kreuzbands (Blankevoort et al., 1991a).

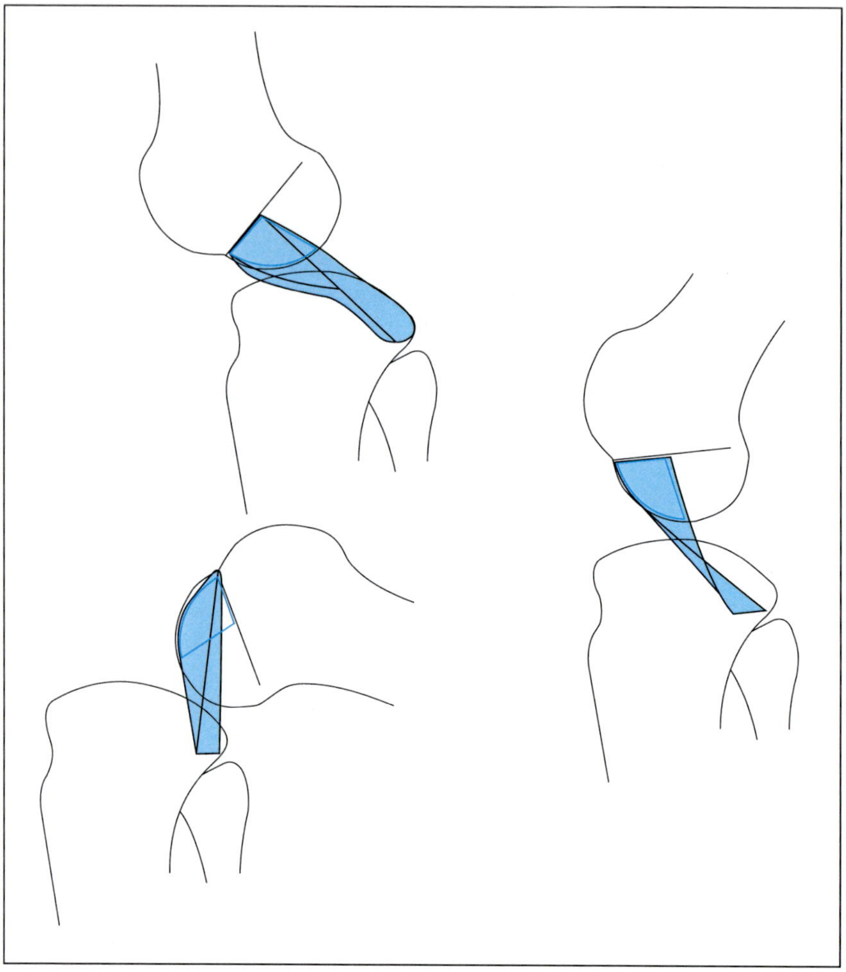

Abb. 7.18: Während der Flexion sind alle Fasern des hinteren Kreuzbands angespannt. Das hintere, schräg verlaufende Bündel ist wahrscheinlich isometrisch (nach: Friederich und O'Brien, 1990)

Sein vorderes Bündel war bei 50° Flexion maximal gedehnt, sein hinteres Bündel bei 0° Flexion. Die Länge des mittleren Bündels veränderte sich praktisch nicht (Kurosawa et al., 1991).

Bei 90° Flexion erzeugte eine nach hinten gerichtete tibiale Kraft von 110 N im posterior-medialen Bündel eine maximale Belastungsspannung von 68 N und im anterior-lateralen Bündel von 48 N. Nach Fox et al. (1998) veränderte diese Differenz sich durch Änderung der Flexionsstellungen nicht.

Der anterior-laterale Anteil neutralisierte nach hinten einwirkende Kräfte zwischen 40° und 120° Flexion um 50-75 %. Der Beitrag des anterior-lateralen Bündels zur Neutralisierung wurde bis 130° Flexion stetig geringer, während sich der Beitrag des posterior-medialen Bündels nahezu verdoppelte (Race und Arnis, 1996).

Kraft: Eine in der Parasagittalebene auf die Tibia einwirkende, nach hinten gerichtete Kraft von 50 N führte zu einer Zunahme der Belastungsspannung im hinteren Kreuzband von 25 N in 30° Flexion bis zu 48 N in 90° Flexion. Bei einer Kraft von 100 N betrug die Belastungsspannung 50 N in 30° Flexion und 95 N in Extension (Carlin et al., 1996).

Translationsgrad: Bei Translationen von 2 mm in 30° Flexion stieg der Beitrag des hinteren Bündels zum Widerstand gegen die hintere Scherkraft auf über 50 % an. Bei Translationen von 6 mm entstand dieser Effekt bereits bei 15° Flexion. In maximaler Flexion ist der Beitrag beider Anteile zum Widerstand bei geringen Translationen (2 mm und 4 mm) etwa gleich groß. Bei Translationen von 6 mm leistet das hintere Bündel einen größeren Beitrag als das vordere Bündel (Race und Amis, 1996).

Während 30° Flexion entsteht der Widerstand gegen eine nach hinten einwirkende Kraft zu etwa 45 % aus dem Kontakt zwischen dem Tibiaplateau und den Femurkondylen (Kompression). Bei 90° Flexion spielt Kompression keine Rolle mehr (Carlin et al., 1996).

Klinische Bedeutung

Da das hintere Kreuzband während der Kniestreckung schräg zum Tibiaplateau steht, kann es einen Teil der Scherkraft auffangen, indem es Tibia und Femur zueinander hin bewegt. Steht das hintere Kreuzband weniger schräg zum Tibiaplateau, dann ist es bereits für die Wahrung des Gelenkflächenkontakts verantwortlich und kann eine einwirkende Scherkraft weniger gut in Kompression umwandeln.

Eine auf die Tibia einwirkende Zugkraft des M. quadriceps führte bei zwölf von vierzehn Präparaten zwischen 80° und 90° Flexion zu einer Spannungszunahme im hinteren Kreuzband (Wascher et al., 1993).

Tibia in der Transversalebene, rotiert

Sowohl durch Innen- wie durch Außenrotation verringert sich die Belastungsspannung, die durch Einwirken einer hinteren Scherkraft im hinteren Kreuzband entsteht (Wascher et al., 1993).

An 20 Kniepräparaten wurden das hintere Kreuzband sowie das vordere und hintere Meniskofemoralband durchtrennt. Eine hintere Scherkraft von 150 N führte jeweils in 30°, 60° und 90° zu hinteren Translationen. Bei Hinzufügung von Innenrotation verringerte sich die hintere Translation in 60° und 90° Flexion stärker als bei Hinzufügung von Außenrotation. Bei 0° und 30° Flexion veränderte sich die hintere Translation weder durch Innenrotation noch durch Außenrotation (Bergfeld et al., 2001).

In 60° Flexion wurden bei außenrotierter Tibia vom hinteren Kreuzband nur 13 % einer Scherkraft von 100 N aufgefangen, in 90° Flexion jedoch 61 % (Markolf et al., 1996).

Zwischen 20° und 40° Flexion verminderte sich die Belastungsspannung im hinteren Kreuzband durch Hinzufügung von Innenrotation (Markolf et al., 1996).

Bei Außenrotation war die Belastungsspannung geringer zwischen 10° und 70°, bei Innenrotation zwischen 30° und 45° (Markolf et al., 1997).

Bei 90° Flexion hatte die Rotation der Tibia keinen Einfluss auf die resultierende Belastungsspannung im hinteren Kreuzband. Während 30° Flexion und während Extension bewirken Rotationen der Tibia eine Spannungszunahme in anderen Stützstrukturen des Knies, die die einwirkende Kraft teilweise neutralisieren werden (Markolf et al., 1997).

Klinische Bedeutung

Durch rotationsbedingte Spannungszunahme können andere Stützstrukturen hintere Scherkräfte teilweise neutralisieren. Dies ist möglicherweise eine Erklärung für das häufige Vorkommen von Bewegungseinschränkungen infolge verkürzter vorderer Kapsel-Band-Strukturen im Bereich von 90° Flexion (auch patellofemoral). Die Schaukelbewegung der Tibia nach hinten wird vom hinteren Kreuzband, die Gleitbewegung nach vorn vom vorderen Kreuzband unterstützt. Eine Verkürzung des vorderen Kreuzbands würde somit die kompensatorische Gleitbewegung hemmen, wodurch die Schaukelbewegung bei gleichzeitiger Dehnung des hinteren Kreuzbands festläuft. Bei gelenkspezifischen Kapseldehnungen ist also zu beachten, dass nicht gleichzeitig die Spannung im hinteren Kreuzband zunimmt. Auch anguläre Dehnungen führen hier nicht zum Erfolg.

Fügt man einer hinteren Gleit- oder einer vorderen Schaukelbewegung eine Rotationskomponente hinzu, verringert sich dadurch die neutralisierende Funktion des hinteren Kreuzbands, wodurch eine effektivere Kapseldehnung möglich wird.

Zwischen 10° und 70° Flexion führte die Hinzufügung einer Varuskomponente im hinteren Kreuzband zu einer verminderten Belastungsspannung (Markolf et al., 1996).

Bei Hinzufügung einer Valguskomponente stieg die Belastungsspannung dagegen zwischen 0° und 90° Flexion an, nicht aber in Hyperextension (Markolf et al., 1996).

Durch Vorpositionierung in Varus lassen sich Kapseldehnungen optimieren, die mittels Schub- oder Schaukelbewegungen nach hinten durchgeführt werden, weil das hintere Kreuzband dann langsamer aktiviert wird. Durch Vorpositionierung in Valgus wird das hintere Kreuzband dagegen früher aktiviert.

Funktion des hinteren Kreuzbands, belastet

Parasagittalebene: Flexion und Extension

Bei Fehlen des hinteren Kreuzbands subluxierte die Tibia während einer mit 1.500 N belasteten Kniebeugung bei 60° nach hinten (MacDonald et al., 1996). Kumagai et al. (2002) berichten von einer verstärkten hinteren Translation zwischen 25° und 90° Flexion. Die Zunahme in 90° Flexion betrug mehr als 10 mm.

Klinische Bedeutung

Fehlt das hintere Kreuzband, dann übernimmt das vordere Kreuzband die Kontrolle der hinteren Tibiagleitbewegung. Unter normalen Umständen kontrolliert das hintere Kreuzband die hintere Roll- oder Schaukelbewegung.

In einem Modellversuch zeigte das hintere Kreuzband bei einer Achsenkompression von 150 N in Extension nur eine geringe Belastungsspannung (Mommersteeg et al., 1997). In allen übrigen Kniestellungen führte eine Achsenkompression mit 100 N zu einer gestiegenen Belastungsspannung. Diese war bei 30° Flexion mit 13 N am geringsten und stieg in Flexionsrichtung um 39 N und in Extensionsrichtung um 86 N an.

Die Belastungsspannung verlief zunehmend quer zum Tibiaplateau. Der Anteil des hinteren Kreuzbands an der gesamten neutralisierenden Kraft erreichte in Extension ein Maximum von 43 % und in 30° Flexion ein Minimum von 30 %. In Extension entsteht die neutralisierende Spannung zunächst im posterioren und posterior-lateralen Bündel, wird bei zunehmender Kniebeugung jedoch von den weiter vorn gelegenen Bündeln, insbesondere vom anterior-medialen Bündel, übernommen (in 60° Flexion: posterior-lateral/anterior-medial = 52 %/48 %; in 90° Flexion: posterior-lateral/anterior-medial = 92 %/8 %).

Ligamentum intercruciatum

Morgan-Jones und Cross (1999) konnten an 30 von 30 Präparaten ein zwischen den beiden Kreuzbändern befindliches Band identifizieren, das aus Kollagenfasern bestand. Es hatte die gleiche Synovialmembran wie die Kreuzbänder, war durchblutet und besaß in 26 von 30 Fällen auch Nervengewebe. In der Transversalebene ist es tordiert und hat die Form eines langgestreckten S (☞ *Abb. 7.19*). Das Band verbindet den anterior-lateralen Rand des vorderen Kreuzbands mit dem posterior-medialen Rand des hinteren Kreuzbands. Medial des Ligamentum intercruciatum inseriert das vordere Meniskofemoralband am hinteren Kreuzband. Nach Auffassung der Autoren sollte man die Kreuzbänder daher nicht als unabhängige Einzelstrukturen auffassen, sondern als Komplex im Sinne eines geschlossenen kinematischen Systems, in dem die beiden Hauptakteure während Flexion und Extension miteinander in einer direkten, umgekehrt proportionalen Wechselwirkung stehen.

Abb. 7.19: Schematische Darstellung der Kreuzbänder und des Ligamentum intercruciatum des rechten Knies in der Transversalebene (nach: Morgan-Jones und Cross, 1999)

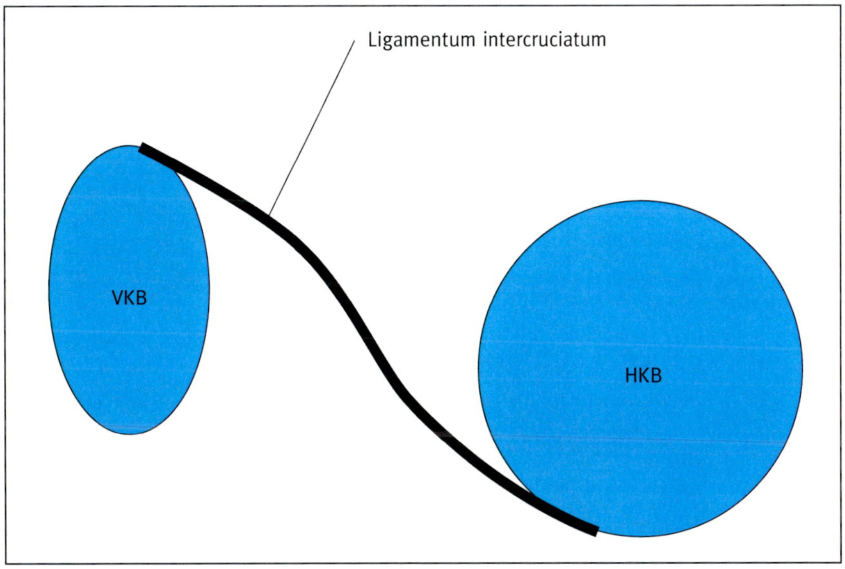

Schlussfolgerung

Fasst man alle Studien zusammen, die sich mit den Kräften, Spannungen, Längenzunahmen und den Funktionen der Kreuzbänder befassen, dann entsteht ein verwirrendes und oft widersprüchliches Bild. Die Verwirrung nimmt noch zu, wenn man das Kreuzband als einzelne oder als eine aus verschiedenen Unterbündeln bestehende Struktur erforschen will.

Fuss (1991c) stellte eine überaus brauchbare Übersicht der unterschiedlichen Sichtweisen zusammen.

Kreuzband als Einzelstruktur

- Brantigan und Voshell, 1941; Smith, 1981: beide Kreuzbänder sind während Flexion und Extension angespannt.
- Menschick, 1974; Huson, 1974: Einführung eines „überschlagene Viergelenkkette" genannten Modells.
- Cunningham, 1939; Jones und Smith, 1914; Last, 1948: Das vordere Kreuzband ist während Extension, das hintere während Flexion angespannt.

Kreuzband als Einzelstruktur, bestehend aus zwei Bündeln

- Horwitz, 1938; Girgis et al., 1975; Lembo et al., 1975; Furman et al., 1976: Der vordere Anteil des vorderen Kreuzbands ist während Flexion, der hintere während Extension angespannt.
- Benninghof, 1985; Lang und Wachsmuth, 1972; Palmer, 1938; Sieglbauer, 1930: Der vordere Anteil des vorderen Kreuzbands ist während Flexion, der hintere Anteil während Extension angespannt.
- Abbott et al., 1944; Benninghof, 1985; Girgis et al., 1975; Lang und Wachsmuth, 1972; Sieglbauer, 1930: Der vordere Anteil des hinteren Kreuzbands ist während Flexion, der hintere Anteil während Extension angespannt.

Funktion der Kreuzbänder

- Benninghof, 1985: Die Kreuzbänder geraten während Flexion und Extension unter Spannung; sie selbst hemmen keine Bewegung, sondern unterstützen die hemmenden Funktionen anderer Ligamente.
- Sieglbauer, 1930: Beide Kreuzbänder hemmen die Innenrotation, das vordere Kreuzband hemmt die Extension.
- Williams und Warwick, 1980: Beide Kreuzbänder hemmen die Schub- und Gleitbewegung.

Fuss (1989, 1991a und c) versucht, die verschiedenen Interpretationen in einem übergreifenden Modell zu integrieren, das nach unser Auffassung den biomechanischen Eigenschaften des Kniegelenks am ehesten gerecht wird. Die IAOM verwendet das Modell zur Erklärung der Arthrokinematik des Kniegelenks.

Fuss (1989) basiert sein Modell auf drei Typen von Fasern mit jeweils unterschiedlicher Funktion. Unterstützungsfasern sind isometrisch und haben eine konstante Spannung und Längenveränderung. Schutzfasern spannen sich während der Bewegung an. Hemmfasern spannen sich erst während endgradiger Flexion oder Extension an. In welchem Maße diese Faserbündel die Kinematik des Knies kontrollieren, hängt sowohl von der Flexionsstellung als auch von der Belastung des Knies ab.

Befindet sich der Oberschenkel in der Transversalebene, dann sind zwischen 0° und 10° Flexion alle Kreuzbandbündel angespannt. Zwischen 10° und 50° ist das vordere Bündel des hinteren Kreuzbands angespannt und zwischen 50° und 90° das anterior-mediale Bündel des vorderen Kreuzbands und das gesamte hintere Kreuzband. Die stärker angespannten Bündel haben eine Begleitfunktion, die weniger angespannten Bündel haben eine Schutz- oder Hemmfunkion (Fuss, 1989). Blankevoort et al. (1991a) erklären die Schutz- oder Hemmfunktion, indem die Länge der hinteren Bündel zwischen 0° und 95° Flexion langsam zunimmt und sich über die mittleren auf die vorderen Bündel beider Kreuzbänder fortsetzt.

Die Hemmfasern erfahren zwischen Extension und Flexion mit bis zu 65 % die stärkste Dehnung. Sowohl die Hemm- als auch die Schutzfasern sind demnach in bestimmten Positionen schlaff und in anderen Positionen angespannt. Im angespannten Zustand unterstützen sie die Unterstützungsfasern bei der Stabilisierung des Bandes. Am Bewegungsende hemmen Unterstützungs- und Hemmfasern gemeinsam die Bewegung.

Die Unterstützungsfasern stabilisieren das Gelenk, indem sie in jeder Gelenkstellung die Osteo- und Arthrokinematik kontrollieren. Unterstützungs- und Hemmfasern gemeinsam kontrollieren alle Faktoren, die das normale Bewegungsmuster von außen stören.

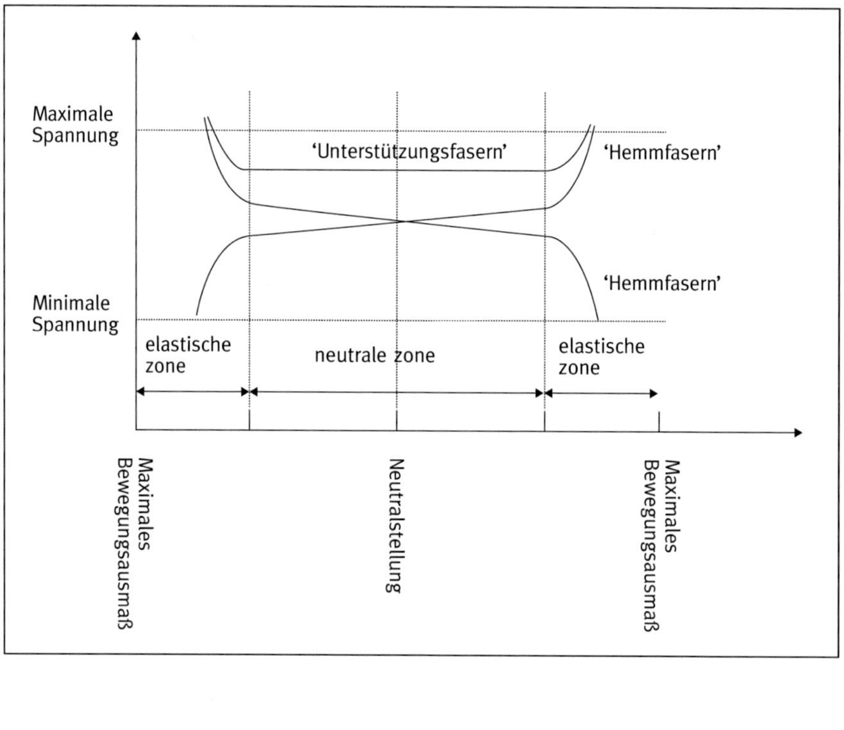

Abb. 7.20: Drei-Fasertypen-Modell der Kapsel-Band-Strukturen des Knies. Das Modell wurde später auf andere Gelenke übertragen. Die Unterstützungsfasern haben eine konstante Spannung, die möglicherweise in den beiden elastischen Zonen zunimmt. Die Hemmfasern kennen sehr unterschiedliche Spannungen, insbesondere in den Extremstellungen des Gelenks

Beispiele:

–	Unterstützungs- (und Hemm-)Fasern	Hemmfasern
Akromioklavikulargelenk	*Ligamenta coracoclavicularia*	*Ligamenta acromioclavicularia*
Sternoklavikulargelenk	*Ligamentum costoclaviculare*	*Ligamenta sternoclavicularia*
Proximales Radioulnargelenk	*Ligamentum annulare radii* *Membrana interossea*	–
Distales Radioulnargelenk	*Discus mit Ligamenten* *Membrana interossea*	–
Femorotibialgelenk	*Kreuzbandbündel,* *mediale kollaterale Bündel*	*Alle übrigen Bänder*
Talokruralgelenk	*Tibiokalkanearband* *Kalkaneofibularband*	*Ligamentum talofibulare* *Tibiotalarbänder*
Talokalkaneargelenk	*Tibiokalkanearband* *Kalkaneofibularband* *Ligamenta interosseum und cervicale*	*Periphere Talokalkanearbänder*

Nach der Theorie entspricht der Verlauf der isometrischen Bündel der Verbindungslinie zwischen denjenigen Punkten im Bereich der tibialen und femoralen Kreuzbandinsertionen, zwischen denen während Extension und Flexion die geringsten Längenveränderungen auftreten (Wilson et al., 1991). Nach Wilson et al. sind die isometrischen Bündel eher virtueller Natur und stimmen daher nicht immer mit dem wirklichen Verlauf der Fasern überein. Für ein wirkliches Bündel des hinteren Kreuzbands wurde Isometrie beschrieben (Fuss, 1989; Sidles, 1989; Rovick et al., 1991). Beim vorderen Kreuzband gelang dies jedoch nicht (Sidles, 1989; Rovick et al., 1991). Nach Amis und Dawkins (1991) inserieren die meisten isometrischen Fasern des vorderen Kreuzbands vor und oberhalb der femoralen Insertion der mittleren Bündel und am Dach der Fossa intercondylaris.

Über den genauen Ort der isometrischen Bündel besteht demnach kein Konsens – vielleicht auch deshalb, weil die meisten Autoren gradlinige Verbindungen zwischen Femur und Tibia postulieren (Fuss, 1989; Mommersteeg, 1995).

Die Erkenntnisse von Kurosawa et al. geben Aufschluss darüber, warum viele Autoren von der wirklichen Existenz isometrischer Bündel ausgehen, die bislang allerdings nur im Modell genau zu lokalisieren waren. Mit Hilfe neuartiger Untersuchungstechniken konnten sie zeigen, dass sich weder die Längen- noch die Spannungszunahme des Kreuzbands ausschließlich longitudinal, sondern auch lateral zu benachbarten Fasern hin ausbreitet. Die Belastungsspannung pflanzt sich also nicht entlang der kürzesten Verbindung zwischen Femur und Tibia, sondern gestaffelt fort, was das Vorhandensein idealer isometrischer Bündel unwahrscheinlich macht. Wahrscheinlich ist es realistischer, das Kreuzband als eine Struktur anzusehen, deren Fasern von einem einzigen femoralen Ursprungsort zu mehreren tibialen Ankerpunkten verlaufen und umgekehrt. Dies würde bedeuten, dass während einer Bewegung jeweils nur einige Fasern für einen kurzen Moment isometrisch sind. Auch Amis und Dawkins (1991) gelang es nicht, isometrische Fasern nachzuweisen.

Müller konnte zeigen (1993b), dass ein Ligament, das lotrecht auf der Tangente einer Gelenkkontaktfläche steht, das Gelenk nicht stabilisieren kann.

Daher erhöht sich während der Kniestreckung die Spannung im vorderen Kreuzband und während der Kniebeugung im hinteren Kreuzband. Dieses

Phänomen, das Müller progressive Rekrutierung nennt, entsteht dadurch, dass sich das vordere Kreuzband bei zunehmender Extension immer stärker einem Lot auf dem Tibiaplateau annähert *(☞ Abb. 7.21)*. In der Parasagittalebene kommt also die tibiale Insertion des Bandes der Kontaktfläche des Kniegelenks immer näher, wodurch sich der Kraftarm des vorderen Kreuzbands, der für die Neutralisierung der vorderen Translationsbewegung verantwortlich ist, verkürzt. Die Gleichung Last × Lastarm = Kraft × Kraftarm geht nur so lange auf, wie die Belastungsspannung im vorderen Kreuzband durch zunehmende Rekrutierung von Fasern ansteigen kann (Müller, 1996).

Darum wird während der vorderen Translation die Belastungsspannung im vorderen Kreuzband abnehmen, weil der Winkel zwischen dem Kreuzband und dem Tibiaplateau kleiner wird (Pandy und Sasaki, 1998).

Umgekehrt steigt während einer hinteren Translation die Belastungsspannung im hinteren Kreuzband bei zunehmender Kniebeugung an, da sich der Winkel zwischen Kreuzband und Tibiaplateau verkürzt (Pandy und Sasaki, 1998).

Abb. 7.21: Rekrutierung der Fasern während Kniestreckung und Kniebeugung (nach: Müller, 1996)
VKB = vorderes Kreuzband
HKB = hinteres Kreuzband

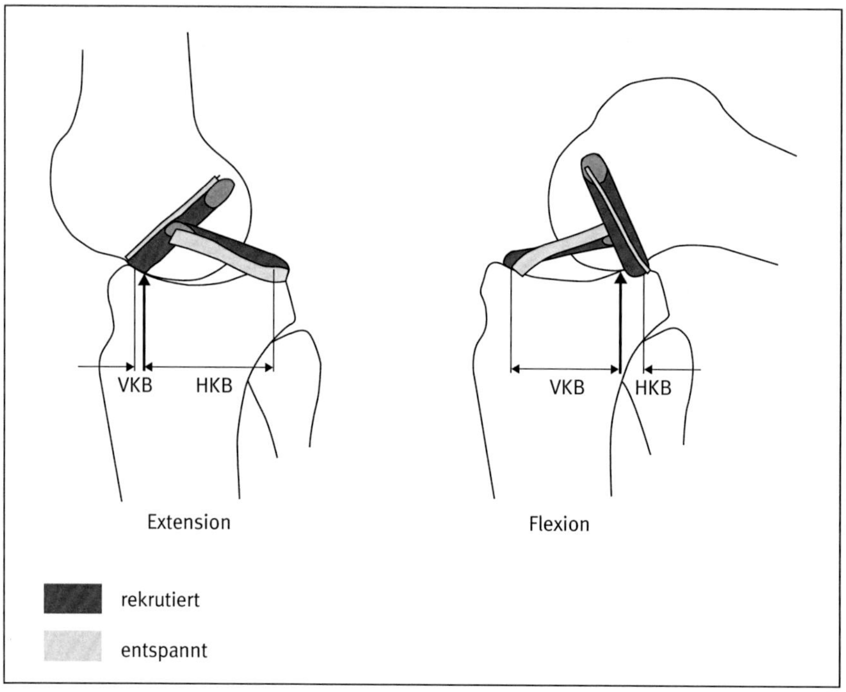

Dies ist auch zu erwarten angesichts der Tatsache, dass die Kinematik eines Gelenks vom Zusammenspiel zwischen der Zugspannung von Bändern und der Kompressionsbelastung von Knorpel und Knochen abhängt. Bei zunehmender Kniebeugung nimmt die Kompression infolge Rekrutierung des hinteren Kreuzbands zu und verringert sich die Zugkraft des vorderen Kreuzbands, das die hintere femorale Rollbewegung und die vordere tibiale Schaukelbewegung neutralisiert.

Die Rekrutierung der Fasern pflanzt sich gleichmäßig von hinten (Extension) nach vorne (Flexion) fort. Sie sorgt auch dafür, dass in Extension und Flexion jeweils nur eine geringe Anzahl von Fasern Kräfte auffangen muss, die von außen einwirken (Mommersteeg et al., 1996).

Die Mehrheit der vorderen Kreuzbandfasern ist also in Extension angespannt und die Mehrheit der hinteren Kreuzbandfasern in Flexion. Das vordere Kreuzband spannt sich während der Extension infolge der progressiven Rekrutierung seiner Fasern an.

Hemmfasern spannen sich in endgradigen Gelenkstellungen an. Während der Hyperextension hemmt das vordere Kreuzband die Verlagerung seiner tibialen Insertion nach vorne, während das hintere Kreuzband gemeinsam mit andern Strukturen die Öffnung des Gelenks nach hinten verhindert. In Hyperflexion kann man den umgekehrten Mechanismus beobachten (Fuss, 1991c).

Die Schutzfasern des hinteren Kreuzbands, die vorne am Femur inserieren, spannen sich in mittleren Gelenkstellungen an. Fasern, deren femorale Insertion weiter hinten liegt, sind hauptsächlich während der Flexion und zu einem kleinen Teil während der Extension angespannt (Hemmfasern). Vordere Kreuzbandfasern mit einer Insertion hinten am Femur hemmen die Extension. Eine kleine Gruppe vorderer Fasern hemmt die Flexion, eine größere Gruppe schützt die mittleren Gelenkstellungen. Die kleinen isometrischen Begleitfasern entspringen dort, wo die femoralen Insertionen der Schutz- und Unterstützungsfasern zusammenkommen. Normalerweise sind also nicht alle Fasern gleichzeitig angespannt, sondern werden – bedingt durch ihre biomechanische Funktion – zunehmend rekrutiert.

Möglicherweise trägt die Entdeckung des Ligamentum intercruciatum zur Lösung einiger Fragen bei. Ein Anstieg der Spannung in einem Teil der Fasern eines einzigen Kreuzbands wird sich nicht nur innerhalb dieses Kreuzbands zur Seite hin fortpflanzen, sondern möglicherweise auch auf das andere Kreuzband übertragen. Smith et al. (1994) konnten nämlich in sechs von sechs vorderen Kreuzbändern und in fünf von sechs hinteren Kreuzbändern kernspintomographisch einen Spannungsanstieg zwischen 0° und 90° Flexion nachweisen.

Ochi et al. (1999) konnten an mikroskopischen Veränderungen des vorderen Kreuzbands infolge einer hinteren Kreuzbandruptur nachweisen, dass beide Kreuzbänder sich gegenseitig unter Spannung halten. Vierzehn Patienten, die im Schnitt vor 22,1 Monaten eine hintere Kreuzbandruptur erlitten hatten, wurde aus dem proximalen Drittel des anterior-medialen vorderen Kreuzbandabschnitts Biopsiematerial entnommen und mit fünf Kreuzbändern aus Knien verglichen, die wegen Malignität oder Trauma amputiert wurden. Anzahl, Durchmesser und Dichtheit der Kollagenfibrillen in beiden Gruppen wiesen signifikante Unterschiede auf.

Allain et al. (2001) untersuchten 52 Knie nach Totalendoprothese histologisch und stellten fest, dass Abweichungen des vorderen Kreuzbands in drei Viertel der Fälle mit Abweichungen des hinteren Kreuzbands einhergingen. Die gleichen histologischen Veränderungen des hinteren Kreuzbands stellten Kleinbart et al. (1996) nach Totalendoprothese fest, allerdings nicht im Vergleich mit vorderen Kreuzbändern geschädigter Kniegelenke, sondern im Vergleich mit hinteren Kreuzbändern gesunder Kniegelenke.

Chan und Seedhom (1999) stellten fest, dass die Belastungsspannung in Kreuzbändern immer niedriger ist als die von außen einwirkende Kraft, da die tibiale Gelenkoberfläche durch die entstehende Knorpeldeformierung konkaver wird und somit Translationsbewegungen im Gelenk besser abfedern kann.

Ling et al. (1997) kommen unseren eigenen Auffassungen der Kreuzbandfunktionen und der Biomechanik des Knies während belasteter Flexion-Extension am nächsten, da sie die federnde Wirkung der Gelenkflächen berücksichtigen, was bessere Vorhersagen zum Dehnungsverhalten der Kreuzbänder erlaubt (Beynnon et al., 1996).

In Lings Kniemodell werden zur Vorhersage der Biomechanik während Flexion und Extension und bezogen auf die Parasagittalebene alle wichtigen Faktoren berücksichtigt: Schwerkraft, Kontaktfläche, Position und Kontaktfläche der Patella, Größe und Belastungsspannung der Ligamente, Lage der momentanen Rotationsachse, Verhältnis zwischen Schub- und Rollbewegung des Femurs.

Durch die Wirkung der Schwerkraft nimmt die Schubkomponente in höheren Flexionsstellungen im belasteten Gelenk zu, wodurch sich das tibiale Kontaktgebiet weiter nach vorn verlagert und sich die Kreuzbänder dehnen. In höheren Flexionsstellungen hat das Ligamentum patellae eine stabilisierende Wirkung auf das Knie.

Belastung führt zu einer Bewegung des Femurs nach hinten und zum Eindrücken des Gelenkknorpels, wodurch sich beide Kreuzbänder anspannen. Während der Flexion erhält das mehr lotrecht zum Tibiaplateau stehende hintere Kreuzband den Gelenkkontakt, während die höhere Spannung im vorderen Kreuzband das nach hinten rollende Femur auf der Tibia nach vorn verschiebt. Kommen vordere oder hintere Scherkräfte hinzu, dann erhöht sich die Belastungsspannung in beiden Kreuzbändern.

Klinische Bedeutung

Durch Belastung des Knies wird der Gelenkknorpel eingedrückt, wodurch die Kreuzbänder bei Schub- oder Gleitbewegungen zugunsten der Translation langsamer Widerstand aufbauen. Für die Flexion sind beide Kreuzbänder wichtig. Das hintere Kreuzband erhält den Gelenkflächenkontakt; das vordere Kreuzband kontrolliert die Verschiebung des Femurs nach vorne.

Wir möchten nun versuchen, die zahlreichen erwähnten Studien auf einen Nenner zu bringen, indem wir die beiden Kreuzbänder während der Kniebewegungen und insbesondere während Flexion und Extension als einen zusammenhängenden Komplex mit einem gewissen passiven Freiheitsgrad betrachten (Wilson et al., 2000).

Auf dem Weg von der Extension zur Flexion verändert sich die Position des vorderen Kreuzbands zum Tibiaplateau von fast lotrecht zu fast parallel. Das hintere Kreuzband macht die umgekehrte Bewegung.

Auf das Knie einwirkende Scherkräfte wie beispielsweise Translationen in der Parasagittalebene oder Schaukel- und Gleitbewegungen des Femurs und der Tibia werden effektiver kontrolliert, wenn das Kreuzband schräg steht (Friederich und O'Brien, 1990). Bei lotrechtem Stand kontrolliert es eher die Kompressionskräfte. Im Umkehrschluss wird bei schrägem Verlauf weniger Kompression entstehen und bei einem lotrechten Stand weniger Kontrolle von Scherkräften, wie beispielsweise Femurverschiebung oder Tibiagleiten. In der parallelen Ausrichtung wird ein Kreuzband eher Schub- oder Gleitbewegungen, aber weniger Kompressionskräfte kontrollieren.

Demnach übt das vordere Kreuzband in Streckstellung eine Kontrollfunktion aus, bei der die Gelenkfläche komprimiert wird, verlagert die Kontrolle aber während der Flexionsbewegung zunehmend auf die vordere Verschiebung des Femurs und die hintere Gleitbewegung der Tibia.

Gleichzeitig verlagert sich die Kontrollfunktion des hinteren Kreuzbands von der hinteren Verschiebung des Femurs und der vorderen Gleitbewegung der Tibia in Extension auf die Erhaltung des Gelenkflächenkontakts in Flexion. Insbesondere nahe der Parallelstellung beider Kreuzbänder wird eine Spannungszunahme im einen Band zu einer Spannungszunahme auch des anderen Bands führen. Während zunehmender Flexion wird das vordere Kreuzband stetig mehr Spannung im hinteren Kreuzband in Stand halten; während zunehmender Extension wird das hintere Kreuzband stetig mehr Spannung im vorderen Kreuzband erhalten.

Bei Schädigungen des vorderen Kreuzbands ist sowohl seine Kompressionsfunktion während der Extension wie auch seine Zügelfunktion während der Flexion gestört. Die Zügelfunktion des hinteren Kreuzbands in Extension und seine Kompressionsfunktion während der Flexion werden davon in Mitleidenschaft gezogen.

Die folgenden Regeln gelten für kapselspezifische Dehnungen mittels Schub- und Gleitbewegungen unter maximaler Kapseldehnung bei gleichzeitiger minimaler Inanspruchnahme der nicht-kapsulären Bandstrukturen:

- Beide Kreuzbänder sind in jeder Gelenkstellung zumindest teilweise angespannt, wodurch jede parasagittal einwirkende Rollschub- oder Schaukelgleitbewegung auf einen kreuzbandbedingten Widerstand stoßen wird. Darum wird die Tibia oder das Femur zunächst immer in maximaler Flexion oder Extension positioniert und die Tibia rotiert, um die Kapsel maximal vorzuspannen. Dadurch wirken die anschließenden Dehnungskräfte zunächst auf die Gelenkkapsel statt auf die Kreuzbänder ein.
- Wann immer möglich, wird gleichzeitig Kompression gegeben, um das Gelenk zu zentrieren, aber auch um den Gelenkknorpel zu komprimieren, da die Kreuzbänder dadurch erst etwas später die Kontrolle der Rollschub- und der Schaukelgleitbewegung übernehmen.
- Wegen der zunehmenden Spannung entweder in den Kreuzbändern oder den Kollateralbändern und wegen des Widerstands durch die Eminentia intercondylaris ist eine Vorpositionierung in maximaler Außen- oder Innenrotation nicht möglich.
- Zum Ende der Extensionsbewegung wird infolge der progressiven Rekrutierung der Widerstand des vorderen Kreuzbands gegen vordere Schaukelgleit- und hintere Rollschubbewegungen deutlich zunehmen, was eine verstärkte Komprimierung im Gelenk und eine Einschränkung der tibialen Rotationsmöglichkeit zur Folge hat. Was bleibt, ist die Möglichkeit, während Extension in Außenrotation noch einmal passiv die Rotationskomponente zu betonen. Einschränkend wirkt sich hier auch die enge Kongruenz der Eminentia intercondylaris mit der Fossa intercondylaris aus.
- Zum Ende der Flexionsbewegung wird infolge der progressiven Rekrutierung der Widerstand des hinteren Kreuzbands gegen hintere Schaukelgleit- und vordere Rollschubbewegungen deutlich zunehmen, was eine verstärkte Komprimierung im Gelenk und eine Einschränkung der tibialen Rotationsmöglichkeit zur Folge hat. Was bleibt, ist die Möglichkeit, während Flexion in Innenrotation noch einmal passiv die Rotationskomponente zu betonen.

Ligamenta meniscofemoralia anterius und posterius

Die folgenden Strukturen werden von den uns bekannten Quellen sehr unterschiedlich definiert: das direkt vor dem hinteren Kreuzband verlaufende Ligamentum meniscofemorale anterius, das direkt hinter dem hinteren Kreuzband verlaufende Ligamentum meniscofemorale posterius, die Verbindungen zwischen dem Hinterhorn des lateralen Meniscus und seinem Ursprungsgebiet im Sulcus intercondylicus des Femurs.

Mit Sicherheit ist immer eines von beiden Ligamenten anwesend, wohl weil das Hinterhorn des lateralen Meniscus keine direkte Verbindung mit der Gelenkkapsel hat (Wan und Felle, 1995; Depaulis et al., 1996; Poynton et al., 1997).

Poynton et al. (1997) fanden beide Ligamente bei 88 % von 50 Kniepräparaten. Bei 8 % bestand nur ein Ligamentum meniscofemorale posterius und bei 4 % nur ein Ligamentum meniscofemorale anterius. In einer anderen Studie besaßen 27 von 42 Knien beide Ligamente. Bei sämtlichen 18 männlichen und bei 17 der 24 weiblichen Knie bestand ein vorderes Band und bei 16 männlichen und 22 weiblichen Knien ein hinteres Band.

In einer Kernspinstudie fanden Cho et al. (1999) in 93 von 100 Kniegelenken ein oder zwei Meniskofemoralbänder, 90mal ein hinteres und 17mal ein vorderes Band.

Wan und Felle (1995) fanden in 33 % aller Knie ein vorderes Band und in 93 % ein hinteres Band. Ferner fanden sie bei 15 % von 30 Personen zwei Bänder, die unabhängig vom vorderen Kreuzband verliefen und den Sulcus intercondylicus des Femurs mit den Vorderhörnern der Menisken verbanden. Sie bezeichneten diese als anterior-mediales und anterior-laterales Meniskofemoralband.

Um Verwechslungen mit dem meniskofemoralen Anteil der Gelenkkapsel zu vermeiden, schlagen sie die folgende Nomenklatur vor:

- Ligamentum meniscofemorale anteromediale
- Ligamentum meniscofemorale anterolaterale
- Ligamentum meniscofemorale praecruciatum posterolaterale
- Ligamentum meniscofemorale postcruciatum posterolaterale

Diese Bänder unterstützen die Bewegungen der Menisken, insbesondere während Innen- und Außenrotationen des Kniegelenks.

Das Ligamentum meniscofemorale anterius hat bei Männern eine durchschnittliche Länge von 27,09 ±2,15 mm und bei Frauen von 24,38 ±3,39 mm. Seine Breite beträgt bei Männern im Schnitt 5,09 ±1,41 mm und bei Frauen 2,99 ±1,29 mm (Poynton et al., 1997). Während der Kniestreckung wird es um etwa 6 mm gedehnt und stabilisiert den Meniscus.

Das Ligamentum meniscofemorale posterius hat bei Männern eine durchschnittliche Länge von 31,13 ±2,54 mm und bei Frauen von 27,59 ±3,74 mm. Seine Breite beträgt bei Männern im Schnitt 5,48 ±2,13 mm und bei Frauen 3,79 ±2,56 mm (Poynton et al., 1997). Während der Kniebeugung wird es 5,6 mm länger und stabilisiert den lateralen Meniscus.

Proximal unterscheiden wir drei Arten von Insertionen, und zwar entweder ausgehend von der Innenseite des Condylus medialis, oder vom proximalen Anteil des hinteren Kreuzbands oder vom distalen Anteil des hinteren Kreuzbands (Cho et al., 1999).

Distal inserieren die Bänder entweder zunächst in der hinteren Gelenkkapsel und dann am lateralen Hinterhorn oder zuerst am lateralen Hinterhorn und dann nahe der hinteren Kreuzbandinsertion an der Tibia (Van Dommelen und Fowler, 1989).

Der Querschnitt der Meniskofemoralbänder ist über ihre gesamte Länge konstant (Harner et al., 1995b) und beträgt etwa 22 % vom Querschnitt des hinteren Kreuzbands.

Auch ist der Querschnitt runder als der Kreuzbandquerschnitt (Harner et al., 1995). Die dicksten Fibrillen befinden sich in der Mitte des Bandes, wobei der relative Anteil der Fibrillen am Gesamtquerschnitt durchgehend gleich bleibt (Baek et al., 1998). Die Meniskofemoralbänder ziehen den lateralen Meniscus während der Kniebeugung und während der Beugung mit Innenrotation nach anterior-medial und antagonieren damit die Funktion des M. popliteus (Van Dommelen und Fowler, 1989).

7.2.3 Periphere Kapsel-Band-Strukturen

Der periphere Kapsel-Band-Apparat bildet einen Köcher, an dem grundsätzlich drei Schichten zu unterscheiden sind: zunächst die oberflächliche Fascia lata und das tief liegende Band der Gelenkkapsel (Membrana fibrosa), das seinerseits aus einer oberflächlichen Femorotibial-, einer tiefen Meniskofemoral- und einer Meniskotibialschicht besteht. Dazwischen befinden sich Ligamente zur Kapselverstärkung und ausstrahlende Fasern der verschiedenen Sehnen, die die Bänder und die Gelenkkapsel bewegen.

Biomechanisch unterscheidet man am Kapsel-Band-Apparat in der Transversalebene eine mediale und eine laterale Hälfte. Die mediale Hälfte besteht aus jeweils einem anterior-medialen, einem medialen und einem posterior-medialen Dreieck, die laterale Hälfte aus einem anterior-lateralen, einem lateralen und einem posterior-lateralen Dreieck.

Das posterior-mediale und das posterior-laterale Dreieck bilden gemeinsam die hintere Gelenkkapsel.

Aus anatomischer wie aus pathomechanischer Sicht erscheint es uns einfacher, an der Medialseite drei Strukturen (anterior-medial, medial, posterior-medial) und an der Lateralseite zwei Strukturen (lateral, posterior-lateral) zu unterscheiden *(☞ Abb. 7.22)*.

Membrana fibrosa

Die Femorotibialschicht der Membrana fibrosa kann man mit einer Kniebandage vergleichen, die eine Aussparung für die Patella besitzt. Sie bildet einen Köcher, dessen Unterrand etwa 1 cm unterhalb des Tibiaplateaus liegt und der mit den Basen der Menisken eng verwoben ist. Weiter nach oben erreicht er die Ränder der Kondylen, während die beiden Epikondylen außerhalb des Gelenks bleiben. Nach hinten zieht die Membrana fibrosa zu einem zwischen den proximalen Enden der beiden Kondylen verlaufenden Knochensims (Linea intercondylaris).

Die vordere Hälfte der Kapsel ist dünner als die hintere, womit auch die Verbindung zwischen Femur und Tibia an der Vorderseite dünner ist. Im sogenannten Retinaculum extensorum verschmilzt die Gelenkkapsel untrennbar mit den Ausläufern des M. quadriceps.

Membrana synovialis

Lateral und medial

Der femorotibiale Anteil der Synovia heftet sich an den proximalen Rand des medialen und lateralen Condylus sowie an die Tibiakondylen. Auf der einen Seite verläuft sie vom lateralen Aspekt der Tibiakondylen zur Unterseite des äußeren Meniskusrandes, auf der anderen Seite von den Femurkondylen zur Oberseite des äußeren Meniskusrandes. Am steilen Rand des Meniscus kann sich die Insertion oben, unten oder in der Mitte befinden, wodurch zwei Taschen entstehen (Bursae perifemoralis et peritibialis; Segal und Jacob, 1983).

Posterior

In einem Gelenk bekleidet die Membrana synovialis normalerweise die Innenseite der Membrana fibrosa. Hinten im Kniegelenk schlägt die Synovia jedoch in Höhe des hinteren Kreuzbands zur Mitte hin um und schmiegt sich an die Innenseite der beiden Kondylen. Dieser Teil der Synovia entspringt denn auch am zentralen Rand der mit Knorpel bekleideten Zone des lateralen und medialen Tibiaplateaus, entsprechend einer gedachten Verbindungslinie zwischen den Vorder- und Hinterhörnern der Menisken. Dadurch befinden sich sowohl die Area intercondylaris tibiae wie auch die Fossa intercondylaris femoris außerhalb des Gelenks. Die Synovia inseriert schließlich am Rand der Fossa intercondylaris. Tibiaseitig bedeckt sie die Vorderseite des vorderen Kreuzbands und femurseitig die Vorderseite des hinteren Kreuzbands. Sie bedeckt also die Vorderseite beider Kreuzbänder, wodurch diese zwar innerhalb des Gelenks, aber außerhalb der Synovia liegen. Bei Kernspinaufnahmen füllt sich dieser dreieckige Raum zwischen den Kreuzbändern nicht mit Kontrastmittel (Lee et al., 1996).

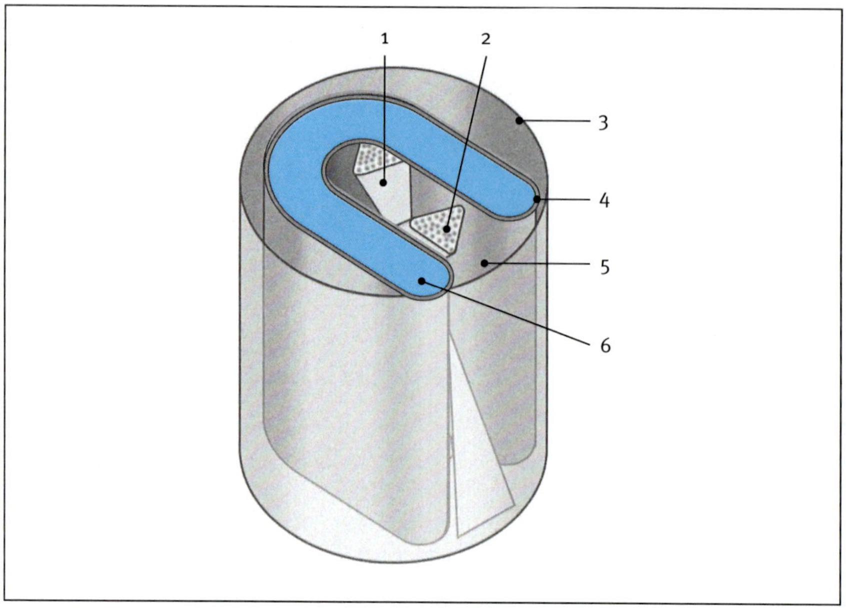

Abb. 7.22: Gelenkkapselmodell des linken Knies
1 Hinteres Kreuzband
2 Vorderes Kreuzband
3 Membrana fibrosa
4 Membrana synovialis
5 Intraartikulär und extrasynovial
6 Intraartikulär und intrasynovial

Anterior

Femurseitig geht die Synovia vom Rand der Patellaroberfläche aus und erstreckt sich dann über 10 cm nach oben, wo zwischen ihr und dem Femurschaft fett- und gefäßreiches Bindegewebe liegt (Tillmann, 1987). Hier macht sie einen Knick, schmiegt sich an die Rückseite des M. quadriceps und inseriert zunächst mittig an der Knorpelgrenze der Patellarbasis und dann medial und lateral am Patellarand. Vorne befindet sich also eine Öffnung für die Patella. Dann zieht die Synovia über die Rückseite des Hoffa-Fettkörper (Corpus adiposum infrapatellare) hinweg zur Area intercondylaris zwischen den Meniskusvorderhörnern. Demnach wird die vor dem Hoffa-Fettkörper befindliche Membrana fibrosa auch hier nicht unmittelbar von Synovia bedeckt. Besser gesagt: Der Fettkörper trennt die beiden Blätter (Putz, 1995). Medial und lateral wird die Synovia auf ihrem Weg zur Tibia nicht von der Patella unterbrochen und inseriert am Oberrand der beiden Meniskusvorderhörner.

Gelenkkapsel und Bänder

Medial

Medial unterscheidet man drei Regionen. Die anterior-mediale Region befindet sich zwischen dem medialen Patellarand und dem Ligamentum patellae sowie an der Vorderseite des oberflächlichen medialen Kollateralbands (☞ *Abb. 7.23*). Sie enthält undifferenziertes, kollagenreiches Gewebe des medialen Streckapparats (Retinacula extensorum mediale longitudinale und transversale). In der medialen Region dominiert das breite, oberflächliche mediale Kollateralband. Die posterior-mediale Region beginnt dort, wo die mediale Region endet. Sie reicht hinten bis etwa zur Mitte des Knies.

Anterior-medial

Dieser Abschnitt gehört zum Retinaculum extensorum. Funktionell hat er von allen Kapsel-Band-Strukturen die geringste Bedeutung (Strobel und Stedtfeld, 1991).

Abb. 7.23: Frontalschnitt durch das mittlere Drittel an der Medialseite des Kniegelenks (nach: De Maeseneer et al., 2000)

1 Ligamentum collaterale mediale superficiale
2 Ligamentum collaterale mediale profundum mit femorotibialem Kapselabschnitt und synovialer Bekleidung
3 Meniskofemoraler Kapselabschnitt mit synovialer Bekleidung
4 Medialer Meniscus
5 Meniskotibialer Kapselabschnitt mit synovialer Bekleidung

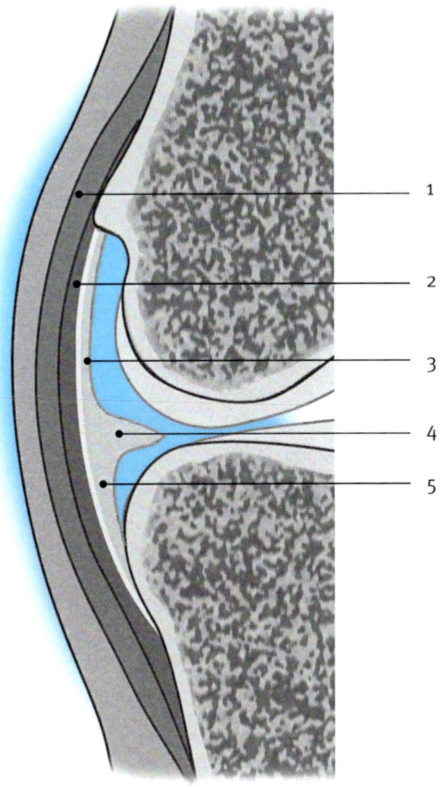

Medial

De Maeseneer et al. (2000) teilen das mediale Drittel von außen nach innen wie folgt ein *(☞ Abb. 7.24)*:

- Die oberflächliche Schicht besteht aus der tiefgelegenen Fascia cruris, auf der in Gelenkhöhe eine Fettgewebeschicht liegt, wonach die Zwischenschicht (oberflächliches mediales Kollateralband) folgt.
- Die Zwischenschicht besteht überwiegend aus dem oberflächlichen Teil des medialen Kollateralbands. Sie befindet sich in Höhe des mittleren Kniedrittels und setzt sich aus parallel angeordneten Fasern zusammen, die sich während der Kniestreckung in Längsrichtung orientieren (vertikale Komponente). Im Bereich der tibialen Insertion können Fasern der Grazilis- und der Semitendinosussehne in das mediale Kollateralband ausstrahlen.
- Die dritte, tief gelegene Schicht entspricht der tiefsten Schicht der Gelenkkapsel. Unter dem oberflächlichen Teil des medialen Kollateralbands befindet sich in der Mitte eine lokale Verdickung der Gelenkkapsel (tiefes mediales Kollateralband). Dieses inseriert entweder ein bis zwei Zentimeter oberhalb des Gelenkspalts am Femur oder ist mit dem oberflächlichen Band verwachsen. Unten inseriert es direkt am Condylus medialis tibiae und steht in enger Beziehung zum medialen Meniscus. Man kann dieses Band auch als eine Bündelung von Fasern des Meniskofemoral- und des Meniskotibialbands auffassen, die in unmittelbarer Nachbarschaft des medialen Meniscus verlaufen. Zwischen den beiden medialen Kollateralbändern liegt ein Schleimbeutel (De Maeseneer et al., 2000).

Abb. 7.24: Transversalschnitt durch die Medialseite des Kniegelenks, direkt oberhalb des Gelenkspalts (nach: De Maeseneer et al., 2000)
1 oberflächliche Schicht
2 Zwischenschicht
3 Tiefe Schicht
4 Tiefe Schicht mit Ligamentum collaterale mediale profundum
5 Bursa
6 Zwischenschicht mit Ligamentum collaterale mediale superficiale
7 Tiefe Schicht mit Ligamentum collaterale mediale posterius
8 M. semitendinosus
9 M. semimembranosus
10 M. gracilis
11 M. sartorius

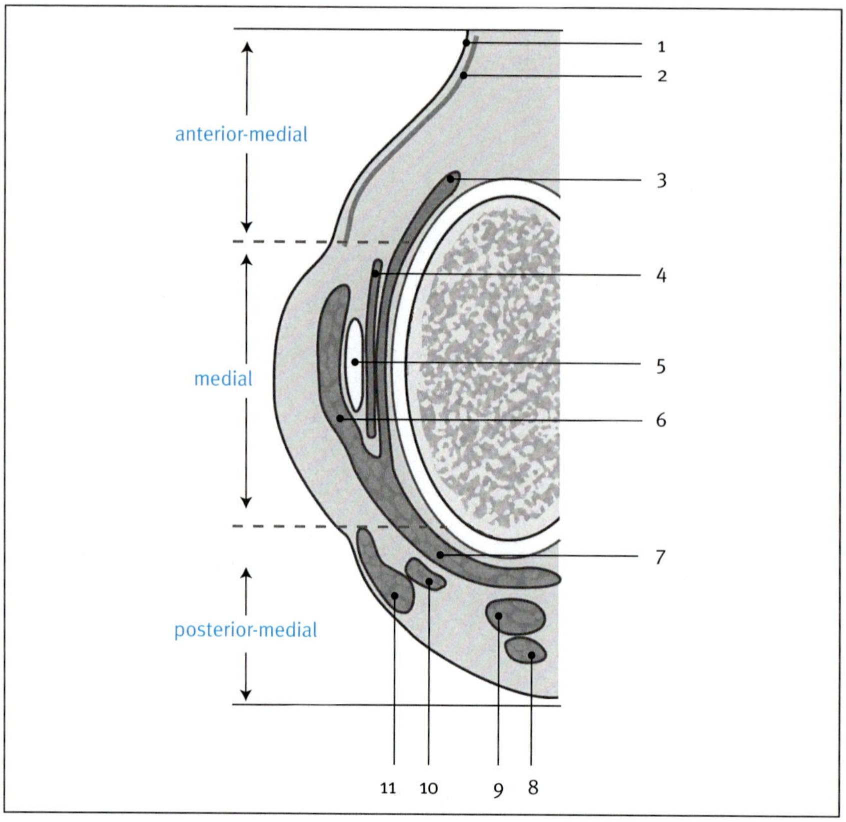

Gelenkkapsel

Aufgrund der Verstärkung durch das Ligamentum collaterale mediale profundum ist das mediale Kapselband ein wichtiger Stabilisator der Kniebewegung. Während der Streckung ist es angespannt, bei beginnender Flexion entspannt es sich ein wenig, nimmt aber während zunehmender Flexion – bedingt durch die Form der Kondylen und die rückwärtige Bewegung der Menisken – wieder Spannung auf (Strobel und Stedtfeld, 1991). In der Fachliteratur ist seine Funktion umstritten. Kennedy und Fowler halten die mediale Gelenkkapsel für einen wichtigen Stabilisator des Valgus und der Außenrotation. Warren und Hertel geben dieser Funktion nur minimale Bedeutung. Auch Strobel und Stedtfeld (1991) konnten nach einer Durchtrennung des Kapselbands keine Zunahme der Valgusbewegung feststellen.

Ligamentum collaterale mediale profundum

Aufbau

Das tiefe mediale Kollateralband inseriert femurseitig an der gleichen Stelle wie das oberflächliche Band. An der Tibia inseriert es direkt unterhalb des Tibiaplateaus. Oberflächlich besitzt es einen femorotibialen Abschnitt. Dieser wird innen von Verbindungsfasern verstärkt, die vom medialen Meniscus zum Femur und zur Tibia hin ziehen (meniskofemorales und meniskotibiales Ligament) (Hunziker et al., 1990).

Funktion

Eine Studie von Blankevoort et al. (1991a) lässt eine hemmende Wirkung des oberflächlichen und des tiefen medialen Kollateralbands auf die Außenrotation vermuten. Das tiefe Band entfaltet diese Wirkung vorwiegend zwischen 20° Flexion und Extension.

Ligamentum collaterale mediale superficiale

Aufbau

Das ganz vorne liegende, oberflächliche mediale Kollateralband ist biomechanisch das wichtigste Element des medialen Kollateralkomplexes. Es ist vollständig vom tiefen medialen Kollateralband und vom medialen Meniscus getrennt (Claes et al., 1979; Hunziker et al., 1990). Das Ligamentum collaterale tibiale (auch: mediale) inseriert am Femur in Höhe des Epicondylus medialis, vorne und unterhalb des Tuberculum adductorium (Strobel und Stedtfeld, 1991).

Das oberflächliche mediale Kollateralband besitzt eine femorale und eine tibiale Komponente. Ein Drittel des Bandes spannt sich zwischen femoraler Insertion und Gelenkspalt, Zweidrittel zwischen Gelenkspalt und tibialer Insertion (Müller, 1982).

Wie die Kreuzbänder, so hat auch das mediale Kollateralband eine breite Insertion, die sich während der Kniestreckung vor der Tibia und bei Knieflexionen von mehr als 140° hinter der Tibia befindet. Auch hier sollte die Bewegung zu einer Torsion des Bandes führen. Der aus isometrischen Fasern bestehende oberflächliche Anteil gleitet während der Flexion über den hinteren Anteil (Ligamentum collaterale mediale posterius) nach hinten (Müller, 1982) *(☞ Abb. 7.25)*.

Das Band besteht aus parallelen, schräg nach unten und vorn verlaufenden Fasern, die in Höhe der hinteren Hälfte der Facies medialis und direkt hinter und unterhalb der Insertion der Pes anserinus superficialis an der Tibia verankert sind. Diese Insertion liegt sieben bis acht Zentimeter distal vom Gelenkspalt und erstreckt sich bis unterhalb des distalen Randes der Pes anserinus superficialis (Tillmann, 1987). Insgesamt ist das Ligament zehn bis elf Zentimeter lang (Williams et al., 1989; Strobel und Stedtfeld, 1991). Nach Strobel und Stedtfeld (1991) strahlen die hinteren tibialen Fasern direkt in das Ligamentum obliquum posterius ein.

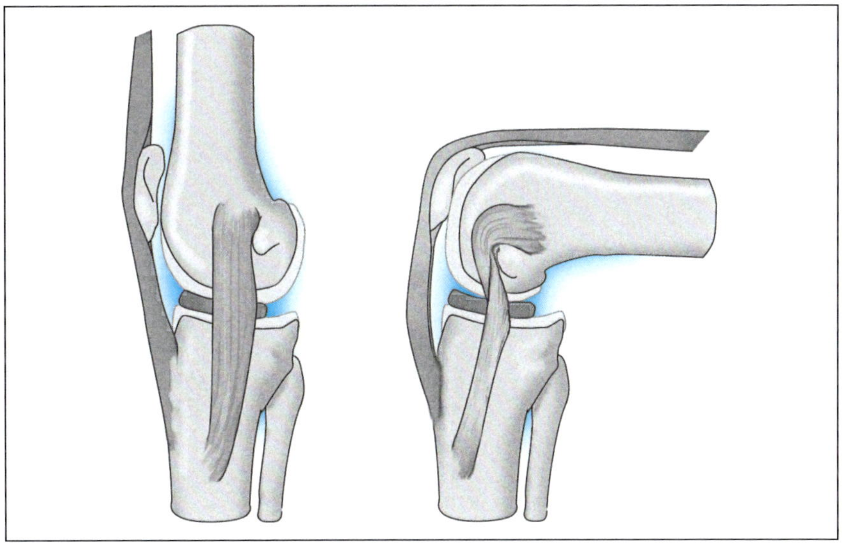

Abb. 7.25: Schematische Darstellung der von Müller (1982) erwähnten Torsion des Ligamentum collaterale mediale superficiale während der Kniebeugung. Die oberflächlichen, isometrischen Fasern gleiten über den hinteren Anteil hinweg

Die dorsalen, femoralen Fasern ziehen zunächst über die Sehne des M. semimembranosus hinweg, um sich dann ebenfalls mit dem Ligamentum obliquum posterius zu vereinigen *(☞ Abb. 7.26)*.

In Höhe des Gelenkspalts besteht zwischen diesen Fasern und der Gelenkkapsel keine Verbindung (De Maeseneer et al., 2000). Der Zwischenraum ist mit losem Bindegewebe oder mit einer Bursa gefüllt (Brantigan und Voshell, 1943; Tillmann, 1987).

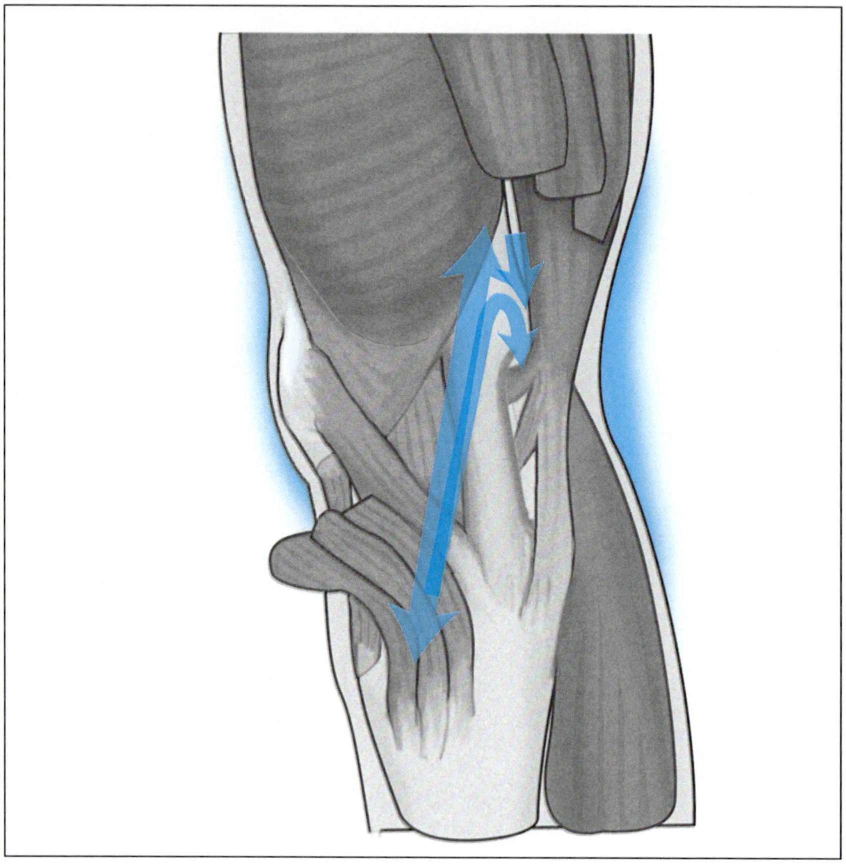

Abb. 7.26: Oberflächliches mediales Kollateralband mit dahinter zwei von drei Bündeln des Ligamentum obliquum posterius (nach: Strobel und Stedtfeld, 1991)

Das Ligament erreicht seine maximale Zugkraft von 57,8 kg bei einer Dehnung von 12,5 %. Seine elastische Deformierung beträgt 1,87 mm je 10 kg. Sie endet bei 54,2 kg (Bonnel und Micaleff, 1988).

Funktion

Frontalebene: Varus und Valgus

Das Ligamentum collaterale mediale hemmt die Valgusbewegung (Matsumoto et al., 2001), denn seine Entfernung führt zu einer, wenn auch geringen Valguszunahme (Haimes et al., 1994).

Unter einer Valgusbelastung ist der genaue Ort der Dehnung abhängig von der Flexionsstellung. Warren et al. (1974) stellten fest, dass während einer valgusbedingten Dehnung die Länge der meisten vorderen Fasern zwischen Streckung und 45° Beugung zunahm. Bei 30° zeigten die vorderen Fasern des medialen Kollateralbands bei Valgus eine stärkere relative Dehnung als 5 mm weiter hinten gelegene Fasern. Dieser Effekt war oberhalb des Gelenkspalts deutlicher sichtbar als unterhalb.

Die relative Längenveränderung im mittleren und hinteren Anteil wurde bei zunehmender Flexion geringer, während die Länge des vorderen Anteils in etwa konstant blieb. Die stärkste relative Dehnung entstand während maximaler Extension hinten und nahe der femoralen Insertion (Gardiner et al., 2001).

Während der Extension bestimmen mediales und laterales Kollateralband das Ausmaß von Varus- und Valgusbewegungen. Das mediale Kollateralband trägt auch zur Valgussteifigkeit des Knies bei (Markolf et al., 1976).

Nach Durchtrennung des medialen Kollateralbands führen Valgusbewegungen zu einer Außenrotation der Tibia. Innenrotation entsteht, wenn entweder nur das vordere Kreuzband oder wenn das Kreuzband gemeinsam mit dem medialen Kollateralband durchtrennt wurde (Haimes et al., 1994).

Transversalebene: Innen- und Außenrotation

Die Entfernung des Kollateralbands führt zu einer Zunahme der gesamten Innenrotation plus Außenrotation von 13° während Streckung und von 20° während Beugung (Shapiro et al., 1991). Mittels Röntgenstereometrie konnten Blankevoort et al. (1991a) feststellen, dass beide oberflächliche Kollateralbänder sich während einer Außenrotationsbewegung zwischen 0° und 95° aufspannten.

Das oberflächliche Kollateralband dehnt sich bei Außenrotation und entspannt sich bei Innenrotation (Kennedy et al., 1977; Harfe et al., 1998). Hull et al. (1996) konnten diesen Befund nicht bestätigen, jedoch stellten auch sie während der Innenrotation eine geringe Längenveränderung der vorderen Fasern fest. Einige dieser Fasern dehnten sich bei Innenrotation in 30° Flexion im gleichen Maße aus wie die hinteren Fasern in Extension. Während der Streckbewegung verringert sich der Beitrag des medialen Kollateralbands zu der innenrotationsbedingten Kniesteifigkeit (Markolf et al., 1976).

Letzteres hängt wahrscheinlich damit zusammen, dass der Winkel zwischen dem Ligament und dem Tibiaplateau während der Kniebeugung abnimmt (Lu und O'Connor, 1996). Das Band verläuft während der Flexion also weniger ausgeprägt von oben und hinten nach unten und vorne. Auch Blankevoorts Analyse der einschlägigen Fachliteratur ergibt einen hemmenden Einfluss des medialen Kollateralbands auf sowohl Außen- wie Innenrotation (Blankevoort et al., 1991a). Nach Ritchie et al. (1991) kontrolliert das oberflächliche Medialband während der Innenrotation die hintere Tibiatranslation.

Außenrotation führt in Streckstellung zu einer größeren relativen Längenveränderung der vorderen Fasern als Valgus. In 30° Flexion ist die Längenveränderung gleich groß (Hull et al., 1996).

Nach Durchtrennung des oberflächlichen medialen Kollateralbands nimmt die Außenrotation sowohl beim unversehrten wie auch beim durchtrennten vorderen Kreuzband zu. Werden nun auch das hintere Kollateralband und anschließend die posterior-mediale Gelenkkapsel entfernt, dann nimmt die Außenrotation der Tibia weiter zu (Hairnes et al., 1994).

Eine Kombination von Valgus mit Außenrotation führte zwischen 0° und 30° Flexion zu einer maximalen Dehnung der vorderen Fasern von 7,5 %, entsprechend einer Längenveränderung von etwa 1,5 mm (Hull et al., 1996).

Parasagittalebene: Flexion und Extension

Sowohl Hull et al. (1996) wie auch Edwards et al. (1970) und White und Raphael (1972) beobachteten eine verringerte relative Längenzunahme der vorderen und mittleren Anteile des oberflächlichen medialen Kollateralbands während der Kniebeugung. Bei Valgus wird das Kollateralband in Extension stärker gedehnt als in Flexion (Wang et al., 1973; Kennedy et al., 1977; Harfe et al., 1998). Nach Kennedy et al. (1977) wird das Ligament zwischen 45° und maximaler Kniebeugung am wenigsten beansprucht.

Warren et al. (1974) meinten dagegen, dass die meisten der vorderen Fasern sich zwischen Streckstellung und 45° zunächst ausdehnen und dann wieder verkürzen.

Wahrscheinlich verhalten sich nicht alle Abschnitte des Ligaments bei Bewegungen gleich. Bedingt durch die unterschiedliche Ausrichtung ihrer Kollagenfasern, durch die Wechselwirkung zwischen den Fasern des oberflächlichen medialen Kollateralbands und dem Ligamentum obliquum posterius und durch die Form des Knochens, spannen bestimmte Teile sich bei Flexionen an und entspannen sich bei Extensionen (Arms et al., 1983).

Menschik (1974), Müller (1982), Wilson et al. (1988) und Rovick et al. (1991) sind der Meinung, dass die Steuerung und Stabilisierung des Knies während Flexion und Extension zum Teil von einem Bündel isometrischer Fasern übernommen wird, das zum oberflächlichen medialen Kollateralband gehört. Über den genauen Ort dieses Bündels sind die Meinungen jedoch geteilt. Er könnte auch starken anatomischen Variationen unterliegen. Wegen seiner Kollagendichte, die höher liegt als im hinteren Abschnitt, betrachten Mommersteeg et al. (1994) den vorderen Abschnitt des Bandes als isometrisches Begleitbündel. Der hintere Abschnitt soll ab 60° als Hemmer der Streckbewegung fungieren (Blankevoort et al., 1991a).

Andere Autoren glauben, dass der vordere Bandabschnitt sich während der Kniebeugung spiralförmig unter dem isometrischen Bündel hindurch windet (Müller et al., 1982; Williams et al., 1989).

Fuss (1991a) kennt diese Funktion ausschließlich den Begleitbündeln der Kreuzbänder zu.

Im Übrigen ändert die Frage, ob das mediale Kollateralband ein isometrisches Faserbündel besitzt, nichts an der Tatsache, dass sein Dehnungsverhalten im Bereich zwischen Extension und 120° Flexion uneinheitlich ist. Ähnlich wie die beiden Kreuzbänder, zeigt auch das mediale Kollateralband in der Länge und in der Breite keine einheitliche Spannungsausdehnung. In den proximalen, mittleren und distalen Abschnitten, sowie an seinen hinteren und vorderen Rändern werden unterschiedliche Spannungen gemessen. Daher ist der Einfluss des Bandes auf die Kniekinematik teilweise nur durch seine Windung und das vermutlich damit einhergehende, uneinheitliche Spannungsverhalten in der Länge zu erklären (Wilson et al., 1998).

Dehnungen des Bandes mittels Valgus, Außenrotation, Innenrotation sowie anteriorer, posteriorer, medialer und lateraler Scherkräfte während Extension führten allesamt zu einer stärkeren Längenveränderung in Fasern, die sich 5 mm hinter dem vorderen Rand befanden. Bei 30° Flexion betraf die stärkere Dehnung die Fasern des vorderen Randes (Hull et al., 1996). Darüber hinaus war die relative Längenveränderung direkt oberhalb des Gelenkspalts immer stärker als direkt unterhalb des Gelenkspalts.

Nach Messungen mittels acht Dehnungssensoren kamen auch Arms et al. (1983) zu dem Schluss, dass die Ausdehnung des medialen Kollateralbands weder in der Breite noch in der Länge homogen verläuft. Während passiver Kniebeugung nahm die Dehnung der vorderen Fasern bis 105° relativ zu und die Dehnung der hinteren Fasern relativ ab, wobei der obere Abschnitt des vorderen Anteils (oberhalb des Gelenkspalts) stärker beteiligt war als der hintere Abschnitt.

Möglicherweise sind die Meinungsverschiedenheiten zum Dehnungsverhalten des medialen Kollateralbands auch damit zu erklären, dass der Bandkomplex als Ganzes nicht einheitlich definiert wird (Müller, 1982). Aus diesem Grund sollte man vielleicht nicht die Frage untersuchen, in welcher Gelenkstellung die maximale Spannung vorliegt, sondern in welcher Gelenkstellung eine Mehrheit der Fasern ihre Höchstspannung besitzt, die nicht der maximalen Spannung des ganzen Bandes zu entsprechen braucht. Wichtig bleibt auch, dass eine Struktur, die ihre maximale Spannung erreicht hat, nicht notwendigerweise auch der wichtigste Hemmer der Bewegung ist. Es sieht zwar so aus, dass der mediale Bandkomplex in Extension seine maximale Spannung erreicht. Dennoch ist er nicht der wichtigste Valgushemmer, da sich bei Valgus und Extension auch die hintere Gelenkkapsel immer stärker anspannt (Müller, 1982; Indelicato, 1988).

Wie von einem Bewegungsbegleiter zu erwarten, ist jederzeit ein Teil des medialen Bandkomplexes angespannt.

Mit einigem Vorbehalt können wir schließen, dass eine Mehrheit der Fasern des medialen Komplexes (tief, oberflächlich und posterior) während der Extension, ein Teil aber auch bei 90° Flexion maximal angespannt ist (Müller, 1982).

Folgt man Menschik (1974, 1987) und später auch Müller (1982), dann sind beide Kollateralbänder während der Beugung und Streckung des Knies immer teilweise isometrisch. Die betreffenden Fasern kreuzen in ihrem Verlauf vom femoralen Ursprung zur tibialen Insertion die momentane Rotationsachse.

Einige Studien belegen das Vorhandensein isometrischer Fasern im medialen, nicht aber im lateralen Kollateralband. In jeder Flexionsstellung wird wechselnd zumindest ein Teil des medialen Kollateralbands angespannt sein. Die Spannung im lateralen Kollateralband nimmt während zunehmender Flexion ab. Wilson et al. (1998) sind der Meinung, dass das Bewegungsverhalten und der Kompressionsdruck im Gelenk nicht allein von den Kreuzbändern, sondern auch vom medialen Kollateralband bestimmt werden.

In diesem Sinn ist das mediale Kollateralband gleichzeitig ein Unterstützer und Hemmer, das laterale Kollateralband ein reiner Hemmer der Bewegung.

Die unterschiedliche Anatomie ist ein wichtiger Grund dafür, dass die genannten Strukturen individuell unterschiedlich zur Kinematik des Gelenks beitragen (Müller, 1982). Beispielsweise kann eine Ruptur des vorderen Kreuzbands bei dem Einen zu einer Hyperextension von 10°, bei dem Anderen zu einer Hyperextension von 30° führen. Die Innenrotation des gestreckten Knies kann zwischen 0° und 15° betragen (Girgis et al., 1975).

Vordere und hintere Scherkräfte

Eine nach vorn grichtete Belastung führt bei 20° Beugung zur Anspannung des gesamten vorderen Kreuzbands und wird wahrscheinlich auch den hinteren Anteil des oberflächlichen medialen Kollateralbands rekrutieren (Blankevoort et al., 1991a). Bei einer nach vorn gerichteten Belastung während 90° Beugung spannt sich zwar der vordere Teil des vorderen Kreuzbands an, nicht jedoch das Kollateralband (Blankevoort et al., 1991a).

Die Entfernung des oberflächlichen medialen Kollateralbands hat bei Knien ohne vorderes Kreuzband in 30° Flexion keine Zunahme der vorderen Translation zur Folge. In 90° Flexion nahm die Translation jedoch zu (Haimes et al., 1994; Sakane et al., 1999), und die Tibia bewegte sich ausschließlich und ohne begleitende Innenrotation nach vorn, was bei einem intakten Kreuzband nicht der Fall gewesen wäre (Haimes et al., 1994).

Zwischen 20° und 90° kontrollieren die vorderen Faserbündel gemeinsam mit dem hinteren Kreuzband Kräfte, die nach hinten auf die Tibia einwirken (Abdel-Rahman und Hefzy, 1998).

Blankevoort et al. (1991a) stellten röntgenstereometrisch fest, dass in Extension und geringer Flexion eine von vorn einwirkende Kraft die Kollateralbänder rekrutiert, und zwar bei gleichzeitiger Innenrotation weniger als bei gleichzeitiger Außenrotation. Die Wahrscheinlichkeit einer Dehnung des medialen Kollateralbands ist bei vorderen und hinteren Belastungen gleich hoch (Blankevoort et al., 1991a).

Bei 30° Flexion und Valgus verursacht eine hintere Scherkraft eine größere relative Dehnung der Vorderseite des Ligaments als eine vordere Scherkraft (Hull et al., 1996).

Posterior-medial

De Maeseneer et al. (2000) teilen den posterior-medialen Anteil der Gelenkkapsel von außen nach innen folgendermaßen ein:

- Die oberflächliche Schicht besteht aus der tiefgelegenen Fascia cruris, die in Gelenkhöhe in die Sehne des M. sartorius übergeht und weiter hinten den Sehnen der Mm. semimembranosus, semitendinosus und gracilis aufliegt.
- Die mittlere Schicht besteht aus dem schräg verlaufenden, hinteren Teil des medialen Kollateralbands (Ligamentum obliquum posterius), der mit der

tiefen Schicht identisch ist und sehr nah am Hinterhorn des medialen Meniscus inseriert.
- Die tiefe Schicht entspricht der am tiefsten gelegenen Kapselschicht und ist mit der mittleren Schicht verwachsen (De Maeseneer et al., 2000).

Gelenkkapsel
Nach Durchtrennung des mittleren Anteils der hinteren Gelenkkapsel und Entfernung des oberflächlichen und des hinteren medialen Kollateralbands nimmt die Außenrotation zu (Haimes et al., 1994).

Der zwischen der medialen Gastroknemiussehne und dem Ligamentum obliquum posterius gelegene Abschnitt der hinteren Gelenkkapsel ist sehr dünn und spielt für den Erhalt der Kniestabilität keine Rolle. Bei Injektionen ins Gelenk kann sie hervorquellen wie ein Ballon (Müller, 1982).

Ligamentum collaterale mediale posterius, Ligamentum obliquum posterius (Hughston-Band)

Aufbau
Zu diesem Band macht die anatomische Fachliteratur unterschiedliche Angaben. Tillmann (1987) beschreibt eine oberflächliche und eine tiefe Schicht. Die oberflächliche Schicht verbindet Tibia und Femur miteinander, und die tiefe Schicht soll aus meniskofemoralen und meniskotibialen Fasern bestehen. Hunziker et al. (1990) definieren das Band kurz und bündig als den hinteren Anteil des oberflächlichen und tiefen medialen Kollateralbands dort, wo diese beiden Schichten ineinander übergehen und eine enge Verbindung mit dem medialen Meniscus eingehen.

Nach Strobel und Stedtfeld (1991) entspringt das Band am Tuberculum adductorium und verläuft als drei Faserbündel in distaler Richtung. Das wichtigste Bündel zieht zur Tibiarückseite, das zweite, mediale Bündel strahlt in die Sehne des M. semimembranosus aus, und das dritte, laterale Bündel bildet gemeinsam mit einem Ausläufer der Semimembranosussehne das Ligamentum popliteum obliquum.

Nach Müller (1982) besteht das Ligament einerseits aus Fasern, die in enger Verbindung zum Meniscus stehen. Zweidrittel seiner Fasern sollen jedoch das Femur mit der Tibia verbinden und damit eine weitere femorotibiale Verbindung generieren.

Diese kann auch als ein Ausläufer der Fasern aufgefasst werden, die gleich dahinter vom Ligamentum collaterale mediale superficiale zum Meniskushinterhorn und zu dem mit dem Meniscus verbunden Anteil des Ligamentum obliquum posterius ziehen. Die eine Fasergruppe hat eine femorale, die andere eine tibiale Insertion. In der Gelenkkapsel setzt der femorale Zügel seinen Weg schräg nach hinten und unten fort. Der tibiale Zügel verläuft über die Sehne des M. semimembranosus hinweg nach proximal und hinten und inseriert nebenbei am Ligamentum obliquum posterius. Wegen seines engen Kontakts mit der Semimembranosussehne wird das Ligament auch als ein Insertionsort dieses Muskels angesehen. Auch Fisher erwähnt Verbindungsfasern zwischen dem Ligamentum obliquum posterius und dem medialen Kollateralband. Beide Bänder sollen jedoch unterschiedliche Funktionen haben (Fisher et al., 1985).

Funktion
Das Band spannt sich während der Extension und entspannt sich bei Flexion (Müller, 1982; Tillmann, 1987), wobei es – wie auch das oberflächliche mediale Kollateralband – bei gleichzeitigem Valgus die Folgen einer parasagittal einwirkenden Kraft abfedert (Nielsen et al., 1984).

Die alleinige Entfernung des oberflächlichen medialen Kollateralbands verursachte eine zwar geringe, aber deutliche Zunahme der Valgusbewegung. Nachdem auch das hintere mediale Kollateralband (Ligamentum obliquum posterius, Hughston-Band) durchtrennt wurde, nahm die Valgusbewegung weiter zu (Hairnes et al., 1994).

Klinische Bedeutung
Das oberflächliche mediale Kollateralband ist nicht mit der Gelenkkapsel verwoben. Aus diesem Grund muss eine Anspannung während kapselspezifischer Dehnungen möglichst vermieden werden.

Ligamentum popliteum obliquum (Winslow-Band)

Aufbau

Dieses Band setzt sich zusammen aus Fasern des Ligamentum obliquum posterius und der am weitesten lateral gelegenen der fünf Semimembranosusinsertionen. In seinem Verlauf zwischen der lateralen Insertion des M. semimembranosus und den Femurkondylen verstärkt es die hintere Gelenkkapsel (Strobel und Stedtfeld, 1991). Seine proximalste und lateralste Insertion verbinden sich in der Gelenkkapsel mit Fasern des Ligamentum popliteum arcuatum (Tillmann, 1987).

Lateral

Anders als vielleicht erwartet, ist die laterale Situation keine Spiegelung der Medialseite (Greenleaf, 1996).

Eine Trennung zwischen anterior-lateral und lateral ist schwierig zu vollziehen, da die entscheidenden Strukturen der lateralen Region auch in die anterior-laterale Region einstrahlen. Die anterior-laterale Region, die undifferenziertes Kollagengewebe des lateralen Streckapparats enthält (Retinacula extensorum laterale longitudinale und transversale), beginnt an der lateralen Patellaseite und am Ligamentum patellae und erstreckt sich bis zum Tractus iliotibialis. Sein lateraler Anteil soll aus dem Tractus iliotibialis und dessen Ausstrahlung zur Patella hin bestehen (Ligamentum iliopatellare). Letzterer gehört wieder zum Retinaculum und umfasst den Raum zwischen dem Tractus und dem lateralen Kollateralband.

Der anatomische Aufbau der lateralen und der posterior-lateralen Region der Gelenkkapsel ist kompliziert und vielfach verwirrend (Greenleaf, 1996). Dem zu Folge gibt es beinah eben so viele Einteilungen wie Autoren.

Fulkerson und Gossling (1980) unterscheiden an der lateralen Gelenkkapsel zwei funktionelle Schichten. An der Oberfläche befinden sich oberflächliche und tiefe Fasern des Retinakulums, das Iliotibialband, das laterale Kollateralband, die Sehne des M. biceps femoris und das Fabellofibularband. In der Tiefe unterscheiden sie die Popliteussehne, die Membrana fibrosa und die Synovia. Die meisten Einteilungen beruhen auf der Oberflächenanatomie des Gebietes.

Die posterior-laterale Region wird in der Fachliteratur ausführlicher beschrieben, da sie eine wichtige gelenkstabilisierende Rolle erfüllt. Dennoch sind Terry und LaPrade der Meinung, dass gerade wegen der erwähnten Komplexität auch der Tractus zur posterior-lateralen Region gehört (Seebacher et al., 1982; Terry und LaPrade, 1996). Wichtig ist, dass das laterale Kollateralband – im Gegensatz zur Medialseite – zur posterior-lateralen Region gehört (Greenleaf, 1996). Aus anatomischer Sicht besitzt die posterior-laterale Region die höchste Anzahl von Strukturen, die zudem zahlreichen anatomischen Varianten unterliegen.

Anterior-lateral

Gelenkkapsel: Die anterior-laterale Kapselregion beginnt lateral des lateralen Patellarands und des Ligamentum patellae und endet in Höhe der Tuberositas tractus iliotibialis (Gerdy-Höcker).

Bänder: Die lateralen Bandstrukturen bestehen aus dem lateralen Retinaculum extensorum, dem Ligamentum iliopatellare und dem Tractus iliotibialis, die sowohl der anterior-lateralen wie auch der lateralen Region angehören. Der Tractus umfasst sogar alle drei Regionen.

Anders als in der anterior-medialen Region verlaufen einige Elemente der anterior-lateralen Region parallel zum vorderen Kreuzband und unterstützen damit die Stabilisierung des Gelenks.

Nach Durchtrennung des vorderen Kreuzbands führte die Entfernung der anterior-lateralen Strukturen insbesondere während der Flexion zu einer verstärkten vorderen Translation und Innenrotation (Wroble et al., 1993).

Lateral

Gelenkkapsel: Terry und LaPrade beschreiben die laterale Gelenkkapsel als laterales Drittel mit einem Beginn unmittelbar hinter der Tuberositas tractus iliotibialis und einem Ende hinten in Höhe des Vorderrands des Hiatus popliteus. Die proximale Insertion befindet sich direkt distal des lateralen Epicondylus femoris, die distale Insertion direkt distal der tibialen Knorpelgrenze.

In Analogie zum tiefen medialen Kollateralband beschreiben LaPrade und Wentorf (2000) ein lateral gelegenes Kapselband, das im mittleren seitlichen Drittel der Gelenkkapsel eine Verdickung enthält. Seine femorale Insertion verläuft von ihrer kapsulären Verankerung unmittelbar vor der Popliteussehne bis zur Insertionsstelle des lateralen M. gastrocnemius. Die tibiale Insertion erstreckt sich von einer Stelle unmittelbar hinter der Tuberositas tractus iliotibialis bis zum Hiatus popliteus. Dieses Kapselgebiet, das aus einem meniskofemoralen und einem meniskotibialen Anteil besteht, dient als wichtiger sekundärer Stabilisator der Varusbewegung. Es kommt immer dann zum Zuge, wenn der primäre Stabilisator ausfällt.

Tractus iliotibialis

Aufbau

Der Tractus iliotibialis wird von Fasern der Fascia lata und des Septum intermusculare laterale gebildet *(☞ Abb. 7.27)*. Lobenhoffer et al. (1987) unterscheiden drei Bündel:

1. Suprakondyläres Bündel, Verlauf von proximal und lateral nach distal und medial, femorale Insertion direkt proximal des Condylus lateralis;
2. transversales Bündel, verbindet in Septumnähe oberflächliche Gebiete des Tractus mit dem dorsolateralen Femur;
3. retrogrades Bündel, verbindet die Tuberositas tractus iliotibialis mit dem dorsolateralen Femur.

Hunziker et al. (1990) unterteilen die Insertionen von proximal nach distal in zwei Gruppen. Die proximale Insertion besteht aus Verbindungsfasern (Kaplan-Fasern) zum proximalen (Tuberculum supracondylare) und lateralen Aspekt des Condylus lateralis sowie zur Außenseite der Patella. Die Tuberositas tractus iliotibialis und der M. tibialis anterior bilden die distale Insertion (Hunziker et al., 1990).

Auf Höhe des Knies unterscheiden wir am Tractus drei Schichten. Einmal eine oberflächliche, deren vorderer Abschnitt an der Tuberositas tractus iliotibialis und am proximalen Patellarand inseriert (Ligamentum iliopatellare), und deren hinterer Abschnitt mit der knochennahen Gelenkkapsel verschmilzt.

Die zweite, tiefe Schicht verläuft in der Frontalebene. Sie ist vollständig von der oberflächlichen Schicht und von dem Gebiet getrennt, das in Höhe des distalen Femurs über die Kaplan-Fasern mit dem Septum intermusculare laterale verbunden ist.

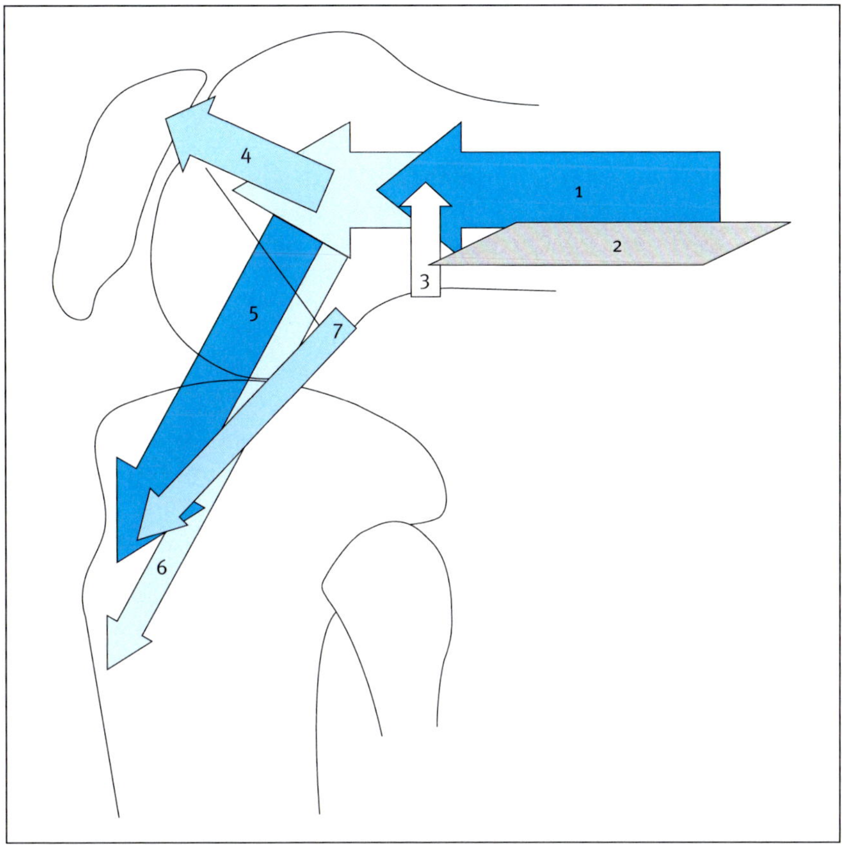

Abb. 7.27: Schematische Darstellung der Insertionen des Tractus iliotibialis (nach: Lobenhoffer et al., 1987; Hunziker et al., 1990; Terry und LaPrade, 1996)

1 Tractus iliotibialis (suprakondyläres Bündel)
2 Septum intermusculare laterale *Proximale tiefe Insertion*
3 Kaplan-Fasern (transversales Bündel)
4 Insertion an der Patella *Distale oberflächliche Insertion*
5 Tibiale Insertion (retrogrades Bündel)
7 Tuberositas tractus iliotibialis *Distale knochennahe Insertion*
6 Lig. femorotibiale anterius, Lig. femorotibiale laterale

Letzterer Teil entspricht dem von Lobenhoffer et al. (1987) erwähnten transversalen Bündel. Die Schicht beginnt etwa fünf Zentimeter proximal des Femurkondylus und endet in Höhe des Tuberculum supracondylare.

Die knochennahe Schicht beginnt schließlich als Teil der lateral inserierenden Faszie der lateralen Gastroknemiussehne und endet als Teil der medialen Aponeurose der kurzen Bizeps-femoris-Sehne. Die Schicht verschmilzt mit der tiefen Schicht und mit dem hinteren Abschnitt der oberflächlichen Schicht und inseriert dann unmittelbar hinter der Tuberositas tractus iliotibialis (Terry und LaPrade, 1996). Diese tief gelegene Struktur kann also als direkte Verbindung des lateralen Condylus mit der Tuberositas tractus iliotibialis betrachtet werden und wird darum gelegentlich auch Ligamentum femorotibiale laterale anterius genannt (Hunziker et al., 1990).

Funktion

Posterior-lateral

Veltri und Warren (1994) betonen die Bedeutung der posterior-lateralen Strukturen (Popliteussehne, Popliteofibularband, Ligamentum popliteum arcuatum, laterales Kollateralband) für die Stabilität des Kniegelenks. Im Umkehrschluss sind dies allesamt Strukturen, die – wie die meisten extrakapsulären Ligamente – effektive Kapseldehnungen zur Verbesserung der Gelenkbeweglichkeit verhindern können.

Die posterior-lateralen Strukturen M. popliteus, lateraler Meniscus und Arkuatumkomplex werden auch als Popliteusregion bezeichnet. Der Arkuatumkomplex besteht seinerseits aus dem posterior-lateralen Drittel der Gelenkkapsel, dem Ligamentum collaterale laterale (longum), dem Ligamentum popliteum arcuatum, dem Ligamentum fabellofibulare (Ligamentum collaterale laterale breve), dem Ligamentum meniscotibiale und dem Ligamentum popliteofibulare (Greenleaf, 1996; Recondo et al., 2000).

Gelenkkapsel

Aufbau

In 13% aller Knie wird die posterior-laterale Gelenkkapsel allein vom Ligamentum popliteum arcuatum, in 20% allein vom Fabellofibularband (Ligamentum collaterale laterale breve) und in 67% von beiden Bändern verstärkt (Seebacher et al., 1982).

Funktion

Auch an den lateralen Kapselanteilen unterscheidet man drei Schichten. Die tiefste Schicht, die dem lateralen Abschnitt der Gelenkkapsel entspricht, teilt sich unmittelbar hinter dem Tractus iliotibialis in drei Blätter auf. Diese enthalten das laterale Kollateralband, das Fabellofibularband und das Ligamentum popliteum arcuatum (Seebacher et al., 1982).

Da die Außenseite des Knies infolge der größeren femorotibialen Inkongruenz anfälliger ist für Instabilität, sind die posterior-lateralen Strukturen für die Stabilisierung des Knies von entscheidender Bedeutung. Auch ist das Knie an der Außenseite beweglicher als an der Innenseite. Mit einer Ausnahme verlaufen sämtliche posterior-lateralen Strukturen in der Parasagittalebene parallel zum hinteren Kreuzband und sind damit in der Lage, in der Parasagittalebene liegende Funktionen des hinteren Kreuzbands zu unterstützen oder sogar zu übernehmen. Nur die tiefe Schicht des Tractus iliotibialis verläuft in der Parasagittalebene parallel zum vorderen Kreuzband. Sie wird die Funktionen des vorderen Kreuzbands in der Parasagittalebene unterstützen und ist von allen Strukturen der posterior-lateralen Region am häufigsten geschädigt (LaPrade und Terry, 1997). Unbemerkte Schädigungen dieser Schicht sind häufig die Ursache für das Fehlschlagen einer vorderen Kreuzbandplastik.

Frontalebene: Varus und Valgus

Eine Entfernung der posterior-lateralen Strukturen führt nur zu einer verstärkten Varusbeweglichkeit, aber nicht zur verstärkten Valgusbeweglichkeit (Veltri et al., 1996). Resektionen des Ligamentum popliteofibulare, der Popliteussehne und des lateralen Kollateralbands führten immer dann zu einer erhöhten Belastung des hinteren Kreuzbands, wenn die Tibia einer Varusbelastung ausgesetzt wurde (LaPrade et al., 2002).

Transversalebene: Innen- und Außenrotation

Nach Entfernung der posterior-lateralen Strukturen nimmt die Außenrotation in 30° Flexion um 15° und in 90° Flexion um 7° zu (Veltri et al., 1996). Nur zwischen 60° und 90° Flexion nimmt auch die Innenrotation zu (Markolf et al., 1993).

Nach Entfernung der Popliteussehne nimmt die Außenrotation weiter zu (Krudwig et al., 2002). Ohne vorderes Kreuzband verursachte eine Resektion der posterior-lateralen Strukturen eine geringe Zunahme der Außenrotation. Nach anschließender Entfernung des Kollateralbands nahm die Außenrotation deutlich zu (Wroble et al., 1993).

Wurden das Ligamentum popliteofibulare, die Popliteussehne und das laterale Kollateralband entfernt, dann führten sowohl Innen- wie Außenrotationen der Tibia zu einer erhöhten Belastung des hinteren Kreuzbands (LaPrade et al., 2002).

Gemeinsam mit dem lateralen Kollateralband kontrollieren die posterior-lateralen Strukturen die Innenrotation, insbesondere in Extension, sowie die Außenrotation in allen Beugestellungen (Wroble et al., 1993).

Parasagittalebene: Flexion und Extension

In Extension absorbieren die hinteren Kapselanteile eine nach hinten gerichtete Krafteinwirkung auf die Tibia wohl vollständig. Entsprechende Studien ergaben jedenfalls keine Zunahme der hinteren Kreuzbandspannung (Wascher et al., 1993; Hoher et al., 1998).

Eine andere Studie (LaPrade et al., 2002) konnte nach Entfernung der posterior-lateralen Strukturen in Neutralrotation keine Zunahme der hinteren Kreuzbandbelastung nachweisen. Veltri et al. kamen zu einem entgegengesetzten Ergebnis (1996).

Nach Entfernung des Ligamentum popliteofibulare, der Popliteussehne und des lateralen Kollateralbands nahm die Belastung des hinteren Kreuzbands dann zu, wenn die außenrotierte Tibia einer von vorne einwirkenden Kraft ausgesetzt wurde (LaPrade et al., 2002). Nach Vogrin et al. (2000) nahm die Belastung des hinteren Kreuzbands infolge einer hinteren Translation nach Resektion in Extension und in 30° Flexion um 17-19 N zu. Die Translation nahm in Extension um 5,5 mm und in 90° Flexion um 0,8 mm zu. Hauptverantwortlich waren hier die posterior-lateralen Bänder, die sich während der Extension parallel zum hinteren Kreuzband ausrichten. Entfernung des vorderen Kreuzbands und der posterior-lateralen Ligamente (laterales Kollateralband, Ligamentum popliteum arcuatum, Ligamentum popliteofibulare, tibiale Insertion der Popliteussehne) führte in 30° Flexion zu einer Maximierung der hinteren Translation. In 30° Flexion erreichten auch der Varus, die Innenrotation und die mit der hinteren Translation verbundene Außenrotation ihr Maximum (Veltri et al., 1995).

In allen Flexionsstellungen bis 90° nahmen nach Resektion des hinteren Kreuzbands und der posterior-lateralen Ligamente die hintere Translation, die Varusbewegung, die Außenrotation und die mit der hinteren Translation verbundene Außenrotation zu (Veltri et al., 1995).

Ligamentum collaterale laterale (longum)

Aufbau

Das 59-72 mm lange, 3-4 mm breite und 1,5-3 mm dicke Band (LaPrade und Wentorf, 2000; Meister et al., 2000) misst im Querschnitt durchschnittlich 7,2 mm^2 ±2,7 mm^2 (Maynard et al., 1996).

Seine femorale Insertion liegt in Höhe des Epicondylus lateralis. Mehr als einem spitzen Höcker gleicht der Epicondylus jedoch einem gebogenen Sims, der entweder in Längsrichtung des Femurs oder vom proximalen Rand des Condylus schräg zur Popliteusrinne hin verläuft (Meister et al., 2000). Unmittelbar hinter diesem Sims liegen drei kleine Vertiefungen (Foveae). Das laterale Kollateralband entspringt unmittelbar hinter der proximalen Grenze des lateralen Epikondylussimses, und zwar in einer kleinen Vertiefung zwischen dem Epicondylus lateralis und dem Processus supracondylaris. Hier findet man auch Fasern, die direkt mit der Aponeurose des Caput breve m. bicipitis femoris verbunden sind. Letztere Vertiefung liegt unmittelbar vor der Fovea der Gastroknemiusinsertion sowie vor und oberhalb der Fovea des M. popliteus (Meister et al., 2000; Recondo et al., 2000).

Bei gestrecktem Knie verläuft dieses Band nach unten und hinten (☞ *Abb. 7.28*). Seine medialen (tiefen) Fasern sind in Höhe der Crista, die den Übergang zwischen Collum und Caput fibulae bildet, an der Fibula befestigt. Dies ist eine Stelle unmittelbar vor und lateral der Insertionen der Ligamenta fabellofibulare und popliteum arcuatum (Munshi et al., 2003). Die lateralen, oberflächlichen Fasern ziehen weiter distalwärts, unterqueren den vorderen Zügel des Caput longum m. bicipitis femoris und verschmelzen dann mit der oberflächlichen Faszie der lateralen Unterschenkelloge (Terry und LaPrade, 1996). Auch dieses Band steht nicht mit der Gelenkkapsel in Verbindung. Gelegentlich liegt zwischen den beiden Strukturen noch eine Bursa.

Bei gestrecktem Knie kreuzen sich die beiden Kollateralbänder in der Parasagittalebene.

Das laterale Kollateralband ist in Extension maximal gespannt und in maximaler Flexion maximal entspannt (Tillmann, 1987). Nach Meister et al. (2000) besitzt das Ligament in Flexion nur 88 % der Länge, die es in Extension hat.

Seine durchschnittliche Zugkraft beträgt 309 N (Sugita und Arnis, 2001). Maynard et al. (1996) ermittelten dagegen 750 N mit einer Streuung von 317-1203 N. Bonnel und Micaleff (1988) fanden eine maximale Belastbarkeit von 41,5 kg bei einer Längenzunahme von 11,2 mm (19 %). Die elastische Deformation endete bei 33,5 kg und einer Längenzunahme von 6,8 mm (11,3 %), entsprechend einer Dehnung von 1,85 mm je 10 kg.

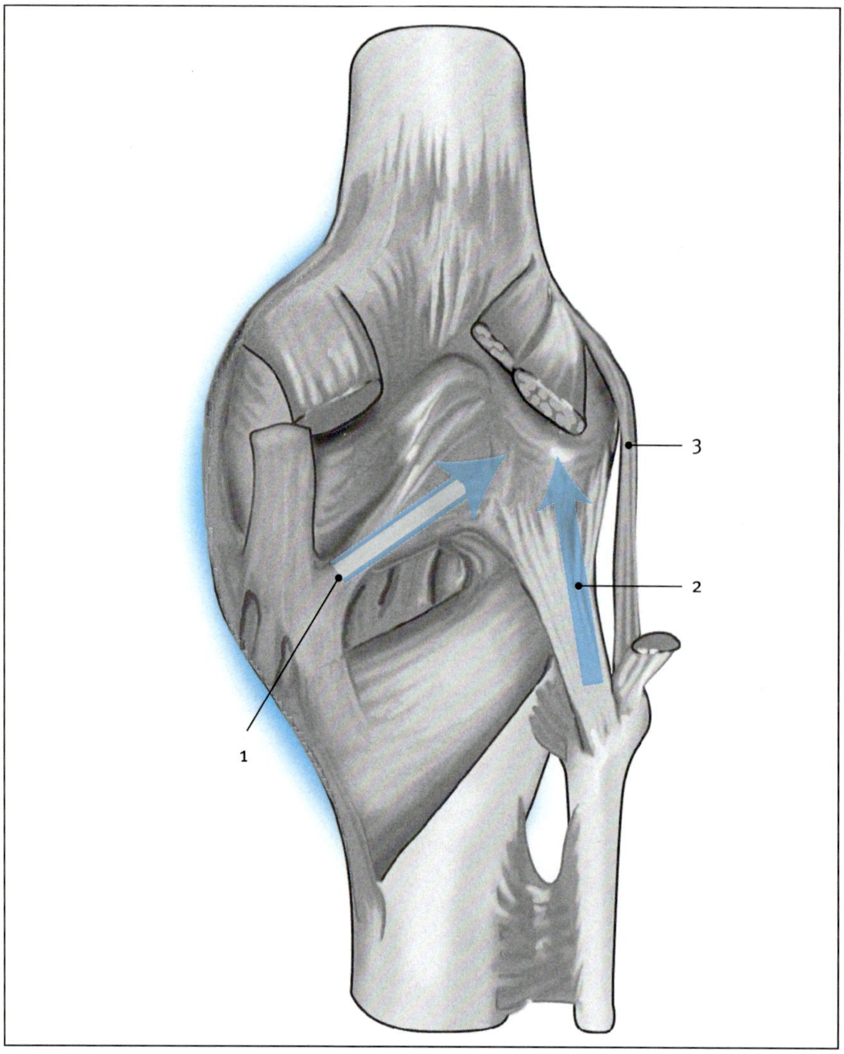

Abb. 7.28: Posterior-laterale Gelenkkapsel (nach: Hunziker et al., 1990)
1 Ligamentum popliteum obliquum
2 Ligamentum popliteum arcuatum
3 Ligamentum collaterale laterale (longum)

Funktion

Frontalebene: Varus und Valgus

Das laterale Kollateralband und die posterior-lateralen Strukturen haben vielfältige Funktionen (Wroble et al., 1993). Nach Claes et al. (1979) spielt das Band bei der Stabilisierung von Varusbewegungen eine Nebenrolle. Dagegen zitieren LaPrade und Wentorf (2002) aus Studien, die das Band in 0° und 30° Flexion als den primären Varusstabilisator einstufen.

Fehlt das vordere Kreuzband, dann nimmt die Varusbewegung nach Entfernung des lateralen Kollateralbands deutlich zu. Vordere Translation und Außenrotation nehmen nur minimal zu (Wroble et al., 1993).

Eine reine Varusbelastung schädigt als erstes das laterale Kollateralband (Maynard et al., 1996), das die Varusbewegung in allen Kniestellungen kontrolliert. Damit verhält es sich anders als das mediale Kollateralband bei der Valgusbewegung. Durch seine Position weit hinten kann das laterale Kollateralband auch während der Extension die Rotation in der Frontalebene kontrollieren.

Nach Markolf et al. (1976) bestimmen mediales und laterales Kollateralband in Streckstellung die Varus- und Valgusbeweglichkeit des Kniegelenks. Jedoch trägt das laterale Kollateralband nicht zur Valgussteifigkeit bei.

Transversalebene

Nach Krudwig et al. (2002) nimmt die Außenrotation nach Entfernung des Ligaments zu. Sein Spannungsverhalten während transversaler Bewegungen hängt jedoch von der Stellung der Fibula zur Tibia ab, die wiederum auf individuellen Unterschieden der Anatomie beruht. Unterschiedliche Ursprungs- und Insertionsstellen beeinflussen die Ausrichtung des Bandes in Bezug zur Fibula. Je schräger in Extension sein Verlauf in distal-posteriorer Richtung ist, umso länger dauert es, bis das Band – bedingt durch die Translation des Femurs gegenüber der Tibia nach hinten – während der Flexionsbewegung in Längsrichtung der Tibia und damit in distal-anteriorer Richtung steht. Ab diesem Moment hat es auf die Außenrotation keinen Einfluss mehr und wird durch Außenrotation nicht mehr angespannt. Mittels Röntgenstereometrie konnten Blankevoort et al. (1991a) nachweisen, dass beide oberflächlichen Kollateralbänder sich bei Außenrotation zwischen 0° und 95° Flexion aufspannen. Während der Flexion entspannt sich das Band. Seine anfänglich distal-posteriore Orientierung gegenüber der Tibia in der Parasagittalebene von 11,1° in Extension verändert sich in 130° Flexion zu einer distal-anterioren Orientierung von 19,2° (Meister et al., 2000). Zwischen 45° und 70° Flexion steht das Ligament in Längsrichtung des Unterschenkels, wodurch bei zunehmender Flexion sein Einfluss auf die Außenrotation abnimmt (Meister et al., 2000; Sugita und Arnis, 2001). Es kann jetzt sogar an der Kontrolle der Innenrotation teilnehmen (Markolf et al., 1990).

Das Ausmaß der Spannungszunahme bei Innen- und Außenrotationen der Tibia zwischen 40° und 90° Kniebeugung ist individuell sehr verschieden. In fast der Hälfte von 30 Kniepräparaten wurde bei Innenrotationen eine geringe Spannungszunahme festgestellt, in jedem fünften Kniepräparat bei Innen- und Außenrotationen. Offensichtlich verhalten sich das vordere Kreuzband und das laterale Kollateralband umgekehrt proportional. Bei Innenrotation stieg die Spannung im vorderen Kreuzband an, im lateralen Kollateralband jedoch nicht (Ahmed et al., 1987).

Bei Außenrotation in Extension fanden Meister et al. (2000) ein Auseinanderweichen der femoralen und tibialen Insertion. Ab 30° Flexion wurde die Entfernung zwischen den beiden Insertionen wieder geringer. In maximaler Flexion betrug sie noch 87,6% der Entfernung in Extension. Innenrotation führte nicht zu einem gleichmäßigen Auseinanderweichen der Insertionen.

Während der ersten 15° Flexion nahm die Entfernung ab, um dann bis 60° wieder zuzunehmen. Zwischen 90° und 130° Flexion wurde die Entfernung wieder geringer und betrug in maximaler Beugung mit Innenrotation 97,7 % des Wertes bei Extension.

In Extension nimmt der Beitrag der beiden Kollateralbänder und der hinteren Gelenkkapsel zur Außenrotationssteifigkeit ab (Markolf et al., 1976).

Klinische Bedeutung

Das laterale Kollateralband hemmt die Außenrotation im Bereich zwischen 0° und 30° Flexion und die Innenrotation zwischen 60° und 105° Flexion.

Parasagittalebene: Flexion und Extension

Während der Extension herrscht im lateralen Kollateralband eine Zugspannung von 20 N (Claes et al., 1979). Aufgrund seines schrägen Verlaufs nach proximal und vorne kontrolliert und hemmt es die während der Kniestreckung auftretende Innenrotationskomponente des Femurs, bei der sich der laterale Condylus nach vorne verschiebt (Freeman und Pinskerova, 2003). Während der Flexion wird der vordere Winkel zwischen dem Ligament und dem hinteren Kreuzband größer, wodurch sich die Neigung des Bandes, die zunächst von anterior-proximal nach posterior-distal besteht, im Laufe der Beugebewegung von posterior-proximal nach anterior-distal verändert (Lu und O'Connor, 1996).

Nach Menschik (1974) und Müller (1982) besitzt das lange Kollateralband ein isometrisches Faserbündel, das bei der Steuerung und Stabilisierung des Knies in Flexion und Extension eine wichtige Rolle spielt. Fuss (1991a) ist jedoch der Meinung, dass diese Aufgabe nur von den Begleitbündeln der Kreuzbänder erfüllt wird. Nach Rovick et al. (1991) entspannt sich das Band bei zunehmender Flexion, wahrend es in maximaler Extension maximal angespannt ist.

Blankevoort et al. (1991a) sind der Auffassung, dass das Dehnungsverhalten des lateralen Kollateralbands während der Kniebeugung individuell sehr unterschiedlich ist, wobei sein hinterer Abschnitt während der Flexion immer entspannt ist. Mittels Röntgenstereometrie stellten sie fest, dass eine von vorn einwirkende Kraft in verschiedenen Extensions- und geringen Flexionsstellungen eine Anspannung beider Kollateralbänder hervorrief.

Eine von hinten einwirkende Kraft führte in 20° Flexion zur Dehnung des lateralen Kollateralbands, nicht aber des hinteren Kreuzbands (Blankevoort et al., 1991a).

Ligamentum popliteum obliquum

Aufbau

In 8 % der Fälle gehört zum Arkuatumkomplex auch eine knöcherne Fabella (Fabbriciani und Oransky, 1990). Aber auch ohne ein solches Sesambein unterliegt das Ligamentum popliteum arcuatum zahlreichen anatomischen Variationen (☞ *Abb. 7.29*). Nach Fabbriciani und Oransky (1990) ist dies ein Grund dafür, warum das Band kein wichtiger Stabilisator der posterior-lateralen Knieregion sein kann. Die Bezeichnung des Komplexes rührt im Übrigen von seiner oft Y-förmigen Bogen- oder Arkadengestalt her.

Meist ist eine dickere laterale Komponente mit einer typischen ligamentären Zellstruktur zu erkennen (Fabbriciani und Oransky, 1990), die distal am Apex capitis fibulae, vorne an der Insertion des Ligamentum fabellofibulare und proximal an der posterior-lateralen Gelenkkapsel verankert ist.

Abb. 7.29: Posterior-laterale Gelenkkapsel (nach: Hunziker et al., 1990)
1 Ligamentum popliteum obliquum
2 Ligamentum popliteum arcuatum
3 Ligamentum collaterale breve
4 Ligamentum collaterale laterale (longum)

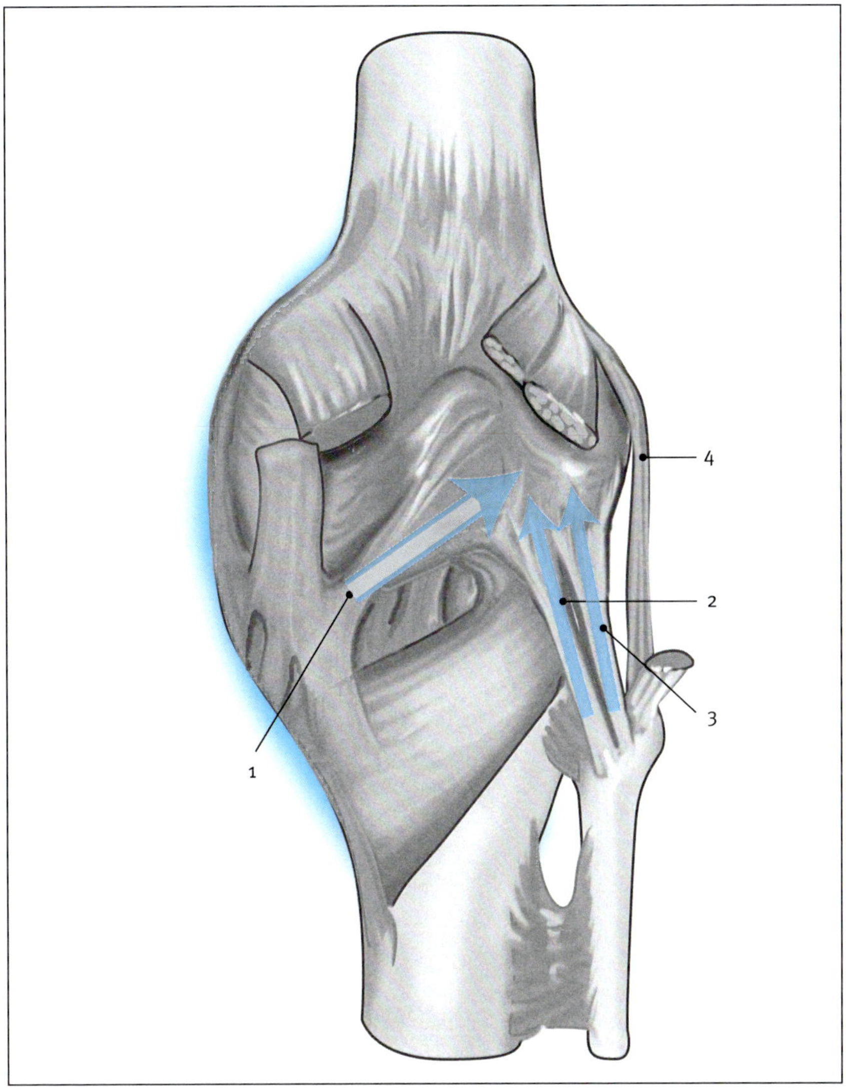

Gelegentlich besteht das Band auch aus einem dünnen, fibrösen Blatt ohne typische Ligamenteigenschaften (Fabbriciani und Oransky, 1990).

Der meist deutlich vorhandene laterale Zügel kann aus mehreren getrennt verlaufenden Bündeln bestehen, die entweder in eine vordere und eine laterale oder in eine vordere und eine hintere Gruppe einzuteilen sind.

Die vordere Gruppe bildet den eigentlichen lateralen Zügel. Sie verläuft vom Caput fibulae vor dem Ligamentum fabellofibulare entlang und über die Popliteussehne hinweg zur Gelenkkapsel bis unter den lateralen Kopf des M. gastrocnemius. Dort hat sie mit dem M. popliteus, dem lateralen Meniscus und der hinteren Gelenkkapsel Verbindung. Genau dort steht sie in Kontakt mit Strukturen der posterior-medialen Region (Ligamentum popliteum obliquum). Fehlt die Fabella, dann ist eine zweite autonome Struktur zu erkennen, die hinter dem lateralen Kollateralband zwischen dem lateralen Condylus und dem Caput fibulae verläuft. Dabei handelt es sich um eine lokale, an der Vorderseite mit der Gelenkkapsel verwachsene Kapselverdickung, die auch als Ligamentum collaterale externum (laterale) breve bezeichnet wird (Fabbriciani und Oransky, 1990).

Bei Vorhandensein einer Fabella kann man am lateralen Zügel auch noch einen hinteren Abschnitt unterscheiden, der entweder mit dem lateralen Gastroknemiuskopf oder mit der Fabella verbunden ist und als Ligamentum fabellofibulare bezeichnet wird (Williams et al., 1989; Fabbriciani und Oransky, 1990; Terry und LaPrade, 1996).

Terry und LaPrade (1996) fanden im Bereich des Arkuatumkomplexes auch noch einen medialen Zügel, den sie als Ligamentum popliteum obliquum oder Winslow-Band bezeichneten (☞ *dort*). Dieses inseriert entweder am unteren und lateralen Rand des Sesambeinchens oder posterior-lateral an der Gelenkkapsel, die dort den lateralen Femurkondylus bedeckt (Terry und LaPrade, 1996).

Nach Putz (1995) ist das Band eine Abzweigung des Ligamentum popliteum obliquum und sollte daher gemeinsam mit diesem als ein einziger Zügel zur Hemmung der Außenrotation betrachtet werden.

Ligamentum popliteofibulare

Aufbau

An der Unterseite der Popliteussehne befindet sich ein kräftiges und wichtiges Bündel – Popliteofibularband genannt *(☞ Abb. 7.30)* –, das in kaudaler Richtung verläuft und anterior-medial an der Fibula und in geringerem Maße an der Tibia inseriert (Fabbriciani und Oransky, 1990; Maynard et al., 1996). Dort, wo die Sehne nach vorne zum Sulcus popliteus hin abknickt, hat das Bündel mit zwei Insertionen eine Verbindung mit dem Apex capitis fibulae. Der hintere Teil inseriert direkt vor der Insertion des lateralen Zügels der Ligamenta popliteum arcuatum und fabellofibulare, der vordere Teil direkt davor und medial des lateralen Kollateralbands. Beide Teile gemeinsam bilden zwischen der Fibula und der Sehne ein auf dem Kopf stehendes Ypsilon (Terry und LaPrade, 1996).

In einer Studie an 20 Knien wurde das Bündel bei allen Präparaten gefunden. Sein Querschnitt betrug durchschnittlich 6,9 mm^2 ±2,1 mm^2 (Maynard et al., 1996).

Für die stabilisierende Funktion der posterior-lateralen Strukturen ist das Band von großer Bedeutung. Seine Zugkraft liegt im Durchschnitt zwischen 186 N und 425 N (Veltri et al., 1996; Sugita und Amis, 2001).

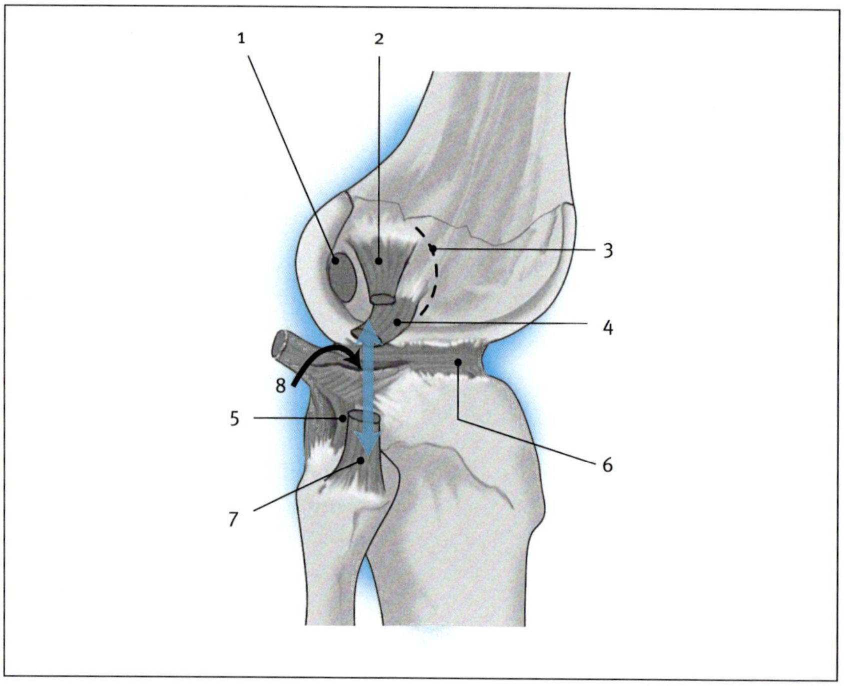

Abb. 7.30: Posterior-laterale Gelenkkapsel (nach: Fabbriciani und Oransky, 1990; Terry und LaPrade, 1996)
1 Insertion des M. gastrocnemius
2 Insertion des Ligamentum collaterale laterale (longum)
3 Rand des Epicondylus lateralis femoris
4 Insertion des M. popliteus
5 Ligamentum popliteofibulare
6 Lateraler Meniscus
7 Insertion des Ligamentum collaterale laterale (longum)
8 Hiatus popliteus, dahinter die Popliteussehne, medial-posterior und lateral der untere Fasciculus popliteomeniscoideus

Funktion

Frontalebene

Bei einer reinen Varusbelastung zerreißt das Ligament als zweite Struktur nach dem lateralen Kollateralband.

Die Verbindungen zwischen M. popliteus und Tibia sowie Fibula dienen zur Stabilisierung von Varusbewegungen (Veltri et al., 1996).

Transversalebene: Innen- und Außenrotation

Die Verbindungen zwischen M. popliteus und Tibia sowie Fibula dienen zur Stabilisierung von Außenrotationen der Tibia (Veltri et al., 1996; LaPrade und Wentorf, 2000; Krudwig et al., 2002).

Parasagittalebene

Die Verbindungen zwischen M. popliteus und Tibia sowie Fibula dienen zur Stabilisierung hinterer Tibiabewegungen (Veltri et al., 1996).

Der popliteofibulare Komplex entspannt sich während Flexion weniger als das laterale Kollateralband. Seine Bedeutung wächst also mit zunehmender Kniebeugung (Sugita und Amis, 2001).

Ligamentum fabellofibulare

Aufbau

Ist eine knöcherne Fabella vorhanden, dann inseriert dieses Band an ihrem Außenrand. Ansonsten ist es am Processus supracondylaris verankert, wo es mit den vorderen Fasern des lateralen Gastroknemiuskopfes verschmilzt. Fabbriciani und Oransky (1990) sind der Auffassung, dass es in dem Fall nicht um das Fabellofibularband, sondern um das Ligamentum collaterale externum breve geht. Sie weisen darauf hin, dass das Fabellofibularband eine Variation des Ligamentum popliteum arcuatum ist.

Das Ligamentum fabellofibulare verläuft unmittelbar hinter dem Ligamentum popliteum arcuatum (Munschi et al., 2003) und parallel zur Sehne des Caput longum m. bicipitis femoris. Gleichzeitig bildet es die Insertion der distalen Komponente des Caput breve m. bicipitis femoris, wird aber auch als distaler Rand der kapsulären Komponente dieser Insertion angesehen. Seine distale Insertion befindet sich in Höhe des Apex capitis fibulae, unmittelbar hinter dem lateralen Zügel des Ligamentum popliteum arcuatum (Terry und LaPrade, 1996) und vor dem Ligamentum popliteofibulare (Munschi et al., 2003).

Es ist während der Extension angespannt und während der Flexion entspannt (LaPrade und Wentorf, 2000).

Funktion

Posterior

Obwohl zahlreiche Studien eine zunehmende Spannung im anterior-medialen Bündel des vorderen Kreuzbands bestätigen, gelang es in 24 Knien nicht, durch Extension eine vordere Kreuzbandruptur zu provozieren. Immer zerriss bei 23° zunächst die hintere Gelenkkapsel, gefolgt von der posterior-lateralen Region (☞ *Abb. 7.31*). Anschließend rupturierte das hintere Kreuzband und luxierte das Knie. Bis dahin entstand weder eine vordere Kreuzbandruptur noch eine Ruptur des medialen Kollateralbands.

Nach Entfernung der hinteren Gelenkkapsel verringerte sich die Steifigkeit des Knies während Extension um 40 % bis 80 %. Die alleinige Entfernung des hinteren Kreuzbands hatte dagegen auf die Kniesteifigkeit während der Extension keinen Einfluss (Bizot et al., 1995).

Wird in Extension passive Außenrotation gegeben, dann entstehen hinten asymmetrische Läsionen sowie Läsionen des hinteren Kreuzbands nahe seiner femoralen Insertion (Bizot et al., 1995).

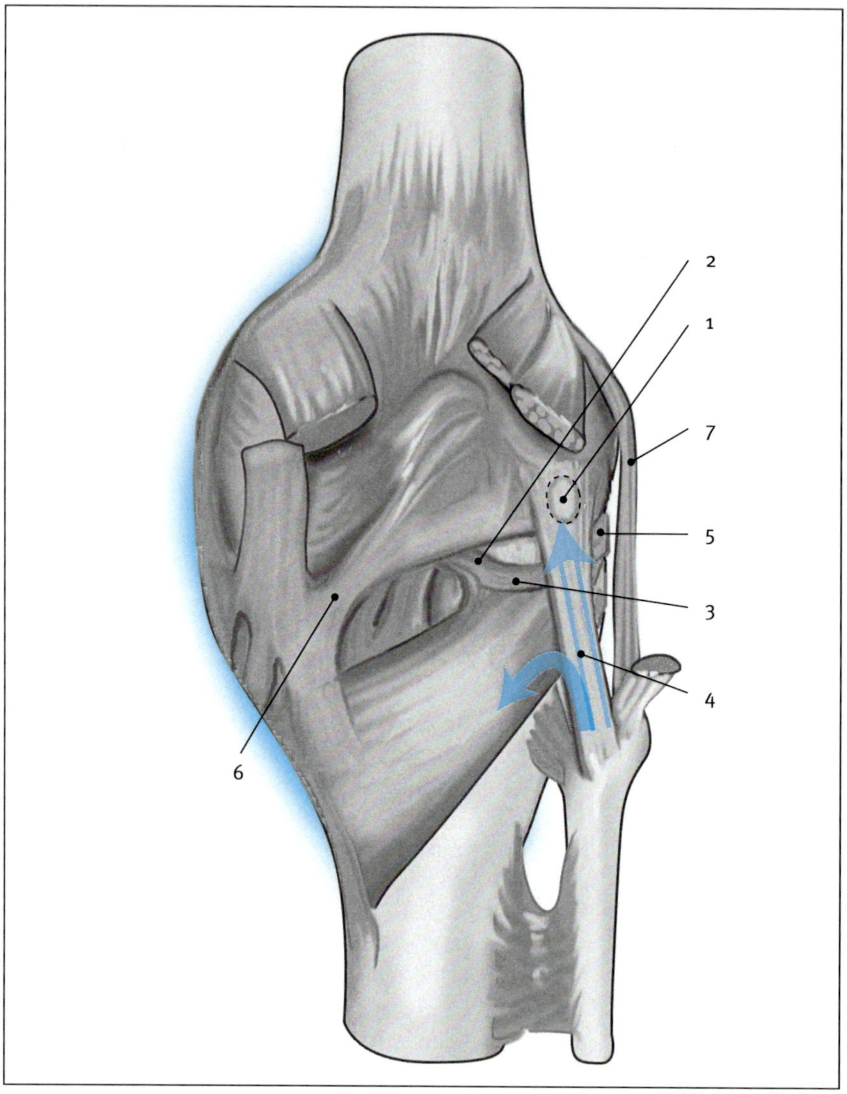

Abb. 7.31: Posterior-laterale Gelenkkapsel (nach: Hunziker et al., 1990; Fabbriciani und Oransky, 1990)
1 Fabella
2 Ligamentum meniscofemorale posterius
3 Meniscus lateralis, Hinterhorn
4 Ligamentum fabellofibulare
5 Popliteussehne im Hiatus popliteus
6 Ligamentum popliteofibulare
7 Ligamentum collaterale (longum)

Die Menisken

Aufbau

Beide Menisken bestehen zu 75 % aus Kollagen, zu 8-13 % aus nicht-kollagenem Eiweiß und zu 1 % aus Hexosaminen (Ingman et al., 1974). Ihr Kollagengehalt nimmt bis zum 30. Lebensjahr zu, bleibt bis ins achte Lebensjahrzehnt konstant und nimmt dann wieder ab (Ghosh et al., 1987). 90 % des Kollagens gehören zum Typ I (peripher), 1 %-2 % zum Typ II (zentral), 1 %-2 % zum Typ V und 1 % zum Typ VI (Arnoczky et al., 1987). 0,6 % des Gewebes besteht aus elastischen Fasern. Knorpelzellen findet man ausschließlich an ihrer Oberfläche, insbesondere in Höhe des zentralen Randes (Putz, 1995).

Die meisten Kollagenfasern verlaufen konzentrisch und damit parallel zum Außenrand des Meniscus. Einige oberflächliche und im Korpusinneren gelegene Fasern richten sich zum Meniskusrand lotrecht aus, verlaufen also radiär und parallel zum Tibiaplateau. Zwischen diesen beiden Typen liegt eine Zone, in der beide Typen sich überkreuzen.

Beide Menisken bestehen aus einem Vorderhorn, einer Pars intermedia und einem Hinterhorn. Die Vorderhörner sind beweglicher als die Hinterhörner

(Thompson et al., 1991). Während Rotationen in der Parasagittal- und Transversalebene sind sie vor allem Zugbelastungen ausgesetzt, was die parallele Anordnung der Fasern erklärt. Die Hinterhörner besitzen parallele und einander überkreuzende Fasern (Tillmann, 1987).

Während einer Belastung treiben die Femurkondylen die Menisken auseinander, was zu einer Spannungszunahme der konzentrischen Fasern führt, die die Kompression wie die Beschläge eines Fasses auffangen. Gleichzeitig verhindern die radiären Fasern eine Längsspaltung der konzentrischen Fasern.

Die Zwischenzone besteht aus Fasern beider Anordnungstypen, die miteinander Arkaden bilden, die lotrecht zur Außenkrümmung der Menisken angeordnet sind (Müller, 1982).

Die Kollagenfibrillen der Menisken haben den gleichen wellenförmigen Verlauf (*engl.* crimp) wie die Kollagenfasern in Sehnen und Bändern. Dieser glättet sich unter der Einwirkung von Druck. Eine lotrecht auf das Tibiaplateau einwirkende Kompressionskraft verändert sich somit in eine konzentrisch und transversal wirkende Zugkraft.

Nach einem Ausfall des vorderen Kreuzbands bilden die Menisken eine zweite Verteidigungslinie gegen Translationen der Tibia, die dann Anlass verstärkter Meniskusdeformationen sind. Das gilt insbesondere für vordere und in geringerem Maße auch für hintere Translationen (Paar et al., 1995; Hollis et al., 2000).

Umgekehrt kann eine verminderte Meniskusmobilität, beispielsweise wegen Meniskussubluxation, zur Entstehung von Gelenkabweichungen beitragen (Breitenseher et al., 1997; Miller et al., 1997).

Klinische Bedeutung

Neben den Kreuzbändern bieten auch die Menisken Widerstand gegen Translationen der Tibia. Die IAOM schlägt daher vor, kapselspezifische Dehnungen fortan nicht mehr auf die femorotibialen Strukturen zu beschränken, sondern auch meniskofemorale und meniskotibiale Kapselgebiete einzubeziehen (☞ *Abb. 7.32*).

Dazu sollten Rollschub- oder Schaukelgleitbewegungen in zwei Richtungen angeboten werden. Bewegungen parallel zum Tibiaplateau verlangen die Mitwirkung meniskotibialer Strukturen; Bewegungen parallel zu den Vorder- und Hinterhörnern verlangen die Mitwirkung meniskofemoraler Strukturen.

Meniskofemorale Betonung

Während kapselspezifischer Dehnungen versucht die schräg nach distal wirkende Kraft den Widerstand der Meniskushörner zu überwinden und gleichzeitig mit Hilfe der Kreuzbänder eine Annäherung der Tibia an das Femur zu verhindern. In endgradigen Gelenkstellungen sind auch Bewegungen entlang der Eminentia betroffen.

Abb. 7.32: Modell kapselspezifischer Dehnungen

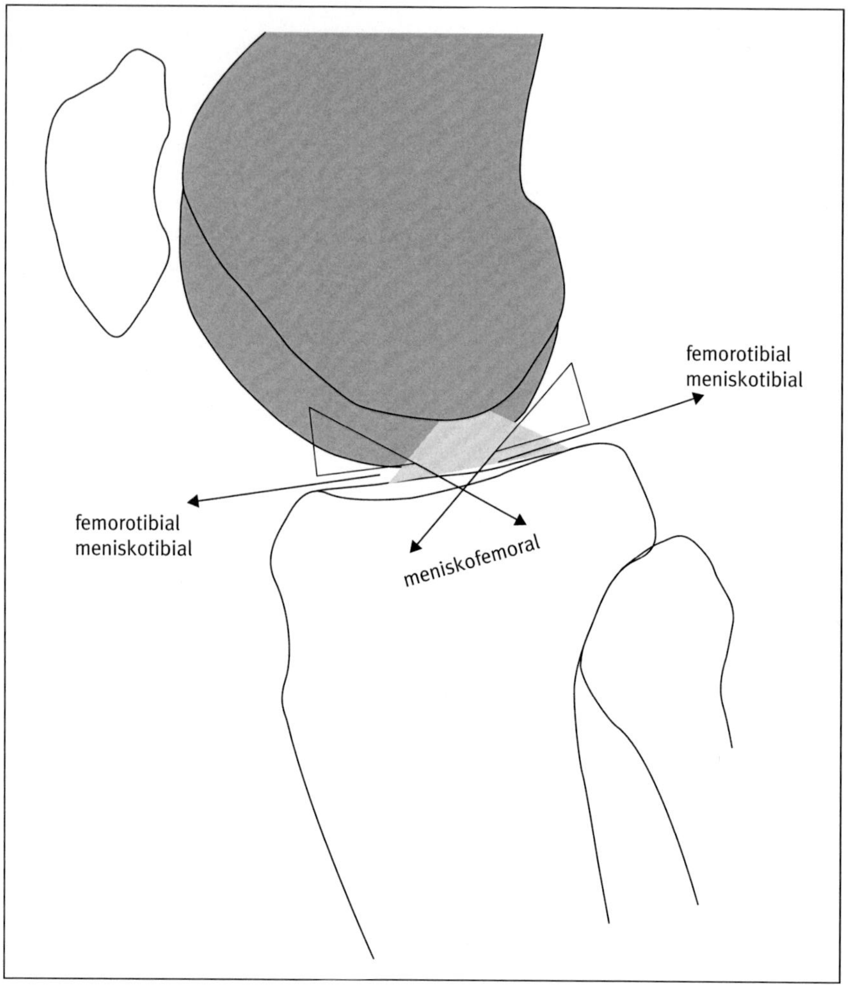

Funktion der Menisken

- *Übertragung der Belastung:*
  - zwischen 30 % (Williams et al., 1989) und 70 % (Renström und Johnson, 1990) des gesamten Drucks,
  - Axiale Belastungen werden teilweise von den Menisken aufgefangen, wobei die Rolle der Hinterhörner wichtiger ist als die der Vorderhörner. Während der Extension wird etwa die Hälfte und während der Flexion bis zu 85 % des Drucks von den Menisken absorbiert (Ahmed und Burke, 1983).
- *Stoßdämpfung:* Absorption von 20 % der Gesamtbelastung (Renström und Johnson, 1990).
- *Gleichmäßigere Druckverteilung* (Williams et al., 1989):
  - Die Menisken bedecken Zweidrittel des Tibiaplateaus (Williams et al., 1989).
  - Der mediale Meniscus vergrößert die Kontaktfläche um 50 %-70 % (Renström und Johnson, 1990).
  - Gemeinsam sorgen die Menisken für eine zweieinhalbfach geringere Belastung je Oberflächeneinheit (Renström und Johnson, 1990).
- *Stabilisierung:*
  - Vertiefung der Gelenkpfanne (Williams et al., 1989),
  - nach Verlust des vorderen Kreuzbands sekundäre Kontrolle der vorderen Tibiatranslation (Levy et al., 1981, 1982).

- *Gelenkschmierung:* Nach einer Meniskektomie erhöht sich die Reibung zwischen Tibia und Femur um 20 % (Williams et al., 1989).
- *Unterstützung von Roll- und Schaukelbewegungen* zwischen Femur und Menisken (Williams et al., 1989).
- *Unterstützung von Schub- und Gleitbewegungen* zwischen Tibia und Menisken (Williams et al., 1989).
- *Bewegungshemmung* (Williams et al., 1989):
  - Rotation in allen Flexionsstellungen: Nach Entfernung der Menisken nimmt das Rotationsausmaß um 14 % zu (Wang und Walker, 1974).
  - Vorderhorn: endgradige Extension; Hinterhorn: endgradige Flexion (Renström und Johnson, 1990).

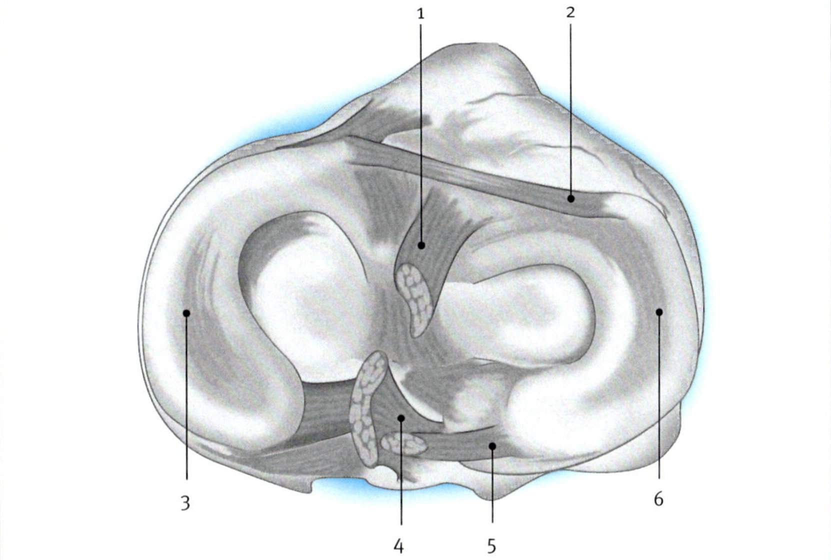

Abb. 7.33: Darstellung der Menisken (nach: Renström und Johnson, 1990)
1 Vorderes Kreuzband
2 Ligamentum transversum genus
3 Medialer Meniscus
4 Hinteres Kreuzband
5 Ligamentum meniscofemorale posterius
6 Lateraler Meniscus

Medialer Meniscus

Der mediale Meniscus ist C- oder halbkreisförmig und hat eine Gesamtlänge von etwa 3,5 cm (Renström und Johnson, 1990). Sein Vorderhorn ist etwa 6 mm breit, sein Hinterhorn 14 mm (Tillmann, 1987).

Die Insertion des Vorderhorns am Tibiaplateau variiert, jedoch lassen sich vier Insertionstypen unterscheiden. Typ I wurde bei 20/34 Präparaten gefunden; Insertion im flachen Bereich zwischen den Kondylen. Typ II wurde bei 8/34 Präparaten gefunden; Insertion in dem Abschnitt des medialen Tibiaplateaus, der zum interkondylären Gebiet aufsteigt. Typ III wurde bei 5/34 Präparaten gefunden; Insertion am vorderen Abhang des Tibiaplateaus. Typ IV wurde bei 1/34 Präparaten gefunden; keine knöcherne Insertion. Typ III und IV waren nicht in der Lage, die kondylenbedingte vordere Verschiebung des Vorderhorns aufzuhalten, was eine Erklärung für schmerzhafte, vordere Subluxationen des Knies sein könnte (Berlett und Fowler, 1998).

Unter einer Insertionsanomalie versteht man die nicht-knöcherne Verankerung eines Meniscus am Tibiaplateau. Bei 953 arthroskopischen Untersuchungen wurden 103 Varianten gezählt, bei denen das Vorderhorn entweder am Ligamentum transversum (51), am vorderen Kreuzband (39), ausschließlich am Ligamentum meniscotibiale (11) oder an einer Synovialfalte unterhalb der Patella (2) befestigt war. Alle Vorderhörner waren bei Flexion wie auch bei Extension hypermobil (Ohkoshi, 1997). Vereinzelt werden auch Verbindungen des Hinterhorns mit dem vorderen Kreuzband beschrieben (Bhargava und Ferrari, 1998).

Das Vorderhorn des medialen Meniscus hat keinen Einfluss auf die aktive Rotation in der Transversalebene bei 90° Flexion (Fuss, 1991d).

Das Hinterhorn des Meniscus medialis ist unmittelbar hinter der Insertion des hinteren Kreuzbands kräftig mit dem hinteren Kreuzband selbst und mit der Eminentia intercondylaris verbunden (Kawahara et al., 1999). Sein gesamter Außenrand ist im mittleren Bereich mit einer Verdickung der Gelenkkapsel verwachsen, die als Ligamentum collaterale mediale profundum bezeichnet wird (Arnoczky et al., 1987). Posterior-medial besteht eine etwas steifere Verbindung mit dem Ligamentum collaterale mediale posterius.

Der mediale Meniscus bietet Beugebelastungen in der Parasagittalebene größeren Widerstand als der laterale Meniscus und ist daher auch weniger beweglich, was auch mit der größeren Distanz zwischen Vorder- und Hinterhorn zusammenhängt (Lengsfeld et al., 1991).

Fehlt das vordere Kreuzband, dann nimmt die Belastung des medialen Meniscus bei einer nach vorn einwirkenden Kraft von 134 N während Extension um 52% und während 60° Flexion um 197% zu.

Entfernt man nun den medialen Meniscus, dann nimmt die vordere Translation während Extension um 2,2 mm und während 60° Flexion um 5,8 mm zu.

Nun hat sich jedoch die Beweglichkeit des lateralen Tibiaplateaus verringert, die bei vorderen Translationsbelastungen normalerweise eine Innenrotation begünstigt.

Während 15° Flexion beträgt die Verminderung 2,5° und während 60° Flexion etwa 4,7° (Allen et al., 2000). Auch Bonnin et al. (1996) stellten fest, dass die bereits verstärkte vordere Translationsbewegung im Falle eines fehlenden oder nicht-fixierten medialen Hinterhorns nach der Entfernung des vorderen Kreuzbands weiter zunahm.

Die Entfernung des medialen Hinterhorns führte zu einer Außenrotationszunahme von 3-7° (Fuss, 1991d).

Lateraler Meniscus

Der kleinere, laterale Meniscus hat die Form eines Ringes, der zu Vierfünfteln geschlossen ist. Er bedeckt eine größere Fläche des Tibiaplateaus als der mediale Meniscus. Sein Vorder- und Hinterhorn inserieren in direkter Nachbarschaft zueinander an der Eminentia intercondylaris. Hierdurch ist der laterale Meniscus beweglicher als der mediale (Tillmann, 1987).

Das laterale Vorderhorn inseriert übrigens nicht nur an der Eminentia intercondylaris, sondern über die Ligamenta meniscofemoralia anterius und posterius auch am medialen Meniscus (Kawahara et al., 1999) und strahlt in die hintere Region des vorderen Kreuzbands aus (Renström und Johnson, 1990). Ferner besteht eine Verbindung mit der Popliteussehne. Dort, wo die Sehne die Gelenkkapsel durchbohrt, steht die oberflächliche Schicht des Hinterhorns über die 2,5 cm breite Meniskusaponeurose (Fasciculus popliteomeniscoideus) mit dem tiefen Anteil der Sehne in Verbindung (Last, 1948; Stäubli, 1990). Durch diesen Gewebestrang besteht über das Popliteofibularband auch eine indirekte Beziehung zum Caput fibulae.

Terry und LaPrade (1996) unterscheiden im Sehnenverlauf von posterior-medial nach anterior-lateral eine posterior-superiore, eine posterior-inferiore und eine anterior-inferiore Meniskusaponeurose (☞ *Abb. 7.34*). Die Strukturen verbinden nacheinander den medialen Aspekt der Popliteussehne mit dem oberen Rand des Hinterhorns, die medial der Popliteussehne gelegene Aponeurose des Muskels mit dem hinteren, unteren Rand des Hinterhorns und den vorderen Sehnenrand mit dem weiter vorn und tiefer im Gelenk befindlichen

Unterrand des Hinterhorns. Die Bezeichnung dieser Faszikel bezieht sich jeweils auf den lateralen Meniscus.

Fabbriciani und Oransky (1990) beschreiben ein oberes, mediales (kraniales) Faserbündel (Fasciculus popliteomeniscoideus posterior). Dieses verläuft parallel zur Sehne sowie oberhalb und medial des Meniscus, wobei es über ein kraniales und ein kaudales Bündel die Rückseite der Popliteussehne jeweils mit dem oberen und unteren Rand des Meniscus verbindet, entsprechend den von Terry und LaPrade beschriebenen Fasciculi posterior superior und popliteomeniscoideus. Der unten und lateral verlaufende Fasciculus popliteomeniscoideus inferior, der bei Terry und LaPrade als vorderer, unterer Fasciculus popliteomeniscoideus bezeichnet wird, zieht zur Seite des lateralen Hinterhorns. Zwischen den beiden Bündeln des hinteren Faszikels und über dem unteren Faszikel öffnet sich der Hiatus popliteus.

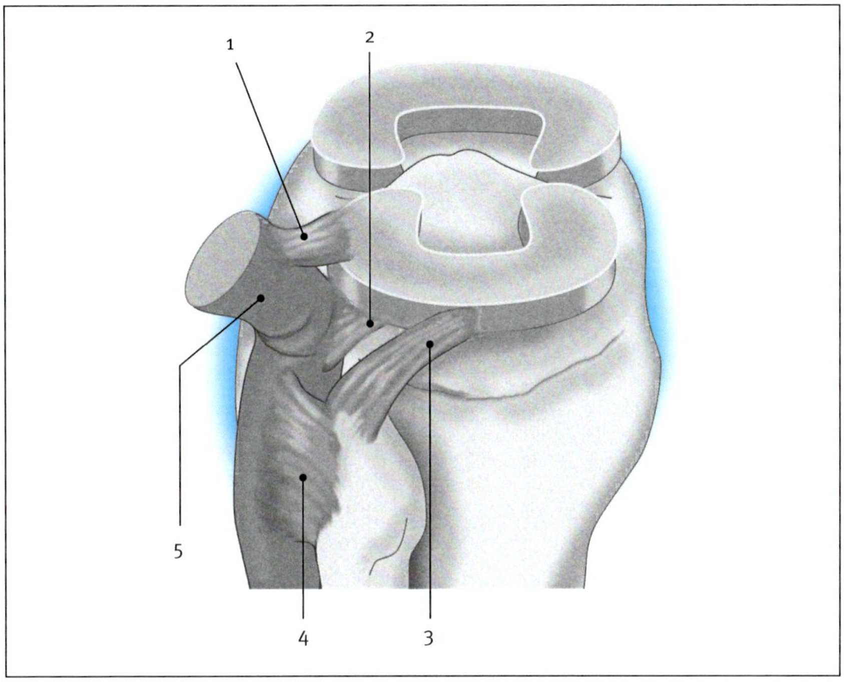

Abb. 7.34: Hiatus popliteus und Fasciculi popliteomeniscoidei (nach: Fabbriciani und Oransky, 1990; Terry und LaPrade, 1996)
1 Kraniales Bündel des hinteren Fasciculus (posterior-superiores Bündel)
2 Kaudales Bündel des hinteren Fasciculus (posterior-inferiores Bündel)
3 Inferiorer Fasciculus (anterior-inferiores Bündel)
4 Ligamentum popliteofibulare
5 Popliteussehne

Die genannten Verbindungen haben auf den lateralen Meniscus einen steuernden Einfluss. Bei einem Ausfall der Verbindungsstrukturen verdoppelt sich die Beweglichkeit des Meniscus (Simonian et al., 1997). An seinem oberen und unteren Außenrand ist der Meniscus mit der Gelenkkapsel verbunden, allerdings mit Ausnahme der hinteren lateralen Region, wo die Sehne des M. popliteus intraartikulär verläuft (Tillmann, 1987).

Kinematik

Während Kniebewegungen fungieren die beiden Menisken als ein dynamisches Gespann, das sich jederzeit eng an die Kondylen schmiegt (Müller, 1982).

Parasagittalebene: Flexion und Extension

Während unbelasteter Beugebewegungen von Kniepräparaten bewegte sich der mediale Meniscus um 5,1 mm und der laterale Meniscus um 11,2 mm nach hinten (Thompson et al., 1991).

Vedi et al. (1999) untersuchten diese Bewegungen und die Höhe der Vorder- und Hinterhörner während belasteter und unbelasteter Bewegungen. Demnach sind die Vorderhörner beweglicher als die Hinterhörner. Unter Belastung nimmt die Höhe beider Hörner zu, und sie bewegen sich stärker als unbelastet (☞ *Tab. 7.2*). In endgradiger Extension stehen die Femurkondylen auf den Menisken. Bei zunehmender Flexion gleiten sie zwischen sie (Vedi et al., 1999).

Tab. 7.2: Bewegungen der Meniskusvorder- und -hinterhörner unter Belastung und unbelastet, Höhenzunahme unter Belastung (Vedi et al., 1999)

16 jugendliche Fußballspieler	Unbelastete Flexion 0-90°	Belastete Flexion 0-90°
Bewegung mediales Vorderhorn	5,4 mm nach hinten	7,1 mm nach hinten
Bewegung mediales Hinterhorn	3,8 mm nach hinten	3,9 mm nach hinten
Bewegung laterales Vorderhorn	6,3 mm nach hinten	9,5 mm nach hinten
Bewegung laterales Hinterhorn	4,0 mm nach hinten	5,6 mm nach hinten
Höhe mediales Vorderhorn	–	2,6 mm Zunahme
Höhe mediales Hinterhorn	–	2,0 mm Zunahme
Höhe laterales Vorderhorn	–	4,0 mm Zunahme
Höhe laterales Hinterhorn	–	2,4 mm Zunahme

Klinische Bedeutung

Bei zunehmender Flexion übernehmen die Menisken in zunehmendem Maße die Kontrolle der Tibiatranslationen.

Mittels Kernspinuntersuchungen bei 0°, 45° und 90° unbelasteter, passiver Flexion stellten Kawahara et al. (1999) fest, dass sich die Menisken während der Kniebeugung nach hinten bewegten, dass sich die Vorderhörner stärker bewegten als die Hinterhörner und dass sich ihr ap-Durchmesser in Flexion verkürzt hatte. Auch war der mediale Meniscus beweglicher als der laterale. Wegen der Knorpelschäden soll die ap-Verkürzung In arthrotischen Gelenken nicht auftreten (Kawahara et al., 2001).

Auch Bringmann et al. (2000) untersuchten die Bewegungen der Menisken und Kondylen kernspintomographisch am lebenden Knie bei 30° und 90° unbelasteter Flexion, jedoch jeweils bei gleichzeitiger isometrischer Streckung und gegen einen Widerstand von 30 N (☞ *Tab. 7.3*).

Tab. 7.3: Verlagerungen der Menisken und Kondylen (nach: Bringmann, 2000)

	30° Flexion				90° Flexion			
–	MM	LM	MC	LC	MM	LM	MC	LC
Isometrische Extension	23,2	16,2	25,1	19	25,9	17,4	26	20,8
Isometrische Flexion	23,2	15,9	24,5	18,5	26,5	16,4	26,7	20,3
Relative Bewegung	0	0,3	0,6	0,5	3,2	1	0,7	0,5

Durchschnittswerte in mm
MM: medialer Meniscus
LM: lateraler Meniscus
MC: medialer Condylus
LC: lateraler Condylus

Bezogen auf einen Punkt auf dem Tibiaplateau hatte sich die Rückseite des medialen Meniscus in 30° Flexion und isometrischer Streckung um 23,2 mm nach hinten verlagert, die des größeren, lateralen Meniscus nur um 16,2 mm. Der mediale Condylus verlagerte sich um 25,1 mm, der laterale um 19,0 mm nach hinten.

Bei 30° isometrischer Flexion bewegte sich das mediale Hinterhorn bei fünf Versuchspersonen gegenüber der Tibia nicht nach hinten, was wahrscheinlich auf die enge Verbindung mit der angespannten hinteren Gelenkkapsel zurückzuführen ist. Das laterale Hinterhorn verschob sich während der Beugebewegung um 0,3 mm nach vorn.

Nähere Analysen ergaben jedoch, dass isometrische Aktivitäten keine einheitliche Translationsrichtung zur Folge hatten. Bei zwei Versuchspersonen nahm die Distanz lateral während der Beugung um 0,35 mm und 2,74 mm zu. Bei drei Versuchspersonen geschah das Umgekehrte (1,37 mm - 1,83 mm). Einmal bewegt sich das Hinterhorn des lateralen Meniscus also nach hinten und ein anderes Mal nach vorn. Immer wenn sich der laterale Meniscus nach vorn bewegte, entstand im medialen Meniscus eine Bewegung nach hinten. Obwohl eine Kontrolle der Tibiarotation nicht stattfand, wurde bei nur zwei Versuchspersonen eine entgegengesetzte Translationsbewegung der Kondylen festgestellt. Man könnte auch sagen: Das Translationsverhalten der Menisken während isometrischer Kontraktionen ist nicht vorhersehbar.

Die Rückseiten des medialen und des lateralen Condylus bewegten sich gleichzeitig um jeweils 0,6 mm und 0,5 mm nach vorne (Tibia nach hinten). Da infolge der Tibiarotation ein statistisch sauberer Vergleich zwischen medial und lateral nicht möglich ist, halten wir fest, dass die Meniskustranslation medial 0,6 mm und die Femurtranslation lateral 0,2 mm beträgt. Obwohl relativ unbedeutend, erlaubt diese Beobachtung den Schluss, dass ein gewisser Spielraum vorhanden ist.

In 90° Flexion war der mediale Meniscus während isometrischer Extension um 2,7 mm und während isometrischer Flexion um 3,4 mm nach hinten verlagert. Der laterale Meniscus verschob sich während isometrischer Extension um 1,2 mm und während isometrischer Flexion um 0,5 mm nach hinten. Die hintere Translation des medialen Condylus betrug in Extension 0,9 mm und in Flexion 2,1 mm. Beim lateralen Condylus wurden zweimal 1,8 mm gemessen.

Klinische Bedeutung

Die Tatsache, dass das mediale Hinterhorn sich weiter nach hinten verschiebt als der Condylus, bedeutet, dass der mediale Femurkondylus den Meniscus im hinteren Abschnitt zusammenpresst. Der mediale Meniscus hemmt Tibiatranslationen noch stärker als der laterale Meniscus. Dies gilt insbesondere während geringer Flexionsstellungen durch die Mitwirkung der kräftigen Verbindung zwischen dem medialen Meniscus und der hinteren Gelenkkapsel, deren Spannung zunimmt.

Da die Translationsdistanzen der Femurrückseite und des Hinterhorns divergieren, dürften in den verschiedenen Gelenkabschnitten Spielräume entstehen.

Dass dies nicht immer so ist, wird in einer kernspintomographischen Studie nachgewiesen, bei der an 20 Freiwilligen das Bewegungsverhalten der Menisken während Flexion untersucht wurde. Die Positionen des Vorder- und Hinterhorns wurden in Extension sowie in 45° und 90° Flexion ermittelt (Kawahara et al., 1999) (☞ *Tab. 7.4*). Die Probanden lagen dabei immer auf der Seite mit dem zu untersuchenden Knie unten.

Beide Menisken bewegen sich nach hinten. Jedoch fällt auf, dass sich der mediale Meniscus – anders als bei Bylski-Austraw et al. (1994) und Thompson et al. (1991) der Fall war – deutlich stärker bewegt als der laterale Meniscus.

Nach Meinung der Autoren ist dies auf den Kontakt der lateralen Knieregion mit der Unterlage zurückzuführen.

Wie bei Thompson et al. (1991) bewegten sich die Vorderhörner stärker als die Hinterhörner, da die Kondylenoberfläche während der Extension mit dem Tibiaplateau in Kontakt steht und aufgrund ihres größeren ap-Durchmessers das Vorderhorn nach vorne presst. Während der Flexion hat die hintere Kondylenregion mit dem Tibiaplateau Kontakt. Der ap-Durchmesser dieser Region ist geringer, wodurch der Condylus nun zwischen die Meniskushörner passt. Leider wurde in dieser Studie nur bei 90° Flexion gemessen.

Tab. 7.4: Bewegungsanalyse der Menisken (nach: Kawahara, 1991)

	Medialer Meniskus		Lateraler Meniskus	
	Vorderhorn	Hinterhorn	Vorderhorn	Hinterhorn
45° Flexion	8,8 ±2,6 mm	5,6 ±2,4 mm	4,9 ±2,3 mm	1,1 ±1,2 mm
90° Flexion	11,6 ±2,9 mm	6,4 ±2,6 mm	7,2 ±2,3 mm	2,9 ±2,0 mm

Vordere und hintere Scherkräfte

Eine von vorn auf die Tibia einwirkende Kraft von 150 N während einer gleichzeitigen Achsenkompression von 1.000 N verursachte in Extension eine posterior-anteriore Bewegung des lateralen Meniscus von 0,68 mm pro Millimeter Femorotibialtranslation, in 15° Flexion von 0,67 mm pro Millimeter Femorotibialtranslation und in 30° Flexion von 0,64 mm pro Millimeter Femorotibialtranslation. Die entsprechenden Messwerte für den medialen Meniscus betrugen 0,39 mm, 0,47 mm und 0,43 mm. In den Flexionsstellungen waren die Bewegungen tendenziell größer. Bei ap-Bewegungen der Tibia während Extension war der laterale Meniscus etwa 1 mm beweglicher als der mediale Meniscus. Er bewegte sich um bis zu 2 mm nach hinten und 1,5 mm nach vorne. Die Werte für den medialen Meniscus betrugen 1,5 mm und 1 mm (Bylski-Austraw et al., 1994).

Klinische Bedeutung

Damit ist nachgewiesen, dass auch in endgradiger Extension meniskotibiale und femorotibiale Translationen möglich sind.

Transversalebene: Innen- und Außenrotation

Unter einer Belastung von 1.000 N bewegten sich die Menisken während einer Rotation in der Transversalebene gemeinsam mit den Femurkondylen auf dem Tibiaplateau. Dabei ergaben sich weder für die mediale noch für die laterale Seite Gesetzmäßigkeiten. Der laterale Meniscus verschob sich in 0° Flexion mit jedem Rotationsgrad um durchschnittlich 0,34 mm in ap-Richtung, in 15° Flexion um 0,39 mm und in 30° Flexion um 0,39 mm. Beim lateralen Meniscus waren dies 0,20 mm, 0,19 mm und 0,19 mm (Bylski-Austraw et al., 1994).

In 15° und 30° Flexion waren die Verschiebungen, insbesondere des lateralen Meniskus, geringfügig stärker als in Extension. Er bewegte sich bei Innenrotation in 30° Flexion um etwa 10 mm nach hinten und bei Außenrotation um 4,5 mm nach vorne.

Nach Entfernung des lateralen Hinterhorns nahm das Innenrotationsausmaß in 90° Flexion um 4-5° zu (Fuss, 1991d).

Axiale Belastung

Achsenkompressionen zwischen 250 N und 1.000 N führten weder in Extension noch in 15° oder 30° Flexion zum Auseinandertreiben der Menisken (Bylski-Austraw et al., 1994).

Es hat also den Anschein, dass nur Rollschub- und Schaukelgleitbewegungen für wechselnde Distanzen zwischen Vorder- und Hinterhorn der Menisken verantwortlich sind.

Schlussfolgerung

Über das Ligamentum collaterale mediale posterius ist der mediale Meniscus stärker in den umliegenden Strukturen verankert. Seine Bewegungen stehen unter dem Einfluss des M. semimembranosus.

Die Verbindung des lateralen Meniscus mit der Gelenkkapsel ist lockerer und hinten-lateral nicht vorhanden. Dagegen wird er von den Mm. biceps femoris und popliteus stärker dynamisiert als der mediale Meniscus. Über die meniskofemoralen Verbindungen überträgt sich das Spannungsverhalten des hinteren Kreuzbands auf ihn.

Die Reaktionen der Menisken während Flexion und Extension hängen davon ab, ob sie unbelastet oder unter Belastung stattfinden. Auch gehen femorotibiale Translationsbewegungen nicht automatisch in meniskotibiale Translationsbewegungen über. Die Tatsache, dass der mediale Meniscus größer ist und sich der mit ihm verbundene Gelenkkapselbereich während der Kniebeugung entspannt, kann dazu beitragen, dass er trotz der geringeren Rollbewegung des Condylus sich rascher als der laterale Meniscus nach hinten verlagert.

Im Allgemeinen dient der laterale Meniscus mehr als der mediale Meniscus zur Begleitung größerer Bewegungen, was mit einer geringeren Stabilisierung und Hemmung femorotibialer Rotationen und Translationen einhergeht. Damit ist jedoch nicht zwangsläufig gesagt, dass er sich während Flexions- und Extensionsbewegungen mehr bewegt als der mediale Meniscus.

Im Übrigen besteht immer auch das Phänomen der meniskuseigenen Deformierung.

Gelenkspezifische Dehnungen mit meniskofemoraler und meniskotibialer Betonung führen nicht nur zur Wiederherstellung der Meniskusbeweglichkeit gegenüber Femur und Tibia, sondern verbessern gleichzeitig auch seine zur Handhabung der Kniebeweglichkeit notwendige innere Flexibilität.

Ligamentum meniscotibiale

An seinem unteren Rand ist der Meniscus über sogenannte Meniskotibialbänder (*engl.* coronary ligament) mit Kapselanteilen verbunden, die von der Tibia kommen. Nach Durchtrennung des vorderen Kreuzbands und Entfernung der medialen Meniskotibialfasern nahm die vordere Translation der Tibia in Extension um 6,5 ±0,5 mm zu (Bonnin et al., 1996).

Ligamentum meniscofemorale

An seinem oberen Rand ist der Meniscus mit Kapselanteilen verbunden, die vom Femur kommen. Die verbindenden Fasern werden als Meniskofemoralband bezeichnet (Müller, 1982; Williams et al., 1989).

Ligamentum transversum genus

Dieses Ligament verbindet die konvexen Vorderränder der beiden Menisken miteinander (Williams et al., 1989). Bei 50 untersuchten Kniepräparaten wurde das Band 47mal angetroffen. Es ist etwa 8 mm (2 mm – 13,5 mm) von der vorderen Grenze der tibialen Insertion des vorderen Kreuzbands entfernt und hat eine durchschnittliche Länge von 3,3 cm. In sieben von zwölf Fällen, bei denen das mediale Vorderhorn keine tibiale Verankerung besaß, war das Band die wichtigste Insertion des Meniskusvorderhorns. Die übrigen fünf Knie besaßen als Insertion nur eine dünne Faszie (Nelson und LaPrade, 2000).

Zivanovič (1974) beschreibt ein Ligament zwischen den Menisken, das vorne bei 60% und hinten bei 20% von 300 Knien anwesend war. Es hat den Anschein, dass diese Bänder zwischen 30° und 60° Kniebeugung die hintere Bewegung des medialen Vorderhorns hemmen (Muhle et al., 1999).

Ligamenta meniscopatellaria

Diese Bänder verbinden die Meniskusvorderhörner mit der Patella. Über sie können die Menisken und die Patella sich gegenseitig beeinflussen.

Zum Schluss

Der Bandapparat des Knies ist anatomisch sehr komplex aufgebaut und mechanisch inhomogen (Mommersteeg et al., 1996). Zum Verständnis seiner Funktion reicht es darum nicht aus, ihn als eine Ansammlung von Strukturen zu betrachten, die Zugkräften ausgesetzt sind und die Tibia und Femur gradlinig miteinander verbinden.

Während der Bewegungen des Knies sind die Bänder in unterschiedlichen Richtungen dreidimensionalen und ungleichförmigen Deformationen ausgesetzt, wobei Anteile desselben Bandes unterschiedliche Belastungs-Dehnungsmuster entwickeln können. Auch gibt es Bänder, wie beispielsweise die hintere Gelenkkapsel, das mediale Kollateralband oder das vordere Kreuzband, die sich um einen Knochen winden, und solche, die sich um andere Ligamente winden, wie die beiden Kreuzbänder während der Kniebeugung und der Innenrotation (Hefzy und Grood, 1983; Pioletti et al., 1995).

7.2.4 Osteokinematik

Einleitung

Bezüglich der Kinematik des Knies wird allgemein angenommen, dass sie den Gesetzen einer geschlossenen kinematischen Kette folgt, bei der weder der aktive und passive Bewegungsverlauf noch die Beziehung zwischen Osteo- und Arthrokinematik durch physiologische Außeneinflüsse gestört werden können. Die Bewegungen verlaufen daher erzwungenermaßen immer auf die gleiche Weise (*engl.* constraint). Wilson et al. (1991, 1998) sind der Meinung, dass fünf Faktoren die Osteo- und Arthrokinematik der Kniebeugung bestimmen, und zwar die Kompression durch den Gelenkflächenkontakt im medialen und lateralen Segment und die Wirkung der isometrischen Bündel des vorderen Kreuzbands, das hintere Kreuzband und die vom medialen Kollateralband ausgehende Zugwirkung.

Bekannt ist, dass Kniehypermobilität infolge von Knorpelschäden bei fortgeschrittener Arthrose, aber auch durch Verletzungen des Kapsel-Band-Apparats entstehen kann. Es ist dann die Aufgabe des lateralen Kollateralbands und der hinteren lateralen Gelenkkapsel, in den beiden Kreuzbändern und im medialen Kollateralband eine Spannung aufrecht zu erhalten.

Eine andere Schulmeinung besagt, dass die Osteo- und Arthrokinematik des Knies zwar einerseits von zwangsläufigen und durch die Knochenkonturen bestimmte Bewegungen beherrscht wird, sich andererseits aber auch nach äußeren Einwirkungen wie beispielsweise der Muskelkraft richtet (Blankevoort et al., 1988).

Insgesamt sind die Bücher zur Osteo- und Arthrokinematik des Knies noch nicht geschlossen. Wir erkennen nach wie vor einen Widerspruch zwischen dem kinematischen Verhalten des Knies und seiner Stabilisierung. Sicherlich ist das kinematische Verhalten des Knies auf der Grundlage eines Systems gekreuzter Stäbe weitestgehend vorherzusagen. Zur Erklärung der Kniestabilisierung reicht es jedoch nicht aus. Hierbei spielen auch die Kollateralbänder, die Gelenkkapsel, die Menisken und gelegentlich auch die Muskulatur eine gewichtige Rolle (Müller, 1993b).

Axiale Belastung

Mommersteeg et al. (1997) stellten röntgenstereometrisch fest, dass eine axiale Belastung von 150 N an einem Knie sowohl zu einem Valgus wie auch zur Innenrotation der Tibia führte.

Allgemein führten Belastungen gesunder Knie und von Knien mit vorderen Kreuzbandschädigungen zu einer Zunahme der Außenrotation, hatten aber keinen Einfluss auf die Innenrotation (Lane et al., 1994).

Osteokinematik der Bewegungen

Wie bereits erwähnt, kann man das Knie als ein Gelenk betrachten, das aus zwei Scharniergelenken zusammengestellt ist, die jeweils zwei Kollateralsysteme besitzen.

Die beiden Kollateralsysteme des medialen Scharniergelenks sind das oberflächliche mediale Kollateralband und das hintere Kreuzband. Beim lateralen Scharniergelenk sind es das vordere Kreuzband und der Arkuatumkomplex (Müller, 1982).

Parasagittalebene: Flexion und Extension

Das Bewegungsausmaß des Knies erstreckt sich von 5-10° Extension bis zu 160° Flexion (Tillmann, 1987; Müller et al., 1990).

Ishii (1997) konstatierte an fünf Probanden während unbelasteter aktiver Kniebeugung eine dreidimensionale Bewegung der Tibia. Mit Hilfe femoral und tibial angebrachter Kirschner-Drähte ermittelte er im Verlauf von 60° Kniebeugung eine stetig zunehmende geringe Abduktion von durchschnittlich 3,4° und eine Innenrotation von 10,6°, die ab 40° nicht weiter zunahm. Ferner fand er eine vordere Translation der Eminentia mit einem Maximum von 5,2 mm bei 20° und einer Rückkehr in die Neutralposition bei 60°. Ähnlich verhielt sich die mediale Tibiatranslation, die 1,2 mm betrug.

Eines der meistverwendeten Modelle zur Vorhersage des Bewegungsverhaltens des Knies während der Flexion und Extension besteht aus vier gekreuzten Stäben. Dieses „überschlagene Viergelenkkette“ genannte Modell (*engl.* four-bar link) wurde 1974 und 1987 von Menschik und 1974 von Huson entwickelt (*☞ Abb. 7.35a und 7.35b*).

Mit Hilfe einer aus vier Stäben bestehenden, geschlossenen kinematischen Kette lässt sich sowohl beim ebenen wie auch beim gekrümmten Tibiaplateau die Form der Kondylen berechnen. Die vier Stäbe repräsentieren das vordere Kreuzband, das hintere Kreuzband, die Verbindung zwischen den tibialen Insertionen beider Kreuzbänder und die Verbindung zwischen den femoralen Insertionen beider Kreuzbänder (Huson, 1974; Menschik, 1974, 1987; Müller, 1993b).

In der parasagittalen Projektion verläuft die Rotationsachse durch den Kreuzungspunkt der Kreuzbänder in der Fossa intercondylaris (Menschik, 1974, 1987; Müller, 1982). Während der Flexion-Extension nimmt die Verbindung

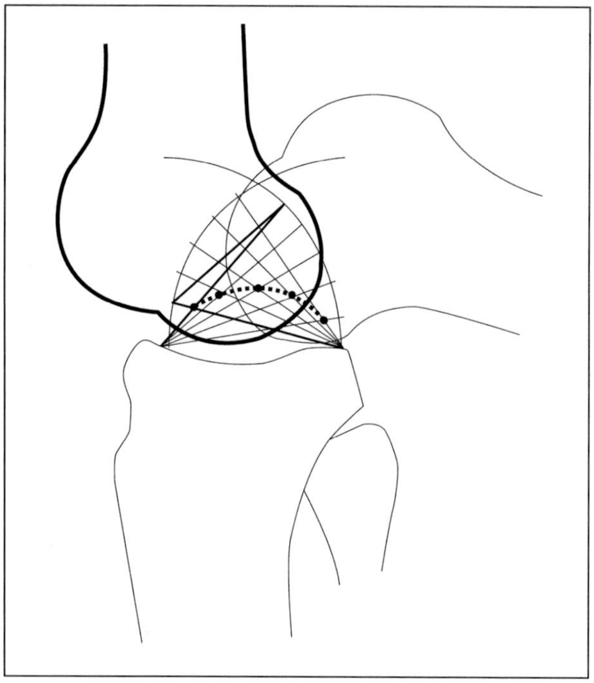

Abb. 7.35a: Modell der überschlagenen Viergelenkkette; Projektion der momentanen femoralen Flexions- und Extensionsachsen durch die Fossa intercondylaris in der Parasagittalebene (nach: Müller, 1982; Menschik, 1987)

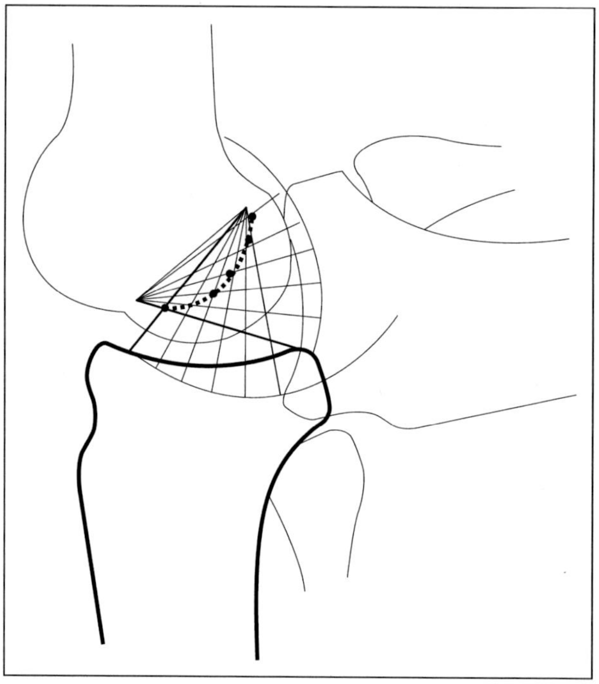

Abb. 7.35b: Modell der überschlagenen Viergelenkkette; Projektion der momentanen tibialen Flexions- und Extensionsachsen durch die Fossa intercondylaris in der Parasagittalebene (nach: Müller, 1982; Menschik, 1987)

dieser Schnittpunkte einen bogenförmigen Verlauf. Die dabei entstehende Linie bezeichnet man als Zentrode.

In einem hypothetisch reinen Scharniergelenk spielt es keine Rolle, welcher der beiden Gelenkpartner durch seine Bewegung die Rotationsachse bestimmt, da in beiden Fällen die gleiche Rotationsachse und Zentrode entstehen.

Ändern sich während der Bewegung Ort und Richtung der Rotationsachse, dann stimmen die Rotationsachsen der beiden knöchernen Partner nicht miteinander überein (Huson, 2000). Eine Differenz zwischen den beiden Achsen tritt insbesondere dann auf, wenn das Gelenk nicht zentriert bleibt. Zur Verhinderung von Subluxationen benötigen solche Gelenke denn auch immer Disken sowie extrakapsuläre oder extraartikuläre Ligamente. Das beste Beispiel für ein solches Gelenk ist das Knie. Andere Beispiele sind der subtalare Komplex und das distale Radioulnargelenk.

Die Lage der Rotationsachse einer Kniebewegung hängt also davon ab, ob sich die Tibia oder das Femur bewegt.

In diesem Zusammenhang beschreibt Müller (1982) zwei unterschiedliche Zentroden, die sich aus den Schnittpunkten der momentanen Rotationsachsen mit der Parasagittalebene bilden. Die eine Kurve entsteht dann, wenn die Tibia sich gegenüber dem fixierten Femur beugt. Die andere Kurve entsteht, wenn das Femur sich gegenüber der fixierten Tibia beugt. Während der normalen Kniebeugung bewegen sich beide Gelenkpartner, wodurch die beiden Zentroden übereinander weg rollen, ohne dass eine Schlupfbewegung entsteht.

Da die Kontaktflächen zur Zentrode eine gewisse Distanz haben, muss sich das Femur dabei verschieben und die Tibia gleiten. Müller (1993b) meint, dass dieser Vorgang für die Gelenkschmierung wichtig ist.

Wegen dieser Simultanbewegung sind die Tibia und das Femur gleichermaßen für alltägliche, belastete Kniebeugungen und -streckungen zuständig.

Auch Blankevoort et al. (1990) beschrieben unterschiedliche Richtungen der dreidimensionalen Bewegungsachsen bei tibialer Flexion mit innenrotierter

Tibia einerseits und femoraler Flexion mit innenrotierter Tibia andererseits.

Sowohl in der Transversal- als auch in der Frontalebene weicht die Richtung der Flexions- und Extensionsachse während tibialer Flexion in sowohl Innen- wie Außenrotation von der anatomischen Achse ab.

Während femoraler Flexion tritt in der Transversalebene eine ähnliche Achsenabweichung auf. Diese ist aber geringer als bei tibialer Flexion. In der Frontalebene ist die Achsenabweichung während femoraler Flexion dagegen größer als bei tibialer Flexion. Die genannten Unterschiede zeigen sich nur an der Lateralseite. Während tibialer Flexion trägt die frontale Komponente etwas stärker zu der dreidimensionalen Bewegung bei als die transversale Komponente. Letztere ist wiederum während femoraler Flexion etwas stärker ausgeprägt.

Ein Vergleich der Rotationsachsen der bewegenden Tibia und des bewegenden Femurs ergibt, dass sich der relativ unbewegliche Schnittpunkt der Achsen während der Tibiabewegung eher lateral der Eminentia und während der Femurbewegung eher medial davon befindet. Während der femoralen Beugung ist der Schnittpunkt stärker im Interkondylarraum fixiert, und während der tibialen Beugung bewegt er sich von lateral nach medial.

Das beschriebene Modell beruht auf der Annahme, dass die Distanz zwischen den femoralen und tibialen Insertionen beider Kreuzbänder in sämtlichen Kniegelenkstellungen konstant ist, was bedeuten würde, dass das gesamte vordere und hintere Kreuzband permanent angespannt ist (Fuss, 1989). Spätere Untersuchungen erwiesen jedoch, dass dies nur für bestimmte Anteile der Kreuzbänder gilt (Fuss, 1989; Blankevoort et al., 1991; Mommersteeg et al., 1997).

Fuss (1989) bezeichnet diese Anteile als Unterstützungsfasern. Streng genommen handelt es sich beim femoralen Stab, also der Verbindung zwischen den femoralen Insertionen, nur um die Verbindung der femoralen Insertionen der Unterstützungsfasern. Der femorale Stab besteht also nicht aus dem gesamten Dach des Sulcus intercondylicus, sondern aus einer Linie im Verlauf dieses Dachs. Die Linie besitzt eine andere Krümmung als das Dach, das von proximal-posterior nach distal-anterior in einem Winkel von 32-53° zur Femurlängsachse steht. Der Winkel der Linie beträgt dagegen 0-40° (Fuss, 1991a). Zwischen 50° und 90° Flexion verlaufen die genannte Linie und die Verbindungslinie der tibialen Insertionen fast parallel zueinander, was möglicherweise einer der Gründe dafür ist, dass das Knie in Flexionsstellungen beweglicher ist.

Der Schnittpunkt der isometrischen Unterstützungsfasern der beiden Kreuzbänder in der Parasagittalebene entspräche dann der Position der Rotationsachse.

Nach Feagin (1994) bilden die Kreuzbänder während der Extension ein System vier sich überkreuzender Stäbe. Während der Flexion überkreuzen sie dagegen einander und sich selbst, was auf die flexionsbedingte Torsion zurückzuführen ist, die wiederum den Ort der momentanen Rotationsachsen bestimmen soll.

Allerdings teilen nicht alle Untersucher die traditionelle Auffassung von den sich bewegenden Achsen. So siedeln beispielsweise Blankevoort et al. (1988, 1990) die Bewegungsachse nahe der tibialen Insertionen an.

Hollister et al. (1993) ermittelten mit Hilfe einer raffinierten Apparatur den Ort der Flexions-Extensionsachse durch die femoralen Insertionen der Kollateralbänder, die oberhalb des Kreuzbandschnittpunkts durch die Fossa intercondylaris verläuft.

Churchill et al. (1998) überprüften eine neuere Hypothese, nach der die Osteokinematik der Flexions-Extensionsbewegung einfach als Bewegung um eine im Femur fixierte Achse definiert wird. Eine belastete Flexion von 15 Kniepräparaten ergab eine Flexions-Extensionsachse durch die Mittelpunkte der unvollständigen Kreise, die sich im hinteren Bereich der Kondylen befinden.

Diese Achse stimmte weitestgehend mit der Achse überein, die durch die beiden Epikondylen verläuft und deren Position durch einfache Palpation zu ermitteln ist.

Auch Blaha et al. (2003) bezweifeln, ob die Kinematik – zumindest während unbelasteter Bewegungen – mit dem Modell der überschlagenen Viergelenkkette ausreichend beschrieben ist. Demnach soll sich das unbelastete mediale Kniegelenk wie ein gewöhnliches Scharniergelenk verhalten, dessen Achse durch das Zentrum desjenigen Kreisabschnitts auf dem medialen Condylus verläuft, der mit dem medialen Epicondylus übereinstimmt. An der Lateralseite soll die Bewegungsachse sich während der Flexion immer mehr auf die Tibia zu bewegen. Die Zentrode befindet sich zu Beginn der Flexion im Femur oberhalb des Zentrums des Kreisabschnitts und zum Ende hin unterhalb des Kontaktgebiets in der Tibia. Diese Theorie beruht auf einer theoretischen Berechnung der Achsenposition, auf Beobachtungen und auf der vermuteten Position der Kreisabschnittsmittelpunkte. Die Translationsbewegungen des Femurs und der Tibia werden jetzt anhand der Bewegungskurven dieser Mittelpunkte beurteilt (☞ *Abb. 7.36)*.

Danach soll der Mittelpunkt des medialen Condylus während der Beugebewegung keine Translation durchführen. Der laterale Mittelpunkt macht zunächst bis 40° eine Translationsbewegung nach vorn, verharrt zwischen 40° und 70° ohne tibiale Translation, verharrt zwischen 70° und 100°, wobei sich die tibiale Kontaktfläche jedoch nach hinten verlagert, und verschiebt sich zum Ende der Flexionsbewegung nach hinten.

Die Streck- und Beugebewegungen dieser Studie wurden erzeugt, indem man die Quadrizepssehne und die Sehnen der hinteren Oberschenkelmuskulatur im Wechsel konzentrischen und exzentrischen Kräften aussetzte. Dabei fiel auf, dass eine asymmetrische Flexorenbelastung lateral zu einer deutlichen, medial aber zu keiner merkbaren Veränderung des osteokinematischen Verhaltens führte.

Die hinteren Translationen sowohl der tibialen als auch der femoralen Gelenkfläche sind durch die Gesetzmäßigkeiten der überschlagenen Viergelenkkette bedingt (Müller, 1993a).

Bei passiver Kniebeugung beeinflussen Einschnitte der Gelenkkapsel das Dehnungsmuster des vorderen Kreuzbands nur wenig (Bach et al., 1997), was ein Indiz dafür ist, dass die Kinematik des Knies stärker von den Kreuzbändern als von der Gelenkkapsel bestimmt wird. Aktive und passive Kniebewegungen führen denn auch an gesunden Kreuzbändern nicht zu größeren Dehnungen.

Menschik (1974, 1987) und Müller (1982) gingen noch einen Schritt weiter und schlugen vor, dass auch die Kollateralbänder zur unterstützenden und hemmenden Wirkung des Vier-Stäbe-Systems beitragen. Fuss (1991a) konnte jedoch nachweisen, dass dies bestenfalls für das mediale, keinesfalls jedoch für das laterale Kollateralband gilt.

Außerdem bleibt nach wie vor festzuhalten, dass die Kreuzbänder nicht funktionieren wie einfache Bänder, deren Fasern allesamt longitudinal verlaufen und die in der Länge und in der Breite eine homogene Spannung aufbauen (Hirokawa et al., 2001).

Freeman und Pinskerova (2003) schließlich berichten, dass Überstreckungen des Knies gemeinsam von der hinteren Gelenkkapsel, Fasern des hinteren Kreuzbands, den Kollateralbändern, den komprimierten Meniskusvorderhörnern und ganz im Besonderen vom vorderen Kreuzband verhindert werden.

Femorotibial

Flexions-Extensionsbewegungen finden ihre Entsprechung in osteokinematischen Rotationen um eine feste, jedoch nicht in einer Ebene fixierte Bewegungsachse. Das bedeutet, dass die Flexion aus den drei Komponenten Flexion,

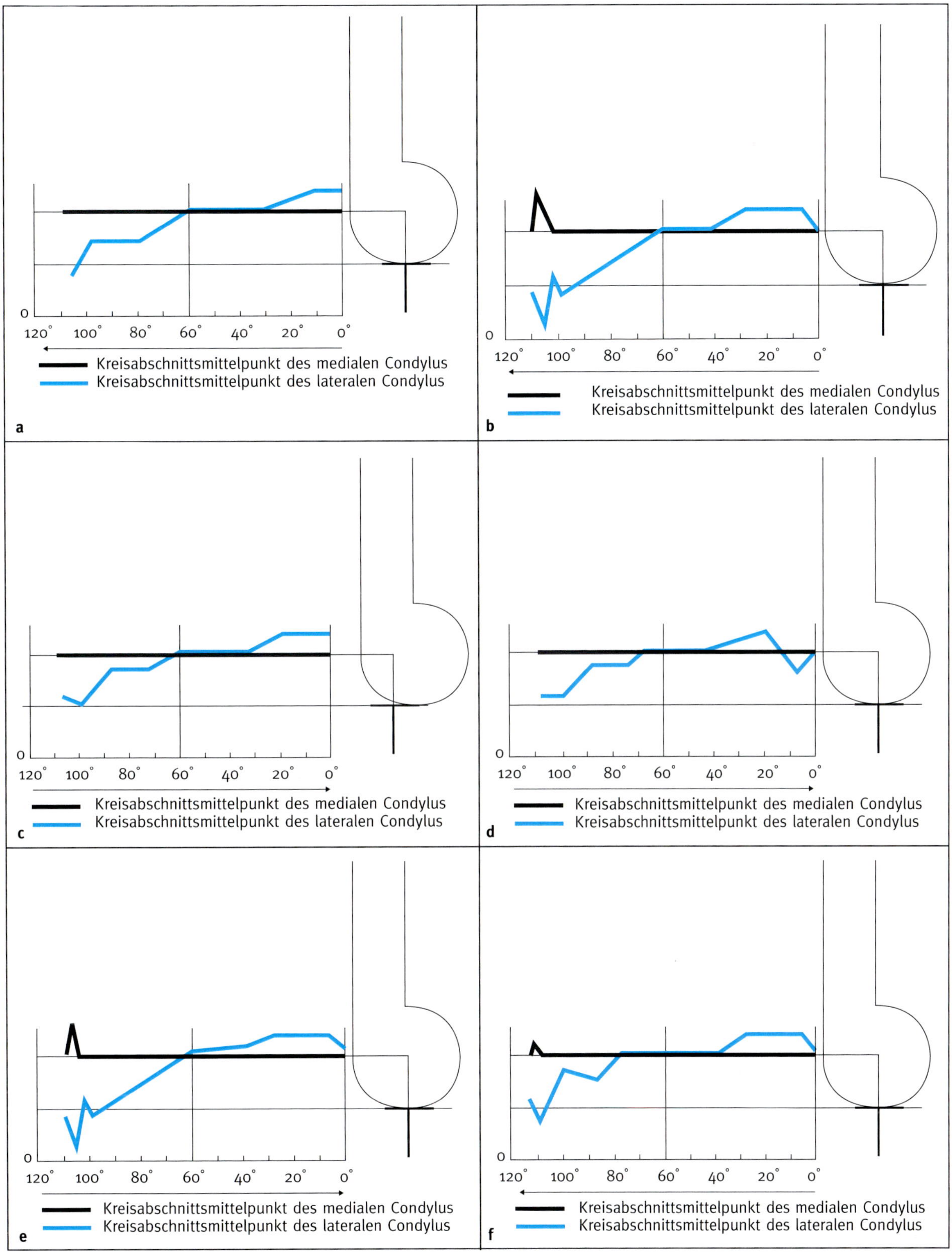

Abb. 7.36: Position der Rotationsachse in Bezug zum Kreisabschnittsmittelpunkt des kondylären und des femorotibialen Kontaktgebiets (Blaha et al., 2003)

a) Während symmetrischer Extension
b) Während symmetrischer Flexion
c) Während asymmetrischer Extension (lateral stärker belastet)
d) Während asymmetrischer Extension (medial stärker belastet)
e) Während asymmetrischer Flexion (lateral belastet)
f) Während asymmetrischer Flexion (medial belastet)

Innenrotation und Varus besteht (Hollister et al., 1993), oder anders ausgedrückt: Eine kinetische Flexionsrotation geht mit Begleitrotationen in Innenrotation und Varus einher. Flexionen haben demnach passive Nebenbewegungen in einer Ebene, die zu den anatomischen Ebenen schräg steht. Darum verläuft die Bewegungsachse von medial, etwas vorne und etwas oben nach lateral, etwas hinten und etwas unten. In der Frontalebene beträgt die Achsenabweichung 3° gegenüber der Ebene, die durch die unteren Endpunkte der Kondylen verläuft, und ebenfalls 3° in der Transversalebene gegenüber der Ebene, die durch die hintere Begrenzung der Kondylen verläuft. Die transversale Rotation als Nebenbewegung der Kniebeugung findet demnach statt um eine Projektion der dreidimensional ausgerichteten Bewegungsachse in der Frontalebene (Hollister et al., 1993).

Nach Wilson et al. (1998) besitzt die Achse zwischen 0° und 20° die gleiche dreidimensionale Ausrichtung. Bei weiter zunehmender Flexion änderte sich ihre Orientierung in der Transversalebene nicht, verlor aber in der Frontalebene an Schrägheit. Zwischen 80° und 100° erreichte sie eine Position lotrecht zum Femur, also waagerecht.

Aus Wilsons Skizzen ist abzuleiten, dass in der Frontalebene gegenüber der Transversalebene eine Abweichung von etwa 20° und in der Transversalebene gegenüber der Parasagittalebene eine Abweichung von etwa 7° besteht.

Während einer unbelasteten Beugung bewegte sich der Schnittpunkt der Rotationsachse mit der Parasagittalebene im Kniemittelpunkt um durchschnittlich 8,4 mm nach hinten (5,2 mm - 11,2 mm). Während der Extension betrug die Bewegung nach vorn im Durchschnitt 7 mm (4,5 mm - 10 mm).

Wilson meinte, dass das Knie während einer unbelasteten Beugung nur einen einzigen Freiheitsgrad besitzt und dass jede Beugestellung mit einer definierten Innenrotation einhergeht. Dies rühre daher, dass die unterstützende Steuerung der Flexions-Extensionsbewegung einerseits von den isometrischen vorderen Kreuzbandbündeln, dem hinteren Kreuzband und dem medialen Kollateralband, andererseits vom Gelenkflächenkontakt in beiden Kniekompartimenten geleistet wird.

Da die Achse ab 80° waagerecht steht, nimmt die Rotation darüber hinaus vermutlich nicht weiter zu. Williams et al. (1989) stellen fest, dass so etwas wie eine verriegelte Innenrotationsstellung nicht existiert.

Wilson et al. (1998) unterscheiden an der Kniebeugung drei Bewegungskomponenten, und zwar entweder Flexion, Innenrotation und Varus oder Flexion, Innenrotation und Valgus.

Beim Aufstehen aus 100° Beugung bis zur maximalen Streckung bewegte sich die Tibia aus 100° Flexion mit 20° Innenrotation bis zur Extension mit Außenrotation. Es entstand weder eine Adduktion noch eine Abduktion (Jonsson und Karrholm, 1994).

Bei 80° Flexion befindet sich die parasagittale Projektion der Rotationsachse in der Nähe der vorderen Kreuzbandinsertion. Die Achse bewegt sich während der Extension nach distal und vorne. Dabei nimmt die Rollschaukelkomponente der Bewegung zu und die Schubgleitkomponente der Bewegung ab. In der Frontalebene liegt die Achse bei 80° Flexion transversal und bewegt sich von proximal und medial nach distal und lateral. In der Transversalebene verläuft sie bei 80° Flexion von anterior-medial nach posterior-lateral und liegt in Extension frontal.

Wilson et al. (2000) untersuchten die passiven anatomischen Nebenbewegungen an 15 Präparaten während unbelasteter Flexion bis etwa 100° und wieder zurück bis 0°. In Extension befand sich die Tibia in Nullstellung. Bei zunehmender Flexion innenrotierte sie bis zu 14°-36° *(☞ Abb. 7.37)*.

Nach Wilson et al. (1998) beschrieb Meyer bereits im Jahre 1853 eine flexionsbedingte Tibiainnenrotation. Trent et al. (1976) beschrieben eine durch-

Abb. 7.37: Zentrode bei 0-100° Knieflexion, Verlauf der Schnittpunkte der Bewegungsachse mit der Parasagittalebene im Kniemittelpunkt (Blaha et al., 2003) (nach: Wilson et al., 2000)

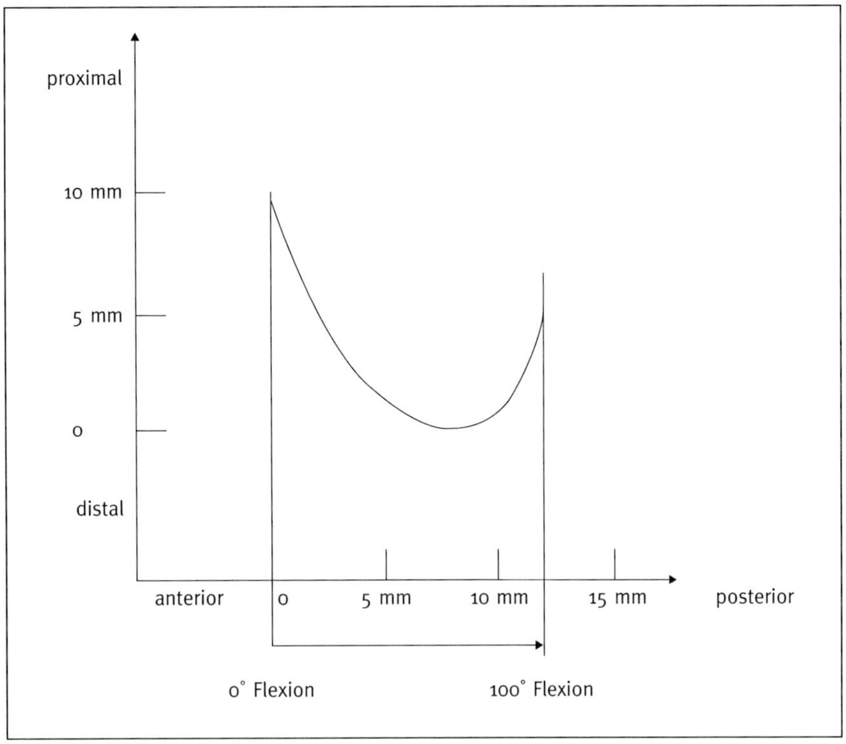

schnittliche Innenrotation von 37°, wovon die Hälfte auf die ersten 15° Flexion entfiel.

Iwaki et al. ermittelten zwischen 5° Überstreckung und 5° Beugung eine Femuraußenrotation von 5°. Zwischen 5° und 45° Beugung fand keine Rotation statt, zwischen 45° und 90° jedoch wieder 15° Femuraußenrotation.

Nach Wilson entsteht die Innenrotation durch die Wirkung des medialen Kollateralbands, das die Tibia während der hinteren Femurtranslation an der Medialseite nach hinten zieht.

Wie verschiedene andere Autoren weist auch Wilson darauf hin, dass Nebenbewegungen wohl nur bis zu 120° Flexion auftreten werden. Nur wenige Studien befassen sich mit der Kinematik im Bereich bis 150° passive Kniebeugung. Unter der Voraussetzung, dass die Extensionsstellung als Neutralposition der Tibia gilt, konnten zwei Arbeiten röntgenstereometrisch Innenrotationen der Tibia nachweisen (Van Kampen und Huiskes, 1990; Heegaard et al., 1994) (☞ *Abb. 7.38 und 7.39)*. Während der ersten 15° innenrotiert die Tibia relativ schnell und erreicht bei 30° ein vorläufiges Maximum von 10° (Van Kampen und Huiskes, 1990; Heegaard et al., 1994). Anschließend außenrotiert sie, bis sie zwischen 105° (Heegaard et al., 1994) und 125° Flexion (Van Kampen und Huiskes, 1990) wieder Neutralrotation erreicht. Heegard et al. (1994) finden – ähnlich der Bewegung während der ersten 15° Flexion – ab 125° wieder eine Innenrotation, die bei maximaler Flexion um 8° von der Nullstellung in Extension abweicht.

Van Kampen und Huiskes (1990) fanden in endgradiger Flexion keine Innenrotation mehr. Am Bewegungsende befand die Tibia sich in der gleichen Rotationsstellung wie zu Beginn der Bewegung. Endständige Innenrotationen sind also seltener als endständige Außenrotationen.

Eine der wenigen Studien über das Bewegungsverhalten des Knies während maximaler Flexion stammt von Hefzy et al. (1998). An fünf Versuchspersonen wurden bei einer durchschnittlichen Beugung von 157,3° (151-163°) Röntgenaufnahmen des Knies gemacht, bei denen das femorale Kontaktgebiet erwar-

Abb. 7.38: Rotationsbewegungen der Tibia in der Transversalebene während der Kniebeugung (nach: Heegaard et al., 1994)

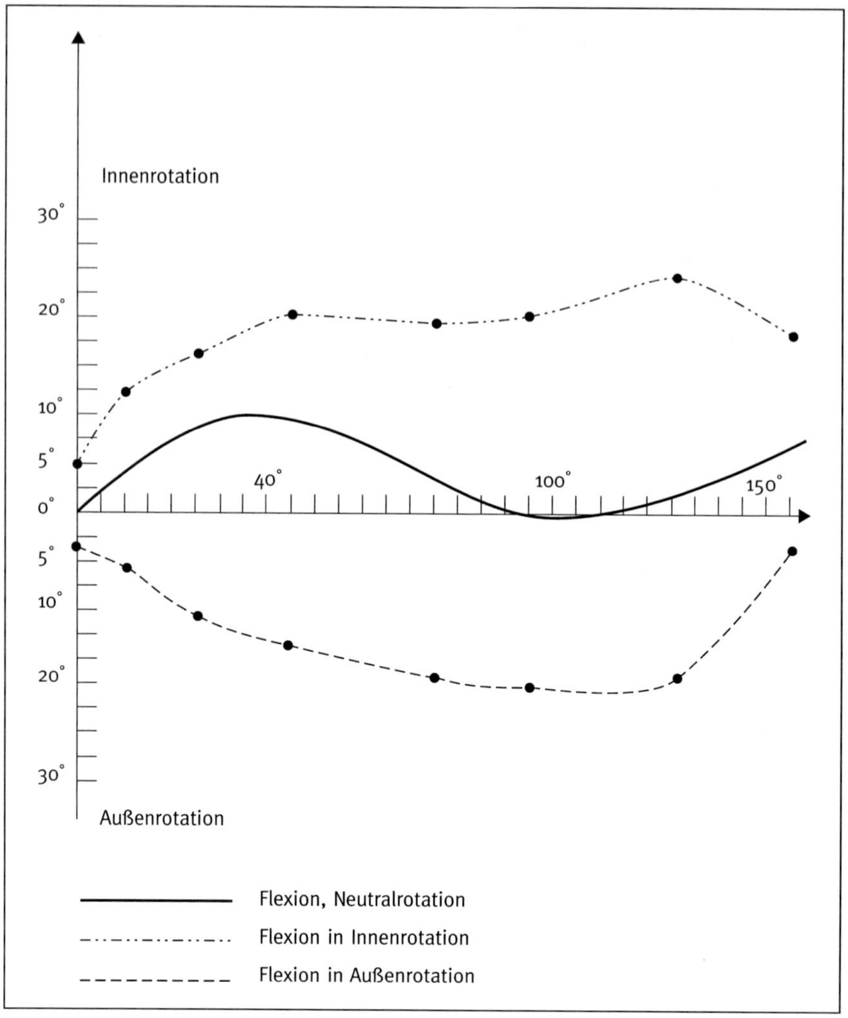

Abb. 7.39: Rotationsbewegungen in der Transversalebene während Flexion und Extension des Knies (nach: Van Kampen und Huiskes, 1990; Heegaard et al., 1994)

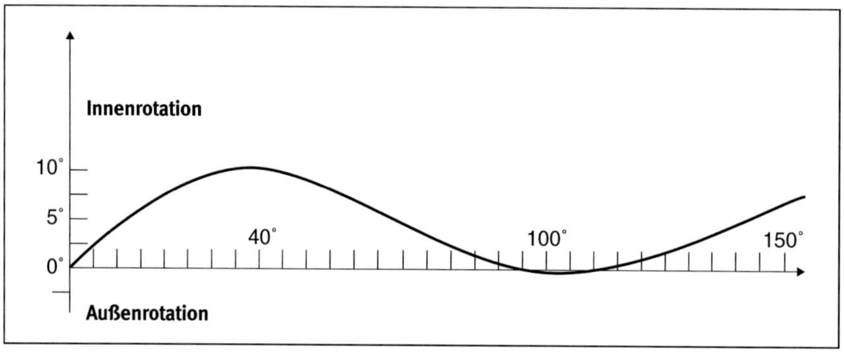

tungsgemäß auf dem hinteren proximalen Scheitel des Condylus lag. Das mediale Kontaktgebiet der Tibia befand sich in der hinteren Hälfte des Tibiaplateaus.
Das laterale Kontaktgebiet lag am hinteren Rand des lateralen Tibiaplateaus. Die Autoren schließen darum auf das Vorliegen einer asymmetrischen Rollbewegung mit der Folge, dass während maximaler Flexion automatisch eine Innenrotation der Tibia oder eine relative Außenrotation des Femurs stattfindet. Die absolute Femurbewegung infolge einer asymmetrischen Kondylenbewegung wird in einem feststehenden Koordinatensystem zwischen 90° und 135° einen Varus und über 135° hinaus eine Außenrotation auslösen.

Dye et al. (1987) untersuchten computertomographisch maximale Flexionen und fanden heraus, dass der laterale Condylus dabei weiter nach hinten rollt als der mediale Condylus.

Auch Iwaki et al. (2000) finden während der Kniebeugung, dass die mediale Femurseite aufgrund der gleichen Roll- und Schubkomponente an Ort und Stelle bleibt, während lateral die Rollkomponente größer ist als die Schubkomponente, wodurch das Femur nach hinten rollt und zur Außenrotation gezwungen wird. Diese vollzieht sich um eine mediale Achse, die aus Sicht der entsprechenden tibialen Innenrotation lateral liegt. Die Rotation tritt vorwiegend zwischen 0° und 10° Flexion auf und fehlt danach bis 45° fast ganz. Bei 120° Beugung erreicht die Innenrotation etwa 20°, wird aber fast gänzlich durch die Außenrotationskomponente bei 90° kompensiert (Iwaki et al., 2000).

Kurosawa et al. (1985) stellten in vitro eine Ein- und Ausstiegsbewegung nach, bei der das Knie sich zwischen 0° und 120° beugen und strecken musste. Anschließend verglichen sie die Ergebnisse mit einer In-vivo-Studie der gleichen Bewegung. In beiden Gruppen bewegten sich die Mittelpunkte der Kreisabschnitte beider Kondylen in der Parasagittalebene entlang der gleichen Linie. Der Mittelpunkt des medialen Kreisabschnitts verlagerte sich zwischen 0° und 45° Flexion um 4,5 mm (in vitro) und um 4,4 mm (in vivo) nach vorn und dann wieder um 2,3 mm (in vitro) und 4,1 mm (in vivo) nach hinten. Der Mittelpunkt des lateralen Kreisabschnitts verlagerte sich dagegen kontinuierlich um 17 mm (in vitro) und um 14,1 mm (in vivo) nach hinten, was in 120° Flexion Femuraußenrotationen von 20,2° und 16,9° zur Folge hatte. Bei größerer Flexion nahm die Außenrotation weiter zu. Zu Recht weisen die Autoren darauf hin, dass dies noch kein Indiz für eine Ortsveränderung der tibialen Kontaktflächen ist.

Während einer belasteten Treppaufbewegung streckte sich das Knie bei neutralrotiertem Fuß von 50-65° bis zur maximalen Extension. Dabei vollzog die Tibia bis 35° Flexion zunächst eine relative Innenrotation, um sich dann in relativer Außenrotation weiter zu bewegen. Bei zunehmender Extension nahm auch die relative Außenrotation zu, und zwar bis 5,5° in 0° Extension, um weitere 1,5° in 5° Überstreckung und darüber hinaus um bis zu 7° (Karrholm et al., 2000).

Vordere und hintere Translationen während der Kniebeugung führten zu entsprechenden Innen- und Außenrotationen der Tibia (Fukubayashi et al., 1982; Blankevoort et al., 1988). Fukubayashi et al. (1982) ließen die Tibia frei innen- und außenrotieren, wodurch die Translationsstrecke um 30 % zunahm. Berücksichtigt man, dass bei alleiniger Entfernung des vorderen Kreuzbands sich die vordere Translationsstrecke mehr als verdoppelte und bei alleiniger Entfernung des hinteren Kreuzbands sich die hintere Translationsstrecke fast verdreifachte, erscheint es logisch, dass sich durch eine Freigabe der Rotation die Kreuzbänder während Translation weniger rasch aufspannen als während einer erzwungenen rotationsfreien Translation. Diese Rotationen waren jedoch deutlich geringer als die passiv erzwungenen Innen- und Außenrotationen und wurden auch kaum von den vorderen und hinteren Translationen beeinflusst (Blankevoort et al., 1988).

Kurosawa et al. (1985) fanden bei einer belasteten Treppaufbewegung sowohl in vitro als auch in vivo eine Varusbewegung des Femurs von maximal 4,2° während der ersten 45° Flexion, die im weiteren Verlauf wieder auf 2,2° zurückging. Die Varusbewegung entsteht wahrscheinlich dadurch, dass der mediale Condylus anders als der laterale Condylus in die Vertiefung des medialen Tibiaplateaus gleitet.

Markolf berichtet von einem Knie mit Kreuzbandplastik, dass unter dem Einfluss eines Drehmoments von 10 Nm (das Moment, das eine Kraft von 10 N an einem Hebelarm von 1 m Länge erzeugt) in verschiedenen Flexionsstellungen keine Rotationsunterschiede der Tibia auftraten. Die während der Streckung auftretende automatische Abschlussrotation der Tibia nach außen (*engl.* screw home) verschwand also (Markolf et al., 1996).

Blankevoort et al. (1988) fiel auf, dass das Rotationsmuster einer unbelasteten Tibia ohne Achsenrotation während der Kniebeugung weder bei einer Person noch bei mehreren Personen konstant war. Auch entstand keine Abschlussrotation nach außen. Nach mehreren passiven Beugungen der Präparate entstanden unterschiedliche Rotationsmuster, die aber – folgt man den Autoren – auf Reibung innerhalb des Gerätes zurückzuführen waren, das die Bewegungen durchführte. Dies wäre ein Beweis für die These, dass die Bahn der Tibia während einer unbelasteten, neutralen Flexionsbewegung einfach zu beeinflussen ist. Qualitativ fiel auf, dass die Tibia während der ersten 30° immer eine Außenrotation vollzog, um dann wieder nach innen zu rotieren, bis sie in der Endstellung von 100° die gleiche Rotationsstellung einnahm wie in Extension.

Die Ursache der Abschlussrotation nach außen (Braune und Fischer, 1891; Hallen und Lindahl, 1966; Markolf et al., 1976; Trent et al., 1976) muss nach Blankevoort et al. (1988) wohl in einer Kooperation aktiver und passiver Strukturen zu suchen sein. Streckung der Tibia unter Belastung führt nämlich zur Abschlussrotation nach außen. Streckt man eine außenrotierte Tibia jedoch, dann erfolgt eine Abschlussrotation nach innen. Die abschließende Außenrotation wäre dann damit zu erklären, dass die Tibia während der aktiven Streckung unter Einfluss des M. quadriceps nach innen rotiert ist, diese Innenrotation zur Erreichung der gestreckten Endstellung aber durch eine Außenrotation ausgleichen muss. Nach Huiskes und Blankevoort (1990) hängt das Ausmaß der Rotations-Flexions-Koppelung stark vom Ausmaß der äußeren Belastung ab. Während einer unbelasteten Flexion findet praktisch keine Rotation statt. Bereits bei einer geringen Zunahme der axialen Belastung nimmt die flexionsbedingte Innenrotation deutlich zu. Unter einer Belastung von 300 N entstand während Flexion ein konstantes Innenrotationsmuster, wobei die Innenrotation jedoch deutlich geringer ausfiel als bei Einwirkung einer Torsionskraft von 3 Nm. Letztere verringerte sich nur geringfügig um bis zu 2°, was vergleichbar ist mit den Varus- und Valgusbewegungen unter Belastung (Blankevoort et al., 1988).

Fuss (1992) untersuchte Faktoren, die für transversale Bewegungskomponenten während Kniebewegungen in der Parasagittalebene verantwortlich sind, beispielsweise die Ursachen der automatischen Abschlussrotation bei Flexion und Extension *(☞ Abb. 7.40).*

Für die Abschlussrotation sind in erster Linie das hintere und vordere Kreuzband sowie das Gelenkprofil des medialen Femurkondylus verantwortlich.

Der erste Mechanismus beruht auf der besonders schrägen Ausrichtung des Unterstützungsbündels im hinteren Kreuzband, das in der Transversalebene von proximal-medial nach distal-lateral verläuft und das zum Abschluss der Streckbewegung eine Drehung der Tibia bewirkt. Außerdem liegt das hintere Kreuzband in der Parasagittalebene sehr schräg zum Tibiaplateau.

Der zweite Mechanismus rührt daher, dass das Unterstützungsbündel des vorderen Kreuzbands – angeblich aufgrund der Gelenkprofile – zum Ende der Streckbewegung hin relativ zu kurz wird.

Der dritte Mechanismus entsteht dadurch, dass der mediale Femurkondylus von der Eminentia intercondylaris aus seiner Bewegungsbahn gedrängt wird. Das laterale Profil des medialen Condylus gleitet über die Kontaktfläche des Tuberculum mediale der Eminentia intercondylaris, die sich in unmittelbarer Nachbarschaft der Projektion der femoralen Insertion des hinteren Kreuzbands auf dem Tibiaplateau befindet und im Gegensatz zur medialen Seite des lateralen Condylus auf der Transversalfläche des Femurs einen Viertelbogen um die Eminentia herum beschreibt.

Fuss betont noch einmal, dass die hemmende Wirkung der beiden zusammenarbeitenden Kollateralbänder eine Vergrößerung der automatischen Abschlussrotation unmöglich macht. Auch nach Durchtrennung eines der beiden Kollateralbänder entstand keine Zunahme der Abschlussrotation. Umgekehrt war es nicht möglich, die gekoppelte parasagittale Außenrotation zu erhalten, da dies zu einer deutlichen Längenzunahme des medialen Kollateralbands führte. Das laterale Kollateralband hatte auf diesen Effekt keinen Einfluss. Zu Beginn einer Flexionsbewegung des gestreckten Knies verläuft die automatische Rotationskomponente also umgekehrt, weil die femoralen und tibialen Insertionen eines Teils des medialen Kollateralbands auseinander weichen. Da das Band sich nicht verkürzen kann, zieht es die Tibia in eine relative Innenrotation.

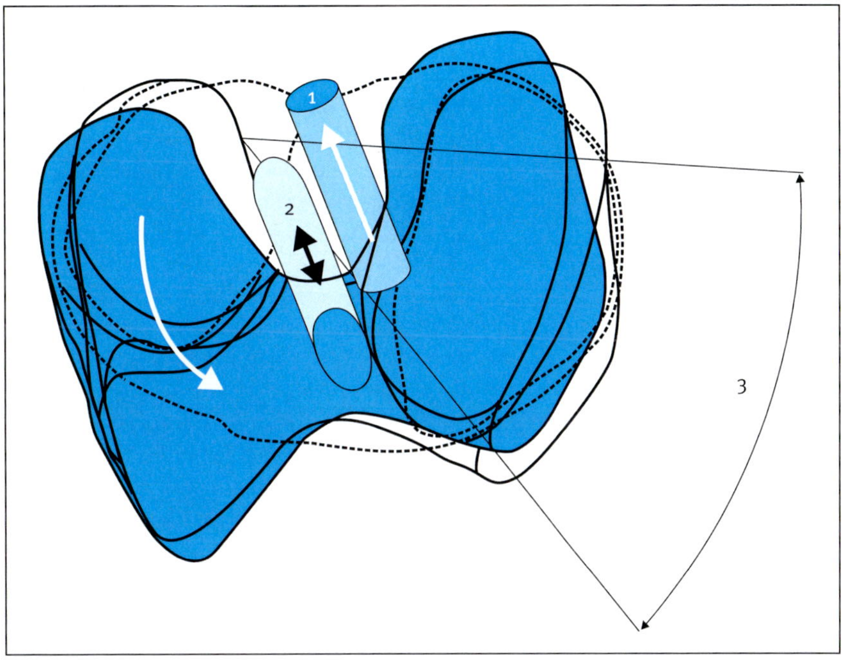

Abb. 7.40: Drei wichtige Einflussfaktoren der transversalen Außenrotationskomponente während endgradiger Extension des Knies (nach: Fuss, 1992)

1 Zugwirkung des hinteren Kreuzbands
2 Verkürzung des vorderen Kreuzbands
3 Bogenförmige Innenseite des medialen Condylus, der die Eminentia als Drehspindel benutzt

Fuss folgerte hieraus, dass das mediale Kollateralband und das vordere Kreuzband in Bezug zur gekoppelten parasagittalen Abschlussrotation Gegenspieler sind.

Wang et al. (1976), Shaw et al. (1976) und Müller (1982) sind der Meinung, dass die während Flexion-Extension auftretenden automatischen Begleitrotationen nicht mit Willkürrotationen vergleichbar sind, da sie eine eigene Bewegungsachse besitzen, die die transversale Komponente der dreidimensionalen Flexions-Extensionsachse ist (Huiskes und Blankevoort, 1990). Nach Müller (1982) befindet sich die Achse lateral und hinter der Eminentia intercondylaris.

Eine andere Sichtweise besagt, dass die automatischen Rotationen ein Teil der Flexion und Extension sind. Beides sind Schwungbewegungen, deren momentane Rotationsachsen durch den konvexen Gelenkpartner hindurch verlaufen. Findet ausschließlich Flexion und Extension statt, dann befindet diese Achse sich in der Frontal- und Transversalebene. Bei zusätzlicher Rotation stellt sie sich in der Frontalebene schräg auf. In ihrem Schnittpunkt mit der Ebene des Tibiaplateaus trifft sie dann auf die Achse der Rotationskomponente. Nach unserer Auffassung kann die Achse der Rotationskomponente nicht in der Ebene des Tibiaplateaus liegen, weil sich das laterale Tibiaplateau dann bei Flexion mit automatischer Innenrotation nach vorn bewegen müsste. Die Rotation entsteht flexionsbedingt durch das lateral und medial unterschiedliche

Verhältnis zwischen Schaukeln und Gleiten der Kondylen. Daher lokalisieren Nordin und Frankel (1989) die Achse der tibialen Rotationskomponente am seitlichen Rand des lateralen Tibiaplateaus.

Betrachtet man die Bewegung der Kondylen als Folge der durch Flexion und Extension bedingten Rotationskomponente, dann lassen die Ergebnisse von Iwaki et al. (2000) an unbelasteten Präparaten vermuten, dass sich die Achse der transversalen Femurrotation weiter medial befindet als während der Innen- und Außenrotation bei fixierter Tibia der Fall ist. In 90° Flexion nehmen die Femurkondylen nach einer gekoppelten parasagittalen Innenrotation der Tibia eine andere Position ein, als wenn in 90° Flexion innenrotiert würde.

Klinische Bedeutung

Diese parasagittale gekoppelte Transversalrotation ist eine andere Rotation als die parasagittale unabhängigen Transversalrotation, da sie ein Bestandteil der Bewegung in der Parasagittalebene ist und gemeinsam mit Flexions- und Extensionsbewegungen des Knies auftritt.

Eine abschließende Außenrotation am Ende der Streckbewegung wird häufiger angetroffen als eine abschließende Innenrotation am Ende der Flexionsbewegung. Am unbelasteten Knie tritt die gekoppelte Bewegung jedoch unregelmäßiger auf. Während Flexionen und unbelasteter Extensionen bleibt ein gewisser Spielraum zur Durchführung von Kapseldehnungen mittels transversaler Rotationen, ohne dabei die Kreuzbänder anzuspannen. Unter axialer Belastung werden die jetzt stärker rekrutierten Kreuzbänder einen größeren Einfluss auf die Kinematik des Knies haben. Außerdem unterscheidet sich die aktive von der passiven Extension durch eine vom M. quadriceps ausgehende, ausgeprägtere Abschlussaußenrotation der innenrotierten Tibia.

Die gekoppelte Außenrotation als Teil der Streckbewegung unterscheidet sich von der unabhängigen Außenrotation in der Parasagittalebene. Freeman und Pinskerova (2000, 2003) sowie Iwaki et al. (2000) siedeln die Achse der femoralen Rotationskomponente, die zwischen 20° und 120° entsteht, vorne in der Mitte des medialen Condylus und lotrecht auf der Flexions-Extensionsachse an. Die Achse der tibialen Rotationskomponente befindet sich am lateralen Rand des Tibiakondylus *(☞ Abb. 7.41)*. Die transversale femorale Rotationsachse liegt weiter lateral, da sich der mediale Condylus während dieser Rotation stärker bewegt als bei der gekoppelten Rotation während Flexion und Extension. Unbelastet können in endgradiger Kniestreckung sowohl Innen- wie Außenrotationen durchgeführt werden. Bei endgradiger Bewegungseinschränkung – beispielsweise infolge einer Gelenkkapselverkürzung – wird kapselspezifisch zuerst eine vordere oder hintere Kraft appliziert und anschließend außen- oder innenrotiert.

Auf diese Weise verringert sich in jeder Flexionsstellung die Wahrscheinlichkeit, dass sich die primären Rotationshemmer verfrüht anspannen und nimmt die Wahrscheinlichkeit zu, dass die sekundären Rotationshemmer – die hintere Gelenkkapsel in Extension und die vordere Gelenkkapsel in Flexion – unter Spannung geraten.

Ist das Behandlungsziel eine Verbesserung der Streckbewegung, dann machen sich tibiale Außen- und femorale Innenrotationen während der parasagittalen Schub- oder Gleitbewegung zur Kapseldehnung vor allem unter Belastung bemerkbar. Eine Verbesserung der Endbeweglichkeit in Kniestreckung ist darum vor allem mit unbelasteten Innen- und Außenrotationen zu erzielen.

Bei kapselspezifischen Dehnungen in endgradigen Stellungen ist es nicht möglich, zur Extensionsverbesserung in Innen- oder Außenrotation vorzupositionieren. Statt dessen wird die Außenrotation zugleich mit der Streckschaukel- oder Streckrollbewegung durchgeführt. In diesem Fall unterscheidet sich

Abb. 7.41: Die Flexions-Extensionsachse verläuft durch den lateralen Rand des Tibiaplateaus und durch den Mittelpunkt des medialen Kondyluskreisabschnitts (nach: Blankevoort et al., 1990; Freeman und Pinskerova, 2003)

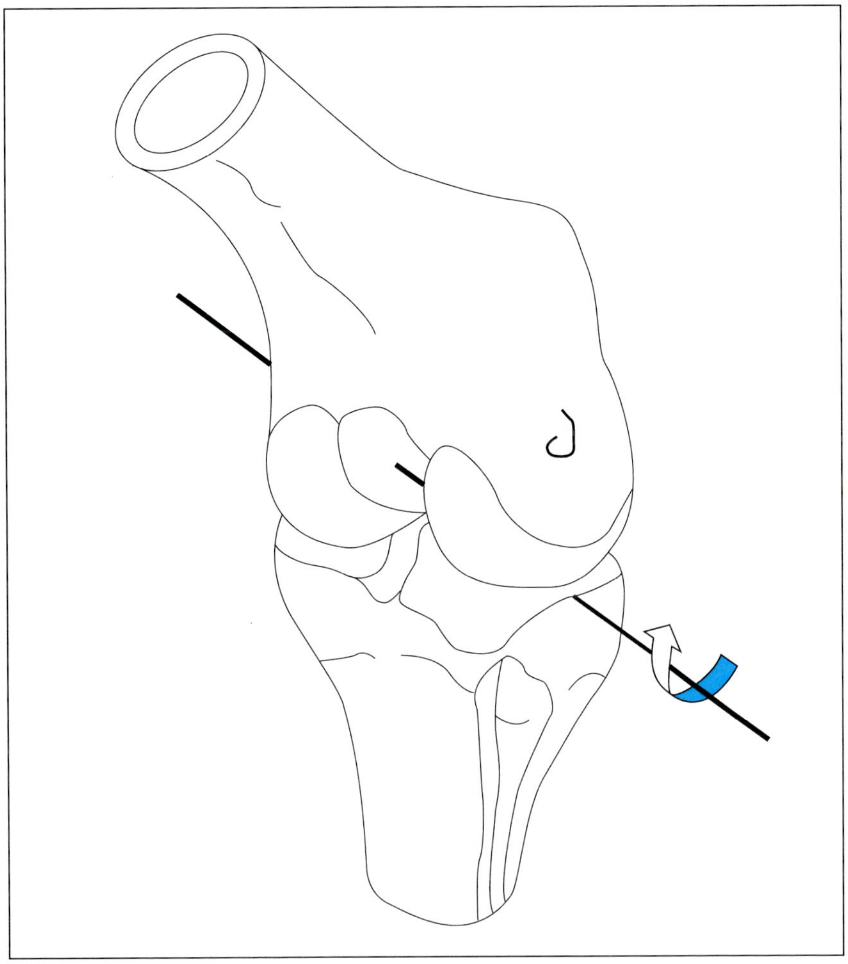

die osteokinematische oder arthrokinematische Drehung von der Drehung, die während der Innen- und Außenrotation einer in der Parasagittalebene fixierten Tibia entsteht. Letztere entsteht ausschließlich dadurch, dass die Medialseite von Tibia oder Femur sich parasagittal entgegengesetzt zur Lateralseite bewegen. Später wird sich zeigen, dass sich die Kreuzbänder bei unabhängiger transversaler Außenrotation eher entspannen und dass das Ausmaß der Außenrotation von der Stellung des Kniegelenks abhängt.

Während endgradiger Extension wird das Unterstützungsbündel des hinteren Kreuzbands entweder die tibiale Gleitbewegung auslösen oder die femorale Rollbewegung hemmen und zugleich die tibiale Außenrotation einleiten. Hierdurch würde sich das vordere Kreuzband normalerweise entspannen. Da jedoch das Unterstützungsbündel des hinteren Kreuzbands diese Bewegung auslöst, bleibt die Spannung im vorderen Kreuzband durch das gleichzeitige Nachvornegleiten der Tibia in der Parasagittalebene erhalten (Fuss, 1992).

Meniskofemoral

Aufgrund der transversalen Rotationskomponente wird die meniskofemorale Flexion und Extension an der Lateralseite ausgeprägter sein als an der Medialseite.

Meniskotibial

Diverse Studien beschäftigen sich mit der ap-Translation der Menisken während Flexion und Extension (Thompson, 1991; Bylski-Austraw, 1994). Diese Bewegung wird den Menisken einerseits durch das Rollen der Kondylen passiv aufgezwungen, aber auch aktiv durch Aktionen der Knieflexoren (Mm. semimembranosus, popliteus, biceps femoris) und Knieextensoren verursacht (M. quadriceps direkt über Retinaculum longitudinale, indirekt über Patella und Meniskopatellarbänder; Tillmann, 1987).

Das Ausmaß der Meniskusverschiebungen gegenüber dem Tibiaplateau wird vom Unterschied zwischen der Roll- und Schubkomponente der Kondylenbewegungen während Flexion und Extension bestimmt. Wie schon erwähnt, ist das Verhältnis zwischen Rollen und Schieben beim lateralen Condylus größer als beim medialen Condylus (Shrive et al., 1978; Wilson et al., 1998).

Die meisten Autoren meinen denn auch, dass sich der laterale Meniscus gegenüber dem Tibiaplateau stärker bewegt als der mediale (Tillmann, 1987; Thompson et al., 1991; Vedi et al., 1991).

Klinische Bedeutung

Bei spezifischen Kapseldehnungen zur Behandlung von Flexions- und Extensionseinschränkungen infolge Kapselverkürzung ist die femorotibiale Abteilung medial zu betonen (meist Rollschubbewegungen), die meniskofemorale Abteilung medial und lateral und die meniskotibiale Abteilung lateral.

Transversalebene: Innenrotation und Außenrotation

Biomechanisch gehen die Meinungen bezüglich der Rotation in der Transversalebene noch immer auseinander. Diskutiert werden insbesondere Begriffsbestimmungen, die Rolle der Hemmer und die Bewegungsausmaße (Fuss, 1991d; Wilson et al., 2000).

Die Rotation, die das Knie in der Transversalebene vollziehen kann, ohne dass eine Bewegung in der Parasagittalebene stattfindet, ist an beiden Seiten symmetrisch. Dabei werden sehr unterschiedliche Rotationsausmaße angegeben. Dies ist zurückzuführen auf unterschiedliche Messverfahren, aber auch auf Unterschiede der Untersuchungstechnik und der parasagittalen Beugeposition, in der die Untersuchung ausgeführt wurde.

Nordin und Franke (1989) fanden in 0° keine Rotation und in 90° Flexion maximale Rotationen von 45° außen und 30° innen. Bei Williams et al. (1989) betrug die Rotation maximal 60° und die Rotationskomponente während Flexion-Extension nur 20°.

In 25° Kniebeugung ist die Neutralzone der Innenrotation größer als die Neutralzone der Außenrotation. Widerstand entsteht erst nach 20° Innenrotation. Der Grad der Außenrotation hängt von der Größe der äußeren Kraft ab, die die Bewegung verursacht.

Ein Drehmoment von 3 Nm erzeugt 26° Innen- und 18° Außenrotation. Bei Zunahme des Drehmoments bis 6 Nm nahm die Rotation nur noch geringfügig zu. Die Zunahme der Rotation verläuft umgekehrt proportional zur Steigerung der Drehmomente (Huiskes und Blankevoort, 1990).

Mit dem Ausmaß der Kniebeugung nehmen weder das Bewegungsausmaß in beiden Richtungen noch die gesamte transversale Rotation linear zu (Blankevoort et al., 1988; Fuss, 1991d). Das Rotationsausmaß ist abhängig von der Kniegelenkstellung und beträgt 23° Außenrotation und 10° Innenrotation bei 5° Knieflexion. Zwischen 30° und 90° Knieflexion steigen die Außen- und Innenrotation bis zu 45° und 25° an (Zarins et al., 1983). In 90° Knieflexion findet man zwischen 20° und 40° Außenrotation sowie 10° Innenrotation (Tillmann, 1987). Müller (1982) meint, dass die Rotation bei 45° am ausgeprägtesten ist, meldet aber in späteren Arbeiten (Müller et al., 1990) eine Innenrotation von 15° und eine Außenrotation von 35° in 20° Knieflexion und eine Innenrotation von 20° und eine Außenrotation von 45° in 70° Knieflexion. Folgt man Mills und Hull (1991), dann ist in 15° Knieflexion die Außenrotation ausgeprägter als die Innenrotation, nicht aber in 60° Knieflexion.

Sowohl das Rotationsausmaß als auch der Anteil der Innen- und Außenrotation an der gesamten Rotation sind individuell verschieden. Die Außenrotation und die gesamte Knierotation bei 90° Flexion werden vom Körperbau beeinflusst. Die Knie junger, magerer Versuchspersonen waren erheblich beweglicher als die Knie mittelschwerer und schwerer Versuchspersonen (Khasigian et al., 1978).

Blankevoort et al. (1988) verwendeten in ihren Versuchsreihen ein Drehmoment von 3 Nm, das auch im Rahmen klinischer Untersuchungen leicht zu erreichen ist. Mittels Röntgenstereometrie bestimmten sie an vier Kniepräparaten von drei Leichnamen die Gesamtrotation sowie die Innen- und Außenrotationen zwischen 0° und 95° Flexion (☞ *Tab. 7.5*).

Tab. 7.5: Auswirkung eines Drehmoments von 3 Nm auf Innen- und Außenrotationen des Knies (Blankevoort et al., 1988)

	Innenrotation		Außenrotation	
	Präparat 1	Präparat 2	Präparat 1	Präparat 2
0° Flexion	4,5°	2,2°	3,5°	2,1°
45° Flexion	19,8°	20°	13,9°	8,5°
90° Flexion	20,1°	23,5°	17,8°	9,3°

An beiden Seiten ist die Gesamtrotation in der Transversalebene nahezu gleich. Trotz individueller Unterschiede des Rotationsausmaßes bleibt das Verhältnis zwischen Bewegungsausmaß und Flexionsstellung in Etwa gleich. Das beweglichste Präparat besaß eine Gesamtrotation von maximal 25° in Extension und 54° in Flexion. Beim steifsten Präparat betrugen die entsprechenden Werte 10° in Extension und 38° in 100° Flexion. Während der ersten 30° Flexion erreichte die Rotation jeweils 80%-90% ihres späteren Maximums.

In Flexion mit Innenrotation war das Rotationsausmaß im Allgemeinen größer als in Flexion mit Außenrotation. Die maximale Innenrotation betrug 20-34°, die Außenrotation 15-20°. Die Innenrotation nahm bis etwa 40° Flexion rascher zu, die Außenrotation bis etwa 15° Flexion.

Anlässlich einer Studie an 35 Präparaten meldete Fuss (1991d) eine Innenrotation von 8-20° und eine Außenrotation von 16-35° bei einer Gesamtrotation von 27-51°, jedoch ohne Angabe der Gelenkstellung. Bei vier Präparaten war die Innenrotation größer als die Außenrotation, und bei fünf Präparaten waren beide Rotationen gleich groß.

Nach Matsumoto et al. (2000) beträgt die unbelastete Achsenrotation bei einer von außen einwirkenden Innen- und Außenrotationskraft von 3,5 N in Extension 8,3°, in 30° Flexion 31,7°, in 75° Flexion 23,9° und in 90° Flexion 24,8°.

Lane et al. (1994) fanden an gesunden Knien eine Gesamtrotation von 31° in Extension und 42° in 60° Flexion. Die Außenrotation war unter Belastung größer als unbelastet (Lane et al., 1994). Die Innenrotation änderte sich unter Belastung nicht (Lane et al., 1994).

Klinische Bedeutung

Die meisten Autoren sind sich darin einig, dass die Rotation während der ersten 30° Flexion rasch und darüber hinaus nicht mehr oder nur noch wenig zunimmt. Die Gründe dafür liegen in der Gelenkkapselspannung und zahlreichen anderen Faktoren.

Bezüglich transversaler Knierotationen wird allgemein angenommen, dass Achsenrotationen nur in Kombination mit Flexionsbewegungen auftreten (Meyer, 1853; Markolf et al., 1976; Trent et al., 1976; Wilson et al., 1998). Es gibt aber auch die Auffassung, dass Innen- und Außenrotationen unabhängig von

Flexion oder Extension auftreten können (Blankevoort et al., 1988). In diesem Fall wäre die Existenz zweier Typen von Achsenrotation folgerichtig, nämlich einmal Rotationen, die passiv und aktiv bei parasagittal fixierter Tibia stattfinden, und solchen Rotationen, die in Abhängigkeit von der Gelenkstellung und nur passiv auftreten können.

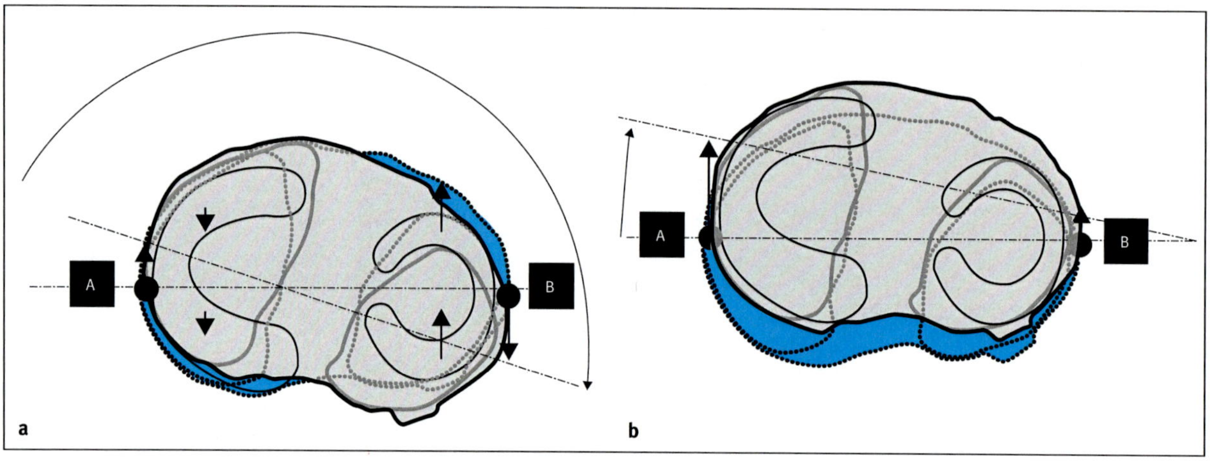

Abb. 7.42a: Kinetische Außenrotation. Die Rotationsachse befindet sich medial des Mittelpunkts einer Linie, die die Eminentia mit der hinteren Kreuzbandinsertion verbindet.
Bei Außenrotation bewegt sich der medial der Achse befindliche Punkt A nach vorn und der lateral der Achse befindliche Punkt B nach hinten.
Das mediale Tibiaplateau bewegt sich also gegenüber dem medialen Meniscus nach vorn und gegenüber dem lateralen Meniscus nach hinten. Entsprechend bewegen die Menisken sich entgegengesetzt zum Tibiaplateau

Abb. 7.42b: Gekoppelte Außenrotation während Kniestreckung. Alle Punkte auf der Tibia bewegen sich nach vorn, Punkt A auf dem medialen Tibiaplateau jedoch aufgrund der größeren Gleitbewegung an dieser Seite weiter als Punkt B auf der Lateralseite.
Medial verlagert sich das Tibiaplateau gegenüber dem Meniscus stärker nach vorn als lateral. Die Achse der tibialen Außenrotationskomponente liegt lateral, die Achse der femoralen Innenrotationskomponente medial

Die Rotation als Komponente der Flexions-Extensionsbewegung wurde weiter oben besprochen. Außerdem kommen – bedingt durch die unterschiedliche Flexibilität der medialen und lateralen peripheren Strukturen – pathologische Rotationen vor, die eine Folge parasagittal einwirkender Kräfte sind und mit Schädigungen des Bandapparats einhergehen können. Bei intaktem vorderen Kreuzband und noch ausgeprägter bei Schädigung des vorderen Kreuzbands wird eine nach vorn gerichtete Kraft eine vordere Translation der Tibia mit Innenrotation bewirken, wobei sich die Achse der Rotationskomponente in der Nähe des medialen Kollateralbands befindet (Matsumoto und Seedhom, 1993).

Femorotibial

Hollister et al. (1993) beschreiben eine longitudinale Achse der Innen- und Außenrotation, die in der Parasagittalebene gegenüber dem Tibiaplateau etwa 85° nach hinten und unten geneigt ist (☞ *Abb. 7.43*). Infolge der eigenen Neigung des Tibiaplateaus nach hinten und unten verläuft die Achse im Kniegelenk leicht schräg nach hinten und oben. Sie befindet sich vor der Flexions-Extensionsachse, steht also nicht in der Frontalebene lotrecht auf ihr. An der Tibia ist sie nahe der vorderen Kreuzbandinsertion fixiert und durchkreuzt das Tibiaplateau. Die Achse ist nicht zu verwechseln mit der Projektion der Flexions-Extensionsachse auf die Frontalebene.

Auch Churchill et al. (1998) beschreiben eine longitudinal verlaufende Rotationsachse, die in der Tibia fixiert ist und die mediale Gelenkabteilung durchquert.

Abb. 7.43: Die longitudinale Rotationsachse durchquert den medialen Femurkondylus und das Tibiaplateau (nach: Freeman und Pinskerova, 2003)

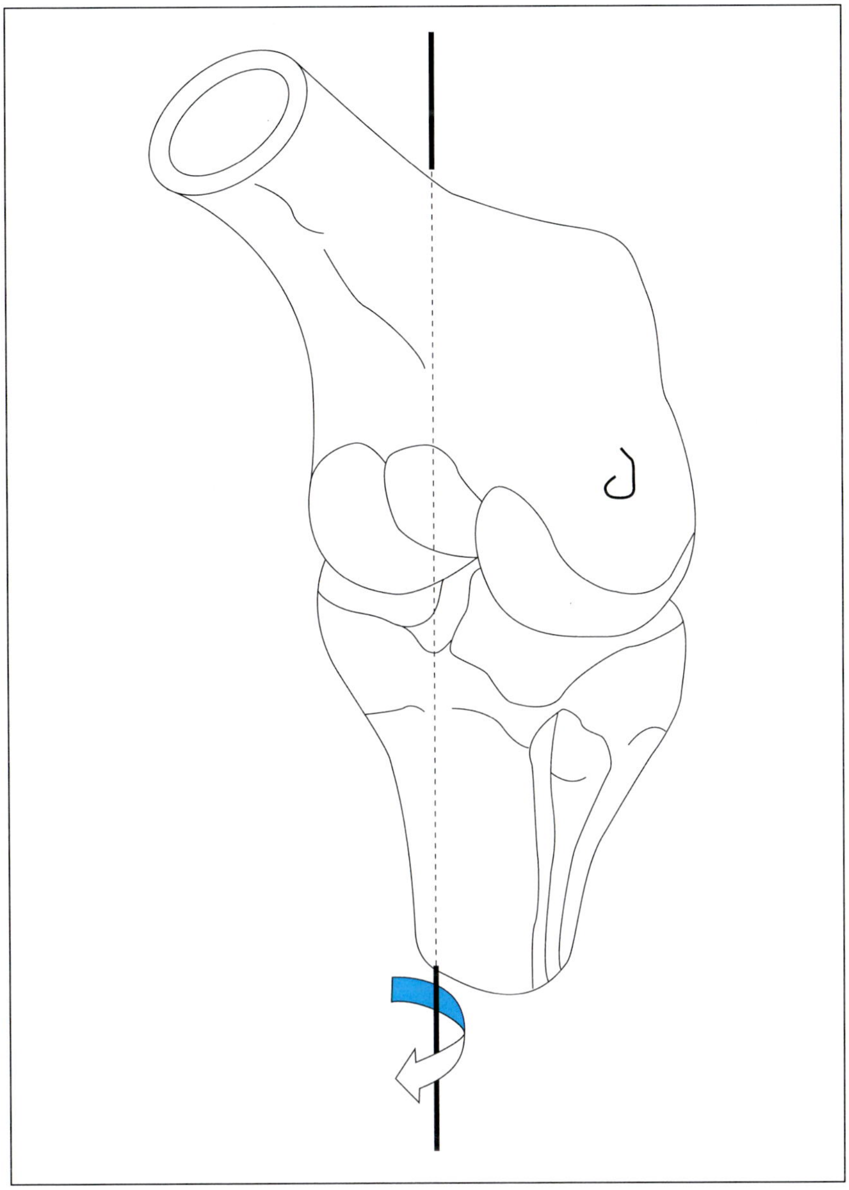

Fuss (1991d) unterscheidet während 90° Knieflexion eine Außenrotations- und eine Innenrotationsachse, die sich beide hinter der vorderen Kreuzbandinsertion befinden. Die Innenrotationsachse schneidet medial der Außenrotationsachse den medialen Höcker der Eminentia intercondylaris. Beide Achsen liegen etwas medial vom Mittelpunkt des Tibiaplateaus.

Die Achse der unbelasteten Innen- und Außenrotation befindet sich im Gebiet zwischen den tibialen Insertionen der beiden Kreuzbänder. Bei gestrecktem Knie durchbohrt sie das Tibiaplateau direkt hinter der Insertion des vorderen Kreuzbands. Zwischen 45° und 60° Flexion bewegt sie sich zur Rückseite der tibialen hinteren Kreuzbandinsertion und bei weiter zunehmender Flexion wieder zurück zur vorderen Kreuzbandinsertion. In 90° Flexion befindet sie sich in der Mitte zwischen den beiden Insertionen. In der seitlichen Projektion verbleibt die Achse während der Bewegung in der Mitte des Tibiaplateaus (Matsumoto et al., 2000).

Auch Trent et al. (1976) untersuchten die Achse zwischen 0° und 120° und fanden in allen Gelenkstellungen eine unverändert zentrale Position außer in

Extension, wo sie geringfügig nach medial abwich. Shaw und Murray (1974) sowie Brunet (1986) sind sich nicht ganz einig, wenn sie bei unbelasteten Rotationen in 15° und 30° (Murray, 1974) und in 0°, 30°, 60° und 90° Flexion (Brunet, 1986) die Eminentia intercondylaris als Durchtrittsort der Achse identifizieren.

Wilson et al. (2000) sind der Meinung, dass transversale Rotationen im Knie nicht vorkommen, da es sowohl aus Innen- wie auch aus Außenrotation zur Neutralrotation zurückkehrte, sobald die rotationsverursachende Krafteinwirkung nachließ. Nach ihrer Meinung besitzt das Kniegelenk demnach in der Transversalebene keine Neutralzone, was bedeuten würde, dass alle Rotationen entweder vom Kapsel-Band-Apparat oder von einer knöchernen Struktur gehemmt werden.

Ist es nun möglich, die Kapsel-Band-Strukturen durch eine transversale Rotation in eine höhere Spannung zu versetzen und effektive Kapseldehnungen durchzuführen, oder werden solche Versuche in allen Flexionsstellungen von den Kreuzbändern und den Kollateralbändern zunichte gemacht?

Das Ausmaß der Außenrotation wird bestimmt von der Spannung im Inneren der Kreuzbänder, von der Spannung im peripheren Kapsel-Band-Apparat, von der Anatomie des Femurs und der Tibia sowie von Form und Beweglichkeit der Menisken (Matsumoto et al., 2000). Friederich et al. (1992) meinten, dass das Kniegelenk als biomechanisches Äquivalent des zweidimensionalen Modells vier gekreuzter Stäbe nicht ausreichend erklärt ist und schlugen ein dreidimensionales Modell vor, in dem auch die Osteokinematik transversaler und frontaler Rotationen von Gesetzmäßigkeiten der Kreuzbänder bestimmt wird.

Während der Innenrotation in 20° und 90° Flexion besteht eine hohe Wahrscheinlichkeit, dass sich der vordere und hintere Anteil des hinteren Kreuzbands bei gleichzeitiger Erschlaffung der Kollateralbänder aufspannt (Blankevoort et al., 1991a).

Vordere Kreuzbandschädigungen hatten keinen Einfluss auf unbelastete Innen- und Außenrotationen. Unter Belastung nahm die Außenrotation, nicht aber die Innenrotation, nach Entfernung des vorderen Kreuzbands zu (Lane et al., 1994).

Miyasaka et al. (2002) schlossen aus simultanen Messungen in Höhe der femoralen vorderen und hinteren Kreuzbandinsertionen von sechs Präparaten, dass passive Beugung mit Innenrotation in beiden Kreuzbändern eine Spannungszunahme nach den Gesetzen der positiven Rekrutierung hervorrief. Mit zunehmender Streckung stieg also die Spannung im vorderen, mit zunehmender Beugung die Spannung im hinteren Kreuzband an. Beugung mit Außenrotation hatte auf die Bandspannung keinen Einfluss.

Drehmomente von 6 Nm, entsprechend der Hebelwirkung einer Kraft von 6 N, die 1 m vom Knie entfernt ist, führten an Knien mit vorderem Kreuzband zu einer Gesamtrotation von durchschnittlich 30,4° in 10° Flexion und ohne vorderes Kreuzband zu einer Gesamtrotation von 33,1°. Diese Zunahme war nur bei 10° und 30° Flexion, nicht aber bei 50°, 70° und 90° Flexion zu beobachten (Andersen und Dyhre-Poulsen, 1997).

In allen Flexionsstellungen zwischen 40° und 90° nimmt die Spannung in den Kollateralbändern zu, und zwar bei Außenrotation mehr als bei Innenrotation. In 40° Flexion ist das vordere Kreuzband der wichtigste Außenrotationshemmer. In 90° spannt sich das hintere Kreuzband bei Innen- wie Außenrotation an (Ahmed et al., 1987).

Bei Außenrotation in 20° und 90° Flexion werden sich die Kollateralbänder wahrscheinlich dehnen. In 90° wird bei Außenrotation meist auch der vordere Abschnitt des hinteren Kreuzbands angesprochen, nicht jedoch die hinteren Abschnitte des vorderen Kreuzbands und die Kollateralbänder, die sich weder bei Innen- noch Außenrotation spannen (Blankevoort et al., 1991a). Nach Blankevoort et al. sind die Längenveränderungen ausschließlich von Gewebedeformationen in Längsrichtung, nicht aber in Querrichtung abhängig und können darum nicht als Hinweis auf wirkliche relative Ausdehnung dienen. Das gelte auch dann, wenn das mediale Kollateralband sich um den Tibiakondylus windet, wenn das vordere Kreuzband gegen das Dach der Fossa intercondylaris gepresst wird und wenn die Kreuzbänder sich umeinander winden (Blankevoort et al., 1991a).

Fuss (1991d) dagegen meint, dass sowohl die Gelenkkapsel als auch die Kollateralbänder die Innen- und Außenrotation hemmen, wobei sie vom vorderen Kreuzband unterstützt werden. Das hintere Kreuzband spiele bei Rotationen keine Rolle. Da die Innenrotation nach Entfernung der Gelenkkapsel, der Kollateralbänder und des lateralen Meniscus erheblich zunimmt, ist er davon überzeugt, dass es keine Situation gibt, in der beide Kreuzbänder gemeinsam die Innenrotation hemmen.

Fuss (1991d) untersuchte den Beitrag des vorderen und hinteren Kreuzbands und des lateralen und medialen Kollateralbands zur Hemmung der Innen- und Außenrotation, indem er sie in unterschiedlicher Reihenfolge durchtrennte und dann bei 40°, 60°, 80°, 100° und 120° Messungen durchführte. Leider berichtet er nicht, in welcher Gelenkstellung die Längenzunahme am stärksten war. Für jede Versuchsreihe wurden mindestens fünf Präparate verwendet, deren hintere Gelenkkapsel entfernt und deren vordere Gelenkkapsel in Längsrichtung gespalten war (☞ *Tab. 7.6*).

Einfluss der Menisken

Die Vorderhörner hatten keinen Einfluss, beide Hinterhörner jedoch hemmten Außen- wie Innenrotation.

Die Entfernung beider Bänder hatte keinen Einfluss auf Lage und Richtung der Rotationsachsen (Fuss, 1991d).

Einfluss der Kreuzbänder

Auffallend war, dass die Durchtrennung der Kreuzbänder allein weder das Bewegungsausmaß noch die Ausrichtung der Rotationsachsen veränderte (Fuss, 1991d).

Mediale Kapsel-Band-Strukturen

Nach Durchtrennung der medialen Bänder wurde die Innenrotation vom hinteren Kreuzband und den lateralen Bändern gehemmt. Das vordere Kreuzband hemmte gemeinsam mit den lateralen Bändern die Außenrotation.

Nach dem Wegfall des medialen Bandes verschoben sich die momentanen Rotationsachsen mit und ohne Kreuzbänder nach lateral. Die Innenrotationsachse verlagerte sich dabei eher nach vorn in Richtung des Ligamentum patellae, die Außenrotationsachse nach hinten.

Laterale Kapsel-Band-Strukturen

Nach Durchtrennung der Lateralbänder fungierten vorderes Kreuzband und Medialbänder gemeinsam als Innenrotationshemmer. Das hintere Kreuzband hemmte gemeinsam mit den Lateralbändern die Außenrotation. Während sich die Außenrotationsachsen nach dem Wegfall der Lateralbänder in Anwesenheit oder Abwesenheit der Kreuzbänder nach anterior-medial verlagerten, bewegten sich die Innenrotationsachsen nach hinten, nicht jedoch nach medial. Es waren also nicht die Medialbänder, sondern das übrig gebliebene Kreuzband und die Kompressionskräfte im Gelenk, die die Kontrolle übernahmen.

Tab. 7.6: Einfluss der wichtigsten Kapsel-Band-Strukturen auf transversale Knierotationen an jeweils mindestens fünf Präparaten (Fuss, 1991d)
VKB = vorderes Kreuzband
HKB = hinteres Kreuzband

Reihenfolge der Durchtrennung	Struktur	Zunahme Innenrotation	Zunahme Außenrotation
1 2 1 2	VKB und HKB Mediale Bänder VKB und HKB Laterale Bänder	0 25–50° 0 35–50°	0 30–55° 0 25–50°
1 1 1	Beide Vorderhörner Hinterhorn medialer Meniscus Hinterhorn lateraler Meniscus	0 0 4–5°	0 3–7° 0
1	Mediale und laterale Bänder	13–22°	26–40°
1 2 3	Mediale Bänder VKB HKB	4–6° 0 11–24°	8–14° 11–18° 0
1 2 3	Mediale Bänder HKB VKB	4–6° 11–24° 0	8–14° 0 11–18°
1 2 3	Laterale Bänder VKB HKB	0 24–30° 0	4–7° 0 5–16°
1 2 3	Laterale Bänder HKB VKB	0 0 24–30°	4–7° 5–16° 0

Vordere Kapsel-Band-Strukturen

Der Beitrag des Retinakulums zur Kontrolle der transversalen Tibiarotation ist gering. Unter Einwirkung eines Drehmoments von 3 Nm nahm die Gesamtrotation an einem Präparat mit nur 8° zu (3° Außen- plus 5° Innenrotation), an einem anderen um 10° (Heegaard et al., 1994).

Schlussfolgerung

Rotationen führen im anterior-medialen Bündel des vorderen Kreuzbands, im hinteren Bündel des hinteren Kreuzbands, im oberflächlichen medialen Kollateralband und im lateralen Kollateralband zu individuell höchst unterschiedlichen Spannungsveränderungen. Außen- und Innenrotationen werden nicht immer von der gleichen Struktur gehemmt. Wie schon bei der Kreuzbandfunktion herrschen auch zur Rolle der Gelenkkapsel und der Ligamente in der Literatur unterschiedliche Auffassungen.

Nach Fuss (1991d) war Fick der Erste, der 1911 die klassische Auffassung vertrat, dass die Kollateralbänder die Außenrotation und die Kreuzbänder die Innenrotation hemmen. Auch Brantigan und Voshell (1941) beschrieben die Kreuzbänder als Hemmer der Innenrotation, sahen aber die Außenrotationshemmung als das Resultat einer Zusammenarbeit zwischen medialem Kollateralband und Kreuzbändern an. Kapandji (1985) stellte die Hypothese auf, dass sich bei Innenrotation das vordere Kreuzband spannt und das hintere entspannt. Bei Außenrotation sei genau das Umgekehrte der Fall. Nach Wang und Walker (1974) verursacht die Durchtrennung jeder beliebigen Kniestruktur in 25° Flexion eine Zunahme der transversalen Rotation.

Keine Bewegung des Knies wird jedoch von einer einzigen Struktur allein gehemmt. Die Bewegungskontrolle wird immer durch ein Zusammenspiel mehrerer Band- und Knochenstrukturen gewährleistet, wobei die Bandstrukturen teilweise für die Zugkräfte (Rotation) und teilweise für das Entstehen von Kompression im Gelenk zuständig sind.

Individuelle Unterschiede sind daher möglicherweise mit der Beschaffenheit des lateralen Tibiaplateaus zu erklären (Kujala, 1992).

Die Studie von Fuss (1991d) setzt einen etwas anderen Akzent, indem transversale Rotationen über Aktionen der Pes anserinus, des M. popliteus und des M. biceps femoris ausgelöst wurden. Durchtrennt wurden nicht nur die Kollateralbänder, sondern auch die mediale und die laterale Gelenkkapsel. Als fibröser Zylinder wird die Gelenkkapsel bei einer Rotation in der Transversalebene tordieren und damit die Kompression im Gelenk erhöhen.

Da die transversalen Projektionen der vorderen Kreuzbandinsertionen während der Innenrotation nicht auseinander wichen, kam Fuss (1991d) zu dem Schluss, dass das vordere Kreuzband keine hemmende Funktion haben kann. Bei Außenrotation bewegen sich die Projektionen sogar aufeinander zu, was ebenfalls nicht auf eine Hemmungsfunktion hindeutet. Auch das hintere Kreuzband spielt bei der Kontrolle transversaler Rotationen keine Rolle, weil die Rotationsachse durch das Ligament verläuft.

Die Kompression im Gelenk und das Umeinanderwinden der beiden Kreuzbänder hat Fuss bei der Formulierung seiner Hypothese nicht berücksichtigt. Nach Blankevoort und Huiskes (1996) lässt sich die Hemmung transversaler Knierotationen nicht allein aus den Aktionen der beteiligten Bänder ableiten, sondern müsste auch die Rolle der torsionsbedingten Kompression der Gelenkflächen in der Analyse berücksichtigt werden.

Sowohl Außen- wie Innenrotation erzeugen beachtliche Kompressionskräfte, die während der Kniestreckung am stärksten und für die Außenrotation in 60° Flexion sowie für die Innenrotation in 30° Flexion am schwächsten sind. Eine von einem 3 Nm großen Drehmoment erzeugte Außenrotation wurde in 0°, 30°, 60° und 90° Flexion zu 95%-100% von den Kollateralbändern gehemmt. Die hemmende Funktion des medialen Kollateralbands und der Kreuzbänder reichte jedoch nicht aus, um eine auf die gleiche Weise erzeugte Innenrotation zu hemmen. Hier war – je nach Flexionsstellung – ein Beitrag der Gelenkflächen von 50%-85% erforderlich.

Huson (1974) schlug vor, die konvexe Oberfläche des lateralen Tibiaplateaus, das sich sowohl vorne als hinten nach unten neigt, als naturgegebene Möglichkeit zur Rotation aufzufassen. Bei einer Innenrotation verlagert sich das laterale Tibiaplateau nach vorn und kommt der laterale Femurkondylus auf dem Abhang des Tibiaplateaus zur Ruhe. Hierdurch bewegen Femur und Tibia sich etwas aufeinander zu, wodurch die hemmende Wirkung zentral gelegener Strukturen erst mit Verzögerung auftritt. Wegen des kürzeren Weges gilt dies eher für Strukturen, die der Rotationsachse sehr nahe sind, als solchen, die weiter entfernt sind, wie die Gelenkkapsel und die Kollateralbänder, deren Wege nicht so einfach zu verlängern sind.

Wegen der flexionsbedingten Kondylenverschiebung auf dem Tibiaplateau nach hinten spielt auch die Beugestellung des Knies eine Rolle. Eine Verzögerung der Spannungszunahme in den Kreuzbändern ist nur dann zu erzielen, wenn die Femurkondylen während der Innenrotation das absteigende Gebiet des lateralen Tibiaplateaus erreichen können, was in mehr gestreckter Kniestellung nicht gelingen wird.

Vergleichen wir Blankevoorts Graphik (1988) mit anderen Studien (Wang und Walker, 1974; Hsieh und Walker, 1976; Markolf et al., 1976; Markolf et al., 1981; Shoemaker und Markolf, 1982; Nielsen et al., 1984a und b; van Kampen et al, 1986, 1987), dann kommen wir bezüglich des Zusammenhangs zwischen transversalen Rotationen und Kniebeugung zu den folgenden Schlussfolgerungen:

- In Extension ist die Rotation am geringsten.
- Die stärkste Zunahme findet während der ersten 30-40° Flexion statt.
- Bis etwa 120° nimmt die Rotation meist geringfügig weiter zu.

- In endgradiger Flexion nimmt die Gesamtrotation wieder ab.
- Strecken oder Beugen der Hüfte hat auf Knierotationen keinen Einfluss.

Wichtig für die Hemmungsfunktion der beteiligten Strukturen sind auch das Rotationsausmaß und die Kniebelastung. Sekiguchi (1984) fand heraus, dass eine Entfernung des vorderen oder hinteren Kreuzbands bei einer belasteten Innen- oder Außenrotation von 11,5° die Beziehung zwischen Drehmoment und Rotation kaum beeinflusste. Die Kniestabilität während der belasteten Außenrotation wurde vorwiegend vom medialen Kollateralband und vom Meniscus gewährleistet. Während der belasteten Innenrotation sorgte die Form der Kondylen für Stabilität und Bewegungshemmung.
Daher bestätigt die Beobachtung, dass die Tibia sich bei Innenrotation stärker nach oben verschiebt als bei Außenrotation, Husons Hypothese. Auch Blankevoorts Feststellung (1988), dass eine Kniebeugung mit innenrotierter Tibia eher einen Valgus auslöst, weist auf eine laterale Annäherung zwischen Femur und Tibia hin.

Während Außenrotation in Flexion ist das Femur gezwungen, sich von der Tibia fort zu bewegen, was einerseits durch die Beweglichkeit des lateralen Meniscus (Sekiguchi, 1984) und andererseits durch eine Varusbewegung ausgeglichen wird (Blankevoort et al., 1988).

Auf der Grundlage von Versuchsreihen mit Knorpelkompression sagten Blankevoort et al. (1991b) voraus, dass sich die Bandinsertionen bei einer elastischen Gelenkoberfläche durch Kompression aufeinander zu bewegen lassen. Die damit einhergehende Entspannung der Bänder führe zu einem größeren Gelenkspiel und damit auch zu einer Zunahme der Achsenrotation.

Damit wären auch die Befunde von Karrholm et al. (2000) erklärt, die an einer acht Zentimeter hohen Aufstiegsbewegung des Knies, entsprechend einer Streckung aus 50-65° Flexion, belastete Extensionen untersuchten. Nach der abschließenden Außenrotation der Tibia mit Fuß in Neutralstellung (☞ *Flexion und Extension*) wurde die Aufstiegsbewegung mit maximal außenrotiertem Fuß wiederholt. Ausgehend von Tibianeutralrotation bei gestrecktem Bein in Rückenlage resultierte dies bei 50° Flexion in einer durchschnittlichen Außenrotation von 9° (2,7-15,6°). In maximaler Extension betrug die durchschnittliche Außenrotation nur noch 6,8° (1,5-13°). Diese Befunde stimmen mit denen Blankevoorts (1988) während unbelasteter Flexion überein, aber nicht ganz mit den Befunden während unbelasteter Extension.

Insgesamt bedeutet dies, dass die gekoppelte transversale Innenrotation des Femurs in der Parasagittalebene unterdrückt und bis zu einem gewissen Grad sogar umgekehrt werden kann, wenn das außenrotierte Knie unter Belastung aktiv gestreckt wird.

Klinische Bedeutung
Da die unterstützende Funktion der extrakapsulären Bänder unter Belastung eingeschränkt ist, sind am belasteten Knie mehr kapselspezifische Dehnungen möglich. Der Grund hierfür liegt möglicherweise in der Komprimierbarkeit des Gelenkknorpels, möglicherweise aber auch darin, dass die Einwirkung größerer Kräfte das Gelenkspiel im Knie allgemein erhöht. Dies kann auch die Effektivität belastender und Bewegung fördernder Maßnahmen besser erklären als Hypothesen über Fließeigenschaften von Knorpel (Noel et al., 2000). Die deutlich bessere Beweglichkeit des belasteten gegenüber dem unbelasteten Knie erklärten Noel et al. (2000) damit, dass die Reibung der Kontaktflächen die Viskosität der Gelenkflüssigkeit günstig beeinflussen sollen, wodurch das Knie besser gegen Scherkräfte geschützt wäre.

Bei einer acht Zentimeter hohen Aufstiegsbewegung des Knies mit neutralrotiertem Fuß, entsprechend einer Kniestreckung aus 50-65° Flexion, verschob sich der Mittelpunkt des hinteren Kreisabschnitts am medialen Femurkondylus gegenüber der Tibia um 5,5 mm nach hinten. Mit außenrotiertem Fuß war das Ergebnis ähnlich, aufgrund der Außenrotation befand sich der gesamte Condylus jedoch 3 mm weiter hinten (Karrholm et al., 2000).

Während Streckung von 50-40° mit neutralrotiertem Fuß verlagerte sich der Bezugspunkt des lateralen Femurkondylus um 0,9 mm nach hinten, um sich bei fortgesetzter Streckung dann über eine Distanz von 3,4 mm wieder nach vorn zu bewegen. Mit außenrotiertem Fuß befand sich der Condylus in 50° Flexion 3,7 mm weiter vorn als mit neutralrotiertem Fuß. Bis zu 25° Flexion verlagerte der Bezugspunkt sich nach hinten und bewegte sich bei weitergehender Flexion kaum noch. Die gesamte Ortsverlagerung nach hinten betrug 3,3 mm.

Fehlte das vordere Kreuzband, dann lag das Zentrum der Tibia bei einer acht Zentimeter hohen Aufstiegsbewegung des Knies weiter hinten und war die Tibia stärker außenrotiert. Insbesondere der laterale Femurkondylus stand weiter vorne und verlagerte sich während der Streckbewegung weniger weit nach hinten (Brandsson et al., 2001).

Da die oben zitierte Studie die Bewegung eines femoralen Bezugspunkts gegenüber der Tibia beschreibt, der nicht zur Gelenkkontaktfläche des Femurs gehört, lassen sich nur Schlussfolgerungen bezüglich der gekoppelten und der nicht-gekoppelten, transversalen Rotation des belasteten Femurs in der Parasagittalebene ziehen.

Während belasteter Streckung von 50-40° mit neutralrotiertem Fuß verlagern sich beide Kondylen zunächst nach hinten, wonach der mediale Condylus sich weiter nach hinten, der laterale Condylus aber wieder nach vorne bewegt, womit eine Innenrotation entsteht. Der Grund dafür, dass auch der laterale Condylus sich zunächst nach hinten bewegt, hängt wahrscheinlich damit zusammen, dass er zunächst die abwärts geneigte hintere Hälfte des lateralen Tibiaplateaus hinabgleitet.

Während belasteter Streckung mit außenrotiertem Fuß verlagert sich der mediale Condylus um 5,5 mm und der laterale Condylus um 3,3 mm nach hinten, womit sie immer noch 0,4 mm weiter vorn liegen als in der außenrotierten Ausgangsstellung. Nun ist also zusätzlich eine Abschlussinnenrotation des Femurs aufgetreten, jedoch um eine andere Achse als bei neutralrotiertem Fuß. Im Gegensatz zur Rotation mit neutralrotiertem Fuß kommt diese Innenrotation durch den entgegengesetzten Mechanismus zu Stande. Der mediale Condylus verlagert sich jetzt *stärker nach hinten* als der laterale Condylus. Im ersten Fall wird die Abschlussrotation von den in Außenrotation rekrutierten Bändern erzwungen, deren Rekrutierung unter Belastung mit neutralrotiertem Fuß geringer war.

Das Besprochene liefert auch die kinematische Grundlage für sogenannte meniskotibiale Kapseldehnungen, bei denen zur Förderung der Meniskusbeweglichkeit gegenüber der Tibia am gestreckten Knie Innen- und Außenrotationen durchgeführt werden.

Meniskofemoral

Da sich die Menisken während Rotationen gemeinsam mit dem Femur gegenüber dem Tibiaplateau bewegen, entsteht zwischen Femur und Meniscus kaum Bewegung (Tillmann, 1987). Da sich ein Großteil der Rotation, der Flexion und der Extension jedoch gerade zwischen den Menisken und dem Femur abspielt, muss der Autor die Translationsbewegung gemeint haben (Bylski-Austraw et al., 1994). Da die Rollbewegung der Femurkondylen gegenüber den Menisken eben so groß ist wie die entgegengesetzte Schubbewegung, beträgt die zurückgelegte Strecke insgesamt Null.

Nach Sekiguchi (1984) verschiebt sich die Tibia während einer belasteten Innenrotation von 11,5° um 0,5 mm und während einer belasteten Außenrotation von 11,5° um 0,1-0,2 mm nach oben. Nach Entfernung des medialen Meniscus trat bei Außenrotation keine Verschiebung mehr auf, was wahrscheinlich bedeutet, dass der Femurkondylus unter normalen Bedingungen das Hinterhorn des medialen Meniscus hinaufrollt.

Meniskotibial

Während aktiver und passiver Innenrotation bewegt sich der mediale Meniscus gegenüber dem Tibiaplateau nach vorn und der laterale Meniscus nach hinten (Tillmann, 1987).

Eine transversale Rotation mit 1.000 N Belastung bewirkte eine Verschiebung des lateralen Meniscus von 0,37 mm pro Grad Rotation und eine Verschiebung des medialen Meniscus von 0,19 mm pro Grad Rotation (Bylski-Austraw et al., 1994). In 15° und 30° Flexion war der laterale Meniscus beweglicher als in Extension und bewegte sich auch stärker als der mediale Meniscus während Innenrotation.

Aus Karrholms Studie (2000) lässt sich ableiten, dass eine belastete Außenrotation von 14° in 50° Flexion eine vordere Verschiebung des medialen Meniscus von 3 mm und eine hintere Verschiebung des lateralen Meniscus von 3,3 mm verursacht.

Frontalebene: Abduktion-Valgus und Adduktion-Varus

In der Frontalebene gibt es keine aktive Kniebewegung, die unabhängig von parasagittalen oder transversalen Bewegungen stattfinden würde. Sowohl in 15° wie auch in 60° Flexion ist die Varusbewegung größer als die Valgusbewegung (Mills und Hull, 1991). In maximaler Extension besteht 6,7° Varus (Markolf et al., 1978). Bryant und Cooke (1994) ermittelten durchschnittlich 8° Varus und 6° Valgus in Extension. Passive Varus- und Valgusbewegungen können gekoppelte Innen- und Außenrotationen erzeugen. Ein Valgus-Varusmoment von 14 Nm führte in 90° Flexion zu 21° Rotation (Hollis et al., 1991). Varus verstärkte die Außenrotation, Valgus verringerte die Innenrotation (Mills und Hull, 1991).

Nach Freeman und Pinskerova (2003) verläuft die Varus-Valgusachse zwischen 20° und 120° Kniebeugung durch den Mittelpunkt des medialen Condylus, den sie als kugelförmig beschreiben. Zwischen 30° und 90° entsteht in der Frontalebene keine Bewegung, da beide tibiale Kontaktflächen in der gleichen Transversalebene liegen. Bedingt durch die laterale Konvexität wird sich der laterale Femurkondylus bei fortgesetzter Beugung nach unten bewegen, wodurch zwischen 90° und 120° Flexion das Femur außenrotiert und die Tibia in Valgusstellung geht.

Parasagittalebene: Flexion und Extension

Wilson et al. (2000) untersuchten an 15 Präparaten die passiven anatomischen Komponenten während unbelasteter Flexion bis etwa 100° und wieder zurück bis 0° Extension. Dabei stellten sie fest, dass Varus und Valgus sowohl während der Flexion wie auch während der Extension unregelmäßig auftraten und bis zu 9° betrugen.

Nach Hollister et al. (1993) entsteht während der Kniebeugung infolge der Schrägstellung der Bewegungsachse in der Transversalebene eine Varuskomponente.

Transversalebene: Innen- und Außenrotation

Blankevoort et al. (1988) berichteten von individuell und interindividuell unterschiedlich ausgeprägten Varus-Valgusbewegungen. Allerdings bestand während der Flexion mit innenrotierter Tibia immer eine Valgustendenz und mit außenrotierter Tibia immer eine Varustendenz.

Außenrotation erzeugte eine gekoppelte Varusbewegung und Innenrotation eine gekoppelte Valgusbewegung (Mills und Hull, 1991).

Frontalebene: mediale und laterale Translation

Mediale Scherkräfte werden anfänglich gehemmt von der Kompression zwischen der Lateralseite der Eminentia intercondylaris und der Innenseite des medialen Condylus. Die dadurch entstehende Rotationsbewegung in der Frontalebene (Varus) wird jetzt im medialen Gelenkabschnitt eine Kompression (Bryant und Cook, 1994) und im lateralen Gelenkabschnitt eine Zugwirkung erzeugen. Entsprechend führen laterale Scherkräfte zu einer Valgusbewegung, die ihrerseits die Spannung im medialen Gelenkkomplex erhöht (Hull et al., 1995).

Osteokinematik des Gehens

Kompression

Unmittelbar nach dem Aufsetzen der Ferse ist die Kompression im Knie maximal und beträgt zumindest etwa das Dreifache des Körpergewichts (Schipplein und Andriacchi, 1991).

Parasagittale Bewegung

In der Schwungphase eines Schrittes erreicht das Knie mit 75° seine stärkste Beugung. Während des größten Teils der Standphase beträgt die Flexion weniger als 20° und nimmt während der Propulsion auf 40-55° zu (Berry, 1952; Murray et al., 1964). Im Sprint beugt sich das Knie während der Standphase bis zu 30° (Perry et al., 1977) und beim Start aus Startblöcken um bis zu 130° (Harland und Steele, 1997).

Immer wieder zeigt sich, dass Ergebnisse statischer Versuchsreihen nicht auf das dynamische Knieverhalten während des Gehens übertragen werden können. Insbesondere Rotationen in der Transversalebene führen zu Meinungsunterschieden (Pio et al., 1998), da statische Modelle immer eine gleichmäßige Belastung der medialen und lateralen Gelenkabschnitte voraussetzen, die während des Gehens nicht gegeben ist. Gekoppelte passive Bewegungskomponenten in der Frontal- und Transversalebene werden während der Flexion-Extension die Lage der Bewegungsachsen beeinflussen (Ramakrishnan und Kadaba, 1991; Ramsey und Wretenburg, 1999; Piazza und Cavanagh, 2000), was zur Folge hat, dass das dreidimensionale osteokinematische Verhalten während des Gehens individuell sehr verschieden und damit schwierig zu bestimmen ist.

Mit Hilfe von Steinmann-Nägeln in Tibia und Femur untersuchte Lafortune (1992) an fünf Probanden die Rotationen und Translationen während der diversen Phasen der Gehbewegung (☞ *Abb. 7.44*).

Parasagittale Rotation

Im Moment des Fersenkontakts entsteht eine Knieflexion, die 190 ms später mit etwa 20° ihr Maximum erreicht (Standardabweichung: 3,1). Während der folgenden 300 ms streckt sich das Knie bis etwa 1,3° (Standardabweichung: 2,6). Anschließend setzte wieder Beugung ein, die während der Propulsion 35° (Standardabweichung: 4,7) und in der frühen Schwungphase 60° erreichte (Standardabweichung: 3,1). Während der letzten 30 ms streckte sich das Knie wieder und erreichte unmittelbar vor der Landung eine absolute Extension von 0,5°.

Abb. 7.44: Dreidimensionale Kniebewegung während des Gehens (nach: Lafortune et al., 1992)

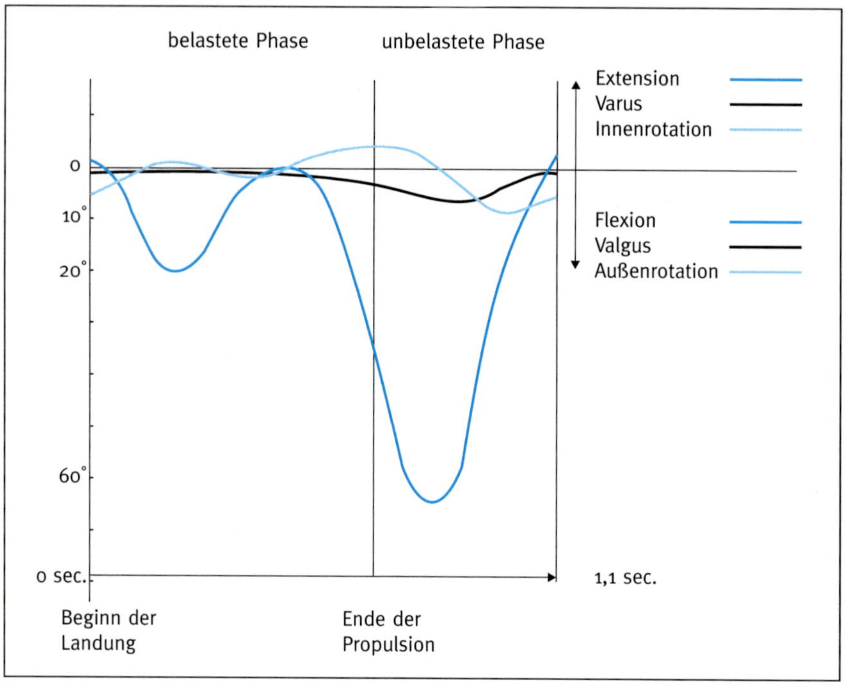

Frontale Rotation

Zwischen dem Fersenkontakt und dem Moment des Abstoßens fanden in der Frontalebene keine Rotationen statt und blieb das Knie durchschnittlich um 1,2° abduziert. Nur bei einer Versuchsperson war das Knie gegenüber der Referenzposition (gestrecktes Knie in Rückenlage) adduziert. Bei vier Probanden entstand unmittelbar vor dem Abstoßen Abduktion und bei einem Probanden Adduktion, die in maximaler Knieflexion ein durchschnittliches Maximum von 6,4° erreichte (Standardabweichung: 2,8). Unmittelbar vor dem Fersenkontakt befand sich das Knie wieder in der gleichen Stellung wie während der belasteten Phase.

Transversale Rotation

Im Moment des Fersenkontakts entsteht eine relative oder absolute Innenrotation von etwas weniger als 5° (Standardabweichung: 1,6) und einer Dauer von 200 ms. Während der anschließenden Standphase trat eine geringe absolute oder relative Außenrotation auf, durch die die Stellung des Knies relativ neutral blieb. Etwa 200 ms vor dem Ende der Propulsion beginnt eine zweite Innenrotation von etwa 5°, die in dem Moment, wo die Zehen den Bodenkontakt verlieren, maximal ist. Anschließend entsteht bis etwa 75 ms vor der Fersenlandung eine Außenrotation von etwa 9,4 ° (Standardabweichung: 2,7). Die dann auftretende Innenrotation bleibt bis nach dem Fersenkontakt bestehen.

Bereits 1948 beschrieb Inman eine mit der Gehbewegung verknüpfte Rotation von 9°. Die Kinematik der belasteten Extension während des Gehens unterscheidet sich von der Kinematik der unbelasteten und belasteten Extension während des Stehens. Während des Gehens trägt die Glutäusmuskulatur, die für die Streckung und Außenrotation der Hüfte verantwortlich ist, zur Kniestreckung bei, indem sie eine Innenrotation erzeugt.

Lafortune et. al (1994) untersuchten den Effekt einer lateralen (10° Valgus) und medialen Schuheinlage (10° Varus) auf die Rotationsbewegungen des Knies und stellten fest, dass eine Zunahme der tibialen Innenrotation von 4° während der Landung die Rotationen um weniger als 1° veränderte. Kompensationen fanden eher auf Hüftniveau statt.

Allgemeine Schlussfolgerung

Wie bei allen Gelenken, wird auch das Zusammenspiel von Tibia, Femur und Patella gleichzeitig von anatomischen und mechanischen Faktoren bestimmt. Mit anatomisch meinen wir die Form der Gelenkoberflächen und die individuell sehr unterschiedliche Ausrichtung der Ligamente. Mechanische Faktoren sind die Eigenschaften der knöchernen und Bandstrukturen sowie Muskelkraft und externe Belastung (Leardini, 1999). Anatomische Faktoren bestimmen insbesondere die Kinematik des unbelasteten und mechanische Faktoren die Kinetik des belasteten Gelenks.

Anatomisch bilden Tibia und Femur mit ihren Verbindungen eine jederzeit geschlossene Bewegungskette zweier knöcherner Gelenkpartner (Huson, 1974; Menschik, 1974 und 1987), die durch Kapsel-Band-Strukturen miteinander verbunden sind.

Während unbelasteter passiver Bewegungen sind die anatomischen Faktoren wichtiger als die mechanischen. Während Belastung führt der stärkere mechanische Einfluss der Muskulatur und äußerer Kräfte dazu, dass die mechanischen Eigenschaften der Kreuzbänder zur Unterstützung und Hemmung der Kniebewegung ins Spiel kommen.

Dadurch können auch Differenzen der Osteokinematik unbelasteter und belasteter Kniebewegungen entstehen, wobei infolge der geringeren Rekrutierung der Kreuzbänder in der unbelasteten Situation ein größerer Bewegungsspielraum besteht. Diese Differenz ist lateral stärker ausgeprägt als medial.

Das kinematische Korsett der Kreuzbänder, der Menisken und des medialen Kollateralbands wird bei parasagittalen Rotationen zwischen 30° und 120° Beugung eine Neutralzone, bei transversalen Rotationen eine geringe Neutralzone und bei frontalen Rotationen und sämtlichen Translationen keine Neutralzone erlauben. Belastete Bewegungen besitzen einerseits eine konsistentere Kinematik, andererseits haben sie mehr Spielraum, was wiederum zu einer Zunahme der elastischen Zone führt. Die Strukturen zur Bestimmung der neutralen und elastischen Zonen sind individuell verschieden.

7.2.5 Arthrokinematik

Das Knie kann als Articulatio condylaris betrachtet werden. Studien der Arthrokinematik und der Gelenkflächenanatomie dienen einerseits der Entwicklung besserer Prothesen – meist ohne Kreuzbänder –, können aber auch das Verständnis der Arthrokinematik verbessern.

Obwohl lebendes Gewebe niemals wirklich eben, kreisförmig oder punktförmig ist, gelten die Femurkondylen in der Parasagittalebene als Strukturen, die aus zwei nahezu perfekten Kreisen bestehen (Weber und Weber, 1836; Kurosawa, 1985; Iwaki et al., 2000).

Dort, wo sie mit der Tibia artikulieren, bestehen sie aus einem größeren, vorne gelegenen (Kontaktfläche während der Extension) und einem kleineren, hinten gelegenen Kreisabschnitt (Kontaktfläche während der Flexion). Der hinter dem zweiten Kreis liegende Kondylenabschnitt artikuliert ausschließlich mit dem Hinterhorn des medialen Meniscus.

Auf diese Weise kann man sich die Aktionen des Femurs als gleichzeitige Bewegungen eines medialen und eines lateralen Rades vorstellen, die jeweils zwei verschiedene Umfänge besitzen, die mit dem Knorpel der Tibia in direktem Kontakt stehen. Die Bewegung der Mittelpunkte dieser Kreisabschnitte entspräche dann der Bewegungsachse.

Axiale Belastung

Eine axiale Belastung von 150 N verursachte eine mediale und vordere Verschiebung des Tibiaplateaus (Mommersteeg et al., 1997).

Parasagittalebene: Flexion und Extension
Reaktionskräfte entlang der Kontaktflächen entstehen durch eine Kombination von Roll-, Schub-, Schaukel- und Gleitbewegungen, die von den Kreuzbändern kontrolliert werden (Wongchaisuwat et al., 1984).

Unbelastet

Wilson et al. (1998) zitieren Weber und Weber aus 1836, die bereits damals eine hintere Translation des Femurs gegenüber der Tibia während Kniebeugung beschrieben.

Todo et al. (1999) schließen aus kernspintomographischen Messungen, dass zwischen 15° und 90° unbelasteter Flexion der Mittelpunkt des medialen Condylus um durchschnittlich 1,9 mm und der Mittelpunkt des lateralen Condylus um durchschnittlich 2,3 mm nach hinten wandern.

Wilson et al. (1991) finden für den häufig verwirrenden Unterschied der Translationen, der Gleitkomponente der Schaukelbewegung des konkaven Gelenkpartners und der Schubkomponente des konvexen Gelenkpartners eine simple Erklärung.

Die Translation des einen knöchernen Partners gegenüber dem Anderen ist als eine absolute Bewegung anzusehen. Die Schub- und Gleitbewegungen sind dagegen relative Komponenten gleichzeitig auftretender Roll- und Schaukelbewegungen. Zur Beschreibung der Femurtranslation verwendet Wilson den Begriff „Schlupfquotient". Dieser ist definiert als Verhältnis zwischen dem Weg der tibialen und dem Weg der femoralen Kontaktfläche während einer definierten Flexionsbewegung.

- Bei einem Schlupfquotient von Null bewegt sich die tibiale Kontaktfläche nicht. Es findet eine reine Schlupfbewegung statt, da die femorale Rollbewegung nach hinten gleich der Schubbewegung nach vorn ist. Translationen der Tibia gegenüber dem Femur oder umgekehrt finden nicht statt.
- Bei einem Schlupfquotient von Eins hat eine reine Rollbewegung des Femurs nach hinten stattgefunden.
- Ein positiver Schlupfquotient kleiner als Eins bedeutet, dass die Rollbewegung nach hinten größer ist als die Schubbewegung nach vorn. Die tibiale Kontaktfläche verlagert sich also in der Summe nach hinten.
- Der Schlupfquotient ist negativ, wenn die hintere Rollbewegung geringer ist als die vordere Schubbewegung. Die tibiale Kontaktfläche verlagert sich nach vorn.

Iwaki et al. (2000) errechneten, dass die Gesamtlänge der femoralen Kontaktfläche medial etwa 69 mm und lateral 54 mm beträgt. Die tibialen Kontaktflächen messen medial 27 mm und lateral 24 mm. Medial beträgt die Differenz der Länge der Kontaktgebiete 42 mm und lateral 30 mm. Der mediale Femurkondylus muss sich demnach relativ stärker verschieben. Das Verhältnis zwischen der Roll- und der Schubbewegung ist medial geringer als lateral, oder: Die Medialseite hat einen kleineren Schlupfquotienten als die Lateralseite.
Translation lässt sich demnach definieren als:

- die physiologische Differenz zwischen der femoralen Roll- und Schubbewegung oder die Summe der tibialen Schaukel- und Gleitdistanzen, die sich infolge der Steuerwirkung der isometrischen Unterstützungsstrukturen in Richtung der Roll- oder Schaukelbewegung vom Mittelpunkt entfernt,

- die pathologische Differenz zwischen dem femoralen Roll- und Schubweg oder die Summe des tibialen Schaukel- und Gleitweges, der sich infolge fehlender Steuerwirkung isometrischer Unterstützungsstrukturen in Richtung der Schub- oder Gleitbewegung vom Mittelpunkt entfernt.

Das in der Manualtherapie angewandte System der Osteo- und Arthrokinematik unterscheidet nicht zwischen osteo- und arthrokinematischen Translationen, weil aus Sicht der Biomechanik nur dann eine Translation vorliegt, wenn sich alle Punkte des bewegenden Gegenstands mit der gleichen Geschwindigkeit und über die gleiche Distanz in die gleiche Richtung bewegen.
In biomechanischen Studien ist häufig die Rede von Translationen bestimmter Punkte eines Knochens, gemeint sind aber die anatomischen Mittelpunkte eines Gelenkprofils. Diese stimmen jedoch nicht mit den Ortsveränderungen der Kontaktflächen der Gelenkpartner überein, was besonders deutlich von Iwaki et al. (2000) herausgearbeitet wird. Sie beschreiben das Verhältnis zwischen Roll- und Schubbewegungen auf der Grundlage von Ortsveränderungen der Kreisabschnittsmittelpunkte der Femurkondylen, was zwar korrekt ist, jedoch nichts über die Verlagerung der tibialen Kontaktflächen aussagt, weil die femoralen und tibialen Kontaktflächen nicht kongruent sind. Die Übertragung des biomechanischen Translationsbegriffs auf die Manualtherapie kann daher zu großen Missverständnissen führen.

In der Biomechanik versteht man unter einer Translation die gradlinige Bewegung eines Punktes auf einem sich bewegenden Knochen gegenüber einem Referenzsystem, das im Gelenkpartner fixiert sein kann. Als Punkt wird meist die Projektion einer bestimmten Rotationsachse, der Mittelpunkt eines Kreisabschnitts innerhalb des Gelenkprofils oder der Schwerpunkt des sich bewegenden Knochenelements gewählt. Die Biomechanik des Knies beschäftigt sich häufig mit den Translationen, die die Mittelpunkte der Kreisabschnitte der Femurkondylen gegenüber einem festen Bezugspunkt auf dem Tibiaplateau machen. In der Manualtherapie wird Translation als diejenige Distanz definiert, die alle Punkte des Knochenelements zurücklegen. Aus diesem Grund lässt sich Translation nicht als Ortsveränderung einer Kontaktfläche beschreiben. Dadurch, dass die Translation als Teil einer Rotationsbewegung auftritt, ist die Ortsveränderung nicht für jeden Punkt des Knochenelements gleich.

Die Translation stimmt nur dann mit der Ortsveränderung einer Kontaktfläche überein, wenn eine reine Roll- oder Schaukelbewegung vorliegt, wenn also der Schlupfquotient gleich Eins ist und der Rotationspunkt innerhalb der Kontaktfläche liegt.

Das Ausmaß der Translation hängt also von der Wahl des Bezugspunkts auf dem Femur ab. Da die meisten Untersucher unterschiedliche Bezugspunkte wählen, wird verständlich, warum die Angaben in der Fachliteratur so unterschiedlich sind.

So berichten beispielsweise Iwaki et al. (2000), dass der mediale Femurkondylus bis etwa 110° Flexion sich weder nach vorn noch nach hinten verschiebt, während sich die Kontaktfläche auf der Tibia nach hinten verlagert. Während der mediale Condylus sich nahezu nicht verschiebt, rührt die vordere Translation der Kontaktfläche des medialen Tibiaplateaus daher, dass die Extensionsoberfläche des medialen Condylus nicht nur in der Parasagittalebene, sondern durch seinen gekrümmten Verlauf auch in der Transversalebene länger ist.

Blaha et al. (2003) ermitteln die Translation über den Mittelpunkt des Kreisabschnitts während unbelasteter Extension und Flexion, indem sie die Positionen der Rotationsachse (Zentrode) jeweils sowohl mit der Position des Kreisabschnittsmittelpunktes wie auch mit der tibialen Kontaktfläche vergleichen

(☞ *Abb. 7.45*). Das Verhältnis zwischen Roll- und Schubbewegung – nicht zu verwechseln mit dem oben beschriebenen Schlupfquotienten – drückt also das Verhältnis zwischen der Distanz der Rotationsachse zur Kontaktfläche und der Distanz zwischen dem Kreisabschnittsmittelpunkt und der Kontaktfläche aus und erlaubt arthrokinematische Aussagen über Verlagerungen der Gelenkkontaktfläche.

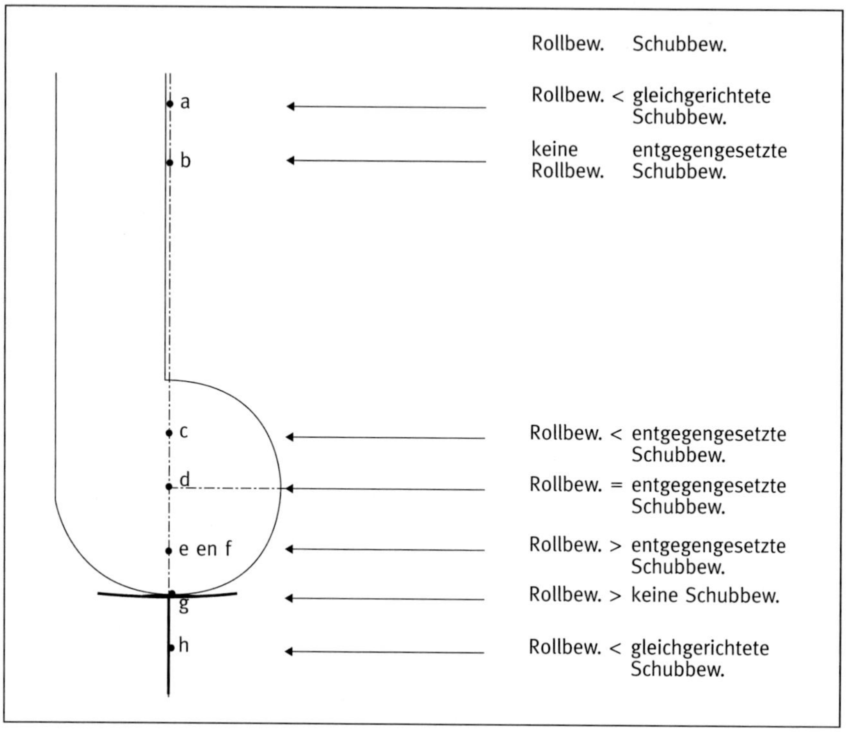

Abb. 7.45: Arthrokinematische Folgen einer Position der Rotationsachse gegenüber dem Kreisabschnittsmittelpunkt der kondylären und der femorotibialen Kontaktfläche (nach: Blaha et al., 2003; Oonk, 1988)

- Ist der Rollschubquotient größer als Eins, wobei die Rotationsachse weiter von der Kontaktfläche entfernt ist als der Kreisabschnittsmittelpunkt von der femoralen und tibialen Kontaktfläche, dann wird eine Roll- und Schubbewegung des Femurs in Rotationsrichtung erfolgen. Nach der Rotation haben sich die tibiale und femorale Kontaktfläche in Rotationsrichtung verlagert, wobei die Verlagerung auf der Tibia größer ist als auf dem Femur. Anders als Blaha, beschreibt Oonk diese Variante (1988; ☞ *Abb. 7.46a*).
- Ist der Rollschubquotient größer als Eins, wobei die Rotationsachse weiter von der Kontaktfläche entfernt ist als der Kreisabschnittsmittelpunkt von der femoralen Kontaktfläche, aber im Kreisabschnittsmittelpunkt der tibialen Kontaktfläche liegt, dann resultiert eine reine Schubbewegung.

Nach der Rotation hat sich die tibiale, nicht aber die femorale Kontaktfläche nach vorn verlagert. Anders als Blaha, beschreibt Oonk diese Variante (1988; ☞ *Abb. 7.46b*).

- Ist der Rollschubquotient gleich Eins, wobei die Rotationsachse durch das Femur verläuft und mit dem Kreisabschnittsmittelpunkt der kondylären Kontaktfläche zusammenfällt, dann entsteht eine reine Schlupfbewegung. Nach der Rotation des Femurs hat sich die femorale, nicht aber die tibiale Kontaktfläche in Rotationsrichtung verlagert. Die Rollbewegung des Femurs in Rotationsrichtung erstreckt sich über die gleiche Entfernung wie seine Verschiebung auf der tibialen Kontaktfläche in entgegengesetzter Richtung (☞ *Abb. 7.46d*).

- Ist der Rollschubquotient kleiner als Eins, aber größer als Null, oder verläuft die Rotationsachse durch das Femur und zwischen der Kontaktfläche und dem Kreisabschnittsmittelpunkt der kondylären Kontaktfläche, dann entsteht eine Rollschubbewegung (Blaha et al. nennen dies „Schlupfbewegung"). Nach der Rotation des Femurs haben sich die femorale und die tibiale Kontaktfläche in Rotationsrichtung verlagert. Die Rollbewegung des Femurs in Rotationsrichtung erstreckt sich über eine größere Entfernung als seine Verschiebung auf der tibialen Kontaktfläche. Der Unterschied wird jedoch umso geringer, je näher die Rotationsachse der Kontaktfläche kommt (☞ *Abb. 7.46 e und f*).
- Ist der Rollschubquotient gleich Null, oder verläuft die Rotationsachse durch das Femur und fällt mit der Kontaktfläche zusammen, dann entsteht eine Rollbewegung, jedoch keine Schubbewegung des Condylus. Nach dem Abschluss der femoralen Rotation haben sich die femorale und die tibiale Kontaktfläche über die gleiche Distanz in Rotationsrichtung verlagert (☞ *Abb. 7.46g*).
- Ist der Rollschubquotient größer als Eins, wobei die Rotationsachse durch das Femur verläuft und weiter von der Kontaktfläche entfernt ist als der Kreisabschnittsmittelpunkt von der femoralen Kontaktfläche, dann wird eine Rollbewegung des Femurs in Rotationsrichtung und eine Schubbewegung in umgekehrter Richtung erfolgen. Nach der Rotation des Femurs, bei der zwangsläufig eine Separation entsteht, hat sich die femorale Kontaktfläche in Rotationsrichtung und die tibiale Kontaktfläche in entgegengesetzter Richtung verlagert. Die Rollbewegung des Femurs erstreckt sich über eine größere Entfernung als seine Verschiebung auf der tibialen Kontaktfläche. Hier kommt es auch zu einer der Rotationsrichtung entgegengesetzten Translation des kondylären Kreisabschnittsmittelpunkts (☞ *Abb. 7.46c*).
- Ist der Rollschubquotient kleiner als Null, wobei die Rotationsachse durch die Tibia verläuft und weiter vom Kreisabschnittsmittelpunkt des Condylus entfernt ist als die Kontaktfläche, dann resultiert eine Roll- und Schubbewegung. Nach der Femurrotation, die zwangsläufig zum Kontakt mit der tibialen Kontaktfläche führt, haben sich die femorale und die tibiale Kontaktfläche in Rotationsrichtung verlagert. Die Rollbewegung des Femurs in Rotationsrichtung erstreckt sich über eine geringere Entfernung als seine Verschiebung auf der tibialen Kontaktfläche in der gleichen Richtung. Hier kommt es auch zu einer Translation des kondylären Kreisabschnittsmittelpunkts in der gleichen Richtung.

Durch konzentrischen Zug an der Quadrizepssehne und exzentrisch-symmetrischen oder exzentrisch-asymmetrischen Zug an den Sehnen der ischiokruralen Muskelgruppe wurden wahlweise eine symmetrische Kniestreckung, eine asymmetrische Kniestreckung mit lateraler Belastung oder eine asymmetrische Kniestreckung mit medialer Belastung hervorgerufen. Wahlweise entstand symmetrische Flexion, asymmetrische Flexion mit lateraler Belastung und asymmetrische Flexion mit medialer Belastung.

Wegen fehlender Definitionen und des recht freizügigen Gebrauchs biomechanischer Begriffe wie „Verschiebung" und „Translation" erlaubt die Studie keine Schlussfolgerungen bezüglich der *Verlagerung der Gelenkkontaktflächen*. So beschreiben die Autoren beispielsweise sowohl während einer Schlupfbewegung (*engl.* spinning) als auch während einer Rollschubbewegung (*engl.* combination of rolling and spinning) eine Verschiebung beider Gelenkflächen in *Richtung der Bewegung*. In Wirklichkeit verschiebt sich das Femur jedoch entgegengesetzt zur Rotation.

Beschränkt man sich in den verschiedenen Untersuchungen auf die Stellung der Rotationsachse, dann fällt auf, dass sich das Verhalten des medialen Con-

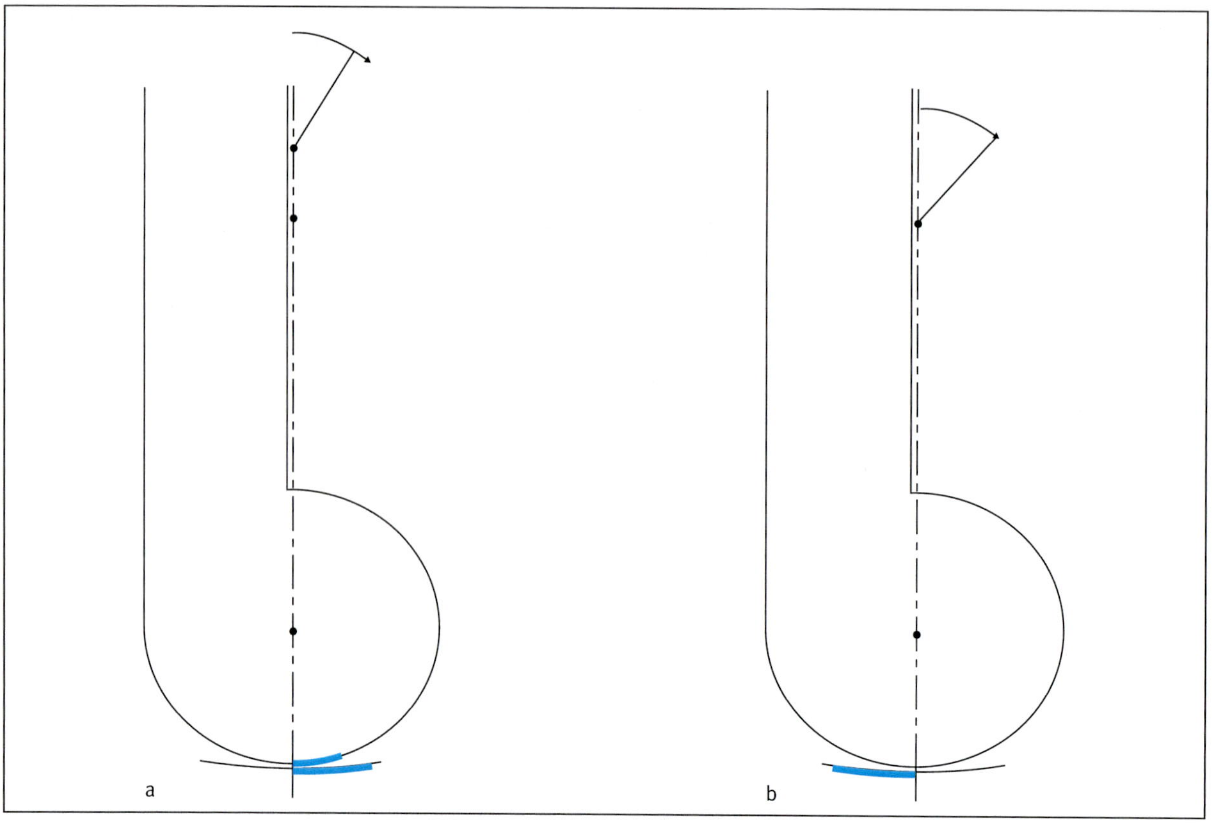

Abb. 7.46a: Flexion des Femurs mit Rotationsachse oberhalb des Mittelpunkts des konkaven Kreisabschnitts:
- hintere Rollbewegung kleiner als
- hintere Schubbewegung.

Verlagerung der Kontaktfläche:
- femoral nach hinten und kleiner als
- tibial nach hinten.

Abb. 7.46b: Flexion des Femurs mit Rotationsachse im Mittelpunkt des konkaven Kreisabschnitts:
- keine Rollbewegung,
- vordere Schubbewegung.

Verlagerung der Kontaktfläche:
- femoral keine,
- tibial nach vorne.

dylus kaum verändert. Nach Meinung der Autoren bedingt die Position der Rotationsachse im Kreisabschnittsmittelpunkt des medialen Condylus eine reine Schlupfbewegung. Aus Sicht des Manualtherapeuten (Oonk, 1988) würde dies bedeuten, dass sich die tibiale Kontaktfläche nicht bewegt und das Femur – vergleichbar dem Humerus in der Cavitas glenoidalis – gegenüber dem Tibiaplateau zentriert bleibt. Dieses ist unmöglich. Durch die Wirkung der Unterstützungs- und Hemmstrukturen ist das Femur in der Lage, sich aus der Vertiefung des medialen Tibiaplateaus fort zu bewegen, ohne dabei zu luxieren.

Allerdings gilt es festzuhalten, dass die relative Verschiebung im medialen Kniegelenk regelmäßig größer ist als die Rollbewegung.

Durch seine größere Instabilität ist das laterale Kniegelenk schlechter für In-vitro-Messungen geeignet. Außerdem zeigte sich, dass das biomechanische Verhalten während Flexion kein Spiegelbild des Verhaltens während der Extension ist. Generell bewegt die Rotationsachse sich während jeder Extensionsbewegung von der Tibia fort.

Während der Extension aus 120° Flexion macht der laterale Femurkondylus zunächst eine nahezu reine Rollbewegung nach vorn. Bei 80° kommt eine hintere Schubbewegung hinzu, und bei 60° wird die Bewegung zu einer reinen Schlupfbewegung. Zum Bewegungsende hin soll die hintere Verschiebung auch größer sein als eine vordere Rollkomponente. Auf der Tibia verlagert sich die Kontaktfläche also nach hinten, wobei auch der Mittelpunkt des lateralen Con-

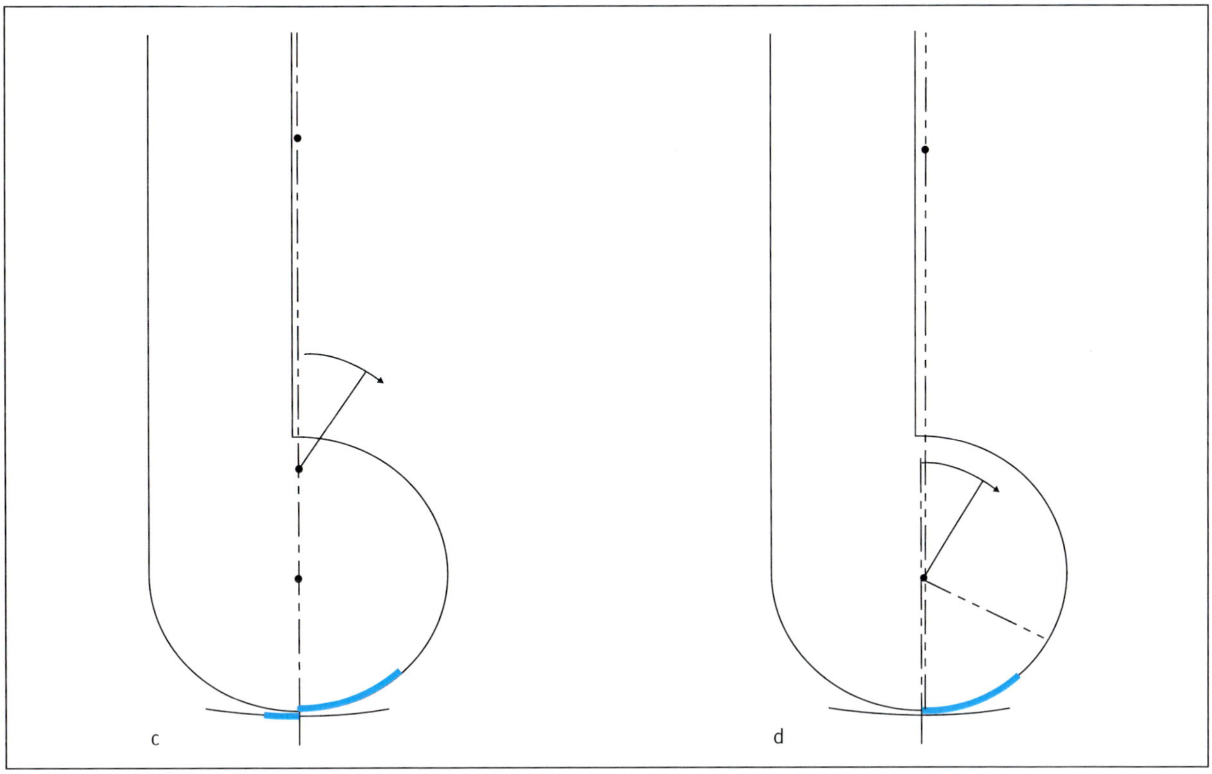

Abb. 7.46c: Flexion des Femurs mit Rotationsachse oberhalb des Mittelpunkts des konvexen Kreisabschnitts:
- hintere Rollbewegung größer als
- hintere Schubbewegung.

Verlagerung der Kontaktfläche:
- femoral nach hinten und größer als
- tibial nach vorne.

Abb. 7.46d: Flexion des Femurs mit Rotationsachse im Mittelpunkt des konvexen Kreisabschnitts:
- hintere Rollbewegung wie
- vordere Schubbewegung.

Verlagerung der Kontaktfläche:
- femoral nach hinten
- tibial keine.

dylus sich in entgegengesetzter Richtung nach hinten verschiebt. Dies wäre die erste Untersuchung, bei der sich die tibiale Kontaktfläche paradoxerweise entgegengesetzt zur Tibia verlagerte, was ja vielleicht mit der Beweglichkeit des lateralen Meniscus und der lateralen Konvexität zu erklären ist.

Während der Flexion des lateralen Femurkondylus findet bis 40° die bereits unter Extension beschriebene Rollbewegung nach hinten und eine größere Verschiebung nach vorne statt. Auch der Mittelpunkt des lateralen Condylus verschöbe sich in entgegengesetzter Richtung, also nach vorn. Bis zu 60° erfolgt dann eine Schlupfbewegung, wonach eine Rollbewegung nach hinten und eine geringe Verschiebung nach vorn stattfindet. Bei 100° entsteht eine kurze Rollbewegung nach hinten. In endgradiger Flexion findet ein weiteres Mal eine kurze hintere Verschiebung und eine größere hintere Rollbewegung statt, womit die Beobachtungen von Hefzy et al. (1998) und Nakagawa (2000) bestätigt würden, nach denen der Condylus sich während maximaler Flexion hinter der Tibia befindet *(☞ Abb. 7.47)*. Dass sich die Flexions-Extensionsachse im Bereich der Tibia befindet, wird vielleicht dadurch ermöglicht, dass das laterale Gelenkkompartiment aus zwei konvexen Partnern besteht. Eine vergleichbare Situation ist nach unserer Auffassung nur noch im lateralen Atlantoaxialgelenk vorzufinden. Es bedeutet, dass der jeweils bewegende Gelenkpartner – Tibia oder Femur – mehr rollt als schaukelt. Dies wird deutlicher zum Bewegungsende hin, weil die Kontaktfläche sich dann entweder auf dem nach vorne und distal geneigten (Extension) oder auf dem nach hinten und distal geneigten (Flexion) Abhang des Tibiaplateaus befindet.

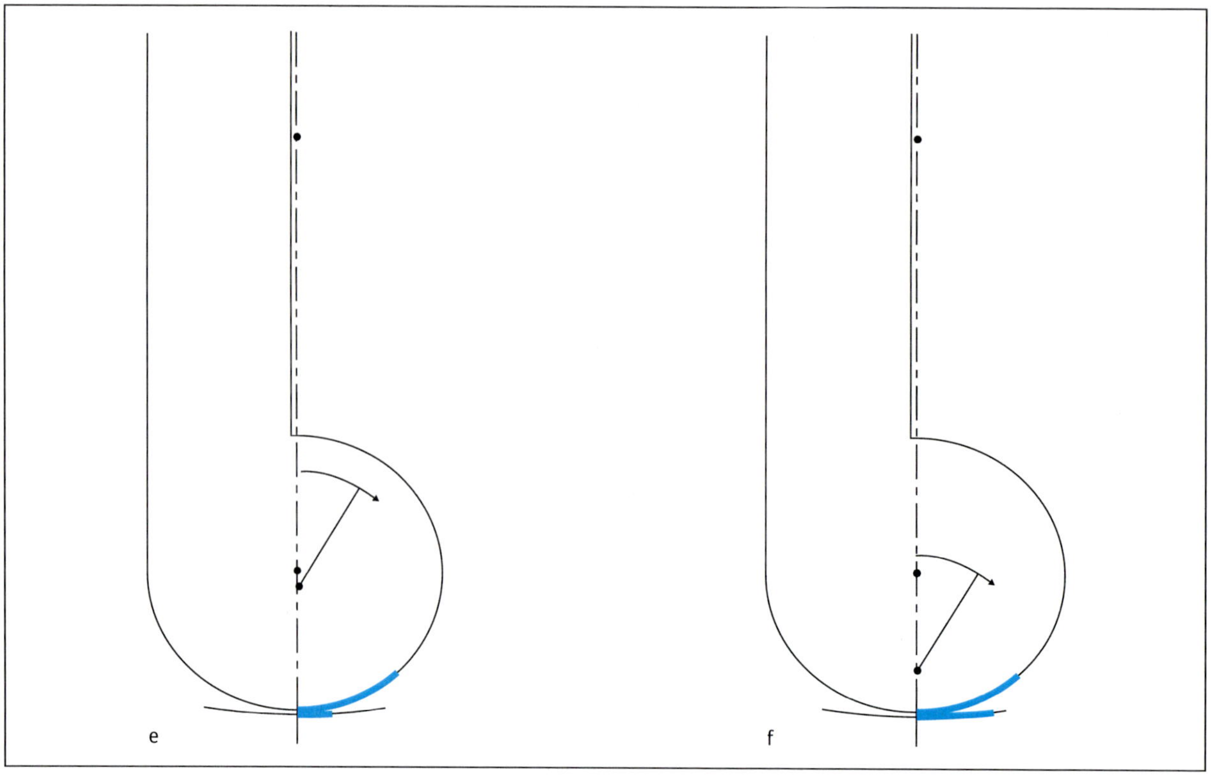

Abb. 7.46e: Flexion des Femurs mit Rotationsachse unterhalb des Mittelpunkts des konvexen Kreisabschnitts, jedoch weiter entfernt von der Kontaktfläche:
- hintere Rollbewegung größer als
- vordere Schubbewegung.

Verlagerung der Kontaktfläche:
- femoral nach hinten und viel größer als
- tibial nach hinten.

Abb. 7.46f: Flexion des Femurs mit Rotationsachse unterhalb des Mittelpunkts des konkaven Kreisabschnitts, jedoch näher zur Kontaktfläche:
- hintere Rollbewegung größer als
- vordere Schubbewegung.

Verlagerung der Kontaktfläche:
- femoral nach hinten und nicht viel größer als
- tibial nach hinten.

Immer wieder fällt auch auf, dass das Verhalten des lateralen Condylus zwischen 40° und 60° in Etwa dem des medialen Condylus entspricht, was vielleicht dadurch zu erklären ist, dass in diesem Bereich die Bewegung nur von den Unterstützungsbündeln der Kreuzbänder kontrolliert wird. Bei Flexion und Extension über 40-60° hinaus wird beim unbelasteten Gelenk die zunehmende Spannung anderer Kapsel-Band-Strukturen die Kontrolle übernehmen. Dies erlaubt den Schluss, dass die Osteo- und Arthrokinematik des unbelasteten Knies nicht allein von den Kreuzbändern bestimmt wird.

Folgende Faktoren hatten einen besonders großen Einfluss auf das Untersuchungsergebnis:

- Berechnung der Rotationsachsenposition mittels Markierungen der Tibia, deren Bewegung von Kameras festgehalten wurde,
- ein geringeres Bewegungsausmaß,
- zum ersten Mal Aufstellung einer Hypothese, die besagt, dass die gesamte Gelenkkontaktfläche einem Kreis mit einem einzigen Mittelpunkt angehört. Allerdings räumen die Autoren ein, dass die Position der Rotationsachse oberhalb des Kreisabschnittsmittelpunkts die Folge einer falschen Interpretation des medialen Condylus ist. Ob diese Interpretation auch für den lateralen Condylus gilt, wird nicht erwähnt.
- Die Definition einer Translation während Rotation, die keine Aussage über Verlagerungen der Gelenkkontaktfläche und damit über die Verlagerung von Punkten im Bereich der Kontaktfläche erlaubt.

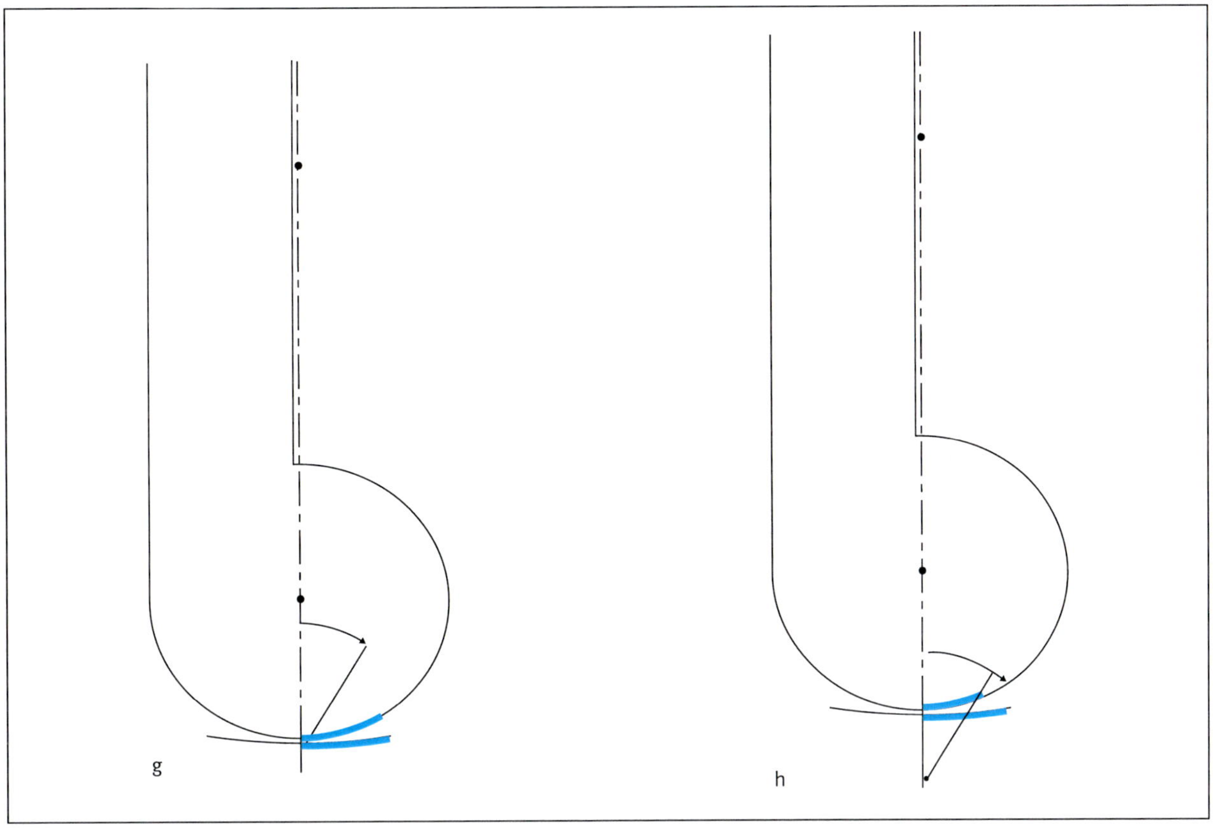

Abb. 7.46g: Flexion des Femurs mit Rotationsachse im Mittelpunkt des konvexen Kreisabschnitts:
- hintere Rollbewegung
- keine Schubbewegung.

Verlagerung der Kontaktfläche:
- femoral nach hinten und gleich
- tibial nach hinten.

Abb. 7.46h: Flexion des Femurs mit Rotationsachse unterhalb der Kontaktfläche des konkaven Gelenkpartners:
- hintere Rollbewegung kleiner als
- hintere Schubbewegung.

Verlagerung der Kontaktfläche:
- femoral nach hinten und kleiner als
- tibial nach hinten.

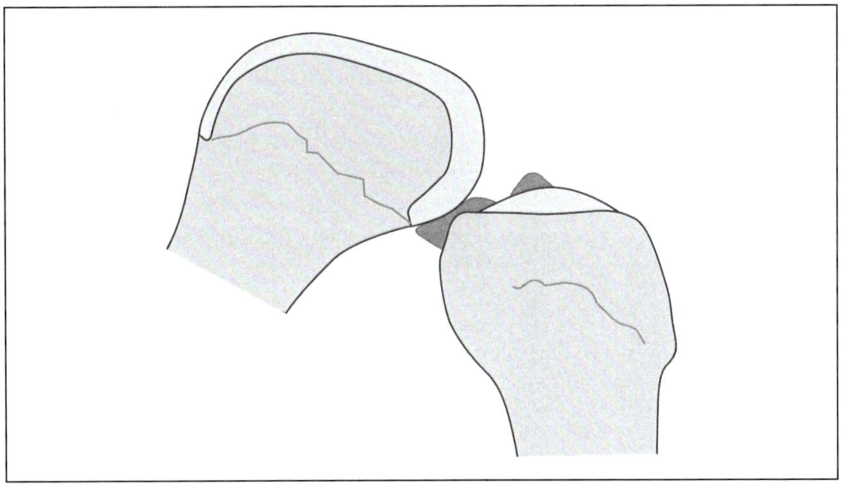

Abb. 7.47: Parasagittaler Querschnitt des Knies während maximaler Flexion. Der Kontakt zwischen Condylus und lateralem Tibiaplateau ist aufgehoben. Die hintere Kontaktfläche steht mit dem Hinterhorn des lateralen Meniscus in Verbindung, das dem hinteren Abschnitt des lateralen Tibiakondylus aufliegt (nach: Hefzy et al., 1998; Nakagawa, 2000)

Nach unserer Auffassung ist dieses Modell in der Lage, die abschließende Innenrotation der Tibia und die abschließende Außenrotation des Femurs in maximaler Flexion zu erklären. Wie diese jedoch entstehen, entzieht sich immer noch unserer Kenntnis. Auch die Autoren ziehen nur translationsbezo-

gene Schlussfolgerungen, machen aber keine Aussagen zur Entstehung der gekoppelten Rotation.
Nach Wilson et al. (1998) und Thompson et al. (1990) verschiebt das Femur sich gegenüber der Tibia nach hinten. Wilson sagte jedoch mit medial 16,3 mm und lateral 32,4 mm eine erheblich stärkere Verschiebung voraus, als von Thompson et al. experimentell bestätigt werden konnte (medial: 5,1 mm, lateral: 11,2 mm). Wilsons Modell berücksichtigt allerdings nicht die unterschiedliche Konkavität des medialen und die geringere Konkavität, manchmal sogar Konvexität des lateralen Tibiaplateaus.

Während der Flexion verlagert sich die tibiale Kontaktfläche nach hinten, weil die hintere Rollbewegung größer ist als die vordere Verschiebung, was zu einem positiven Schlupfquotienten führt, der kleiner als Eins ist. Die laterale Kontaktfläche verlagert sich fast zweimal so viel nach hinten wie die mediale Kontaktfläche. Die hintere Translation des lateralen Femurkondylus ist fast doppelt so groß wie die des medialen Condylus. Medial ist die Schlupfbewegung also größer als lateral (Schlupfquotient: kleiner), was eine Außenrotation des Femurs oder eine Innenrotation der Tibia zur Folge hat.

Während Flexion nimmt der Schlupfquotient ab, da zu Beginn der Flexion die hintere Rollbewegung des Femurs (entsprechend einer hinteren Schaukelbewegung der Tibia) über die vordere Schubbewegung (entsprechend einer hinteren Gleitbewegung der Tibia) dominiert.

In Extension artikuliert nämlich die vordere Fläche des Condylus mit der Tibia (Iwaki et al., 2000), und zu Beginn der Beugebewegung beschreiben der mediale Femurkondylus bis etwa 15° und der laterale Femurkondylus bis etwa 20° eine reine Rollbewegung (Tillmann, 1987). Ab 20° beschleunigt sich die Verlagerung der Kontaktfläche, bis das Femur mit seiner hinteren Gelenkfläche Tibiakontakt hat (Iwaki et al., 2000). In diesem Moment entsteht die flexionsbedingte Innenrotation. Die extensionsbedingte Außenrotation entsteht dann, wenn der Femurkontakt während der Kniestreckung von der hinteren auf die vordere Gelenkfläche übergeht. Dabei dreht das Femur gegenüber der Tibia um die jetzt im Mittelpunkt des vorderen Kreisabschnitts befindliche Rotationsachse gewissermaßen nach hinten durch. Dieser Kreisabschnittsmittelpunkt wird sich gegenüber der Tibia nicht bewegen. Wohl aber bewegt sich der hintere Kreisabschnitt, der nun wegen ausbleibender Extension exzentrisch liegt, nach hinten (Müller, 1992). Die sehr unterschiedliche Beschaffenheit der lateralen Extensionsfläche erklärt die unterschiedliche Qualität und Quantität der gekoppelten Rotationskomponenten.

Während zunehmender Flexion nimmt die Rollkomponente (Schaukelkomponente) relativ ab gegenüber der Schubkomponente (Gleitkomponente), die relativ zunimmt. Zu Beginn einer Flexion findet also eine erheblich größere Bewegung der tibialen Kontaktfläche nach hinten statt als zu ihrem Ende. Dies braucht jedoch mit der Translation des Femurkondylenmittelpunkts nicht in Beziehung zu stehen.

Williams et al. (1989) erklären die Abschlussrotation damit, dass die meniskotibiale Gelenkpfanne lateral kleiner, runder und konkaver ist als medial. Auch der laterale Condylus ist kleiner und runder und flacht früher ab als der mediale. Daraus könnte folgen, dass die laterale Seite während einer Extensionsbewegung bei 30° Flexion rascher ihre Endstellung erreicht als die mediale Seite und dann so lange auf der Stelle tritt, bis sie von der medialen Seite eingeholt wird. Es entstünde dann eine Innenrotation um eine lotrecht auf dem Tibiaplateau stehende Achse, die durch den lateralen Condylus verläuft und um die herum sich der mediale Condylus bogenförmig nach hinten bewegt.

Die bogenförmige Bewegung des medialen Condylus und die größere Fläche des medialen Tibiaplateaus tragen dazu bei, dass für die hintere Verschiebung des Femurs entsprechend einem vorderen Gleiten der Tibia medial mehr Fläche zur Verfügung steht.

Auch ist in der Parasagittalebene der Längenunterschied zwischen Femurkondylus und Tibiaplateau medial größer als lateral. Da während Bewegungen in der Parasagittalebene eine zu starke Dezentrierung zu vermeiden ist, wird während Extension die reine Rollbewegung des Femurs gegenüber dem Tibiaplateau ohne Verschiebung und mit dem Mittelpunkt in Höhe der Kontaktfläche medial stärker ausgeprägt sein als lateral (Blaha et al., 2003).

Eine kompensatorische Schubbewegung nach hinten kann also zwangsläufig nur medial entstehen, wodurch die vordere Verlagerung der tibialen Kontaktfläche sich verzögert und die vordere Verlagerung der Kontaktfläche des medialen Femurkondylus sich beschleunigt.

Im Ergebnis kann dies zu einer hinteren Translation des Referenzpunkts im medialen Condylus, nicht aber zu einer hinteren Verlagerung der tibialen Kontaktfläche führen.

Während der Extension wird der Umfang der Femurrolle das Fassungsvermögen des Tibiplateaus überschreiten, wodurch eine kompensatorische Schubbewegung nach hinten auftreten muss. Wenn auf beiden Seiten der Unterschied zwischen den konkaven und konvexen Kontaktflächen gleich wäre, dann könnte medial und lateral auch der gleiche Schlupfquotient entstehen, wodurch keine Rotationskomponente aufzutreten brauchte. Faktisch ist die mediale Gelenkoberfläche jedoch größer als die laterale, was nur zu kompensieren ist, indem

a) lateral eine größere Rollbewegung nach vorn stattfindet als medial,
b) medial eine größere Schubbewegung nach hinten stattfindet als lateral,
c) medial der Schlupfquotient kleiner ist als lateral.

Der mediale Femurkondylus kann also seine größere Oberfläche mehrfach dazu nutzen, das Erreichen des medialen Plateaurandes zu verzögern und gleichzeitig das Erreichen des Kondylenrandes zu beschleunigen.

Während der Extension reicht die Schaukelbewegung der Tibia für den Femurkopf nicht aus, wodurch kompensatorisch eine vordere Gleitbewegung entstehen muss.

Wenn auf beiden Seiten der Unterschied zwischen den konkaven und konvexen Kontaktflächen gleich wäre, dann könnte medial und lateral auch das Verhältnis zwischen Schaukeln und Gleiten gleich sein, wodurch keine Rotationskomponente zu entstehen brauchte. Faktisch ist die mediale Gelenkoberfläche jedoch größer als die laterale, was nur zu kompensieren ist, indem

d) medial eine größere Schaukelbewegung nach vorn stattfindet als lateral,
e) medial eine größere Gleitbewegung nach vorn stattfindet als lateral,
f) medial die Summe der Schaukel- und Gleitbewegung größer ist als lateral.

Der mediale Tibiakondylus kann also seine größere Oberfläche mehrfach dazu nutzen, das Erreichen des medialen Plateaurandes mittels einer Gleitbewegung zu verzögern und gleichzeitig das Erreichen des Femurkondylenrandes zu beschleunigen.

Nach Müller (1982) beträgt die Verlagerung der femoralen Kontaktfläche zu Beginn der Flexion das Doppelte der Verlagerung der tibialen Kontaktfläche. Am Ende der Flexion soll sie sogar das Vierfache betragen.

Die Kombination einer endgradigen Extension von 20° mit einer Außenrotation von 15° führt jedoch dazu, dass sich die mediale Kontaktfläche mit jedem Grad der Kniestreckung femoral viermal stärker verlagert als tibial. An der Lateralseite beträgt die femorale Verlagerung das Doppelte der tibialen Verlagerung. Das Verhältnis zwischen der Roll- und Schubbewegung oder zwischen der Schaukel- und Gleitbewegung beträgt medial also 1:4 (Müller, 1982). Betrug das Verhältnis während parasagittaler Rotation bereits 1:2, erhöht es sich infolge der transversalen Rotationskomponente – allerdings nur medial – auf 1:4.

Shapeero et al. (1988) kommen zu dem Schluss, dass der laterale Femurkondylus sich während der Kniebeugung 2,3mal weiter nach hinten bewegt als der mediale, wobei lateral das Verhältnis Rollen zu Gleiten 43 %-49 % zu 51 %-57 % beträgt und medial 16 %-26 % zu 74 %-84 %. Das Verhältnis zwischen Rollen und Gleiten betrug lateral also 1:1,2 und medial 1:3,8, was Müllers Hypothese (1982) bestätigen würde.

Freeman und Pinskerova (2003) unterscheiden an der Flexions-Extensionsbewegung drei Phasen:

1. Hyperextension bis 10-20° Flexion,
2. 20-30° Flexion bis 110-120° Flexion,
3. 110-120° Flexion bis 145-160° Flexion.

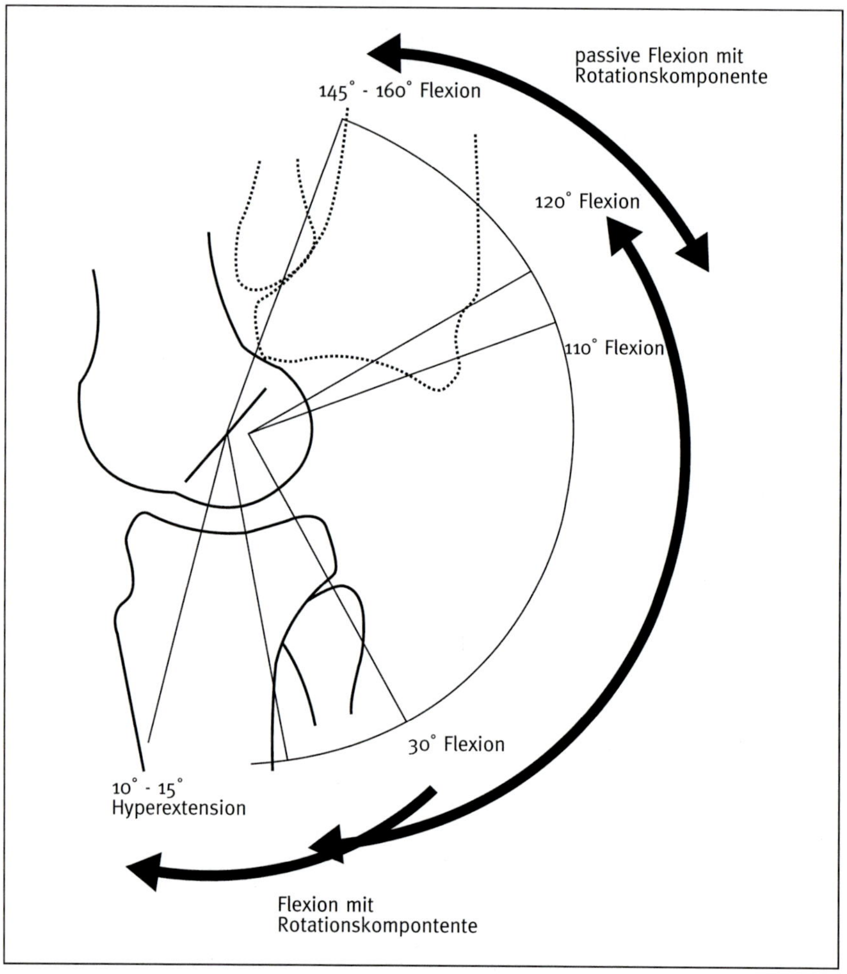

Abb. 7.48: Phasen der Kniebeugung (nach: Iwaki et al., 2000; Freeman und Pinskerova, 2003)

Zwischen 20° und 120° Flexion

Zwischen 20° und 120° Flexion (Freeman und Pinskerova, 2003; Iwaki et al., 2000) bilden die Kontaktgebiete der beiden Femurkondylen Kreisabschnitte. Der mediale Condylus ist im Parasagittal- und im Frontalschnitt rund und erreicht damit die Form einer Kugel *(☞ Abb. 7.49)*.

Medial

Iwaki et al. (2000) unterscheiden auf dem medialen Tibiaplateau eine Flexions- und eine Extensionskontaktfläche. Die 10 mm lange Flexionskontaktfläche hatte zwischen 20-30° und 120° mit dem Femurkondylus Kontakt. Die Bestim-

Abb. 7.49: Mittlere Ausrichtung der Flexions-Extensionsachse zwischen 20° und 120° Flexion (nach: Hollister, 1978; Blaha et al., 2003; Freeman und Pinskerova, 2003)

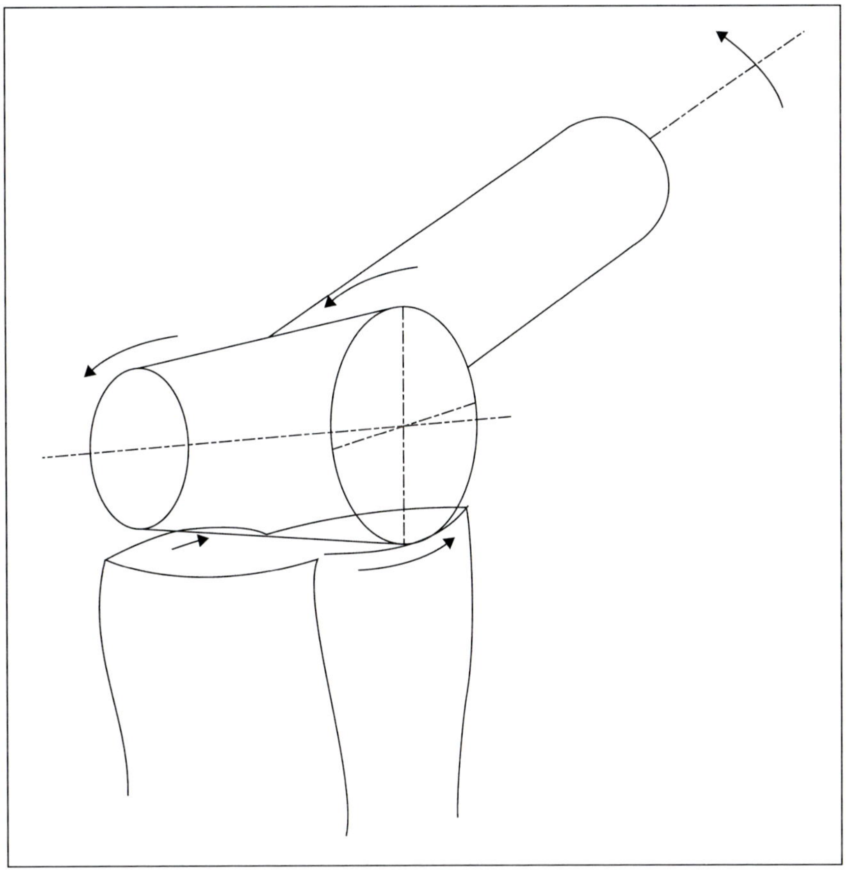

mungen fanden mittels Kernspintomographie und Kryoschnitt statt. Wegen der Elastizität des Knorpels wurden nicht Kontaktpunkte, sondern Kontaktflächen bestimmt.

Die mediale Flexionskontaktfläche der Tibia hat zwischen 20-30° und 120° mit der Gelenkfläche des Femurs Kontakt. Der Mittelpunkt der femoralen Flexionskontaktfläche bewegt sich zwischen 120° und 110° nur um 2 mm nach vorne, wonach er sich in Bezug zum hinteren Rand des Tibiaplateaus nicht mehr bewegt. Die Bewegung hat also einen geringen Schlupfquotienten und entspricht nahezu einer reinen Schlupfbewegung (Rolle nach vorn = Verschiebung nach hinten). Der Kreisabschnittsmittelpunkt des medialen Condylus bewegt sich während einer Flexion in Bezug zum hinteren Rand des Tibiaplateaus weder beim unbelasteten Präparat noch bei belasteten Versuchspersonen.

Diese stabile Position soll auf die Wirkung des gut fixierten medialen Meniskushinterhorns zurückzuführen sein, das als eine Art Wall den medialen Condylus zu einer Schlupfbewegung auf der Stelle zwingt, sowie auf die Wirkung der isometrischen Fasern des medialen Kollateralbands und des hinteren Kreuzbands.

Lateral

Das laterale Tibiaplateau kennt nur ein etwa 24 mm langes femorales Kontaktgebiet. Zwischen 120° und 110° Beugung hat das Femur noch Kontakt mit dem Meniskushinterhorn und dem hinteren Rand des tibialen Kontaktgebietes.

Zwischen 90° und 10-20° berühren sich die Kontaktgebiete der beiden Gelenkpartner.

Bedingt durch die konvexe Form des Tibiaplateaus bewegt sich der Mittelpunkt zwischen 90° und 110° um 1 mm nach unten. Zwischen 45° und 120°

bewegt sich der Mittelpunkt des Femurkondylus gegenüber der Tibia um 15 mm und zwischen maximaler Streckung und 45° Beugung um 4 mm nach hinten.

Während einer aktiven, unbelasteten Beugung zwischen 90° und 133° betrug die hintere Verschiebung des lateralen Femurkondylus durchschnittlich 13 mm und des medialen Femurkondylus durchschnittlich 2 mm. Dies löste eine tibiale Innenrotation von 15° um eine durch den medialen Condylus verlaufende Achse aus (Nakagawa et al., 2000).

Infolge der besprochenen Rollbewegung bewegt sich der Mittelpunkt des lateralen Condylus also nach hinten. Allerdings sind Freeman und Pinskerova der Meinung, dass die Ursache dieser Bewegung noch nicht geklärt ist, zumal sie auch während tiefer Kniebeugen bei fixiertem Fuß beobachtet wird. Die Ursache kann im hinteren Kreuzband gelegen sein, aber es ist auch möglich, dass Reibungskräfte die vordere Verschiebung erschweren und nur an der Medialseite vom medialen Hinterhorn kompensiert werden. Auch wäre es möglich, dass die femorale Valgusbewegung während der Flexion zunehmend Vorgänge in der Transversalebene beeinflusst. Bezogen auf ein Lot zum Femur in der Frontalebene während Extension bewegt sich der laterale Condylus nicht sehr weit distalwärts. Für die Transversalebene während 90° Flexion bedeutet dies, dass der laterale Condylus sich weniger weit nach vorn bewegt als der mediale Condylus, was eine Außenrotation des Femurs zur Folge hat. Diese Außenrotationskomponente ist zwischen 20° und 120° durch eine Außenrotationsbewegung der Tibia zu neutralisieren. In diesem Abschnitt der Flexionsbewegung verläuft die Flexions-Extensionsachse durch die Mittelpunkte der Kreisabschnitte, durch den lateralen Epicondylus und durch die Insertion des lateralen Kollateralbands. An der Medialseite liegt die Achse etwa 13 mm posterior und distal des medialen Epicondylus und auf halbem Weg zwischen den femoralen Insertionen der Kreuzbänder.

Klinische Bedeutung
Anlässlich kapselspezifischer Dehnungen wegen Bewegungseinschränkungen in diesem Gebiet kann man an der Medialseite versuchen, die femorotibialen Rollschub- oder Schaukelgleitverhältnisse wieder herzustellen. Lateral schenkt man dem Verhalten der Menisken gegenüber der Tibia und der osteokinematischen Schwungbewegung von Femur und Tibia (ausgeprägtes Rollen oder Schaukeln, geringes Schieben oder Gleiten) besondere Beachtung.

Zwischen 20° Flexion und Hyperextension

Iwaki et al. (2000) fanden auf dem medialen Tibiaplateau außer einer Flexionskontaktfläche auch eine schräg nach vorne und oben verlaufende, 17 mm lange Extensionskontaktfläche. In diesem Bewegungsabschnitt entsteht die gekoppelte Außenrotationsbewegung der Tibia, wobei die asymmetrischen femoralen Kontaktflächen der beiden Kondylen das Bewegungsverhalten prägen. Zwischen 30° und 10° findet der Übergang von der tibialen Flexionskontaktfläche auf die tibiale Extensionskontaktfläche ohne eine begleitende ap-Verschiebung des Femurs statt. Mit einer raschen Bewegung beschreibt der mediale Condylus jetzt einen Teilkreis, der mit 30 mm einen größeren Radius hat als die Kontaktfläche zwischen 20° und 120° Flexion, deren Bogen bei einem Radius von 22 mm 40° beträgt. Die momentane Rotationsachse verläuft nun durch den Mittelpunkt des vorderen Kreisabschnitts. Dieser wird mit der aufwärts gerichteten vorderen Kontaktfläche der Tibia zusammenkommen, sein Mittelpunkt wird sich aber nicht von der Stelle bewegen. Es liegt also eine reine Schlupfbewegung vor. Der exzentrisch gelegene hintere Aspekt des Condylus wird sich dabei gemeinsam mit der Insertion der hinteren Gelenkkapsel vom Tibiaplateau fort und nach oben bewegen *(☞ Abb. 7.50)*.

Abb. 7.50: Mittlere Ausrichtung der Flexions-Extensionsachse während der Bewegungsphase zwischen Hyperextension und 20° Flexion (nach: Blaha et al., 2003; Freeman und Pinskerova, 2003)

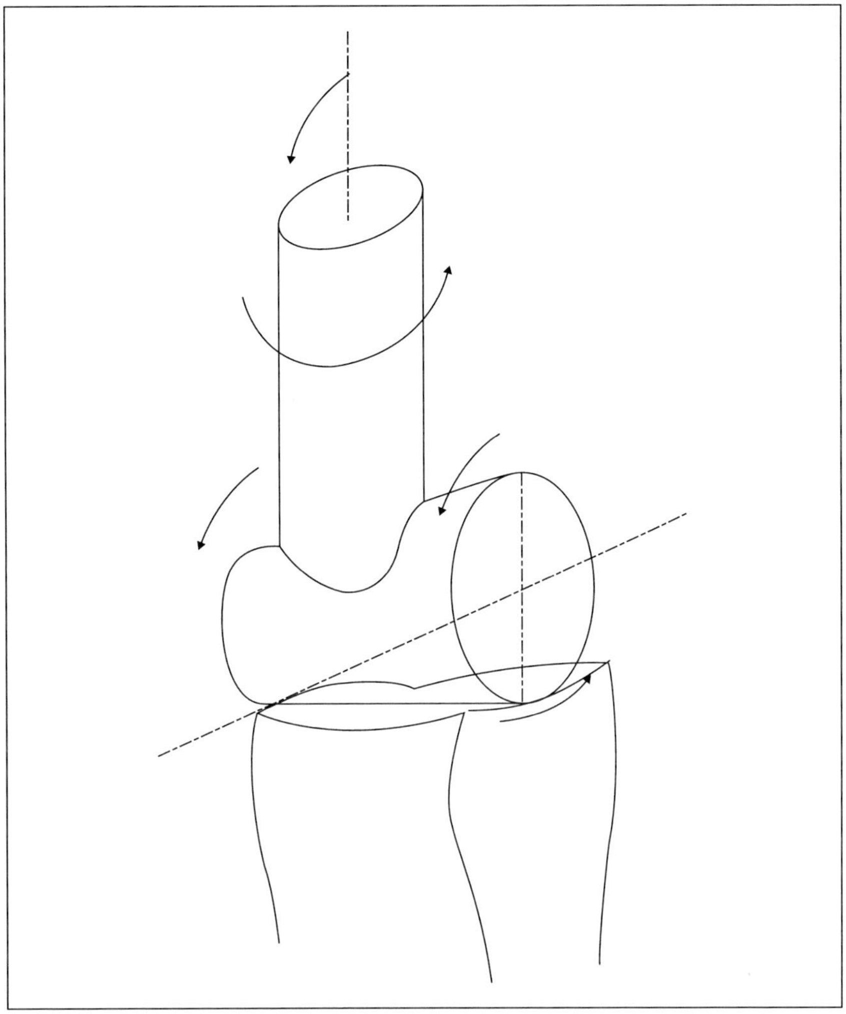

Zwischen 10° Flexion und Extension befindet sich die tibiale Extensionskontaktfläche etwa 8 mm weiter vorn als die Flexionskontaktfläche zwischen 30° und 120° Flexion.

Die laterale femorale Kontaktfläche, die fast kreisförmig ist, besitzt praktisch keinen vorderen Aspekt und wird vom konvex geformten Tibiaplateau nach vorn abrollen. Der rückwärtige Aspekt des Condylus entfernt sich weniger deutlich vom Tibiaplateau, da er im Gegensatz zum medialen Condylus eine konzentrische Bewegung durchmacht.

Die Innenrotation des Femurs resultiert also aus einem Durchdrehen auf der Stelle (Rollen = Schieben) des medialen und einem Rollen nach vorn des lateralen Condylus. Umgekehrt ist die größere mediale femorale Kontaktfläche gezwungen, sich mehr nach vorne zu bewegen als die laterale. Die mediale Schaukelbewegung ist also umfangreicher als die laterale, wodurch die Tibia nach außen rotiert und sich medial weiter nach vorn bewegt. Das Verhältnis zwischen transversaler und parasagittaler Rotationskomponente beträgt 0,5 : 1. Aus diesem Grund schneidet die momentane Achse der femoralen Innenrotationskomponente den medialen Condylus und die Achse der tibialen Außenrotationskomponente das laterale Tibiaplateau. Zwischen Hyperextension und 20° Flexion verläuft die Flexions-Extensionsachse demnach schräg von medial nach lateral, wobei sie mit der Frontalebene von proximal nach distal einen Winkel von 20° und mit der Transversalebene von hinten nach vorne einen Winkel von 10° bildet (Freeman und Pinskerova, 2003).

Die Translation des Femurs entlang dieser momentanen Rotationsachse beträgt in dieser Bewegungsphase 3 mm.

Fraglich ist, ob die transversale Rotationskomponente untrennbar mit der Flexion verbunden ist. Kann in diesem Bewegungsabschnitt eine Außen- oder Innenrotation der Tibia erzwungen werden? Hill et al. (2000) konnten kernspintomographisch keine Rotation feststellen. Hallen und Lindahl (1966) konnten das Knie während Extension noch immer ein wenig in der Transversalebene rotieren lassen.

Klinische Bedeutung
Je geringer eine Extensionshemmung ist, umso geringer sind Störungen des Verhältnisses zwischen der femorotibialen Rollschub- oder Schaukelgleitbewegung. Dehnungsübungen beziehen sich dann stärker auf das Bewegungsverhalten der Menisken gegenüber dem Femur und der Tibia und auf deren osteokinematische Schwungbewegung. Denn Bewegungseinschränkungen entstehen hier zumindest teilweise dadurch, dass die hintere Kapselinsertion an den Kondylen sich in Extension in proximaler Richtung vom Tibiaplateau fort bewegt.

Zwischen 110-120° und 145-160° Flexion

Wie bei manuellen Funktionsprüfungen, tiefen Kniebeugen und beim Knien kann diese Bewegungsphase nur durch passive Gelenkbewegung erreicht werden. Der mediale Condylus rollt auf dem Meniskushinterhorn nach hinten und verliert den Kontakt zum knöchernen Tibiaplateau.

Der laterale Condylus bewegt sich ebenfalls nach hinten, bis er sich hinter der Tibia befindet und auch der laterale Meniscus über den Rand des Plateaus hinausragt. Bis zu 145° Flexion entsteht praktisch keine Rotationskomponente. Wird die Beugung sehr weit geführt, beispielsweise indem man sich auf die Fersen setzt, dann entsteht eine starke Innenrotation. Da der laterale Condylus über das dort konvex geformte Tibiaplateau nach unten, der mediale Condylus jedoch nach oben rollt, entsteht auch eine Valguskomponente.

Wird die passive, unbelastete Beugung bis 162° fortgesetzt, dann bewegt sich der mediale Femurkondylus durchschnittlich um 4,5 mm und der laterale um 15 mm nach hinten, wodurch die tibiale Innenrotation noch einmal um 13° zunimmt. Nach Erreichen der maximalen passiven Kniebeugung hat der laterale Condylus sich um 28 mm nach hinten bewegt und keinen Kontakt mehr mit dem lateralen Tibiaplateau. Im Gegensatz zu anderen Autoren, die nur eine Beginn- oder Schlussaußenrotation erwähnen, beschreiben Nakagawa et al. (2000) zwischen etwa 90° und 160° Flexion eine zweite Phase der gekoppelten tibialen Innenrotation.

Die maximale Flexion wird durch Kompression der hinteren Weichteile und durch eine mit der Flexion einhergehende Retroversion des Tibiplateaus abgebremst (Freeman und Pinskerova, 2003).

Vergleicht man die osteokinematische Femurdrehung anhand der Bewegung der Mittelpunkte der Kondylenprofile, die mit dem Tibiaplateau in Kontakt stehen, einmal mit der parasagittal gekoppelten Innenrotation bei Flexion und einmal mit der sagittal unabhängigen Rotation, dann ist der Unterschied nicht besonders groß. Der wichtige Unterschied betrifft hier den arthrokinematischen Effekt. Während Flexion entsteht eine femorale Außenrotation, indem der mediale Condylus sich nicht von der Stelle bewegt, während die tibiale Kontaktfläche sich nach hinten verlagert. Auf der Ebene des Kondylenmittelpunkts sind die femorale Roll- und Schubbewegung also gleich groß, während auf der Ebene des Tibiaplateaus die hintere Rollbewegung des Femurs etwas stärker ist als die vordere Schubbewegung. Lateral rollt das Femur auf der Ebene des Kondylenmittelpunkts und in Höhe des Tibiaplateaus etwas weiter nach hinten als medial. Die femoralen Kontaktflächen bewegen sich nach hinten.

Bei Außenrotation des Femurs in einer bestimmten Flexionsstellung wird sich die mediale tibiale Kontaktfläche nach vorn und die laterale tibiale Kontaktfläche nach hinten bewegen. Die femoralen Kontaktflächen verlagern sich kaum.

Belastet

Sowohl bei neutralrotiertem wie bei innenrotiertem Fuß machen die Femurkondylen während der Kniebeugung gegenüber dem Tibiaplateau die gleiche Bewegung. Der kontakthabende Mittelpunkt des medialen Condylus bewegt sich während neutralrotiertem Fuß bei weniger als 10° Flexion und während innenrotierter Tibia bei mehr als 10° Flexion um 4 mm nach vorn. Der laterale Condylus bewegt sich jetzt weiter nach hinten als während einer unbelasteten Kniebeugung. Die femorale Außenrotation ist also während einer belasteten Beugung größer als während einer unbelasteten Beugung. Während belasteter Beugung vollzieht das Femur gegenüber der fixierten Tibia also eine größere Außenrotation als während unbelasteter Beugung. Bei außenrotiertem Fuß bewegte sich keiner der Kondylen nach hinten, und zwischen 5° Hyperextension und 90° Flexion bewegte sich das Knie ohne Rotationskomponente. Nicht berichtet wird, was bei mehr als 90° Beugung geschieht (Hill et al., 2000). Eine Erklärung für das Nichtauftreten einer Rotationskomponente während Extension könnte sein, dass in Extension zwar eine geringe Rotationsmöglichkeit besteht, die Kreuzbänder jedoch weniger angespannt sind, wodurch die Flexion ohne Rotationskomponente verlaufen kann.

Durch Belastung und Innenrotation werden die Kreuzbänder stärker rekrutiert, wodurch die Rotationskomponente während der Flexion ausgeprägter ist.

Während Stehens auf einem Bein ist die von der Neigung des Tibiaplateaus abhängige vordere Tibiatranslation lateral immer größer als medial (Dejour, 1994). Nach einer Ruptur des vorderen Kreuzbands nimmt die Tibiatranslation jedoch medial stärker zu als lateral.

Die dreidimensionale Untersuchung einer Treppaufbewegung von 100° Flexion bis zu maximaler Extension ergab eine laterale, distale und vordere Translation der Eminentia intercondylaris gegenüber dem Femur (Jonsson und Karrholm, 1994).

Nach Ruptur des vorderen Kreuzbands fiel auf, dass die Eminentia sich in Beugestellung gegenüber einem femoralen Referenzpunkt weiter hinten befand. Nach der klassischen Lehre würde dies jedoch als Hinweis auf eine Fehlfunktion des hinteren Kreuzbands gedeutet werden. Jedoch ist es auch möglich, dass die Unversehrtheit des vorderen Kreuzbands in Flexionsstellungen eine Voraussetzung für die biomechanische Funktion des hinteren Kreuzbands ist. Bei gestrecktem Knie würde sich diese Abhängigkeit umkehren.

Dies würde auch Beobachtungen von Karrholm et al. (1998) erklären, wonach bei zehn Patienten mit einer vorderen Kreuzbandruptur in der Vorgeschichte während aktiver Flexion im Vergleich zum gesunden Knie geringere Innenrotation und Adduktion entstand und die Eminentia intercondylaris sich weiter nach lateral und hinten verlagerte.

Auch während einer belasteten Bewegung mit außenrotiertem Fuß von 50-65° bis zur maximalen Streckung betrug die mittlere Außenrotation der Tibia in 50° Flexion 9,0° (maximal 15,6°, minimal 2,7°) und in Extension 6,8° (maximal 13°, minimal 1,5°).

Schlussfolgerungen

Die Kinematik des Knies wird größtenteils von den Kontrollkräften bestimmt, die von den Kreuzbändern, dem medialen Kollateralband und der Kompression der Kontaktflächen ausgehen. Kompressionskräfte beeinflussen insbesondere das arthrokinematische Verhalten des lateralen Gelenkanteils in der Frage, ob das Tibiaplateau dem rollenden Femurkondylus als konkaver oder konvexer Gelenkpartner zur Verfügung steht. Dabei stoßen wir auf ähnlich ausgeprägte individuelle Unterschiede wie beim Zusammenhang zwischen lateraler Konvexität und Gelenkinstabilität.

Durch Kräfte von außen kann diese Gesetzmäßigkeit gestört werden. Außerdem verändert sich die Außenrotation des Femurs gegenüber der Tibia während einer doppelseitigen, belasteten Kniebeugung von einer osteokinematischen Femurdrehung während Extension in eine osteokinematische Schwungbewegung während Abduktion und Flexion.

Diese femorale Abduktion kann sowohl durch eine laterale Bewegung des distalen Femurs als auch durch eine mediale Bewegung des proximalen Femurs entstehen. Während einer doppelseitigen Kniebeugung kann proximal keine Bewegung nach medial entstehen, und distal ist die maximale belastete Flexion nur dann zu erreichen, wenn man die Knie abduziert.

Einige der widersprüchlichen Befunde sind auch damit zu erklären, dass die arthrokinematischen Folgen ostokinematischer Bewegungen sich nicht nur zwischen Femur und Tibia, sondern auch zwischen Femur und Meniscus sowie zwischen Meniscus und Tibia auswirken. Immerhin ist der Meniscus zu betrachten als eine Erweiterung der tibialen Kontaktoberfläche, und seine Beweglichkeit wird von Einfluss sein auf das Verhältnis der arthrokinematischen Bewegungskomponenten. Die femorotibiale Rollbewegung kann deshalb größer sein als die Schubbewegung, weil der Meniscus sich zur gleichen Zeit ausdehnt, wo der Condylus auf seinem Vorderhorn ruht, und damit die Fläche des Tibiaplateaus flexibel macht.

Der femorotibiale Schlupfquotient verhält sich umgekehrt proportional zum Ausmaß der meniskotibialen Translation.

Arthrokinematisch lässt sich die Funktion der Kreuzbänder wie folgt zusammenfassen.

Extension

Die Schaukelbewegung der Tibia und die vordere Rollbewegung des Femurs werden von den unterstützenden und hemmenden Bündeln des vorderen Kreuzbands gesteuert, das durch seine zunehmend vertikale Ausrichtung auch eine Teilverantwortung für die Kompression der Gelenkflächen übernimmt (☞ *Abb. 7.51*). Sowohl die vordere Gleitbewegung der Tibia als auch die hintere Schubbewegung des Femurs werden von den unterstützenden Bündeln des idealerweise schräg ausgerichteten hinteren Kreuzbands begleitet, das gleichzeitig eine hintere Öffnung des Gelenks im Sinne einer nach vorn gerichteten Hebelwirkung verhindert.

Flexion

Die unterstützenden und hemmenden Bündel des hinteren Kreuzbands, das durch seine zunehmend vertikale Position auch die Kompression im Gelenk mitbestimmt, kontrollieren die hintere Schaukelbewegung der Tibia und die hintere Rollbewegung des Femurs. Die tibiale Gleitbewegung nach hinten und die femorale Schubbewegung nach vorn werden von den Unterstützungsbündeln des vorderen Kreuzbands begleitet, das infolge seiner zunehmenden Schrägstellung dazu prädestiniert ist. Gleichzeitig wird so die Öffnung des Gelenks nach vorne und eine nach hinten gerichtete Hebelwirkung verhindert.

Abb. 7.51: Darstellung des symbiotischen Kreuzbandverhaltens.
Zu Beginn einer Femurstreckung kontrolliert das hintere Kreuzband die vordere Rollbewegung des Femurs, indem es das Femur nach hinten zieht (hintere Schubbewegung). Dadurch gerät das vordere Kreuzband unter Spannung und hemmt damit die hintere Schubbewegung. Bei fortgesetzter Extensionsbewegung steigt die Kompression im Gelenk an

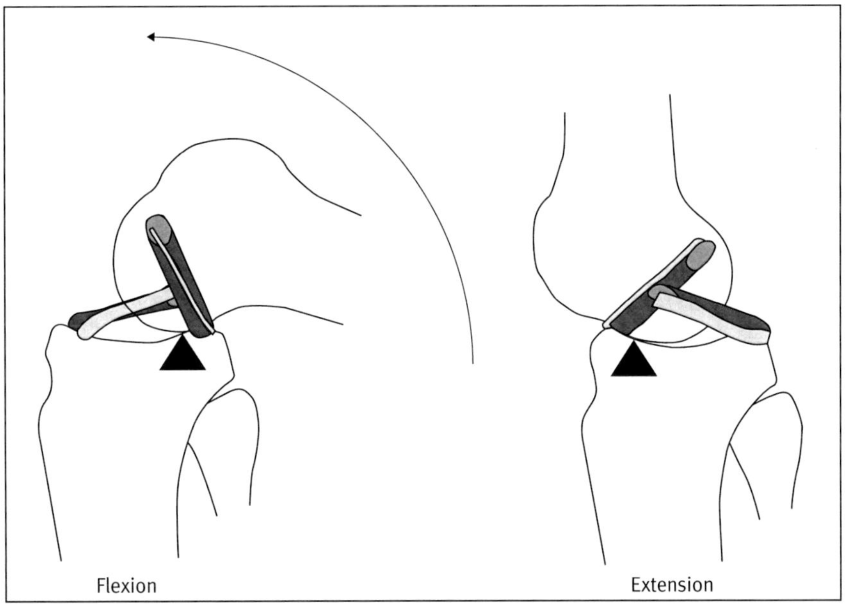

Je stärker die Kompression ist, die von einem Kreuzband ausgeht, umso geringer wird die Zugwirkung, die vom anderen Kreuzband ausgeht.

Transversalebene: Innen- und Außenrotation

Die während einer Flexion-Extension auftretende gekoppelte Rotation in der Transversalebene ist eine Drehbewegung, die im lateralen und medialen Gelenkabschnitt infolge eines ungleichen femoralen Rollschub- oder tibialen Schaukelgleitverhältnisses entsteht. Während Flexion-Extension verschieben sich beide Femurkondylen in der gleichen Richtung, jedoch über unterschiedliche Distanzen. Das Gleiche gilt für die beiden Tibiaplateaus.

Die von der Flexion-Extension unabhängig auftretende Rotation in der Transversalebene ist dagegen eine Drehung beider Femurkondylen oder beider Tibiaplateaus in entgegengesetzter Richtung.

Bei unbelasteter Außenrotation in 90° Flexion bewegt sich die laterale tibiale Kontaktfläche nach vorn, wodurch die flexionsbedingte hintere Verschiebung, die zwischen 0° und 90° entstanden war, vollständig kompensiert wird (Hill et al., 2000).

Die tibialen Kontaktflächen liegen auf einer Diagonalen, die die momentane Rotationsachse schneidet. Diese liegt eher im medialen Abschnitt, wodurch sich die Kontaktfläche lateral stärker verschiebt als medial. Menisken können deformiert sein, und das Femur bewegt sich auch in Bezug zum Meniscus. Dennoch ist der meniskotibiale Bewegungsumfang ein geeigneter Gradmesser der gekoppelten Rotationsbewegung, wenn auch das Ausmaß der Meniskusverschiebung nicht immer in direktem Zusammenhang mit der Verlagerung der femorotibialen Kontaktfläche steht.

Frontalebene: Varus und Valgus

Bei Varus entsteht durch Zugwirkung des vorderen Kreuzbands, das den Druck zwischen der lateralen Eminentia intercondylaris und der Innenseite des lateralen Femurkondylus ansteigen lässt, zunächst eine laterale Translationsbewegung der Tibia. Kompression entsteht ebenfalls zwischen dem medialen Rand des Tibiaplateaus und dem medialen Condylus. Nimmt der Varus weiter zu, dann nimmt die Kompression in Höhe der Eminentia ab, und das Gelenk öffnet sich lateral. Die Tibia kann jetzt eine laterale Translation durchführen, wodurch die Spannung im vorderen Kreuzband und im lateralen Kollateralband nachlässt und die Tibia im Mittelteil des Tibiaplateaus mit dem Femur Kontakt aufnimmt (Bryant und Cooke, 1994).

Verriegelte Stellung

Fuss (1992) ist der Ansicht, dass die gekoppelte Rotation zur Ergänzung der verriegelten Gelenkstellung dient, wodurch die Streckstellung des Knies im Stand ohne Muskelarbeit möglich wird. Nach Williams et al. (1989) liegen im Gelenk während maximaler Streckung maximale Kongruenz, maximale Kompression, maximale gemeinsame Kontaktflächen, maximale Torsion und maximale Ligamentspannungen vor.

In symmetrisch stehender Körperhaltung befindet sich die Lotlinie des Körperschwerpunkts vor der Flexions-Extensionsachse. Passiv lässt sich das Knie nicht maximal verriegeln. Die aufrecht stehende Körperhaltung ist ohne Muskelarbeit aufrecht zu erhalten, weil die Abschlussrotation für die notwendige Torsion im Gelenk sorgt. Maximale Extension entsteht in asymmetrischer Körperhaltung, während Vornüberlehnen, unter schwerer Belastung und während des Springens (Williams et al., 1989).

Ruhestellung

Es ist also nicht einfach, diejenige Kniestellung zu finden, in der alle Voraussetzungen einer Ruhestellung erfüllt werden. So wird beispielsweise die Gelenkkapsel zwischen 20° und 30° Flexion gleichmäßig entspannt sein. In dieser Gelenkstellung ist auch das intraartikuläre Volumen am größten. Bei Gelenkergüssen nimmt das Knie diese Stellung ein (Tillmann, 1987).

Eine Versuchsreihe an zehn Kniepräparaten ergab, dass die Gelenkhöhle während 35° Flexion und bei Drücken zwischen 200 mmHg und 450 mmHg die größte Flüssigkeitsmenge aufnimmt. Sowohl Flexionen als auch Extensionen über 35° hinaus führten bei einem Flüssigkeitsdruck von 100 mmHg zu Kapselrupturen. Zwischen 35° und Extension nahm der Gelenkinhalt um 50 ml ab, zwischen 35° und 90° Flexion um 70 ml und bei 120° Flexion um 100 ml (Burgaard et al., 1988). Nach Man et al. (2003) verändert sich das Gelenkvolumen zwischen 0° und 20° nicht, nimmt aber zwischen 0° und 40° um 12-47 ml, in 50° um 39-85 ml und in 60° um 35-107 ml ab (Man et al., 2003).

Zwischen dem im Gelenk herrschenden Druck und dem Gelenkvolumen scheint es keine feste Beziehung zu geben. Meist besteht ein Unterdruck. Passive Kniebeugung führt zu einer Druckerhöhung bis zu 10 mmHg bei 110°. Während aktiver Flexion-Extension ohne Einwirkung der Schwerkraft erhöhte sich der Druck zwischen 70° und Extension um 18 mmHg und zwischen Extension und 70° Flexion um 38 mmHg (Alexander et al., 1996).

Auch Wood et al. (1988) fanden bei gesunden Probanden einen intraartikulären Unterdruck von -5 ±1,5 mmHg, der sich während Flexion-Extension kaum veränderte, nach einer Applikation von 5 ml Flüssigkeit jedoch in beiden Bewegungsrichtungen zunahm.

Möglicherweise spielt hierbei nicht nur die Spannung der Gelenkkapsel, sondern auch der im Knochen vorherrschende Druck, der unter dem Einfluss der Kniegelenkstellung steht, eine Rolle. Zumindest bei Hunden wurde ab 30° Flexion eine Zunahme des intraossalen Drucks gemessen (Maruenda et al., 1995). In einer anderen, ebenfalls an Hunden durchgeführten Studie konnte eine Erhöhung des Drucks in der distalen Femurepiphyse mittels Flüssigkeitsinjektion ins Innere des Kniegelenks nachgewiesen werden. Den gleichen Effekt hatte eine maximale Flexion ohne Flüssigkeitsinjektion. Während maximaler

Extension erhöhte sich der Druck in der tibialen Epiphyse (Bunger et al., 1981).

In maximaler Flexion besteht zwischen Femur und Tibia noch ein minimaler Gelenkkontakt (Maquet, 1984), der sich auf das Gebiet zwischen den Meniskushörnern beschränkt.

Es gibt keine allgemein gültige Gelenkposition, in der alle zum Gelenk gehörenden Strukturen entspannt sind und das Gelenk einen maximalen Spielraum besitzt. Da die Kreuzbänder hauptverantwortlich sind für Translationen und Schubgleitbewegungen in der Parasagittalebene, schlagen wir vor, die mittlere Stellung zwischen maximaler Flexion und Extension als Ruhestellung des Knies zu definieren. Die Kinematik der Flexion-Extension wird von Begleitstrukturen kontrolliert, die immer zumindest teilweise angespannt sind. Fuss (1989) bezeichnet diejenige Position der Kreuzbänder als funktionell, in der die meisten ihrer Fasern angespannt und vollständig gerade sind. Beim vorderen Kreuzband gilt dies für die Extension mit parallel verlaufenden Fasern und beim hinteren Kreuzband für die Flexion mit tordierten Fasern. In der hypothetischen Ruhestellung sind die wenigsten Kreuzbandfasern angespannt, was beim vorderen Kreuzband in maximaler Flexion mit tordierten Fasern und beim hinteren Kreuzband in maximaler Extension mit parallel verlaufenden Fasern der Fall ist (Fuss, 1989). Nimmt man die Gesetzmäßigkeiten der progressiven Rekrutierung hinzu (Müller, 1996), dann ist anzunehmen, dass beide Kreuzbänder in einer mittleren Gelenkstellung um die 70° relativ am geringsten beansprucht werden. Deckenbeck (1974) berichtete, dass die Spannung in beiden Bändern zwischen 30° und 60° am geringsten ist. Tillmann (1987) gibt den Bereich zwischen 20° und 60° an. Kennedy et al. (1977) legten sich für beide Bänder auf 35° fest, nachdem sie die Oberflächenspannung ausgewählter Kreuzbandabschnitte ermittelt hatten.

Bei etwa 60° Flexion sollen die vorderen und hinteren Fasern des medialen Kollateralbands gleich stark angespannt sein (Blankevoort et al., 1991). Das laterale Kollateralband befindet sich während maximaler Flexion im Gleichgewicht (Rovick et al., 1991).

Das Vorhandensein zahlreicher nicht-kapsulärer Strukturen, die das Bewegungsgeschehen im Knie mitbestimmen, wie beispielsweise Kreuzbänder, oberflächliche Kollateralbänder und Menisken, macht es schwierig, diejenige Gelenkstellung zu definieren, in der das größte Gelenkspiel möglich ist. Piziali et al. (1980) stellten nach einer Versuchsreihe fest, dass die Kreuzbänder praktisch alle in ap-Richtung einwirkenden Scherkräfte und einen Großteil der lateralen Scherkräfte kontrollierten.

Messungen der Tibiabeweglichkeit in ap-Richtung an 28 Männern und 21 Frauen ergaben durchschnittlich 3,7 mm in maximaler Streckung, 5,5 mm in 20° Beugung und 4,8 mm in 90° Beugung (Markolf et al., 1978). Auf die Person bezogen, wurden Beweglichkeitsunterschiede zwischen dem rechten und linken Knie von 26%-35% gefunden. Ganz im Gegensatz zu gesunden Knien gab es an bewegungseingeschränkten Knien kaum Unterschiede in der Beweglichkeit während 20° und 90° Beugung. Der Einfluss der Kreuzbänder, Kollateralbänder und Menisken hat zur Folge, dass gelenkspezifische parasagittale Rollschub- oder Schaukelgleitbewegungen in einer denkbaren Ruhestellung der Gelenkkapsel nicht zur Ursachenermittlung von Bewegungseinschränkungen geeignet sind (Markolf et al., 1984).

Grood und Noyes (1994) veröffentlichten eine Studie, bei der die gesamte ap-Translation in verschiedenen Beugestellungen des Knies gemessen wurde. Diese war mit 8 mm am größten bei 30° und mit 4,5 mm bei 70° deutlich geringer. Das maximal mögliche Translationsausmaß wird von den Kreuzbändern bestimmt. Allerdings fanden die Autoren nach Durchtrennung des hinteren Kreuzbands keine Zunahme der hinteren Translation während 30° Flexion, was bedeuten würde, dass in dieser Beugestellung nicht das hintere Kreuzband, sondern die hintere Gelenkkapsel die hintere Translation begrenzt. An Kniepräparaten ohne vorderes Kreuzband und mit oder ohne medialen Meniscus fanden Levy et al. (1982, 1994) bei zunehmender Flexion eine Verringerung der vorderen Translation, was die Bedeutung der vorderen Gelenkkapsel unterstreicht. Hinzu kam, dass in Außenrotation die größte hintere Translation bei 5° Flexion und die größte vordere Translation bei 60° Flexion auftrat. In Innenrotation war eine vordere Translation nicht möglich und entstand die größte hintere Translation bei 90° Flexion (Blankevoort und Huiskes, 1996b). Augenscheinlich besteht bei Translationen in ap-Richtung eine Wechselwirkung. Bei geringer Kniebeugung wird die Translationsbewegung vom vorderen Kreuzband und der hinteren Gelenkkapsel kontrolliert und bei zunehmender Beugung von der vorderen Gelenkkapsel und dem hinteren Kreuzband. I-n einer denkbaren Mittelstellung zwischen Flexion und Extension befinden sich Spannung und Kontrolle der unterschiedlichen Gelenkstrukturen in Balance.

Fragestellung

Nach all dem stellt sich die Frage, ob es möglich ist, mittels Schaukelgleit- und Rollschubbewegungen kapselspezifische Dehnungen durchzuführen.

Sakai et al. (1992) untersuchten die Reaktion der knienahen Bandstrukturen auf Belastungen und kamen zu interessanten Ergebnissen. So fanden sie beispielsweise keinen Unterschied der vorderen Tibiatranslation vor und nach einer sitzenden Tätigkeit. Bei den gleichen Versuchspersonen hatte jedoch nach 60 Minuten aufwärmen und anschließend zweieinhalb Stunden Basketballspielen die vordere Tibiatranslation deutlich zugenommen. Eineinhalb Stunden nach Beendigung der Aktivität war die Beweglichkeit noch gleich hoch, und erst fünf Stunden nach der Sportausübung erreichte die Translation wieder den anfänglichen Wert.

Yamagishi und Fujii (1998) konnten auf elegante Weise zeigen, dass durch Gleitbewegungen der Tibia nach vorn die Tibiabeweglichkeit unter Kontrolle des vorderen Kreuzbands erhöht werden kann. Mit Hilfe des Medmetric® Knee Arthrometer (Medmetric® Corporation, San Diego, CA, USA) ermittelten sie an 19 Versuchspersonen zwischen 22 und 36 Jahren eine Zunahme der vorderen Tibiabewegung nach jeweils zwei Phasen zweistündigen alpinen Skilaufens.

Steiner at al. (1986) wiesen nach, dass zweistündiges Sitzen mit 20° gebeugtem Knie keine Zunahme der ap-Beweglichkeit zur Folge hatte. Kniebeugen mit einer Belastung des 1,6fachen Körpergewichts steigerten die ap-Beweglichkeit von vier auf sieben Millimeter. Nach 90 Minuten Basketball und 10 km Dauerlauf war die Zunahme am deutlichsten und betrug 18-20 %. Die Kniebeweglichkeit veränderte sich nicht unter Vollnarkose, was darauf schließen lässt, dass plötzlich auftretende, normale Belastungen die Beweglichkeit eher zunehmen lassen als hohe Belastungen, die langsam ansteigen. Messungen nach tiefen Kniebeugen ergaben das gleiche Ergebnis wie Panariellos Studie (1994), der 21 Wochen lang zweimal pro Woche insgesamt 2440 Translationen nach tiefen Kniebeugen mit einer Belastung bis zum doppelten Körpergewicht analysierte und nur achtmal eine Zunahme von mehr als 2 mm feststellte.

Nach 20 Minuten Gehen nahm die vordere Translationsbeweglichkeit unter dem Einfluss einer Scherkraft von 133 N um ein Drittel zu. Eine Stunde nach Beendigung des Gehens war der alte Zustand wieder erreicht (Nawat et al., 1999). Eine andere Studie meldet eine Zunahme der ap-Translation nach 30 Minuten Gehen. Bei 30° Flexion war die Zunahme mit 16 % am stärksten. Nach 30 Minuten Ruhe hatte sich die Translationsbeweglichkeit bei 30° nicht verändert, befand sich bei 90° jedoch wieder im alten Zustand (Johannsen et al., 1989). Sowohl in Innen- wie Außenrotation bei 90° Flexion nahm die Rotationsbeweglichkeit um 14 % zu und entwickelte sich innerhalb von 52 Minuten wieder zurück (Standardabweichung: etwa 18 Minuten). Zehn Minuten Kälte oder Ultraschall beschleunigten die Wiederherstellung auf 20 Minuten (Standardabweichung: etwa 21 Minuten) (Stoller et al., 1983).

Nach 15 Minuten Gehen auf einem Laufband und Messung mittels Arthrometer hatte die ap-Translation 40 gesunder Knie um 7,5 mm zugenommen.

Bei 33 Knien mit einer vorderen Kreuzbandverletzung nahm die ap-Beweglichkeit um 6,22 mm zu (Kirkley et al., 2001).

Auch in einer anderen Studie nahm die ap-Beweglichkeit sowohl der gesunden Knie wie auch der Knie mit vorderer Kreuzbandschädigung nach 20 Minuten Ergometerfahren zu. Diese Zunahme war bei den Patienten ohne vorderes Kreuzband geringer als bei den gesunden Versuchspersonen (Grana und Muse, 1988). Nach zehn Minuten Ergometerfahren hatte die vordere Beweglichkeit nicht zugenommen (Steele et al., 1999).

Klinische Bedeutung

Die erwähnten Forschungsergebnisse lassen den vorsichtigen Schluss zu, dass wiederholte Flexion-Extension eine vorübergehende Zunahme der Kniebeweglichkeit bewirkt, die auf eine zugenommene Dehnbarkeit nicht nur der Kreuzbänder, sondern auch der Gelenkkapsel zurückzuführen ist. Für die erhöhte Dehnbarkeit (Streckung der wellenförmigen Kollagenfasern) ist eine Bewegungsaktivität mit einer Dauer von mindestens 20 Minuten notwendig.

Eine fünfmal durchgeführte vordere Tibiabelastung in der Parasagittalebene, die jeweils innerhalb von zehn Sekunden von 0 auf 250 N anstieg, erzeugte an 25 Probanden während 20° Kniebeugung eine durchschnittliche Zunahme der vorderen Beweglichkeit um 3,3 mm mit einer Linksrechtsdifferenz von 0,56 mm oder 17 % (Antolic et al., 1999). Bei 58 Patienten ohne vorderes Kreuzband betrug die durchschnittliche vordere Beweglichkeit 6,8 mm.

Bei einer vorderen kapsulären Bewegungseinschränkung werden die Femurkondylen weiter als normal nach hinten rollen, da die Gelenkkapsel sich früher als gewöhnlich aufspannt und das Femur daran hindert, die hintere Rollbewegung mit einer vorderen Schubbewegung zu kompensieren. Die hintere Rollbewegung ist größer als die vordere Schubbewegung. Für die Tibia gilt, dass die hintere Schaukelbewegung größer ist als die hintere Gleitbewegung. Insgesamt entsteht also eine zweifache hintere Subluxation oder eine zu große Dezentrierung des Femurs in Richtung der Rollschaukelbewegung. Infolge dessen ist die Schaukel- oder Rollbewegung relativ zu groß. Das Knie kann sich während der Beugung vorne öffnen, das vordere Kreuzband spannt sich zu früh an und seine Spannung ist in der Flexionsendstellung erhöht. Die frühe Rekrutierung des Kreuzbands und der Gelenkkapsel wird mittels einer hinteren Gleitbewegung der Tibia oder mittels einer vorderen Schubbewegung des Femurs überwunden. Unter Belastung nimmt die Spannung im vorderen Kreuzband, bedingt durch die Kompression des Knorpels, rascher ab und wird das hintere Kreuzband die Dehnung nicht sofort neutralisieren.

Die frühe Rekrutierung des hinteren Kreuzbands bei einer hinteren kapsulären Bewegungseinschränkung wird in der endgradigen Extension von einer hinteren Schub- oder einer vorderen Gleitbewegung kompensiert. Dehnungen während endgradiger Gelenkstellungen stoßen also sowohl auf eine verkürzte Gelenkkapsel als auch auf ein früher als normal angespanntes Kreuzband. Durch Belastung kann man eine frühe Kreuzbandrekrutierung entweder vermeiden oder überwinden, was schließlich eine effektivere Kapseldehnung ermöglicht, insbesondere wenn sie auch noch rhythmisch durchgeführt wird.

Distraktion

Obwohl es uns bisher nicht gelungen ist, eine Trennung der Gelenkpartner durch Zug an der Tibia fluoroskopisch sichtbar zu machen, berichtet Greenough (1989) von der Erzeugung eines Vakuums im Knie durch Distraktion. Nach Martel und Poznanski (1970) entsteht das Vakuum in der Hüfte zwar direkt, ist aber abhängig von der Flüssigkeitsmenge im Gelenk. Infolge der entstehenden Flüssigkeitsansammlung verschwindet das Vakuum bereits nach wenigen Minuten wieder und nimmt resorptionsbedingt eventuell später wieder zu. Gershen-Cohen (1915) und Nordheim (1938) nutzten das Vakuum, um den Gelenkknorpel und die Menisken radiologisch zu beurteilen. Greenough (1989) beschreibt anlässlich einer Röntgenaufnahme unter Valgusbelastung bei vorderen Kreuzbandrupturen und Schädigungen der medialen Gelenkkapsel ein Vakuumphänomen an der Medialseite.

Will man feststellen, ob die Gelenkkapsel Ursache einer Bewegungseinschränkung des Knies ist, lassen sich Dehnungen, die zu einer Trennung der Gelenkflächen führen und damit die Gelenkkapsel in Spannung versetzen, nur schwer als gelenkspezifische Tests deuten, weil zu jedem Zeitpunkt zumindest auch Teilgebiete der beiden Kreuzbänder und des medialen Kollateralbands angespannt sind. Dies gilt umso mehr, als die Beweglichkeit auch immer rechts und links verschieden ist (Markolf et al., 1978).

Zur Untersuchung der mechanischen Eigenschaften des vorderen Kreuzbands führten Takeda et al. (1994) Tests durch, bei denen die Tibia unter Zug gesetzt wurde. Dabei fanden sie eine durchschnittliche Steifigkeit von 218 N/mm und eine maximale Zugkraft von 1.602 N bei 30° Flexion. Das Kreuzband war mit 242 N/mm erheblich steifer und mit 2.160 N erheblich stärker, wenn die Zugkraft in seiner Längsrichtung einwirkte, weil dann alle Faserbündel an der Dehnung teilnehmen. Wird mittels Tibiatraktion gedehnt, dann ist die Gelenkposition wichtig. In 0°, 45° und 90° Flexion betrug die Steifigkeit des Kreuzbands 85 %, 70 % und 37 % der maximalen Steifigkeit. Separationen in Ruhestellung der Gelenkkapsel wären demnach erschwert.

In letzter Zeit erscheinen regelmäßig Studien, die eine positive Wirkung von Distraktionen bei Bewegungseinschränkungen dokumentieren. In diesen Studien kommen jedoch – wie bei der Ilizarov-Methode (Ilizarov und Soibel'man, 1969; Ilizarov, 1990) – immer langwierige Dauerzugbehandlungen mit externen Fixateuren zum Einsatz. Auf diese Weise ist natürlich eine Streckung der wellenförmigen Kollagenfasern und damit eine effektive Kapseldehnung zu erreichen. Kinder, die infolge einer Gelenkversteifung, einer Sichelzellanämie, nach einer Sepsis oder bei Pterygiumsyndrom unter Flexionskontrakturen von durchschnittlich 80,5° litten, konnten mit Hilfe eines Systems, das eine schrittweise Verlängerung und Korrektur der Deformität ermöglicht (Orthofix® Limb Reconstruction System, Orthofix Inc, McKinney, TX, USA, www.orthofix.com/ofus/mainbody.htm) vollständig wiederhergestellt werden (Mooney und Koman, 2001). Auch Van Roermund et al. (1998) melden die erfolgreiche Reduktion von Kontrakturen am Interphalangealgelenk des Daumens, am Patellofemoralgelenk und am Sprunggelenk mit Hilfe eines Ilizarov-Ringfixateurs, mit dem zunächst eine statische und anschließend eine dynamische Distraktion durchgeführt wurde.

Während der experimentellen Entstehung einer Immobilisationsarthrose bei Kaninchen wurde der Effekt wiederholter Traktionen untersucht. Während einer sieben Wochen andauernden Immobilisierung und acht Wochen danach wurde täglich eine Stunde lang mit 10 N Traktion ausgeübt. Im Vergleich zu einer Kontrollgruppe ohne Traktion wurden keine oder nur minimale Unterschiede der Gelenkbeweglichkeit und der Knorpelhistologie festgestellt. Radiologisch wurden jedoch in der Gruppe mit Traktion unmittelbar nach der

Immobilisierung geringere Gelenkveränderungen festgestellt. Dieser Unterschied war nach acht Wochen ohne Immobilisierung wieder verschwunden. Wiederholte Traktionen konnten also nicht verhindern, dass durch die Immobilisierung irreversible Knorpelschädigungen entstanden (Videman und Vanharanta, 1983). Auch manche Manualtherapeuten behandeln mit intermittierenden Traktionen, deren Effekt auf den Wassergehalt des Knorpels und auf die Durchblutung des Knochens wahrscheinlich wichtiger ist als auf die Dehnungsfähigkeit der Kapsel-Band-Strukturen.

Die empirische Beobachtung, dass intermittierende Traktionen eher schmerzlindernd als mobilisierend wirken, hat zu der Hypothese geführt, dass Traktionen möglicherweise den Druck im Knocheninneren senken. Mao (1993) meint, dass ein erhöhter intraossaler Druck der proximalen Tibia und des distalen Femurs zu Schmerzen im Kniegelenk führen kann. Bei Patienten mit und ohne Arthrose stehen Ruheschmerzen mit einem gestiegenen Druck in Tibia und Femur in Zusammenhang (Arnoldi et al., 1975; Lempberg und Arnoldi, 1978). Traktionen könnten bei Arthrosepatienten einen ähnlichen, wenn auch kürzer andauernden Effekt haben wie Dekompressionsbohrungen der proximalen Tibia (Tian und Ren, 1997).

Andere Autoren berichten nach längeren Dauertraktionen über eine Wiederherstellung der histologischen Knorpeleigenschaften in arthrotischen Sprunggelenken von Menschen (Van Roermund et al., 2002) sowie in arthrotischen Kniegelenken von Hunden (Fink et al., 2001; Van Valburg et al., 2000) und Menschen (Prokhorov und Murugov, 1991). Fink et al. (2001) fanden in Beagle-Hunden, deren Tibia nicht, 25 Tage lang oder 50 Tage lang um 30 % verlängert wurde, keine Unterschiede in Dicke und Proteoglykangehalt des Knorpels im Bereich der femoralen und tibialen Belastungszonen. Van Valburg et al. (2000) beschreiben bei Hunden mit Kniearthrose einen positiven Einfluss eines artikulierenden Distraktionssystems nach Ilizarov auf den Gelenkknorpel. Sechzehn Wochen nach Durchtrennung des vorderen Kreuzbands wurde mittels einer Ilizarov-Distraktion der Gelenkflächenkontakt für 25 Wochen unterbrochen. Nach dieser Zeit fand man eine Normalisierung des Proteoglykanstoffwechsels und eine Verringerung der infolge der Kreuzbanddurchtrennung entstandenen Synovialreizung. Nicht verbessert hatten sich der Proteoglykangehalt und die Degeneration des Knorpels.

Aus der Fachliteratur lässt sich ableiten, dass eine dynamische Dauertraktion den günstigsten Effekt sowohl auf die Beschaffenheit des Knorpels als auch auf die Gelenkbeweglichkeit hat (Barquet et al., 1993; Nakamura et al., 1993; Herzenberg et al., 1994; Stanitski, 1994; Nakamura et al., 1995 a und b; Hung et al., 1997; Van Roermund et al., 1998; Van Valburg et al., 2000; Fink et al., 2001; Van Roermund et al., 2002).

7.3 Articulatio patellofemoralis

7.3.1 Funktionelle Anatomie

Femur

Die Facies patellaris beginnt an der Vorderseite des Sulcus terminalis. Sie besitzt eine laterale Wand, einen Sulcus und eine mediale Wand. Die laterale Wand ist in der Transversalebene länger als die mediale Wand und erstreckt sich darum in der Parasagittalebene weiter nach vorne (Segal und Jacob, 1984; Williams et al., 1989). Diese funktionelle Anpassung ermöglicht es der Patella, die Innenrotationsbewegung des Femurs während der Landungsphase zu hemmen. Die Größe der lateralen Wand verhindert laterale Subluxationen, und ihre große Oberfläche verhindert die Entstehung hoher Drücke (Müller, 1982).

Abb. 7.52: Form von Femur und Patella in der Transversalebene. Die laterale Wand ist länger, steiler und prominenter als die mediale Wand

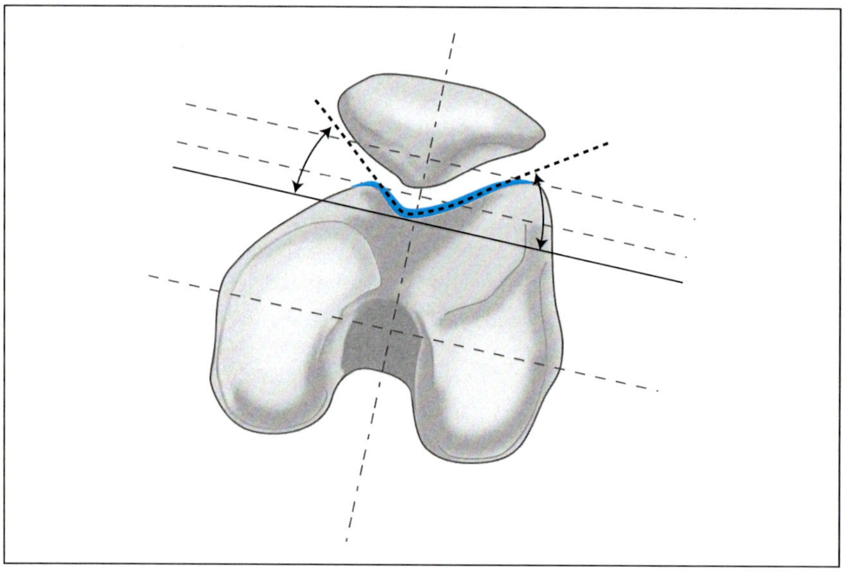

In der Frontalebene streckt sich die größere, laterale Wand auch kranial weiter aus als die mediale Wand (Tillmann, 1987). Hierdurch befindet sich der Sulcus etwas medial von der Medianlinie. Nach Hollister et al. (1993) steht der Sulcus lotrecht auf der Flexions-Extensionsachse.

Seine Knorpelbekleidung ist in der Mitte dicker als an den Rändern, wodurch eine transversale Röntgenaufnahme über seine Tiefe und Kongruenz nur wenig Aufschluss gibt (Nietosvaara und Aalto, 1997). In der Mitte der medialen Wand ist die Knorpelbedeckung am dicksten (Putz, 1995).

In der Parasagittalebene ist der Radius der lateralen Wand größer als der Radius der medialen Wand (Segal und Jacob, 1990).

Patella

Die Patella verbessert den mechanischen Effekt des M. quadriceps auf die Kniestreckung. Sie erhöht den Kraftarm bei 30° Flexion um 15 % und in Extension um 30 % (Kaufer, 1979).

Die Facies articularis ist mit einer dicken Knorpelschicht bedeckt, die im zentralen Gebiet der Patella bis zu 7 mm erreichen kann (Tillmann, 1987; Grelsarner und Weinstein, 2001). Die Knorpelschicht ist nicht überall gleich dick, wodurch das Profil der äußeren Knorpelbegrenzung in der Transversalebene nicht mit dem Profil der äußeren Knochenbegrenzung übereinstimmt (Stäubli et al., 1999).

Die Knorpeloberfläche der Patellarspitze stimmt nur in 15 % der Fälle mit der knöchernen Patellarspitze überein. In 25 % der Fälle liegt die Knorpelspitze etwas medial von der Knochenspitze, in den übrigen Fällen lateral davon.

Die Facies articularis patellae besitzt einen longitudinal verlaufenden Sims, der ihre Rückseite in eine konvexe mediale und eine konkave oder flache laterale Fazette teilt. Allerdings ist die mediale Fazette nicht überall konvex geformt.

Abb. 7.53: Patellarquerschnitt in Höhe der Kontaktfläche bei 30° Flexion (a) und 60° Flexion (b)

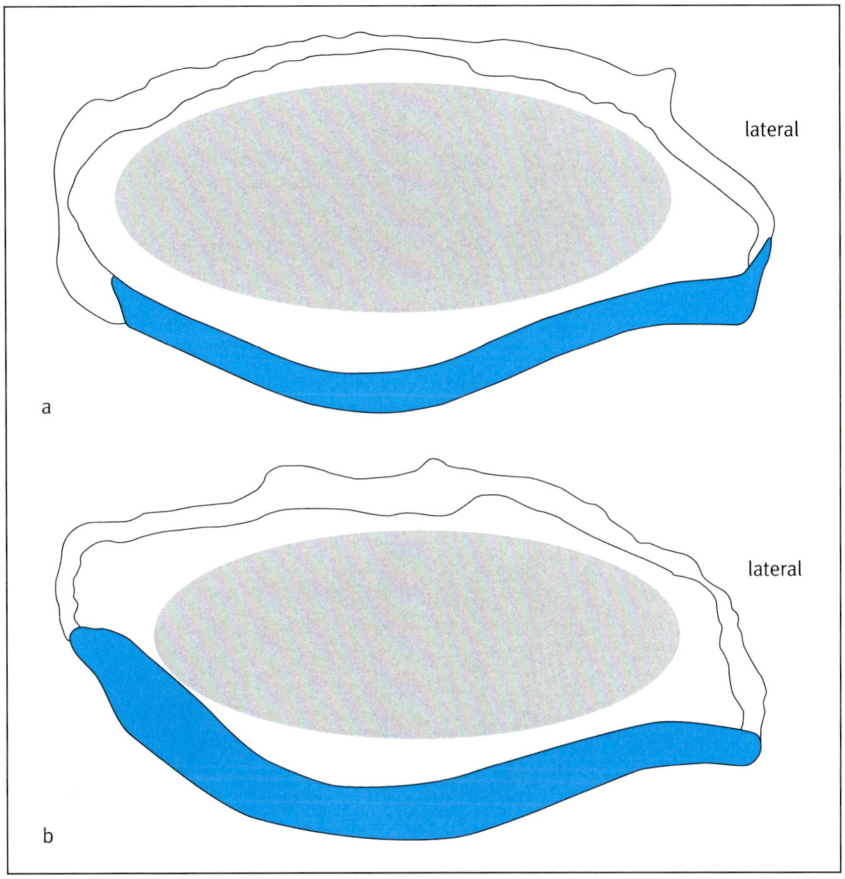

Der Sims verläuft nur in 40 % der Fälle in der Parasagittalebene. In 60 % der Fälle weicht er nach distal und medial ab (Kwak et al., 1997). Die mediale Fazette ist kleiner als die laterale (Putz, 1995). In ihrer Gelenkfläche befindet sich medial und proximal ein kleines, schräg stehendes Segment, das als Randsegment (*engl.* odd facet) bezeichnet wird (Putz, 1995) und in maximaler Flexion die einzige Kontaktfläche darstellt (Williams et al., 1989). Das Randsegment ist bei 80 % der Menschen vorhanden (Kwak et al., 1997).

In der Transversalebene stehen die beiden Fazetten in einem Winkel von 120-140° zueinander.

Im Vergleich zu anderen Knorpelflächen des Körpers und auch gegenüber dem Femurknorpel, mit dem er Kontakt hat, ist der Patellarknorpel besonders durchlässig und biegsam (Froirnson et al., 1997). Müller (1982) berichtet, dass vor allem die mediale Fazette eine dicke Knorpelbedeckung hat.

Die beiden Patellarfazetten sind mit den femoralen Fazetten nicht ganz kongruent.

Kapsel-Band-Apparat

Abhängig von der Richtung, in der eine Belastung auf das Retinaculum wirkt, teilen Blauth und Tillmann (1983) den Kapsel-Band-Apparat des Patellofemoralgelenks (Retinaculum extensorum) in einen vertikalen und einen horizontalen Anteil ein. Das sehr konstante vertikale System besteht ausschließlich aus aktiven Strukturen. Zum einen aus Sehnengewebe des wichtigen M. quadriceps, aber auch aus dem Ligamentum patellae und den vertikalen Retinacula.

Das individuell sehr unterschiedliche horizontale System besteht aus aktiven und passiven Strukturen. Die Mm. vasti medialis und lateralis bilden den aktiven Teil. Der passive Teil besteht aus drei Schichten: an der Oberfläche die Fascia lata, gefolgt von der Schicht der horizontal verlaufenden Retinacula und darunter die kapsulären Ligamente.

De Maeseneer et al. (2000) gliedern den anterior-medialen Komplex von außen nach innen in drei Schichten:

1. Die äußere Schicht besteht aus der tiefen Fascia cruris, die in die Faszie übergeht, die den M. vastus medialis bedeckt. Gemeinsam mit einer Intermediärschicht bildet sie in Höhe des Gelenks und vorne das mediale Retinaculum patellae.
2. Die Zwischenschicht ist mit der oberflächlichen Schicht verwachsen und gibt dem medialen Retinaculum seine Form.
3. Die tiefe Schicht entspricht der tiefen Schicht der Gelenkkapsel und der Kapsel des Recessus suprapatellaris. Zu ihr gehört auch das Ligamentum patellomeniscoideum oder meniscopatellare, das vom Rand der Patella zum Meniscus verläuft (De Maeseneer et al., 2000).

Retinaculum extensorum

Vertikales System

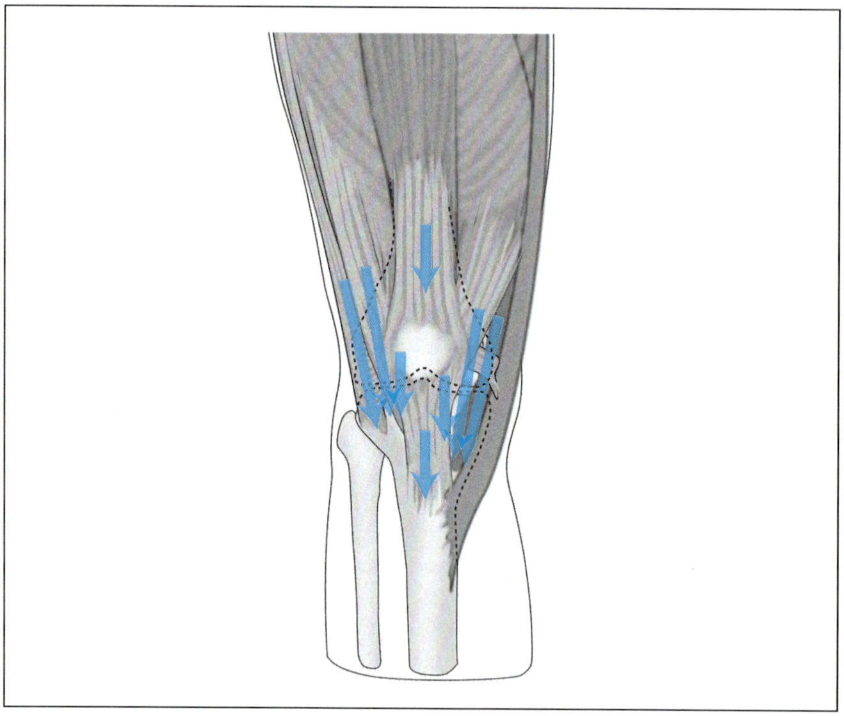

Abb. 7.54: Retinaculum extensorum, vertikales System (nach: Hunziker et al., 1990)

Das Sehnengewebe des M. quadriceps macht dieses System gegenüber der zentralen Patella zu einer anatomischen Einheit mit einem oberen, medialen, lateralen und unteren Anteil.

Oberer Anteil

Der vordere Kapselanteil wird oberhalb der Patella vor allem von den Sehnen der Mm. vasti und des M. rectus femoris verstärkt.

Recessus suprapatellaris (☞ *Abb. 7.55a und b)*

Diese Tasche entsteht dadurch, dass die Wand, die die Bursa suprapatellaris von der Gelenkhöhle trennt, zwischen dem vierten und fünften fötalen Monat verschwindet (Zidorn, 1992). Ihre Größe variiert, und sie ist häufig die Ursache posttraumatischer Flexionseinschränkungen.

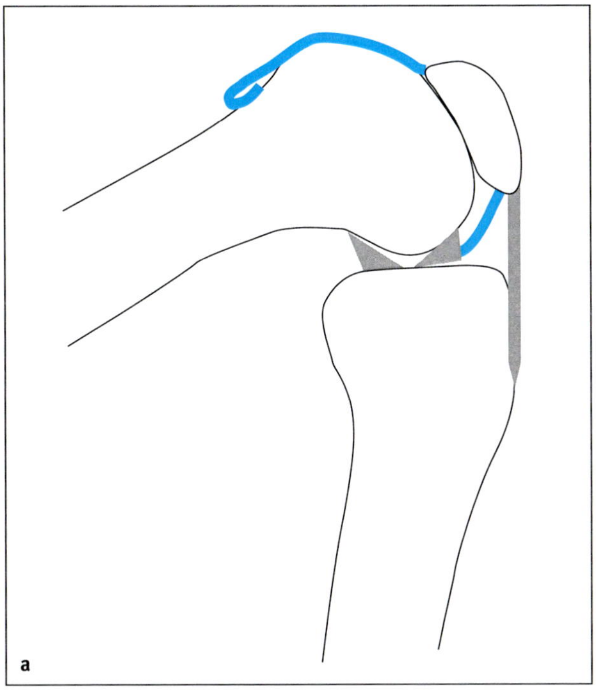

Abb. 7.55a: Passive Beeinflussung der patellaren Schaukel- und Schubbewegung während Flexion durch den Recessus suprapatellaris und die meniskopatellaren Ligamente

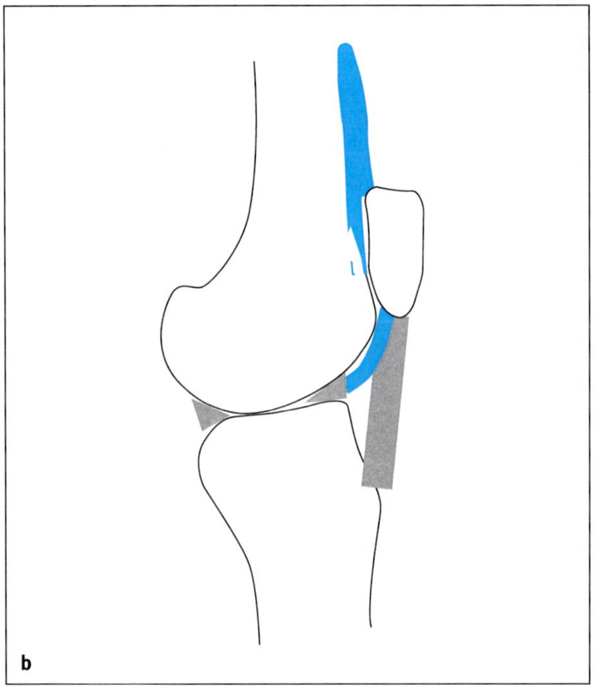

Abb. 7.55b: Passive Beeinflussung der patellaren Schaukel- und Schubbewegung während Extension durch den Recessus suprapatellaris und die meniskopatellaren Ligamente

Lateraler Anteil

Retinaculum (extensorum) patellae laterale

Dieses besteht aus Sehnengewebe des M. vastus lateralis, das keine Verbindung zur Patella hat und direkt zum lateralen Tibiakondylus hin verläuft.

Retinaculum (extensorum) patellae longitudinale laterale

Proximal hat dieses Retinaculum Ursprünge an der Patella, am M. vastus lateralis und am Tractus iliotibialis. Der Tractus iliotibialis liefert Fasern aus seinem iliopatellaren Abschnitt, aus dem Abschnitt, der an der Tuberositas tractus iliotibialis (Gerdy-Höcker) inseriert, und aus dem Abschnitt, der medial davon am Condylus tibiae festmacht (Hunziker et al., 1990).

Medialer Anteil

Retinaculum (extensorum) patellae mediale

Dieses besteht aus Sehnengewebe des M. vastus medialis, das unter Umgehung der Patella direkt zum medialen Tibiakondylus zieht.

Retinaculum (extensorum) patellae longitudinale mediale

Proximal ist dieses Retinaculum zwischen der Patella, dem M. vastus medialis und dem vorderen Aspekt der Insertion des medialen Kollateralbands aufgespannt. Das anfänglich breite Band wird nach distal zu immer schmäler, wo es als dünner Zügel hinter der Insertion der Pes anserinus und vor der Insertion des medialen Kollateralbands am Tibiakondylus endet. Wegen einiger gemeinsamer Fasern ist das Retinaculum nicht immer deutlich vom medialen Kollateralband zu unterscheiden (Hunziker et al., 1990).

Unterer Anteil

Unten ist die kapsuläre Verbindung zwischen Patella und Tibia sehr dünn. Sie wird vom Ligamentum patellae zwar bedeckt, nicht aber verstärkt.

Horizontales System

Oberflächliche Schicht

Lateral und medial: Fascia lata

An der Oberfläche besteht die Fascia lata aus gekrümmt verlaufenden Fasern, die den Tractus iliotibialis, den distalen M. quadriceps und das Ligamentum patellae bedecken (☞ *Abb. 7.56a)*. Sie endet in Höhe der Tuberositas tibiae. Die darunter liegende Schicht setzt sich aus Fasern zusammen, die aus den oberflächlichen Schichten der Mm. vastus medialis, rectus femoris und vastus lateralis stammen (☞ *Abb. 7.56b)*. Sie überkreuzen sich vor der Patella und enden an deren Spitze (Dye, 1993). Zur Tibia hin setzen diese Fasern sich als mediales und laterales Patellotibialband fort (Strobel und Stedtfeld, 1991).

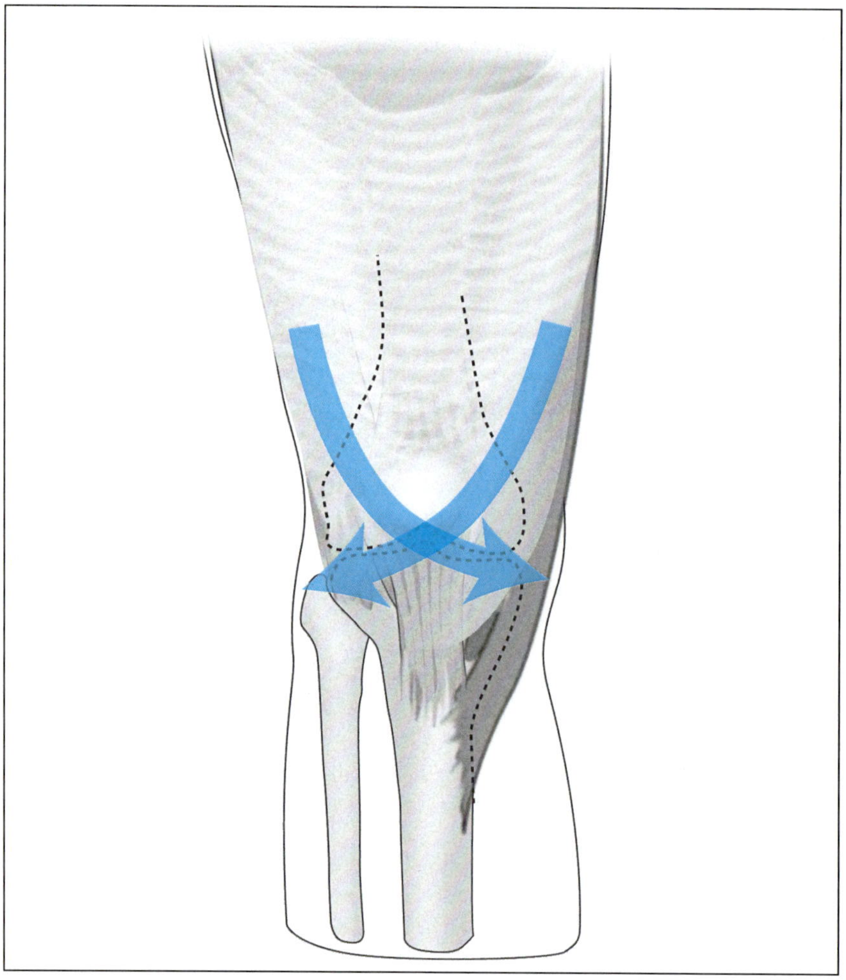

Abb. 7.56a: Retinaculum extensorum, horizontales System, 1. oberflächliche Schicht.
Die Faszie besteht aus Fasern, die die Patella und das Ligamentum patellae bogenförmig überspannen (nach: Dye, 1993)

Abb. 7.56b: Retinaculum extensorum, horizontales System, 2. oberflächliche Schicht.
Die Faszie besteht aus bogenförmig verlaufenden Fasern der Mm. rectus femoris, vastus medialis und vastus lateralis, die am Apex patellae enden. In der gleichen Schicht liegen das mediale und laterale Patellotibialband (nach: Strobel und Stedtfeld, 1991; Dye, 1993)

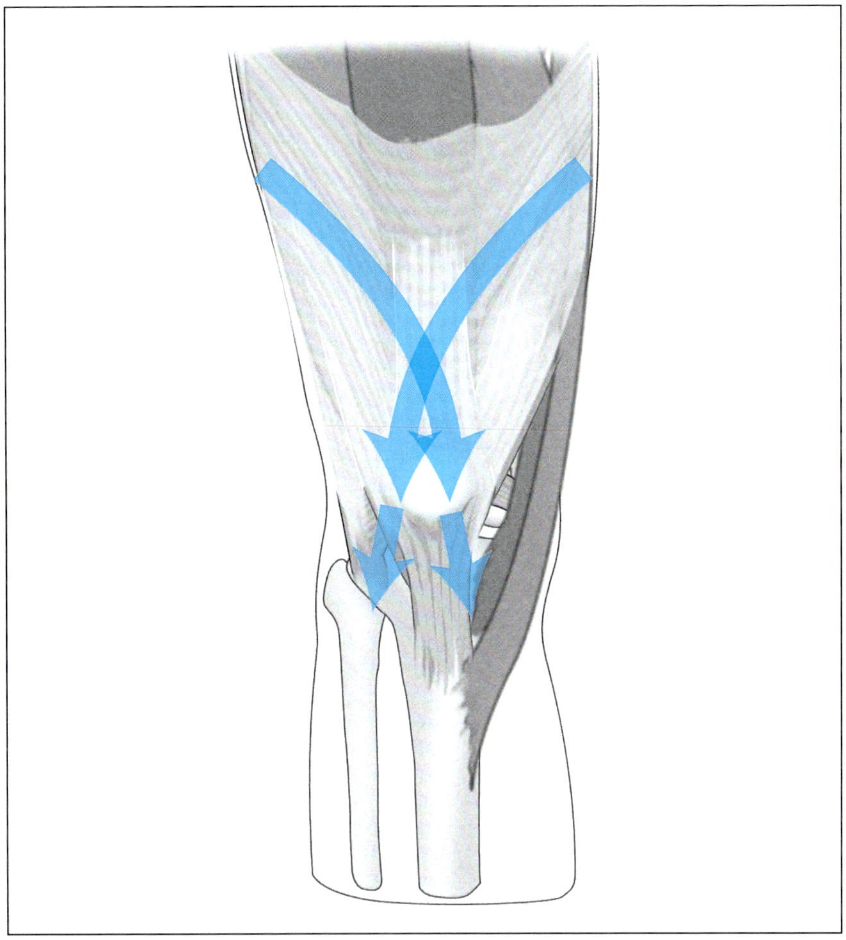

Die funktionellen Anteile der Fascia lata des Knies sind das Ligamentum iliopatellare und der Tractus iliotibialis (☞ *Abb. 7.56c*). Das Iliopatellarband erstreckt sich zwischen dem lateralen Rand der Patella und dem Tractus iliotibialis, hat aber mit dem lateralen Epicondylus keine Verbindung (Fulkerson und Gossling, 1980; Terry et al., 1986; Dye, 1993).

Zwischenschicht (☞ *Abb. 7.57*)

Lateral: Retinaculum transversale laterale

Das Ligamentum patellofemorale laterale ist zwar immer vorhanden, wird jedoch unterschiedlich definiert. Die Einen sehen es als ein Band, das vom lateralen Femurepikondylus quer unter der Fascia lata hindurch zur Patella verläuft und bezeichnen es darum als epikondyläres Band (Fulkerson und Gossling, 1980). Andere bezweifeln den epikondylären Ursprung und betrachten das Band als eine verbindende Struktur der tiefen Traktusschicht (Blauth und Tillmann, 1983).

Erasmus (2000) ist der Meinung, dass sich das Band während der Flexion anspannt und während der Extension entspannt.

Medial: Retinaculum transversale mediale

Nur bei einem Drittel der untersuchten Präparate wurde medial ein quer verlaufendes Retinaculum (Ligamentum femoropatellare mediale) gefunden (Blauth und Tillmann, 1983), das sich vom Epicondylus medialis zum medialen Patellarand und zur tieferen Region des Quadrizepsapparats erstreckte.

Abb. 7.56c: Retinaculum extensorum, horizontales System, 3. oberflächliche Schicht.
Diese besteht vorwiegend aus länglich angeordneten Strukturen wie dem Tractus iliotibialis und dem quer verlaufenden Ligamentum iliopatellare (nach: Hunziker et al., 1991; Dye, 1993)

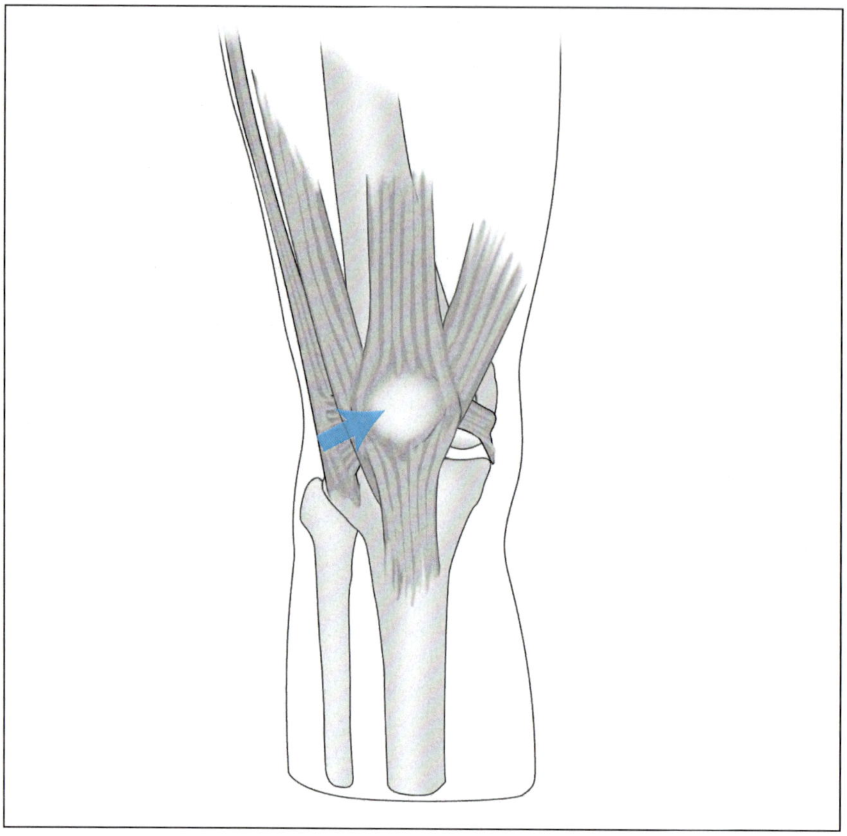

Abb. 7.57: Retinaculum, horizontales System, Zwischenschicht.
Retinacula transversalia mediale und laterale als mediales und laterales Patellofemoralband (nach: Fulkerson und Gossling, 1980; Blauth und Tillmann, 1983; Dye, 1993)

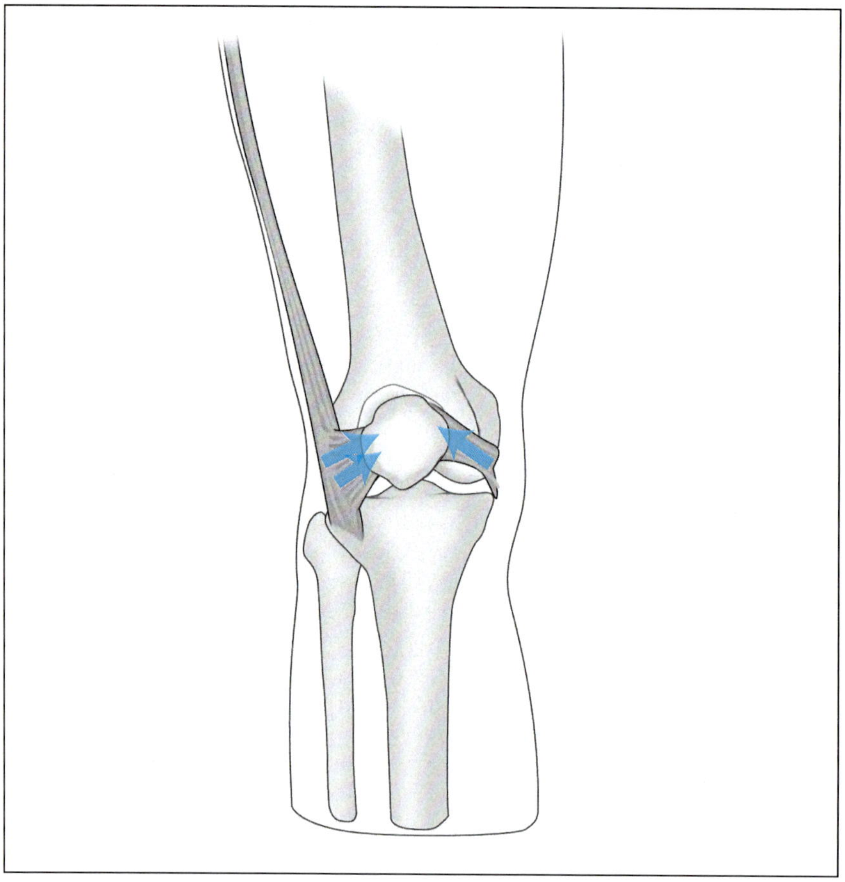

Seine Insertion soll sich hinter und unterhalb des Kreisabschnittsmittelpunkts der Facies patellaris befinden, wodurch es sich während der Extension dehnen und während der Flexion wieder entspannen würde (Erasmus, 2000).

Tiefe Schicht *(☞ Abb. 7.58)*

Lateral

Die tiefe, laterale Schicht dient zur Verstärkung der Gelenkkapsel. Lateral wird die Kapsel vom Ligamentum meniscopatellare laterale verstärkt, das am lateralen Patellarand entspringt und schräg nach hinten und unten zum lateralen Meniscus zieht. Auch zwischen dem lateralen Femurkondylus, dem lateralen Tibiakondylus und der Patella wurden an Zweidrittel der untersuchten Kniepräparate variable Verbindungen gefunden (Blauth und Tillmann, 1983).

Medial

Medial besitzt die tiefe Kapselschicht eine große Menge retikulärer Fasern, die mit dem Ligamentum meniscopatellare mediale in Verbindung stehen (Conlan et al., 1993).

Letzteres ist ein unmittelbar der Gelenkkapsel aufliegendes Verstärkungsband, das am medialen Patellarand entspringt und schräg nach hinten und unten zum medialen Meniscus, gelegentlich auch zum medialen Femurkondylus oder zum medialen Tibiakondylus zieht . Wie an der Lateralseite, so wurde auch dieses an Zweidrittel der untersuchten Kniepräparate gefunden (Blauth und Tillmann, 1983).

Abb. 7.58: Retinaculum, horizontales System, tiefe Schicht.
Die Retinacula transversalia mediale und laterale verstärken die Gelenkkapsel als mediales und laterales Meniskopatellarband (nach: Blauth und Tillmann, 1983; Conlan et al., 1993; Dye, 1993)

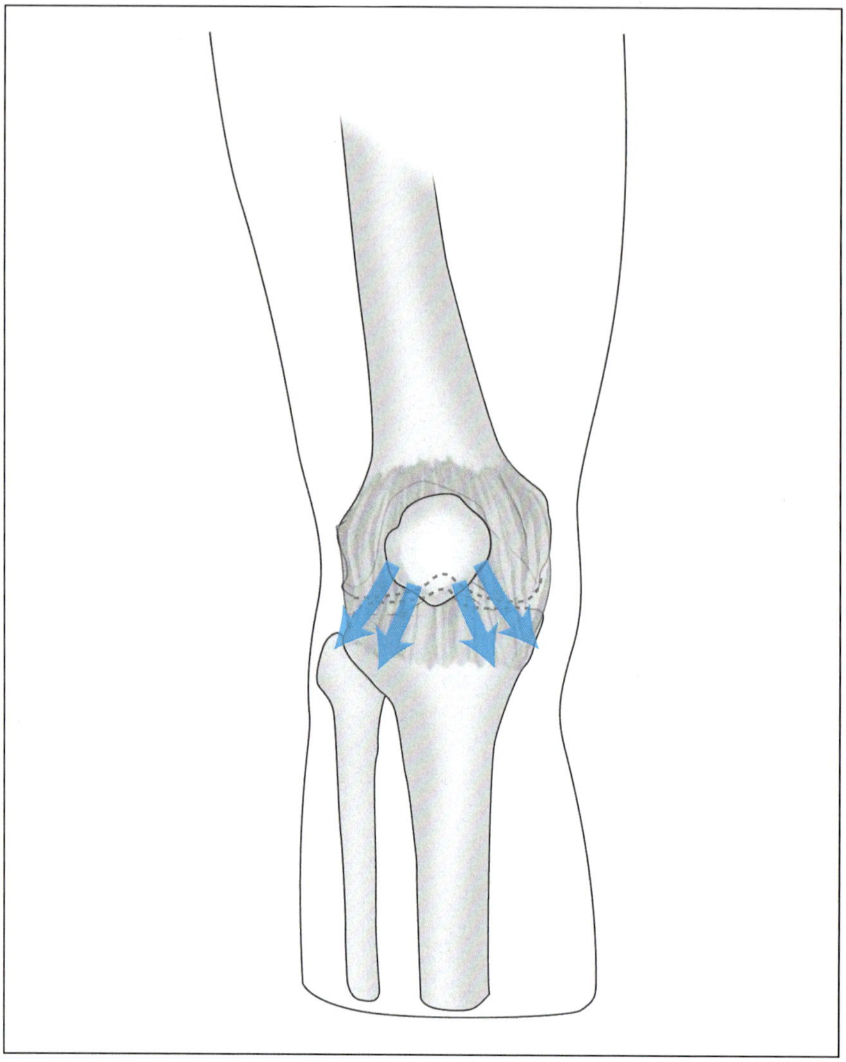

7.3.2 Osteokinematik

Zahlreiche Studien widmen sich der Biomechanik der Patella. Dabei geht es vorwiegend um die Kinetik und Belastbarkeit des Patellofemoralgelenks, was zwar unser Verständnis vieler schmerzhafter Zustände im vorderen Kniebereich vertieft, jedoch weniger relevant ist für Behandler, die mittels kapselspezifischer Dehnungen des passiven Extensorenapparats versuchen, die Beweglichkeit des Knies oder des Patellofemoralgelenks zu verbessern. Darum besprechen wir hier bevorzugt die Erkenntnisse der Patellarkinematik und weniger der Patellarkinetik. Primär geht es dabei um die Kinematik bei Flexionen und Extensionen in der Parasagittalebene und weniger um Begleitbewegungen transversaler oder frontaler Rotationen, die eher kinetische als kinematische Folgen haben.

Wir unterscheiden folgende Studien der Patellarkinematik: unbelastet, in vitro (Reider et al., 1981; Van Kampen und Huiskes, 1990; Hefzy et al., 1992; Heegaard et al., 1994; Nagamine et al., 1995), belastet, in vitro (Sakai et al., 1996; Farahmand et al., 1998), unbelastet, in vivo (Veress et al., 1979; Brossmann et al., 1993; Sheehan et al., 1999) und belastet, in vivo (Koh et al., 1992; Tennant et al., 2001). Hirokawa (1991) entwickelte mathematische Modelle zur

Standardisierung der Biomechanik des Patellofemoralgelenks. Während der Kniebeugung macht die Patella eine aus mehreren Komponenten bestehende osteokinematische Bewegung.

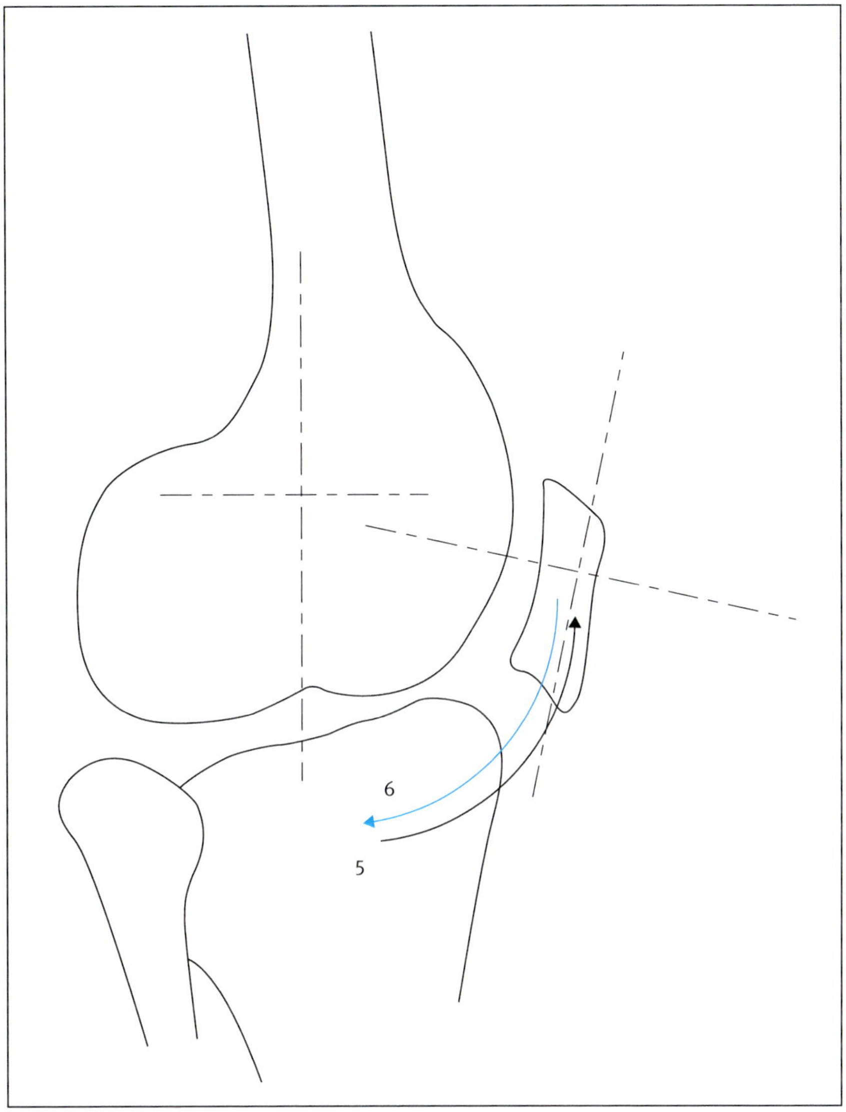

Abb. 7.59: Wichtigste osteokinematische Bewegungen der Patella in der Parasagittalebene *(☞ Abb. 7.61 und 7.63)*
5 Flexion
6 Extension

Rotation der Patella in der Parasagittalebene: Flexion und Extension

Während der Flexion folgt die Patella der Tibia mit einer langsameren und verzögerten Bewegung *(☞ Abb. 7.59)*. Das Ausmaß der Flexion wird unterschiedlich angegeben. Heegaard et al. (1994) beschreiben bei maximaler Knieflexion (150°) eine Patellarflexion von 98-102°. Gill und O'Connor (1996) beobachteten während einer Flexionsbewegung zwischen 0° und 140° eine Patellarflexion gegenüber dem Femur von etwa 41° und Hirokawa (1991) errechnete 70° bei einer Knieflexion zwischen 20° und 160° *(☞ Abb. 7.60)*.

Hefzy et al. (1992, 1998) ermittelten für die Patella höhere Werte (☞ *Tab.7.7*). Bei 90° Knieflexion beträgt die Patellarflexion demnach 72 % der Knieflexion, bei 120° 67 %, bei 138° 63 % und in maximaler Flexion 64 %. Hefzy (1998) geht davon aus, dass oberhalb 120° Knieflexion das Verhältnis Patellar- zu Kniefle-

Abb. 7.60: Patellarflexion während Knieflexion (nach: Hirokawa, 1991)

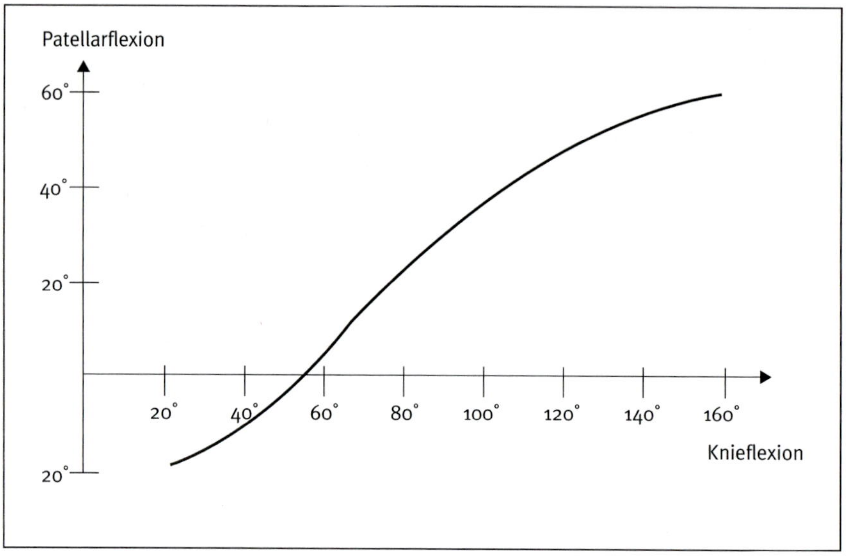

Tab. 7.7: Patellarflexion (Hefzy et al., 1992; Hefzy et al., 1998)

Femorotibial	157°	138°	*120°	102°	90°
Femoropatellar	101°	88°	*81°	72°	65°
Patellotibial	62°	52°	*38°	30°	–
*abgeleitet aus Hefzys Graphik (1998)					

xion abnimmt. Umgekehrt wird die Patella zwischen 90° und 120° Knieflexion relativ stark bewegt.

In Bezug zur Tibialängsachse ist das Ligamentum patellae in Extension um 26° nach vorne rotiert. In 100° Flexion steht es parallel (Nullrotation) und in maximaler Flexion ist es um 6° nach hinten rotiert (Lu und O'Connor, 1996).

Klinische Bedeutung

Zwischen 80° und 100° Flexion beginnt die Patella, den Sulcus patellaris zu verlassen und gerät mit den Kondylen in Kontakt. Dabei bewegt sie sich zunehmend und zwischen 90° und 120° auch beschleunigt nach hinten. Falls der Recessus suprapatellaris die anfängliche untere und spätere hintere Bewegung der Patella nicht erlaubt, entsteht rund 90° eine typische Flexionseinschränkung des Knies. In solchen Fällen sind untere Schaukelgleit- und Beugeschaukelbewegungen mittels Druck auf den Apex patellae indiziert.

Bei mehr als 90° Flexion artikuliert die Patella mit den Femurkondylen, deren Form von der Wirkung der Kreuzbänder bestimmt wird (Menschik, 1974 und 1987). Sie hat also nicht nur mit der Trochlea, sondern ab 90-100° auch mit den Femurkondylen Kontakt (Goodfellow et al., 1976; Gill und O'Connor, 1996). In maximaler Flexion (bei durchschnittlich 157°) hat die Patella den Kontakt mit der Facies patellaris verloren und artikuliert nur noch mit den Kondylen (Hefzy et al., 1998).

Transversale Tibiarotationen und Aktionen der medialen und lateralen Retinacula haben auf die Bewegungen der Patella nur geringen Einfluss (Heegaard et al., 1994).

Judet et al. (1989) sind jedoch der Ansicht, dass Verklebungen der Retinacula mit den Kondylen zu Flexionseinschränkungen führen können.

Dehnungen der Retinacula können zur Verbesserung der Patellar- und/oder Kniebeweglichkeit beitragen.

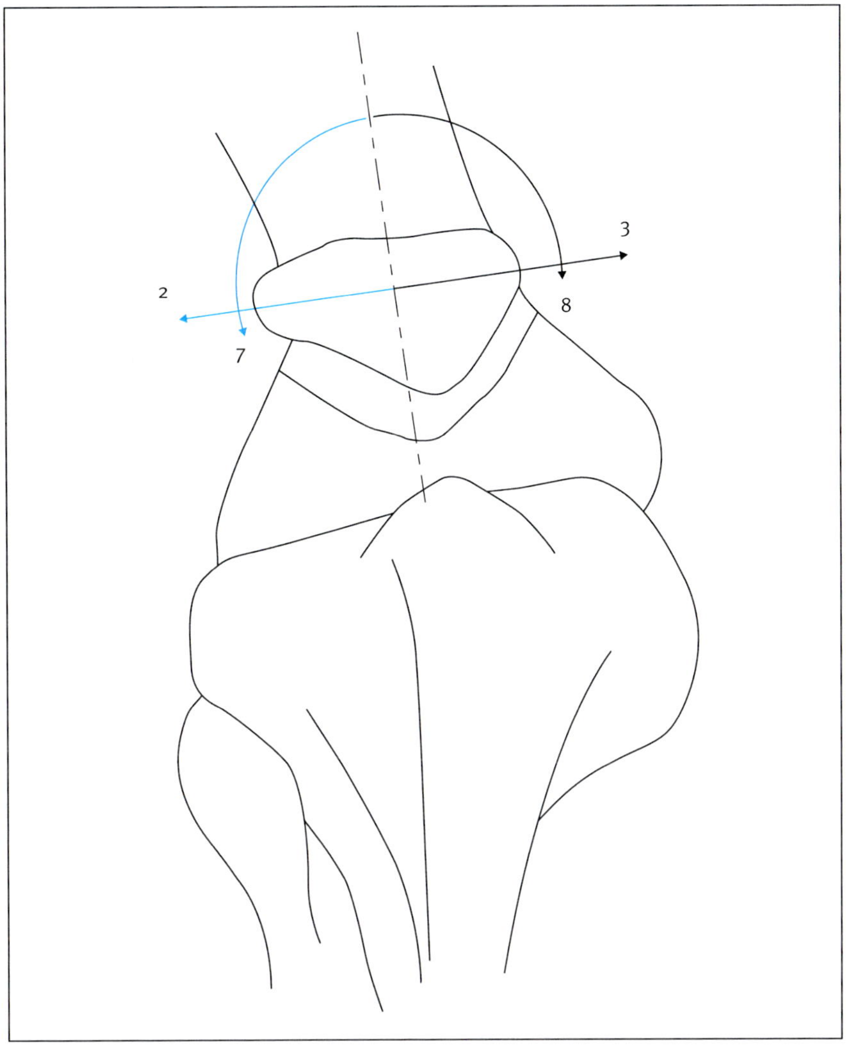

Abb. 7.61: Wichtigste osteokinematische Bewegungen der Patella in der Transversalebene *(☞ Abb. 7.59 und 7.63)*
7 Laterale Rotation (*engl.* lateral tilt)
8 Mediale Rotation (*engl.* medial tilt)
2 Laterale Translation (*engl.* lateral shift)
3 Mediale Translation (*engl.* medial shift)

Transversale Patellarotation

Die mediale Patellarotation ist definiert als Rotationsbewegung, bei der sich der mediale Rand der Patella nach hinten bewegt.

In zwei Studien bewegte sich die Patella während der Knieflexion hin und zurück (Van Kampen und Huiskes, 1990; Heegaard et al., 1994), wobei der Bewegungsumfang individuell unterschiedlich war. Während der ersten 20° Flexion entsteht eine mediale Rotation von höchstens 3,2° (Heegaard et al., 1994) *(☞ Abb. 7.62)*. Van Kampen und Huiskes (1990) geben bei 15° eine Rotation von 7,5° an. Anschließend entsteht bis zu 100° Flexion eine absolute laterale Rotation von 9° oder eine relative laterale Rotation von 0,2°. Während der letzten 50° Flexion kommt es wieder zu einer medialen Rotation.

Die Patellarotation ist eine Folge der anatomischen Beschaffenheit der Facies patellaris und der Kondylen. Zu Beginn der Flexionsbewegung entsteht die Rotation dadurch, dass die Facies patellaris des lateralen Femurkondylus in der Transversalebene weiter vorn liegt. Bei fortgesetzter Flexion übernimmt der untere Abschnitt des lateralen Femurkondylus den Patellarkontakt und wird der anfängliche Höhenunterschied ausgeglichen.

Während einer belasteten Hyperextension bei entspanntem M. quadriceps ermittelten Tennant et al. (2001) in vivo eine geringe laterale Rotation, die infolge der femoralen Innenrotation gegenüber der Tibia schwer zu quantifizieren war. Während unbelasteter passiver Kniestreckung kam es seltener und unregelmäßiger zu Patellarotationen als während passiver Flexion.

Nagamine et al. (1995) erwähnen eine laterale Patellarotation etwa zwischen 50° und 90° Flexion. Koh et al. (1992) fanden in vivo 10,3° Patellarotation zwischen 0° und 50° Flexion. Hirokawa (1991) ermittelte zwischen 20° und 160° Flexion eine laterale Rotation von etwa 15°. Fujikawa et al. (1983) fanden zwischen 25° und 115° Flexion eine mediale Rotation von 11°.

Die Patellarotation steht unter dem Einfluss der Retinacula. Nach Durchtrennung der Retinacula von zwei Kniepräparaten entstand in maximaler Streckung einmal eine laterale Rotation von 8° und einmal von 12°, die bei 15-30° Flexion wieder verschwand (Heegaard et al., 1994). Dies könnte Erasmus' Auffassung (2000) bestätigen, dass ein gesundes mediales Retinaculum sich während (passiver) Extension aufspannt. Das Bewegungsverhalten der Patella hing nicht davon ab, ob das Knie während der Flexion innenrotiert war oder nicht. Heegaard et al. weisen darauf hin, dass die Durchtrennung der Retinacula die Innenrotation weniger beeinflusste als die Patellarotation, auch oberhalb 75°. Während der ersten 15° Flexion des außenrotierten Knies nahm die laterale Patellarotation einmal um 14° und einmal um 21° zu und normalisierte sich erst wieder bei 60° Flexion. Über 60° hinaus hatte die Durchtrennung der Retinacula keinen Effekt mehr, da die Patellarbewegungen dann vorwiegend von der Anatomie knöcherner Strukturen bestimmt werden (Heegaard et al., 1994). Letzteres weist auf eine stabilisierende Funktion der Retinacula bei Beugungen des außenrotierten Knies hin. Anhand seines Modells der Patellarbewegung postuliert Hirokawa (1991) zwischen 20° und 120° Kniebeugung keine wellenförmige, sondern eine konsistente und ausbalancierte laterale Rotation der Patella. Den Einfluss von Tibiarotationen berücksichtigte Hirokawa jedoch nicht.

Abb. 7.62: Patellarotation während der Kniebeugung (Heegaard et al., 1994)

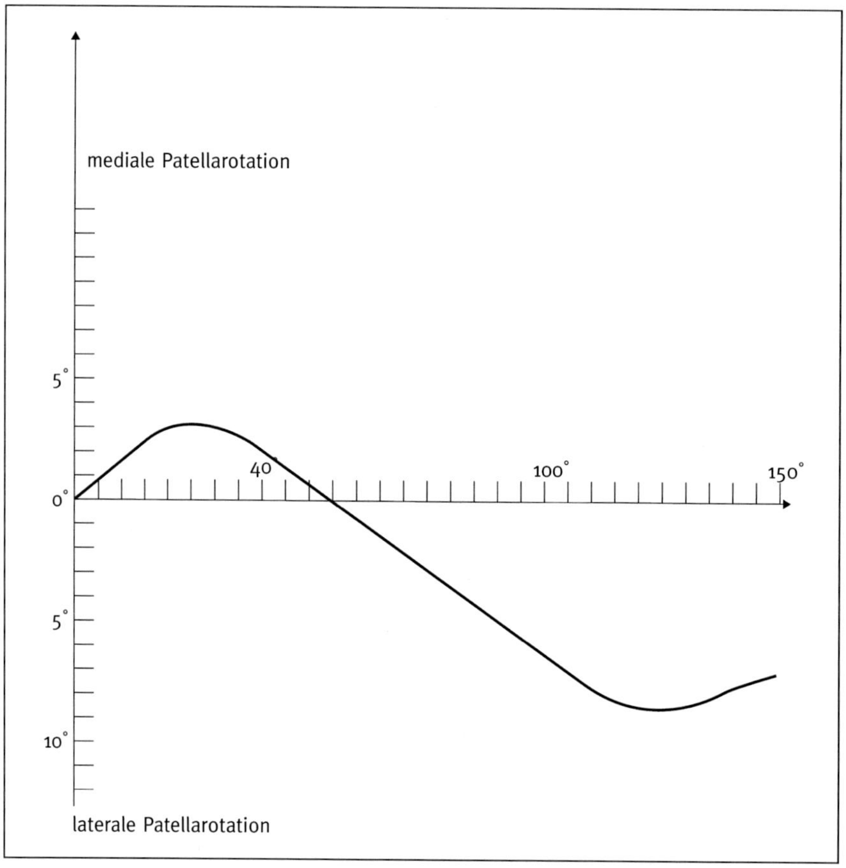

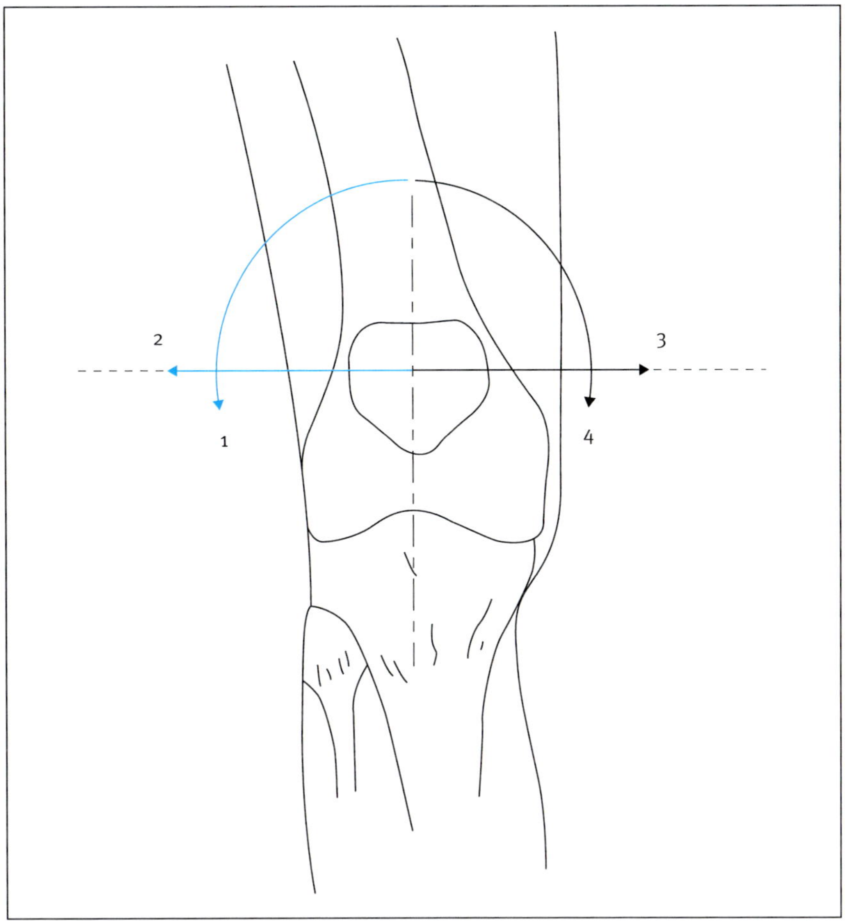

Abb. 7.63: Wichtigste osteokinematische Patellarbewegungen in der Frontalebene (☞ *Abb. 7.59 und 7.61*)
1 Innenrotation
2 Laterale Translation (*engl.* lateral shift)
3 Mediale Translation (*engl.* medial shift)
4 Außenrotation

Frontale Patellarotation: Innen- und Außenrotation

Die Innenrotation der Patella wird als die Bewegung definiert, bei der sich der Apex patellae nach medial bewegt.

Fujikawa et al. (1983) beobachteten zwischen 25° und 130° Flexion eine Außenrotation der Patella gegenüber dem Femur von 5,6-6,5°. Am stärksten war die Rotation zwischen 25° und 60°.

Van Kampen und Huiskes (1990) sowie Nagamine et al. (1995) beschrieben eine Innenrotation der Patella gegenüber dem Femur während unbelasteter Kniebeugung, die Hirokawa (1991) mit 10° angab.

Patellartranslation in der Frontal- und Transversalebene

Während der ersten 15° passiver Kniebeugung beschreibt die Patella eine mediale Translation zwischen 2 mm (Heegaard et al., 1994; Nagamine et al., 1995) und 5 mm (Van Kampen und Huiskes, 1990), die anschließend in eine laterale Translation mit einem Maximum von 7-12 mm bei 150° Flexion übergeht (Van Kampen und Huiskes, 1990; Heegaard et al., 1994) (☞ *Abb. 7.64*). Koh et al. (1992) melden nach einer Untersuchung lebender Knie während der ersten 50° Flexion eine laterale Patellartranslation gegenüber dem Femur von 8,6 mm.

Kam während der ersten Hälfte der Flexionsbewegung Außenrotation hinzu, dann verringerte sich die mediale Translation (0,9 mm bei 15° Flexion).

Tennant et al. (2001) ermittelten bei der Hälfte von 40 gesunden Probanden während belasteter Extension kernspintomographisch eine laterale Translation der Patella, die während der ersten 30° belasteter Flexion neutralisiert wurde. Unbelastete passive Kniestreckung ergab eine geringere Translation und passive Flexion eine weniger konsequente Neutralisierung.

In allen Flexionsstellungen des Knies führt eine Innenrotation der Tibia zu einer medialen Patellartranslation, und in endgradiger Extension nimmt die mediale Patellarotation zu (Hefzy et al., 1992).

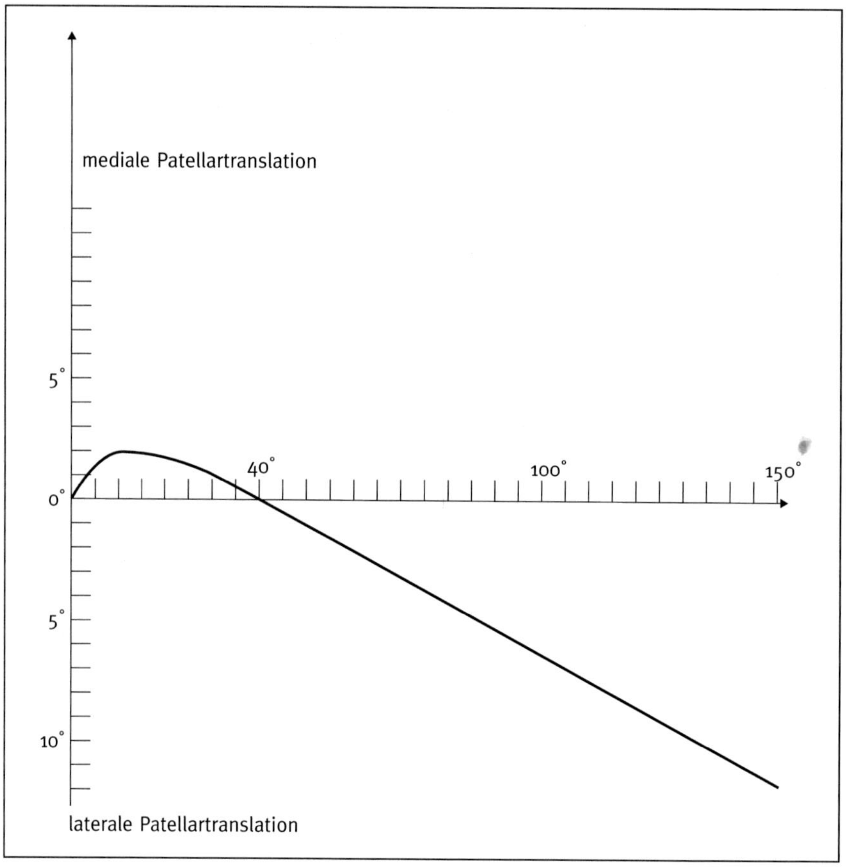

Abb. 7.64: Patellartranslation während der Kniebeugung (Heegaard et al., 1994)

Das mediale Patellofemoralband leistet den relativ größten Beitrag zur Kontrolle der lateralen Patellartranslation (Hautarnaa et al., 1998). Conlan et al. (1993) schätzten diesen Beitrag auf 53 %, Desio et al. (1998) kamen sogar auf 60 %. Letztere testeten unter 200 N Belastung in 20° Flexion. Der Beitrag des Mensikopatellarbands betrug 13 % (Desio et al., 1998) und gemeinsam mit dem tiefen Retinaculum sogar 22 % (Conlan et al., 1993). Nach Desio et al. (1998) trägt auch das laterale Retinaculum 10 % bei. Das mediale Patellotibialband spielt in diesem Zusammenhang keine Rolle.

Nach Entfernung der Retinacula nahm die laterale Patellartranslation in maximaler Extension einmal um 10 mm und einmal um 7,5 mm zu. Kam Außenrotation der Tibia hinzu, dann nahm die Translation in 15° Flexion um 13 mm und 16 mm zu (Heegaard et al., 1994).

Skalley et al. (1993) ermittelten manuell und apparativ verschiedene Patellartranslationen. Die passive mediale Translation betrug während Kniestreckung durchschnittlich 9,6 mm und die passive laterale Translation 5,4 mm. Während 35° Flexion betrugen diese Werte 9,4 mm und 10,0 mm.

Reider et al. (1981) beschreiben zwei Typen patellarer Rotation und Translation. Eine Patella vom Typ 1 (17 von 20 Präparaten) würde während Knieextension eine mediale Rotation und Translation erfahren, eine Patella vom Typ 2 eine laterale Rotation und Translation. Umstritten ist (Bull et al., 2002), dass die

Messungen gegenüber der Tibia und nicht – wie sonst üblich – gegenüber dem Femur stattfanden. Angesichts der übereinstimmenden Ergebnisse anderer Studien ist die Variation höchstwahrscheinlich mit Unterschieden der Bewegung zwischen Femur und Tibia zu erklären (Nagamine et al., 1995).

Mit zunehmender Flexion nimmt der Einfluss der Kapsel-Band-Strukturen und des M. quadriceps auf die Osteo- und Arthrokinematik der Patella generell ab und der Einfluss der knöchernen Strukturen zu (Heegaard et al., 1994; Lee et al., 2001; Moro-oka et al., 2002). In niedrigen Flexionsstellungen sind die individuellen Unterschiede der Kinematik größer (Ahmed et al., 1999). Es sieht so aus, als ob der M. quadriceps beim aktiven Aufstehen aus sitzender Position, beim Sicherheben aus der Hocke und in der Standphase des Gehens eine neutrale Translation und Rotation der Kniescheibe hervorruft (Sakai et al., 1996). Brossmann et al. (1993) fanden bei Patienten mit vorderem Knieschmerz während der letzten 30° Extension einen deutlich lateralisierenden Einfluss des M. quadriceps auf die Patella. Bei beschwerdefreien Probanden trat dieser Effekt nicht auf.

Eine Studie von Farahmand et al. (1998) lässt vermuten, dass die Retinacula bis zu 60° Flexion mit lateralen und medialen Dehnungen zu beeinflussen sind.

Das Verhalten der Patella nach einer Resektion der Retinacula gibt Aufschluss über deren Funktion. Ohne Retinacula nimmt die laterale Patellarotation unter dem Einfluss einer Innenrotation der Tibia zu. Dieser Effekt ist in der zweiten Hälfte der Flexionsbewegung deutlicher vorhanden als in der ersten Hälfte.

Zu Beginn der Flexionsbewegung war der Einfluss der Außenrotation größer und führte bei 15° zu einem Maximum der patellaren Rotation und Translation (Heegaard et al., 1994). Dies kann damit zusammenhängen, dass das mediale Patellofemoralband während der Kniestreckung gespannt und während der Kniebeugung entspannt ist. Das laterale Retinaculum verhält sich umgekehrt. Es ist während der Extension entspannt und während der Flexion angespannt (Erasmus, 2000). Außenrotation führt zu einer stärkeren Rekrutierung des medialen Retinakulums.

7.3.3 Arthrokinematik

Wenn die Facies patellaris in der Transversalebene konkav und in der Parasagittalebene konvex ist (Williams et al., 1989), dann müsste das Patellofemoralgelenk ein Sattelgelenk sein. Jedoch geht die Sattelform in der Transversalebene nicht ganz auf, da die mediale Gelenkfläche des Femurs konvex und die laterale Gelenkfläche konkav geformt ist.

Parasagittalebene: Flexion und Extension

Während der ersten 10-20° Flexion besteht zwischen der Patella und der Facies patellaris des Femurs kein Kontakt (Hirokawa, 1991). Während der gesamten Schaukelgleitbewegung des Knies in ap-Richtung legt die Patella eine Distanz von maximal 6-7 cm zurück (Tillmann, 1987; Tria und Alicea, 1995).

Die Trochlea und die Kondylen sind in der Parasagittalebene konvex geformt. Die Patella ist konkav geformt. Da die beiden Gelenkflächen jedoch inkongruent sind, entstehen während der Flexionsbewegung zwischen Patella und Femur erhebliche Verschiebungen (Goodfellow et al., 1976; Hehne, 1990; Fujikawa et al., 1993). Der Schlupfquotient ist also klein. Während der Beugung schaukelt und gleitet die Patella gegenüber dem Femur distalwärts, und das Femur rollt gegenüber der Patella distalwärts und verschiebt sich gleichzeitig proximalwärts (Gill und O'Connor, 1996).

In Extension haben die Knorpeloberflächen von Femur und Patella keinen Kontakt miteinander. Zwischen 10° und 30° hat das distale Drittel der Patella Kontakt mit dem proximalen Drittel des Femurs. Bedingt durch die distale Schaukel- oder die proximale Rollbewegung droht sich das patellare Kontaktgebiet weit in distaler Richtung zu verlagern. Während der distalen Bewegung der Patella verschiebt sich das Femur jedoch proximalwärts und zurück in die zentrale Position, wodurch zwischen 30° und 60° Flexion die gemeinsame Kontaktfläche vom mittleren Drittel der Patella und vom mittleren Drittel des Femurs gebildet wird.

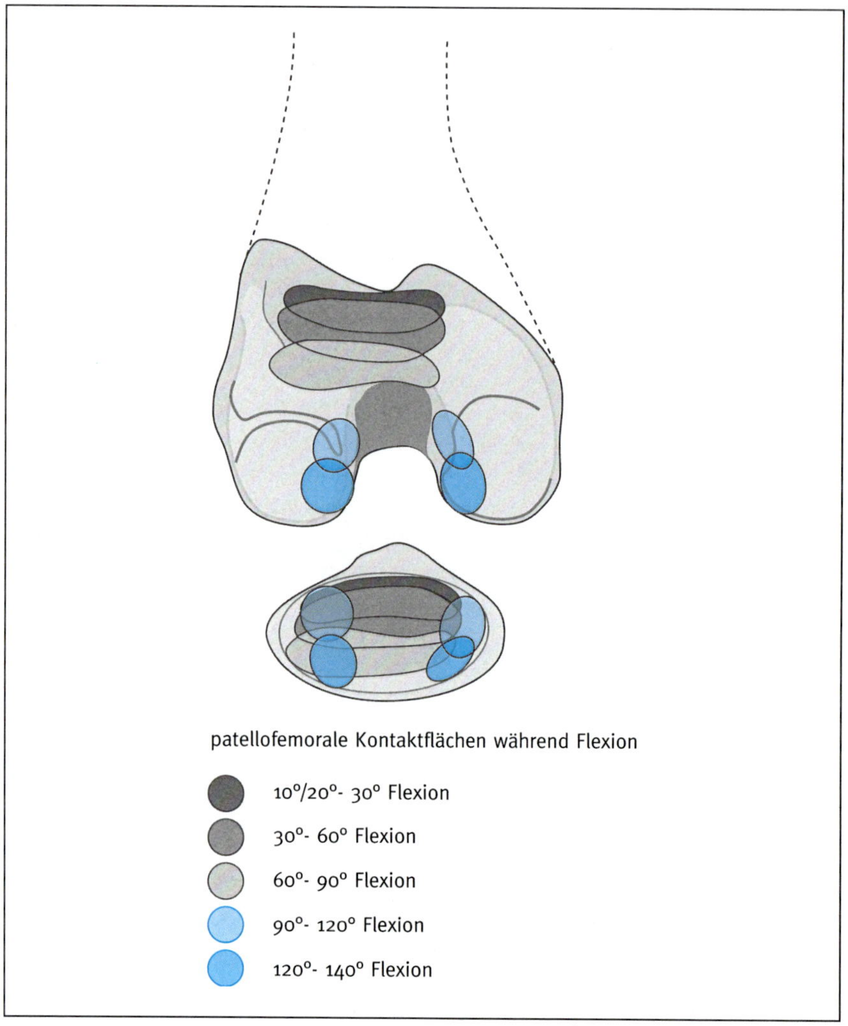

Abb. 7.65: Patellofemorale Kontaktflächen während der Kniebeugung (nach: Hungerford und Barry, 1979; Fujikawa et al., 1983)

Zwischen 60° und 90° Flexion findet der Gelenkkontakt zwischen dem proximalen Patelladrittel und dem distalen Femurdrittel statt.

Ab 90-100° Kniebeugung verlagert sich die patellare Kontaktfläche lateralwärts, da sich die femorale Kontaktfläche nun aus der Mitte zu den Kondylen hin verschiebt. Die Patella befindet sich jetzt vor der Fossa intercondylaris (Aglietti et al., 1975; Hungerford und Barry, 1979; Maquet, 1984).

Während der Flexion bewegt sich das patellare Kontaktgebiet nach proximal. Ab 90° bildet die Quadrizepssehne oberhalb der Patella eine zusätzliche Gelenkfläche, da sie mit der Trochlea Kontakt aufnimmt und einen Teil der Kompressionskräfte übernimmt, wodurch der Druck zwischen Patella und Femur nachlässt (Huberti und Hayes, 1984).

Ab etwa 90° bewegt sich die Patella gegenüber dem Femur auch nicht mehr nach unten, sondern nur noch nach hinten.

Transversalebene: Patellarotation

Die laterale Patellarotation verursacht im seitlichen Teil der Patella eine Schaukelbewegung und im medialen Teil eine Rollbewegung. Die Beschaffenheit der Weichteile entscheidet darüber, ob die Rotation eher medial oder lateral im Patellofemoralgelenk die Kompression erhöht.

Überwiegt die laterale Kompression, dann wird die laterale Schaukelbewegung auch zu einer lateralen Gleitbewegung führen (schwaches Retinaculum mediale). Überwiegt die mediale Kompression (kräftiges Retinaculum mediale), dann wird die laterale Rollbewegung zu einer medialen Verschiebung führen. Im ersten Fall entsteht eine laterale Translation, im zweiten Fall verharrt die Patella in der Mitte des Sulcus. Ist das laterale Retinaculum kräftiger als das mediale, dann resultiert überwiegend eine laterale Schaukelgleitbewegung (Gomes et al., 2001).

In der Pathomechanik des Patellofemoralgelenks kommen lateral und medial Chondromalazien vor (Ficat et al., 1979; Macarini et al., 1998). Auch bestehen laterale Rotationen mit und ohne laterale Subluxation (Schuter et al., 1986).

Frontalebene: Innen- und Außenrotation

Diese Bewegung kann als patellare Drehbewegung betrachtet werden.

Literatur

Abbott LC, Saunders BJ, Bost FC, Anderson CE. Injuries to the ligaments of the knee joint. J Bone Joint Surg 1944;26:503-21. In: Fuss, 1991c.

Abdel-Rahman EM, Hefzy MS. Three-dimensional dynamic behavior of the human knee joint under impact loading. Med Eng Phys 1998;20:276-90.

Aglietti P, Insall JN, Walker PS, Trent P. A new patella prosthesis. Design and application. Clin Clin Orthop 1975;107:175-87.

Ahmed AM, Burke DL, Duncan NA, Chan KH. Ligament tension pattern in the flexed knee in combined passive anterior translation and axial rotation. J Orthop Res 1992;10:854-67.

Ahmed AM, Burke DL. In vitro measurement of static pressure distribution in synovial joints: I. Tibial surface of the knee. J Biomech 1983;105:216-25.

Ahmed AM, Duncan NA, Tanzer M. In vitro measurement of the tracking pattern of the human patella. J Biomech 1999;121:222-8.

Ahmed AM, Hyder A, Burke DL, Chan KH. In-vitro ligament tension pattern in the flexed knee in passive loading. J Orthop Res 1987;5:217-30.

Ahmed AM, McLean C. In vitro measurement of the restraining role of the anterior cruciate ligament during walking and stair ascent. J Biomech Eng 2002;124:768-79.

Alexander C, Caughey D, Withy S, van Puymbroeck E, Munoz D. Relation between flexion angle and intra-articular pressure during active and passive movement of the normal knee. J Rheumatol 1996;23:889-95.

Allain J, Goutallier D, Voisin MC. Macroscopic and histological assessments of the cruciate ligaments in arthrosis of the knee. Samenvatting. Acta Orthop Scand 2001;72:266-9.

Allen CR, Wong EK, Livesay GA, Sakane M, Fu FH, Woo SL. Importance of the medial meniscus in the anterior cruciate ligament-deficient knee. J Orthop Res 2000;18:109-15.

Amis AA, Dawkins GP. Functional anatomy of the anterior cruciate ligament. Fibre bundle actions related to ligament replacements and injuries. J Bone Joint Surg 1991;73:260-7.

Andersen HN, Dyhre-Poulsen P. The anterior cruciate ligament does play a role in controlling axial rotation in the knee. Knee Surg Sports Traumatol Arthrosc 1997;5:145-9.

Antolic V, Pavlovic V, Stanic U, Jeraj J. Laximétrie du ligament croisé antérieur: une technique quantitative non invasive. Revue de Chirurgie Orthopédique 1999;85:790-6.

Appel M, Gradinger R. Die Architektur des Kreuzbandaufbaus. Praktische Sport-Traumatologie und Sportmedizin 1989;1:12-16.

Arms S, Boyle J, Johnson R, Pope M. Strain measurement in the medial collateral ligament of the human knee: an autopsy study. Samenvatting. J Biomech 1983;16:491-6.

Arnoczky S, Adams M, DeHaven K, Eyre D, Mow V. Meniscus. In: Woo SY, Buckwalter JA, red. Injury and repair of the musculoskeletal soft tissues. Chicago: Am Acad Orthop Surg, 1987.

Arnoczky SP, Marshall JL. The cruciate ligaments of the canine stifle: an anatomical and functional analysis. Samenvatting. Am J Vet Res 1977;38:1807-14.

Arnoczky SP. Anatomy of the anterior cruciate ligament. Clin Orthop 1983;172:19-25.

Arnoldi CC, Lempberg K, Linderholm H. Intraosseous hypertension and pain in the knee. J Bone Joint Surg 1975;57B:360-3.

Bach JM, Hull ML, Patterson HA. Direct measurement of strain in the posterolateral bundle of the anterior cruciate ligament. J Biomech 1997;30:281-3.

Bach JM, Hull ML. Strain inhomogeneity in the anterior cruciate ligament under application of external and muscular loads. J Biomech Eng 1998;120:497-503.

Baek GH, Carlin GJ, Vogrin TM, Woo SL, Harner CD. Quantitative analysis of collagen fibrils of human cruciate and meniscofemoral ligaments. Clin Orthop 1998;357:205-11.

Barquet A, Suero C, Cortes O, Lopez L. Slow, gradual external fixation distraction for treatment of postburn knee flexion contracture. Plast Reconstr Surg 1993;91:946-9.

Benninghof A. Makroskopische und mikroskopische Anatomie des Menschen, vol. 1, 13e en 14e Aufl. München: Urban & Schwarzenberg, 1985. In: Fuss, 1991c.

Bergfeld JA, McAllister DR, Parker RD, Valdevit AD, Kambic H. The effects of tibial rotation on posterior translation in knees in which the posterior cruciate ligament has been cut. Samenvatting. J Bone Joint Surg 2001;83A:1339-43.

Berlet GC, Fowler PJ. The anterior horn of the medical meniscus. An anatomic study of its insertion. Samenvatting. Am J Sports Med 1998;26:540-3.

Berry FR. Angle variation patterns of normal hip, knee and ankle in different oprations. Univ Calif Prosth Dev Res Rep. 1952;21:Ser 2. In: Morrison, 1970.

Beynnon B, Howe JG, Pope MH, Johnson RJ, Fleming BC. The measurement of anterior cruciate ligament strain in vivo. Int Orthop 1992;16:1-12.

Beynnon B, Yu J, Huston D, Fleming B, Johnson R, Haugh L, Pope MH. A sagittal plane model of the knee and cruciate ligaments with application of a sensitivity analysis. J Biomech Eng 1996;118:227-39.

Beynnon BD, Fleming BC. Anterior cruciate ligament strain in-vivo: a review of previous work. J Biomech 1998;31:519-25.
Bhargava A, Ferrari DA. Posterior medial meniscus-femoral insertion into the anterior cruciate ligament. Samenvatting. A case report. Clin Orthop 1998;348:176-9.
Bizot P, Meunier A, Christel P, Witvoet J. Experimental capsulo-ligamentar lesions of the knee during passive hyperextension. Biomechanical aspects. A lesional evaluation and consequences. Artikel in de Franse taal, samenvatting in de Engelse taal. Rev Chir Orthop Reparatrice Appar Mot 1995;81:211-20.
Blaha JD, Mancinelli CA, Simons WH, Kish VL, Thyagarajan G. Kinematics of the human knee using an open chain cadaver model. Clin Orthop 2003;410: 25-34.
Blankevoort L, Huiskes R, Lange A de. Helical axes of passive knee joint motions. J Biomech 1990;23:1219-29.
Blankevoort L, Huiskes R, Lange A de. Recruitment of knee joint ligaments. J Biomech Eng 1991a;113:94-103.
Blankevoort L, Huiskes R, Lange A de. The envelope of passive knee joint motion. J Biomech 1988;21:705-20.
Blankevoort L, Huiskes R. A mechanism for rotation restraints in the knee joint. J Orthop Res 1996a;14:675-9.
Blankevoort L, Huiskes R. Validation of a three-dimensional model of the knee. J Biomech 1996b;29:955-61.
Blankevoort L, Kuiper JH, Huiskes R, Grootenboer HJ. Articular contact in a three-dimensional model of the knee. J Biomech 1991b;24:1019-31.
Blauth M, Tillman B. Stressing on the human femoro-patellar joint. I. Components of a vertical and horizontal tensile bracing system. Samenvatting. Anat Embryol 1983;168:117-23.
Boisgard S, Levai JP, Geiger B, Saidane K, Landjerit B. Study of the variations in length of the anterior cruciate ligament during flexion of the knee: use of a 3D model reconstructed from MRI sections. Surg Radiol Anat 1999a;21:313-7.
Boisgard S, Levai JP, Saidane K, Geiger B, Landjerit B. Study of the posterior cruciate ligament using a 3D computer model: ligament biometry during flexion, application to surgical replacement of the ligament. Artikel in de Franse taal, samenvatting in de Engelse taal. Acta Orthop Belg 1999b;65:492-502.
Bonnel F, Micaleff J-P. Biomechanics of the ligaments of the human knee and of artificial ligaments. Surg Radiol Anat 1988;10:221-7.
Bonnin M, Carret JP, Dimnet J, Dejour H. The weight-bearing knee after anterior cruciate ligament rupture. An in vitro biomechanical study. Knee Surg Sports Traumatol Arthrosc 1996;3:245-51.
Brandsson S, Karlsson J, Eriksson BI, Karrholm J. Kinematics after tear in the anterior cruciate ligament: dynamic bilateral radiostereometric studies in 11. patients. Samenvatting. Acta Orthop Scand 2001;72:372-8.
Brantigan OC, Voshell AF. The mechanics of the ligaments and menisci of the knee joint. J Bone Joint Surg 1941;23:44-66. In: Fuss, 1991c.
Brantigan OC, Voshell AF. Tibial collateral ligaments; its functions, its bursae and its relation to medial meniscus. J Bone Joint Surg 1943;25:121-31.
Breitenseheer MJ, Trattnig S, Dobrocky I, Kukla C, Nehrer S, Steiner E, Imhoff H. MR imaging of meniscal subluxation in the knee. Acta Radiol 1997;38:876-9.
Bringmann C, Eckstein F, Bonél H, Englmeier KH, Reiser M, Graichen H. Eine neue in-vivo-Technik der Translation der Femurkondylen und der Menisken unter dem Einfluß antagonistischer Muskelkräfte. Biomed Tech 2000;45:258-64.
Brossmann J, Muhle C, Schroder C, Melchert UH, Bull CC, Spielmann RP, Heller M. Patellar tracking patterns during active and passive knee extension. Evaluation with motion-triggered cine MR imaging. Radiology 1993;187:205-12.
Brunet ME, Kester MA, Cook SD, Haddad RJ, Skinner HB. Determination of the transverse centre of rotation of the knee using CAT scans. Samenvatting. Eng Med 1986;15:143-7.
Bryant JT, Cooke TDV. A biomechanical function of the ACL: prevention of medial translation of the tibia. In: Feagin JA, Jr, uitg. The crucial ligaments: diagnosis and treatment of ligamentous injuries about the knee, 2nd ed. New York, NY: Churchill Livingstone; 1988.
Bull AM, Katchburian MV, Shij YF, Amis AA. Standardisation of the description of patellofemoral motion and comparison between different techniques. Knee Surg Sports Traumatol Arthrosc 2002;10:184-93.
Bunger C, Sorensen SS, Djurhuus JC, Lucht U. Intraosseous pressures in the knee in relation to simulated joint effusion, joint position, and venous obstruction. An experimental study in growing dogs. Scand J Rheumatol 1981;10:283-8.
Burgaard P, Blyme PJ, Olsen PM, Kristensen G. Rupture of the knee capsule from articular hyper pressure. Experiments in cadaver knees. Acta Orthop Scand 1988;59:692-4.
Bylski-Austraw DI, Ciarelli MJ, Kayner DC, Matthews LS, Goldstein SA. Displacements of the menisci under joint load. An in vitro study in human knees. Samenvatting. J Biomech 1994;27:421-31.

Carlin GJ, Livesay GA, Harner CD, Ishibashi Y, Kim HS, Woo SL. In-situ forces in the human posterior cruciate ligament in response to posterior tibial loading. Ann Biomed Eng 1996;24:193-7.

Chan SC, Seedhom BB. Equivalent geometry' of the knee and the prediction of tensions along the cruciates: an experimental study. J Biomech 1999;32:35-48.

Chan SCN, Seedhom BB. The effect of the geometry of the tibia on prediction of the cruciate ligament forces - A theoretical- analysis. Proc Inst Mech Eng Part H - J Eng Med 1995;209:17-30.

Cho JM, Suh JS, Na JB, Cho JH, Kim Y, Yoo WK, Lee HY, Chung IH. Variations in meniscofemoral ligaments at anatomical study and MR imaging. Skeletal Radiol 1999;28:189-95.

Claes L, Burri C, Muschler W, Plank E. Experimental studies on the biomechanics of the lateral ligaments of the knee joint. Artikel in de Duitse taal, samenvatting in de Engelse taal. Chir. Forum Exp Klin Forsch 1979;217-20.

Conlan T, Garth WP Jr, Lemons JE. Evaluation of the medial soft-tissue restraints of the extensor mechanism of the knee. J Bone Joint Surg 1993;75:682-93.

Cornwall B, Lkuno M, Reid G, Forrest W, Lyons W. Biomechanics of the knee in deep flexion. Poster # 57, 28th annual meeting of the Canadian Orthopaedic Research Society, Winnipeg, Man., 12-13. Juni 1994. In: Hefzy et al., 1998.

Cunningham DJ. Manual of practical anatomy, vol. 1, 9th ed. London: Osford University Press, 1939. In: Fuss, 1991c.

Dejour H, Neyret P, Eberhard P, Walch G. Absence congénitale bilatérale du ligament croisé antérieur et du ménisque interne. A propos d'un cas. Rev Chir Orthop 1990;76:45-54.

Dejour H, Neyret P. Der Einbeinstand bei chronischer Knieinstabilität. In: Jakob RP, Stäubli H-U, red. Kniegelenk und Kreuzbänder. Berlin: Springer, 1990.

Dejour H. Tibial translation after ACL ligament rupture. J Bone Joint Surg 1994;76B:745-9.

De Maeseneer M , Van Roy F, Lenchik L, Barbaix E, Ridder F de, Osteaux M. Three layers of the medial capsular and supporting structures of the knee: MR imaging-anatomic correlation. Radiographics 2000;20:S83-9.

Dennis DA, Komistek RD, Hoff WA, Gabriel SM. In vivo knee kinematics derived using an inverse perspective technique Samenvatting. Clin Orthop 1996;331:107-17.

Depaulis F, Damiani A, Delauretis D, Bonanni G, Cimini G, Cacchio A. A CT study of the meniscofemoral ligament - anatomical variants. J Sports Trauma Rel Res 1996;18:27-32.

Desio SM, Burks RT, Bachus KN. Soft tissue restraints to lateral patellar translation in the human knee. Am J Sports Med 1998;26:59-65.

Dommelen BA van, Fowler PJ. Anatomy of the posterior cruciate ligament. A review. Am J Sports Med 1989;17:24-9.

Doskocil M. Study of the development of the human knee joint. Artikel in de Duitse taal, samenvatting in de Engelse taal. Anat Anz 1984;157:35-41.

Dye SF, Shapeero LG, Kipton MJ, Galvin EG. Quantitative assessment of functional morphology by means of cine computed tomography. Proceedings of the third annual meeting of the Orthopaedic Research Society, San Francisco, CA, 19-22. januari 1987. In: Hefzy et al., 1998.

Dye SF. Patellofemorale anatomy. In: Fox JM, Del Pizzo W (Ed). The patellofemoral joint. New York: MCGraw Hill Inc., 1993.

Dye SF. The knee as a biologic transmission with an envelope of function - a theory. Clin Orthop 1996;325:10-18.

Eckstein F, Winzheimer M, Westhoff J, Schnier M, Haubner M, Englmeier KH, Reiser M, Putz R. Quantitative relationships of normal cartilage volumes of the human knee joint-assessment by magnetic resonance imaging. Anat Embryol 1998;197:383-90.

Edwards RG, Lafferty JF, Lange KD. Ligament strains in the human knee joint. J Basic Engin 1970;92:131-6. In: Hull et al., 1996.

Elias SG, Freeman MA, Gokcay EI. A correlative study of the geometry and anatomy of the distal femur. Samenvatting. Clin Orthop 1990;260:98-103.

Erasmus P. A theory on patellofemoral movement. Voordracht. International Patellofemoral Study Group. Garmisch Partenkirchen, 2000.

Fabbriciani C, Oransky M. Der Musculus popliteus. In: Jakob RP, Stäubli H-U, red. Kniegelenk und Kreuzbänder. Berlin: Springer, 1990.

Farahmand F, Tahmasbi MN, Amis AA. Lateral force-displacement behaviour of the human patella and its variation with knee flexion - a biomechanical study in vitro. J Biomech 1998;31:1147-52.

Feagin JA, Jr. The crucial ligaments: diagnosis and treatment of ligamentous injuries about the knee, 2[e] ed. New York, NY: Churchill Livingstone, 1988.

Ficat P, Philippe J, Cuzack JP, Cabrol S, Belossi J, Fick RA. Handbuch der Anatomie und Mechanik der Gelenke unter Berücksichtigung der bewegenden Muskeln. Jena: Fisher Verlag, 1911. In: Fuss, 1991d.

Fink B, Schwinger G, Singer J, Sager M, Wilke C, Braunstein S. The effect of tibial lengthening using the Ilizarov method on the cartilage and the menisci of the knee joint. J Orthop Res 2001;19:665-70.

Fisher RA, Arms SW, Johnson RJ, Pope MH. The functional relationship of the posterior oblique ligament to the medial collateral ligament of the human knee. Am J Sports Med 1985;13:390-7.

Fleming BC, Beynnon BD, Nichols CE, Johnson RJ, Pope MH. An in vivo comparison of anterior tibial translation and strain in the anteromedial band of the anterior cruciate ligament. J Biomech 1993;26:51-8.

Fleming BC, Beynnon BD, Renstrom PA, Johnson RJ, Nichols CE, Peura GD, Uh BS. The strain behavior of the anterior cruciate ligament during stair climbing: an in vivo study. Arthroscopy 1999;15:185-91.

Fleming BC, Renstrom PA, Beynnon BD, Engstrom B, Peura GD, Badger GJ, Johnson RJ. The effect of weight bearing and external loading on anterior cruciate ligament strain. Samenvatting. J Biomech 2001;34:163-70.

Fox RJ, Harner CD, Sakane M, Carlin GJ, Woo SL. Determination of the in situ forces in the human posterior cruciate ligament using robotic technology. A cadaveric study. Am J Sports Med 1998;26:395-401.

Freeman MAR, Pinskerova V. The movement of the knee studied by magnetic resonance imaging. Clin Orthop 2003;410:35-43.

Friederich NF, Müller W, O'Brien WR. Clinical application of biomechanics and functional anatomical findings of the knee joint. Artikel in de Duitse taal, samenvatting in de Engelse taal. Orthopäde 1992;21:41-50.

Friederich NF, O'Brien WR. Zur funktionellen Anatomie der Kreuzbänder. In: Jakob RP, Stäubli H-U, red. Kniegelenk und Kreuzbänder. Berlin: Springer, 1990.

Froimson MI, Ratcliffe A, Gardner TR, Mow VC. Differences in patellofemoral joint cartilage material properties and their significance to the etiology of cartilage surface brillation. Osteoarthritis Cartilage 1997;5:377-86.

Fujikawa K, Seedhom BB, Wright V. Biomechanics of the patello-femoral joint. Part 1: A study of the contact and the congruity of the patello-femoral compartment and movement of the patella. Eng Med 1983;12:3-11.

Fukubayashi T, Torzilli PA, Sherman MF, Warren RF. An in vitro biomechanical evaluation of anterior-posterior motion of the knee. Tibial displacement, rotation, and torque. Samenvatting. J Bone Joint Surg 1982;64:258-64.

Fulkerson JP, Gossling HR. Anatomy of the knee joint lateral retinaculum. Samenvatting. Clin Orthop 1980;153:183-8.

Furman W, Marshall JL, Girgis FG. The anterior cruciate ligament. Samenvatting. J Bone Joint Surg 1976;58A:179-85.

Fuss FK. Anatomy of the cruciate ligaments and their function in extension and flexion of the human knee joint. Am J Anatomy 1989;184:165-76.

Fuss FK. Biometrics of the four-bar link of the cruciate ligaments in projection on the flexion-extension plane of the human knee joint. Anat Anz 1991a;51-59.

Fuss FK. Optimal replacement of the cruciate ligaments from the functional-anatomical point of view. Acta Anat (Basel). 1991b;140:260-8.

Fuss FK. Principles and mechanisms of automatic rotation during terminal extension in the human knee joint. J Anat 1992;180:297-304.

Fuss FK. The restraining function of the cruciate ligaments on hyperextension and hyperflexion of the human knee joint. Anat Rec 1991c;230:283-9.

Fuss FK. Voluntary rotation in the human knee. J Anat 1991d;179:115-25.

Galway HR, MacIntosh DL. The latteral pivot shift: a symptom and sign of anterior cruciate ligament insufficiency. Clin Orthop 1980;147:45-50.

Gardiner JC, Weiss JA, Rosenberg TD. Strain in the human medial collateral ligament during valgus loading of the knee. Clin Orthop 2001;391:266-74.

Gershon-Cohen J. Internal derangements of the knee joint: The diagnostic scope of soft-tissue roentgen examination and the vacuum technique demonstration of the menisci. Samenvatting. Am J Roentgenol 1945;54:338-47.

Ghosh P, Taylor T, Phil D. The knee joint meniscus: A fibrocartilage of some distinction. Clin Orthop 1987;224:52-63.

Gill HS, O'Connor JJ. Biarticulating two-dimensional computer model of the human patellofemoral joint. Clin Biomech (Bristol, Avon) 1996;11:81-9.

Girgis FG, Marshall JL, Al Monajem ARS. The cruciate ligaments of the knee joint. Samenvatting. Clin Orthop 1975;106:216-31.

Gomes JL, Marczyk LR, Ruthner RP. Arthroscopic exposure of the patellar articular surface. Arthroscopy 2001;17:98-100.

Goodfellow JW, Hungerford DS, Zindel M, . Patello-femoral joint mechanics and pathology. 1. Functional anatomy of the patello-femoral joint. J Bone Joint Surg 1976;58B:287-90.

Goodfellow JW, O'Connor J. The mechanics of the knee and prosthesis design. J Bone Joint Surg 1978;60B:358-69.

Grana WA, Muse G. The effect of exercise on laxity in the anterior cruciate ligament deficient knee. Am J Sports Med 1988;16:586-8.

Greenleaf JE. The Anatomy and Biomechanics of the Lateral Aspect of the Knee. Samenvatting. Op Techn Sports Med 1996;4:141-7.

Greenough CG. The vacuum arthrogram in the acutely injured knee: a case report. J Trauma 1989:29:401-2.

Grelsamer RP, Weinstein CH. Applied Biomechanics of the patella. Clin Orthop 2001;389:9-14.

Grood ES, Noyes FR. Diagnosis of ligament injuries: biomechanical precepts. In: Feagin JA, Jr., uitg. The crucial ligaments: diagnosis and treatment of ligamentous injuries about the knee, 2nd ed. New York, NY: Churchill Livingstone, 1988.

Hackenbrugh W. Bedeutung von Anatomie und Biomechanik. In: Jakob RP, Stäubli H-U, red. Kniegelenk und Kreuzbänder. Berlin: Springer Verlag, 1990.

Haimes JL, Wroble RR, Grood ES, Noyes FR. Role of the medial structures in the intact and anterior cruciate ligament-deficient knee. Limits of motion in the human knee. Samenvatting. Am J Sports Med 1994;22:402-9.

Hallen LG, Lindahl O. The 'screw-home' movement in the knee joint. Acta Orthop Scand 1966;37:97-106.

Harfe DT, Chuinard CR, Espinoza LM, Thomas KA, Solomonow M. Elongation patterns of the collateral ligaments of the human knee. Clin Biomech (Bristol, Avon) 1998;13:163-75.

Harland MJ, Steele JR. Biomechanics of the sprint start. Sports Med. 1997;23:11-20.

Harner CD, Baek GH, Vogrin TM, Carlin GJ, Kashiwaguchi S, Woo SL. Quantitative analysis of human cruciate ligament insertions. Arthroscopy 1999;15:741-9.

Harner CD, Livesay GA, Kashiwaguchi S, Fujie H, Choi NY, Woo SL. Comparative study of the size and shape of human anterior and posterior cruciate ligaments. J Orthop Res 1995;13:429-34.

Harner CD, Xerogeanes JW, Livesay GA, Carlin GJ, Smith BA, Kusayama T,

Kashiwaguchi S, Woo SL. The human posterior cruciate ligament complex: an interdisciplinary study. Ligament morphology and biomechanical evaluation. Am J Sports Med 1995;23:736-45.

Hautamaa PV, Fithia DC, Kaufman KR, Daniel DM, Pohlmeyer AM. Medial soft tissue restraints in lateral patellar instability and repair. Clin Orthop 1998;349:174-82.

Heegaard J, Leyvraz P-F, Kampen A van, Rakotomanana L, Rubin PJ, Blankevoort L. Influence of soft structures on patellar three-dimensional tracking. Clin Orthop 1994;299:235-43.

Hefzy MS, Grood ES. An analytical technique for modeling knee joint stiffness – Part II: Ligamentous geometric nonlinearities. Samenvatting. J Biomech Eng 1983;105:145-53.

Hefzy MS, Jackson WT, Saddemi SR, Hsieh YF. Effects of tibial rotations on patellar tracking and patello-femoral contact areas. Samenvatting. J Biomed Eng 1992;14:329-43.

Hefzy MS, Kelly BP, Cooke DV. Kinematics of the knee joint in deep flexion: a radiographic assessment. Med Eng & Phys 1998;20:302-7.

Hehne HJ. Biomechanics of the patellofemoral joint and its clinical relevance. Samenvatting. Clin Orthop 1990;258:73-85.

Hertel P, Klapp F, Seiler H, Harbauer G. Tension changes of the anterior cruciate ligament in the movement process of the knee joint. Artikel in de Duitse taal, samenvatting in de Engelse taal. Chir Forum Exp Klin Forsch 1978;1978:261-5.

Herzenberg JE, Davis JR, Paley D, Bhave A. Mechanical distraction for treatment of severe knee flexion. Res Clin Orthop 1994;301:80-8.

Hill PF, Vedi V, Williams A, Iwaki H, Pinskerova V, Freeman MAR. Tibiofemoral movement 2: the loaded and unloaded living knee studied by MRI. J Bone Joint Surg 2000;82B:1196-8.

Hirokawa S, Tsuruno R. Hyper-elastic model analysis of anterior cruciate ligament. Samenvatting. Med Eng Phys 1997;19:637-51.

Hirokawa S, Tsuruno R. Three-dimensional deformation and stress distribution in an analytical/computational model of the anterior cruciate ligament. J Biomech 2000;33:1069-77.

Hirokawa S, Yamamoto K, Kawada T. A photoelastic study of ligament strain. Samenvatting. IEEE Trans Rehabil Eng 1998;6:300-8.

Hirokawa S, Yamamoto K, Kawada T. Circumferential measurement and analysis of strain distribution in the human ACL using a photoelastic coating method. Samenvatting. J Biomech 2001;34:1135-43.

Hirokawa S. Biomechanics of the knee joint: a critical review. Cri Rev Biomed Engineering 1993;21:79-135.

Hirokawa S. Three-dimensional mathematical model analysis of the patellofemoral joint. J Biomech 1991;24:659-71.

Hoher J, Harner CD, Vogrin TM, Baek GH, Carlin GJ, Woo SL. In situ forces in the posterolateral structures of the knee under posterior tibial loading in the intact and posterior cruciate ligament-deficient knee. J Orthop Res 1998;16:675-81.

Hollis JM, Pearsall AW 4th, Niciforos PG. Change in meniscal strain with anterior cruciate ligament injury and after reconstruction. Am J Sports Med 2000;28:700-4.

Hollis JM, Takai S, Adams DJ, Horibe S, Woo SL. The effects of knee motion and external loading on the length of the anterior cruciate ligament (ACL): a kinematic study. J Biomech Eng 1991;113:208-14.

Hollister AM, Jatana S, Singh AK, Sullivan WW, Lupichuck AG. The axes of rotation of the knee. Clin Orthop 1993;290:259-68.

Horwitz MT. An investigation of the surgical anatomy of the ligaments of the knee joint. . Surg Gynaecol Obstet 1938;67:287-92. In: Fuss, 1991c.
Houghton - Allen. In the case of the fabella a comparison view of the other knee is unlikely to be helpful. Australas Radiol 2001;45:318-9.
Howell SM. Barad SJ. Knee extension and its relationship to the slope of the intercondylar roof. Implications for positioning the tibial tunnel in anterior cruciate ligament reconstructions. Am J Sports Med Am J Sports Med 1995;23:288-94.
Hsieh HH, Walker PS. Stabilizing mechanisms of the loaded and unloaded knee joint. J Bone Joint Surg Samenvatting. 1976;58A:87-93.
Huberti HH, Hayes WC: Patellofemoral contact pressuRes The influence of q-angle and tendofemoral contact. Samenvatting. J Bone Joint Surg 1984;66A:715-24.
Hughston JC, Eilers AF. The role of the posterior oblique ligament in repairs of acute medial (collateral) ligament tears of the knee. J Bone Joint Surg 1973;55A:923-40.
Hull ML, Berns GS, Varma H, Patterson HA. Strain in the medial collateral ligaments of the human knee under single and combined loads. J Biomech 1996;29:1115.
Huiskes R, Blankevoort L. Anatomie und Biomechanik des vorderen Kreuzbandes: ein dreidimenionales Problem. In: Jakob RP, Stäubli H-U (red). Kniegelenk und Kreuzbänder. Berlin: Springer Verlag, 1990.
Hung SC, Nakamura K, Shiro R, Tanaka K, Kawahara H, Kurokawa T. Effects of continuous distraction on cartilage in a moving joint: an investigation on adult rabbits. J Orthop Res 1997;15:381-90.
Hungerford DS, Barry BS. Biomechanics of the patellofemoral joint. Clin Orthop 1979;144:9-15.
Hunziker EB, Staübli H-U, Jakob RP. In: Jakob RP, Stäubli H-U, red. Kniegelenk und Kreuzbänder. Berlin: Springer Verlag, 1990.
Huson A. Biomechanics of the tarsal mechanism. A key to the function of the normal human foot. J Am Pod Assoc 2000;90:12-7.
Huson A. Biomechanische Probleme des Kniegelenks. Orthopäde 1974;3:119-26. In: Fuss, 1991c.
Hutchinson MR, Bae TS. Reproducibility of anatomic tibial landmarks for anterior cruciate ligament reconstructions. Am J Sports Med 2001;29:777-80.
Ilizarov GA. Clinical application of the tension-stress effect for limb lengthening. Clin Orthop 1990;250:8-26.
Ilizarov GA, Soibel'man LM. Clinical and experimental data on bloodless lengthening of lower extremities. Artikel in de Russische taal. Eksp Khir Anesteziol 1969;14:27-32.
Indelicato PA. Injury to the medial capsuloligamentous complex. In: Feagin JA, Jr (Ed). The crucial ligaments: diagnosis and treatment of ligamentous injuries about the knee, 2nd ed. New York, NY: Churchill Livingstone, 1988.
Inderster A, Benedetto KP, Klestil T, Kunzel KH, Gaber O. Fiber orientation of posterior cruciate ligament: an experimental morphological and functional study, Part 2. Clin Anat 1995;8:315-22.
Ingman AM, Ghosh P, Taylor TKF. Variation of collagenous and non-collagenous proteins of human knee joint menisci with age and degeneration. Samenvatting. Gerontologia 1974;20:212-33.
Inman VT. Transverse rotations of the segments of the lower extremitiy in locomotion. J Bone Joint Surg 1948;30A:859. In: Morrison, 1970.
Ishii Y, Terajima K, Terashima S, Koga Y. Three-dimensional kinematics of the human knee with intracortical pin fixation. Clin Orthop 1997;343:144-50.
Iwaki H, Pinskerova V, Freeman MA. Tibiofemoral movement 1: the shapes and relative movements of the femur and tibia in the unloaded cadaver knee. J Bone Joint Surg 2000;82B:1189-95.
Johannsen HV, Lind T, Jakobsen BW, Kroner K. Exercise-induced knee joint laxity in distance runners. Br J Sports Med 1989;23:165-8.
Jones R, Smith SA. On rupture of the crucial ligaments of the knee and on fracture of the spine of the tibia. Br J Surg 1914;1:70-89. In: Fuss, 1991c.
Jonsson H, Karrholm J. Three-dimensional knee joint movements during a step-up: evaluation after anterior cruciate ligament rupture. J Orthop Res 1994;12:769-79.
Jonsson H, Karrholm J. Three-dimensional knee joint movements during a step up: evaluation after anterior cruciate ligament rupture. J Orthop Res 1994;12:769-79.
Judet J, Judet H, Aouak D Stiffness of the knee joint origin. Artikel in de Franse taal, samenvatting in de Engelse taal. Chirurgie 1989;115:457-60.
Kampen A van, Huiskes R. The three-dimensional tracking pattern of the human patella. J Orthop Res 1990;8:372-82.
Kapandji IA. Funktionelle Anatomie der Gelenke, Vol 2. Stuttgart: Ferdinant Enke Verlag, 1985.
Karrholm J, Brandsson S, Freeman MA. Tibiofemoral movement 4: changes of axial tibial rotation caused by forced rotation at the weight-bearing knee studied by RSA. J Bone Joint Surg 2000;82:1201-3.
Karrholm J, Brandsson S, Freeman MAR. Tibiofemoral movement 4: changes of axial tibial rotation caused by forced rotation at the weight-bearing knee studied by RSA. J Bone Joint Surg 2000;82B:1201-3.

Karrholm J, Selvik G, Elmqvist LG, Hansson LI. Active knee motion after cruciate ligament rupture. Stereoradiography. Acta Orthop Scand 1988;59:158-64.

Kashiwaguchi S, Woo SL. The human posterior cruciate ligament complex: an interdisciplinary study. Ligament morphology and biomechanical evaluation. Am J Sports Med 1995;23:736-45.

Kaufer H. Patellar biomechanics. Clin Orthop 1979;144:51-4.

Kawahara Y, Uetani M, Fuchi K, Eguchi H, Hashimi R, Hayashi K. MR assessement of meniscal movement during flexion: correlation with the severity of cartilage abnormality in the femorotibial joint. Comput Assist Tomogr 2001;25:683-90.

Kawahara Y, Uetani M, Fuchi K, Eguchi H, Hayashi K. MR Assessment of movement and morphologic change in the menisci during knee flexion. Acta Radiol 1999;40:610-4.

Kennedy JC, Hawkins RJ, Willis RB. Strain gage analysis of knee ligaments. Samenvatting. Clin Orthop 1977;129:225-9.

Khasigian HA, Evanski PM, Waugh TR. Body type and rotational laxity of the knee. Clin Orthop 1978;130:228-32.

Kirkley a, Mohtadi N, Ogilvie R. The effect of exercise on anterior-posterior translation of the normal knee and knees with deficient or reconstructed anterior cruciate ligaments. Am J Sports Med 2001;29:311-4.

Kleinbart FA, Bryk E, Evangelista J, Scott WN, Vigorita VJ. Histologic comparison of posterior cruciate ligaments from arthritic and age-matched knee specimens. J Arthroplasty 1996;11:726-31.

Koh TJ, Grabiner MD, De Swart RJ. In vivo tracking of the human patella. J Biomech 1992;25:637-43.

Krosawa H, Walker PS, Abe S, Garg A, Hunter T. Geometry and motion of the knee for implant and orthotic design. J Biomech 1985;18:487-99.

Krudwig WK, Witzel U, Ullrich K. Posterolateral aspect and stability of the knee joint. II. Posterolateral instability and effect of isolated and combined posterolateral reconstruction on knee stability: a biomechanical study. Knee Surg Sports Traumatol Artrhoscop 2002;10:91-5.

Krudwig WK. Funktionelle Anatomie des hinteren Kreuzbandes. Unfallchirurgie 1996;22:49-56.

Kujala UM, Nelimarkka O, Koskinen SK. Relationship between the pivot shift and the configuration of the lateral tibial plateau. Arch Orthop Trauma Surg 1992;111:228-229.

Kumagai M, Mizuno Y, Mattessich SM, Elias JJ, Cosgarea AJ, Chao EY. Posterior cruciate ligament rupture alters in vitro knee kinematics. Clin Orthop 2002;395:241-8.

Kurosawa H, Yamakoshi K, Yasuda K, Sasaki T. Simultaneous measurement of changes in length of the cruciate ligaments during knee motion. Clin Orthop 1991;265:233-40.

Kwak SD, Colman WW, Ateshian GA, et al. Anatomy of the human patellofemoral joint articular cartilage: surface curvature analysis. Samenvatting. J Orthop Res 1997;15:468–72.

Lafortune MA, Cavanagh PR, Sommer HJ 3rd, Kalenak A. Foot inversion-eversion and knee kinematics during walking. J Orthop Res 1994;12:412-20.

Lafortune MA, Cavanagh PR, Sommer HJ 3rd, Kalenak A. Three-dimensional kinematics of the human knee during walking. J Biomech 1992;25:347-57.

Lane JG, Irby SE, Kaufman K, Rangger C, Daniel DM. The anterior cruciate ligament in controlling axial rotation. An evaluation of its effect. Samenvatting. Am J Sports Med 1994;22:289-93.

Lang J, Wachsmuth W. Praktische Anatomie, vol. 1, pt. 4, 2^{e} uitg. Berlin: Springer Verlag, 1972. In: Fuss, 1991c.

LaPrade RF, Wentorf F. Diagnosis and treatment of posterolateral knee injuries. Clin Orthop 2002;402:110-21.

LaPrade RF, Muench C, Wentorf F, Lewis JL. The effect of injury to the posterolateral structures of the knee on force in a posterior cruciate ligament graft: a biomechanical study. Am J Sports Med 2002;30:233-8.

LaPrade RF, Terry GC. Injuries to the posterolateral aspect of the knee. Association of anatomic injury patterns with clinical instablity. Am J Sports Med 1997;25:433-8.

Last RH. Some anatomical details of the knee joint. J Bone Joint Surg 1948;30B:683-8. In: Fuss, 1991c.

Le Minor JM. Brief communication: the popliteal sesamoid bone (cyamella) in primates. Am J Phys Anthropol 1992;87:107-10.

Lee SH, Petersilge CA, Trudell DJ, Haghighi P, Resnick DL. Extrasynovial spaces of the cruciate ligaments: anatomy, MR imaging, and diagnostic implications. AJR Am J Roentgenol 1996;166:1433-7.

Lee TQ, Yang BY, Sandusky MD, McMahon PJ.The effects of tibial rotation on the patellofemoral joint: assessment of the changes in situ strain in the peripatellar retinaculum and the patellofemoral contact pressure and areas. J Rehabil Res Dev 2001;38:463-9.

Lempberg RK, Arnoldi CC. The significance of intraosseous pressure in normal and diseased states with special reference to the intraosseous engorgement-pain syndrome. Clin Orthop 1978;136:143-56.

Lengsfeld M, Rudig L, von Issendorf WD, Koebke J. Significance of shape differences between medial and lateral knee joint menisci for functional change of position. Artikel in de Duitse taal, samenvatting in de Engelse taal. Unfallchirurgie 1991;17:309-15.

Levy IM. Posterior meniscal capsuloligamentous complexes of the knee. In: Feagin JA, Jr., uitg. The crucial ligaments: diagnosis and treatment of ligamentous injuries about the knee, 2e uitg. New York, NY: Churchill Livingstone, 1988.

Levy IM, Torzilli PA, Gould JD, et al. The effect of medial meniscectomy on anterior-posterior motion of the knee. J Bone Joint Surg 1982;64A:883-8.

Levy IM, Torzilli PA, Gould JD, et al. The effect of lateral meniscectomy on motion of the knee. J Bone Joint Surg 1989;71A:401-6.

Li G, Rudy TW, Allen C, Sakane M, Woo SL. Effect of combined axial compressive and anterior tibial loads on in situ forces in the anterior cruciate ligament: a porcine study. J Orthop Res 1998;16:122-7.

Ling ZK, Guo HQ, Boersma S. Analytical study on the kinematic and dynamic behaviors of a knee joint. Med Eng Phys 1997;19:29-36.

Livesay GA, Fujie H, Kashiwaguchi S, Morrow DA, Fu FH, Woo SL. Determination of the in situ forces and force distribution within the human anterior cruciate ligament. Ann Biomed Eng 1995;23:467-74.

Livesay GA, Rudy TW, Woo SL, Runco TJ, Sakane M, Li G, Fu FH . Evaluation of the effect of joint constraints on the in situ force distribution in the anterior cruciate ligament. J Orthop Res 1997;15:278-84.

Lobenhoffer P, Posel P, Witt S, Piehler J, Wirth CJ. Distal femoral dixation of the iliotibial tract. Arch Orthop Trauma Surg 1987;106:285-90.

Lu TW, O'Connor JJ. Lines of action and moment arms of the major force-bearing structures crossing the human knee joint: Comparison between theory and experiment. J Anatomy 1996;189:575-85.

Macarini L, Rizzo A, Martino F, Zaccheo N, Angelelli G, Rotondo a. The initial (I and II) and advanced (III and IV) stages of juvenile patellar chondromalacia. Its diagnosis by magnetic resonance using a 1,5-T magnet with Flash sequences. Artikel in de Italiaanse taal, samenvatting in de Engelse taal,. Radiol Med (Torino) 1998;95:557-62.

MacDonald P, Miniaci A, Fowler P, Marks P, Finlay B. A biomechanical analysis of joint contact forces in the posterior cruciate deficient knee. Knee Surg Sports Traumatol Arthrosc 1996;3:252-5.

Makris CA, Georgoulis AD, Papageorgiou CD, Moebius UG, Soucacos PN. Posterior cruciate ligament architecture: evaluation under microsurgical dissection. Arthroscopy 2000;16:627-32.

Malghem J, Maldague B. Profile of the knee. Differential radiologic anatomy of the articular surfaces. Artikel in de Franse taal, samenvatting in de Engelse taal. J Radiol 1986;67:725-35.

Man IO, Elsabagh SM, Morrissey MC. The effect of different knee angles on knee volume measured with the Perometer (R) device in uninjured subjects. Samenvatting. Clon Physiol Funct Imaging 2003;23:114-9.

Maquet PGJ. Biomechanics of the knee, 2nd ed.. New York: Springer, 1984.

Markolf KL, Bargar WL, Shoemaker SC, Amstutz HC. The role of joint load in knee stability. Samenvatting. J Bone Joint Surg 1981;63:570-85.

Markolf KL, Burchfield DM, Shapiro MM, Cha CW, Finerman GA, Slauterbeck JL. Biomechanical consequences of replacement of the anterior cruciate ligament with a patellar ligament allograft. Part II: forces in the graft compared with forces in the intact ligament. J Bone Joint Surg 1996;78A:1728-34.

Markolf KL, Burchfield DM, Shapiro MM, Shepard MF, Finerman GA, Slauterbeck JL. Combined knee loading states that generate high anterior cruciate ligament forces. Samenvatting. J Orthop Res 1995;13:930-5.

Markolf KL, Graff-Radford A, Amstutz HC. In vivo knee stability. A quantitative assessment using an instrumented clinical testing apparatus. J Bone Joint Surg 1978;60A:664-74.

Markolf KL, Kochan A, Amstutz HC. Measurement of knee stiffness and laxity in patients with documented absence of the anterior cruciate ligament. J Bone Joint Surg 1984;66A:242-52.

Markolf KL, Mensch JS, Amstutz HC. Stiffness and laxity of the knee – the contributions of the supporting structuRes A quantitative in-vitro study. Samenvatting. J Bone Joint Surg 1976;58A:583-94.

Markolf KL, Slauterbeck JL, Armstrong KL, Shapiro MM, Finerman GA. Effects of combined knee loadings on posterior cruciate ligament force generation. J Orthop Res 1996;14:633-8.

Markolf KL, Slauterbeck JR, Armstrong KL, Shapiro MS, Finerman GA. A biomechanical study of replacement of the posterior cruciate ligament with a graft. Part II: Forces in the graft compared with forces in the intact ligament. J Bone Joint Surg 1997;79A:381-6.

Markolf KL, Wascher DC, Finerman GA. Direct in vitro measurement of forces in the cruciate ligaments. Part II: The effect of section of the posterolateral structuRes Samenvatting. J Bone Joint Surg 1993;75A:387-94.

Markolf KL, Willems MJ, Jackson SR, Finerman GA. In situ calibration of miniature sensors implanted into the anterior cruciate ligament part I: strain measurements. J Orthop Res 1998a;16:455-63.

Markolf KL, Willems MJ, Jackson SR, Finerman GA. In situ calibration of miniature sensors implanted into the anterior cruciate ligament part II: force probe measurements. J Orthop Res 1998b;16:464-71.

Martel W, Poznanski AK. The value of traction during roentgenography of the hip. Samenvatting. Radiology 1970;94:497-503.

Maruenda JI, Barrios C, Aguilella L, Llombar R, Gomar F. Changes in intraosseous pressure at the distal femroal epiphysis induced by variations in knee-joint position and intra-capsular saline infusion. An experimental study in dogs. Eur Surg Res 1995;27:197-204.

Matsumoto H, Seedhom BB, Suda Y, Otani T, Fujikawa K. Axis location of tibial rotation and its change with flexion angle. Clin Orthop 2000;371:178-82

Matsumoto H, Seedhom BB. Rotation of the tibia in the normal and ligament-deficient knee. A study using biplanar photography. Samenvatting. Proc Inst Mech Eng 1993;207:175-84.

Matsumoto H, Suda Y, Otani T, Niki Y, Seedhom BB, Fujikawa K. Roles of the anterior cruciate ligament and the medial collateral ligament in preventing valgus instability. Samenvatting. J Orthop Sci 2001;6:28-32.

Maynard MJ, Deng XH, Wickiewicz TL, Warren RF. The Popliteofibular Ligament – Rediscovery of a Key Element in Posterolateral Stability. Samenvatting. Am J Sports Med 1996;24:311-6.

Meister BR, Michael SP, Moyer RY, Kelly JD, Schneck CD. Anatomy and kinematics of the lateral collateral ligament of the knee. Am J Sports Med 2000;28:869-78.

Menschick A. Biometrie: das Konstruktionsprinzip des Kniegelenks, des Hüftgelenks, der Beinlänge und der Körpergröße. Berlin: Springer Verlag, 1987.

Menschick A. Mechanik des Kniegelenkes, Teil 1. Z. Orthop 1974;112:481-95.

Merida-Velasco JA, Sanchez-Montesinos I, Espin-Ferra J, Merida-Velasco JR, Rodriguez-Vazquez JF, Jimenez-Collado J. Development of the human knee joint ligaments. Samenvatting. Anat Rec 1997;248:259-68.

Meyer H. Die Mechanik des Kniegelenks. Archiv für Anatomie Physiologie 1853;497-547.

Miller TT, Staron RB, Feldman F, Cepel E. Meniscal position on routine MR imaging of the knee. Skeletal Radiol 1997;26:424-7.

Mills OS, Hull ML. Rotational flexibility of the human knee due to varus/valgus and axial moments in vivo. J Biomech 1991;24:773-90.

Miyasaka T, Matsumoto H, Suda Y, Otani T, Toyama Y. Coordination of the anterior and posterior cruciate ligaments in constraining the varus-valgus and internal-external rotatory instability of the knee. J Orthop Sci 2002;7:348-53.

Mommersteeg TJ, Blankevoort L, Huiskes R, Kooloos JG, Kauer JM. Characterization of the mechanical behavior of human knee ligaments: a numerical-experimental approach. J Biomech 1996;29:151-60.

Mommersteeg TJ, Blankevoort L, Kooloos JG, Hendriks JC, Kauer JM, Huiskes R. Nonuniform distribution of collagen density in human knee ligaments. J Orthop Res 1994;12:238-45.

Mommersteeg TJ, Huiskes R, Blankevoort L, Kooloos JG, Kauer JM. An inverse dynamics modeling approach to determine the restraining function of human knee ligament bundles. J Biomech 1997;30:139-46.

Mommersteeg TJ, Kooloos JG, Blankevoort L, Kauer JM, Huiskes R, Roeling FQ. The fibre bundle anatomy of human cruciate ligaments. J Anat 1995;187:461-71.

Mooney JF 3rd, Koman LA Knee flexion contractures: soft tissue correction with monolateral external fixation. J South Orthop Assoc 2001;10:32-6.

Morgan CD, Kalman VR, Grawl DM. The Anatomic Origin of the Posterior Cruciate Ligament – Where Is It – Reference Landmarks for PCL Reconstruction. Arthroscopy 1997;13:325-331.

Morgan-Jones RL, Cross MJ. The intercruciate band of the human knee. An anatomical and histological study. J Bone Joint Surg 1999;81B:991-4.

Morrsion JB. The mechanics of the knee joint in relation to normal walking. J Biomech 1970;3:51-61

Moro-oka T, Matsuda S, Miura H, Nagamine R, Urabe K, Kawano T, Higaki H, Iwamoto Y. Patellar tracking and patellofemoral geometry in deep knee flexion. Clin Orthop 2002;394:161-8.

Muhle C, Thompson WO, Sciulli R, Pedowitz R, Ahn JM, Yeh L, Clopton P, Haghighi P, Trudell DJ, Resnick D. Transverse ligament and its effect on meniscal motion. Correlation of kinematic MR imaging and anatomic sections. Invest Radiol 1999;34:558-65.

Müller M . The angles of femoral and tibial axes with respect to the cruciate ligament four-bar system in the knee joint. J Theor Biol 1993a;161:221-30.

Müller M . The relationship between the rotation possibilities between femur and tibia and the lengths of the cruciate ligaments. J Theor Biol 1993b;161:199-220.

Müller W, Biedert R, Hefti F, Jakob RP, Munzinger U, Stäubli HU. OAK-Kniedokumentation: ein neuer Weg zur Beurteilung von ligamentären Knieverletzungen. In: Jakob RP, Stäubli H-U, red. Kniegelenk und Kreuzbänder. Berlin: Springer Verlag, 1990.

Müller W. Das Knie. Berlin: Springer Verlag, 1982.

Müller W. Progressive recruitment. Am J Sports Med 1996;24:S104-6. Speciale uitg. Olympic Games.

Munshi M, Pretterklieber ML, Kwak S, Antonio GE, Trudell DJ, Resnick D. MR imagaing, MR arthrography, and specimen correlation of the posterolateral corner of the knee: an anatomic study. Am J Roentgenol 2003;180:1095-101.

Munshi M, Pretterklieber ML, Kwak S, Antonio GE, Trudell DJ, Resnick D. MR imaging, MR arthrography, and specimen correlation of the posterolateral corner: an anatomic study. Am J Roentgenol 2003;180:1095-1101.

Murao H, Morishita S, Nakajima M, Abe M. Magnetic resonance imaging of anterior cruciate ligament (ACL) tears: diagnostic value of ACL-tibial plateau angle. Samenvatting. J Orthop Sci 1998;3:10-7.

Murray MP, Drought AB, Kory RC. Walling patterns of normal men. J Bone Joint Surg 1964;46A:335.

Nagamine R, Otani T, White SE, McCarthy DS, Whiteside LA. Patellar tracking measurement in the normal knee. J Orthop Res 1995;13:115-22.

Nakagawa S, Kadoya Y, Todo S, Kobayashi A, Sakamotot H, Freeman MAR, Yamano Y. Tibiofemoral movement 3: full flexion in the living knee studied by MRI. J Bone Joint Surg 2000;82B:1199-1200.

Nakamura E, Mizuta H, Sei A, Takagi K. Knee articular cartilage injury in leg lengthening. Histological studies in rabbits. Acta Orthop Scand 1993;64:437-40.

Nakamura E, Mizuta H, Otsuka Y, Mizumoto Y, Takagi K. Leg lengthening and glycosaminoglycans in the rabbit knee. Acta Orthop Scand 1995;66:33-7.

Nakamura E, Mizuta H, Takagi K. Knee cartilage injury after tibial lengthening. Radiographic and histological studies in rabbits after 3-6. months. Acta Orthop Scand 1995;66:313-6.

Nawata K, Teshima R, Morio Y, Hagino H, Enokida M, Yamamoto K. Anterior-posterior knee laxity increased by exercise. Quantitative evaluation of physiologic changes. Acta Orthop Scand 1999;70:261-4.

Nelson EW, LaPrade RF. The anterior intermeniscal ligament of the knee. An anatomic study. Samenvatting. Am J Sports Med 2000;28:74-6.

Neurath M, Stofft E, Zschabitz A, Printz H. Comparative microstructural studies on collagen and elastic fiber systems of the cruciate ligaments. Artikel in de Duitse taal, samenvatting in de Engelse taal. Z Unfallchir Versicherungs Med 1991;84:170-6.

Neurath M, Stofft E. Fascicular and sub-fascicular architecture of the cruciate ligament. Unfallchirurgie 1992;18:125-32.

Neurath MF, Stofft E. Collagen ultrastructure in ruptured cruciate ligaments An electron microscope investigation. Samenvatting. Acta Orthop Scand 1992;63;507-10.

Nielsen S, Ovesen J, Rasmussen O. The anterior cruciate ligament of the knee: an experimental study of its importance in rotatory knee instability. Samenvatting. Arch Orthop Trauma Surg 1984;103:170-4.

Nielsen S, Rasmussen O, Ovesen J, Andersen K. Rotatory instability of cadaver knees after transection of collateral ligaments and capsule. Samenvatting. Arch Orthop Trauma Surg 1984;103:165-9.

Nietosvaara Y, Aalto K. The Cartilaginous Femoral Sulcus in Children with Patellar Dislocation – An Ultrasonographic Study. J Pediatric Orth 1997;17:50-53

Noel G, Verbruggen LA, Barbaix E, Duquet W. Adding compression to mobilization in a rehabilitation program after knee surgery. A preliminary clinical observational study. Man Ther 2000;5:102-7.

Nordheim Y. Eine neue Methode, den Gelenkknorpel, besonders die Kniegelenkmenisken röntgenologisch dazustellen (ohne Zuhilfenahme eingespritzten Kontrastmittels). Samenvatting. Fortschr Geb Röntgen-strahlen 1938;57:479-95.

Nordin Sc M, Frankel VH. Biomechanics of the knee. In: Nordin M, Frankel VH. Basic biomechanics of the musculoskeletal system, 2nd ed. Philadelphia: Lea & Febiger, 1989.

Norwood LA, Cross MJ. Anterior cruciate ligament: functional anatomy of its bundles in rotatory instabilities. Am J Sports Med 1979;7:23-6.

Ochi M, Murao T, Sumen Y, Kobayashi K, Adachi N. Isolated posterior cruciate ligament insufficiency induces morphological changes of anterior cruciate ligament collagen fibrils. Arthroscopy 1999;15:292-6.

Odensten M, Gillquist J. Functional anatomy of the anterior cruciate ligament and a rationale for reconstruction. Samenvatting. J Bone Joint Surg 1985;67A;257-62.

Ohkoshi Y, Takeuchi T, Inoue C, Hashimoto T, Shigenobu K, Yamane S. Arthroscopic studies of variants of the anterior horn of the medical meniscus. Samenvatting. Arthroscopy 1997;13:725-30.

Oonk HHN. Osteo- en arthrokinematika. Weert, Nederland: Henric Graaff van IJssel, 1988.

Paar O, Magin MN, Nachtkamp J. Biomechanics of the knee joint after meniscus resection. Stress analysis of the cadaver knee. Artikel in de Duitse taal, samenvatting in de Engelse taal. Chirurg 1995;66:619-24.

Palmer I. On the injuries to the ligaments of the knee joint. Acta Chir Scand 1938;53S:1-282. In: Fuss, 1991c.

Pandy MG, Sasaki K. A three-dimensional musculoskeletal model of the human knee joint. Part 2: analysis of ligament function. Samenvatting. Comp Methods Biomech Engin 1998;1:265-283.

Panariello RA, Backus SI, Parker JW. The effect of the squat exercise on anterior-posterior knee translation in professional football players. Am J Sports Med 1994;22:768-73.

Perry J, Norwood L, House K. Knee posture and biceps and semimembranosus muscle action in running and cutting (an EMG study). Trans Orthop Res Soc 1977;2:258-62.

Petersen W, Tillmann B. Structure and vascularization of the cruciate ligaments of the human knee joint. Samenvatting. Anat Embryol (Berl) 1999;200:325-34.

Pioletti DP, Heegaard JH, Rakotomanana RL, Leyvraz PF, Blankevoort L. Experimental and mathematical methods for representing relative surface elongation of the ACL. J Biomech 1995;28:1123-6.

Piziali RL, Rastegar J, Nagel DA, Schurman DJ. The contribution of the cruciate ligaments to the load-displacement characteristics of the human knee joint. J Biomech Eng 1980;102:277-83.

Poliacu Prosé L, Lohman AH, Huson A. The collateral ligaments of the knee in the cat and man. Morphological and functional study of the internal arrangement of fibers. Acta Anat 1988;133:70-8.

Poynton AR, Javadpour SM, Finegan PJ, O'Brien M. The meniscofemoral ligaments of the knee. J Bone Joint Surg 1997;79B:327-30.

Putz R. Anatomie und Biomechanik der Kniegelenks. Radiologe. 1995;35:77-86

Prokhorov VP, Murugov VS. Distraction biostimulation in the treatment of gonarthrosis. Artikel in de Russische taal, samenvatting in de Engelse taal. Ortop Travmatol Protez 1991;11:23-5.

Race A, Amis AA. Loading of the two bundles of the posterior cruciate ligament: an analysis of bundle function in a-p drawer. J Biomech 1996;29:873-9.

Race A, Amis AA. The mechanical properties of the two bundles of the human posterior cruciate ligament. J Biomech 1994;27:13-24.

Rajendran K. Mechanism of locking at the knee joint. J Anat 1985;143:189-94.

Ratajczak W. Early development of the cruciate ligaments in staged human embryos. Artikel in de Poolse taal, samenvatting in de Engelse taal. Folia Morphol (Warsz) 2000;59:285-90.

Recondo JA, Salvador E, Villanua JA, Barrera MC, Gervas C, Alustiza JM. Lateral stabilizing structures of the knee: functional anatomy and injuries assessed with MR imaging. Radiographics 2000;20:S91-S102.

Reider B, Marshall JL, Ring B. Patellar tracking. Clin Orthop 1981;157:143-8

Renström RP, Johnson RJ. Anatomy and biomechanics of the menisci. Clin Sports Med 1990;9:523-38.

Ritchie JR, Bergfeld JA, Kambic H, Manning T. Isolated sectioning of the medial and posteromedial capsular ligaments in the posterior cruciate ligament-deficient knee. Influence on posterior tibial translation. Am J Sports Med 1998;26:389-94.

Roermund PM van, Marijnissen AC, Lafeber FP. Joint distraction as an alternative for the treatment of osteoarthritis. Foot Ankle Clin 2002;7:515-27.

Roermund PM van, Valburg AA van, Duivemann E, Melkebeek J van, Lafeber FP, Bijlsma JW, Verbout AJ. Function of stiff joints may be restored by Ilizarov joint distraction. Clin Orthop 1998;348:220-7.

Rudy TW, Sakane M, Debski RE, Woo SL. The effect of the point of application of anterior tibial loads on human knee kinematics. Samenvatting. J Biomech 2000;33:1147-52.

Saddler SC, Noyes FR, Grood ES, Knochenmuss DR, Hefzy MS. Posterior cruciate ligament anatomy and length-tension behavior of PCL surface fibers. Am J Knee Surg 1996;9:194-9.

Sakai H, Tanaka S, Kurosawa H, Masujima A. The effect of exercise on anterior knee laxity in female basketball players. Int J Sports Med 1992;13:552-4.

Sakai N, Luo ZP, Rand JA, An KN. In vitro study of patellar position during sitting, standing from squatting, and the stance phase of walking. Am J Knee Surg 1996;9:161-6.

Sakane M, Fox RJ, Woo SL, Livesay GA, Li G, Fu FH. In situ forces in the anterior cruciate ligament and its bundles in response to anterior tibial loads. Samenvatting. J Orthop Res 1997;15:285-93.

Sakane M, Livesay GA, Fox RJ, Rudy TW, Runco TJ, Woo SL. Relative contribution of the ACL, MCL, and bony contact to the anterior stability of the knee. Knee Surg Sports Traumatol Arthrosc 1999;7:93-7.

Samuelson TS, Drez D Jr. Maletis GB. Anterior cruciate ligament graft rotation. Reproduction of normal graft rotation. Am J Sports Med 1996;24:67-71.

Sarin VK, Erickson GM, Giori NJ, Bergman AG, Carter DR. Coincident development of sesamoid bones and clues to their evolution. Anat Rec 1999;257:174-80.

Schutzer SF, Ramsby GR, Fulkerson JP. Computed tomographic classification of patellofemoral pain patients. Orthop Clin North Am 1986;17:235-48.

Seebacher JR, Inglis AE, Marshall JL, Warren RF. The structure of the posterolateral aspect of the knee. Samenvatting. J Bone Joint Surg 1982;64A:536-41.

Segal P, Jacob M. The Knee. London: Wolfe Medical Publications Ltd, 1984.

Sekiguchi F. An experimental study on the stability of the knee joint. Special reference to the mechanisms of rotatory stability of the knee joint. Artikel in de Japanse taal, samenvatting in de Engelse taal. Nippon Seikeigeka Gakkai Zasshi 1984;58:429-46.

Shapeero LG, Dye SF, Lipton MJ, Gould RG, Galvin EG, Genant HK. Functional dynamics of the knee joint by ultrafast, cine-CT. Invest Radiol 1988;23:118-23.

Shapiro MS, Markolf KL, Finerman GA, Mitchell PW. The effect of section of the medial collateral ligament on force generated in the anterior cruciate ligament. J Bone Joint Surg 1991;73:248-56.
Shaw JA, Eng M, Murray DG. The longitudinal axis of the knee and the role of the cruciate ligaments in controlling transverse rotation. J Bone Joint Surg 1974:56A:1603-6.
Shaw JA, Murray DG. The longitudinal axis of the knee and the role of the cruciate ligaments in controlling transverse rotation. J Bone Joint Surg 1974;56A:1603-9.
Sheehan FT, Zajac FE, Drace JE. In vivo tracking of the human patella using cine phase contract magnetic resonance imaging. J Biomech 1999;121:650-6.
Schipplein OD, Andriacchi TP. Interaction between active and passive knee stabilizers during level walking. J Orthop Res 1991;9:113-9.
Shoemaker SC, Markolf KL. In vivo rotatory knee stability. Ligamentous and muscular contributions. Samenvatting. J Bone Joint Surg 1982;64A:208-16.
Shrive NG, O'Connor JJ, Goodfellow JW. Load-bearing in the knee joint. Clin Orthop 1978;131:279-87.
Sidles JA, Larson RV, Garbini JL, Downey DJ, Matsen III FA. Ligament length relationships in the moving knee. J Orth Res 1988;6:593-610.
Sieglbauer F. Lehrbuch der normalen Anatomie des Menschen., 2[e] uitg. Berlin: Urban & Schwarzenberg, 1930. In: Fuss, 1991c.
Simonian PT, Sussmann PS, Trommel M van, Wickiewicz TL, Warren RF. Popliteomeniscal fasciculi and lateral stability. Am J Sports Med 1997;25:849-853.
Skalley TC, Terry GC, Teitge RA. The quantitative measurement of normal passive medial and lateral patellar motion limits. Am J Sports Med 1993;21:728-32.
Smith KL, Daniels JL, Arnoczky SP, Dodds JA, Cooper TG, Gottschalk A, Shaw DA. Effect of joint position and ligament tension on the MR signal intensity of the cruciate ligaments of the knee. J Magn Reson Imaging 194;4:819-22.
Smith SA. The diagnoses and treatment of injuries to the crucial ligaments. Br J Surg 1918;6:176-89. In: Fuss, 1991c.
Stanitski DF. The effect of limb lengthening on articular cartilage. An experimental study. Clin Orthop 1994;301:68-72.
Stäubli H-U, Birrer S. The popliteus tendon and its fascicles at the popliteal hiatus: gross anatomy and functional arthroscopic evaluation with and without anterior cruciate deficiency. Arthroscopy 1990;6:209-20.
Staübli HU, Durrenmatt U, Porcellini B, Rauschning W. Anatomy and surface geometry of the patellofemoral joint in the axial plane. J Bone Joint Surg 1999;81B:452-8.
Stäubli HU, Rauschning W. Tibial attachment area of the anterior cruciate ligament in the extended knee position. Anatomy and cryosections in vitro complemented by magnetic resonance arthrography in vivo. Knee Surg Sports Traumatol Arthrosc 1994;2:138-46.
Stelle JR, Milburn PD, Roger GJ. Warm-up effect on active and passive arthrometric assessment of knee laxity. Arch Phys Med Rehabil 1999;80:829-36.
Steiner ME, Grana WA, Chillag K, Schelberg-Karnes E. The effect of exercise on anterior-posterior knee laxity. Am J Sports Med 1986;14:24-9.
Stoller DW, Markolf KL, Zager SA, Shoemaker SC. The effects of exercise, ice , and ultrasonography on torsional laxity of the knee. Clin Orthop 1983;174:172-80.
Strobel M, Stedtfeld H-W. Diagnostik des Kniegelenkes. Berlin: Springer Verlag, 1991.
Struben PJ. The tibial plateau. J Bone Joint Surg 1982;64B:336-9.
Strocchi R, de Pasquale V, Gubellini P, Facchini A, Marcacci M, Buda R, Zaffagnini S, Ruggeri A. The human anterior cruciate ligament: histological and ultrastructural observations. J Anat 1992;180:515-9.
Struben P. The tibial plateau. J Bone Joint Surg 1982;64:336-9.
Sugita T, Amis AA. Anatomic and biomechanical study of the lateral collateral and popliteofibular ligaments. Samenvatting. Am J Sports Med 2001;29:466-72.
Takai S, Woo SL, Livesay GA, Adams DJ, Fu FH. Determination of the in situ loads on the human anterior cruciate ligament. J Orthop Res 1993;11:686-95.
Takeda Y, Xerogeanes JW, Livesay GA, Fu FH, Woo SL-Y. Biomechanical function of the human anterior cruciate ligament. Arthroscopy 1994;10:140-7.
Tennant S, Williams A, Vedi V, Kinmont C, Gedroyc W, Hunt DM. Patello-femoral tracking in the weight-bearing knee: a study of asymptomatic volunteers utilising dynamic magnetic resonance imaging: a preliminary report. Knee Surg Sports Traumatol Arthrosc 2001;9:155-62.
Terry GC, Hughston JC, Norwood LA. The anatomy of the iliopatellar band and iliotibial tract. Am J Sports Med 1986;14:39-45.
Terry GC, LaPrade RF. The posterolateral aspect of the knee. Am J Sports Med 1996;24:732-739.
Thompson WO, Thaete FL, Fu FH, Dye SF. Tibial meniscal dynamics using three-dimensional reconstruction of magnetic resonance images. Samenvatting. Am J Sports Med 1991;19:210-5.

Tian A, Ren Y. Drilling cecompression of the proximal tibia for osteoarthritis of the knee. Artikel in de Chinese taal, samenvatting in de Engelse taal. Zhong Yi Xue Ke Xue Bao 1997;19:461-4.

Tillman B. Funktionelle Morphologie der Gelenksentwicklung. Orthop Prax 1974;1210:691-7.

Tillmann B. Untere Extremität. In: Leonhardt H, Tillmann B, Töndury G, Zilles K, eds. Rauber/ Kopsch. Anatomie des Menschen. Band I. Bewegungsapparat. Stuttgart: Georg Thieme, 1987.

Todo S, Kadoya Y, Moilane T, Kobayashi A, Yamano Y, Iwaki H, Freeman MA. Anteroposterior and rotational movment of femur during knee flexion. Clin Orthop 1999;362:162-70.

Trent PS, Walker PS, Wolf B. Ligament length patterns, strength, and rotational axes of the knee joint. Samenvatting. Clin Orthop 1976;117:263-70.

Tria AJ, Alicea JA. Embryology and anatomy of the patella. In: Scuderi GR, uitg. The patella. New York: Springer, 1995.

Valburg AA van, Roermund PM van, Marijnissen AC, Wenting MJ, Verbout AJ, Lafeber FP, Bijlsma JW. Joint distraction in treatment of osteoarthritis (II): effects on cartilage in a canine model. Osteoarthritis Cartilage 2000;8:1-8.

Videman T, Vanharanta H. Daily repeated traction in developing osteoarthritis. An experimental study in rabbits. Ann Chir Gynaecol 1983;72:200-6.

Vedi V, Williams A, Tennant SJ, Spouse E, Hunt DM, Gedroyc WM. Meniscal movement. An in-vivo study using dynamic MRI. J Bone Joint Surg 1999;81:37-41.

Veltri DM, Deng XH, Torzilli PA, Maynard MJ, Warren RF. The role of the popliteofibular ligament in stability of the human knee. A biomechanical study. Samenvatting. Am J Sports Med 1996;24:19-27.

Veltri DM, Deng XH, Torzilli PA, Warren RF, Maynard MJ. The role of the cruciate and posterolateral ligaments in stability of the knee. A biomechanical study. Am J Sports Med 1995;23:436-43.

Veltri DM, Warren RF. Anatomy, biomechanics, and physical findings in posterolateral knee instability. Clin Sports Med 1994;13:599-614.

Veress SA, Lippert FG, Hou MC, Takamoto T. Patellar tracking patterns measurement by analytical x-ray photogrammetry. J Biomech 1979;12:639-50.

Vogrin TM, Hoher J, Aroen A, Woo SL, Harner CD. Effects of sectioning the posterolateral structures on knee kinematics and in situ forces in the posterior cruciate ligament. Knee Surg Sports Traumatol Arthrosc 2000;8:93-8.

Wan AC, Felle P. The menisco-femoral ligaments. Clin Anat 1995;8:323-6.

Wang CJ, Walker PS, Wolf B. The effects of flexion and rotation on the length patterns of the ligaments of the knee. Samenvatting. J Biomech 1973;6:587-96.

Wang CJ, Walker PS. Rotation laxity of the human knee. Samenvatting. J Bone Joint Surg 1974;56A:161-70.

Warren LF, Marshall JL, Girgis F. The prime static stabilizer of the medial side of the knee. J Bone Joint Surg 1974;56A:665-74.

Wascher DC, Markolf KL, Shapiro MS, Finerman GA. Direct in vitro measurement of forces in the cruciate ligaments. Part I: The effect of multiplane loading in the intact knee. Samenvatting. J Bone Joint Surg 1993;75A:377-86.

Weber WE, Weber EFW. Mechanik der menschlichen Gehwerkzeuge. Dietrichschen Buchhandlung, Göttingen; 1836. In: Iwaki et al., 2000.

White AA, Raphael IG. The effect of quadriceps and knee positions on strain measurements of the tibial collateral ligaments. Acta Orthop Scand 1972;43:176-87. in Hull et al., 1996.

Williams PL, Warwick R, Dyson M, Bannister LH, red. Gray's anatomy, 37th ed. New York, NY: Churchill Livingstone. 1989.

Wilson DR, Feikes JD, O'Connor JJ. Ligaments and articular contact guide passive knee flexion. J Biomech 1998;31:1127-36.

Wilson DR, Feikes JD, Zavatsky AB, O'Connor JJ. The components of passive knee movement are coupled to flexion angle. J Biomech 2000;33:465-73.

Wilson JN. A diagnostic sign in osteochondritis dissecans of the knee. J Bone Joint Surg 1967. ;49A: 477-80.

Wongchaisuwat C, Hemami H, Hines MJ. Control exerted by ligaments. J Biomech 1984;17:525-32.

Wowk V, Sapega AA, Moyer RA, Schneck C. The posterior 'Band' of the ACL: Does it function reciprocally with the central/anteromedial fibers? Samenvatting. Trans Orth Res Soc. 1989:14:191.

Wroble RR, Brand RA. Paradoxes in the history of the anterior cruciate ligament. Clin Orthop 1990;259:183-91.

Wroble RR, Grood ES, Cummings JS, Henderson JM, Noyes FR. The role of the lateral extraarticular restraints in the anterior cruciate ligament-deficient knee. Am J Sports Med 1993;21:257-62.

Xerogeanes JW, Takeda Y, Livesay GA, Ishibashi Y, Kim HS, Fu FH, Woo SL. Effect of knee flexion on the in situ force distribution in the human anterior cruciate ligament. Knee Surg Sports Traumatol Arthrosc 1995;3:9-13.

Yamagishi T, Fujii K. Anterior knee laxity in skiers before and after racing. Samenvatting. Knee Surg Sports Traumatol Arthrosc 1998;6:169-72.

Yamamoto K, Hirokawa S, Kawada T. Strain distribution in the ligament using photoelasticity. A direct application to the human ACL. Samenvatting. Med Eng Phys 1998;20:161-8.

Yoon YS, Rah JH, Park HJ. A prospective study of the accuracy of clinical examination evaluated by arthroscopy of the knee. Int Orthop 1997;21:223-7.

Zarins B, Rowe CR, Harris BA, Watkins MP. Rotational motion of the knee. Am J Sports Med 1983;11:152-6.

Zidorn T. Classification of the suprapatellar septum considering ontogenic development. Arthroscopy. 1992;8:459-64.

Zivanovic S. Menisco-meniscal ligaments of the human knee. Anat Anz. 1974,135:35-42. in Williams et al., 1989.

7.4 Diagnostik und Therapie von Schmerzen und Bewegungseinschränkungen des Knies

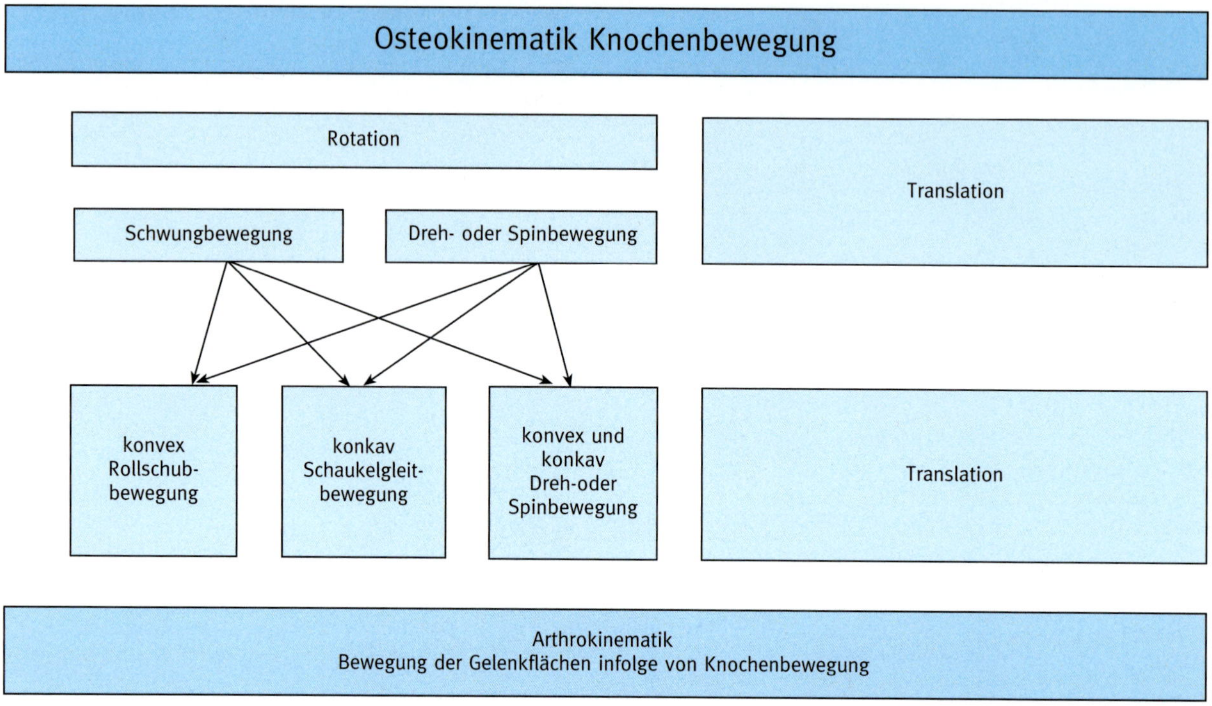

Gelenkspezifische Behandlung

Schmerzhafte Bewegungseinschränkung	**Schmerzlose Bewegungseinschränkung**
Schmerzbekämpfung • Traktion aus Ruhestellung • Manuelle kinematische Re-Edukation	Aufwärmen • Traktion aus Ruhestellung (nicht bei allen Gelenken) • Manuelle kinematische Re-Edukation
Dehnung mittels Traktion (nicht bei allen Gelenken), Rollschubbewegung, Schaukelgleitbewegung, Translation aus: • maximaler gewebespezifischer Vorpositionierung • nicht-maximaler einschränkungsspezifischer Vorpositionierung	Dehnung mittels Traktion (nicht bei allen Gelenken), Rollschubbewegung, Schaukelgleitbewegung, Translation aus: • maximaler gelenkspezifischer Vorpositionierung • maximaler gewebespezifischer Vorpositionierung
Manuelle kinematische Re-Edukation	Manuelle kinematische Re-Edukation
Übungen zu Hause	Übungen zu Hause

Vorpositionieren

Einschränkungsspezifisch

Das Gelenk wird zunächst in der eingeschränkten Stellung vorpositioniert

Kapselanteilspezifisch

Das Gelenk wird in einer Stellung vorpositioniert, in welcher der für die Bewegungseinschränkung verantwortliche Kapselanteil optimal vorgespannt ist, mit oder ohne Vorpositionierung in der eingeschränkten Stellung

Dehnen

Einschränkungsspezifisch

Osteokinematisch spezifisch:

Roll-, Schaukel- oder Drehbewegung

Bewegung wird in Richtung der zu verbessernden Einschränkung ausgeführt

↓

Arthrokinematisch spezifisch:

Schub- oder Gleitrichtung wird bestimmt nach Konvex-Konkav-Regel

Die Drehbewegung wird in Richtung der zu verbessernden Einschränkung ausgeführt

Kapselanteilspezifisch:

Translation

Bewegung wird in Richtung der maximal möglichen Dehnung ausgeführt

↓

Kapselanteilspezifisch:

Translation

Bewegung wird in Richtung der maximal möglichen Dehnung ausgeführt

Kapselanteilspezifisch

Kapselanteilspezifisch:

Roll-. Schaukel-, Drehbewegung oder Translation

Bewegung wird in Richtung der maximal möglichen Dehnung ausgeführt

↓

Schub-. Gleit-, Drehbewegung oder Translation

Bewegung wird in Richtung der maximal möglichen Dehnung ausgeführt

7.4.1 Articulatio femorotibialis

- Femorotibialgelenk
- Meniskofemoralgelenk
- Meniskotibialgelenk

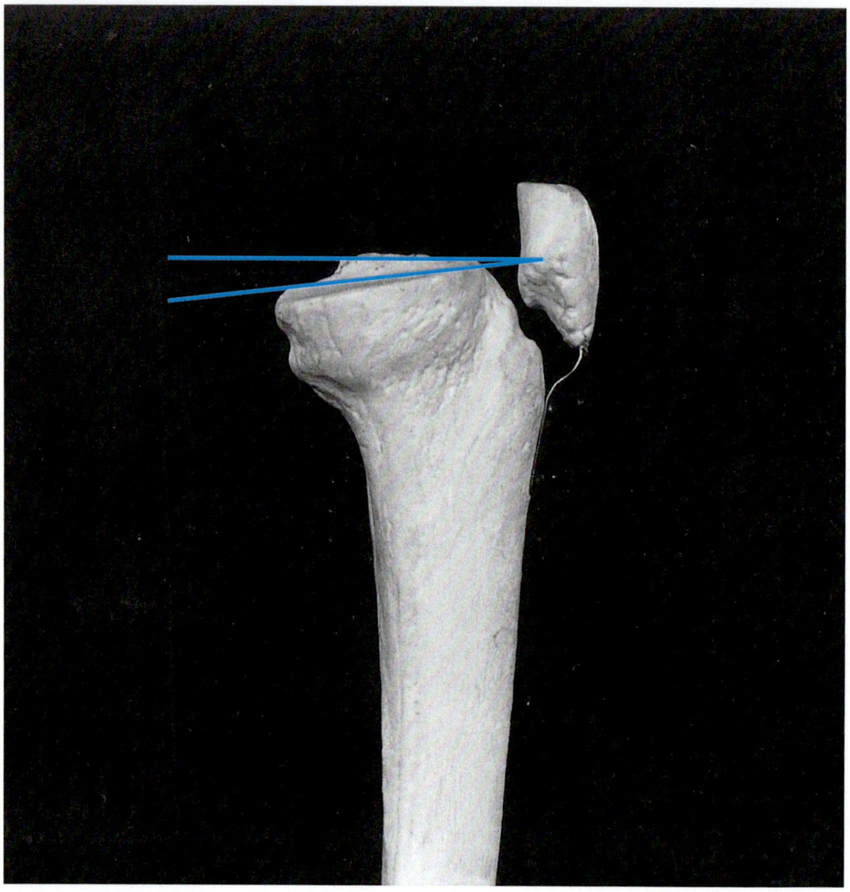

Abb. 7.66: In der Parasagittalebene ist das Tibiaplateau um etwa 10° nach posterior-inferior geneigt

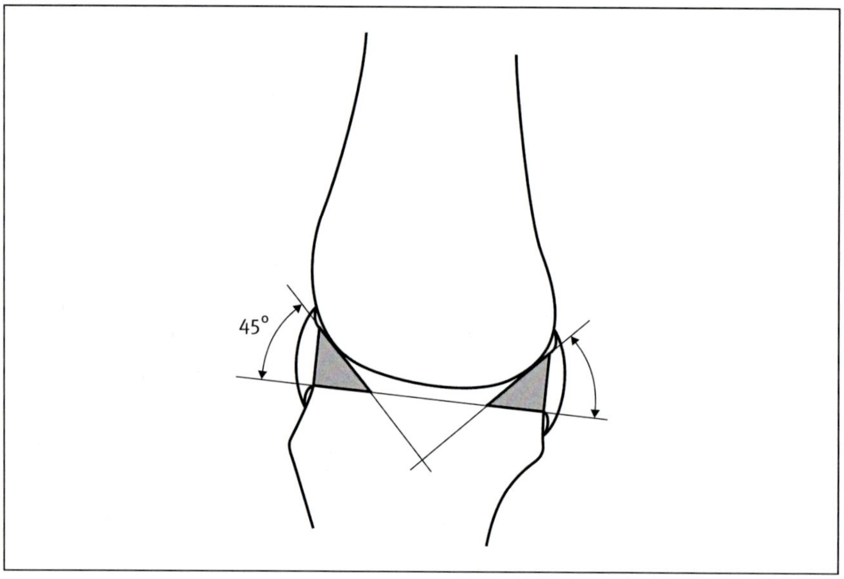

Abb. 7.67: In der Parasagittalebene sind die Meniskusvorder- und -hinterhörner um etwa 45° geneigt. Die gleiche Neigung gilt für die Frontalebene

Ruhestellung der Gelenkkapsel
- ±25° Flexion

Verriegelte Stellung
- Maximale Extension

Stellung mit der geringsten Kreuzbandspannung
- ±30-100° Flexion

Gelenkspezifische Untersuchung

Da die Kreuzbänder eine Trennung der Gelenkpartner mittels Traktion verhindern, werden keine Traktionstests durchgeführt. Auch Gleittests sind palpatorisch schwer zu beurteilen. Aufgrund der Vorgeschichte und der Funktionstests ist eine gelenkspezifische Behandlung mit schmerzlindernden und/oder Kapseldehnungstechniken indiziert.

Gelenkspezifische Behandlung

Nach dem Ausschluss von Kontraindikationen können verschiedene femorotibiale und meniskotibiale Techniken mit Kompression durchgeführt werden.

Kontraindikationen bei belasteter Mobilisierung
- Mobilisierung ist schmerzhaft
- Starke Bewegungseinschränkung
- Laute und schmerzhafte Krepitationen
- Unmittelbar nach dem Ende einer Phase mit Immobilisierung
- Kurz nach Ende einer Kortisonbehandlung (einige Zeit abwarten)
- Die ersten Wochen nach einer Gelenkspülung (Arthroskopie)

Verbesserung der Extension im Femorotibialgelenk durch Techniken in der Parasagittalebene

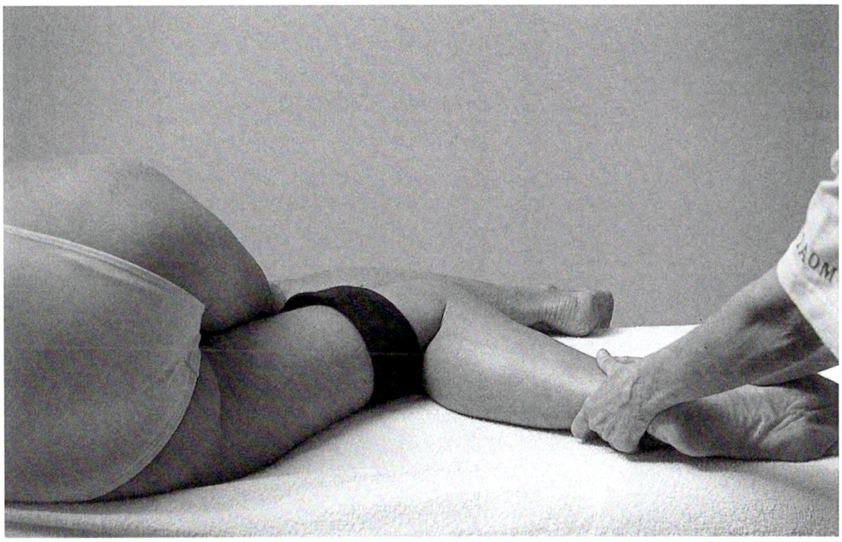

Abb. 7.68: Schmerzbehandlung im Femorotibialgelenk mittels Traktion in der mittleren Gelenkstellung (30-100°, geringste Kreuzbandspannung)

Ausgangshaltung des Patienten
Seitenlage auf der betroffenen Seite. Das Bein liegt auf der Untersuchungsliege. Der Oberschenkel ist leicht gebeugt und wird direkt oberhalb des Knies in anterior-superiorer Richtung mit einem Gurt fixiert. Kniebeugung hier: 70-80°.

Ausgangshaltung des Therapeuten

In der Verlängerung des Unterschenkels des Patienten stehend. Beide Hände umfassen den Unterschenkel vorne und hinten direkt oberhalb des Sprunggelenks.

Durchführung

Erzeugen Sie eine Zugwirkung, indem Sie Ihr Körpergewicht in der Verlängerung des Unterschenkels nach hinten verlagern. ur Schmerzbekämpfung wird die Bewegung rhythmisch-dynamisch durchgeführt. Die Frequenz der Bewegung kann dabei variieren.

Außer einschränkungsspezifisch-arthrokinematischen kann man auch einschränkungsspezifisch-kapselanteilspezifische Dehnungen durchführen, deren Ziel es ist, unter Ausschaltung der zentralen Unterstützungsstrukturen möglichst effektive Kapseldehnungen zu erreichen.

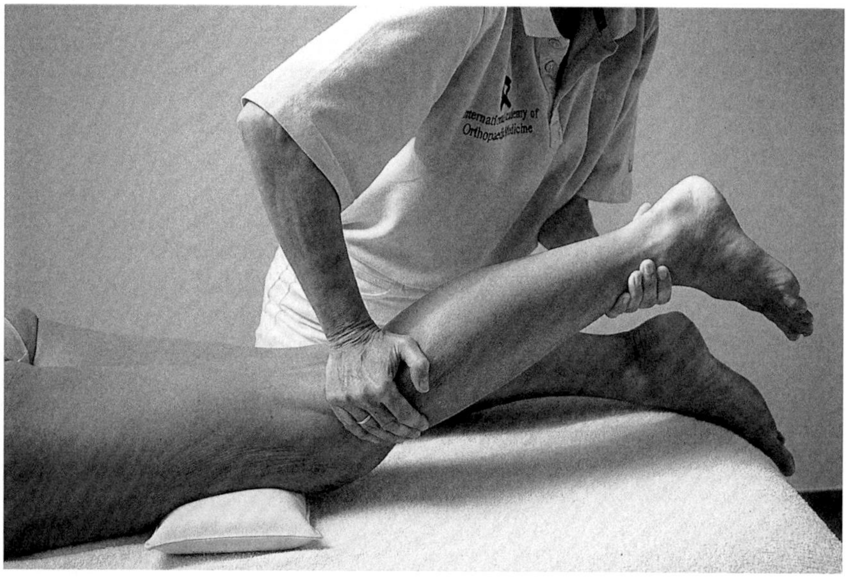

Abb. 7.69: Kapseldehnung zur Verbesserung der Kniestreckung, vordere Schaukelgleitbewegung der Tibia aus vorpositionierter Extension und submaximaler Innenrotation mit Betonung des lateralen femorotibialen Kapselanteils, geeignet für Extensionseinschränkungen von mehr als 20°

Ausgangshaltung des Patienten

Bauchlage. Der Oberschenkel ruht direkt oberhalb der Patella auf einem Sandsack.

Ausgangshaltung des Therapeuten

An der Seite des nicht-betroffenen Beins stehend. Die Handwurzel der proximalen Hand ruht lateral und hinten auf der Tibia, wobei sich der Unterarm in der gleichen Ebene befindet wie das Tibiaplateau. Der in der Sagittalebene stehende Unterarm bildet mit dem Unterschenkel des Patienten von distal gesehen einen Winkel von 80°. Die distale Hand umfasst den Unterschenkel von vorn und bringt ihn in die gewünschte Ausgangsposition.

Durchführung

Bringen Sie das Knie des Patienten mit der distalen Hand bis an die Grenze der Bewegungseinschränkung. Mit der proximalen Hand führen Sie jetzt durch Druck in Richtung des vorpositionierten Unterarms die Gleitbewegung durch, während Sie den Unterschenkel mit der anderen Hand für eine gewisse Zeit mit kleinen Bewegungen mehrmals rhythmisch-dynamisch über die Bewegungsgrenze hinweg bewegen (Schaukelbewegung). Dabei folgen Ihre Hände den geringfügigen Bewegungen des Unterschenkels.

Abb. 7.70

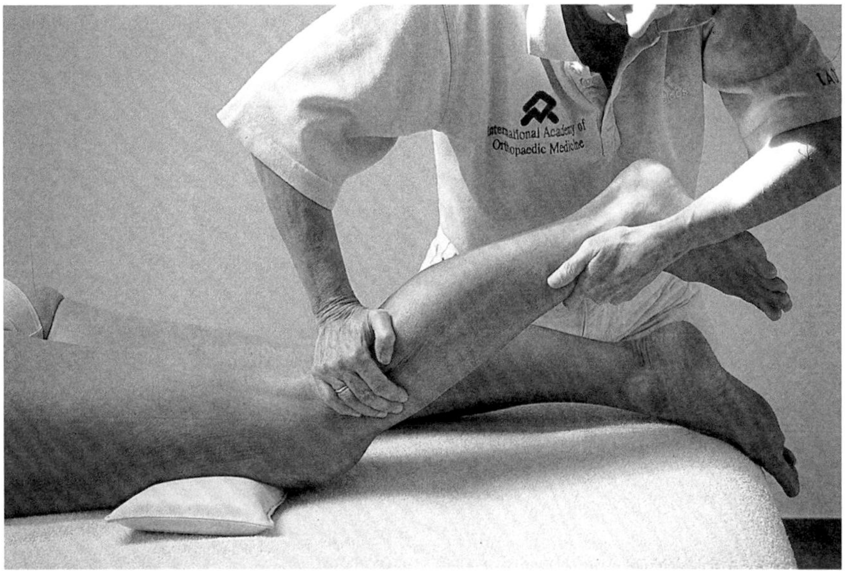

Falls keine Kontraindikation vorliegt, kann diese Technik auch unter Kompression durchgeführt werden. Der distale Arm des Therapeuten befindet sich dazu in der Verlängerung des Unterschenkels und gibt während der Bewegung Druck in Richtung des Knies *(☞ Abb. 7.70)*.

Bevor man mit den Dehnungen beginnt, kann man die Bewegung zur Aufwärmung auch innerhalb der Bewegungsgrenzen durchführen.

Abb. 7.71: Kapseldehnung zur Verbesserung der Kniestreckung, vordere Schaukelgleitbewegung der Tibia aus vorpositionierter Extension und submaximaler Außenrotation mit Betonung des medialen femorotibialen Kapselanteils, geeignet für Extensionseinschränkungen von mehr als 20°

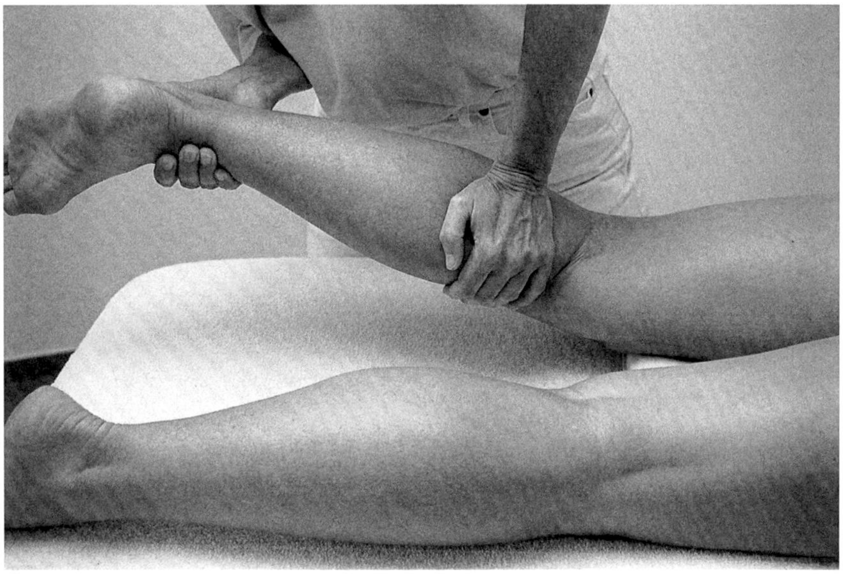

Ausgangshaltung des Patienten

Bauchlage. Der Oberschenkel ruht direkt oberhalb der Patella auf einem Sandsack.

Ausgangshaltung des Therapeuten

An der Seite des betroffenen Beins stehend. Die Handwurzel der proximalen Hand steht medial und hinten auf der Tibia, wobei der Unterarm in der gleichen Ebene steht wie das Tibiaplateau. Der in der Sagittalebene stehende Unterarm bildet mit dem Unterschenkel des Patienten von distal gesehen einen

Winkel von 80°. Die distale Hand umfasst den Unterschenkel von vorn und bringt ihn in die gewünschte Vorpositionierung.

Durchführung

Bringen Sie das Knie des Patienten mit der distalen Hand bis an die Grenze der Bewegungseinschränkung. Mit der proximalen Hand führen Sie jetzt durch Druck in Richtung des vorpositionierten Unterarms die Gleitbewegung durch, während Sie den Unterschenkel mit der anderen Hand für eine gewisse Zeit mit kleinen Bewegungen mehrmals rhythmisch-dynamisch über die Bewegungsgrenze hinweg bewegen (Schaukelbewegung). Dabei folgen Ihre Hände den geringfügigen Bewegungen des Unterschenkels.

Falls keine Kontraindikation vorliegt, kann diese Technik auch unter Kompression durchgeführt werden. Der distale Arm des Therapeuten befindet sich dazu in der Verlängerung des Unterschenkels und gibt während der Bewegung Druck in Richtung des Knies.

Bevor man mit den Dehnungen beginnt, kann man die Bewegung zur Aufwärmung auch innerhalb der Bewegungsgrenzen durchführen.

Erreicht man auf diese Weise keine Verbesserung der Beweglichkeit, dann werden einschränkungsspezifisch- kapselanteilspezifische Dehnungen durchgeführt, wobei die peripheren Unterstützungsstrukturen möglichst ausgeschaltet werden.

Zur Dehnung der posterior-lateralen Gelenkkapsel mittels einer vorderen tibialen Gleitbewegung in Extension oder mittels einer hinteren femoralen Schubbewegung wird die Kapseldehnung aus Extension mit submaximaler Innenrotation und Valgus durchgeführt.

Zur Dehnung der posterior-medialen Gelenkkapsel mittels einer vorderen tibialen Gleitbewegung in Extension oder mittels einer hinteren femoralen Schubbewegung wird die Kapseldehnung aus Extension mit submaximaler Außenrotation und Varus durchgeführt.

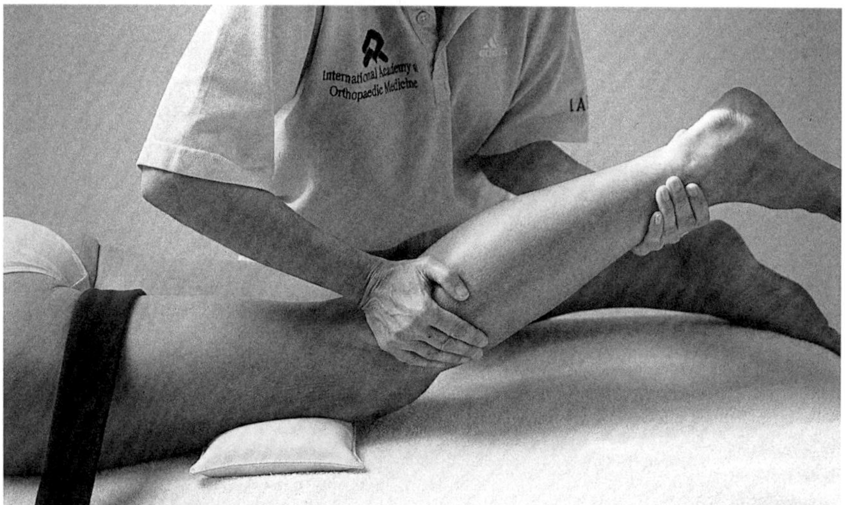

Abb. 7.72: Kapseldehnung mittels einer vorderen und unteren Schaukelgleitbewegung der Tibia aus vorpositionierter Extension und submaximaler Innenrotation mit Betonung des lateralen meniskofemoralen Kapselanteils, geeignet für Extensionseinschränkungen von mehr als 20°

Ausgangshaltung des Patienten

Bauchlage. Der Oberschenkel wird proximal mit einem Gurt fixiert und ruht direkt oberhalb der Patella auf einem Sandsack.

Ausgangshaltung des Therapeuten
An der Seite des nicht-betroffenen Beins stehend. Die Handwurzel der proximalen Hand ruht lateral und hinten auf der Tibia, wobei der Unterarm von distal gesehen mit dem Unterschenkel des Patienten einen Winkel von 125° bildet. Die zusätzlichen 45° dienen zum Ausgleich der Neigung des Meniskushinterhorns. Die distale Hand umfasst den Unterschenkel von vorn und bringt ihn in die gewünschte Vorpositionierung.

Durchführung
Bringen Sie das Knie des Patienten mit der distalen Hand bis an die Grenze der Bewegungseinschränkung. Mit der proximalen Hand führen Sie jetzt durch Druck in Richtung des vorpositionierten Unterarms die Gleitbewegung durch, während Sie den Unterschenkel mit der anderen Hand für eine gewisse Zeit mit kleinen Bewegungen mehrmals rhythmisch-dynamisch über die Bewegungsgrenze hinweg bewegen (Schaukelbewegung). Dabei folgen Ihre Hände den geringfügigen Bewegungen des Unterschenkels.

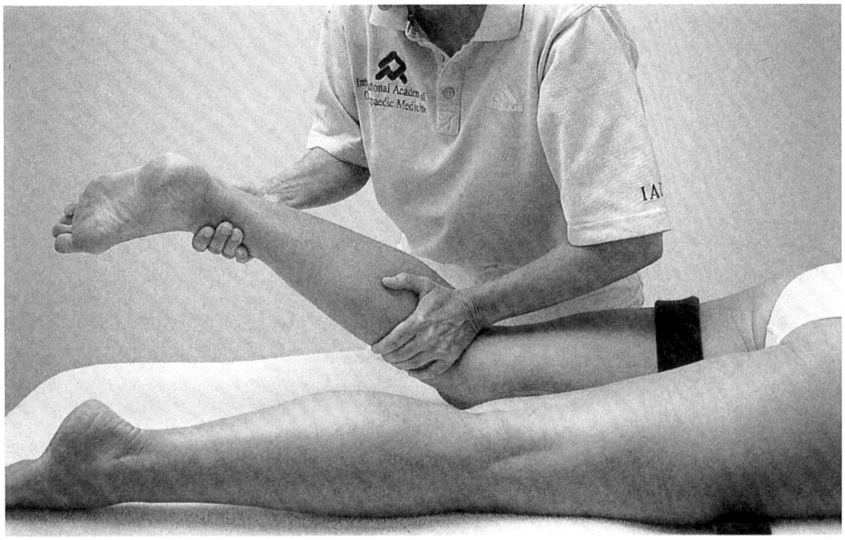

Abb. 7.73: Kapseldehnung mittels einer vorderen und unteren Schaukelgleitbewegung der Tibia aus vorpositionierter Extension und submaximaler Außenrotation mit Betonung des medialen meniskofemoralen Kapselanteils, geeignet für Extensionseinschränkungen von mehr als 20°

Ausgangshaltung des Patienten
Bauchlage. Der Oberschenkel wird proximal mit einem Gurt fixiert und ruht direkt oberhalb der Patella auf einem Sandsack.

Ausgangshaltung des Therapeuten
An der Seite des betroffenen Beins stehend. Die Handwurzel der proximalen Hand ruht medial und hinten auf der Tibia, wobei der Unterarm von distal gesehen mit dem Unterschenkel des Patienten in der Parasagittalebene einen Winkel von 125° bildet. Die zusätzlichen 45° dienen zum Ausgleich des schrägen Meniskushinterhorns. Die distale Hand umfasst den Unterschenkel von vorn und bringt ihn in die gewünschte Ausgangsposition.

Durchführung
Bringen Sie das Knie des Patienten mit der distalen Hand bis an die Grenze der Bewegungseinschränkung. Mit der proximalen Hand führen Sie jetzt durch Druck in Richtung des vorpositionierten Unterarms die Gleitbewegung durch, während Sie den Unterschenkel mit der anderen Hand für eine gewisse Zeit mit kleinen Bewegungen mehrmals rhythmisch-dynamisch über die Bewegungsgrenze hinweg bewegen (Schaukelbewegung). Dabei folgen Ihre Hände den geringfügigen Bewegungen des Unterschenkels.

Erreicht man auf diese Weise keine Verbesserung der Beweglichkeit, dann werden einschränkungsspezifisch- kapselanteilspezifische Dehnungen durchgeführt, wobei die peripheren Unterstützungsstrukturen möglichst ausgeschaltet werden.

Dehnungen der lateralen meniskofemoralen Kapselregion werden am gestreckten, submaximal innenrotierten und valgisierten Knie mittels einer Gleitbewegung der Tibia nach vorne und unten oder durch eine Schubbewegung des Femurs nach hinten und oben durchgeführt.

Dehnungen der medialen meniskofemoralen Kapselregion werden am gestreckten, submaximal außenrotierten und varisierten Knie mittels einer Gleitbewegung der Tibia nach vorne und unten oder durch eine Schubbewegung des Femurs nach hinten und oben durchgeführt.

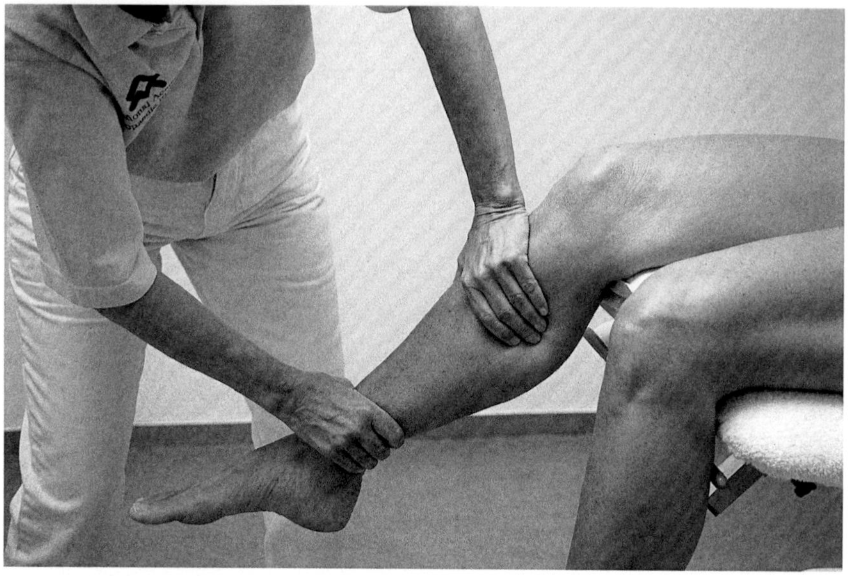

Abb. 7.74: Kapseldehnung mittels einer hinteren Translation der Tibia aus vorpositionierter Extension und submaximaler Innenrotation mit Betonung des medialen meniskotibialen Kapselanteils, geeignet für Extensionseinschränkungen von mehr als 20°

Ausgangshaltung des Patienten
Auf der Untersuchungsliege sitzend. Der Unterschenkel ruht auf dem leicht höher gestellten Kopfteil der Liege und wird zusätzlich von einem Sandsack unterstützt.

Ausgangshaltung des Therapeuten
Seitlich vor dem herabhängenden Unterschenkel des Patienten stehend. Ihre proximale Hand ruht direkt unterhalb des Kniegelenkspalts vorne und medial auf der Tibia. Von distal gesehen bildet der Unterarm in der Parasagittalebene und parallel zum Tibiaplateau mit der Tibia einen Winkel von 100°. Ihre distale Hand bringt den Unterschenkel in die gewünschte Ausgangsposition.

Durchführung
Bringen Sie das Knie des Patienten mit der distalen Hand bis an die Grenze der Bewegungseinschränkung. Mit der proximalen Hand führen Sie jetzt durch Druck in Richtung des vorpositionierten Unterarms eine Zeitlang mit kleinen Bewegungen rhythmisch-dynamische Translationen durch. Dabei folgt die andere Hand der Bewegung des Unterschenkels.

Ausgangshaltung des Patienten
Auf der Untersuchungsliege sitzend. Der Unterschenkel ruht auf dem leicht höher gestellten Kopfteil der Liege und wird zusätzlich von einem Sandsack unterstützt *(☞ Abb. 7.75)*.

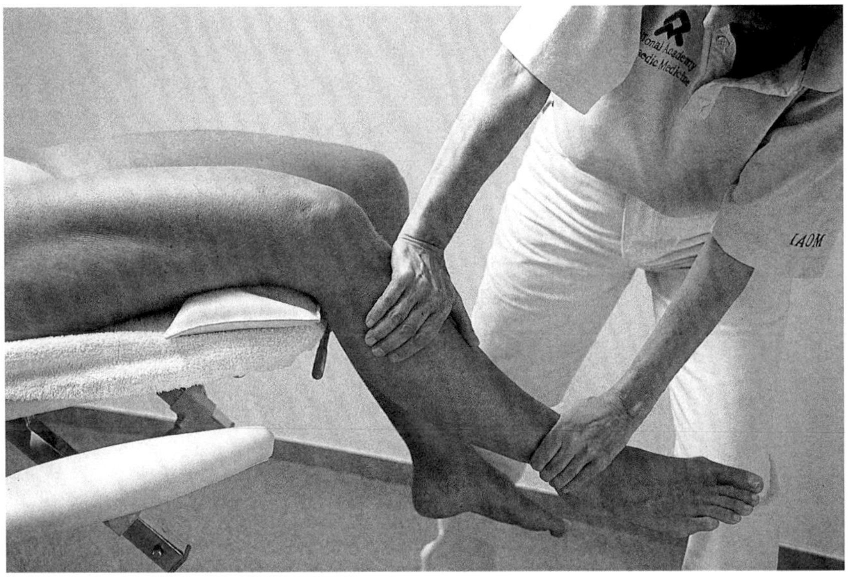

Abb. 7.75: Dehnung des lateralen meniskotibialen Kapselanteils mittels einer hinteren Translation der Tibia aus vorpositionierter Extension und submaximaler Außenrotation, geeignet für Extensionseinschränkungen von mehr als 20°

Ausgangshaltung des Therapeuten

Medial vor dem herabhängenden Unterschenkel des Patienten stehend. Ihre proximale Hand ruht direkt unterhalb des Kniegelenkspalts vorne und lateral auf der Tibia. Von distal gesehen, bildet der Unterarm in der Parasagittalebene und parallel zum Tibiaplateau einen Winkel von 100° mit der Tibia. Ihre distale Hand bringt den Unterschenkel in die gewünschte Vorpositionierung.

Durchführung

Bringen Sie das Knie des Patienten mit der distalen Hand bis an die Grenze der Bewegungseinschränkung. Mit der proximalen Hand führen Sie jetzt durch Druck in Richtung des vorpositionierten Unterarms für eine gewisse Zeit mit kleinen Bewegungen rhythmisch-dynamische Translationen durch, die über die Bewegungsgrenze hinausgehen. Dabei folgt die andere Hand der Bewegung des Unterschenkels.

Auf diese Weise versucht man, durch Vorpositionierung möglichst die zentralen Unterstützungsstrukturen der Bewegung auszuschalten. Gelingt eine Verbesserung der Beweglichkeit damit nicht, kann man versuchen, statt der zentralen die peripheren Unterstützungsstrukturen, insbesondere das laterale Kollateralband, zu neutralisieren. Die neue Ausgangshaltung ist dann Extension mit submaximaler Außenrotation und Valgus.

Verbesserung der Extension im Femorotibialgelenk durch Techniken in der Frontalebene

Da sich auf dem Tibiaplateau die Eminentia intercondylaris erhebt, werden mediale und laterale Translationen immer nur entweder schräg nach medial-unten oder schräg nach lateral-unten durchgeführt. Zur Verbesserung der Extension werden die hinteren Kapselanteile gedehnt. Diese Techniken sind endgradig nicht durchführbar.

Ausgangshaltung des Patienten

Seitenlage auf der betroffenen Seite. Der Oberschenkel ruht distal auf einem Sandsack, wodurch der Unterschenkel über der Unterlage schweben kann.

Ausgangshaltung des Therapeuten

Vor dem betroffenen Bein stehend. Ihre proximale Hand steht proximal und medial auf der Tibia, wobei der Unterarm mit dem Unterschenkel des Patienten

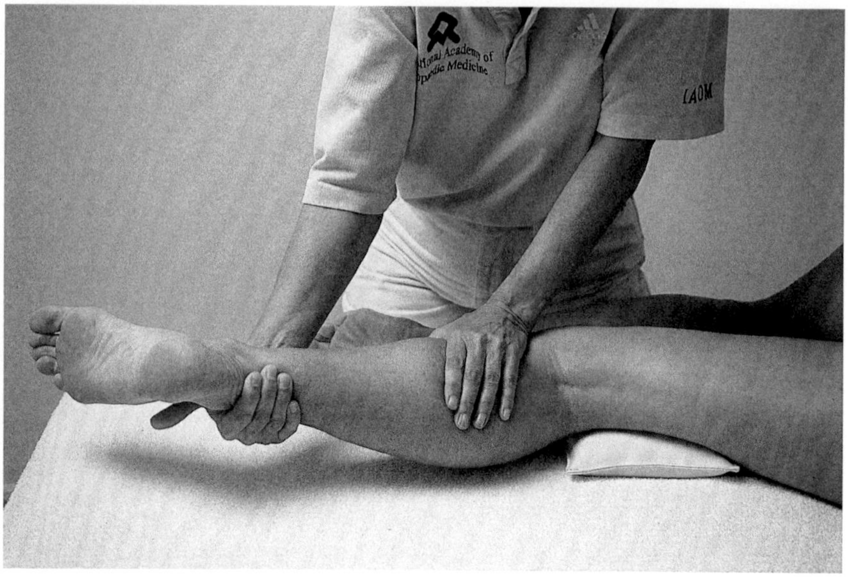

Abb. 7.76: Kapseldehnung mittels einer lateralen und unteren Translation der Tibia aus vorpositionierter Extension und submaximaler Innenrotation mit Betonung des hinteren femorotibialen Kapselanteils, geeignet für Extensionseinschränkungen von mehr als 20°

einen Winkel von 135° bildet. Ihre distale Hand umfasst den Unterschenkel distal und bringt das Knie bei gleichzeitiger submaximaler Innenrotation bis zur Grenze der Extensionseinschränkung.

Durchführung

Der vorpositionierte proximale Unterarm übt nun in Längsrichtung Druck aus, nimmt das Gelenkspiel auf und führt eine Zeitlang wiederholt statisch oder rhythmisch-dynamisch die Translationsbewegung durch. Die andere Hand folgt dabei den kleinen Bewegungen des Unterschenkels.

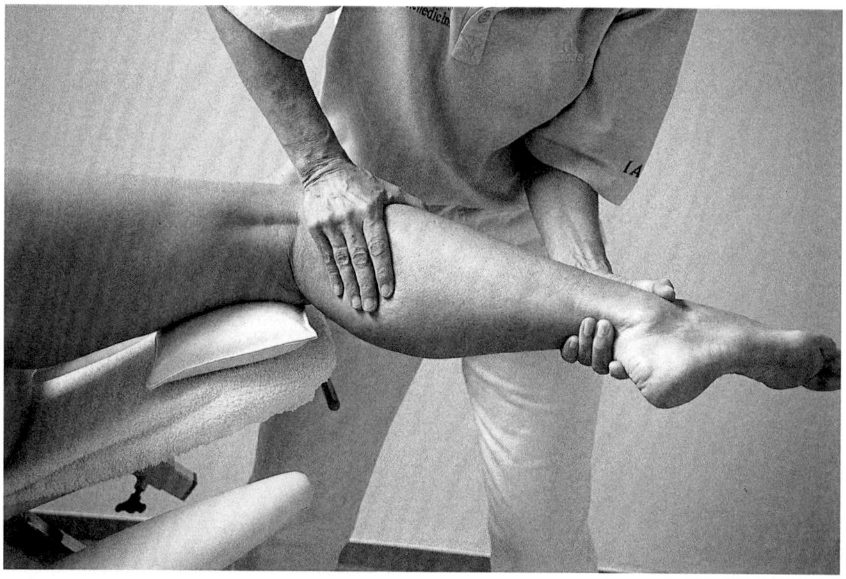

Abb. 7.77: Kapseldehnung mittels einer medialen und unteren Translation der Tibia aus vorpositionierter Extension und submaximaler Außenrotation mit Betonung des hinteren femorotibialen Kapselanteils, geeignet für Extensionseinschränkungen von mehr als 20°

Ausgangshaltung des Patienten

Seitenlage auf der nicht-betroffenen Seite. Der Oberschenkel ruht distal auf einem Sandsack auf dem hoch gestellten Kopfteil der Untersuchungsliege. Der Unterschenkel schwebt frei.

Ausgangshaltung des Therapeuten
Vor dem betroffenen Bein stehend. Ihre proximale Hand steht proximal und lateral auf der Tibia, wobei der Unterarm mit dem Unterschenkel des Patienten einen Winkel von 135° bildet. Ihre distale Hand umfasst den Unterschenkel distal und bringt das Knie bei gleichzeitiger submaximaler Außenrotation bis zur Grenze der Extensionseinschränkung.

Durchführung
Der vorpositionierte proximale Unterarm übt nun in Längsrichtung Druck aus, nimmt das Gelenkspiel auf und führt eine Zeitlang wiederholt rhythmisch-dynamisch über die Bewegungsgrenze hinaus die Translationsbewegung durch. Die andere Hand folgt dabei den kleinen Bewegungen des Unterschenkels.

Verbesserung der Extension durch Techniken in der Parasagittalebene bei Bewegungseinschränkungen von weniger als 20°

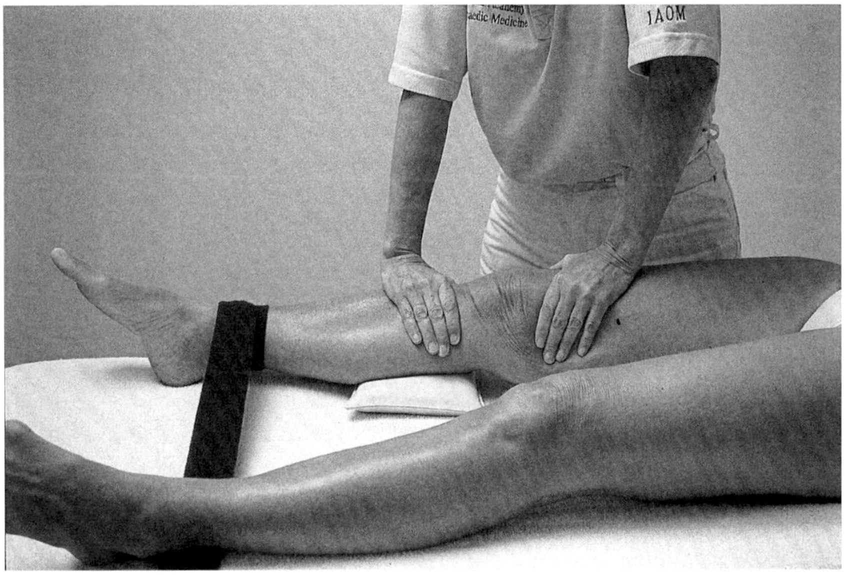

Abb. 7.78: Kapseldehnung mittels einer hinteren Rollschubbewegung des Femurs mit Drehung in Innenrotation aus vorpositionierter Extension mit Betonung des hinteren femorotibialen Kapselanteils, geeignet für Extensionseinschränkungen von weniger als 20°

Ausgangshaltung des Patienten
Rückenlage. Der distal mit einem Gurt fixierte Unterschenkel ruht direkt unterhalb des Gelenkspalts auf einem Sandsack.

Ausgangshaltung des Therapeuten
An der Seite des betroffenen Knies neben der Untersuchungsliege stehend. Ihre proximale Hand ruht direkt oberhalb der Patella auf der Femurvorderseite, wobei der Unterarm parallel zum Tibiaplateau mit dem Oberschenkel des Patienten einen Winkel von 80° bildet. Die andere Hand fixiert den Unterschenkel auf der Untersuchungsliege.

Durchführung
Durch wiederholten Druck in Längsrichtung des Unterarms führt die patientnahe Hand jetzt eine Zeitlang rhythmisch-dynamisch die Schubbewegung durch. Ergänzen Sie jede Schubbewegung mit der während der Abschlussrotation auftretenden innenrotatorischen Drehbewegung des Femurs.

Abb. 7.79: Kapseldehnung mittels einer vorderen und unteren Schaukelgleitbewegung der Tibia mit Drehung in Außenrotation aus vorpositionierter Extension mit Betonung des hinteren meniskofemoralen Kapselanteils, geeignet für Extensionseinschränkungen von weniger als 20°

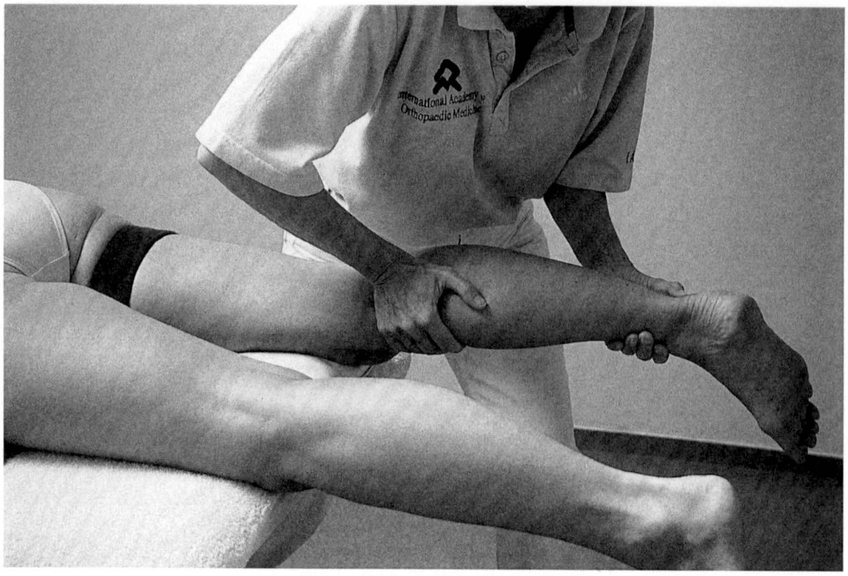

Ausgangshaltung des Patienten
Bauchlage. Das Knie liegt auf dem Rand der Untersuchungsliege. Der proximal mit einem Gurt fixierte Oberschenkel ruht direkt oberhalb der Patella auf einem Sandsack.

Ausgangshaltung des Therapeuten
An der Seite des betroffenen Knies neben der Untersuchungsliege stehend. Ihre proximale Handwurzel ruht direkt unterhalb des Knies hinten und medial auf dem Unterschenkel, wobei der Unterarm wegen der Neigung der Meniskushinterhörner mit dem Unterschenkel des Patienten einen Winkel von 125° bildet. Die distale Hand bringt den Unterschenkel des Patienten bis zur Grenze der Bewegungseinschränkung.

Durchführung
Nehmen Sie durch Druck in Längsrichtung des Unterarms die Bewegung der Tibia nach vorne und unten auf. Begleiten Sie diese Bewegung mit dem Unterschenkel (Gleitbewegung) eine Zeitlang rhythmisch-dynamisch und bewegen Sie den Unterschenkel über die Bewegungsgrenze hinweg in Extension (Schaukelbewegung). Ergänzen Sie jede Bewegung mit einer außenrotatorischen Drehbewegung der Tibia.

Zur Betonung des äußeren, hinteren meniskofemoralen Kapselabschnitts wird eine innenrotatorische Drehbewegung der Tibia durchgeführt.

Ausgangshaltung des Patienten
Rückenlage. Der Oberschenkel ruht direkt oberhalb des Gelenkspalts auf einem Sandsack *(☞ Abb. 7.80)*.

Ausgangshaltung des Therapeuten
An der Seite des betroffenen Knies neben der Untersuchungsliege stehend. Ihre proximale Hand ruht direkt oberhalb der Patella auf der Femurvorderseite. Die distale Hand umfasst die Tibia direkt unterhalb des Gelenkspalts mit dem Daumen lateral und den Fingern medial. Der Unterarm steht parallel zum Tibiaplateau und bildet mit dem Unterschenkel des Patienten einen Winkel von etwa 100°.

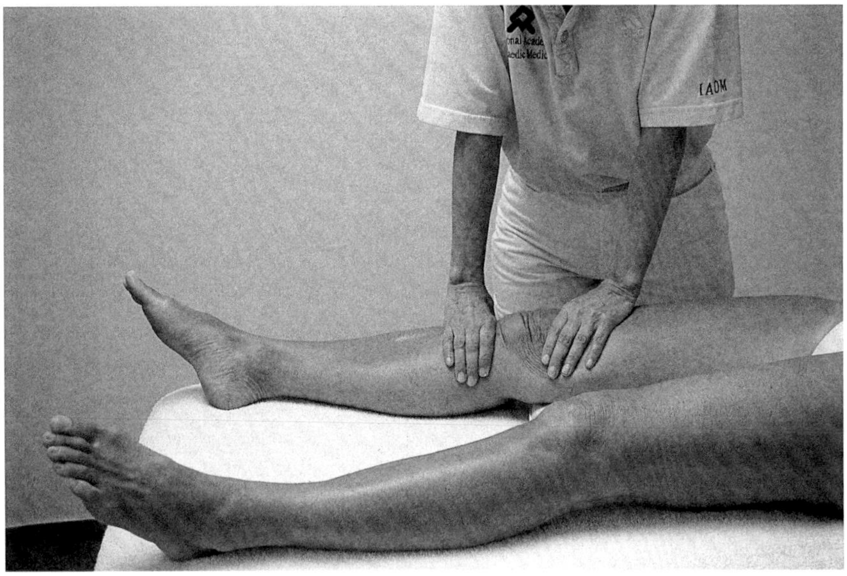

Abb. 7.80: Dehnung des vorderen, lateralen meniskotibialen Kapselanteils mittels einer hinteren Translationsbewegung der Tibia aus vorpositionierter Extension mit Tibiadrehung in Außenrotation, geeignet für Extensionseinschränkungen von weniger als 20°

Durchführung

Nehmen Sie mit der körperfernen Hand durch Druck in Längsrichtung des Unterarms die Bewegung nach hinten auf und setzen Sie diese eine Zeitlang rhythmisch-dynamisch über die Bewegungsgrenze hinweg fort. Ergänzen Sie die Bewegung durch eine außenrotatorische Drehbewegung der Tibia.

Zur Betonung des medialen, vorderen meniskotibialen Kapselabschnitts wird eine innenrotatorische Drehbewegung der Tibia durchgeführt.

Manuelle kinematische Re-Edukation (Einschleifen) der Extension

Hierzu wird die osteokinematische Extensionsbewegung gemeinsam mit einer arthrokinematischen Bewegungskomponente durchgeführt, die zu einem bestimmten Abschnitt des Femorotibialgelenks gehört.

Manuelle kinematische Re-Edukation der Extension im Femorotibialgelenk

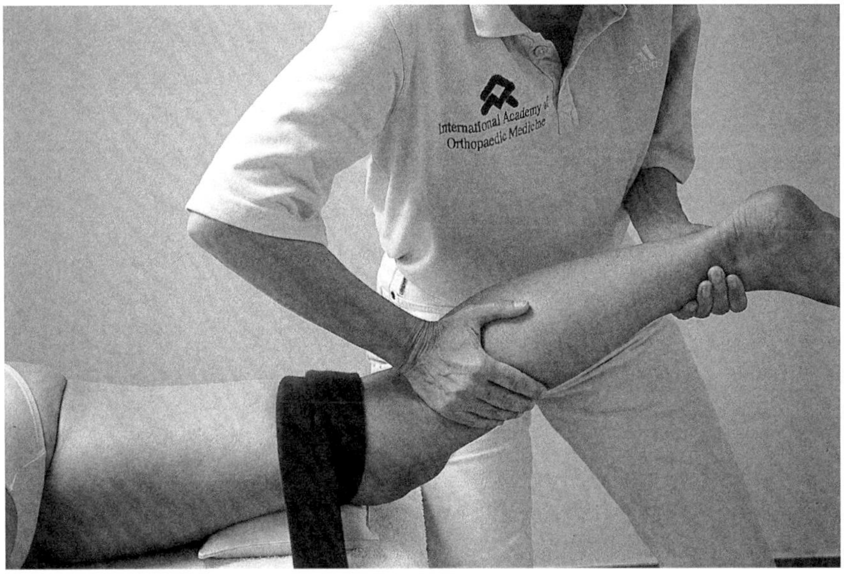

Abb. 7.81: Ausgangsstellung

Abb. 7.82: Endstellung

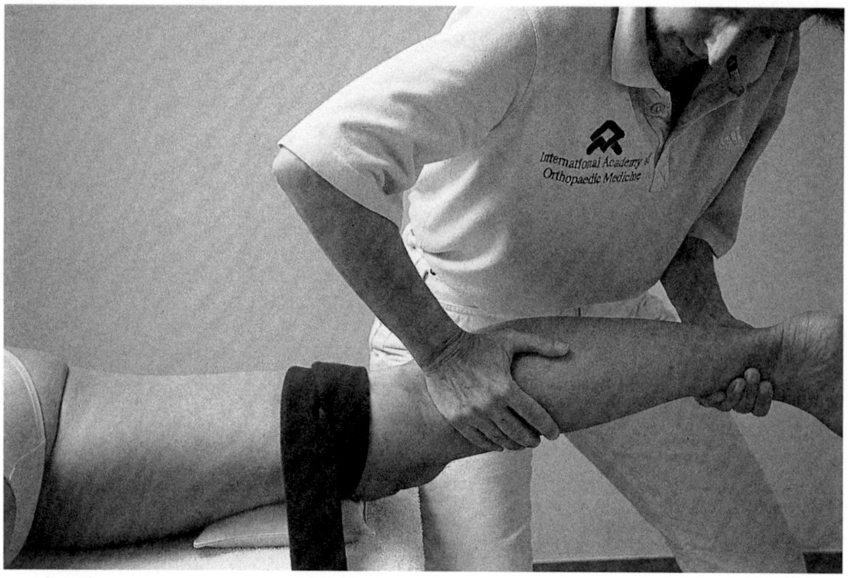

Ausgangshaltung des Patienten
Bauchlage. Das Knie liegt auf dem Rand der Untersuchungsliege. Der Oberschenkel ist direkt oberhalb der Patella mit einem Gurt auf einem Sandsack fixiert. Der Unterschenkel kann frei schweben.

Ausgangshaltung des Therapeuten
An der Seite des betroffenen Knies neben dem Unterschenkel des Patienten stehend. Ihre patientnahe Handwurzel ruht direkt unterhalb des Gelenkspalts hinten und medial auf der Tibia, wobei Ihre Finger die Wade umfassen. Ihr Unterarm steht parallel zum Tibiaplateau und bildet mit dem Unterschenkel des Patienten einen Winkel von 80°. Die distale Hand umfasst den Unterschenkel des Patienten distal.

Durchführung
Bringen Sie den Unterschenkel des Patienten mit einer großen Schaukelbewegung, die nicht über die Bewegungsgrenze hinausgeht, in Extension. Dabei üben Sie mit der proximalen Hand in Längsrichtung Ihres vorpositionierten Unterarms Druck aus und erzeugen damit die Gleitbewegung nach vorn. Die medial stehende Hand betont dabei zwangsläufig die Schlussrotation. Nach dem passiven Bewegungsbeginn bitten Sie den Patienten, die Bewegung aktiv mit zu vollziehen. Am Extensionsende geben Sie in Flexions- und Extensionsrichtung Widerstand.
Falls nicht kontraindiziert, kann diese Bewegung auch mit Kompression durchgeführt werden, wobei es nicht notwendig ist, den Oberschenkel zu fixieren. Während dieser Bewegung übt Ihr patientferner Unterarm in Richtung des Patientenknies Druck aus *(☞ Abb. 7.83)*.

Abb. 7.83

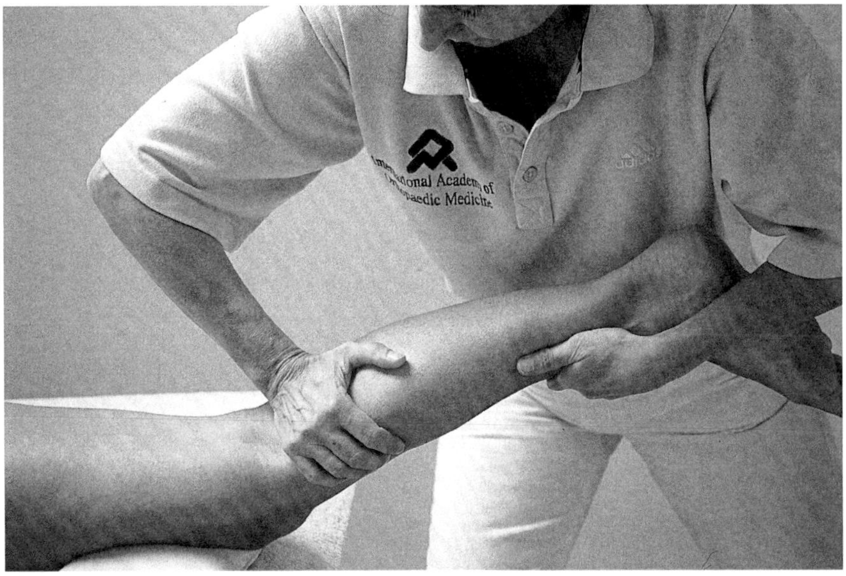

Manuelle kinematische Re-Edukation der Extension mit Betonung des meniskofemoralen Kompartiments

Abb. 7.84: Ausgangsstellung

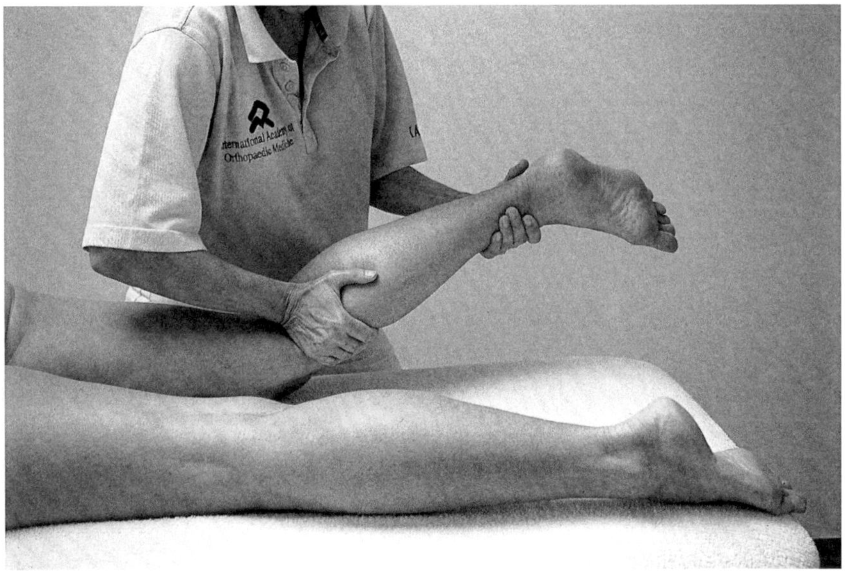

Ausgangshaltung des Patienten
Bauchlage. Der Oberschenkel ruht direkt oberhalb der Patella auf einem Sandsack.

Ausgangshaltung des Therapeuten
An der betroffenen Seite In Höhe des Oberschenkels neben der Untersuchungsliege stehend. Ihre patientnahe Handwurzel ruht direkt unterhalb des Gelenkspalts hinten und medial auf der Tibia. Ihr Unterarm bildet wegen der Neigung der Meniskushinterhörner mit dem Unterschenkel des Patienten einen Winkel von 125°.

Die distale Hand umfasst den Unterschenkel des Patienten distal an der Vorderseite.

Abb. 7.85: Endstellung

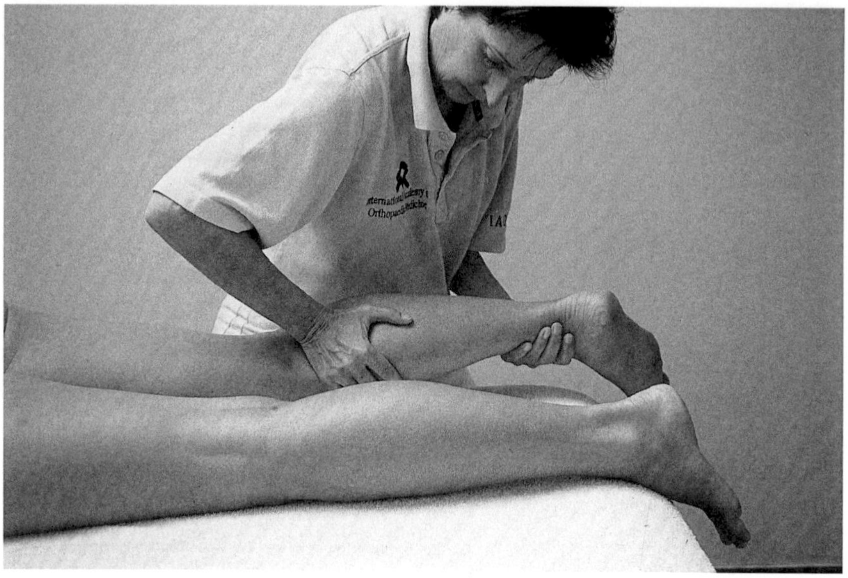

Durchführung
Bringen Sie den Unterschenkel des Patienten mit einer großen Schaukelbewegung, die nicht über die Bewegungsgrenze hinausgeht, in Extension. Dabei üben Sie mit der proximalen Hand in Längsrichtung Ihres vorpositionierten Unterarms Druck aus und erzeugen damit die Gleitbewegung nach vorn. Die medial stehende Hand betont dabei zwangsläufig die Schlussrotation. Nach dem passiven Bewegungsbeginn bitten Sie den Patienten, die Bewegung aktiv mit zu vollziehen. Am Extensionsende geben Sie in Flexions- und Extensionsrichtung Widerstand.

Manuelle kinematische Re-Edukation der Extension mit Betonung des meniskotibialen Kompartiments

Abb. 7.86: Ausgangsstellung

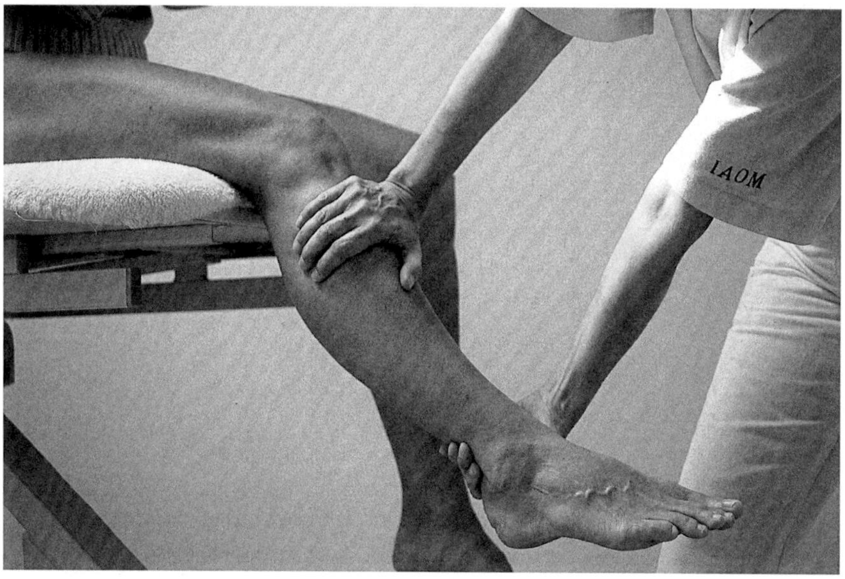

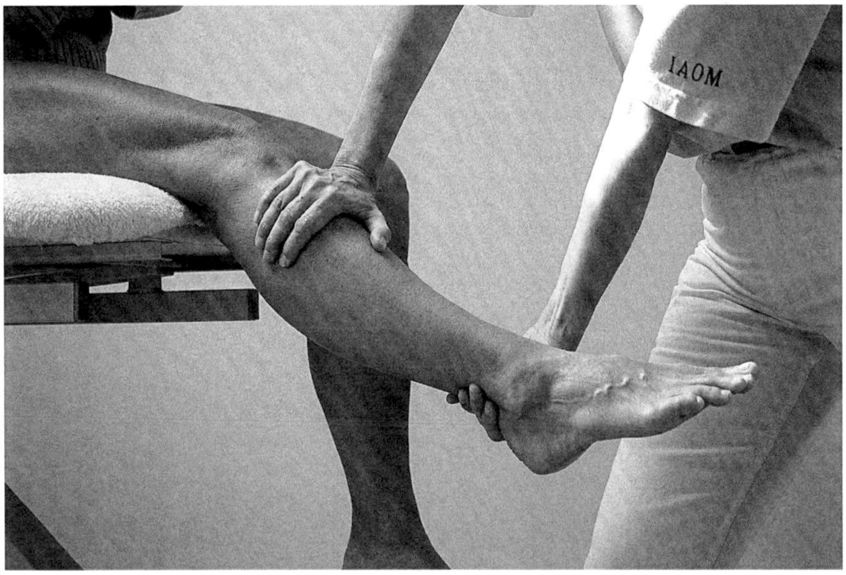

Abb. 7.87: Endstellung

Ausgangshaltung des Patienten
Auf der Untersuchungsliege sitzend. Der Oberschenkel ruht auf der Sitzfläche. Der Unterschenkel hängt frei herunter.

Ausgangshaltung des Therapeuten
Vor dem Patienten, an der Innenseite des betroffenen Unterschenkels stehend. Die patientnahe Hand steht direkt distal des Gelenkspalts auf der Tibiavorderseite, wobei die Finger lateral liegen. Der Unterarm steht parallel zum Tibiaplateau und bildet dadurch mit dem Unterschenkel einen Winkel von 100°. Die körperferne Hand umfasst den Unterschenkel distal von hinten.

Durchführung
Diese Technik wird aktiv durchgeführt. Bitten Sie den Patienten, das Bein zu strecken. Begleiten Sie die Bewegung mit der distalen Hand. Unterdessen versucht ihre patientnahe Hand, mittels Druck in Längsrichtung des vorpositionierten Unterarms die Bewegung der Tibia zu verzögern. Am Extensionsende geben Sie in Flexions- und Extensionsrichtung Widerstand.

Manuelle kinematische Re-Edukation der Kniestreckung unter axialer Belastung

Ausgangshaltung des Patienten
Neben der Untersuchungsliege stehend und sich mit einer Hand auf ihr abstützend. Das Körpergewicht wird auf das betroffene Bein verlagert *(☞ Abb. 7.88)*.

Ausgangshaltung des Therapeuten
Vor dem betroffenen Bein kniend. Die proximale Hand umfasst den Oberschenkel des Patienten direkt oberhalb der Patella von vorn. Der pronierte und parallel zum Tibiaplateau stehende Unterarm weist dabei nach hinten und unten. Die distale Hand umfasst den Unterschenkel direkt distal vom Gelenkspalt medial und von hinten.

Durchführung
Während der Patient aktiv das Knie streckt, drängen Sie das Femur mit der proximalen Hand nach hinten und betonen damit seine Drehung nach innen. Gleichzeitig ziehen Sie die Tibia mit der distalen Hand nach vorn und betonen

Abb. 7.88: Ausgangsstellung

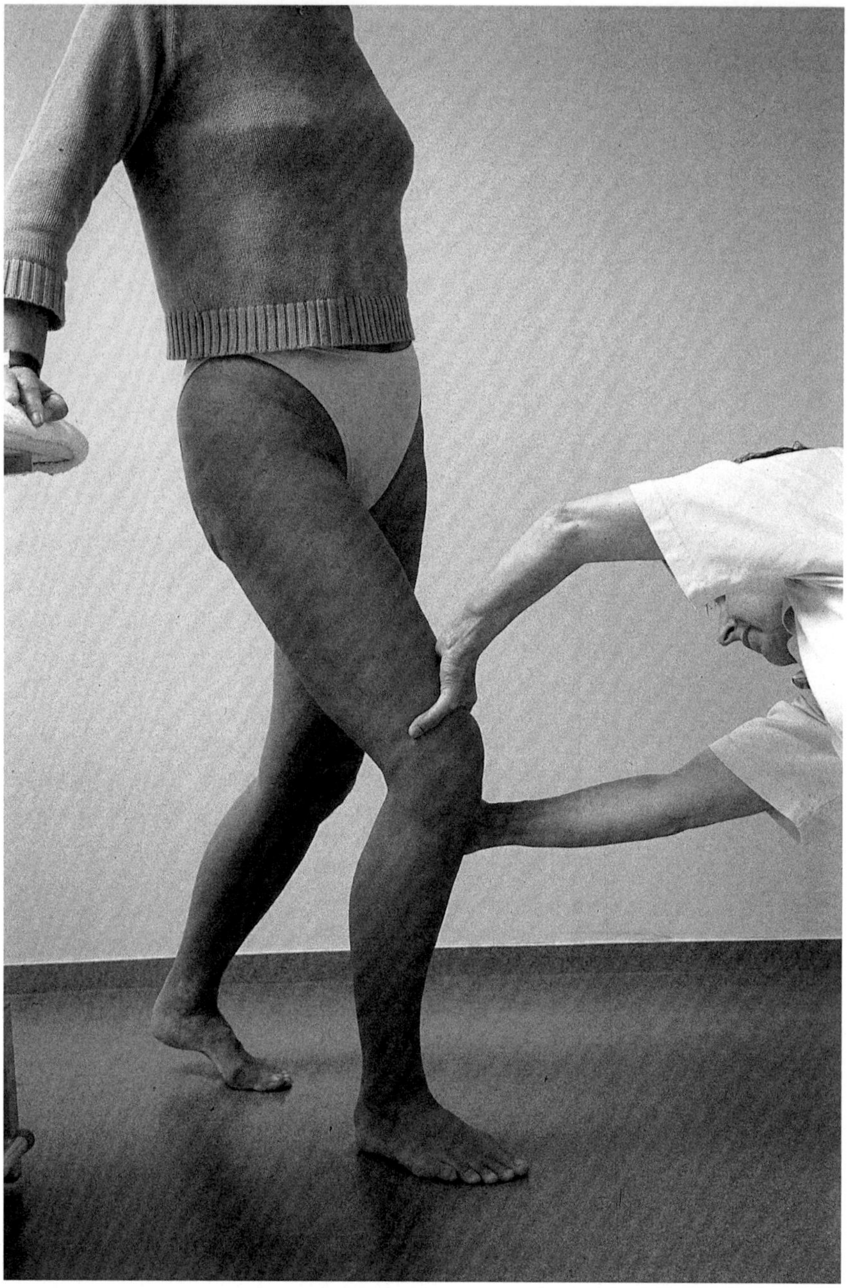

ihre Drehung nach außen. Führen Sie diese Bewegung eine Zeitlang rhythmisch-dynamisch aus, ohne die Bewegungsgrenze zu überschreiten.

Die Technik ist auch zur Mobilisierung endgradiger Bewegungen zu gebrauchen. Zum Einsatz kommt eine kleinere, rhythmisch-dynamische Bewegung über die Bewegungsgrenze hinaus.

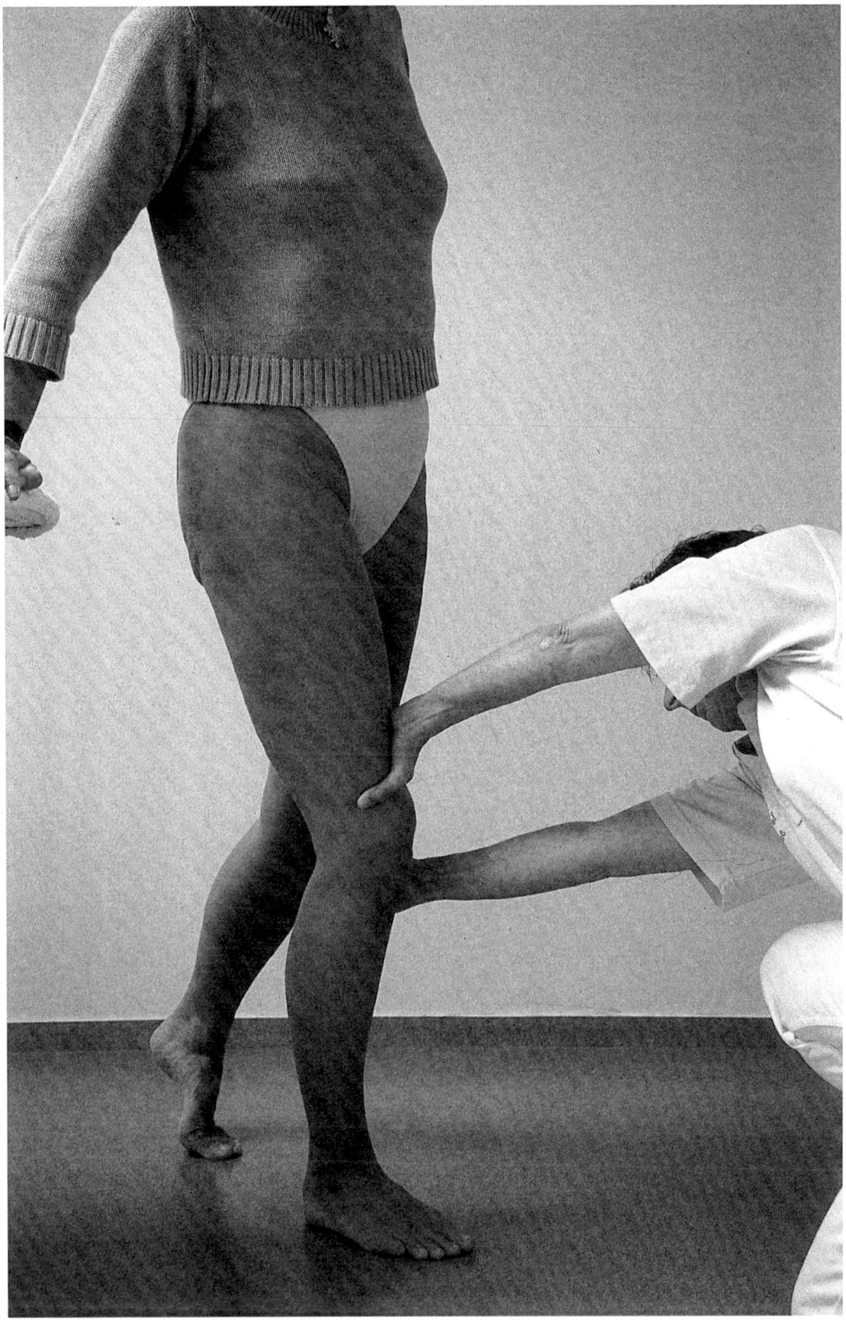

Abb. 7.89: Endstellung

Endgradige Mobilisierung des Meniskotibialgelenks in Extension unter axialer Belastung

Abb. 7.90: Ausgangsstellung

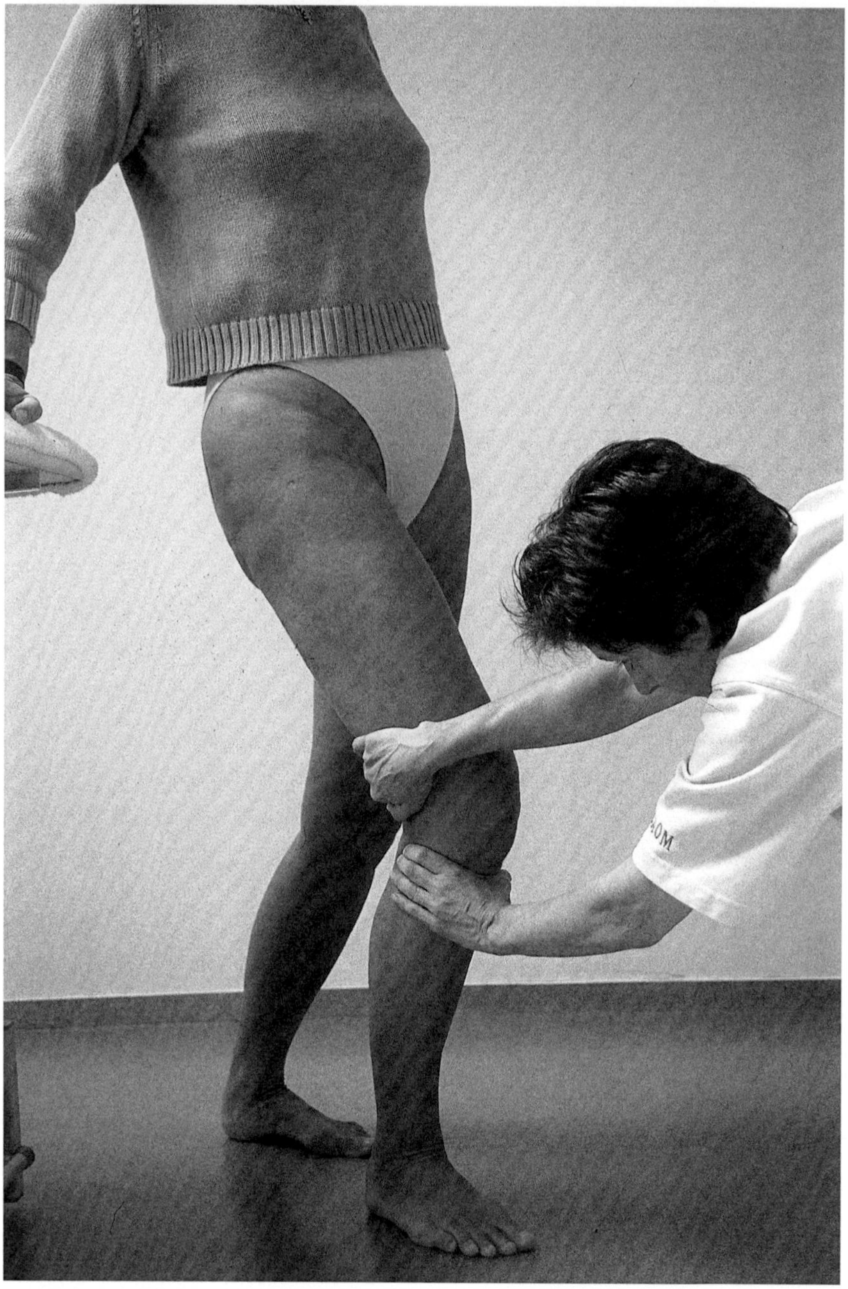

Ausgangshaltung des Patienten
Neben der Untersuchungsliege stehend und sich mit einer Hand auf ihr abstützend. Das Knie ist gebeugt, und das Körpergewicht wird auf das betroffene Bein verlagert.

Ausgangshaltung des Therapeuten
Vor dem betroffenen Bein kniend. Die proximale Hand umfasst den Oberschenkel des Patienten direkt oberhalb der Patella von außen und hinten. Der parallel zum Tibiaplateau stehende Unterarm weist nach hinten und unten. Die distale Handwurzel steht auf der Tibiavorderseite, die Finger lateral.

Abb. 7.91: Endstellung

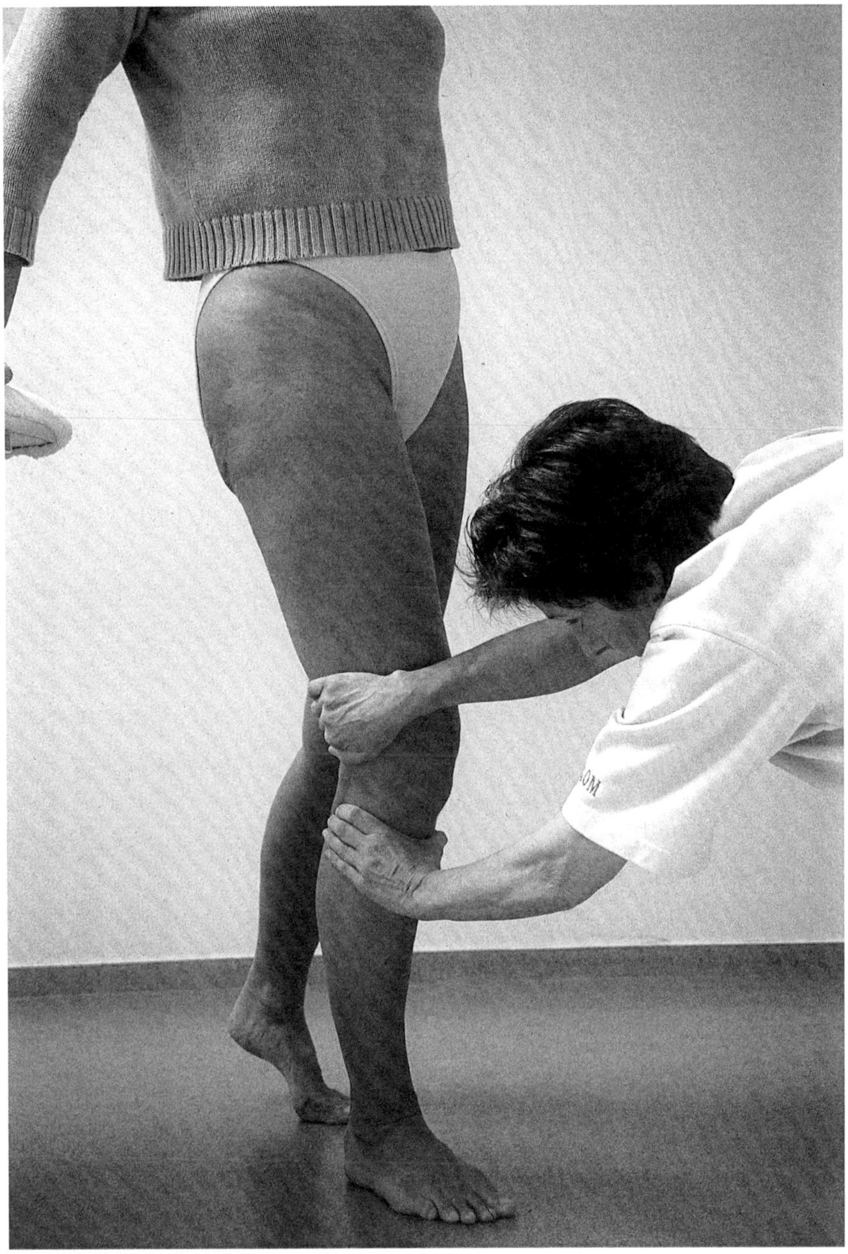

Durchführung

Während der Patient aktiv das Knie streckt, ziehen Sie das Femur mit der proximalen Hand nach vorn und betonen damit seine Drehung nach innen. Gleichzeitig drängen Sie die Tibia mit der distalen Hand nach hinten und betonen deren Drehung nach außen. Führen Sie diese Bewegung eine Zeitlang rhythmisch-dynamisch über die Bewegungsgrenze hinweg aus. Die Technik ist auch brauchbar als Einschleiftechnik. Zum Einsatz kommt eine erheblich größere, rhythmisch-dynamische Bewegung, die die Bewegungsgrenze nicht überschreitet.

Verbesserung der Flexion im Femorotibialgelenk durch Techniken in der Parasagittalebene

Behandlung von Knieschmerzen durch Traktionen während 30-100° (geringste Kreuzbandspannung) *(☞ Abb. 7.68)*

Außer einschränkungsspezifisch-arthrokinematisch spezifischen Dehnungen kommen auch einschränkungsspezifisch-kapselanteilspezifische Dehnungen zum Einsatz, wobei die zentralen Unterstützungsstrukturen zur Erzielung der besten Effizienz möglichst ausgeschaltet werden.

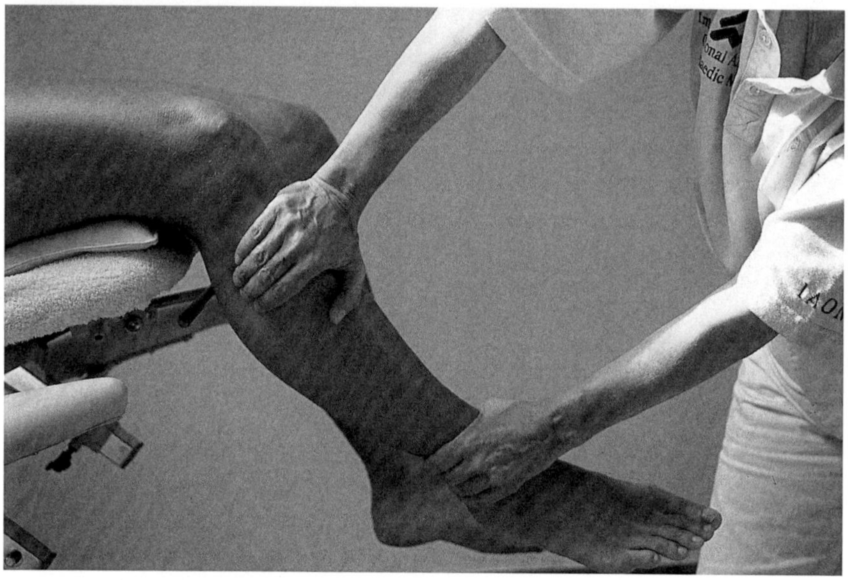

Abb. 7.92: Kapseldehnung zur Flexionsverbesserung mittels einer hinteren Schaukelgleitbewegung der Tibia aus vorpositionierter Flexion und submaximaler Außenrotation mit Betonung des lateralen femorotibialen Kapselanteils, geeignet für Flexionseinschränkungen, bei denen das Knie höchstens 90° erreicht

Ausgangshaltung des Patienten

Auf der Untersuchungsliege sitzend. Der Oberschenkel ruht auf dem erhöhten Kopfteil auf einem Sandsack. Knie und Unterschenkel schweben frei.

Ausgangshaltung des Therapeuten

Vor und medial vom betroffenen Bein stehend. Die proximale Hand ruht direkt unterhalb des Gelenkspalts auf der Tibiavorderseite. Der Unterarm steht dabei parallel zum Tibiaplateau und bildet mit dem Unterschenkel des Patienten einen Winkel von 100°. Die distale Hand umfasst den Unterschenkel distal von vorn und hält ihn dabei in Flexion und submaximaler Außenrotation.

Durchführung

Bauen Sie zunächst Vorspannung auf, indem Sie mit der proximalen Hand Druck in Richtung des Unterarms ausüben. Ihre distale Hand beugt das Knie jetzt über die Bewegungsgrenze hinweg (Schaukelbewegung), während die proximale Hand die Gleitbewegung nach hinten fortsetzt. Zur Kapseldehnung wird die Bewegung eine Zeitlang rhythmisch-dynamisch wiederholt *(☞ Abb. 7.93)*.

Ausgangshaltung des Patienten

Auf der Untersuchungsliege sitzend. Der Oberschenkel ruht auf dem erhöhten Kopfteil der Untersuchungsliege auf einem Sandsack. Knie und Unterschenkel schweben frei.

Ausgangshaltung des Therapeuten

Vor und lateral vom betroffenen Bein stehend. Die proximale Hand ruht direkt unterhalb des Gelenkspalts auf der Tibiavorderseite. Der Unterarm steht dabei parallel zum Tibiaplateau und bildet mit dem Unterschenkel des Patienten

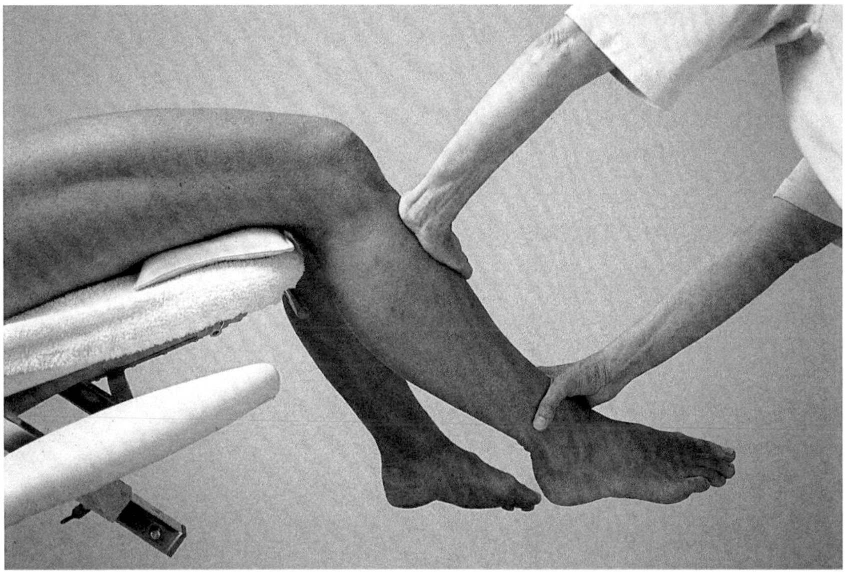

Abb. 7.93: Kapseldehnung zur Flexionsverbesserung mittels einer hinteren Schaukelgleitbewegung der Tibia aus vorpositionierter Flexion und submaximaler Innenrotation mit Betonung des medialen femorotibialen Kapselanteils, geeignet für Flexionseinschränkungen, bei denen das Knie höchstens 90° erreicht

einen Winkel von 100°. Die distale Hand umfasst den Unterschenkel distal von vorn und positioniert ihn entsprechend vor.

Durchführung

Bauen Sie zunächst Vorspannung auf, indem Sie mit der proximalen Hand Druck in Richtung des Unterarms ausüben. Ihre distale Hand beugt das Knie jetzt über die Bewegungsgrenze hinweg (Schaukelbewegung), während die proximale Hand die Gleitbewegung nach hinten fortsetzt. Zur Kapseldehnung wird die Bewegung eine Zeitlang rhythmisch-dynamisch wiederholt.

Erreicht man auf diese Weise keine Verbesserung der Beweglichkeit, dann werden einschränkungsspezifisch- kapselanteilspezifische Dehnungen durchgeführt, wobei die peripheren Unterstützungsstrukturen möglichst ausgeschaltet werden.

Dehnungen der vorderen lateralen Kapselregion werden mittels einer Gleitbewegung der Tibia nach hinten oder durch eine Schubbewegung des Femurs nach vorne am gebeugten, submaximal außenrotierten und valgisierten Knie durchgeführt.

Dehnungen der vorderen medialen Kapselregion werden mittels einer Gleitbewegung der Tibia nach hinten oder durch eine Schubbewegung des Femurs nach vorne am gebeugten, submaximal innenrotierten und varisierten Knie durchgeführt.

Im Femorotibialgelenk gilt dies auch bei anderen Ausgangspositionen für Techniken im nicht-endgradigen Bewegungsbereich

Ausgangshaltung des Patienten

Auf der Untersuchungsliege sitzend. Der Oberschenkel ruht auf dem erhöhten Kopfteil der Untersuchungsliege auf einem Sandsack *(☞ Abb. 7.94)*.

Ausgangshaltung des Therapeuten

Vor und medial vom betroffenen Bein stehend. Die proximale Hand ruht direkt unterhalb des Gelenkspalts auf der Tibiavorderseite. Der Unterarm steht dabei wegen der Neigung der Meniskusvorderhörner in einem Winkel von 145° zum Unterschenkel des Patienten. Die distale Hand umfasst den Unterschenkel distal von vorn und hält ihn gebeugt und in submaximaler Außenrotation.

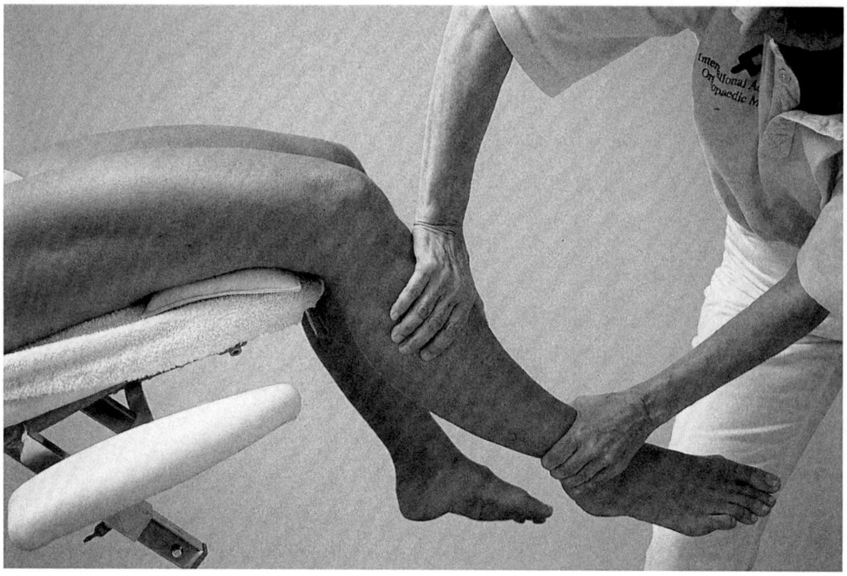

Abb. 7.94: Kapseldehnung zur Flexionsverbesserung mittels einer hinteren unteren Schaukelgleitbewegung der Tibia aus vorpositionierter Flexion und submaximaler Außenrotation mit Betonung des lateralen meniskofemoralen Kapselanteils, geeignet für Flexionseinschränkungen, bei denen das Knie höchstens 90° erreicht

Durchführung

Bauen Sie zunächst Vorspannung auf, indem Sie mit der proximalen Hand Druck in Richtung des Unterarms ausüben. Ihre distale Hand beugt das Knie jetzt über die Bewegungsgrenze hinweg (Schaukelbewegung), während die proximale Hand die Gleitbewegung nach hinten und unten fortsetzt. Zur Kapseldehnung wird die Bewegung eine Zeitlang rhythmisch-dynamisch wiederholt.

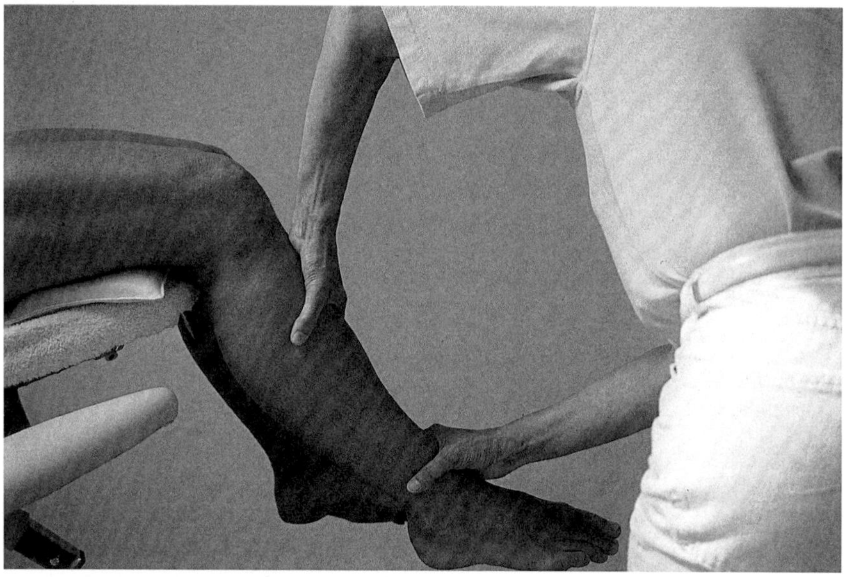

Abb. 7.95: Kapseldehnung zur Flexionsverbesserung mittels einer hinteren unteren Schaukelgleitbewegung der Tibia aus vorpositionierter Flexion und submaximaler Innenrotation mit Betonung des medialen meniskofemoralen Kapselanteils, geeignet für Flexionseinschränkungen, bei denen das Knie höchstens 90° erreicht

Ausgangshaltung des Patienten

Auf der Untersuchungsliege sitzend. Der Oberschenkel ruht auf dem erhöhten Kopfteil auf einem Sandsack.

Ausgangshaltung des Therapeuten

Vor und lateral vom betroffenen Bein stehend. Die proximale Hand ruht direkt unterhalb des Gelenkspalts auf der Tibiavorderseite. Der Unterarm steht dabei wegen der Neigung der Meniskusvorderhörner in einem Winkel von 145° zum Unterschenkel des Patienten. Die distale Hand umfasst den Unterschenkel distal von vorne und hält ihn gebeugt und in submaximaler Innenrotation.

Durchführung

Bauen Sie zunächst Vorspannung auf, indem Sie mit der proximalen Hand Druck in Richtung des Unterarms ausüben. Ihre distale Hand beugt das Knie jetzt über die Bewegungsgrenze hinweg (Schaukelbewegung), während die proximale Hand die Gleitbewegung nach hinten und unten fortsetzt. Zur Kapseldehnung wird die Bewegung eine Zeitlang rhythmisch-dynamisch wiederholt.

Erreicht man auf diese Weise keine Verbesserung der Beweglichkeit, dann werden einschränkungsspezifisch- kapselanteilspezifische Dehnungen durchgeführt, wobei die peripheren Unterstützungsstrukturen möglichst ausgeschaltet werden.

Dehnungen der lateralen meniskofemoralen Kapselregion werden am gebeugten, submaximal außenrotierten und valgisierten Knie mittels einer Gleitbewegung der Tibia nach hinten und unten oder durch eine Schubbewegung des Femurs nach vorne und oben durchgeführt.

Dehnungen der medialen meniskofemoralen Kapselregion werden am gebeugten, submaximal innenrotierten und varisierten Knie mittels einer Gleitbewegung der Tibia nach hinten und unten oder durch eine Schubbewegung des Femurs nach vorne und oben durchgeführt.

Im Meniskofemoralgelenk gilt dies auch bei anderen Ausgangspositionen für Techniken im nicht-endgradigen Bewegungsbereich.

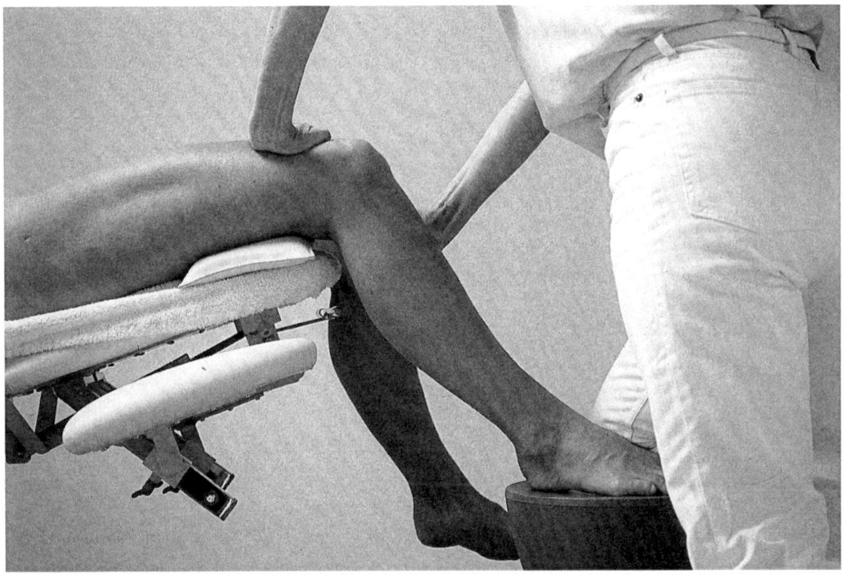

Abb. 7.96: Kapseldehnung zur Flexionsverbesserung mittels einer vorderen Translationsbewegung der Tibia aus vorpositionierter Flexion und submaximaler Außenrotation mit Betonung des medialen meniskotibialen Kapselanteils, geeignet für Flexionseinschränkungen, bei denen das Knie höchstens 90° erreicht

Ausgangshaltung des Patienten

Auf der Untersuchungsliege sitzend. Der Oberschenkel ruht auf einem Sandsack. Das Knie ist maximal gebeugt und submaximal außenrotiert. Der Fuß ruht auf einem Schemel.

Ausgangshaltung des Therapeuten

Vor dem Patienten, an der Außenseite des betroffenen Unterschenkels stehend. Die patientnahe Hand steht direkt oberhalb der Patella auf der Femurvorderseite und drückt das Femur auf die Unterlage. Die körperferne Hand umfasst die Tibia direkt unterhalb des Gelenkspalts von medial und hinten, wobei der parallel zum Tibiaplateau stehende Unterarm mit dem Unterschenkel des Patienten einen Winkel von etwa 100° bildet. Das Knie des Therapeuten stützt sich auf dem Schemel ab und unterstützt dabei die submaximale Außenrotation der Tibia.

Durchführung
Fixieren Sie mit der patientnahen Hand den Oberschenkel des Patienten auf der Unterlage und führen Sie durch Zug der körperfernen Hand an der Tibia die Translationsbewegung nach vorn durch.

Nach Aufnehmen der Vorspannung kann die Bewegung zur Kapseldehnung eine Zeitlang statisch oder rhythmisch-dynamisch durchgeführt werden.

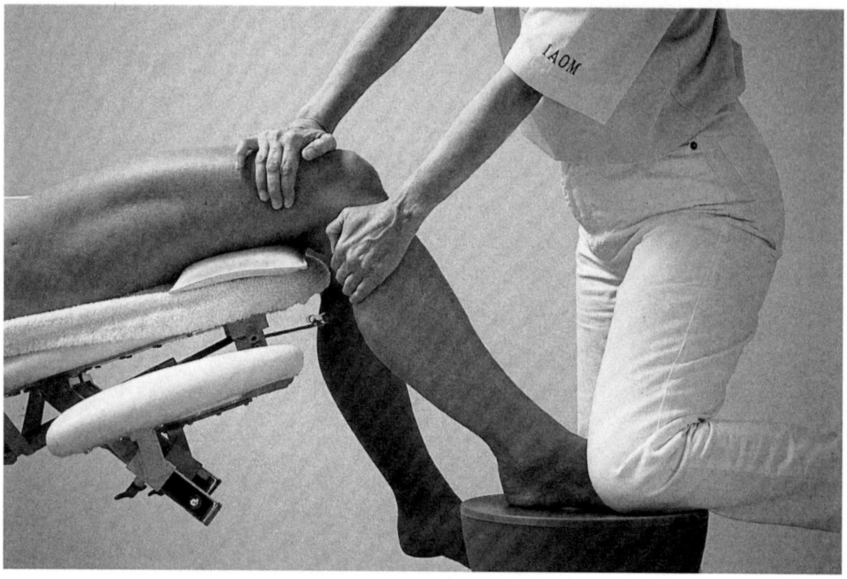

Abb. 7.97: Kapseldehnung zur Flexionsverbesserung mittels einer vorderen Translationsbewegung der Tibia aus vorpositionierter Flexion und submaximaler Innenrotation mit Betonung des lateralen meniskotibialen Kapselanteils, geeignet für Flexionseinschränkungen, bei denen das Knie höchstens 90° erreicht

Ausgangshaltung des Patienten
Auf der Untersuchungsliege sitzend. Der Oberschenkel ruht auf einem Sandsack. Das Knie ist maximal gebeugt und submaximal innenrotiert. Der Fuß ruht auf einem Schemel.

Ausgangshaltung des Therapeuten
Vor dem Patienten, an der Innenseite des betroffenen Unterschenkels stehend. Die patientnahe Hand ruht direkt oberhalb der Patella auf der Femurvorderseite und drückt das Femur auf die Unterlage. Die körperferne Hand umfasst die Tibia direkt unterhalb des Gelenkspalts von lateral und hinten, wobei der parallel zum Tibiaplateau stehende Unterarm mit dem Unterschenkel des Patienten einen Winkel von etwa 100° bildet. Das Knie des Therapeuten stützt sich auf dem Schemel ab und unterstützt dabei die submaximale Innenrotation der Tibia.

Durchführung
Fixieren Sie mit der patientnahen Hand den Oberschenkel des Patienten auf der Unterlage und führen Sie durch Zug der körperfernen Hand an der Tibia die Translationsbewegung nach vorn durch.

Nach Aufnehmen der Vorspannung kann die Bewegung zur Kapseldehnung eine Zeitlang statisch oder rhythmisch-dynamisch durchgeführt werden.

Ausgangshaltung des Patienten
Rückenlage, Hüfte 90° gebeugt. Das Knie wird an der Grenze zur Flexionseinschränkung eingestellt, Tibia in submaximaler Außenrotation *(☞ Abb. 7.98)*.

Ausgangshaltung des Therapeuten
An der Innenseite des betroffenen Beins stehend. Die proximale Hand steht direkt unterhalb des Gelenkspalts auf der Tibiavorderseite. Der Unterarm steht

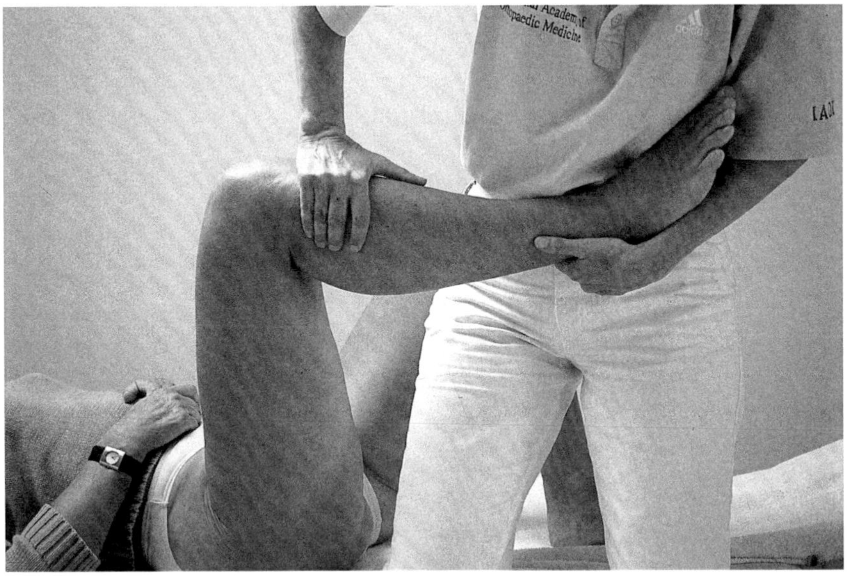

Abb. 7.98: Kapseldehnung zur Flexionsverbesserung mittels einer hinteren Schaukelgleitbewegung der Tibia aus vorpositionierter Flexion und submaximaler Außenrotation mit Betonung des lateralen femorotibialen Kapselanteils, geeignet für Flexionseinschränkungen, bei denen das Knie 90-110° Beugung erreicht

parallel zum Tibiaplateau und bildet mit dem Unterschenkel des Patienten einen Winkel von 100°. Die distale Hand umfasst das untere Ende der Tibia. Beide Hände gemeinsam gewährleisten die Vorpositionierung des Unterschenkels.

Durchführung

Bringen Sie zunächst mit Ihrer distalen Hand den Unterschenkel des Patienten bis an die Flexionsgrenze. Führen Sie dann mit der proximalen Hand in der Verlängerung des Unterarms die Gleitbewegung durch, wobei Sie das Knie des Patienten ein wenig weiter beugen (Schaukelbewegung).

Wiederholen Sie diese kleine, über die Bewegungsgrenze hinausgehende Bewegung mehrmals rhythmisch-dynamisch.

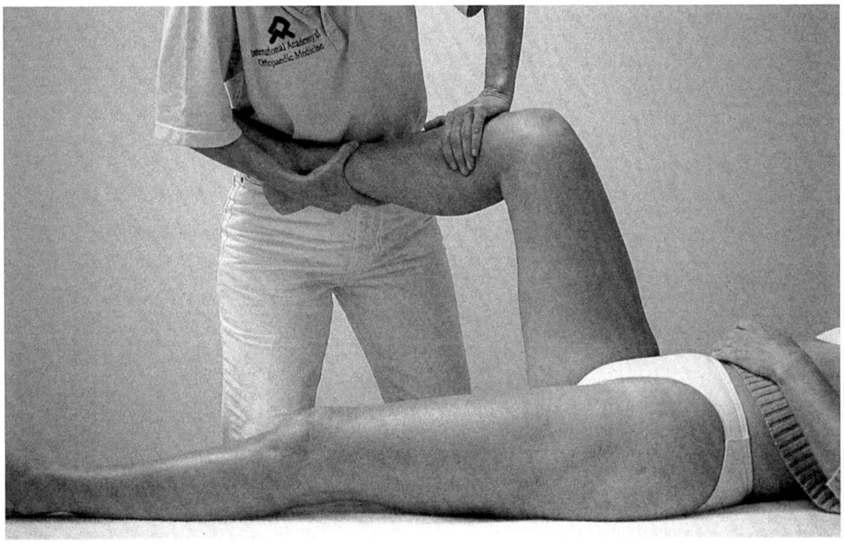

Abb. 7.99: Kapseldehnung zur Flexionsverbesserung mittels einer hinteren Schaukelgleitbewegung der Tibia aus vorpositionierter Flexion und submaximaler Innenrotation mit Betonung des medialen femorotibialen Kapselanteils, geeignet für Flexionseinschränkungen, bei denen das Knie 90-110° Beugung erreicht

Ausgangshaltung des Patienten

Rückenlage, Hüfte 90° gebeugt. Das Knie wird an der Grenze zur Flexionseinschränkung eingestellt, Tibia in submaximaler Innenrotation.

Ausgangshaltung des Therapeuten
An der Außenseite des betroffenen Beins stehend. Die proximale Hand ruht direkt unterhalb des Gelenkspalts auf der Tibiavorderseite. Der Unterarm steht parallel zum Tibiaplateau und bildet mit dem Unterschenkel des Patienten einen Winkel von 100°. Die distale Hand umfasst das untere Ende der Tibia von medial. Beide Hände gemeinsam gewährleisten die Vorpositionierung des Unterschenkels.

Durchführung
Bringen Sie zunächst mit Ihrer distalen Hand den Unterschenkel des Patienten bis an die Flexionsgrenze. Führen Sie dann mit der proximalen Hand die Gleitbewegung in der Verlängerung des Unterarms durch, wobei Sie das Knie des Patienten ein wenig weiter beugen (Schaukelbewegung).

Wiederholen Sie diese kleine, über die Bewegungsgrenze hinausgehende Bewegung mehrmals rhythmisch-dynamisch.

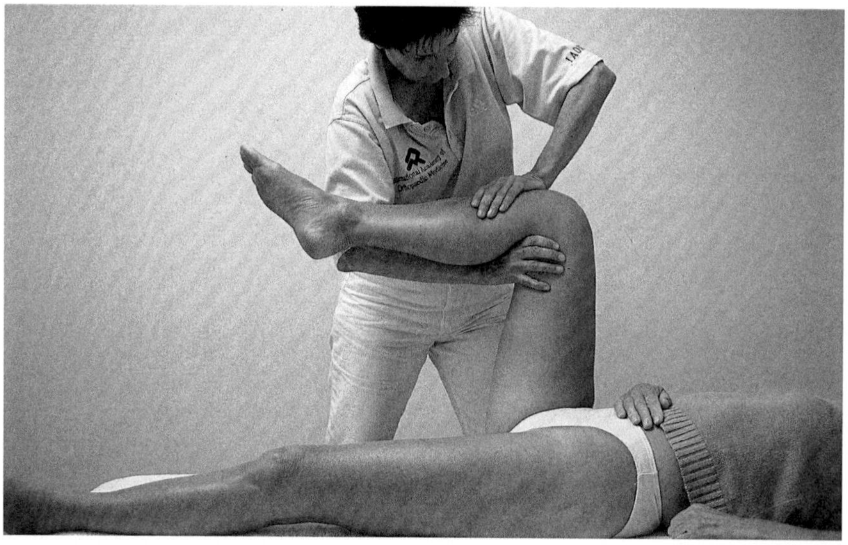

Abb. 7.100: Kapseldehnung zur Flexionsverbesserung mittels einer hinteren und unteren Schaukelgleitbewegung der Tibia aus vorpositionierter Flexion und submaximaler Außenrotation mit Betonung des lateralen meniskofemoralen Kapselanteils, geeignet für Flexionseinschränkungen, bei denen das Knie 90-110° Beugung erreicht

Ausgangshaltung des Patienten
Rückenlage, Hüfte 90° gebeugt. Der an der Grenze zur Flexionseinschränkung eingestellte Unterschenkel ruht in submaximaler Außenrotation auf dem Unterarm des Therapeuten.

Ausgangshaltung des Therapeuten
An der Außenseite des betroffenen Beins stehend. Die patientnahe Hand ruht direkt unterhalb des Gelenkspalts vorn und lateral auf der Tibia. Wegen der Neigung der Meniskusvorderhörner bildet Ihr Unterarm mit dem Unterschenkel des Patienten einen Winkel von 145°. Der andere Unterarm trägt den Unterschenkel des Patienten. Die patientferne Hand umfasst die Unterseite des Oberschenkels.

Durchführung
Bringen Sie den Unterschenkel des Patienten bis an die Flexionsgrenze. Führen Sie dann mit der patientnahen Hand in der Verlängerung des Unterarms die Gleitbewegung durch, wobei Sie mit dem anderen Arm ein wenig nachgeben und eine weitere Beugung des Knies zulassen (Schaukelbewegung).

Zur Kapseldehnung wiederholen Sie diese kleine Bewegung mehrmals rhythmisch-dynamisch.

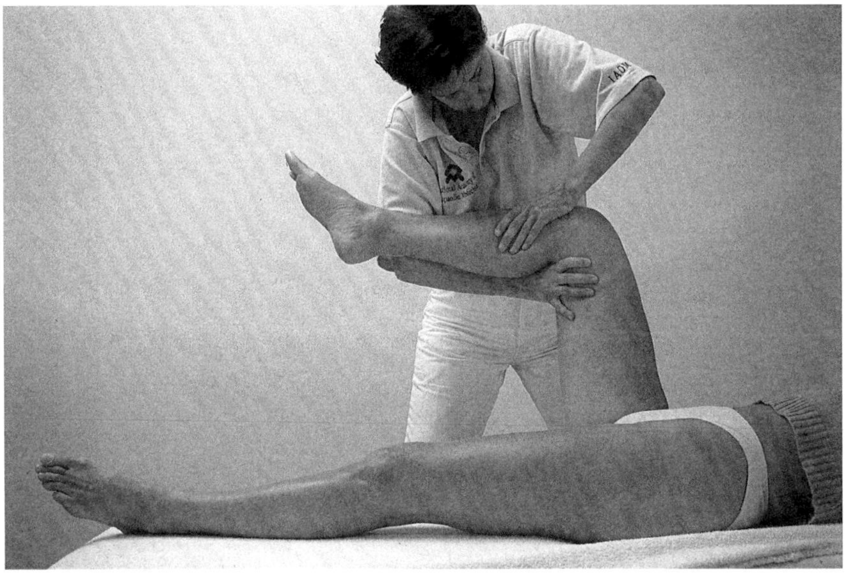

Abb. 7.101: Kapseldehnung zur Flexionsverbesserung mittels einer hinteren und unteren Schaukelgleitbewegung der Tibia aus vorpositionierter Flexion und submaximaler Innenrotation mit Betonung des medialen meniskofemoralen Kapselanteils, geeignet für Flexionseinschränkungen, bei denen das Knie 90-110° Beugung erreicht

Ausgangshaltung des Patienten
Rückenlage, Hüfte 90° gebeugt. Der an der Grenze zur Flexionseinschränkung eingestellte Unterschenkel ruht in submaximaler Innenrotation auf dem Unterarm des Therapeuten.

Ausgangshaltung des Therapeuten
An der Außenseite des betroffenen Beins stehend. Die patientnahe Hand steht direkt unterhalb des Gelenkspalts vorne und medial auf der Tibia. Wegen der Neigung der Meniskusvorderhörner bildet Ihr Unterarm mit dem Unterschenkel des Patienten einen Winkel von 145°. Der andere Unterarm trägt den Unterschenkel des Patienten. Die patientferne Hand umfasst die Unterseite des Oberschenkels.

Durchführung
Bringen Sie den Unterschenkel des Patienten bis an die Flexionsgrenze. Führen Sie dann mit der patientnahen Hand in der Verlängerung des Unterarms die Gleitbewegung durch, wobei Sie mit dem anderen Arm ein wenig nachgeben und eine weitere Beugung des Knies zulassen (Schaukelbewegung).

Zur Kapseldehnung wiederholen Sie diese kleine Bewegung mehrmals rhythmisch-dynamisch.

Ausgangshaltung des Patienten
Rückenlage, Hüfte 90° gebeugt. Das Knie ist bis zur Flexionsgrenze gebeugt und submaximal innenrotiert *(☞ Abb. 7.102)*.

Ausgangshaltung des Therapeuten
An der Außenseite des betroffenen Beins stehend. Der patientnahe Unterarm unterstützt die Tibia direkt distal des Gelenkspalts an der Unterseite. Die patientferne Hand umfasst das untere Ende des Unterschenkels von oben und gewährleistet die Vorpositionierung der Tibia.

Durchführung
Bringen Sie den Unterschenkel des Patienten bis an die Flexionsgrenze. Führen Sie dann die Translationsbewegung aus, indem Sie die Tibia mit der patientnahen Hand nach oben ziehen. Die andere Hand folgt der geringfügigen Tibiabewegung.

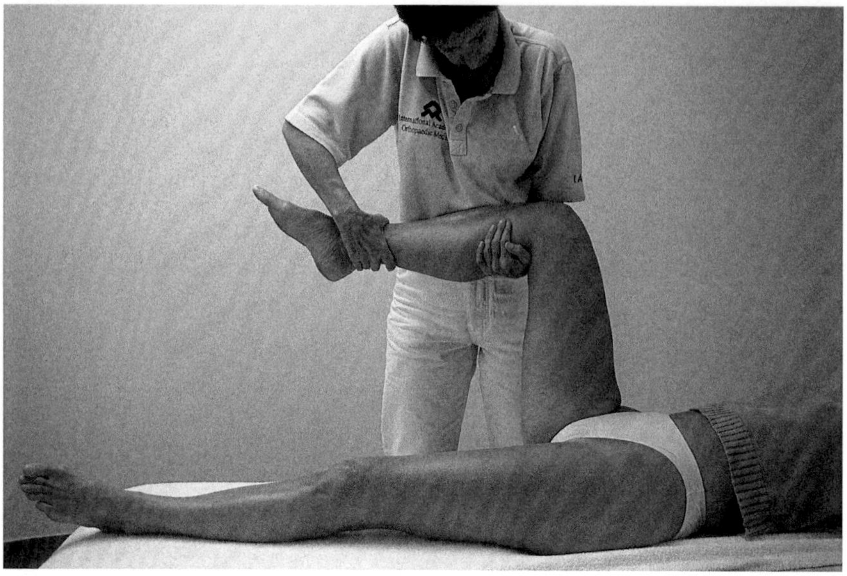

Abb. 7.102: Kapseldehnung zur Flexionsverbesserung mittels einer vorderen Translationsbewegung der Tibia aus vorpositionierter Flexion und submaximaler Innenrotation mit Betonung des lateralen meniskotibialen Kapselanteils, geeignet für Flexionseinschränkungen, bei denen das Knie 90-110° Beugung erreicht

Zur Kapseldehnung wiederholen Sie diese Bewegung eine Zeitlang statisch oder rhythmisch-dynamisch.

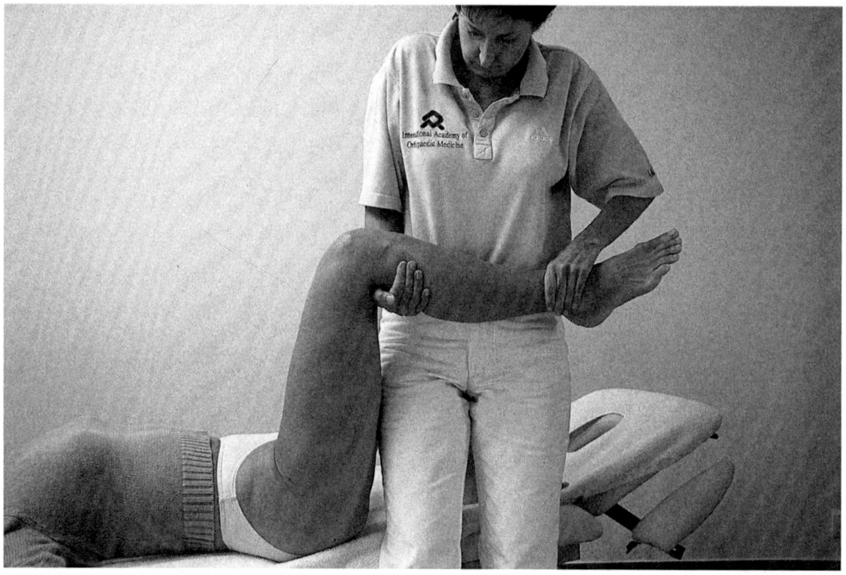

Abb. 7.103: Kapseldehnung zur Flexionsverbesserung mittels einer vorderen Translationsbewegung der Tibia aus vorpositionierter Flexion und submaximaler Außenrotation mit Betonung des medialen meniskotibialen Kapselanteils, geeignet für Flexionseinschränkungen, bei denen das Knie 90-110° Beugung erreicht

Ausgangshaltung des Patienten

Rückenlage, Hüfte 90° gebeugt. Das Knie ist bis zur Flexionsgrenze gebeugt und submaximal außenrotiert.

Ausgangshaltung des Therapeuten

An der Innenseite des betroffenen Beins stehend. Der patientnahe Unterarm unterstützt die Tibia direkt distal des Gelenkspalts an der Unterseite. Die patientferne Hand umfasst das untere Ende des Unterschenkels von oben und gewährleistet die Vorpositionierung der Tibia.

Durchführung

Bringen Sie den Unterschenkel des Patienten bis an die Flexionsgrenze. Führen Sie dann die Translationsbewegung aus, indem Sie die Tibia mit der patientnahen Hand nach oben ziehen. Die andere Hand folgt der geringfügigen Tibiabewegung nach vorn.

Zur Kapseldehnung wiederholen Sie diese Bewegung eine Zeitlang statisch oder rhythmisch-dynamisch.

Techniken zur Mobilisierung von Knien, bei denen 90-130° Beugung erreicht werden, können auch in Seitenlage durchgeführt werden. Zur Entspannung des M. rectus femoris wird die Hüfte dazu leicht gebeugt.

Techniken in Bauchlage

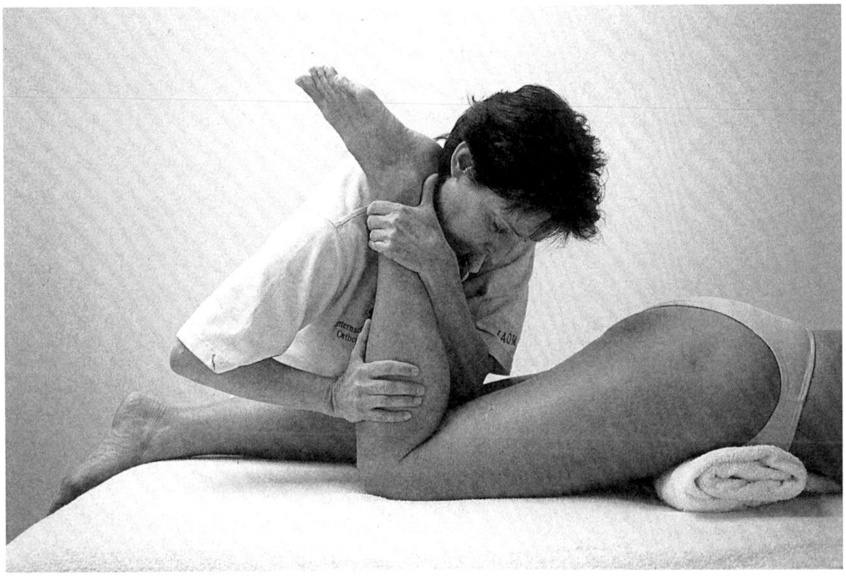

Abb. 7.104: Kapseldehnung zur Flexionsverbesserung mittels einer hinteren Schaukelgleitbewegung der Tibia aus vorpositionierter Flexion und submaximaler Außenrotation mit Betonung des lateralen femorotibialen Kapselanteils, geeignet für Flexionseinschränkungen, bei denen das Knie 110-130° Beugung erreicht

Ausgangshaltung des Patienten
Bauchlage. Durch Unterlegen eines aufgerollten Handtuchs ist die Hüfte leicht gebeugt.

Ausgangshaltung des Therapeuten
Neben der Untersuchungsliege, an der Seite des nicht-betroffenen Beins stehend. Die patientferne Hand steht proximal und vorne auf der Tibia. Der Unterarm steht parallel zum Tibiaplateau und in der Verlängerung des Oberschenkels, wobei er mit dem Unterschenkel des Patienten einen Winkel von 100° bildet. Die andere Hand umfasst den Unterschenkel distal und bringt ihn in maximale Flexion und submaximale Außenrotation.

Durchführung
Bringen Sie den Unterschenkel des Patienten bis an die Flexionsgrenze. Führen Sie dann durch Druck der patientnahen Hand in der Verlängerung des Unterarms die Gleitbewegung durch, wobei Sie mit der anderen Hand eine geringe Schaukelbewegung der Tibia hinzufügen. Die patientnahe Hand folgt dabei der Bewegung des Unterschenkels.

Wiederholen Sie diese Schaukelgleitbewegung über die Bewegungsgrenze hinaus mehrmals rhythmisch-dynamisch.

Falls nicht kontraindiziert, kann diese Technik auch mit Kompression durchgeführt werden.

Ausgangshaltung des Patienten
Bauchlage. Durch Unterlegen eines aufgerollten Handtuchs ist die Hüfte leicht gebeugt *(☞ Abb. 7.105)*.

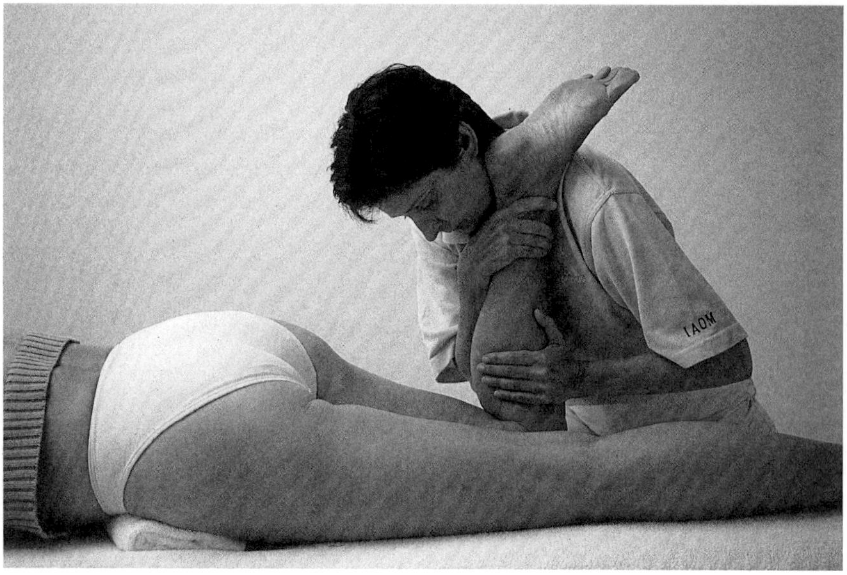

Abb. 7.105: Kapseldehnung zur Flexionsverbesserung mittels einer hinteren Schaukelgleitbewegung der Tibia aus vorpositionierter Flexion und submaximaler Innenrotation mit Betonung des medialen femorotibialen Kapselanteils, geeignet für Flexionseinschränkungen, bei denen das Knie 110-130° Beugung erreicht

Ausgangshaltung des Therapeuten
Neben der Untersuchungsliege, an der Seite des betroffenen Beins stehend. Die patientferne Hand steht proximal und vorne auf der Tibia. Der Unterarm steht parallel zum Tibiaplateau und in der Verlängerung des Oberschenkels, wobei er mit dem Unterschenkel des Patienten einen Winkel von 100° bildet. Die andere Hand umfasst den Unterschenkel distal und bringt ihn in maximale Flexion und submaximale Innenrotation.

Durchführung
Bringen Sie den Unterschenkel des Patienten bis an die Flexionsgrenze. Führen Sie dann durch Druck der patientnahen Hand in der Verlängerung des Unterarms die Gleitbewegung durch, wobei Sie mit der anderen Hand eine geringe Schaukelbewegung der Tibia hinzufügen. Die patientnahe Hand folgt dabei der Bewegung des Unterschenkels. Wiederholen Sie diese Schaukelgleitbewegung über die Bewegungsgrenze hinaus mehrmals rhythmisch-dynamisch.

Falls nicht kontraindiziert, kann diese Technik auch mit Kompression durchgeführt werden.

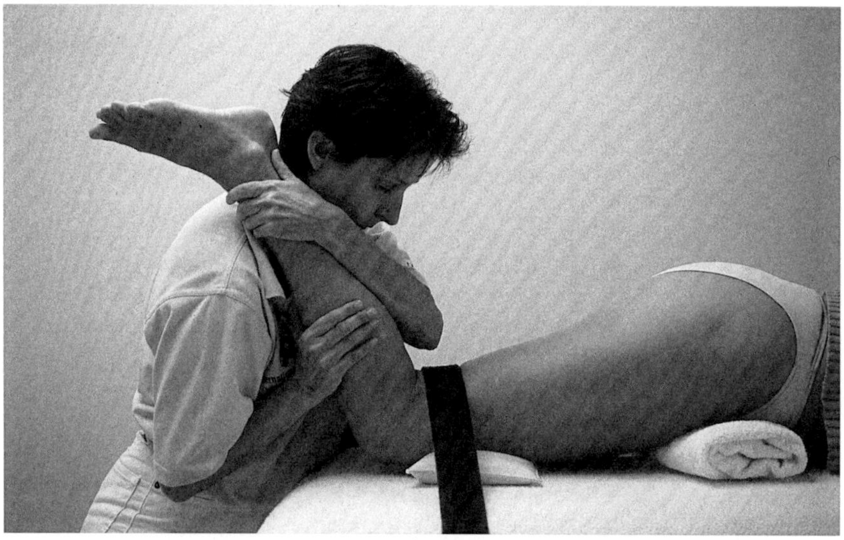

Abb. 7.106: Kapseldehnung zur Flexionsverbesserung mittels einer hinteren und unteren Schaukelgleitbewegung der Tibia aus vorpositionierter Flexion und submaximaler Außenrotation mit Betonung des lateralen meniskofemoralen Kapselanteils, geeignet für Flexionseinschränkungen, bei denen das Knie 110-130° Beugung erreicht

Ausgangshaltung des Patienten
Bauchlage. Durch Unterlegen eines aufgerollten Handtuchs ist die Hüfte leicht gebeugt. Der Oberschenkel wird direkt oberhalb der Patella auf einem Sandsack gelagert und mit einem Gurt fixiert.

Ausgangshaltung des Therapeuten
Am Fußende der Untersuchungsliege an der Seite des betroffenen Beins stehend. Die patientferne Hand steht proximal und lateral auf der Tibia. Der in der Verlängerung des Oberschenkels stehende Unterarm bildet wegen der Neigung der Meniskusvorderhörner mit dem Unterschenkel des Patienten einen Winkel von 145°. Die andere Hand umfasst den Unterschenkel distal und bringt ihn in maximale Flexion und submaximale Außenrotation.

Durchführung
Bringen Sie den Unterschenkel des Patienten bis an die Flexionsgrenze. Führen Sie dann durch Druck der patientnahen Hand in der Verlängerung des Unterarms die Gleitbewegung durch, wobei Sie mit der anderen Hand eine geringe Schaukelbewegung der Tibia hinzufügen. Die patientnahe Hand folgt dabei der Bewegung des Unterschenkels. Wiederholen Sie diese Schaukelgleitbewegung über die Bewegungsgrenze hinaus mehrmals rhythmisch-dynamisch.

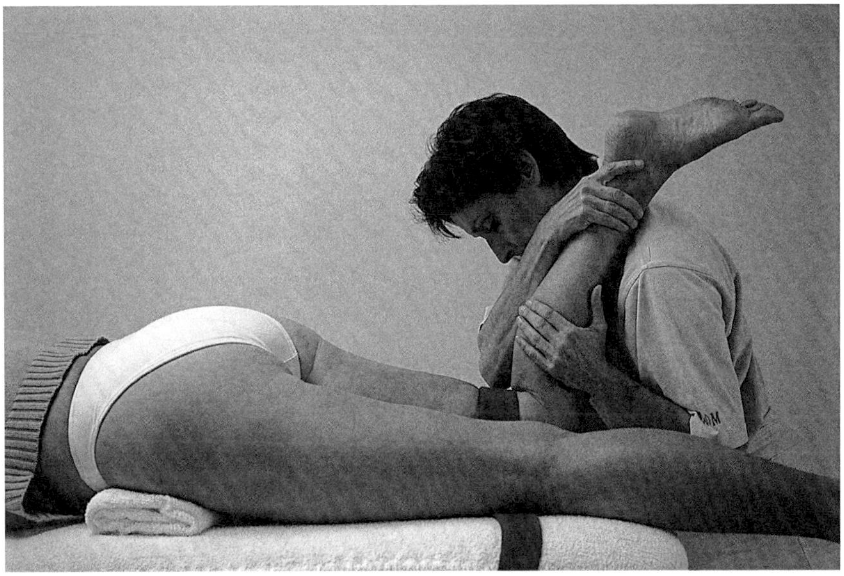

Abb. 7.107: Kapseldehnung zur Flexionsverbesserung mittels einer hinteren und unteren Schaukelgleitbewegung der Tibia aus vorpositionierter Flexion und submaximaler Innenrotation mit Betonung des medialen meniskofemoralen Kapselanteils, geeignet für Flexionseinschränkungen, bei denen das Knie 110-130° Beugung erreicht

Ausgangshaltung des Patienten
Bauchlage. Durch Unterlegen eines aufgerollten Handtuchs ist die Hüfte leicht gebeugt. Der Oberschenkel wird direkt oberhalb der Patella auf einem Sandsack gelagert und mit einem Gurt fixiert.

Ausgangshaltung des Therapeuten
Am Fußende der Untersuchungsliege an der Seite des betroffenen Beins stehend. Die patientferne Hand ruht proximal und medial auf der Tibia. Der in der Verlängerung des Oberschenkels stehende Unterarm bildet wegen der Neigung der Meniskusvorderhörner einen Winkel von 145° mit dem Unterschenkel des Patienten. Die andere Hand umfasst den Unterschenkel distal und bringt ihn in maximale Flexion und submaximale Innenrotation.

Durchführung
Bringen Sie den Unterschenkel des Patienten bis an die Flexionsgrenze. Führen Sie dann durch Druck der patientnahen Hand in der Verlängerung des Unterarms die Gleitbewegung durch, wobei Sie mit der anderen Hand eine geringe Schaukelbewegung der Tibia hinzufügen. Die patientnahe Hand folgt dabei der Bewegung des Unterschenkels. Wiederholen Sie diese Schaukelgleitbewegung mehrmals rhythmisch-dynamisch über die Bewegungsgrenze hinaus.

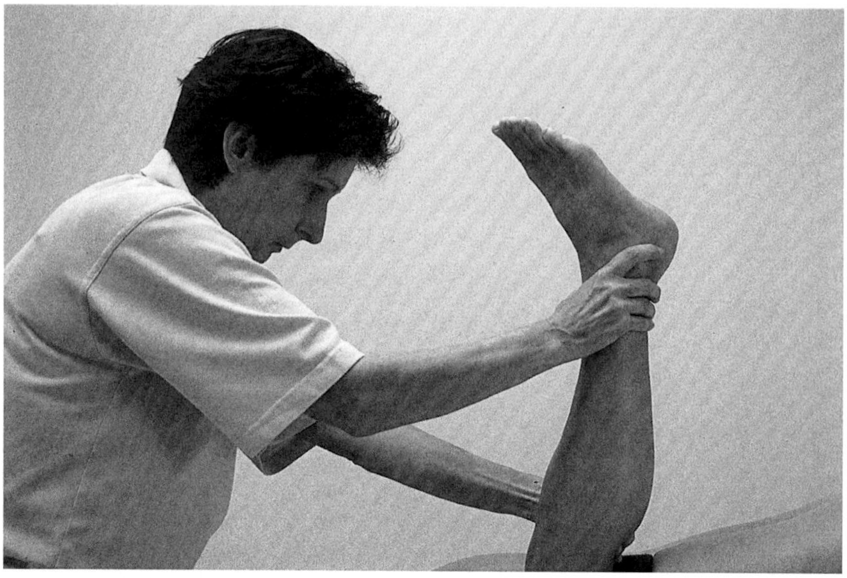

Abb. 7.108: Kapseldehnung zur Flexionsverbesserung mittels einer vorderen Translationsbewegung der Tibia aus vorpositionierter Flexion und submaximaler Außenrotation mit Betonung des medialen meniskotibialen Kapselanteils, geeignet für Flexionseinschränkungen, bei denen das Knie 110-130° Beugung erreicht

Ausgangshaltung des Patienten
Bauchlage. Durch Unterlegen eines aufgerollten Handtuchs ist die Hüfte leicht gebeugt. Der Oberschenkel wird direkt oberhalb des Knies mit einem Gurt fixiert.

Ausgangshaltung des Therapeuten
Am Fußende der Untersuchungsliege an der Seite des betroffenen Beins stehend. Die patientnahe Hand umfasst die Tibia proximal und medial von hinten. Der in der Verlängerung des Oberschenkels befindliche Unterarm steht parallel zum Tibiaplateau und bildet mit dem Unterschenkel des Patienten einen Winkel von 100°. Die andere Hand umfasst den Unterschenkel distal und bringt ihn in maximale Flexion und submaximale Außenrotation.

Durchführung
Bringen Sie den Unterschenkel des Patienten bis an die Flexionsgrenze. Führen Sie dann die Translationsbewegung aus, indem Sie die Tibia mit der patientnahen Hand zu sich hin ziehen. Die andere Hand folgt der geringfügigen Tibiabewegung nach vorn.

Wiederholen Sie dies eine Zeitlang statisch oder rhythmisch-dynamisch über die Bewegungsgrenze hinweg.

Falls nicht kontraindiziert, kann diese Technik auch mit Kompression durchgeführt werden. Die Fixierung des Femurs ist dann nicht notwendig.

Soll der laterale meniskotibiale Kapselanteil betont werden, dann wird das gebeugte Knie mit submaximaler Innenrotation vorpositioniert und die Translation über die Außenseite durchgeführt.

Verbesserung der Flexion im Femorotibialgelenk durch Techniken in der Frontalebene

Bedingt durch die Eminentia intercondylaris des Tibiaplateaus werden mediale und laterale Translationstechniken nur schräg nach medial und unten oder nach lateral und unten durchgeführt. Zur Flexionsverbesserung werden die vorderen Kapselanteile gedehnt.

Die beschriebenen Techniken sind im endgradigen Bewegungsbereich nicht möglich.

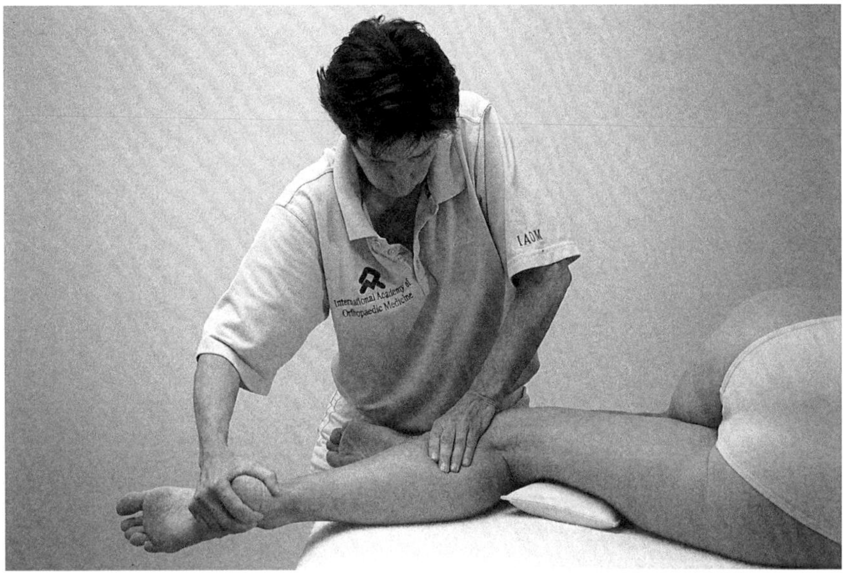

Abb. 7.109: Kapseldehnung zur Flexionsverbesserung mittels einer lateralen und unteren Translationsbewegung der Tibia aus vorpositionierter Flexion und submaximaler Außenrotation mit Betonung des vorderen femorotibialen Kapselanteils, geeignet für Flexionseinschränkungen, bei denen das Knie weniger als 130° Beugung erreicht

Ausgangshaltung des Patienten

Seitenlage auf der betroffenen Seite. Die Hüfte ist 90° gebeugt. Direkt oberhalb des Gelenkspalts ruht der Oberschenkel auf einem Sandsack, wodurch der Unterschenkel frei schweben kann. Der Fuß ragt über den Rand der Untersuchungsliege hinaus.

Ausgangshaltung des Therapeuten

An der Vorderseite des betroffenen Beins stehend. Die patientnahe Hand steht proximal und medial auf der Tibia. Ihr Unterarm bildet mit dem Unterschenkel des Patienten einen Winkel von 145°. Die patientferne Hand umfasst die Ferse und bringt den Unterschenkel in maximale Flexion und submaximale Außenrotation.

Durchführung

Nehmen Sie Kapselspannung auf und führen Sie die Translationsbewegung durch, indem Sie mit der patientnahen Hand in Richtung des vorpositionierten Unterarms Druck ausüben. Wiederholen Sie diese Bewegung eine Zeitlang statisch oder rhythmisch-dynamisch. Die patientferne Hand folgt währenddessen den kleinen Bewegungen der Tibia.

Ausgangshaltung des Patienten

Seitenlage auf der nicht-betroffenen Seite. Die Hüfte ist 90° gebeugt. Direkt oberhalb des Gelenkspalts ruht der Oberschenkel auf einem Sandsack, wodurch der Unterschenkel frei schweben kann. Der Fuß ragt über den Rand der Untersuchungsliege hinaus (☞ *Abb. 7.110*).

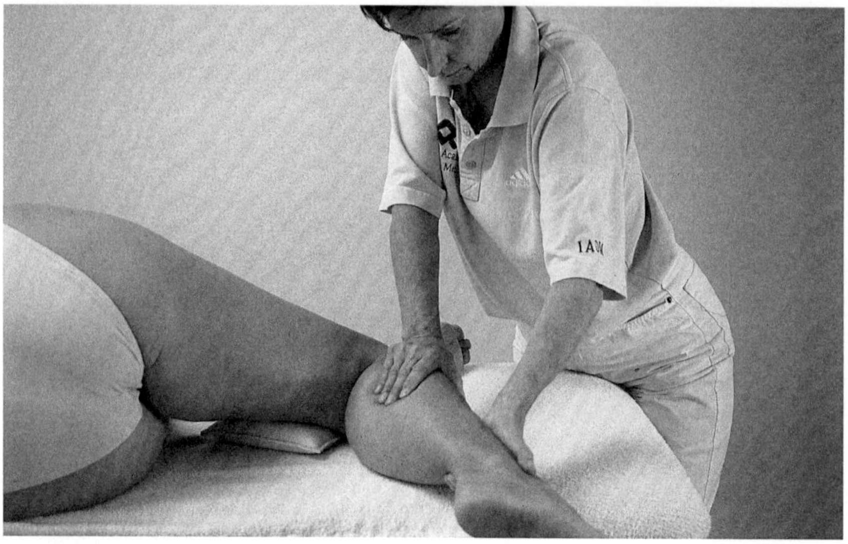

Abb. 7.110: Kapseldehnung zur Flexionsverbesserung mittels einer medialen und unteren Translationsbewegung der Tibia aus vorpositionierter Flexion und submaximaler Innenrotation mit Betonung des vorderen femorotibialen Kapselanteils, geeignet für Flexionseinschränkungen, bei denen das Knie weniger als 130° Beugung erreicht

Ausgangshaltung des Therapeuten

An der Vorderseite des betroffenen Beins stehend. Die patientnahe Hand steht proximal und lateral auf der Tibia. Ihr Unterarm bildet mit dem Unterschenkel des Patienten einen Winkel von 135°. Die patientferne Hand umfasst distal den Unterschenkel des Patienten und bringt ihn in maximale Flexion und submaximale Innenrotation.

Durchführung

Nehmen Sie Kapselspannung auf und führen Sie die Translationsbewegung durch, indem Sie mit der patientnahen Hand in Richtung des vorpositionierten Unterarms Druck ausüben. Wiederholen Sie diese Bewegung eine Zeitlang statisch oder rhythmisch-dynamisch. Die patientferne Hand folgt während dessen den kleinen Bewegungen der Tibia.

Verbesserung der endgradigen Flexion durch Techniken in der Parasagittalebene

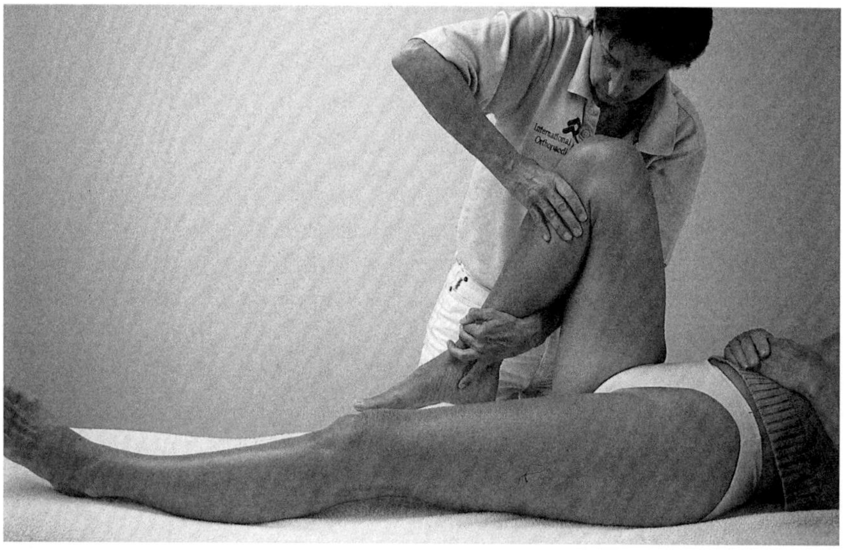

Abb. 7.111: Kapseldehnung zur Verbesserung der endgradigen Flexion mittels einer hinteren Schaukelgleit- und einer Innenrotationsbewegung der Tibia aus vorpositionierter Flexion mit Betonung des vorderen medialen Kapselanteils, geeignet für Flexionseinschränkungen, bei denen das Knie weniger als 130° Beugung erreicht

Ausgangshaltung des Patienten
Rückenlage. Die Hüfte ist 90° gebeugt. Der Fuß hat keinen Kontakt mit der Unterlage.

Ausgangshaltung des Therapeuten
Neben der Untersuchungsliege an der betroffenen Seite stehend. Die Radialseite der patientfernen Handwurzel ruht direkt unter dem Gelenkspalt vorne und medial auf der Tibia, der Daumen lateral. Der parallel zum Tibiaplateau stehende Unterarm bildet mit dem Unterschenkel des Patienten einen Winkel von 100°. Die patientnahe Hand ergreift die Tibia des Patienten zwischen Ober- und Unterschenkel hindurch von medial.

Durchführung
Bringen Sie den Unterschenkel des Patienten mit der patientnahen Hand bis an die Flexionsgrenze und dann über die Bewegungsgrenze hinweg (Schaukelbewegung). Erzeugen Sie jetzt die Gleitbewegung, indem Sie mit der patientfernen Hand Druck in Verlängerung des Unterarms ausüben. Gleichzeitig bringen beide Hände gemeinsam die Tibia in Innenrotation. Wiederholen Sie die Kapseldehnung eine Zeitlang rhythmisch-dynamisch.

Zur Dehnung des vorderen, lateralen femorotibialen Kapselanteils ist die Flexionsbewegung mit einer außenrotatorischen Drehbewegung der Tibia zu ergänzen.

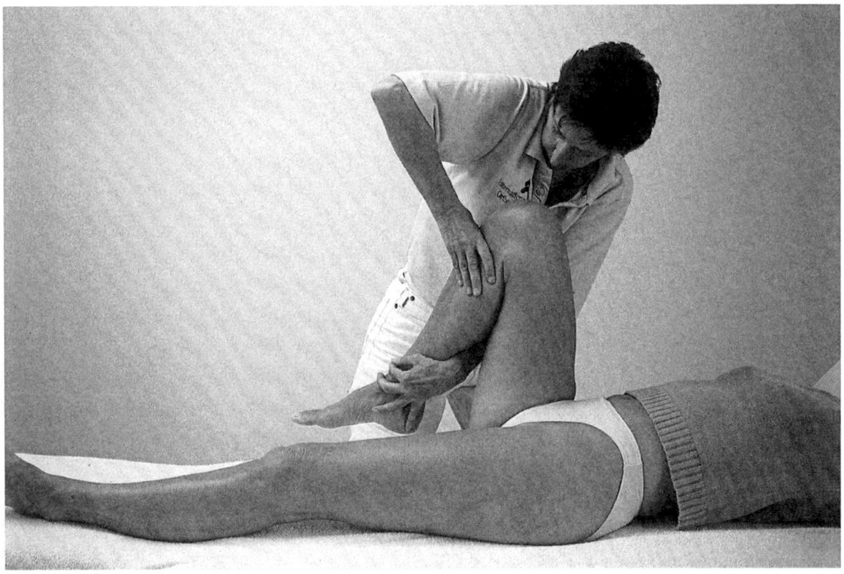

Abb. 7.112: Kapseldehnung zur Verbesserung der endgradigen Flexion mittels einer hinteren und unteren Schaukelgleit- und einer Innenrotationsbewegung der Tibia aus vorpositionierter Flexion mit Betonung des medialen meniskofemoralen Kapselanteils

Ausgangshaltung des Patienten
Rückenlage. Die Hüfte ist 90° gebeugt. Der Fuß hat keinen Kontakt mit der Unterlage.

Ausgangshaltung des Therapeuten
Neben der Untersuchungsliege an der betroffenen Seite stehend. Die Radialseite der patientfernen Handwurzel steht direkt unter dem Gelenkspalt vorne und medial auf der Tibia, der Daumen lateral. Wegen der Neigung der Meniskusvorderhörner bildet Ihr Unterarm mit dem Unterschenkel des Patienten einen Winkel von 145°. Die patientnahe Hand umfasst die Tibia des Patienten zwischen Ober- und Unterschenkel hindurch von medial.

Durchführung
Bringen Sie den Unterschenkel des Patienten mit der patientnahen Hand bis an die Flexionsgrenze und dann über die Bewegungsgrenze hinweg (Schaukelbewegung). Erzeugen Sie jetzt die hintere Gleitbewegung, indem Sie mit der patientfernen Hand Druck in Verlängerung des Unterarms ausüben. Gleichzeitig bringen beide Hände gemeinsam die Tibia in Innenrotation. Wiederholen Sie die Kapseldehnung eine Zeitlang rhythmisch-dynamisch.

Zur Dehnung des lateralen meniskofemoralen Kapselanteils ist die Bewegung mit einer außenrotatorischen Drehbewegung der Tibia zu ergänzen.

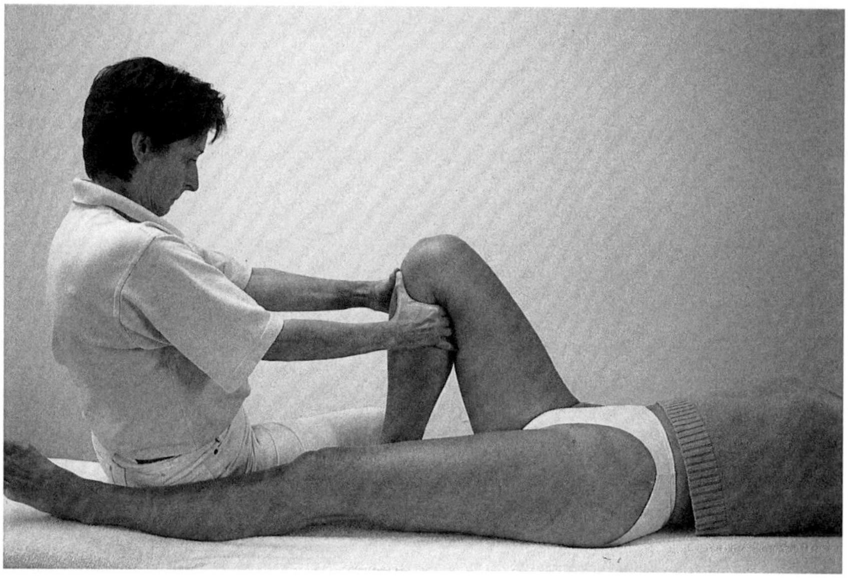

Abb. 7.113: Kapseldehnung zur Flexionsverbesserung mittels einer vorderen Translations- und einer Innenrotationsbewegung der Tibia aus vorpositionierter Flexion mit Betonung des vorderen lateralen meniskotibialen Kapselanteils, geeignet für Flexionseinschränkungen, bei denen das Knie weniger als 130° Beugung erreicht

Ausgangshaltung des Patienten
Rückenlage. Das Knie ist maximal gebeugt. Der Fuß steht auf der Unterlage.

Ausgangshaltung des Therapeuten
Vor dem betroffenen Knie auf der Untersuchungsliege sitzend. Umfassen Sie den Unterschenkel des Patienten medial und lateral mit beiden Händen und so nah wie möglich am Gelenk. Ihre Finger liegen in der Kniekehle, die Daumen sind an der Vorderseite der Tibia gekreuzt. Die Zugrichtung bildet zum Unterschenkel einen Winkel von etwa 100°.

Durchführung
Legen Sie Ihre Hände um den Unterschenkel des Patienten, bevor Sie das Knie in maximale Flexion bringen. Erzeugen Sie jetzt die vordere Translationsbewegung der Tibia, indem Sie Ihr Körpergewicht nach hinten verlagern. Nachdem Sie die Kapselspannung aufgenommen haben, verstärken Sie den Zug und führen durch Drehung Ihres Körpers gleichzeitig eine Innenrotation der Tibia aus. Die gesamte Bewegung kann eine Zeitlang rhythmisch-dynamisch durchgeführt werden.

Zur Dehnung des vorderen medialen meniskotibialen Kapselanteils ist die vordere Translation mit einer außenrotatorischen Drehbewegung der Tibia zu ergänzen.

Manuelle kinematische Re-Edukation (Einschleifen) der Flexion

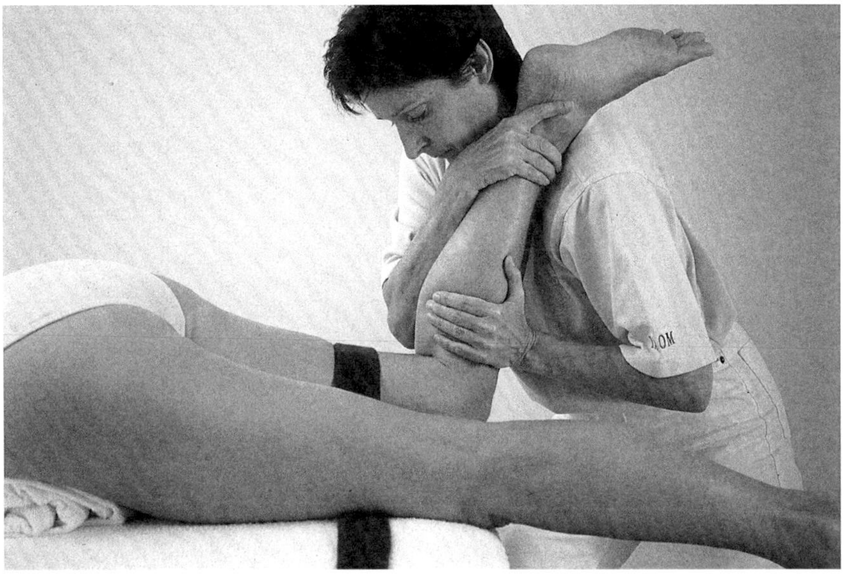

Abb. 7.114: Ausgangsstellung

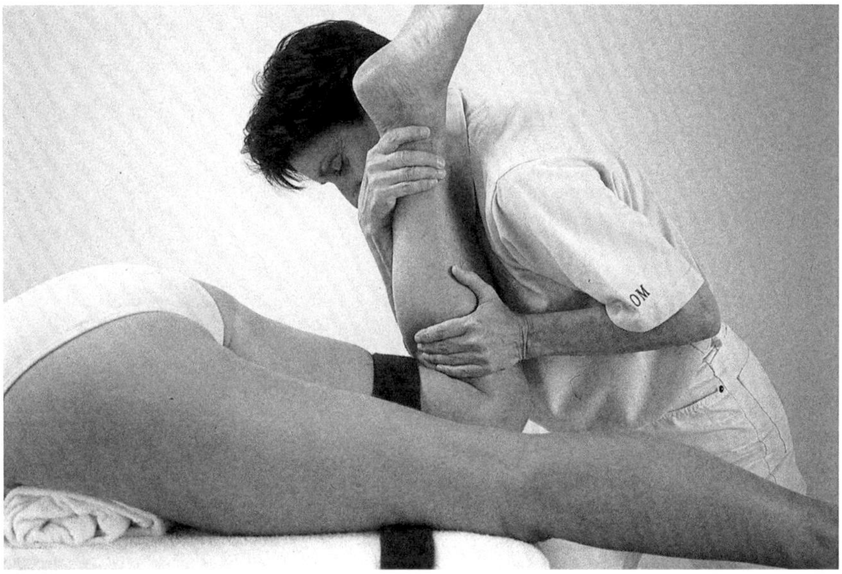

Abb. 7.115: Endstellung

Einschleifen der Flexion im Femorotibialgelenk

Ausgangshaltung des Patienten
Bauchlage, Hüfte leicht gebeugt. Direkt oberhalb der Patella wird der Oberschenkel mit einem Gurt auf einem Sandsack fixiert.

Ausgangshaltung des Therapeuten
Am Fußende der Untersuchungsliege an der betroffenen Seite stehend. Die patientferne Hand ruht direkt unterhalb des Gelenkspalts vorne und medial auf der Tibia, die Finger medial, der Daumen lateral. Der Unterarm bildet mit dem Unterschenkel des Patienten einen Winkel von 100°. Die andere Hand umfasst den Unterschenkel distal an der Rückseite.

Durchführung

Mit Hilfe Ihres Körpergewichts bringen Sie den Unterschenkel des Patienten mittels einer großräumigen Schaukelbewegung aus etwa 80° in maximal mögliche Beugung, ohne dabei die Bewegungsgrenze zu überschreiten. Durch Druck in der Verlängerung des vorpositionierten Unterarms erzeugt die patientferne Hand eine Gleitbewegung nach hinten. Sobald die Bewegung gebahnt ist, bitten Sie den Patienten, die Bewegung aktiv mit zu vollziehen. Am Bewegungsende geben Sie In Flexions- und Extensionsrichtung Widerstand.

Falls nicht kontraindiziert, kann die Technik auch mit Kompression durchgeführt werden.

Einschleifen der Flexion im medialen meniskofemoralen Gelenkabschnitt

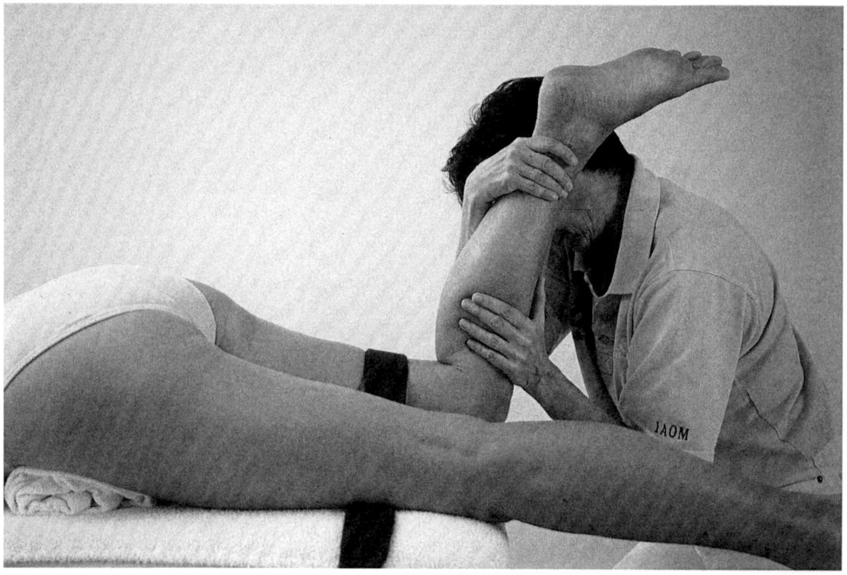

Abb. 7.116: Ausgangsstellung

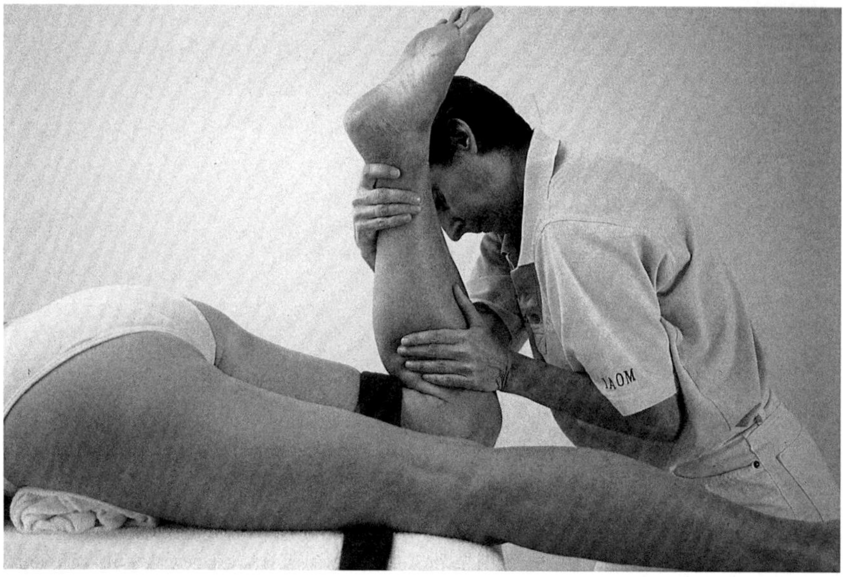

Abb. 7.117: Endstellung

Ausgangshaltung des Patienten

Bauchlage, Hüfte leicht gebeugt. Der Oberschenkel wird mit einem Gurt auf der Untersuchungsliege fixiert. Das Knie erreicht den Rand der Untersuchungsliege.

Ausgangshaltung des Therapeuten
Am Fußende der Untersuchungsliege an der betroffenen Seite stehend. Die patientferne Hand ruht direkt unterhalb des Gelenkspalts vorne und medial auf der Tibia, die Finger medial, der Daumen lateral. Der Unterarm bildet mit dem Unterschenkel des Patienten einen Winkel von 145°. Die andere Hand umfasst den Unterschenkel distal an der Rückseite.

Durchführung
Mit Hilfe Ihres Körpergewichts bringen Sie den Unterschenkel des Patienten mittels einer großräumigen Schaukelbewegung aus etwa 80° in maximal mögliche Beugung, ohne dabei die Bewegungsgrenze zu überschreiten. Durch Druck in der Verlängerung des vorpositionierten Unterarms erzeugt die patientferne Hand eine Gleitbewegung der Tibia nach hinten und eine Innenrotation. Nach der passiven Durchführung bitten Sie den Patienten, die Bewegung aktiv mit zu vollziehen. Am Bewegungsende geben Sie in Flexions- und Extensionsrichtung Widerstand.

Zur Einschleifung der Flexion im lateralen meniskofemoralen Gelenkabschnitt ist die Bewegung mit einer außenrotatorischen Drehbewegung der Tibia zu ergänzen. Dazu stehen Sie an der anderen Seite des Beins, und Ihre patientferne Hand liegt vorne und lateral auf der proximalen Tibia.

Einschleifen der Flexion im lateralen meniskotibialen Gelenkabschnitt

Abb. 7.118: Ausgangsstellung

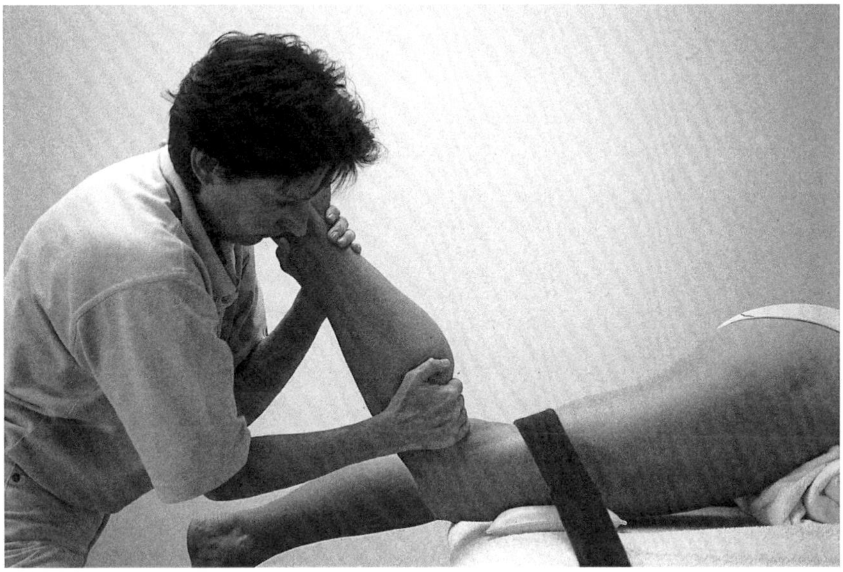

Ausgangshaltung des Patienten
Bauchlage, Hüfte leicht gebeugt. Der Oberschenkel wird direkt oberhalb der Patella mit einem Gurt auf einem Sandsack fixiert.

Ausgangshaltung des Therapeuten
Am Fußende der Untersuchungsliege an der betroffenen Seite stehend. Eine Hand hakt die Tibia direkt unterhalb des Gelenkspalts von lateral und hinten an. Der Unterarm bildet mit dem Unterschenkel des Patienten einen Winkel von 100°. Die andere Hand umfasst den Unterschenkel distal und von medial.

Durchführung
Mittels einer großräumigen Schaukelbewegung bringen Sie den Unterschenkel des Patienten mit der distal stehenden Hand aus etwa 80° in maximal mögliche

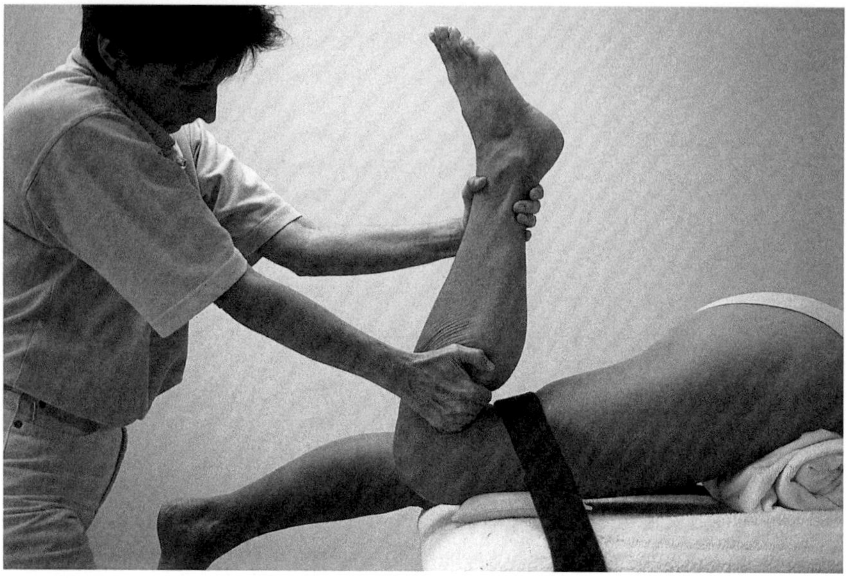

Abb. 7.119: Endstellung

Beugung, ohne dabei die Bewegungsgrenze zu überschreiten. Unterdessen erzeugt die andere Hand durch Zug eine Translation der Tibia gegenüber den Menisken nach vorn. Das laterale Einwirken der Zugkraft führt zwangsläufig zu einer Innenrotation der Tibia, die den lateralen Gelenkabschnitt beeinflusst. Führen Sie die Bewegung direkt aktiv aus.

Zur Einschleifung der Flexion im medialen meniskofemoralen Gelenkabschnitt ist die Bewegung mit einer außenrotatorischen Drehbewegung der Tibia zu ergänzen. Dazu haken Sie die Tibia mit der knienahen Hand von medial und hinten an.

Falls nicht kontraindiziert, kann die Technik auch mit Kompression durchgeführt werden.

Manuelle kinematische Re-Edukation der Beugung im Femorotibialgelenk unter axialer Belastung

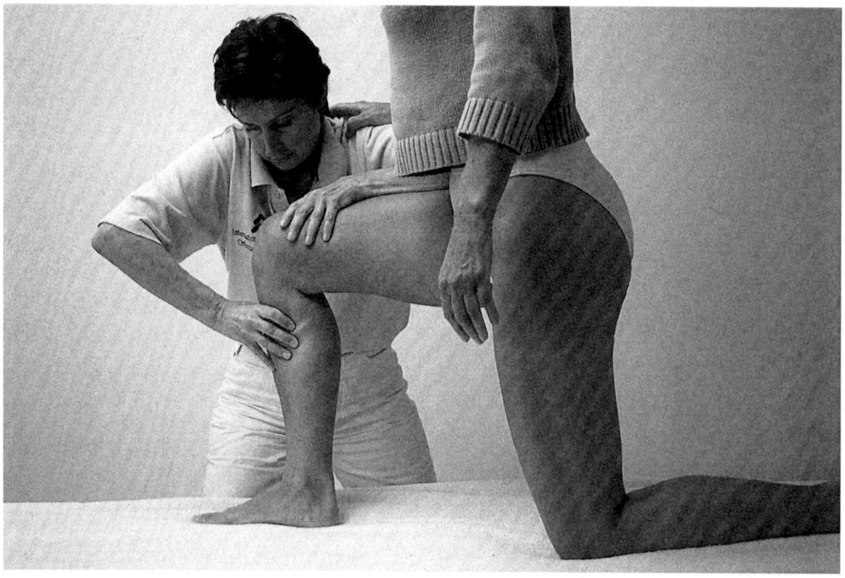

Abb. 7.120: Ausgangsstellung

Abb. 7.121: Endstellung

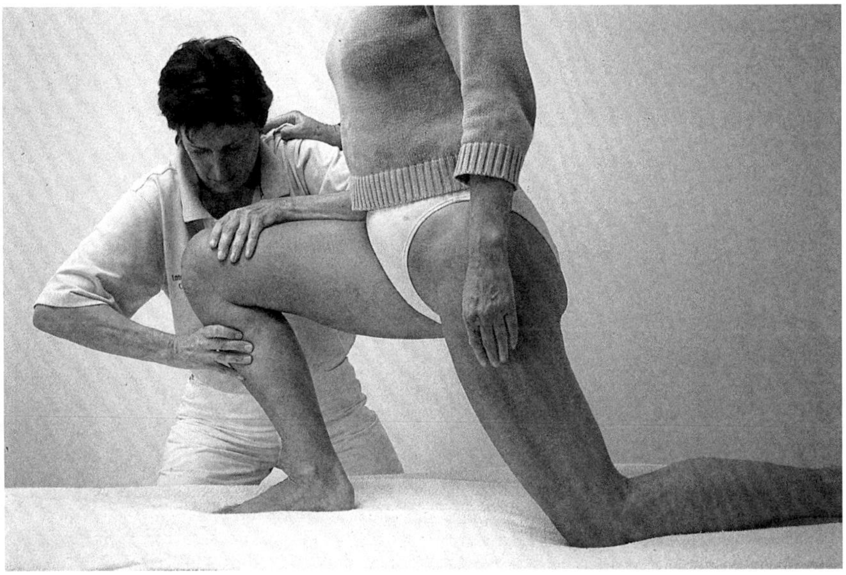

Ausgangshaltung des Patienten
Auf der nicht-betroffenen Seite kniend. Das betroffene Bein ist nach vorn gerichtet, Hüfte und Knie sind gebeugt, der Fuß steht auf der Unterlage. Zur Erhaltung des Gleichgewichts kann der Patient sich am Therapeuten abstützen.

Ausgangshaltung des Therapeuten
Seitlich des betroffenen Knies stehend oder kniend. Die patientferne Hand ruht direkt unterhalb des Gelenkspalts auf der Tibia, wobei der Unterarm mit der Tibia einen Winkel von 100° bildet. Die patientnahe Hand erfasst den Oberschenkel des Patienten direkt oberhalb der Patella.

Durchführung
Bitten Sie den Patienten, die Hüfte in Richtung des Unterschenkels zu bewegen. Die darauf folgende Flexion erzeugt eine Rollbewegung der Femurkondylen nach hinten. Während dessen betont die patientnahe Hand durch Druck nach vorn die Schubkomponente der Femurkondylen. Die patientferne Hand drängt die Tibia in der Verlängerung des Unterarms nach hinten.

Zur Einschleifung der Bewegung kann die gesamte Prozedur eine Zeitlang rhythmisch-dynamisch wiederholt werden, ohne dabei die Bewegungsgrenze zu überschreiten.

Falls nicht kontraindiziert, ist die Technik auch zur Mobilisierung geeignet. Dazu wird die Bewegung geringfügig über die Bewegungsgrenze hinweg durchgeführt.

7.4.2 Articulatio patellofemoralis

Gelenkspezifische Untersuchung

Passive Prüfung der Patellarbeweglichkeit in der Frontalebene mittels einer medialen und lateralen Schubbewegung am gestreckten Knie

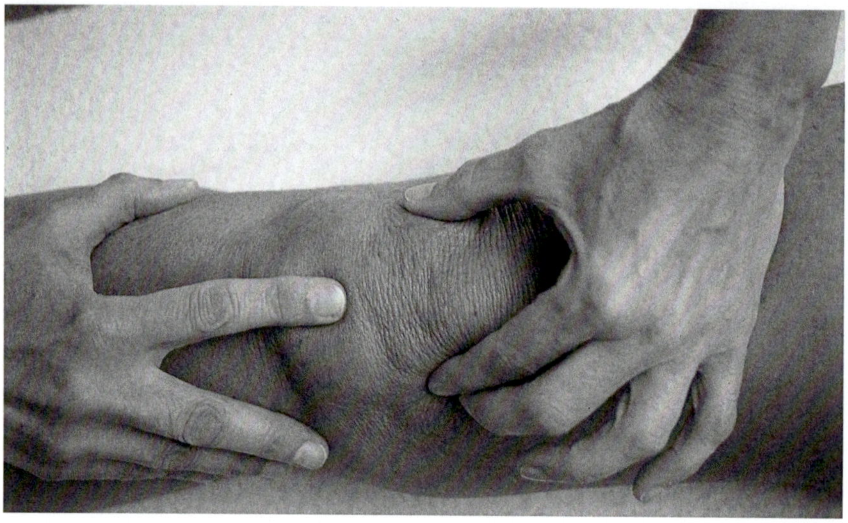

Abb. 7.122: Ausgangsstellung

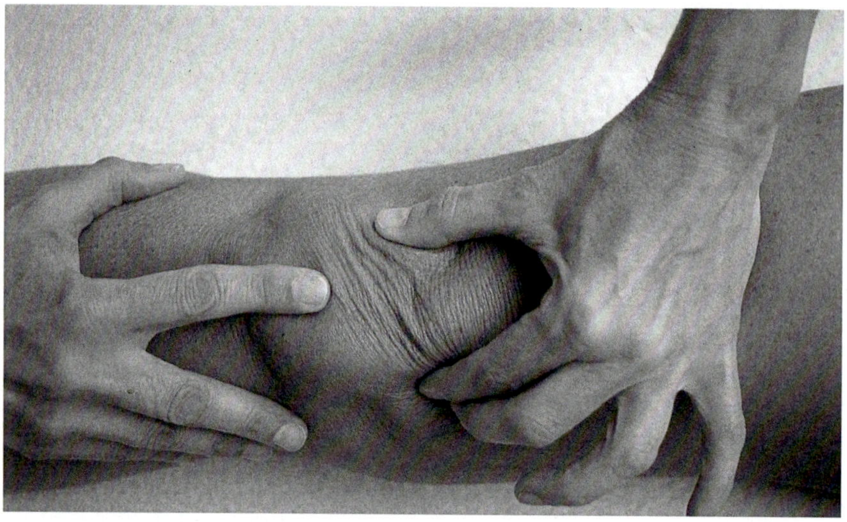

Abb. 7.123: Mediale Schubbewegung

Ausgangshaltung des Patienten
Rückenlage. Das gestreckte Knie liegt auf der Unterlage.

Ausgangshaltung des Therapeuten
An der Seite des betroffenen Knies stehend.

Durchführung
Die Zeigefingerspitze der patientfernen Hand nimmt Kontakt mit dem Apex patellae auf. Daumen und Zeigefinger der anderen Hand ergreifen die Basis der Patella und verschieben sie nach medial, ohne dabei eine Patellarotation zu erlauben. Anschließend wird die gleiche Bewegung aus der Nullstellung heraus

Abb. 7.124: Laterale Schubbewegung

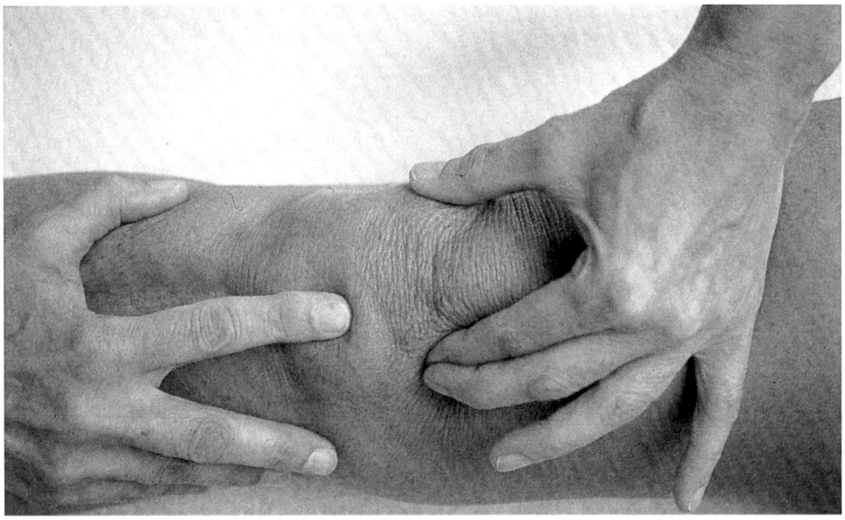

nach lateral ausgeführt. Vergleichen Sie beide Bewegungen sowohl miteinander als auch mit den entsprechenden Patellarbewegungen am anderen Knie.

Interpretation
Die laterale und mediale Patellarbeweglichkeit darf aus der Nullstellung heraus nicht größer sein als die halbe Breite der Patellarbasis. Beide Bewegungen müssen ungefähr gleich groß sein. Der Verdacht einer möglichen einseitigen Hyper- oder Hypomobilität wird durch den Vergleich mit der anderen Seite entweder erhärtet oder entkräftet.

Passive Prüfung der Patellarbeweglichkeit in der Frontalebene mittels einer medialen und lateralen Kippbewegung am gestreckten Knie

Abb. 7.125: Mediale Kippbewegung

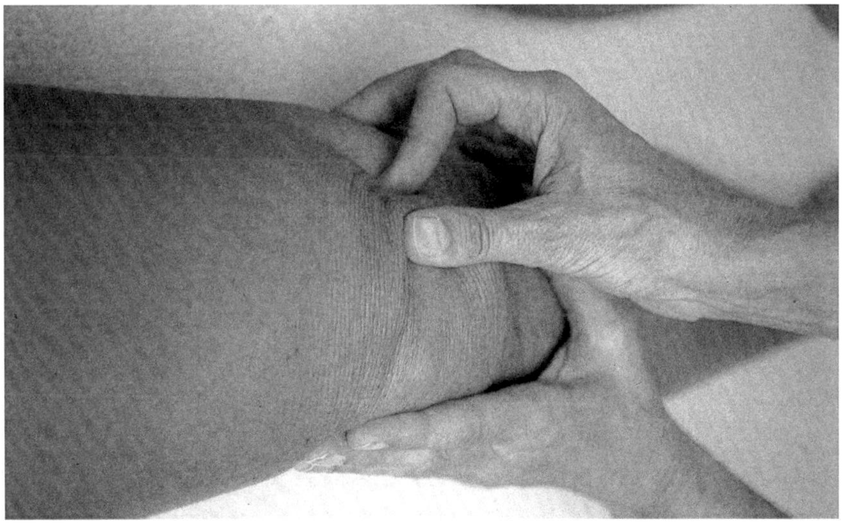

Ausgangshaltung des Patienten
Rückenlage. Das gestreckte Knie liegt auf der Unterlage.

Ausgangshaltung des Therapeuten
An der Seite des betroffenen Knies stehend. Zur Durchführung der medialen Kippbewegung liegt der Daumen einer Hand in Längsrichtung medial auf der

Abb. 7.126: Laterale Kippbewegung

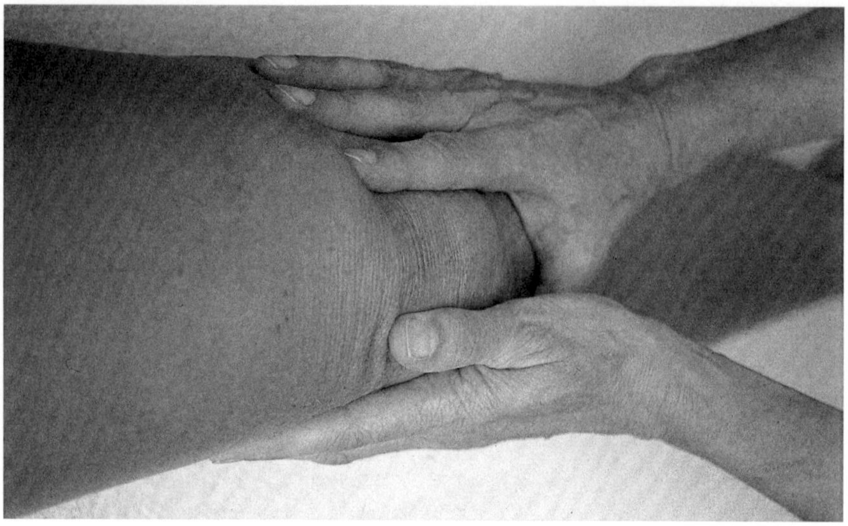

Patellavorderseite. Zur Prüfung der lateralen Kippbewegung liegt er lateral auf der Patellavorderseite.

Bei der medialen Kippbewegung schmiegt sich der Zeigefinger der anderen Hand dem lateralen Rand der Patella an. Bei der lateralen Kippbewegung schmiegt sich der Zeigefinger dem medialen Rand an.

Durchführung

Man erzeugt die mediale Kippbewegung, indem man die Patella mit dem Daumen medial in Richtung des medialen Femurkondylus drückt, während der Zeigefinger der anderen Hand ein Weggleiten der Patella nach lateral verhindert. Die laterale Kippbewegung erzeugt man, indem man die Patella mit dem Daumen lateral in Richtung des lateralen Femurkondylus drückt, während der Zeigefinger der anderen Hand ein Weggleiten der Patella nach medial verhindert. Beide Bewegungen müssen in Etwa gleich sein. Falls nicht, kann eine patellare Bewegungseinschränkung vorliegen.

Passive Prüfung der Patellarbeweglichkeit nach unten am gebeugten Knie

Abb. 7.127

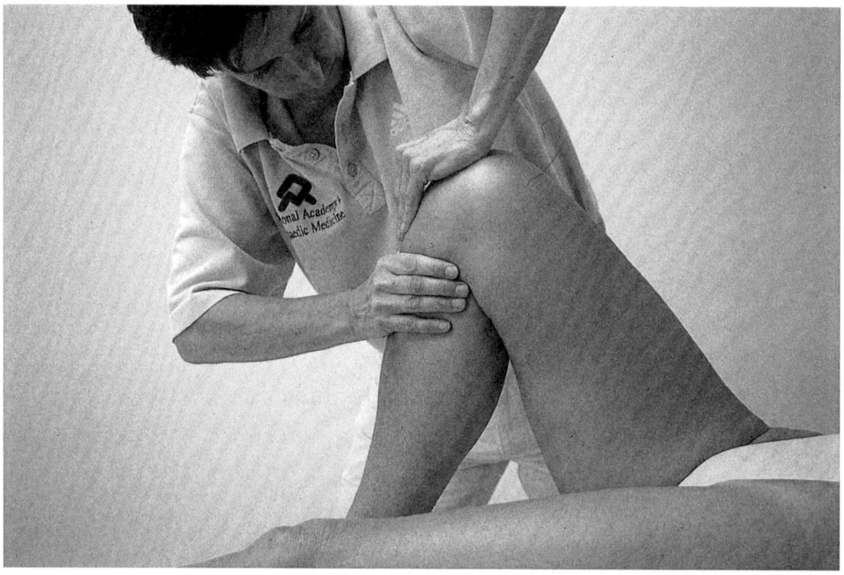

Ausgangshaltung des Patienten
Rückenlage, Knie maximal gebeugt.

Ausgangshaltung des Therapeuten
Vor dem betroffenen Knie stehend. Die Handwurzel der patientnahen Hand steht auf der Patellarbasis, der Unterarm befindet sich in der gleichen Ebene wie die Patella. Die andere Hand fixiert die Tibia.

Durchführung
Prüfen Sie die distale Patellarbeweglichkeit, indem Sie mit der patientnahen Hand Druck in der Verlängerung des Unterarms ausüben. Vergleichen Sie das Ergebnis mit der nicht-betroffenen Seite.

Gelenkspezifische Behandlung

Verbesserung der Kniebeugung mittels Patellarbewegung nach unten

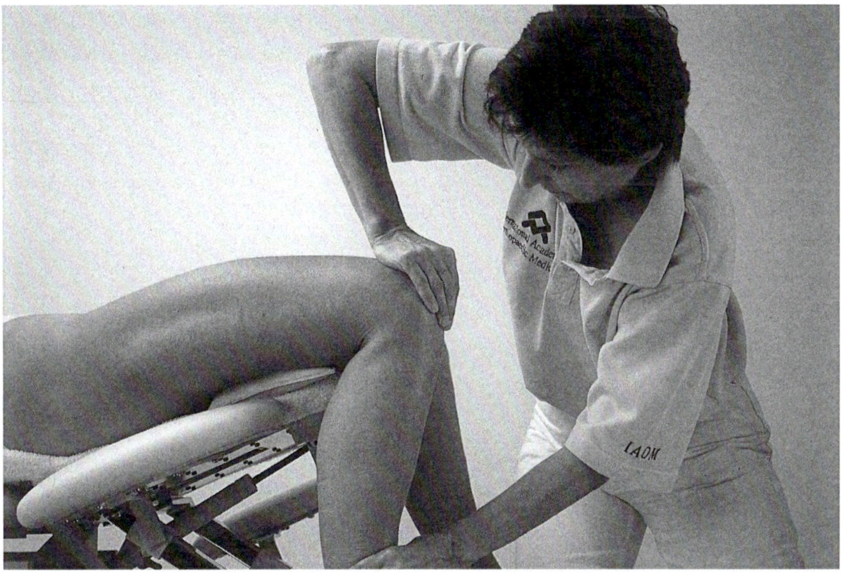

Abb. 7.128: Kapseldehnung mittels einer unteren Schaukelgleitbewegung der Patella aus vorpositionierter Flexion

Ausgangshaltung des Patienten
Sitzend. Der Oberschenkel ruht auf dem hochgestellten Kopfteil der Untersuchungsliege. Das Knie kann frei schweben.

Ausgangshaltung des Therapeuten
An der Innenseite des betroffenen Beins stehend oder kniend. Die Handwurzel der patientnahen Hand ruht auf der Patellarbasis, die Finger bedecken die Patella. Die andere Hand hält den Unterschenkel des Patienten in maximaler Flexion.

Durchführung
Drücken Sie mit der patientnahen Hand in der Verlängerung des Unterarms die Patella nach unten (Gleitbewegung), und verstärken Sie mit der anderen Hand gleichzeitig die Flexion. Nach Aufnehmen der Vorspannung dehnen Sie, indem Sie die Bewegung eine Zeitlang rhythmisch-dynamisch wiederholen.

Techniken mit Belastung werden durchgeführt, nachdem Kontraindikationen ausgeschlossen wurden.

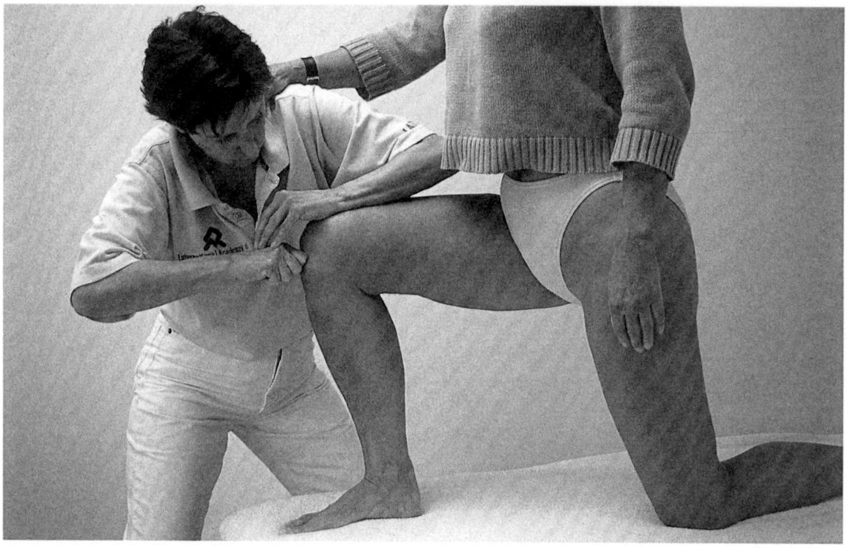

Abb. 7.129: Kapseldehnung zur Verbesserung der Knieflexion mittels einer belasteten unteren Schaukelgleitbewegung der Patella

Kontraindikationen bei belasteter Mobilisierung

- Belastete Technik ist schmerzhaft
- Starke Bewegungseinschränkung
- Laute und schmerzhafte Krepitationen
- Unmittelbar nach dem Ende einer Phase mit Immobilisierung
- Kurz nach Ende einer Kortisonbehandlung (einige Zeit abwarten)
- Die ersten Wochen nach einer Gelenkspülung (Arthroskopie)

Ausgangshaltung des Patienten

Auf der nicht-betroffenen Seite kniend. Das betroffene Bein ist nach vorn gerichtet, Hüfte und Knie sind gebeugt, Unterschenkel senkrecht, der Fuß steht auf der Unterlage.

Ausgangshaltung des Therapeuten

Seitlich des betroffenen Knies stehend oder kniend. Die Handwurzel der patientnahen Hand steht auf der Patellarbasis. Der Daumen und der gekrümmte Zeigefinger der anderen Hand ergreifen den Apex patellae.

Durchführung

Bitten Sie den Patienten, die Hüfte in Richtung des Unterschenkels zu bewegen und das Knie in maximale Flexion zu bringen. Die patientnahe Hand bewegt die Kniescheibe nun durch Druck nach unten, während die patientferne Hand durch Druck auf den Apex patellae eine Beugekippbewegung der Patella auslöst.

Übung für daheim

Zur Erhaltung der wiedergewonnenen Patellarbeweglichkeit sollte der Patient einmal stündlich die folgende Übung durchführen.

Ausgangshaltung

Auf der nicht-betroffenen Seite kniend. Das betroffene Bein ist nach vorn gerichtet, Hüfte und Knie sind gebeugt. Der Fuß steht auf der Unterlage. Die Handwurzel der gleichseitigen Hand steht auf der Patellarbasis. Die andere Hand kommt verstärkend hinzu.

Abb. 7.130

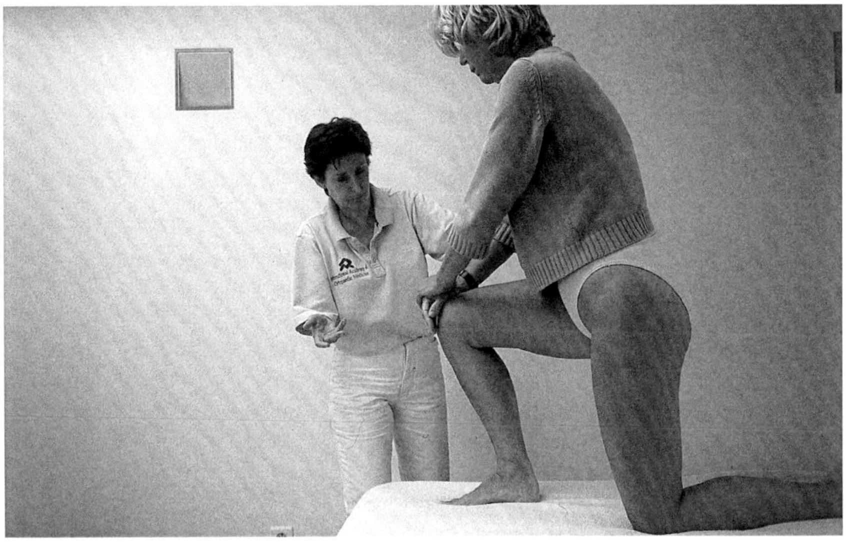

Durchführung

Der Patient beugt nun das Knie, indem er die Hüfte nach vorn bewegt. Gleichzeitig drückt er die Patella mit beiden Händen nach unten und wiederholt diese Bewegung mehrmals rhythmisch-dynamisch.

Verbesserung der Kniebeugung und der aktiven Kniestreckung

Abb. 7.131: Translation der Patella nach oben aus vorpositionierter maximaler Kniestreckung

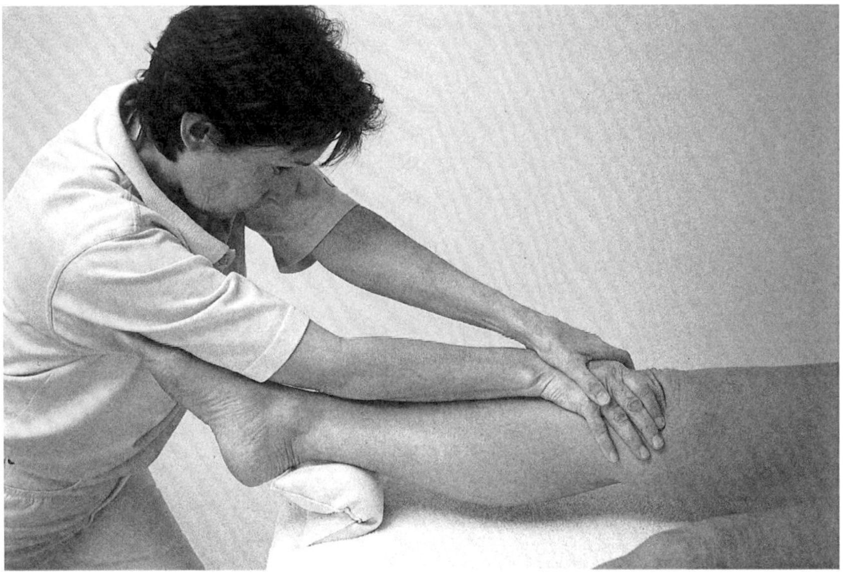

Ausgangshaltung des Patienten

Rückenlage. Der Fuß ruht auf einem zusammengerollten Handtuch oder Sandsack.

Ausgangshaltung des Therapeuten

Schrittstellung am Fußende der Untersuchungsliege, in der Verlängerung des betroffenen Beins. Daumen und Finger einer Hand bilden ein V, das mit den schrägen Außenseiten der Patella Kontakt aufnimmt. Das Ligamentum patellae bleibt frei. Die andere Hand wird zur Verstärkung des Griffs auf die erste Hand gelegt. Beide Arme sind nicht ganz gestreckt.

Durchführung

Manipulierende Technik. Prüfen Sie zunächst mittels Druckausübung in der Verlängerung beider Unterarme, ob die Bewegung schmerzfrei durchgeführt werden kann. Verlagern Sie dann Ihr Körpergewicht nach vorn und verschieben Sie die Patella so weit wie möglich nach oben. An der Bewegungsgrenze erzeugen Sie einen kurzen, aber heftigen Überdruck, indem Sie beide Ellenbogen kurz strecken.

8 Sprunggelenk und Fuß

8.1 Einleitung

Der Fuß ist der Anfangspunkt einer kine(ma)tischen Kette, die die Fortbewegung des Körpers gegenüber seiner Umgebung gewährleisten muss. Als letztes Glied dieser Kette verlässt der Fuß beim Abstoßen den Boden, wobei er dem Körper eine letzte Portion Energie zur Überwindung der Schwerkraft mitgibt. Bei der Landung ist der Fuß dann wieder das erste Glied der Kette, das die kinetische Energie in potentielle Energie umsetzen muss (Stefanyshyn und Nigg, 1998).

Die menschliche Fortbewegung ist vergleichbar mit einem Pendel, das sich mit einem minimalen Einsatz an Energie fortzubewegen versucht. Unter potentieller Energie versteht man die Fähigkeit einer Masse, Bewegung auszuüben. Kinetische Energie ist ihre Fähigkeit, diese Bewegung zu erhalten. Wie das Pendel, so besitzt auch der Körper im höchsten Punkt seiner Aufwärtsbewegung (Schwerpunkt am weitesten vom Boden entfernt) die meiste potentielle und im tiefsten Punkt seiner Abwärtsbewegung (Schwerpunkt dem Boden am nächsten) die meiste kinetische Energie. Zwischen diesen beiden Extrempunkten wird jeweils potentielle in kinetische Energie umgewandelt und umgekehrt, wobei der Gesamtverlust an Energie so gering wie möglich gehalten wird. Die belastete Phase der Fortbewegung besteht aus zwei Abschnitten. Der erste Abschnitt, in dem die Belastung aufgefangen wird, erstreckt sich vom Moment des Fersenkontakts bis zur Mitte der belasteten Phase. Im darauf folgenden, Propulsion genannten Abschnitt beginnt die Entlastung des Fußes. Dieser Abschnitt endet in dem Moment, wo die Zehen den Boden verlassen (Stacoff et al., 2000).

Vogler und Bojsen-Møller (2000), die sich dabei auf Werke von Van Hicks (1955), Huson (1961, 1985) und Steindler (1955) beziehen, treffen nach unserer Meinung die Bedeutung des Fußes am besten, wenn sie ihn folgendermaßen definieren (Bojsen-Møller und Flagstad, 1976; Bojsen-Møller und Lamoreux, 1979; Bojsen-Møller, 1979a): *The foot is a complex machine containing gears, rigid lever elements, fixed and movable pulleys, and tension-generating and tension-dissipating mechanisms.*

Mit Hilfe von vier Mechanismen erfüllt der menschliche Fuß vier wichtige Funktionen. Er verhindert Energieverlust, indem er dafür sorgt, dass sich die Position des Körperschwerpunkts während der Bewegung nur minimal verändert. Er bietet dem Körper eine Stützfläche gegen den Einfluss der Schwerkraft. Er trägt ohne die Verschwendung von Muskelkraft zur Erhaltung des Gleichgewichts bei. Er gewährleistet Stoßdämpfung durch Beweglichkeit und Propulsion durch Steifigkeit. Bewegungseinschränkungen des Fußes können während des Gehens zu einer bis 2,3fach erhöhten Kompression im Knie- und Hüftgelenk führen (Simonsen et al., 1995).

Anatomisch besteht der Fuß aus dem Tarsus (Fußwurzel oder Hinterfuß), dem Metatarsus (Mittel- oder Vorderfuß) und den Phalangen (Zehen). Sprunggelenk und Fuß gemeinsam besitzen 28 Knochenelemente und über 70 Gelenkverbindungen (Lundberg, 1989e).

Wir unterscheiden ein talokrurales, ein tarsales, ein tarsometatarsales und ein metatarsophalangeales Bewegungssystem (Mechanismus).

8.2 Gelenkverbindungen des Sprunggelenks und des Fußes

8.2.1 Talokrurales Bewegungssystem

- Tibiofibulare Verbindung
- Articulatio tibiofibularis proximalis
- Membrana interossea
- Syndesmosis tibiofibularis

8.2.2 Articulatio talocruralis (oberes Sprunggelenk)

- Articulationes intertarsales (subtalarer Komplex)
  - Articulatio talocalcanearis posterior
  - Articulatio talocalcanearis medialis
  - Articulatio talocalcanearis anterior
  - Articulatio talocalcaneonavicularis (unteres Sprunggelenk)

Der subtalare Komplex umfasst alle vier genannten Gelenke; die ersten drei Gelenke bilden das untere Sprunggelenk.

  - Articulationes tarsi transversae oder midtarsale Gelenke oder proximale Tarsalgelenke
  - Articulatio calcaneocuboidea
  - Articulatio talonavicularis
  - Articulatio cuboideonavicularis
  - Articulationes cuneonaviculares
  - Articulatio cuneocuboidalis
  - Articulationes intercuneoformiae

8.2.3 Tarsometatarsales Bewegungssystem

- Articulationes tarsometatarsales
  - Articulatio (Os) cuneiforme-metatarsale I
  - Articulatio (Os) cuneiforme-metatarsale II
  - Articulatio (Os) cuneiforme-metatarsale III
  - Articulatio (Os) cuboideometatarsale IV
  - Articulatio (Os) cuboideometatarsale V
- Articulationes intermetatarsales
  - Articulatio (Os) intermetatarsale I-II
  - Articulatio (Os) intermetatarsale II-III
  - Articulatio (Os) intermetatarsale III-IV
  - Articulatio (Os) intermetatarsale IV-V
- Syndesmoses intermetatarsales
  - Syndesmosis intermetatarsalis I-II
  - Syndesmosis intermetatarsalis II-III
  - Syndesmosis intermetatarsalis III-IV
  - Syndesmosis intermetatarsalis IV-V

8.2.4 Metatarsophalangeales Bewegungssystem

- Articulationes metatarsophalangeales
- Articulatio metatarsosesamoidalis
- Articulationes interphalangeales

Bei dem Versuch, die Bewegungen der Fußgelenke zu beschreiben, stoßen wir auf mehrere Hindernisse. Zum einen sind die Bewegungsvorgänge mehrerer Gelenke sehr komplex, aber es besteht auch Uneinigkeit darüber, welche Gelenke zu welcher Bewegung gehören und welche Nomenklatur den wahren Verhältnissen am nächsten kommt. Leardini et al. (2000) versuchen eine Zusammenfassung, indem sie die Fußbewegungen drei verschiedenen Bewegungsebenen zuordnen, der Parasagittalebene mit Flexion und Extension, der Transversalebene mit Innen- und Außenrotation sowie der Frontalebene mit Pronation und Supination. Andere Bewegungen, die durch kombinierte oder gekoppelte Rotationen mehrerer Gelenke zu Stande kommen, werden als Inversion oder Eversion bezeichnet.
So lange jedoch viele Autoren für die Bewegungen im Fußbereich eigene Begriffssysteme vorhalten, wird sich das Problem nicht lösen. Ein bekanntes Missverständnis entsteht beispielsweise immer wieder um die Adduktion des subtalaren Komplexes, die gleichermaßen durch eine Adduktionsbewegung des Calcaneus, aber auch durch eine Außenrotation des Talus zu Stande kommt. Die Tabelle gibt eine Übersicht der von uns verwendeten Nomenklatur.

Tab. 8.1: Rotationsbewegungen der Fußknochen, Übersicht der Nomenklatur

Knochen	Parasagittale Komponente (X-Achse) oder Bewegung	Transversale Komponente (Y-Achse) oder Bewegung	Frontale Komponente (X-Achse) oder Bewegung	Dreidimensionale Bewegung
Tibia und Fibula	Flexion/ Extension	Innen-/Außenrotation	Varus/Valgus	–
Talus	Flexion	Innenrotation oder Adduktion	Adduktion oder Pronation	Pronation
–	Extension	Außenrotation oder Abduktion	Abduktion oder Supination	–
Calcaneus	Extension	Abduktion	Valgus oder Eversion oder Pronation	oder Eversion
–	Flexion	Adduktion	Varus oder Inversion oder Supination	Supination
Os cuboideum Ossa cuneiformia Os naviculare	Extension	Abduktion	Pronation	oder Inversion
–	Flexion	Adduktion	Supination	–
Ossa metatarsalia	Extension	Abduktion	Supination/ Pronation	–
–	Flexion	Adduktion	Pronation/ Supination	–
Phalangen	Flexion/ Extension	Abduktion/ Adduktion	Pronation/ Supination	–

8.2.5 Nomenklatur der Bewegungen

Wir schlagen vor, zwischen Bewegungen zu unterscheiden, die nur in einem Gelenk oder die simultan in mehreren Gelenken stattfinden.

Die Bewegungen der zweiten Gruppe sind immer aus simultan verlaufenden, dreidimensionalen Teilbewegungen zusammengesetzt. Die oft schwer voneinander abzugrenzenden Teilbewegungen verlaufen um Achsen, die zu den anatomischen Ebenen schräg stehen.

Die äußerlich sichtbaren Fußbewegungen können ein-, zwei- oder dreidimensional sein. Wir bezeichnen sie als Kombinationsbewegungen, da sie aus gleichzeitigen Bewegungen verschiedener Gelenke entstehen, die jedes für sich wieder aus dreidimensionalen Teilbewegungen zusammengestellt sind (Huson, 1985).

Für die endgültige Zusammenstellung einer Fußbewegung ist auch wichtig, ob sie unbelastet oder unter Belastung stattfindet. So wird beispielsweise eine Kontraktion des M. tibialis anterior am unbelasteten Fuß gleichzeitig eine Extension und Außenrotation im talokruralen System und eine Flexion, Adduktion und Supination im subtalaren System auslösen.

Um das Verständnis der Biomechanik zu erleichtern, werden wir im Folgenden insbesondere die Bewegungen des Subtalarkomplexes jeweils mit der gebräuchlichsten Nomenklatur versehen. Konsequent und eindeutig besetzt sind dabei die Begriffe Inversion-Supination-Varus sowie Eversion-Pronation-Valgus.

Als Abweichung bezeichnen wir den Winkel, den der Fuß mit der anatomischen Parasagittalebene oder der anatomischen Frontalebene bildet und der in

Abb. 8.1: Neigung und Abweichung von Sprunggelenk und Fuß

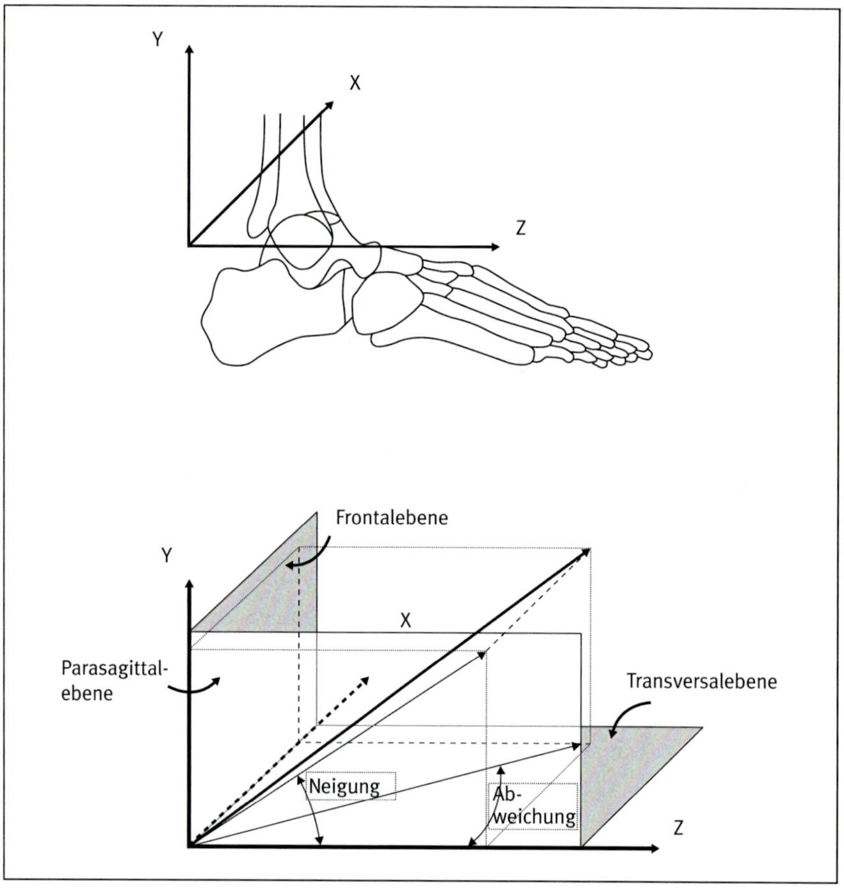

Abb. 8.2: Nomenklatur der Bewegungsrichtungen im Sprunggelenk und im Fuß

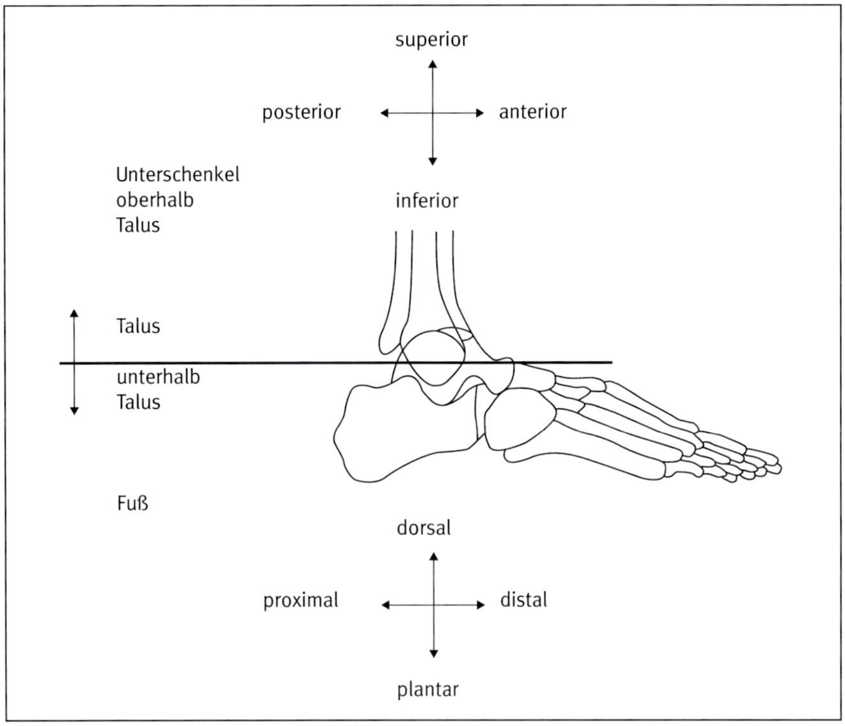

der Transversalebene zum Ausdruck kommt. Mit Neigung bezeichnen wir den Winkel zwischen Fuß und Transversalebene, der wahlweise in der Parasagittal- oder in der Frontalebene zum Ausdruck kommt (☞ *Abb. 8.1*). Zur Nomenklatur: ☞ *Abb. 8.2.*

8.3 Talokrurales Bewegungssystem

Das talokrurale Bewegungssystem besteht im engeren Sinne aus dem oberen Sprunggelenk und im weiteren Sinne aus dem ganzen Körper mit Ausnahme der Fußregionen, die sich distal des Talus (Sprungbein) befinden. Anatomisch gesehen, gehört das Tibiofibulargelenk nicht zum Fuß. Dennoch besprechen wir es hier, da seine Bewegungen vorwiegend von Bewegungen des Unterschenkels hervorgerufen werden.

Da praktisch alle Bewegungen der unteren Extremität schwerkraftbedingt unter Belastung stattfinden, ist diese Einteilung einigermaßen künstlich. Aus kine(ma)tischer Sicht kann die gesamte untere Extremität einschließlich des Beckens und – über das steife Ligamentum iliolumbale – der unteren Wirbelsäule zur kine(ma)tischen Bewegungskette des Fußes gehören. Natürlich beeinflusst auch der übrige Körper das Geschehen in dieser Kette.

Das talokrurale Bewegungssystem ist einerseits für die Beschleunigung und Verlangsamung des Körpers in der Sagittalebene verantwortlich. Andererseits sorgt es dafür, dass die geringe, aber sehr wichtige Außenrotation des Unterschenkels, die von einer Bewegung der gegenüberliegenden Beckenseite nach vorn und einer daraus resultierenden Außenrotation des Femurs eingeleitet wird, während der Beschleunigung auf den Talus übertragen wird. Dieser Bewegungskomplex gelingt nur bei intakter Sprunggelenkgabel und intakten lateralen Bändern. Die Außenrotation des Talus aktiviert das tarsale Bewegungssystem. Während der Landungsphase übernimmt das talokrurale Bewegungssystem eine wichtige Stößdämpferfunktion, da es dem Talus sowohl eine

Flexion als auch Adduktion und Innenrotation erlaubt, die es in stark abgeschwächter Form bis zum Knie weiterleitet.

Da der Talus mehrere knöcherne Gelenkpartner hat, hängt die Biomechanik des talokruralen Bewegungssystems davon ab, welcher der Partner während einer Bewegung dominant ist. Während der Schwungphase des Beins ist das Verhalten des Talus vor allem von der Wirkung des M. tibialis anterior abhängig, der den Fuß auf eine Landung bei mehr oder weniger gestrecktem Sprunggelenk einstellt, wodurch der Calcaneus auf dem Boden landet. Der adduzierende und supinierende Einfluss des Muskels bewirkt, dass die Fußwurzel vor der Landung in Inversion, Supination und Varus steht, wodurch sie während der Landung unter der Absorption von Energie in Eversion, Pronation und Valgus übergehen kann (Cornwall und McPoil, 1994).

Da die belastete Phase des Gehzyklus wegen der Verletzungsanfälligkeit eine größere Bedeutung hat, werden die meisten Bewegungsfunktionen der unteren Extremität bei ruhendem Fuß betrachtet. Das bedeutet, dass sich die Ursprünge der betroffenen Bänder und Muskeln distal und ihre Insertionen proximal befinden.

8.3.1 Tibiofibulargelenk

Das proximale Tibiofibulargelenk ist eine Syndesmose zweier Gelenkpartner, die als Articulatio tibiofibularis distalis von einer Membrana interossea zusammengehalten wird und damit zum oberen Sprunggelenk gehört.

8.3.2 Articulatio tibiofibularis proximalis

Die Aufgabe des proximalen Tibiofibulargelenks ist es, aus dem Sprunggelenk herrührende Torsionsbelastungen und laterale Beugekräfte weiterzuleiten. Bei der Verlagerung des Körpergewichts nimmt es eher Zugkräfte als Kompressionskräfte auf (Soavi et al., 2000).

Funktionelle Anatomie

Tibia

Hinten und lateral auf dem Condylus lateralis der Tibia befindet sich die Facies articularis fibulae. Anhand dieser Gelenkfläche unterscheiden Barnett und Napier (1952) drei unterschiedliche Gelenktypen. Beim Typ I (27 %) ist die Gelenkfläche größer als 20 mm^2 und fast rund. Von vorn betrachtet, ist der Winkel, den die Gelenkfläche mit der Transversalebene bildet, kleiner als 30°. Beim Typ II (26 %) ist die Gelenkfläche elliptisch geformt. Die Gelenkhöhle hat häufig eine offene Verbindung zum Kniegelenk. Die Gelenkfläche des Typ III ist kleiner als 15 mm^2 und bildet mit der Transversalebene einen größeren Winkel als 30°.

Barnett und Napier (1952) entdeckten auch, dass der Neigungsgrad der Gelenkfläche sich zur Neigung der Rotationsachse des Talokruralgelenks umgekehrt proportional verhält. Je näher die Gelenkfläche der Transversalebene ist, umso schräger verläuft die Flexions-Extensionsachse im oberen Sprunggelenk, was mit einer größeren Innen- und Außenrotation des Talus einhergeht. Diese Variante wird daher auch mit dem Humeroradialgelenk verglichen. Die schräg stehende Gelenkfläche geht mit einem fast horizontalen Verlauf der oberen Sprunggelenkachse einher.

Die Fibula im Typ-I-Gelenk soll beweglicher sein und durch die größere Steilheit der Flexions-Extensionsachse eine stärkere Rotation des talokruralen Bewegungssystems in der Transversalebene ermöglichen.

Bozkurt et al. (2003) fanden von 52 Kniepräparaten 33 mit einer steilen Gelenkfläche und 19 mit einer eher horizontalen Gelenkfläche.

Die runde, etwas konvex geformte Gelenkfläche verläuft in der Frontalebene von medial und unten nach lateral und oben, in der Transversalebene von hinten und medial nach vorn und lateral und in der Parasagittalebene von hinten-unten nach vorne-oben (Tillmann, 1987).

Fibula

Die proximale Epiphyse (Caput fibulae) besitzt an ihrer Innenseite eine runde bis dreieckige Gelenkfläche, die zur Gelenkfläche der Tibia parallel verläuft. Aus kernspin- und computertomographischen Studien geht hervor, dass der Winkel zwischen der tibiofibularen Gelenkfläche und der Parasagittalebene von oben betrachtet 45-60° beträgt. Dies würde bedeuten, dass die Fibula nicht neben, sondern hinter der Tibia liegt (Ogden, 1972; ☞ *Abb. 8.3).*

In der Frontalebene befindet sich die Fibula nicht neben, sondern unterhalb der Tibia (Ogden, 1972). Für die Entwicklung kinematischer Fibula-Modelle ist dies wichtig, da eine proximale Translationsbewegung der Fibula auf einen tibialen Widerstand trifft, was nur möglich ist, wenn das Caput fibulae nach hinten oder lateral ausweicht. Das Verhalten wird jedoch letztendlich von der Form der proximalen Gelenkflächen bestimmt.

Ogden (1974) war der Meinung, dass 19% der untersuchten Gelenke keiner der drei von Barnett und Napier definierten Gruppen zuzuordnen sind und schlug vor, nur zwischen transversalen und schrägen Gelenken zu unterscheiden *(☞ Abb. 8.4).*

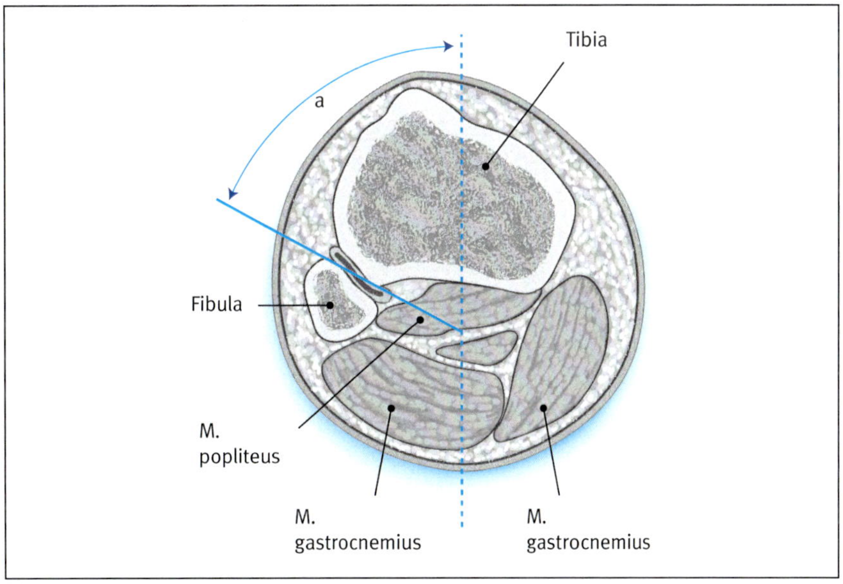

Abb. 8.3: Die Fibula befindet sich eher hinter als neben der Tibia. Die Abweichung kann zwischen vorne-lateral und hinten-medial bis zu 60° betragen (nach: Ogden, 1972)

Das transversale Gelenk ist die häufigere Variante. Von vorne-unten nach hinten-oben (oder von unten-medial nach oben-lateral) variiert die Neigung der Gelenkfläche zwischen transversal und 20°. Die fibulare Gelenkfläche ist hier meist rundlich und eben bis leicht konkav geformt (Ogden, 1972). Ihre Oberfläche beträgt etwa 26 mm^2 (20-40 mm^2).

Die schräge Variante kennt eine größere Formenvielfalt. Ihr Neigungswinkel nach hinten und oben beträgt 20-40°, aber auch Neigungen bis zu 76° kommen vor. Die Oberfläche beträgt etwa 17 mm^2 (10-40 mm^2). Sie ist umso kleiner, je stärker sie geneigt ist. Fünfzig Prozent der Wadenbeine besitzen ebene Gelenkflächen. Ansonsten sind fibulare Gelenkflächen entweder leicht konkav oder leicht konvex geformt.

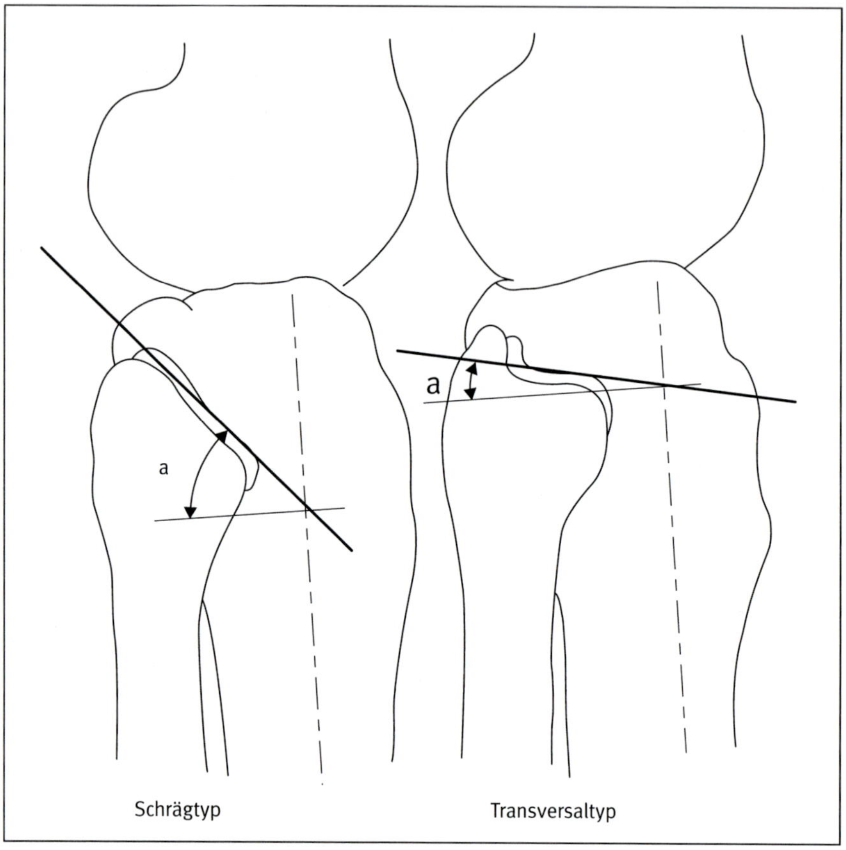

Abb. 8.4: Die beiden Typen des proximalen Tibiofibulargelenks (nach: Ogden, 1974; Bozkurt, 2003)

Die Fibularotation ist umso größer, je stärker die Gelenkfläche geneigt ist. Durch die passiven Wirkungen des lateralen Kollateralbands und des M. biceps femoris bewegt sich die Fibula während der Kniebeugung nach vorn und zur Seite und während der Kniestreckung nach hinten und medial (Ogden, 1972).

Klinische Bedeutung
Um die Beweglichkeit des proximalen Tibiofibulargelenks richtig bewerten zu können, muss die Gleitbewegung nicht in der Parasagittalebene, sondern in einer schrägen Ebene stattfinden.

Kapsel-Band-Apparat

Kapsel
Die Gelenkkapsel haftet an den Rändern, wo sie vorne und hinten verdickt ist. In 10% der Fälle steht die Membrana synovialis über den Recessus subpopliteus mit dem Kniegelenk in einer offenen Verbindung (Williams et al., 1989). Bozkurt et al. (2003) fanden eine solche Verbindung in neun von vierzehn kernspintomographisch untersuchten Gelenken.

Ligamente
Die folgenden Ligamente haben Einfluss auf die Bewegungen der Fibula:

- Ligamentum tibiofibulare anterius superius
- Ligamentum tibiofibulare posterius superius
- Ligamentum collaterale laterale longum
- Ligamentum popliteofibulare

- Ligamentum popliteum arcuatum (fabellofibulare)
- Membrana interossea
- Ligamentum tibiofibulare anterius inferius
- Ligamentum tibiofibulare posterius inferius
- Ligamentum transversum
- Ligamentum interosseum
- Ligamentum talofibulare anterius
- Ligamentum calcaneofibulare
- Ligamentum talofibulare posterius

Ligamentum tibiofibulare anterius superius

Dieses Band besteht aus zwei bis drei platten Zügeln, die von der Tibia zur Fibula schräg nach unten und zur Seite ziehen (Williams et al., 1989). Es ist dicker als das hintere Ligament und verschmilzt mit dem Caput longum des M. biceps femoris.

Ligamentum tibiofibulare posterius superius

Dieses liegt unter der Popliteussehne und ist dünner als das vordere Band (Williams et al., 1989).

So lange die Membran und die distale Syndesmose unversehrt sind, haben Läsionen des proximalen, tibiofibularen Bandapparats auf das kinematische Verhalten der distalen Fibula nur geringen Einfluss (Forst et al., 1993). Nach einer valgisierenden Osteotomie mit Durchtrennung der Kapsel-Band-Strukturen veränderte sich die bei maximaler Sprunggelenkstreckung auftretende Außenrotation der Fibula in eine Innenrotation. Auch wenn die Fibula sich infolge des Eingriffs um 6,4 mm entlang der Längsachse nach oben verschob, so war bei Streckung keine Zunahme der auch vorher kaum vorhandenen Bewegung nach oben festzustellen.

Osteokinematik

Das proximale Tibiofibulargelenk hat zwei Gelenkpartner (Tillmann, 1987), steht aber in enger Beziehung mit den Bewegungen der knöchernen Sprunggelenkselemente (Sutro und Sutro, 1982).

Soavi et al. (2000) untersuchten röntgenstereometrisch die Kinematik an sechs Präparaten während unbelasteter Sprunggelenksbewegungen (☞ *Tab. 8.2*).

In 10° Extension und 45° Flexion entstanden entlang der frontotransversalen Achse Translationsbewegungen (☞ *Abb. 8.2*) zwischen 0,9 mm medial und 0,9 mm lateral, entlang der frontosagittalen Achse zwischen 0,1 mm proximal und 0,3 mm distal und entlang der sagittotransversalen Achse zwischen 0,4 mm hinten und 0,6 mm vorne.

Folgt man den Autoren, dann verursachte die unbelastete Fußgelenkstreckung eine konstante Schwungbewegung der Fibula, bei der sich das Caput nach vorn, lateral und proximal bewegte. Bei unbelasteter Beugung verlief diese Bewegung in entgegengesetzter Richtung.

Obwohl die Bewegungen um die fronto- und sagittotransversale Achse zu klein waren, um ein konstantes Bewegungsmuster abzuleiten, beschreiben die Autoren während der Flexion eine Außenrotation um die Frontotransversalachse mit einer Streuung zwischen 2,8° Innenrotation und 2,5° Außenrotation.

Eine Durchtrennung der Ligamenta talofibulare anterius und calcaneofibulare hatte keinen Einfluss auf die Richtung und nur geringen Einfluss auf das Ausmaß der Bewegung. Extensions-Flexionsbewegungen über 55° hinaus verursachten:

Tab. 8.2: Mobilität des proximalen Tibiofibulargelenks (Soavi et al., 2000)

		Fibularotation in Grad			Translation des Caput fibulae in mm		
–	–	Flexion (–)	Innenrotation (–)	Valgus (–)	Medial (–)	Proximal (–)	Posterior (–)
10° Extension	Durchschnitt Streuung	0,1 0/0,3	–0,7 –1,3/0,2	0,- 0/0,4	0,3 0/0,9	0,0 –0,1/0	0,2 0/0,5
10° Flexion	Durchschnitt Streuung	–0,1 –0,2/0,1	–0,2 –2,8/2,5	0 –0,1/0,1	–0,1 –0,5/0,3	0,1 0/0,2	–0,1 –0,3/0,2
30° Flexion	Durchschnitt Streuung	0,1 –0,2/0,2	0,2 –0,7/1,3	0 –0,1/0,3	–0,1 –0,8/0,4	0,1 –0,1/0,3	0,1 –0,4/0,6
40° Flexion	Durchschnitt Streuung	–0,1 –0,4/0,1	–0,1 –0,8/1,3	–0,1 –0,3/0,2	–0,1 –0,9/0,4	0,1 –0,1/0,2	0,1 –0,2/0,5
–	Gesamte Streuung	–0,4/0,3	–2,8/2,5	–0,3/0,4	–0,9/0,9	–0,1/0,3	–0,4/0,6

- zwischen 0,5° Flexion und 0,4° Extension eine Rotation um die Frontotransversalachse,
- zwischen 0,4° Varus und 0,5° Valgus eine Rotation um die Sagittotransversalachse,
- zwischen 2° Innenrotation und 3,4° Außenrotation eine Rotation um die Frontosagittalachse,
- zwischen 0,2 mm proximal und 0,3 mm distal eine Translation entlang der Frontosagittalachse,
- zwischen 1,2 mm medial und 1,4 mm lateral eine Translation entlang der Frontotransversalachse (größte Variation),
- zwischen 0,5 mm posterior und 0,7 mm anterior eine Translation entlang der Sagittotransversalachse.

Klinische Bedeutung

Bewegungen der Tibia im Zuge von Beugungen und Streckungen des Sprunggelenks sind sehr gering und nicht konstant. Die Untersuchung der fußbedingten Bewegungen im proximalen Tibiofibulargelenk ist außerordentlich schwierig.

Soavi et al. (2000) beschreiben während Flexion und Extension im oberen Sprunggelenk eine Bewegung des Caput fibulae in ap-Richtung, die der entsprechenden Bewegung des Malleolus lateralis entgegengesetzt ist.

Nach Wang et al. (1996) entstehen Maisonneuve-Frakturen (Fraktur des Fibulahalses bei Fußtrauma) dadurch, dass die Articulatio tibiofibularis proximalis keine Außenrotation zulässt. Soavi et al. (2000) sowie Kärrholm et al. (1985) sind der Meinung, dass die Variationen der Fibularbewegungen damit zu erklären sind, dass die Fibula proximal enger mit der Tibia verbunden ist als distal.

Ruhestellung

- Knie 70-80° gebeugt und leicht außenrotiert, Fuß 10° gebeugt

Verriegelte Stellung

- Knie maximal gestreckt, Fuß in Eversion-Pronation-Valgus

8.3.3 Membrana interossea

Die Membrana interossea grenzt die Bewegungsfreiheit der Fibula im proximalen Tibiofibulargelenk ein. Außerdem sorgt sie dafür, dass die über den Talus auf die Tibia übertragene, axiale Belastung zu 30 % von der Fibula übernommen wird (Vukicevic et al., 1980). Nach Wang et al. (1996) übernimmt die Fibula nur 17 %, wobei die distale Hälfte stärker belastet wird als die proximale Hälfte.

Durch die Wirkung der Membrana interossea wird die Fibula zu einem aktiven Mitspieler der Gehbewegung.

Während einer axialen Belastung biegt sich die Tibia und erzeugt dabei über die Membrana interossea eine Längsverschiebung der passiven Fibula, die in Bezug zum Talus vom distalen Bandapparat fixiert wird. Das Maximum der Scherkraft entsteht im zentralen oberen Abschnitt der Membran, die aus einem tibialen und einem fibularen Abschnitt besteht. Läsionen ihres proximalen Anteils führen zu Unregelmäßigkeiten im Bewegungsablauf des Talus. Die Membran liefert einen wichtigen Beitrag zur gleichmäßigen Verteilung von Belastungen des Unterschenkels (Vukicevic et al., 1980) und aktiviert während des Gehens die Fibula (Skraba und Greenwald, 1984). Auch Lapidus (1963) ist der Ansicht, dass eine Anspannung der Membran infolge des schrägen Faserverlaufs zu einer nach oben gerichteten Fibularbewegung führen kann.

8.3.4 Syndesmosis tibiofibularis

Die distale Tibiofibularverbindung ist eine Synarthrose (Fuge).

Funktionelle Anatomie

Tibia

Am unteren Ende der Tibia befindet sich lateral die konkav geformte Incisura fibularis (Tillmann, 1987). Diese ist in der Sagittalebene dreieckig geformt. Ihre unten gelegene Basis bildet eine Pfanne für einen vorderen und einen hinteren Tibiahöcker. Der vordere Höcker ragt über die Fibula hinaus.

Hocker (1994) bestätigt, dass die Incisura tibiae nicht immer konkav, sondern gelegentlich auch konvex geformt ist. Nach der Untersuchung von 25 Präparaten kam er zu einer dreigliedrigen Einteilung: Drei Viertel der Inzisuren waren konkav, die Übrigen waren zur Hälfte konvex und zur Hälfte unregelmäßig und damit undefinierbar geformt (Hocker und Pachucki, 1989).

Die Tiefe der Pfanne ist individuell sehr unterschiedlich. Computertomographische Studien ergaben, dass sie in der Transversalebene aus einer vorderen und einer hinteren Fazette besteht, die miteinander einen Winkel von etwa 135° bilden (126-144°). Sie ist durchschnittlich 4,3 mm tief (Standardabweichung: 1,9 mm) und 7,8 mm lang. Allgemein unterscheidet man zwischen Syndesmosen mit tiefer und Syndesmosen mit untiefer Konkavität (Ebraheim et al., 1998).

Klinische Bedeutung

Aufgrund dieser Tatsachen ist eine objektive Beurteilung der Beweglichkeit mittels Translationen nicht möglich. Zum Ausschluss einer Hypermobilität ist der Vergleich mit der nicht-betroffenen Seite vielleicht spezifisch, mit Sicherheit aber nicht sensitiv. Da die Form der Pfanne jedoch für die Stabilität des Gelenks von großer Bedeutung ist, hat der häufig theoretisch herangezogenen Translationstest für Bewegungseinschränkung nur geringe Aussagekraft. In einer kürzlich erschienenen Studie kommen Beumer et al. (2003) zu dem Schluss, dass es kein Testverfahren gibt, mit dessen Hilfe eine überbewegliche von einer normalbeweglichen Syndesmosis tibiofibularis zu unterscheiden wäre. Dies gälte auch für den Translationstest der Fibula. Bewegungen, die nach einer Entfernung der vorderen und hinteren Tibiofibularbänder und des vorderen Abschnitts des Ligamentum deltoideum durchgeführt wurden, unterschieden sich nicht von normalen Fußbewegungen.

Fibula

Die Fibula steht über eine kleine, halbmondförmige und mit Knorpel bedeckte Fazette mit der Incisura fibularis in Kontakt. Die Fazette geht über in die Facies articularis malleolaris lateralis der Fibula, die mit dem Talus artikuliert (Sarrafian, 1993a). Die Stellung der Fibula in der Transversalebene beeinflusst wahrscheinlich die Kinematik des talokruralen Komplexes. Scranton et al. (2000) stellten an Personen, deren Fibula deutlich stärker nach hinten herausragte, eine Prädisposition für Verstauchungen und Instabilität des Sprunggelenks fest. Sie definierten die Stellung der Fibula gegenüber der Tibia als Winkel, dessen einer Schenkel einer Geraden entspricht, die senkrecht auf der Längsachse des Talus steht und den vorderen Rand des Malleolus medialis berührt. Der andere Schenkel berührt den Vorderrand des Malleolus lateralis. Bei einer gesunden Kontrollgruppe fanden sich Fibulastellungen zwischen 12° vorn und 26° hinten. Bei Patienten mit chronischer Sprunggelenkinstabilität stand die Fibula immer in einem Winkel von mehr als 15° hinten.

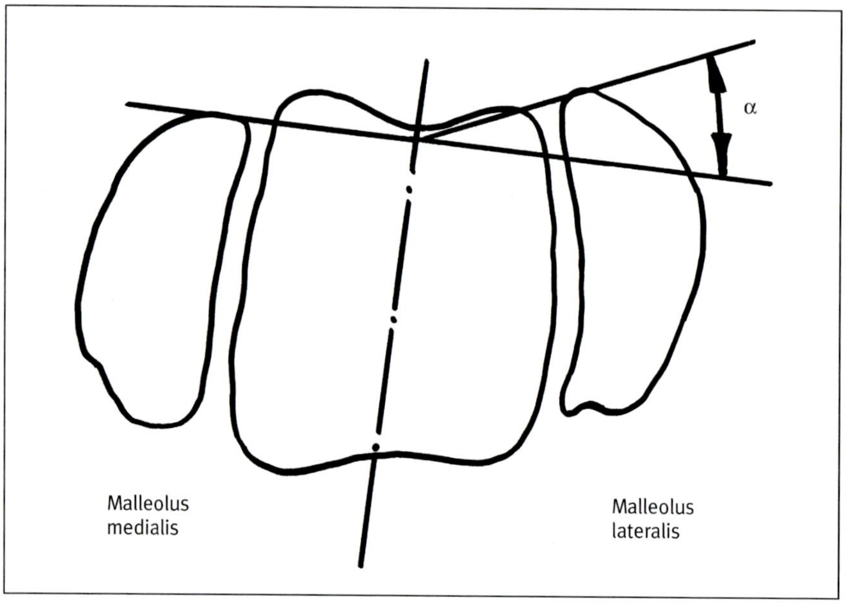

Abb. 8.5: Malleolus-Index. Bei 100 Testpersonen variierte der Winkel α zwischen 12° vorne und 26° hinten (nach: Scranton et al., 2000)

Tibiofibulargelenk

An zwölf Präparaten war eine Vergrößerung der Syndesmose am besten mittels einer ap-Aufnahme bei durchschnittlich 13,6° (12-17°) innenrotiertem Knie festzustellen. Die Autoren stellen jedoch große individuelle Variationen fest und weisen darauf hin, dass immer mit der anderen Seite verglichen werden muss (Pneumaticos et al., 2002).

In einer zweiten, neueren Studie wurden computertomographisch zwischen Männern und Frauen unterschiedliche Ausrichtungen der Syndesmose festgestellt. Der Winkel betrug bei Frauen etwa 16,4° (Standardabweichung: 4,1°) und bei Männern 21,2° (Standardabweichung: 4,6°) (Takao et al., 2001b).

Generell ist also festzuhalten, dass die Verbindung zwischen der Tibia und der Fibula von hinten und medial nach vorne und lateral verläuft.

Kapsel-Band-Apparat

Die Synovialmembran der Articulatio talocruralis schiebt sich in einer proximalen Falte etwa 4 mm zwischen die Syndesmose (Williams et al., 1989).

Die Syndesmose wird von vier Ligamenten und der Membrana interossea verstärkt (Wuest, 1997). Von vorne nach hinten unterscheidet man das Ligamentum tibiofibulare anterius inferius, das Ligamentum interosseum, das Ligamentum tibiofibulare transversum und das Ligamentum tibiofibulare posterius inferius (☞ *Abb. 8.6 und 8.7)*.

Das Ligamentum tibiofibulare anterius inferius setzt sich aus zwei oder drei Bündeln zusammen, die miteinander ein kräftiges Dreiecksband bilden, das vom distalen, lateralen Rand der Tibia (Tuberculum anterolaterale) nach lateral, unten und hinten verläuft und unmittelbar vor der Gelenkfläche des Talus am vorderen Rand des Malleolus lateralis inseriert.

Das Band besitzt oberflächliche und tiefe Fasern. Die tiefen Fasern erstrecken sich entlang des vorderen Randes bis zur Insertion des Ligamentum talofibulare anterius. Seine 25 mm langen Fasern verlaufen von lateral-unten nach medial-oben.

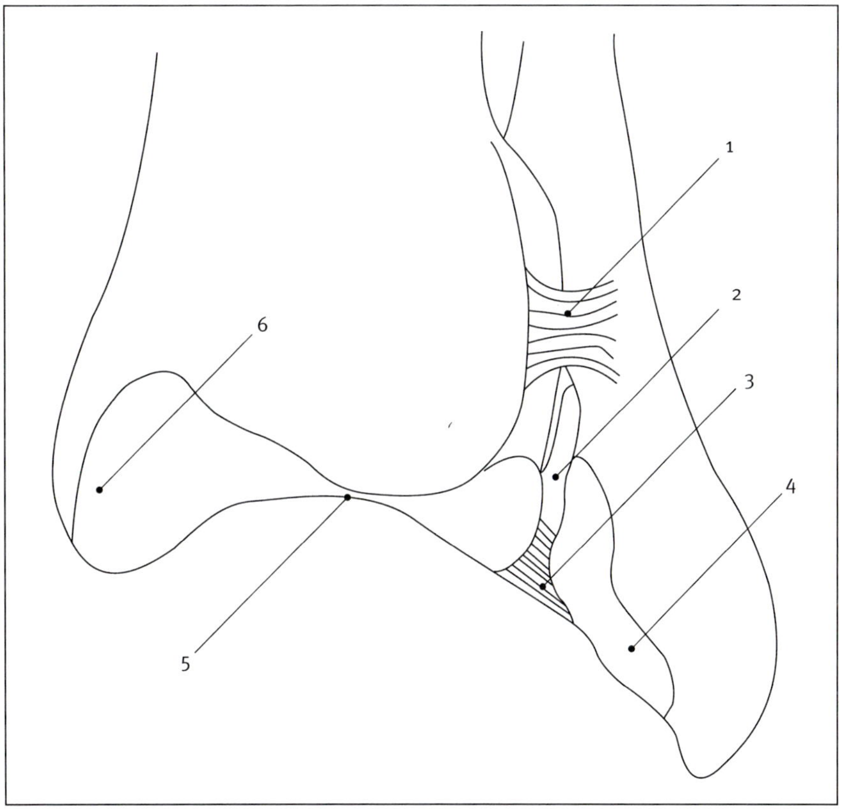

Abb. 8.6: Vorderansicht der linken Syndesmose (nach: Sarrafian, 1993)
1 Ligamentum interosseum
2 Recessus synovialis
3 Ligamentum tibiofibulare transversum
4 Facies articularis malleolaris lateralis fibulae
5 Facies articularis inferior tibiae
6 Facies articularis malleolaris medialis tibiae

Gerät das Ligamentum talofibulare anterius unter Spannung, dann spannt sich auch das Tibiofibularband an. Es steht in Verbindung mit dem M. peroneus tertius und der Fascia cruris. Lateral setzt es sich im Übergang zwischen Knochen und Gelenkkapsel fort (Tillmann, 1987; Sarrafian, 1993a).

Mittels Distraktionen des Sprunggelenks, die von einem Gerät erzeugt wurden, das an der Tibia und lateral am Calcaneus fixiert war und dort eine Inver-

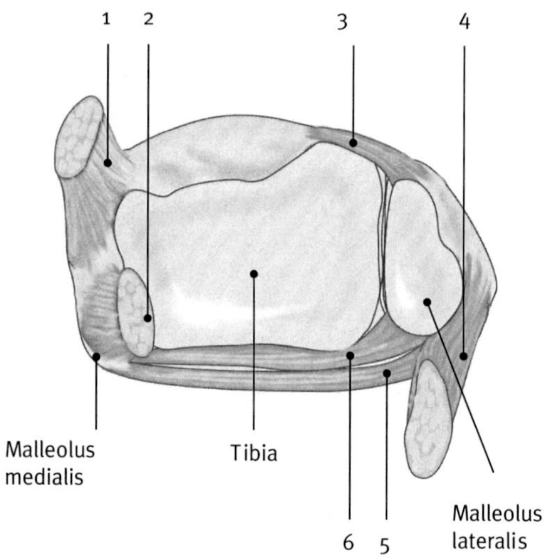

Abb. 8.7: Bänder der Syndesmose (nach: Sarrafian, 1993; Wuest, 1997)
1 Ligamentum deltoideum, Pars superficialis
2 Ligamentum deltoideum, Pars profunda
3 Ligamentum tibiofibulare anterius inferius
4 Ligamentum talofibulare posterius
5 Ligamentum tibiofibulare transversum
6 Ligamentum tibiofibulare posterius inferius

sion-Supination-Varus erzeugte, wurde das Ligament in Spannung versetzt. Auf diese Weise wurde es während 20° Extension um 4,6 %, in Neutralstellung um 2,1 % und in 10° Flexion um 4,4 % gedehnt (Albert et al., 1992).

Manuelle Translationen der Fibula in ap-Richtung führten in Höhe des vorderen Bandes zu einer Verschiebung von durchschnittlich 0,28 mm. Manuelle Translationen des Calcaneus und des Talus gegenüber der Tibia erzielten durchschnittlich 0,5 mm (Beumer et al., 2003).

Das kompakte Ligamentum interosseum bildet eine Übergangszone zischen dem vorderen und hinteren Band. Proximal geht es als Verdickung über in die Membrana interossea. Es setzt sich aus einer großen Menge kurzer Fasern mit Fettgewebe und Blutgefäßen zusammen und überspannt die Falte der talokruralen Synovialmembran.

Nach Snedden und Shea (2001) ist das Ligamentum interosseum die wichtigste der Strukturen, die ein Auseinanderweichen von Tibia und Fibula verhindern. Die gelegentlich bei distalen Fibulafrakturen zu verzeichnende Diastase entsteht aufgrund unterschiedlicher Insertionshöhen. Meist inseriert das Band 10 mm oberhalb der eben erwähnten Synovialfalte, manchmal aber auch direkt oberhalb davon, wodurch es in Mitleidenschaft gezogen werden kann. Von oben gesehen verläuft es etwa in der Frontalebene.

Das Ligamentum tibiofibulare transversum, das auch als tiefe Schicht des Ligamentum tibiofibulare posterius angesehen wird, inseriert an der Fibula in Höhe des Tuberculum posterius, einem Höcker, der sich hinter der talaren Gelenkfläche befindet. Seine Fasern verlaufen von lateral, unten und vorne nach medial, oben und hinten. Die tibiale Insertion liegt in Höhe des hinteren Abschnitts der talaren Gelenkfläche, und einige Fasern erreichen sogar den medialen Aspekt des Malleolus medialis. Distal der tibiofibularen Verbindung bildet es damit ein Blatt, das das Sprunggelenk an seiner Rückseite tiefer macht. Nachdem es den hinteren Abschnitt des Sprunggelenks erreicht hat, ändert es abrupt seine Richtung und breitet sich nur noch in der Transversalebene aus.

Lateral erfüllt das Band die Funktion einer hinteren Hälfte der Gelenkfläche des Malleolus lateralis mit dem Talus. Sein Kontakt mit dem Talus lässt sich daran ablesen, dass sein proximaler Rand infolge des erhöhten Drucks zwischen Trochlea und Facies malleolaris lateralis tali (Fawcett-Fazette) in der Transversalebene etwas stärker gerundet ist und etwas schräger in proximaler und medialer Richtung verläuft.

Das oberflächliche Ligamentum tibiofibulare posterius inferius hat den gleichen Faserverlauf, ist aber viel dicker und kräftiger als das soeben beschriebene Band. Es inseriert an der Fibula in Höhe des Tuberkulums und direkt proximal der talaren Gelenkfläche *(☞ Abb. 8.8)*.

Seine Fasern verlaufen von lateral, unten und vorne nach medial, oben und hinten, wo sie am Tuberculum posterolaterale tibiale inserieren. Einige Fasern laufen weiter nach medial und erreichen sogar die Grube des M. tibialis posterior.

Manuelle Translationen der Fibula in ap-Richtung führten in Höhe des hinteren Bandes zu einer Verschiebung von durchschnittlich 0,2 mm. Manuelle Translationen des Calcaneus und des Talus gegenüber der Tibia erzielten durchschnittlich 0,21 mm (Beumer et al., 2003).

Das Ligamentum intermalleolare posterius ist nicht immer vorhanden. In zwei kernspintomographischen Studien kam es einmal bei 19 % von 97 Sprunggelenken und einmal bei 56 % von 36 Sprunggelenken vor. Manchmal fungiert es als eine Art Meniscus, manchmal ist es nur rudimentär vorhanden und manchmal ist es nur 1 mm breit. Allerdings variiert seine Breite zwischen 1 mm und 8 mm. Sein proximal-distaler Durchmesser beträgt 5-8 mm.

Das Band inseriert dort, wo das Ligamentum talofibulare posterius an der Fibula verankert ist. Es verläuft zwischen diesem und dem Ligamentum tibiofibulare transversum medial- und dorsalwärts und verschmilzt dann mit Letzterem (Rosenberg et al., 1995; Lee et al., 1998).

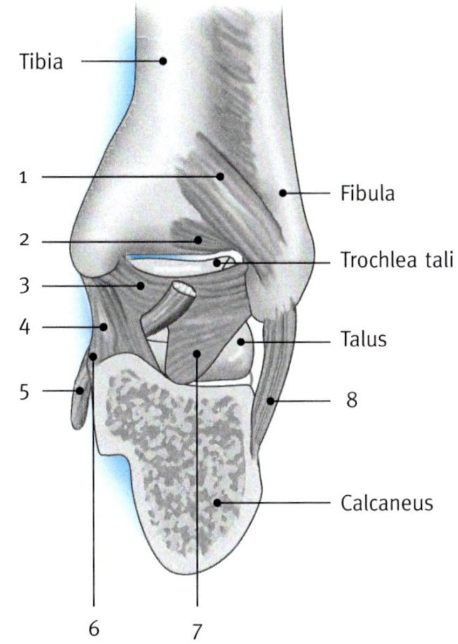

Abb. 8.8: Rückansicht des Bandapparats am Sprunggelenk (nach: Sarrafian, 1993; Lee et al., 1998)

1 Ligamentum tibiofibulare posterius inferius
2 Ligamentum tibiofibulare transversum
3 Ligamentum intermalleolare posterius
4 Ligamentum tibiotalare posterius superficiale
5 Sehne des M. flexor hallucis longus
6 Ligamentum talocalcaneare mediale
7 Ligamentum talofibulare posterius
8 Ligamentum calcaneofibulare

In einer Studie an acht Präparaten wurde mittels selektiver Ligamentdurchtrennung der relative Widerstand gegen ein Auseinanderweichen der Syndesmose von 2 mm berechnet. Dabei beliefen sich die Beiträge des Ligamentum tibiofibulare anterius inferius an dem Widerstand auf 35 %, des Ligamentum interosseum auf 22 %, des Ligamentum transversum auf 33 % und des Ligamentum tibiofibulare posterius inferius auf 9 % (Ogilvie-Harris et al., 1994).

Nach Durchtrennung aller Ligamente konstatierten Burns et al. (1993) ein Auseinanderweichen der Syndesmose von 0,24 mm. Sie fanden keine Veränderung der Kontaktflächen im Talokruralgelenk.

Nach Durchtrennung des Ligamentum tibiofibulare anterius nahm die Innenrotation des Talus um 0,3-2,8° und nach Entfernung weiterer Bänder bis zu 4,8° zu (Dolzynski und Latosiewicz, 1998).

Sarsam und Hughes (1998) vermuten, dass das Ligamentum tibiofibulare anterius inferius eine hemmende Wirkung auf die Bewegungen der Fibula und auf die Außenrotation des Talus in der Gelenkgabel hat.

Wruhs et al. (1987) untersuchten das Spannungsverhalten der Syndesmosebänder während belasteter und unbelasteter Sprunggelenkstreckung.

Bei einer axialen Belastung von 500 N betrug die Belastung des vorderen Ligaments in der Neutralstellung 6,5 N und des hinteren Ligaments 10 N.

In 10° unbelasteter Streckung lag die Spannung in beiden Bändern bei 5 N. Die Hinzufügung einer axialen Belastung führte zu einer Spannungsverminderung im vorderen und zu einer Spannungszunahme im hinteren Band.

Die Spannungsverminderung ist nicht mit einer lateralen Verlagerung des Ligaments zu erklären. Immerhin wäre es möglich, dass die Fibula jeweils nach innen rotiert, was aber auch wieder unwahrscheinlich ist, da die transversale Bewegungskomponente sehr variabel ist (Close, 1956; Reimann und Anderhuber, 1980; Jend et al., 1985). Eine mögliche Erklärung bietet die Positionsveränderung der Fibula in der Parasagittalebene. Eine Belastung des Gelenks in der Neutralstellung wird eine laterale und vordere Bewegung der Fibula gegenüber der Tibia zur Folge haben. Die in Vorderansicht schräge Ausrichtung der Facies articularis ist für die laterale Bewegung des Malleolaris lateralis nach plantar und lateral verantwortlich. Die vordere Bewegung entsteht dadurch, dass der Talus nach innen rotiert, wodurch das vordere Talofibularband sich spannt und das hintere sich entspannt. Gleichzeitig entspannt sich das Kalkaneofibularband infolge Eversion-Pronation-Valgus des Calcaneus. Dadurch nimmt die Spannung in beiden Tibiofibularbändern zu, im hinteren jedoch mehr als im vorderen.

Da die Spannung der lateralen, hinteren Talokruralbänder zu- und die Spannung der lateralen, vorderen Talokruralbänder abnimmt, sind die lateralen und hinteren Bewegungen der Fibula während unbelasteter Streckung weniger ausgeprägt. Hieraus folgt eine Spannungsverminderung, die im hinteren Tibiofibularband deutlicher wahrnehmbar ist als im vorderen. Während belasteter Sprunggelenkstreckung werden die Innenrotation des Talus und die Eversion-Pronation-Valgus des Calcaneus gegenüber der unbelasteten Situation weiter verstärkt, wodurch die Spannung im vorderen Tibiofibularband weiter ab- und die Spannung im hinteren Tibiofibularband weiter zunimmt. Insgesamt steigt die Spannung im hinteren Bereich des Sprunggelenks also an.

Während der Eversion-Pronation-Valgus werden die Syndesmosebänder stärker gedehnt als das Ligamentum deltoideum (Seiler, 1999).

Wruhs et al. (1987) und Colville et al. (1990) fanden während unbelasteter Streckung Dehnungen des vorderen und hinteren Tibiofibularbands.

Unbelastete Außenrotation ließ die Spannung im vorderen Tibiofibularband anwachsen und im hinteren Tibiofibularband abnehmen (Colville, 1990).

8.3.5 Osteokinematik

Fußbewegungen haben einen größeren Einfluss auf die Osteokinematik der distalen Tibiofibularverbindungen als Kniebewegungen. Im Schnitt bewegt sich das untere Ende der Fibula in keiner Ebene um mehr als 1°. Spitzen finden sich mit maximal 3° während belasteter Fußstreckung und Fußbeugung in der Transversalebene (Lundberg, 1989e).

Die häufigsten osteokinematischen Bewegungen der Fibula sind Innen- und Außenrotationen in der Transversalebene, proximale und distale Translationen gegenüber der Tibia und dem Talus entlang der mechanischen Längsachse sowie mediale und laterale Translationen insbesondere des unteren Endes der Fibula (☞ *Abb. 8.9*).

Einfluss von axialen Belastungen

Proportional zum Ansteigen der Belastung nimmt die Fibula etwa 17 % einer Belastung von 1.500 N auf. Die Belastung nahm weiter zu, wenn der Fuß gestreckt wurde und wenn die Belastung von der Seite her einwirkte.

Abb. 8.9: Die häufigsten Fibularbewegungen während Fußaktivität

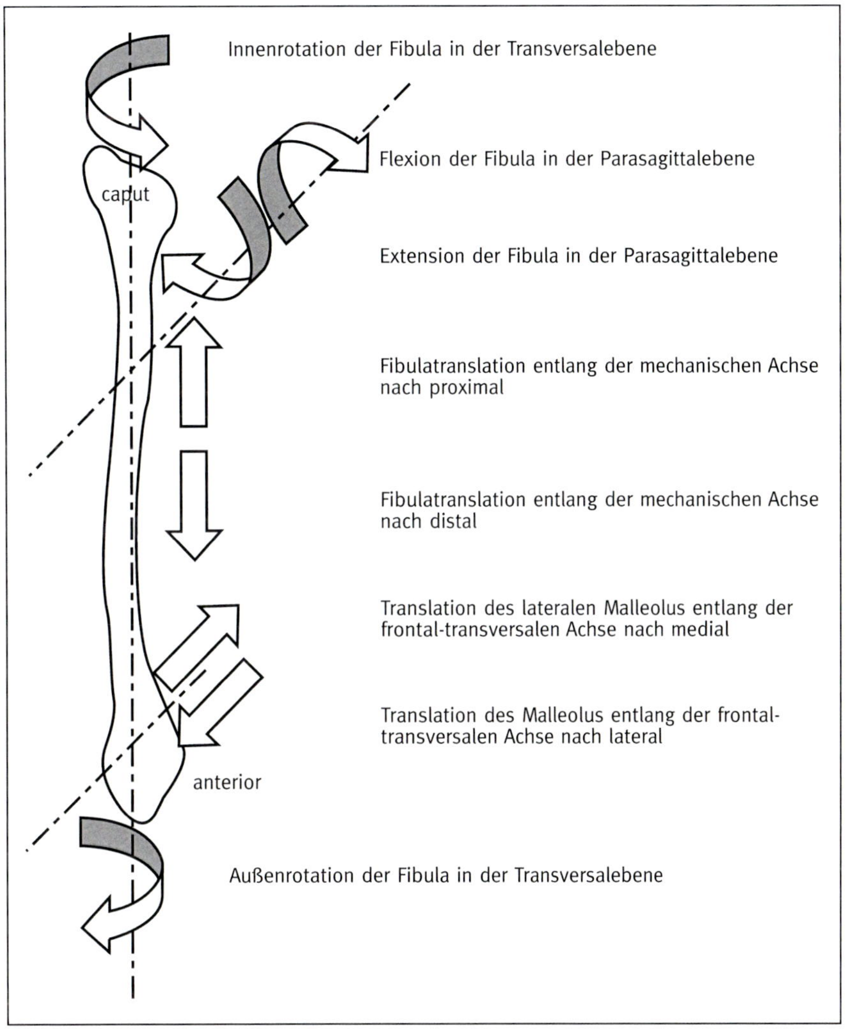

Goh et al. (1992) errechneten in Neutralstellung eine Belastung von 7,12 %, die während Extension und während Pronation-Eversion-Valgus anstieg.

Unter Belastung verschiebt sich der Malleolus lateralis gegenüber dem Malleolus medialis nach distal. Nach einer proximalen Osteotomie ist das Umgekehrte der Fall.

Eine geringe Zunahme der axialen Belastung führte zu einer relativ starken unteren Translation. Das Ausmaß der distalen Verschiebung verhielt sich also umgekehrt proportional zum Grad der Belastung. Nach Durchtrennung der distalen Bänder nahm die distale Verschiebung weiter zu (Wang et al., 1996).

Scranton et al. (1976) beschreiben eine distale Bewegung von 2,4 mm, wenn sich das Gewicht zu Beginn der Propulsion vom hinteren auf den vorderen Fuß verlagert. Hierfür ist vor allem eine exzentrische Wirkung der Mm. peronei verantwortlich, da die übrigen Flexoren vorwiegend an der Tibia inserieren. Weinert et al. (1973) beschreiben eine distale Translation während der Landung. In beiden Fällen wird die Gelenkgabel tiefer, wodurch der Unterschenkel eine bessere Kontrolle über den Talus erhält.

Auch Löfvenberg et al. (1990) sind der Ansicht, dass proximale und distale Translationsbewegungen der unbelasteten Fibula eher gering sind. Lundberg et al. (1989a) sowie Lundberg (1989e) fanden ähnliche Translationsausmaße auch unter Belastung, was die Bedeutung der Muskulatur noch verstärken würde.

Klinische Bedeutung

Wenn die Belastung des Fußes während der Landung zunimmt, verschiebt sich die Fibula in distaler Richtung, und die distalen Tibiofibularbänder nehmen Spannung auf. Dies stabilisiert die Gelenkgabel, die den Talus zu Beginn der Standphase nach außen drehen wird. Die Tatsache, dass die Belastung während der Extension zunimmt, beweist also nicht unbedingt eine proximale Verschiebung der Fibula, sondern eher die Blockierung einer distalen Verschiebung.

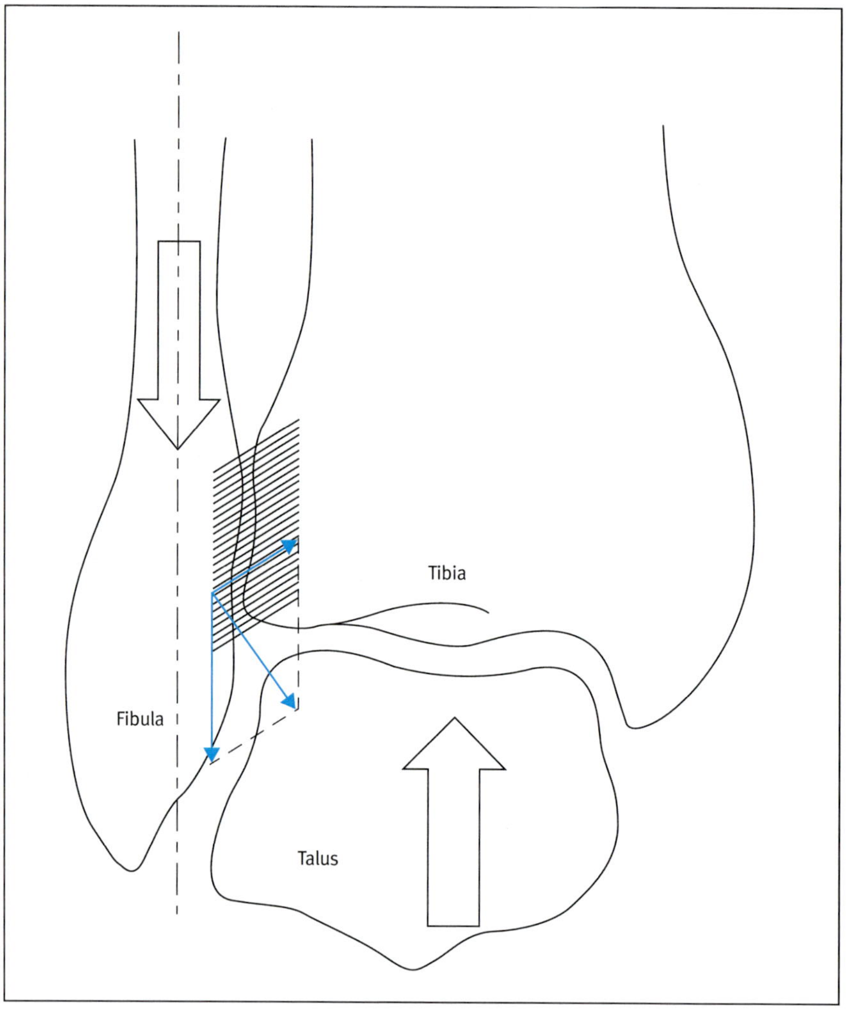

Abb. 8.10: Bewegung der Syndesmose bei zunehmender Belastung

Belastungen scheinen sich auf die Position der Fibula gegenüber der Tibia nur geringfügig auszuwirken. Zumindest finden in der Frontalebene (lateral-medial), in der Parasagittalebene (anterior-posterior) und in der Transversalebene (Innen- und Außenrotation) nur geringe Verschiebungen statt. Bei einer Gruppe junger Probanden entstand bei aktiver Flexion durch die Belastungszunahme in Größe des Körpergewichts eine geringere mediale Translation von durchschnittlich 0,2 mm und eine größere ventrale Translation von 0,3 mm. Die Rotation der Fibula änderte sich nicht (Jend et al., 1985).

Auswirkung von Flexion und Extension des Talus

Reaktion in der Transversalebene: Innen- und Außenrotation

Close (1956) beschreibt während unbelasteter Extension eine Außenrotation der Fibula von 2,5°. Jend et al. (1985) fanden bei 25 Probanden während belasteter und unbelasteter aktiver Flexion und Extension unterschiedliche Reaktionen, die sich von 2° Außenrotation bis zu 3° Innenrotation erstreckten. In einer anderen Studie wurde an 25 % der untersuchten Präparate keine Fibularotation festgestellt. Die übrigen Fibulae rotierten sowohl nach innen wie nach außen (Reimann und Anderhuber, 1980).

Teilweise wird die Rotation nämlich vom proximalen Tibiofibulargelenk (Forst et al., 1993) und seiner Form und Ausrichtung mitbestimmt (Barnett, 1952; Ogden, 1974).

Ahl et al. (1987) fanden keine Rotationen in der Transversalebene. Während aktiver Flexion und Extension registrierten sie durchschnittlich 0° und 0,1° Innenrotation. Die maximale Innenrotation betrug 2°. Lundberg (1989e) fand während belasteter Fußstreckung zwischen 30° Flexion und 30° Extension durchschnittlich 0,3° Innenrotation und 0,6° Außenrotation. Zwei von acht Probanden besaßen ein Bewegungsausmaß von fast 3°.

Reaktion in der Parasagittalebene: Rotation in Flexion-Extension

Lundberg (1989e) fand während belasteter Fußstreckung zwischen 30° Flexion und 30° Extension durchschnittlich 0,3° Flexion und 0° Extension.

Wegen der geringen Bewegungsausmaße schlugen Ahl et al. (1987) vor, Flexionen und Extensionen der Fibula von den hinteren und vorderen Positionsveränderungen des Malleolus lateralis abzuleiten.

Reaktion in der Frontalebene: Rotation in Pronation-Supination

Nach 30° Flexion aus der Neutralstellung ist die Fibula um durchschnittlich 0,4° supiniert (Malleolus medialwärts), nach 30° Extension ist sie um durchschnittlich 0,6° proniert (Malleolus lateralwärts) (Lundberg, 1989e).

Reaktion in der Parasagittal- und Transversalebene: vordere und hintere Translation

Bei unbelasteter aktiver Streckung aus der Neutralstellung heraus bewegt sich die Fibula etwa 0,6 mm nach hinten (Flexion), während aktiver Beugung um etwa 0,2 mm nach vorn (Ahl et al., 1987). Während Streckung aus der Beugestellung heraus beträgt das Bewegungsausmaß 0,9-1 mm (Soavi et al., 2000).

Jend et al. (1985) beschrieben unterschiedliche Reaktionen. Eine Gruppe von Probanden zeigte während unbelasteter und belasteter Flexion eine vordere Translation von durchschnittlich 0,8 mm, während eine zweite Gruppe bei unbelasteter Beugung entweder keine oder eine hintere Translation von durchschnittlich 0,7 mm hatte. Sieben von neun Personen der zweiten Gruppe waren gelenkige Frauen, deren Fibula während der unbelasteten aktiven Flexion neben der hinteren auch eine mediale Translation zeigte. Wurde das Sprunggelenk belastet, verringerte sich sowohl die hintere als auch die mediale Translation. Die Bewegung nach vorn erklärt sich mit einer vom vorderen Talofibularband ausgehenden Zugwirkung.

Der Grund für die hintere Bewegung der Fibula gegenüber der Tibia liegt vermutlich weniger in einer Anspannung des vorderen Talofibularbands, sondern vielmehr des Ligamentum deltoideum, was zu geringen Bewegungen der Tibia nach vorn oder der Fibula nach hinten führt. Bei gelenkigen Personen kann die Flexion so ausgeprägt sein, dass auch die Außenrotation des Talus zunimmt (Lundberg et al., 1989a). Die Spannung nimmt dann im vorderen Talofibularband ab und im Deltoideumkomplex zu, was die Bewegung der Fibula nach vorne bremst. Unter Belastung wird der Talus in der Gelenkgabel innenrotieren und sich beugen (Tochigi et al., 2000), wodurch der Einfluss des vorderen Talofibularbands wieder zunimmt. Auch die Mm. peronei können während der belasteten Flexion das Bewegungsverhalten der Fibula verändern.

Kärrholm et al. (1985) beobachteten während einer Streckbewegung aus maximaler Beugung bis zur Neutralstellung sowohl vordere als auch hintere Bewegungen des Fibulaendes. Bei fortgesetzter Streckbewegung entstand fast immer eine hintere Bewegung insbesondere von 0,7 mm. Keine der Translationen war größer als 1,2 mm.

Damit vergleichbar, fand Lundberg (1989e) während einer Bewegung von 10° Beugung bis zur maximalen Beugung (30°) eine hintere Fibulartranslation von 0,2 mm und bei einer Bewegung von 10° Beugung bis zur maximalen Streckung (30°) eine hintere Fibulartranslation von durchschnittlich 1,3 mm. Zwischen maximaler Streckung und maximaler Beugung des Fußes (60°) verschiebt sich der Malleolus lateralis demnach bis 10° Beugung nach vorn und anschließend nach hinten (☞ *Abb. 8.11*).

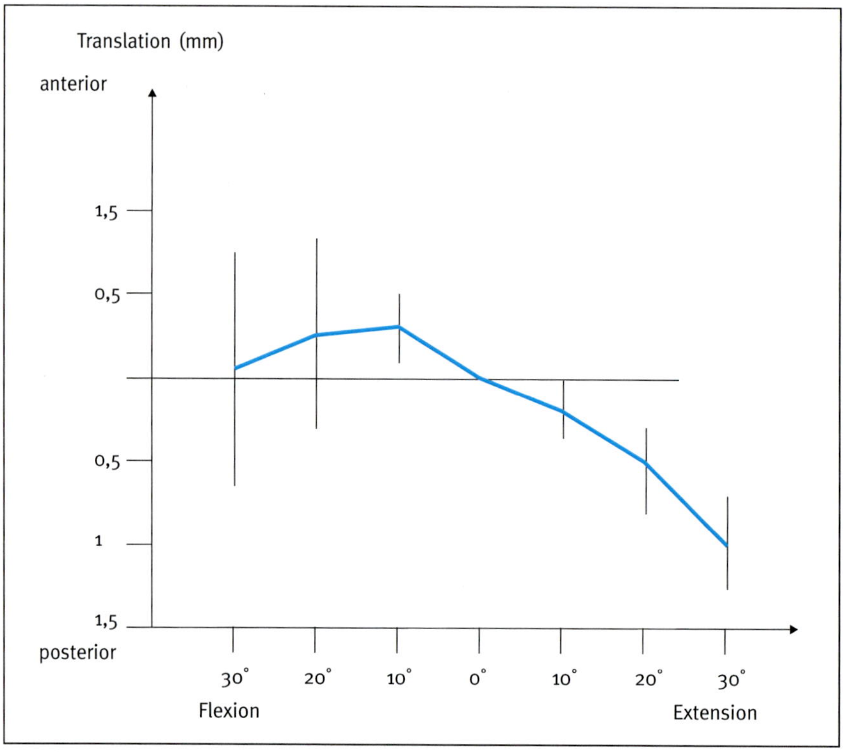

Abb. 8.11: Vordere und hintere Translation der Fibula gegenüber der Tibia während Flexion und Extension im oberen Sprunggelenk (nach: Lundberg, 1989e)

Reaktion in der Frontal- und Parasagittalebene: distale und proximale Translation

Während unbelasteter Streckung aus maximaler Beugung entsteht eine distale Translation des unteren Fibulaendes von 0,5 mm (Kärrholm et al., 1985). Bei einer Versuchsperson entstand bis zur Neutralstellung eine proximale Translation von 0,4 mm und während der weiteren Streckung eine eben so große distale Translation.

Ahl et al. (1987) stellten während aktiver, unbelasteter Flexion eine proximale Translation von 0,1 mm, während der Extension aus Neutralstellung jedoch keine distale Translation fest. Beim Vergleich mit der aktiven, belasteten Bewegung fällt auf, dass Muskelaktivität das Bewegungsverhalten mitbestimmt.

Lundberg (1989e) erwähnt proximale und distale Translationen von weniger als 0,1 mm.

Reaktion in der Frontal- und Transversalebene: mediale und laterale Translation

Sehr umstritten ist die Frage, ob und in wie weit die unterschiedliche Breite des proximalen und des distalen Endes der Trochlea tali das Bewegungsverhalten der Syndesmose beeinflusst (Lundberg, 1989e). Bereits mehrfach wurde nachgewiesen, dass sich die Gelenkgabel während der Streckung des Sprunggelenks verbreitert (Inman, 1976; Kärrholm et al., 1985; Ahl et al., 1987). Ungeklärt ist jedoch, ob das Bewegungsende von einer knöchernen Hemmung des Talus herrührt.

Inman (1976) fand eine Breitenveränderung der Trochlea von 2,4 mm. Die Seitenverschiebung des Malleolus lateralis betrug aber nur 1 mm. Kärrholm et al. (1985) fanden während der Streckung aus maximaler Beugung bis zur Neutralstellung eine größere Seitenverschiebung als zwischen der Neutralstellung und maximaler Streckung.

In seiner Übersicht der Fachliteratur erwähnt Lundberg (1989e) Breitenveränderungen der Trochlea zwischen 0 und 2 mm. Diese Zunahme soll aber häufig nicht der Keilform der Trochlea entsprechen und im Übrigen auch oft überschätzt werden, da die Fibula gleichzeitig um ihre Längsachse rotiert. Manche Untersucher messen bei der Bewertung der Osteokinematik des Unterschenkel-Talus-Komplexes der trochlearen Keilform gar keine Bedeutung zu.

Lundberg selbst stellte während der Flexion aus Neutralstellung heraus eine mediale Bewegung der Fibula von durchschnittlich 0,7 mm und während der Extension eine laterale Bewegung von 0,3 mm fest (☞ *Abb. 8.12*).

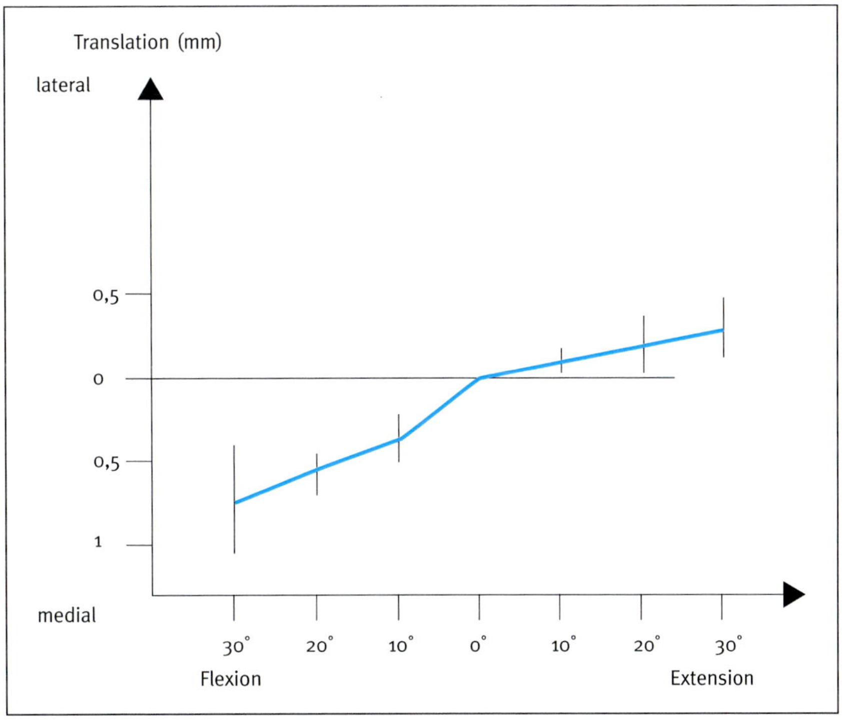

Abb. 8.12: Laterale Translation der Fibula gegenüber der Tibia während Flexion und Extension im oberen Sprunggelenk (nach: Lundberg, 1989e)

Da die Gelenkgabel höchstens Zweidrittel der talaren Gelenkfläche bedeckt und die Breitendifferenz nicht sehr groß ist, sind Leardini et al. (2000) der Meinung, dass die zur Extension notwendige, theoretische Seitwärtsbewegung der Fibula sehr klein sein muss. Für die Form des vorderen Keilabschnitts ist daher die Differenz zwischen der vorderen Breite und der Breite beim Übergang vom mittleren zum vorderen Drittel der Trochlea in der Parasagittalebene wichtig (☞ *Abb. 8.13*).

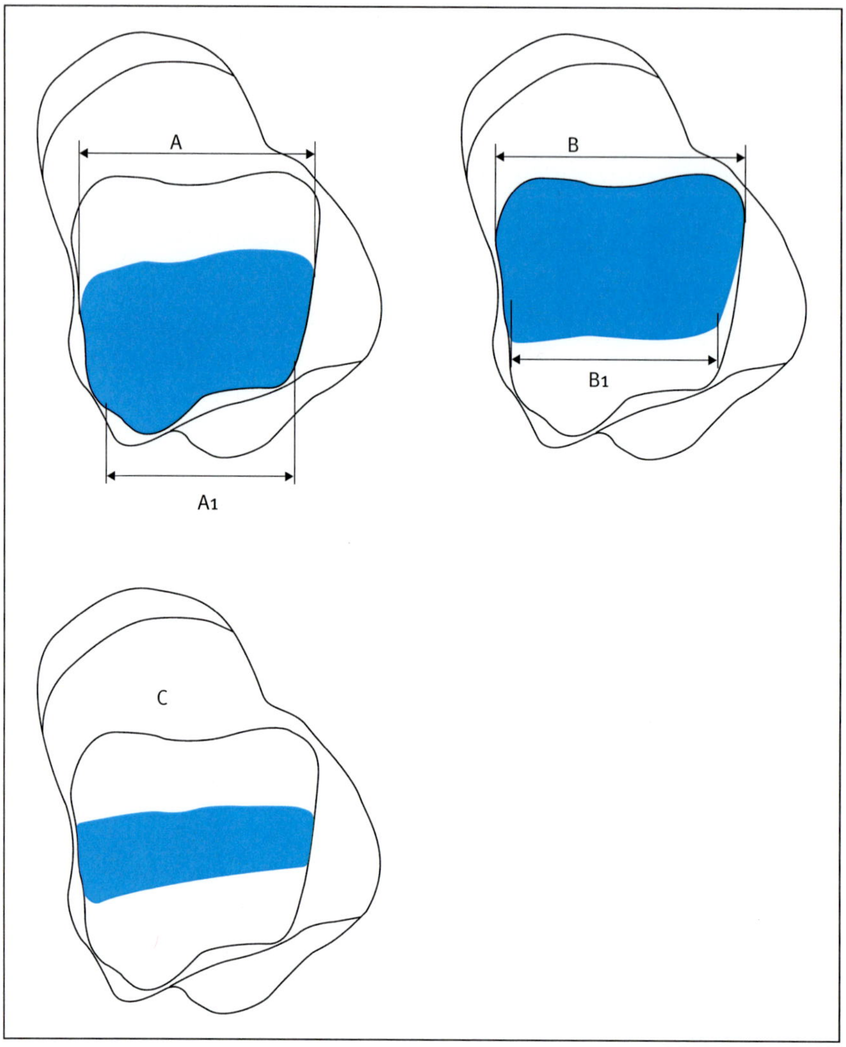

Abb. 8.13: Die Keilform der Trochlea, Ansicht von oben (nach: Sarrafian, 1993; Leardini et al., 2000)
- Die Differenz zwischen den Distanzen A und A1 entsteht in maximaler Beugung.
- Die Differenz zwischen den Distanzen B und B1 entsteht in maximaler Streckung.
- Die Kontaktfläche in C ist während Streckung und Beugung ein Teil der Kontaktfläche.
- Die Differenz zwischen A und A1 ist größer als die Differenz zwischen B und B1. Daher trägt die Keilform kaum zur knöchernen Hemmung der Extension bei.

Nach Ahl et al. (1987) findet die stärkste Bewegung der Syndesmose während Flexion und Extension statt. Bei unbelasteter Extension verbreiterte die Gabel sich um etwa 1 mm (höchstens um 1,9 mm).

Auch Kärrholm et al. (1985) fiel auf, dass die Verschmälerung der Gabel während der Flexion aus Neutralstellung mit 0,7 mm größer ist als ihre Verbreiterung während der Extension aus Neutralstellung (0,3 mm).

Close (1956) und Kärrholm et al. (1985) beschreiben jeweils eine Zunahme der Malleolendistanz während der Extension von 1,5 mm (Streuung: 1-2 mm) und von 1,4 mm (Streuung: 0,5-2,4 mm).

Während unbelasteter und belasteter aktiver Talusbeugungen stellten Jend et al. (1985) fest, dass der Malleolus lateralis sich unbelastet um 1,1 mm (Streuung: 0,4-2 mm) und belastet um 0,9 mm nach medial verschiebt. Auch bestand ein schwacher Zusammenhang zwischen dem Ausmaß der ap- und der lateral-medialen Translation.

Einfluss der aktiven Pronation und Supination des Fußes

Ahl et al. (1987) konnten während Supination und Pronation kein durchschnittliches Bewegungsverhalten nachweisen. Die Standardabweichungen bei lateraler, distaler und anteriorer Translation sowie bei Innenrotation betrugen 0,3 mm, 0,1 mm, 0,2 mm und 0,6°.

Auch Lundberg (1989e) beschreibt ein unregelmäßiges Bewegungsmuster. Eine belastete Supination des Fußes von 20° erzeugte eine Innenrotation und eine Pronation von jeweils 0,2°, jedoch keine Flexion-Extension. Pronation verursachte 0,4° Außenrotation, keine Supination-Pronation, aber 0,2° Flexion.

Leardini et al. (2001) ermittelten an sieben Präparaten, dass eine manuell durchgeführte Krafteinwirkung auf den Calcaneus in der Transversalebene zu einer Bewegung der Fibula gegenüber der Tibia führte. Diese lag bei einer kalkaneokruralen Bewegung von 2,3-5,4° in der Parasagittalebene (Flexion-Extension) zwischen 0,2° und 0,5° und bei einer kalkaneokruralen Bewegung von 3,4-9,9° in der Frontalebene (Varus-Valgus) zwischen 0,5° und 0,9°. Bei einer kalkaneokruralen Bewegung von 10,6-19,1° fand in der Transversalebene mit 1,2-2,6° die größte absolute Bewegung statt.

An einem Präparat wurden separat eine Eversion-Pronation-Valgus und eine Inversion-Supination-Varus durchgeführt. Die resultierende Tibiofibularbewegung war während der Eversion-Pronation-Valgus in der Parasagittal- und Transversalebene größer als während Inversion-Supination-Varus. Das Gleiche wurde für Bewegungen des Talus gegenüber der Tibia festgestellt.

Einfluss der Achsenrotation des Talus

Unversehrt trägt die distale tibiofibulare Syndesmose 50 % zur Rotation des Talus in der Transversalebene bei, was einem Rotationsausmaß von etwa 12,5° entspricht (McCullough und Burge, 1980). Die Achsenrotation wurde mehr von den Bändern und der äußeren Belastung als von den Malleolen beeinflusst.

Bei Instabilität der Syndesmose entsteht insbesondere in der Transversalebene ein abnormes Bewegungsmuster des Talus, der zunächst außenrotiert und dann proniert (Grass et al., 2000).

Dagegen stellten Rasmussen et al. (1982) fest, dass sich die Rotation des Talus nach der sukzessiven Durchtrennung der Ligamenta tibiofibulare anterius inferius, interosseum und tibiofibulare posterius kaum veränderte. Sie nahm erst zu, als das Ligamentum tibiofibulare posterius auch lateral und das Ligamentum deltoideum an der Medialseite entfernt wurden. In einer anderen – unbelasteten – Studie wurde nach der Entfernung des Ligamentum tibiofibulare anterius inferius eine Außenrotation von 2,5° und nach Lösung der gesamten Syndesmose eine Zunahme um weitere 2° gemessen (Dolzynski und Latosiewicz, 1998).

Eine Innenrotation des Unterschenkels von 20° erzeugte 0,4° Außenrotation. Eine Flexion von 0,4° mit 10° Außenrotation, aber ohne Pronation-Supination erzeugte 0,1° Innenrotation, 0,2° Pronation und 0,2° Flexion (Lundberg, 1989e).

Klinische Bedeutung

Angesichts der Tatsache, dass nicht die Entfernung der Malleolen (McCullough und Burge, 1980), sondern vor allem der Bänder die Achsenrotation beeinflusst und dass die Hälfte dieser Bewegung infolge einer tibiofibularen Bewegung entsteht, können wir die folgende Arbeitshypothese aufstellen.

Bei instabiler Syndesmose ist eine Außenrotation des Talus möglicherweise auf eine Zunahme der Bewegung des Malleolus lateralis nach hinten zurückzuführen, wodurch wiederum die hintere Hemmung durch das Ligamentum talofibulare posterius entfällt. Die zu Beginn der Propulsion einsetzende Außenrotation des Unterschenkels wird nun zu einer schmerzhaften Verschiebung der Fibula nach hinten führen. Bei einer extensionsbedingten Diastase entstehen Schmerzen erst während der Landung (Taylor et al., 1992). Durch die Außenrotation des Talus wird sich die Effektivität der Absetzbewegung verringern (Spaulding, 1995).

Nach der Hälfte der Bewegung zwischen Talus und Gelenkgabel werden sich während der Außenrotation des Talus diejenigen Bänder anspannen, die eine Bewegung der Fibula nach hinten und eine Bewegung der Tibia nach vorne einleiten. Dabei geht es um das Ligamentum talofibulare posterius, das Ligamentum calcaneofibulare und den vorderen Anteil des Ligamentum deltoideum (Rasmussen und Tovborg-Jensen, 1982). Ist die hintere Bewegung nicht möglich, dann nimmt die Außenrotation um die Hälfte ab. Da eine Entfernung der Malleoli sich auf das Rotationsausmaß kaum auswirkte, wird die Außenrotation auch unter normalen Umständen nicht primär von einem Auseinanderweichen der Malleoli bestimmt.

Nach Durchtrennung sämtlicher Syndesmosebänder stellten Burns et al. (1993) eine Spannungszunahme im Ligamentum deltoideum fest. Wurde nun auch dieses Band gelöst, nahm die Breite der Syndesmose von 0,24 mm auf 0,73 mm zu. Gleichzeitig schrumpfte die tibiotalare Kontaktfläche um 39 %.

Wie kann nun eine Verbreiterung der Syndesmose und das laterale Ausweichen der *Fibula* eine Veränderung der *tibiotalaren* Kontaktfläche hervorrufen? Die Wegnahme des Ligamentum deltoideum führt zu einem Kontrollverlust der Fibula über Talus und Calcaneus und damit wahrscheinlich zu einer Zunahme von Eversion-Pronation-Valgus, wonach die Verbreiterung durch die Rotation des Talus hervorgerufen wird.

In einer klinisch bedeutsamen Studie stellten Xenos et al. (1995) fest, dass die anatomische Diastase infolge einer Außenrotation des Talus während einer schrittweisen Durchtrennung der Syndesmosebänder stärker mit dem Ausmaß der hinteren als mit dem Ausmaß der lateralen Fibularbewegung korrelierte. Bereits bei einer geringen Außenrotation des Talus zerriss als Erstes das refixierte vordere Tibiofibularband (☞ *Abb. 8.14*).

Nach Fixierung der Syndesmose fanden Pereira et al. (1996) nur eine Verringerung der Kontaktfläche. Unabhängig vom Zustand des Ligamentum deltoideum führten Aufdehnungen der Gelenkgabel weder in belasteter Neutralstellung noch in 10° Extension oder in 20° Extension zu einer Druckveränderung, zu einer veränderten Kontaktfläche oder zu einer Seitenverschiebung des Talus.

Die ap-Translation der Fibula während Extension und Flexion des Talus erzeugt eine, wenn auch geringe Bewegung der Fibula gegenüber dem Sulcus tibiae.
Die medial-laterale Bewegung der Fibula, die während der Flexion-Extension und der gleichzeitigen ap-Bewegung des Talus entsteht, kann als extensionsbedingte laterale Verschiebung der Fibula zur untiefen Peripherie des Sulcus und als flexionsbedingte mediale Verschiebung der Fibula zum tiefen Zentrum des Sulcus interpretiert werden. Aufgrund der Außenrotation des Talus während der Sprunggelenksstreckung, wobei der hemmende Einfluss der kräftigen hinteren Talokruralbänder zunimmt, aufgrund der Schwäche der lateralen Talokruralbänder während Flexion und aufgrund der Ruhestellung in 10° Flexion ist anzunehmen, dass der Talus eher während der Extension als während der Flexion dezentriert. Während der Talusbeugung wird sich die Fibula auch zur Seite hin bewegen.

Neben der etwas mystischen Keilform des Talus gibt es also noch einen weiteren Grund für die lateral-mediale Fibularbewegung während Streckung und Beugung des Sprunggelenks (☞ *Xenos et al., 1995*). Dies umso mehr, als auch axiale Belastungen des Sprunggelenks eine mediale Bewegung erzeugen konnten, was ebenfalls nicht auf passive knöcherne Einflüsse hinweist.

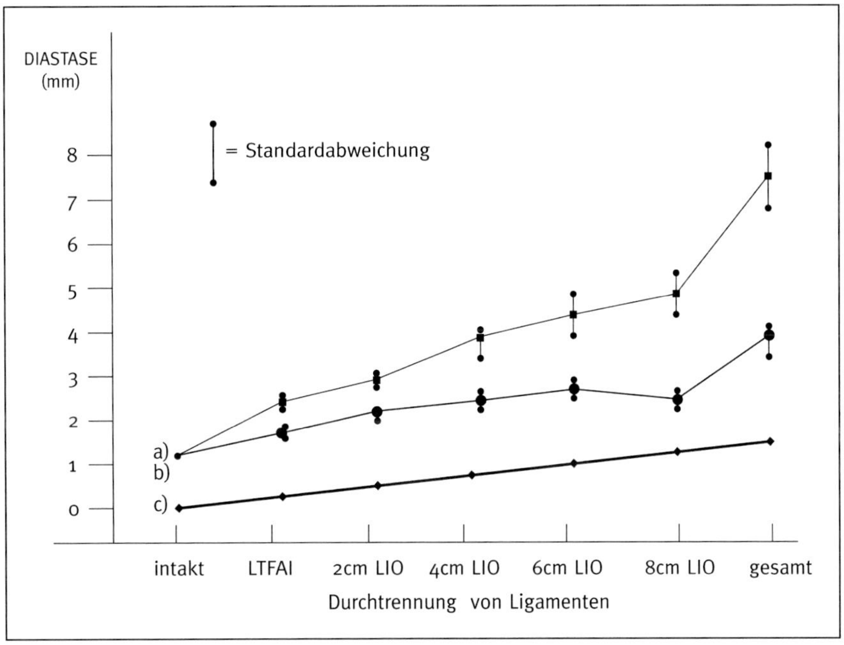

Abb. 8.14: Beziehung zwischen anatomischer Diastase und der lateralen und hinteren Fibularbewegung (nach: Xenos et al., 1995)
a) Anatomische Diastase
b) Messwerte aufgrund seitlicher Röntgenaufnahmen
c) Messwerte aufgrund von ap-Röntgenaufnahmen der Syndesmose
LTFAI = Ligamentum talofibulare anterius inferius
LIO = Ligamentum interosseum

In diesem Zusammenhang ist eine Studie von Olerud (1985) erwähnenswert, der an 16 Präparaten die maximale Extension ermittelte, nachdem er die Syndesmosen in unterschiedlichen Beugestellungen des Sprunggelenks mittels einer Schraube fixiert hatte. Für jedes zusätzliche Winkelgrad Beugung fand er eine Extensionsverminderung von 0,1°. Diese Verminderung verhielt sich umgekehrt proportional zum Ausmaß der Extension vor der Schraubfixation, stand jedoch in keinem Zusammenhang mit der Breitendifferenz zwischen der proximalen und distalen Trochlea (Keilform).

Während der Flexion-Extension sind nach unserer Auffassung nicht die lateralen, sondern die hinteren und vorderen Fibularbewegungen wichtig. Eine Syndesmoseschraube kann die Streckung dann einschränken, wenn der hintere, laterale Bandapparat (Ligamenta talofibulare posterius und calcaneofibulare) relativ steif ist und die hintere Fibularbewegung von der Schraube blockiert wird.

Vielleicht ist dies auch der Grund dafür, dass die Fachliteratur bei einer instabilen Syndesmose mit und ohne Diastase sehr unterschiedliche Operationsindikationen und Operationstechniken angibt (Henkemeyer et al., 1975; Boden et al., 1989; Becker, 1990; Kadletz und Benedetto, 1990; Seitz et al., 1991; Burns et al., 1993; Parfenchuck et al., 1994; Peter et al., 1994; Yamaguchi et al., 1994; Miller; 2000). Das Gleiche gilt für die Wahl des bildgebenden Verfahrens und die Interpretation der Befunde bei Affektionen der Syndesmose (Kuster und Springorum, 1983; Harper, 1989 und 1993; Hocker, 1994; Ostrum et al., 1995; Brage et al., 1997; Ebraheim et al., 1997; Vogl et al., 1997; Wuest, 1997).

Dagegen ergaben radiologische Beobachtungen der hinteren Fibularbewegung viel zuverlässigere Testergebnisse als Beobachtungen der lateralen Fibularbewegung bei Syndesmose-Instabilität (Xenos et al., 1995).

Peter et al. (1994) fanden bei unbelasteter Extension intakter Sprunggelenkpräparate eine Außenrotation sowie eine laterale Bewegung der Fibula von 1,25 mm.

Die Fixierung mit einer Syndesmoseschraube führte zur lateralen Verlagerung des talokruralen Gelenkkontakts und zu eingeschränkter Extension, aber auch zu eingeschränkter Flexion.

Möglicherweise sollte man der parasagittalen Bewegung mehr Aufmerksamkeit widmen als der frontalen Bewegung (Xenos et al., 1995). Eine korrekte

Diagnose der Syndesmoseruptur gelang mit Röntgenaufnahmen in ap-Richtung in nur 42 % der Fälle und mit Syndesmose-Aufnahmen in nur 55 % der Fälle (Takao et al., 2001a).

Ähnlich sind der Außenrotationsbelastungstest und der Kompressionsstrecktest zu interpretieren (Brosky et al., 1995 Alonso et al., 1998). Nicht das Auseinanderweichen der Syndesmose, für das nach vorherrschender Meinung übrigens mehrere Syndesmosebänder abreißen müssten, führt zu einem unmittelbaren Schmerz, sondern die hintere Translation des Malleolus lateralis bei Fußstreckung und bei Eversion-Pronation-Valgus mit einer Innenrotation des Talus, in deren Verlauf sich die Fibula entweder durch Zug des Ligamentum talofibulare posterius oder durch Zug des Ligamentum calcaneofibulare nach hinten bewegt (Dittmer und Huf, 1987; Ruf et al., 1987). Hierdurch kann ein durch seine Verbindung mit dem Ligamentum talofibulare anterius (Fallat et al., 1998; Gerber et al., 1998; Milz et al., 1998) isoliert vorgeschädigtes Ligamentum tibiofibulare anterius inferius unter Spannung geraten (Ruf et al., 1987; Xenos et al., 1995), was auch das isolierte Vorkommen von Syndesmoseverletzungen nach Sprunggelenksverstauchungen ohne Begleitfraktur erklären würde (Dittmer und Huf, 1987; Arlinghaus und Mayer, 1990; Brosky et al., 1995; Kadletz und Benedetto, 1990; Miller et al., 1995; Rose et al., 2002; Vertullo, 2002).

Ist also die Bewegungseinschränkung nicht auf eine Fraktur zurückzuführen, dann muss sich die Untersuchung und die anschließende Stabilisierung nicht nur auf die laterale, sondern vor allem auch auf die abnorme hintere Malleolusbeweglichkeit konzentrieren.

Bei Außenrotationstests (Boytim et al., 1991) von Fuß und Sprunggelenk stellten Beumer et al. fest (2003), dass sich das vordere Tibiofibularband um 0,83 mm verlängerte und das hintere Tibiofibularband sich um 0,61 mm verkürzte. Dies deutet nicht auf eine Diastase, sondern eher auf eine Translation nach hinten.

Die mit diesem Test ermittelten Beweglichkeitsgewinne und -verluste waren deutlicher als beim lateralen Translationstest des Talus, beim Zusammendrücken der Gelenkgabel, bei der Translation der Fibula in ap-Richtung und beim vorderen Schubladetest des Calcaneus und des Talus. Nach Durchtrennung beider Bänder und des vorderen Deltoideumanteils wurden eine vordere Beweglichkeitszunahme von 2,13 mm und eine hintere Beweglichkeitszunahme von 1,54 mm gefunden. Da die Fibula hierbei eine transversale Begleitrotation durchführt, fallen die vordere und hintere Beweglichkeit unterschiedlich hoch aus.

Einfluss der talokruralen Separation

Albert et al. (1992) separierten Sprunggelenke mit Hilfe eines Distraktors, der an der Tibia und lateral am Calcaneus angebracht war, wodurch auch Inversion-Supination-Varus auftrat. Auf den ersten Blick erscheint es unlogisch, dass eine Separation des Sprunggelenks zu einer Dehnung des Ligamentum tibiofibulare anterius inferius führen soll. Während 20° Extension verlängerte sich das Band bei einer Zugkraft von 135 N um 4,6 %, da der Talus während Extension die Spannung der Gelenkgabel erhöht. Jedoch entstand während 10° Beugung und gleicher Zugkraft eine Verlängerung von 4,4 % und in Neutralstellung von 2,1 %. In der Neutralstellung war die talokrurale Separation am stärksten ausgeprägt. Sämtliche getesteten Ligamente (Ligamenta deltoideum, talofibulare anterius und posterius, calcaneofibulare) dehnten sich in Extension proportional zum Talofibularband und in 10° Flexion proportional zu den Ligamenta calcaneofibulare und talofibulare anterius. Das Ligamentum tibiofibulare posterius wurde nicht getestet. Möglicherweise wurde die zunehmende

Spannung im Tibiofibularband durch eine distale Bewegung der Fibula infolge der Spannungszunahme in den lateralen Bändern hervorgerufen.

Einfluss der Kompression

Indem man die proximale Fibula und Tibia durch Zusammendrücken der Gelenkgabel aufeinander zu bewegt, erhöht sich die Spannung im Ligamentum tibiofibulare anterius inferius (Teitz und Harrington, 1998).

Klinische Bedeutung
Mit Hilfe dieser Methode kann man frühzeitig Schädigungen der Syndesmose auf die Spur kommen (Hopkinson et al., 1990).

Allgemeine Schlussfolgerung

Alle Autoren sind sich darüber einig, dass sich der Malleolus lateralis während der belasteten Sprunggelenkstreckung aus der Neutralstellung heraus nach lateral und hinten bewegt. Alle übrigen Rotations- und Translationsbewegungen sind – unabhängig von der jeweiligen Bein- oder Fußstellung – geringfügig und unregelmäßig (Lundberg, 1989e).

8.3.6 Osteokinematik der tibiofibularen Verbindungen

Da das proximale Tibiofibulargelenk steifer ist als das distale, kann es insgesamt zwar den Bewegungsumfang der Fibula bestimmen, nicht aber ihre Bewegungsrichtung. Diese kennt denn auch große individuelle Variationen, die vor allem von der Beschaffenheit des Talus bestimmt werden.

Verschiebungen des proximalen und distalen Fibulaendes entlang einer sagittal-transversalen Achse in entgegengesetzter Richtung lassen vermuten, dass eine Rotation um eine frontal-transversale Achse stattfindet, die sich irgendwo zwischen Caput fibulae und Malleolus, wegen der größeren Steifigkeit wahrscheinlich näher zum Caput befinden muss. Der Grund hierfür ist allerdings nicht bekannt, zumal die Fibula sich unter dem Einfluss einer externen Belastung verbiegt (Jend et al., 1985).

Bei neun Testpersonen im Alter zwischen 9 und 17 Jahren fiel Kärrholm et al. (1985) auf, dass sowohl die lateral-medialen als auch die anterior-posterioren Translationen der Fibula in Höhe der Epiphyse größer waren als in Höhe der Metaphyse. Fünf der Jugendlichen besaßen noch einen Ossifikationskern. Auch kann die Tatsache eine Rolle spielen, dass die fibulare Metaphyse anatomisch eng mit der Tibia zusammenhängt, wodurch die Epiphyse starken Kompressions- und Zugkräften der Kontaktflächen, des Bandapparats und der Muskulatur ausgesetzt sind.

8.4 Articulatio talocruralis (oberes Sprunggelenk)

Anatomisch bildet das obere Sprunggelenk die Verbindung zwischen dem Talus und der Tibia. Funktionell besteht es aus verschiedenen knöchernen Interaktionen zwischen der Fibula, der Tibia und dem Talus (talokrurales Bewegungssystem) (Leardini et al., 2000).

8.4.1 Funktionelle Anatomie

Tibia

Der größte transversale Durchmesser der distalen Tibia stellt sich in der Transversalebene gegenüber dem Tibiaplateau tordiert dar. Im embryonalen Stadium öffnet sich der Torsionswinkel nach innen (Innenrotation), im Erwachsenenalter nach außen (Außenrotation von etwa 23°; Tillmann, 1987).

Computertomographische Messungen des Winkels zwischen der hinteren Tangente an die Kondylen und der Verbindungslinie zwischen den Zentren beider Malleoli ergaben für Vierjährige durchschnittlich 28° (20-37°) und für Erwachsene 38° (18-47°; Kristiansen et al., 2001).

Die Verbindungslinie zwischen den Zentren beider Malleoli stimmt nicht ganz mit der Achse überein, die die Scheitel der beiden Malleolen miteinander verbindet (Apex malleoli lateralis, Colliculus anterior malleoli medialis).

An der Außenseite des Malleolus medialis unterscheiden wir eine vordere Verdickung (Colliculus anterior), eine hintere Verdickung (Colliculus posterior) und dazwischen eine Grube (Interkollikularrinne). An der Innenseite des Malleolus medialis befindet sich eine dreieckige, leicht konkav geformte Gelenkfläche, die mit der Medialseite des Talus artikuliert (Facies articularis malleoli medialis).

Diese bildet mit der horizontal verlaufenden Facies articularis inferior zwischen oben-medial und unten-lateral in der Frontalebene einen Winkel von 60°

Abb. 8.15: Tibia von distal

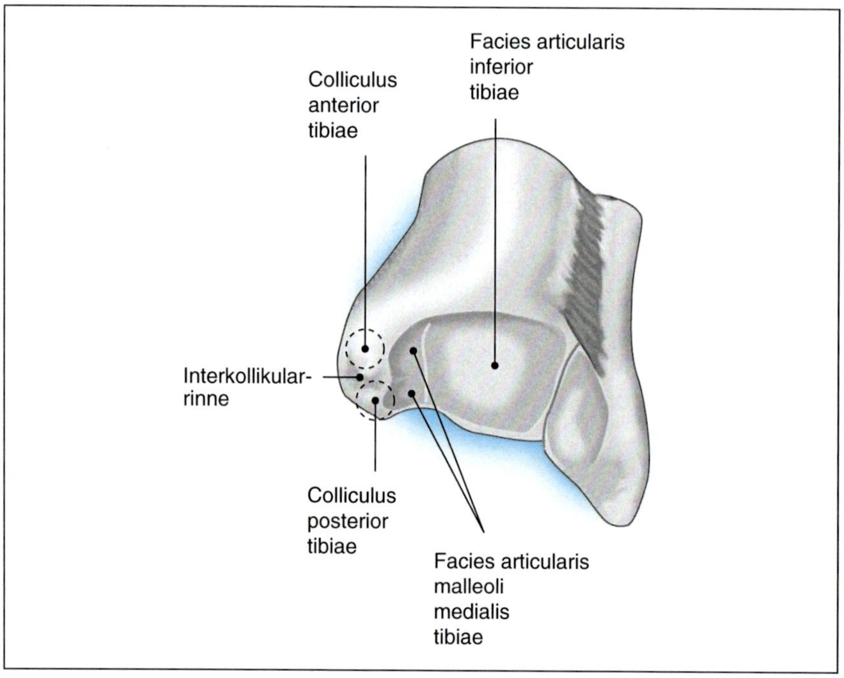

(Tillmann, 1987). In der Transversalebene ist der Winkel zwischen Gelenkfläche und Rotationsachse gleich dem Winkel zwischen der Malleolusfazette und dem Talus (Inman, 1976). Stiehl (1991) beschreibt einen schrägen Stand der medialen Fazette gegenüber der Rotationsachse von anterior-lateral nach posterior-medial. Der Verlauf der Rotationsachse schräg von medial-vorne nach lateral-hinten führt zu einer fast sagittalen Orientierung der Gelenkfläche parallel zur Längsachse der Trochlea.

Klinische Bedeutung
Zur Dehnung der medialen Kapselanteile ist die Tibia in einer Sagittalebene durch den zweiten Fußstrahl zu bewegen.

Die Facies articularis medialis geht in die Facies articularis inferior über, die mit der Trochlea tali artikuliert. In der Transversalebene sind der laterale und vordere Rand der Facies articularis inferior länger als der mediale und hintere Rand. Daher entspricht die Gelenkoberfläche dem Mantel eines schräg stehenden Kegels, dessen medial befindliche Spitze durchschnittlich 22° misst. Die Basis des Kegels hat einen Durchmesser von 20 mm. Der Winkel zwischen Mantel und Basis beträgt 60°.

Sagittal entspricht das Gelenkprofil annähernd einem Kreisabschnitt mit einem Radius von 29 mm (Leardini et al., 1999). Das von distal-hinten nach proximal-vorn geneigte Gelenkdach bildet hier mit der Längsachse der Tibia einen Winkel von durchschnittlich 93° (88-100°) (Inman, 1976).

Nach einer Bandverletzung (Kanbe et al., 2002) ist die Tiefe der Konkavität in der Parasagittalebene, nicht aber in der Frontalebene, umgekehrt proportional zur Gelenkbeweglichkeit.

In der Frontalebene befindet sich mitten auf der Facies ein kleiner, sagittal verlaufender Sims. Bei chronischer Sprunggelenkinstabilität sind das tibiale Gelenkdach und die Verbindungslinie der malleolaren Scheitel stärker gegenüber der Tibialängsachse geneigt.

Fibula

Die dreieckige Facies articularis malleolaris lateralis, deren Basis sich proximal und deren Apex sich distal-vorne befinden, ist in der Transversalebene proximal konvex geformt (Sarrafian, 1987). Auch in der Frontalebene ist die Gelenkfläche konvex geformt. Der proximale Anteil verläuft sagittal und der distale Anteil nach distal und lateral (Tillmann, 1987). In der Transversalebene ist der Winkel zwischen der Fazette und der Rotationsachse gleich dem Winkel zwischen der fibularen Gelenkfläche und dem Talus (Inman, 1976). Stiehl (1991) beschreibt einen lotrechten Stand der Fazette auf der Rotationsachse, während die Gelenkfazette sich von posterior-medial nach anterior-lateral erstreckt.

Insbesondere die vordere Hälfte des Malleolus ist mit Knorpel bekleidet. Die hintere Hälfte hat keine Knorpelbedeckung, da hier der tiefe Anteil des Ligamentum tibiofibulare posterius inferius die Funktion einer Gelenkfläche übernimmt.

Klinische Bedeutung
Zur Dehnung der lateralen Kapselanteile ist die Fibula schräg von hinten-medial nach vorne-lateral oder in entgegengesetzter Richtung zu bewegen.

Gemeinsam bilden die beiden malleolaren Gelenkflächen die sogenannte Gelenkgabel. In der Transversalebene schmiegen sie sich der keilförmigen Trochlea tali an (Stiehl, 1991).

Analog zur proximalen Reihe der Handwurzelknochen könnte man den Talus auch als Zwischensegment des Fußes bezeichnen. Während die Handgelenksreihe über den M. flexor carpi ulnaris und das Os pisiforme noch indirekt mit dem Muskelsystem in Verbindung steht, inseriert kein Muskel direkt am Talus. Das kinematische Verhalten des Talus hängt daher von den Bewegungen der proximalen Tibia, des plantaren Calcaneus und der distalen Anteile der Ossa naviculare und cuboideum ab, die sich über Knorpelkompression und Bandzug auf den Talus übertragen. Von entscheidender Bedeutung sind also die Form der Gelenkflächen und die genaue Ausrichtung der Bänder (Vogler und Bojsen-Møller, 2000). Der Talus besitzt denn auch von allen Knochenelementen des Fußes die meisten Gelenkflächen.

Er überträgt in allen Ebenen die Bewegungen des Unterschenkels auf den Fuß, wodurch Bewegungen des Calcaneus und des Os naviculare in ganz anderen Ebenen entstehen.

Anders als zur Beschreibung der übrigen Anteile der unteren Extremität wählen wir zur Ortsbestimmung am Fuß nicht mehr die Begriffe anterior, posterior, superior und inferior, sondern die Begriffe distal, proximal, dorsal und plantar.

Der Talus besteht aus einem Corpus, einem Collum und einem Caput und besitzt insgesamt sechs Gelenkflächen.

Die Gelenkflächen des Caput tali gehören zum distalen Teil des subtalaren Komplexes, nämlich zur Articulatio talocalcanearis anterior und zur Articulatio talocalcaneonavicularis (Tillmann, 1987).

8.4.2 Gelenkflächen mit der Tibia und der Fibula

Facies superior oder Trochlea tali

Wegen der sehr unterschiedlichen Belastung seitens der Tibia sind die Bälkchen des trochlearen Knochens (*griech.* trochilia = Flaschenzug) nicht nach einem konstanten Muster angeordnet (Vogler und Bojsen-Møller, 2000).

Die Trochlea in der Transversalebene

In der Transversalebene ist die Trochlea distal breiter als proximal. Dieser Unterschied ist individuell jedoch sehr variabel (Inman, 1976).

Barnett und Napier (1952) ermittelten an 152 Tali Keilwinkel zwischen 0° und 14°.

Nach Inman (1976) betrug die durchschnittliche Breitendifferenz in der Transversalebene in einer Serie von 104 Präparaten 2,4 mm bei einer Streuung von 1,3 mm und Maximalwerten von 2 mm und 6 mm.

Stiehl (1991) beschreibt eine maximale Differenz von 6 mm. Fünf Prozent der Sprungbeine hatten keine Keilform. Die computertomographische Analyse ergab, dass die Trochlea sich über das gesamte Bewegungsausmaß perfekt der Gelenkgabel anpasste.

Unterschiede wurden insbesondere in Bezug zur Transversalebene gefunden. Wird die Breite dagegen entsprechend der Ausrichtung der Kegelform ermittelt, dann verschwinden die Unterschiede. Inman (1976) stellte einerseits fest, dass die Kreisabschnitte der Tibia und des Talus lateral stärker miteinander übereinstimmen als medial. Andererseits deuten transversale Talusquerschnitte in diversen Flexions- und Extensionsstellungen darauf hin, dass die Trochlea Teil eines Kegelmantels ist. Bei diesen Messungen rotierte der Talus um eine feste Achse. Die Spitze des Kegels befand sich medial und umschloss einen Winkel von durchschnittlich 24° (0-38°). Auch die Gelenkgabel bildete einen Kegelmantel mit einer Spitze von durchschnittlich 22°.

Nach Müller-Gerbl (2001) ist die Trochlea im Mittelteil und von medial nach lateral mit 30 mm am breitesten. Distal beträgt ihre Breite etwa 29 mm und proximal 21 mm. Klinisch bedeutet dies, dass die bekannte Keilform der Trochlea nicht dafür verantwortlich ist, dass das Gelenk in maximaler Extension maximal verriegelt ist. Denn in maximaler Streckung steht der distale Trochleaabschnitt mit den tibialen und fibularen Gelenkflächen in Kontakt. Allerdings weiß man, dass der Bewegungsspielraum des Talus während der Flexion etwas größer ist als während der Extension. Wäre der Raum zwischen Fibula und Tibia zu klein, würde die Keilform der Trochlea theoretisch eine Bewegungseinschränkung verursachen. Zur operativen Behandlung von Syndesmoseinstabilitäten werden Fibula und Tibia häufig mittels einer Schraube stabilisiert, was infolge einer Verengung der Gelenkgabel zu einer Streckhemmung des Talus führen kann.

Tornetta et al. (2001) stabilisierten nach Entfernung der Achillessehne die Syndesmosen von 19 Sprunggelenkpräparaten mittels einer Schraube in Flexion und stellten fest, dass sich die maximale Extension nach dem Eingriff nicht veränderte.

Die hinteren Zweidrittel der Trochlea bleiben während der Flexion, das vordere Drittel während der Extension mit der Fibula und der Tibia in Kontakt (Sarrafian, 1993a). Trotz der Keilform kann man also das vordere Ende des vorderen Drittels nicht mit der hinteren Begrenzung des hinteren Drittels vergleichen *(☞ Abb. 8.16)*.
Vielleicht sollte man die Keilform der Tibia ohne das biomechanische Drumherum als Ausdruck der Tatsache hinnehmen, dass der vordere Anteil infolge der größeren Streckbelastung einfach mehr Knochenmasse besitzen muss (Rhoads und Trinkhaus, 1977). Stauffer et al. (1977) berechneten, dass das Sprunggelenk am Ende der belasteten Phase des Gehzyklus mit dem fünffachen Körpergewicht belastet wird. Am Modell ermittelte Burdett (1982) eine Belastung in Höhe des neunfachen bis 13,3fachen Körpergewichts. Hunt et al. (2001b) errechneten unmittelbar vor dem Ende der Landung eine maximale Abstoßkraft vom Boden in der Vertikalen von 1,25mal dem Körpergewicht und in der Mitte der Abstoßphase von 1,2mal dem Körpergewicht (Streuung: 0,3 bis 6). Dabei beschrieb der Calcaneus gegenüber der Tibia eine Streckbewegung zwischen 3° und 14° *(☞ Abb. 8.17)*.

Michelson (2001) brachte auf den Innenseiten der beiden Malleoli sowie im medialen und lateralen tibialen Gelenkdach Drucksensoren an und konnte nachweisen, dass der Druck an den Malleoli und im lateralen Gelenkdach während belasteter Sprunggelenkstreckung zunahm. Gleichzeitig ließ der Druck

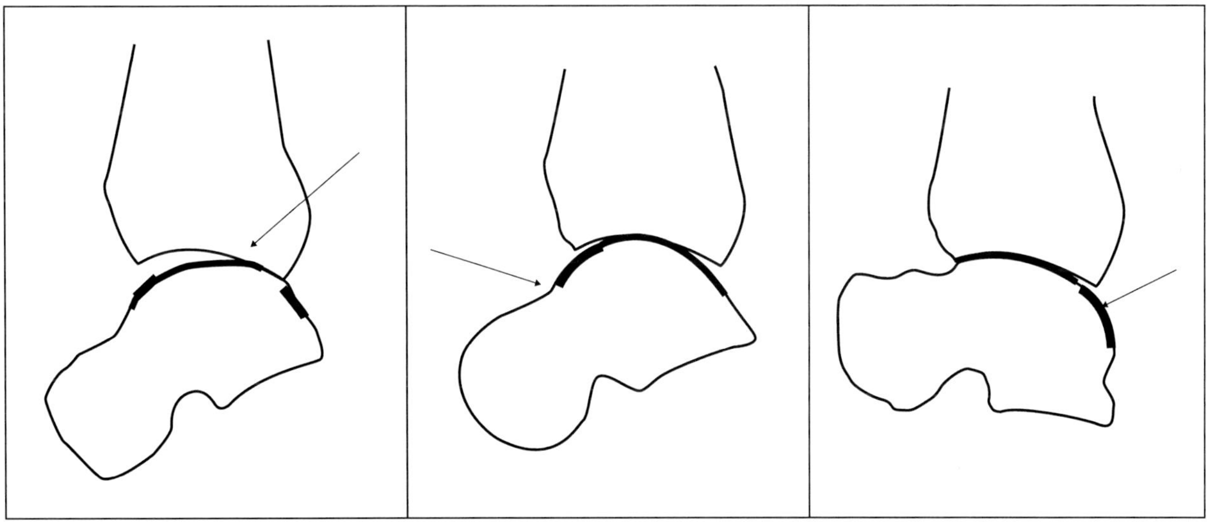

Abb. 8.16: Die Beziehung zwischen der Trochlea tali und der Tibia (nach: Sarrafian, 1993a)

im medialen Gelenkdach nach. Der Grund hierfür ist die Außenrotation des Talus und die laterale Bewegung der Fibula. Deutlich ist, dass der Talus sich nicht festläuft, weil dann an den distalen Enden der malleolaren Gelenkflächen Spuren von Knorpelerosion zu finden wären.

Konsequenterweise lehnt Sarrafian (1993a) auch den Gedanken ab, dass während der Flexion mehr Gelenkspiel besteht, da sich jetzt der schmälere Teil der Trochlea in der Gelenkgabel befinden soll. Die vordere Distanz zwischen den Malleoli entspricht genau dem vorderen Trochleardurchmesser in der Transversalebene und die hintere Distanz dem hinten Durchmesser. Dennoch kommt der vordere Trochleardurchmesser während der Streckung niemals auf gleiche Höhe mit der hinteren Malleolendistanz, sondern eher mit dem vorderen Durchmesser des mittleren Trochleardrittels. Die Ursache hierfür ist, dass während der Streckung die vorderen Zweidrittel und während der Beugung die hinteren Zweidrittel der Trochlea den Kontakt mit der Gelenkgabel aufrecht erhalten (Sarrafian, 1993a; ☞ *Abb. 8.13*).

Klinische Bedeutung

Nach einer operativen Syndesmosestabilisierung entstehen Streckeinschränkungen nicht durch eine Verschmälerung der Syndesmose, sondern durch das Unterlassen einer anatomischen Korrektur.

Zur Ermittlung einer Streckhemmung macht es keinen Sinn, die tibiofibulare Beweglichkeit mit einer Translationsbewegung in ap-Richtung zu überprüfen. Damit wären auch Dehnungen der Syndesmose zur Behandlung von Extensionseinschränkungen im Sprunggelenk obsolet.

Proximal finden wir im Gebiet des Processus posterior tali zwei Höcker: das Tuberculum mediale und das Tuberculum laterale. Zwischen beiden, aber außerhalb der mit Knorpel bedeckten Zone, liegt an der Unterseite des Sprungbeins eine tiefe Rinne (Sulcus tali), die der Sehne des M. extensor hallucis longus als Gleitschiene dient.

Nach Tillmann (1987) setzt sich die Rinne im medialen Teil der Trochlea fort und verläuft in der Transversalebene entsprechend dem Torsionswinkel der Tibia schräg von proximal-medial nach distal-lateral.

Ebenfalls in der Transversalebene bildet die Längsachse des Collum tali mit der von proximal-medial nach distal-lateral verlaufenden Längsachse des Calcaneus einen Winkel von 30-35° (Steindler, 1970). Dadurch, dass der Trochleahals selbst mit dem Corpus tali einen Winkel von etwa 24° bildet, beträgt der Winkel zwischen der Trochlea und der Längsachse des Calcaneus 6-11°. Dadurch orientiert sich die schräg von proximal-medial nach distal-lateral verlaufende Rinne in der Verlängerung der Tibia parallel zur Längsachse des Calcaneus.

Abb. 8.17: Dreidimensionale Bewegungs- und Belastungsanalyse während der belasteten Phase des Gehzyklus (nach: Hunt et al., 2001b)

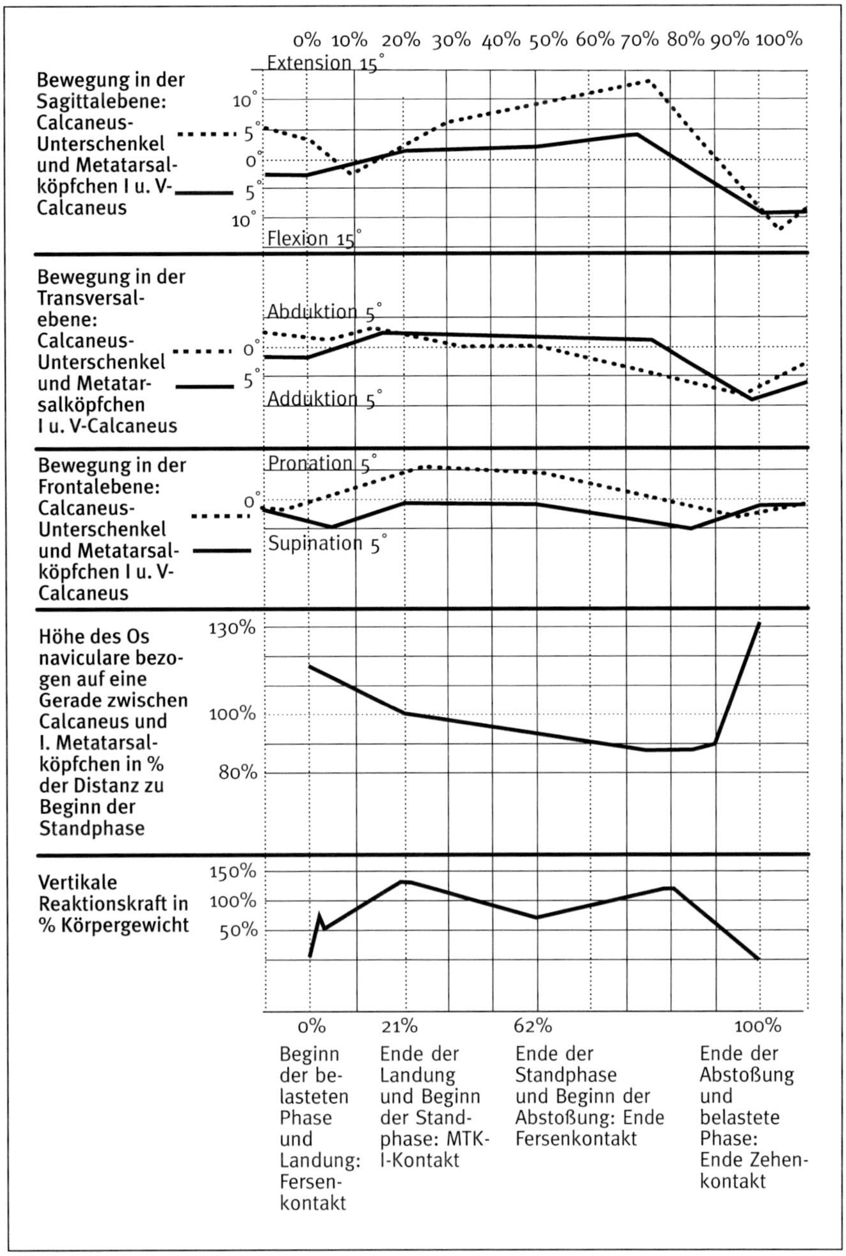

Die Trochlea in der Parasagittalebene

Von proximal nach distal misst die konvex gekrümmte Trochlea etwa 35 mm, womit sie etwa 30 % länger ist als die tibiale Gelenkkontaktfläche.

In einer Ebene lotrecht zur Bewegungsachse beschreibt die Trochlea fast immer einen Kreisabschnitt von etwa 103° (Inman, 1976), wobei der mediale Kreisabschnitt niemals größer ist als die lateralen Kreisabschnitte. Johnson (1991) führte aus, dass die Radien der Evolute medial kürzer sind als lateral und dass die Lateralseite der Trochlea von proximal nach distal länger ist als ihre Medialseite. Hierdurch wäre die Trochlea Teil eines zur Seite gekippten Kegels, dessen Basis lateral und dessen Spitze medial liegt. Barnett und Napier (1952) waren der Meinung, dass die laterale Begrenzung der Trochlea einen fast perfekten Kreis um ihre Rotationsachse beschreibt. Die mediale Begrenzung gleicht annähernd zwei Kreisen, wobei das vordere Drittel, das während der Extension mit der Tibia in Berührung kommt, einen kürzeren Radius aufweist als die hinteren Zweidrittel, die während der Flexion mit der Tibia in Berührung kommen. Die Distanz zwischen den beiden Kreismittelpunkten soll 10 mm betragen (☞ *Abb. 8.24*).

Nach Leardini et al. (1999) entspricht die Gelenkoberfläche in der Sagittalebene distal einem Teilkreis von 23 mm und proximal einem Teilkreis von 28 mm.

Die Trochlea in der Frontalebene

Proximal ist die Rinne unter der Knorpeloberfläche nicht sehr tief, wird aber in distaler Richtung zunehmend tiefer. Während belasteter Flexion und Extension dient sie der Tibia indirekt als Schiene. Da der Sulcus distal tiefer ist, wird auch die Tibia während der Extension eine tiefere Ebene erreichen, wodurch der Talus mehr unter den Einfluss tibialer Rotationsbewegungen kommt.

Die Anwesenheit der Rinne trägt dazu bei, dass die Trochlea von medial nach lateral leicht konkav gekrümmt ist. Der Quotient aus Sulkustiefe und Talusbreite wird auch als Talusprofil-Index bezeichnet. Da die Rinne mit zunehmendem Alter flacher wird, wird sich auch der Talusprofil-Index verringern, wodurch mögliche Spitzenbelastungen an dieser Stelle geringer werden. Nach Frakturen und Bandverletzungen entstehen häufig Inkongruenzen, die bei jüngeren Menschen zu größeren Verlusten an Gelenkkontaktfläche führen als bei älteren Menschen. Bei weiterhin hoher Belastung würde hierdurch die Entstehung einer Arthrose begünstigt. Van der Ent et al. (1988) meinten, dass bei jüngeren Personen eine geringere Toleranz gegenüber posttraumatischen Diskongruenzen besteht, was für eine operative Behandlung von Bandverletzungen spricht (☞ *Abb. 8.18*).

Abb. 8.18: Talusprofil-Index: b : a × 100 (nach: Van der Ent, 1988)

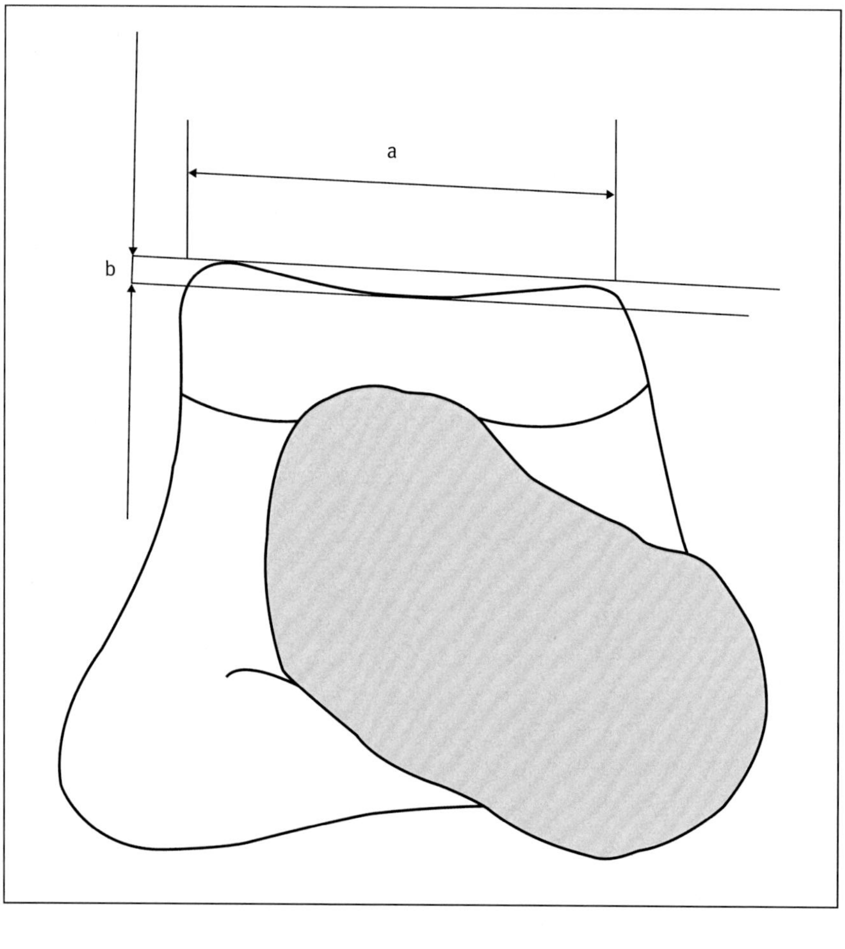

Arthrokinematisch ist die Bedeutung der in medial-lateraler Richtung konkav geformten Rinne nicht besonders groß. Die osteokinematische Bewegung bestünde unter dem Einfluss der Konkavität aus einer Adduktion-Abduktion des Talus um eine proximal-distale Achse. Bei der Besprechung der Arthrokinematik wird sich jedoch herausstellen, dass keine der momentanen Bewegungsachsen proximal-distal ausgerichtet ist (Lundberg et al., 1989d).

Die Knorpelschicht setzt sich ohne Unterbrechung auf den beiden Facies malleolares fort.

Facies malleolaris medialis

Diese hat die Form eines Wassertropfens oder eines Kommas, dessen breites Ende distal liegt und das sich in der Horizontalen nach proximal erstreckt. Hinten endet sie bereits vor der trochlearen Knorpelgrenze. In der Transversalebene ist sie sagittal orientiert (Johnson, 1991) und bildet mit der Rotationsachse einen Winkel von 89° (Inman, 1976).

Inman stellte fest, dass die Trochlea in einer Ebene lotrecht zur Bewegungsachse fast immer einen Kreisabschnitt von etwa 103° beschreibt.

Facies malleolaris lateralis

Diese große, dreieckige Gelenkfazette ist größer als ihr Nachbar an der Medialseite und erstreckt sich meist über die volle Länge der Trochlea. In der Frontalebene von dorsal nach plantar ist sie konkav gekrümmt. Durch den prominenten Höcker des Processus lateralis tali orientiert sie sich nach plantar und lateral. In der Transversalebene steht sie in einem Winkel von 96° zur Rotationsachse (Inman, 1976), was bedeutet, dass sie meist schräg von proximal-medial nach distal-lateral verläuft. Da die mediale Gelenkfazette einen Winkel von 89° bildet, entsteht die Keilform der Trochlea tali, die in der Transversalebene etwa 7° beträgt, vorwiegend an der Lateralseite.

Tillmann (1987) unterschied an der Facies malleolaris lateralis noch eine kleine, dreieckige Facies articularis intermedia posterior (Fawcett-Fazette), durch die der proximale Trochleaanteil noch etwas keilförmiger (mehr proximal-medial) wird und die Facies lateralis noch etwas schräger (mehr dorsal-medial) verläuft. Während maximaler Sprunggelenksbeugung kommt die Fazette mit der Unterseite des Ligamentum talofibulare posterius und mit dem Ligamentum transversum in Berührung. Die ebenfalls dreieckige Facies articularis intermedia anterior ist ihr distales Pendant, das während maximaler Sprunggelenksbeugung mit dem Ligamentum talofibulare anterius Kontakt hat.

Klinische Bedeutung

Dehnungen des Kapsel-Band-Apparats werden unter Belastung über den medialen Malleolus vorwiegend in der Parasagittalebene und über den lateralen Malleolus vorwiegend schräg durchgeführt.

Das Verhalten des belasteten Fußes lässt sich teilweise aus der äußerst variablen Morphologie des Talus ableiten.

Collum und Caput tali sind in allen anatomischen Ebenen anders ausgerichtet als das proximal gelegene Corpus tali. In der Parasagittalebene steht die mechanische Kollumachse in plantarer und distaler Richtung in einem Winkel von durchschnittlich 24° (5-50°) zur verlängerten mechanischen Korpusachse. In der Transversalebene verläuft das Collum nach medial-distal. Die beiden Achsen stehen auch hier in einem Winkel von 24° (10-44°) zueinander. Der größte Durchmesser des eiförmigen Caput tali verläuft in der Transversalebene nach plantar und medial. Zur Ebene der Trochlea steht der Durchmesser in einem Winkel von 49° (30-65°).

8.4.3 Kapsel-Band-Apparat

Kapsel

Über einen quer verlaufenden Sims ist die Kapsel in 5-10 mm Entfernung vom distalen Ende an der Tibia verankert. Am Talus befindet sich die Insertion etwa 8 mm distal der unteren Trochlearbegrenzung.

Wegen der häufig vorkommenden Inversions-Supinations-Varustraumen steht der vordere-laterale Anteil der Gelenkkapsel, der die Supination und die vordere Translation des Talus hemmt, im Blickpunkt. Das Ausmaß dieser Rollbewegung hängt von der Unversehrtheit des lateralen Bandkomplexes ab, wodurch dieser in zweiter Linie Bedeutung erlangt. Nach einem Abriss des Ligamentum talofibulare anterius und anschließender Kapselresektion nimmt die Verschieblichkeit des Talus um weitere 17-18 % zu. Ist auch das Ligamentum calcaneofibulare gerissen, erhöht sich der Wert auf 29-33 % (Boardman und Liu, 1997).

Ligamente

Gerade wegen ihrer traumatologischen Bedeutung erfreuen sich die Anatomie und die Funktion der Bänder des talokruralen Komplexes einer verstärkten Aufmerksamkeit. Weniger bekannt ist dagegen die steuernde Rolle dieser Ligamente während belasteter Situationen. Über den lateralen (fibularen) und den medialen (tibialen) Bandkomplex beeinflussen sie auch das Bewegungsverhalten des Unterschenkels. Die primäre Bedeutung der Kollateralbänder ist das Herstellen des Gelenkkontakts. Ihre sekundäre Funktion ist die Stabilisierung des Gelenks sowie die Zentralisierung des Talus gegenüber der Tibia (Seiler, 1999).

Abb. 8.19a: Seitenansicht des talokruralen Bandkomplexes (nach: Sarrafian, 1993)

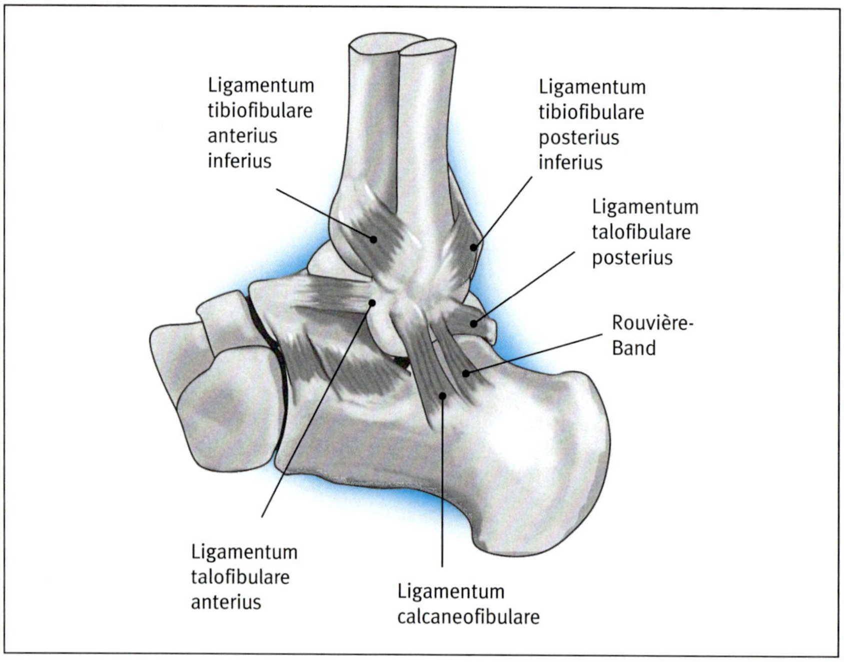

Abb. 8.19b: Distale Ansicht des talokruralen Bandkomplexes (nach: Sarrafian, 1993)

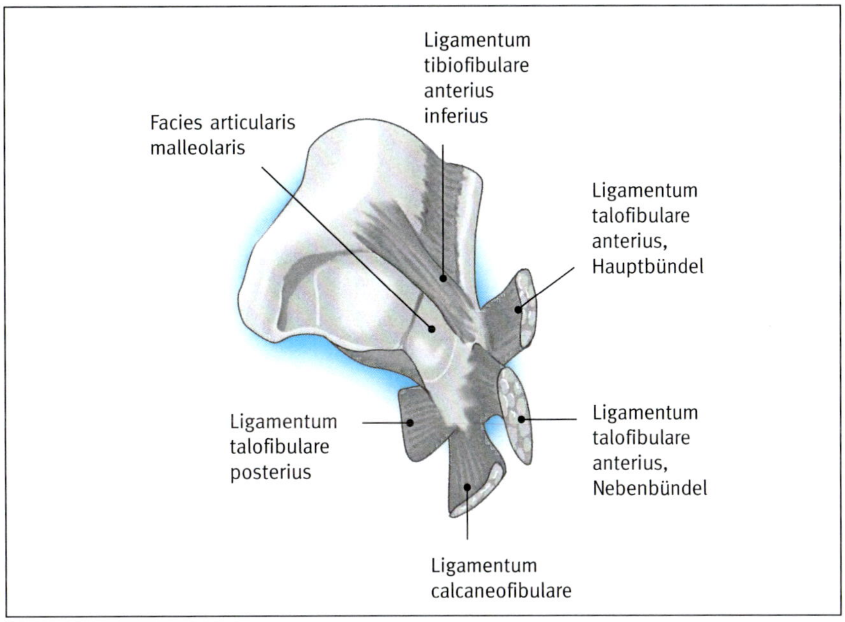

8.4.4 Lateraler Bandkomplex

Lateral wird die Gelenkkapsel von einigen Bändern verstärkt, deren Zugbelastbarkeit von distal nach proximal zunimmt. Das schwächste dieser Bänder ist das Ligamentum talofibulare anterius, am stärksten ist das Ligamentum talofibulare posterius (Siegler et al., 1988).

Unter Belastung beeinflussen diese Bänder die Rotationen der Fibula in den drei anatomischen Ebenen (Draenert und Muller, 1980).

Ligamentum talofibulare anterius

Dieses Band ist flach, rechteckig und relativ kräftig. Seine durchschnittliche Länge beträgt 12-25 mm, seine Höhe 5-8 mm und die Dicke 2 mm (Ruth, 1961; Prins, 1978; Burks und Morgan, 1994). Wegen seiner ausgeprägten Verbindung mit der Gelenkkapsel (Hawe et al., 1989) wird es auch als Kapselband bezeichnet (Hintermann, 2000).

Es besteht aus zwei Zügeln mit unterschiedlichem Dehnungsverhalten, zwischen denen Blutgefäße verlaufen (Sarrafian, 1993a; ☞ *Abb. 8.20).* Proximal inseriert es am schrägen Vorderrand des Malleolus lateralis der Fibula. Sein oberer Anteil steht mit dem Ligamentum tibiofibulare anterius inferius in Verbindung, der untere Anteil mit dem Ligamentum calcaneofibulare und gelegentlich auch mit dem Ligamentum talofibulare posterius (Hintermann, 2000). Distal ist das Band direkt unterhalb des Knorpels der Facies malleolaris lateralis am Corpus tali verankert.

Es ist eher in der Frontal- als in der Sagittalebene orientiert. In der Parasagittalebene verläuft es stets parallel zum lateralen Fußrand, wodurch es in aufrechter Körperhaltung und in Neutralposition horizontal, in Sprunggelenksextension distal-dorsal – also lotrecht zur Längsachse des Unterschenkels – und in Sprunggelenksflexion fast vertikal distal-plantar liegt.

Während maximaler Beugung ist sein Verlauf in der Frontalebene nicht gradlinig, sondern es windet sich zunächst vorne und lateral um die Trochlea, um dann am Collum tali zu inserieren (Sarrafian, 1993a).

Abb. 8.20:
1 Ligamentum tibiofibulare anterius inferius
2 Ligamentum talofibulare anterius, Hauptzügel
3 Ligamentum talofibulare anterius, Nebenzügel

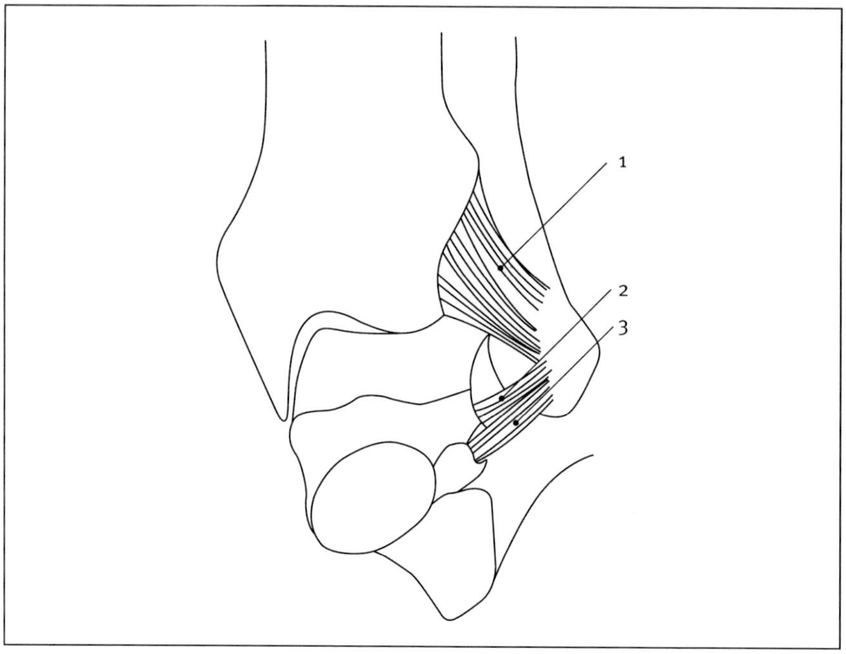

Bei 206 N (58-556 N) erreicht das Ligament seine maximale Zugkraft (St. Pierre et al., 1983). Damit ist es das schwächste Glied des ganzen Bandkomplexes (Attarian et al., 1985; Hintermann, 2000).

Während der Flexion (Rasmussen und Tovborg-Jensen, 1982; Colville et al., 1990; Nigg et al., 1990), während der Innenrotation des Talus (Rasmussen und Tovborg-Jensen, 1982; Colville et al., 1990) und bei Inversion-Supination-Varus des Fußes (Colville et al., 1990; Leardini et al., 2000) nimmt die Spannung des Bandes zu. Bei Extension spannen sich seine plantaren Fasern an (Rasmussen und Tovborg-Jensen, 1982; Nigg et al., 1990). Ozeki et al. (2002) fanden bei 16,2° Flexion eine Dehnung von 7,9 % und bei Extension eine Verkürzung. Bei unbelastetem Fuß ist das Band der wichtigste Hemmer der talaren Innenrotation. Bei gebeugtem Fuß resultiert die Entfernung des Bandes in einer durchschnittlichen Zunahme der Talusbeweglichkeit um fast 11° in der Transversalebene (Johnson und Markolf, 1983).

Die Zunahme der Bandspannung sowohl während der Flexion als auch während der Extension ist vermutlich dadurch zu erklären, dass der obere Zügel sich während der Flexion anspannt und der untere Zügel sich eher isometrisch verhält. Tatsächlich fanden Ozeki et al. (1991) während der Extension-Flexion eine Dehnung der dorsalen Fasern von 15,1 %, der mittleren Fasern von 8,5 % und der plantaren Fasern von 1,9 %. Buzzi et al. (1993) beschreiben das gleiche Verhalten. Während der Flexion dehnten sich die dorsalen Fasern um 8,9 %, die mittleren und plantaren Fasern aber nur um 3,5 %. Dies kann auch ein Grund für die unterschiedlichen Befunde von Stephens und Sammarco (1992) sowie Hollis et al. (1995) sein. Erstere fanden eine stabilisierende Funktion des Bandes insbesondere während der Flexion, letztere während der Extension.

Unter Belastung steuert das Band nicht nur die Flexion und Innenrotation des Talus (Hintermann, 1996), sondern auch die Außenrotation und die hintere Translation der Fibula (Sarrafian, 1993a; Hintermann, 1996), hat jedoch nur geringen Einfluss auf die Supination des Talus (Hintermann, 1996).

Offensichtlich hat das Band auf das Verhalten des Talus im belasteten Fuß keinen Einfluss, da Füße mit und ohne Band auch bei zunehmender axialer Belastung keine Unterschiede des Talusverhaltens zeigten (Tochige et al., 2000).

Stormont et al. konnten bereits 1985 nachweisen, dass die Gelenkflächen des Talokruralgelenks bei maximaler Belastung die Inversion-Supination-Varus und die Eversion-Pronation-Valgus ganz und die Innenrotation zu 30% kontrollieren. Tochigi et al. (2000) behaupten sogar, dass Verletzungen des Ligamentum talofibulare anterius auf die Rotationsbewegung des Talus keinen Einfluss haben, allerdings unter der Voraussetzung, dass der subtalare Komplex unversehrt ist.

So lange die tibiofibularen Verbindungen intakt sind, bedeutet dies klinisch, dass sich Instabilitäten des oberen Sprunggelenks nicht während maximaler Belastung in der Standphase zeigen, sondern eher während submaximaler Belastungen während der Landung und des Abstoßens. Sind dagegen Bänder des unteren Sprunggelenks geschädigt, werden sowohl das obere wie auch das untere Sprunggelenk unter Belastung ihr Verhalten ändern.

Bahr et al. (1996) stellten fest, dass das Ligamentum talofibulare anterius während einer Achsenkompression des Unterschenkels gedehnt wird. Maximale Dehnung entstand während einer belasteten Flexion von 20° und während Inversion-Supination-Varus.

Van Langelaan (1983) beschreibt das Phänomen der tibiotalaren Verzögerung (*engl.* tibiotalar delay), womit er die Zeitspanne zwischen einer belasteten Außenrotation des Unterschenkels und der daraus folgenden Außenrotation des Talus meint. Damit ist bewiesen, dass die Kraftübertragung nicht allein über knöcherne Elemente stattfindet, sondern dass zunächst eine belastete Außenrotation des Unterschenkels und eine Innenrotation des Talus das Ligamentum talofibulare anterius in Spannung versetzen müssen, bevor diese den Talus außenrotieren können. Dabei ist es der Zeitfaktor und nicht Verletzungen des Ligaments, durch den das Ausmaß der Außenrotation beeinflusst wird. Anders ausgedrückt: Die tibiotalare Verzögerung wird zunehmen. Eine Verletzung des Bandes braucht demnach nicht notwendigerweise zur Instabilität zu führen und kann dennoch pathomechanische Folgen haben, da sie gleichzeitig den Beginn der Außenrotation des Talus nachteilig beeinflussen kann.

Ligamentum calcaneofibulare

Dies ist ein kräftiges, rundes oder ovales Band mit einer durchschnittlichen Länge von 20-40 mm, einer Breite (Querschnitt) von 4-8 mm und einer Dicke von 3 mm (Buzzi et al., 1993; Burks und Morgan, 1994).

Es inseriert an der Fibula und am schrägen vorderen Rand des Malleolus lateralis, unmittelbar plantar des Ligamentum talofibulare anterius und direkt vor der Spitze des Malleolus lateralis. Zu den Gelenkkapseln des oberen und unteren Sprunggelenks bestehen keine Verbindungen (Tillmann, 1987; Hawe et al., 1989). Von allen Bändern im Bereich des Sprunggelenks besitzt es die größte Steifigkeit, was bedeutet, dass es entweder den höchsten Kollagenanteil hat oder dass seine Kollagenfasern den größten Durchmesser haben (Siegler et al., 1988).

Das Ligament wird von der gemeinsamen Sehnenscheide der Mm. peronei bedeckt und kann daher auch das Luxationsverhalten der Peronäussehnen beeinflussen. Während der Sprunggelenkstreckung ist es nämlich angespannt und wird die Sehnenscheide nach lateral drängen (Hawe et al., 1989).

Sein Verlauf in der Parasagittalebene ist schräg nach plantar, proximal und medial und parallel zur Achse des Talokalkaneargelenks. In dieser Ebene bildet es mit dem Ligamentum talofibulare anterius einen Winkel von durchschnittlich 105° (Inman, 1976). Ruth (1961) war der Meinung, dass drei Viertel der Bänder in Neutralstellung des Fußes mit der Längsachse der Fibula einen Winkel zwischen 10° und 45° bilden. Die Werte der übrigen Bänder variieren zwischen 0° und 90°. Diese Verschiedenheit der Ausrichtung, die von der Insertionsstelle am Calcaneus mitbestimmt wird, führt zu individuell höchst unterschiedlichem Dehnungsverhalten.

Hintermann (2000) berichtet, dass das Band in Neutralstellung senkrecht zur Gelenkfläche der Articulatio talocalcanearis posterior verläuft.

Je nach ihrer Beziehung zum Ligamentum talocalcaneare laterale lassen sich – auch nach ihrem Dehnungsverhalten – drei Typen des Bandes unterscheiden:

- *Typ 1:* Das Kalkaneofibularband bildet einen Komplex mit dem Ligamentum talocalcaneare laterale, divergiert aber in dorsaler, medialer oder plantarer Richtung.
- *Typ 2:* Beide Bänder sind getrennt vorhanden, wobei das Ligamentum talocalcaneare laterale distal des Kalkaneofibularbands liegt.
- *Typ 3:* Es besteht nur ein Kalkaneofibularband. An Stelle des Ligamentum talocalcaneare laterale ist ein Ligamentum talocalcaneare ventrale vorhanden, das parallel zum Ligamentum cervicale verläuft (Trouilloud et al., 1988).

Darum ist nicht ganz klar, woraus der Einfluss des Bandes auf den talokruralen und den subtalaren Bandkomplex besteht, die gemeinsam auch als Sprunggelenkkomplex bezeichnet werden. Einerseits wird es als wichtigster Faktor der lateralen unteren Sprunggelenkstabilität angesehen (Karlsson et al., 1997), weil es den seitlichen Fuß in jeder Position stabilisiert (Stephens und Sammarco, 1992) und weil seine Entfernung zu einer Zunahme der Supination von 77 % führt (Kjaersgaard et al., 1987). Andererseits kommen Rasmussen (1985) und Lapointe et al. (1997) zu dem Schluss, dass das Band allein weder in Flexion, noch in Neutralstellung noch in Extension zu einer Supinationshemmung in der Lage ist, sondern dazu immer die Unterstützung seiner vorderen oder hinteren talofibularen Partner benötigt. Nach Cass und Settles (1994), aber auch nach Rasmussen (1985) beeinflusst es die Supination nicht. Trouilloud meint, dass eine Resektion des Typs 2 keine Auswirkungen auf die Supination hat.

Die Dehnung des Ligamentum calcaneofibulare nimmt zu in Flexion (Nigg et al., 1990; Siegler et al., 1996), Extension (Colville et al., 1990; Nigg et al., 1990; Siegler et al., 1996), in Supination (Stormont et al., 1985; Renstrom et al., 1988; Colville et al., 1990; Nigg et al., 1990; Siegler et al., 1996), in Pronation (Nigg et al., 1990; Siegler et al., 1996), in Abduktion des Calcaneus (Stormont et al., 1985) und in Außenrotation (Renstrom et al., 1988; Colville et al., 1990; Siegler et al., 1996). Sarrafian (1993a) meldet ein Nachlassen der Spannung in Flexion. Rasmussen und Tovborg-Jensen (1982) fanden nach der Entfernung des Bandes keine Veränderung des Bewegungsausmaßes.

Einige Autoren berichten während unbelasteter Flexion und Extension des Fußes über isometrisches Dehnungsverhalten bestimmter Fasern der Ligamenta calcaneofibulare und talocalcaneare (Renstrom et al., 1988; Bruns und Rehder, 1993; Leardini et al., 1999), was bedeutet, dass ihre Insertion auf der Flexions-Extensionsachse liegt. Die hinteren Fasern beider Bänder sowie der Ligamenta tibiotalare posterius superficiale und talofibulare posterius sind während der Extension angespannt und während der Flexion entspannt. Beim Ligamentum talofibulare anterius ist es genau umgekehrt (Leardini et al., 1999).

Mit Hilfe eines zweidimensionalen biomechanischen Modells des unbelasteten Fußes und analog zum Kniegelenk unterscheiden Leardini et al. (1999) unterstützende und hemmende Ligamente. Sowohl das Ligamentum calcaneofibulare als auch das Ligamentum talocalcaneare, die den subtalaren Bandkomplex überspannen, sind während der Flexion und Extension konstant gedehnt und haben damit eine unterstützende Funktion. Isometrische Bänder unterstützen Bewegungen, nicht-isometrische Bänder hemmen Bewegungen. Isometrische Bänder sorgen dafür, dass Gelenkflächen während der gesamten

Bewegung miteinander in Kontakt bleiben. Gleichzeitig gewährleisten die Gelenkflächen die Erhaltung der Bandspannung (Leardini et al., 1999), womit zwischen Band und Gelenkfläche eine symbiotische Beziehung entsteht. Die meisten anderen Ligamente sind Bewegungshemmer, die sich in einer bestimmten Endstellung anspannen und in der entgegengesetzten Endstellung wieder entspannen. Die Spannung von Unterstützungsbändern nimmt in beiden Endstellungen meist zu. Ozeki et al. (2002) stellten jedoch fest, dass das Ligamentum tibiocalcaneare zwischen 9,5° Extension und 9,5° Flexion angespannt war und in den Endstellungen erschlaffte (☞ *Abb. 8.21*).

Während der Eversion-Pronation-Valgus des Calcaneus (entsprechend Pronation, Abduktion und Extension gegenüber dem Talus) verläuft das Band schräger in plantar-proximaler Richtung. Während Inversion-Supination-Varus ist es umgekehrt (Sarrafian, 1993a). Nach Bahr et al. (1996) ist der Spannungszustand des Bandes unabhängig von axialen Belastungen. Maximale Spannung besteht unter Kompression, während der Extension und während Inversion-Supination-Varus.

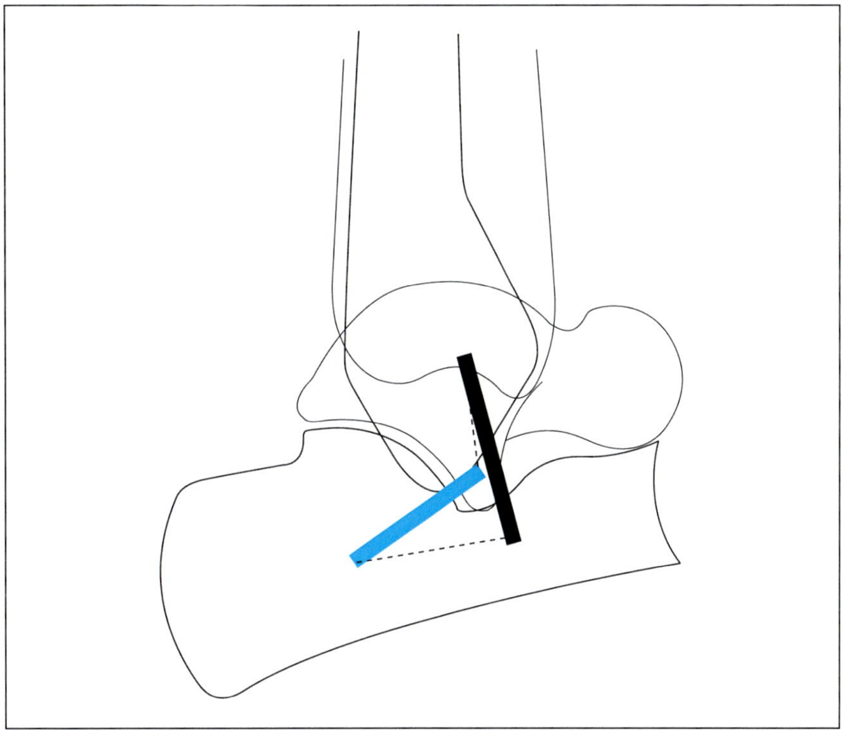

Abb. 8.21: Die geschlossene Bewegungskette des Tibiotarsalgelenks oder der Sprunggelenkkomplex

Das Ligamentum calcaneofibulare und das Ligamentum tibiocalcaneare fungieren als Kreuzbänder des Gelenks zwischen Tibia/Fibula und Calcaneus. In der oberen Ebene finden vorwiegend parasagittale und transversale Bewegungen während der Landung statt, in der unteren Ebene frontale und transversale Bewegungen während des Abstoßens (nach: Leardini et al., 1999)

Während einer belasteten Extension von 17,9° wird das Band um 5,3% gedehnt; während Flexion verkürzt es sich (Ozeki et al., 2002). Martin et al. (2002) bestätigen, dass das Ligamentum calcaneofibulare infolge des talokruralen Einflusses unter Belastung in Extension maximal angespannt ist, allerdings infolge des subtalaren Einflusses bei gleichzeitiger Inversion-Supination-Varus.

Im Gegensatz zum Ligamentum talofibulare anterius scheint eine zunehmende Belastung des Fußes in der Neutralstellung allein noch keinen Einfluss auf das Spannungsverhalten zu haben (Cawley und France, 1991).

Albert et al. (1992) stellten fest, dass das Kalkaneofibularband während 20° Extension bei Distraktionen, die von einem Gerät erzeugt wurden, das an der Tibia und lateral am Calcaneus fixiert war und dort eine Inversion-Supination-Varus erzeugte, zwischen 90 N und 135 N abreißen konnte (Albert et al., 1992).

Ligamentum talofibulare posterius

Dieses kräftigste der Außenbänder ist 30 mm lang, 5 mm breit und 5-8 mm dick (Sarrafian, 1993a).

Es befindet sich teilweise innerhalb des Gelenks (Hawe et al., 1989), aber außerhalb der Synovia und entspringt am nicht mit Knorpel überzogenen Abschnitt der Innenseite des Malleolus lateralis direkt medial der Rinne für die Peronäussehnen.

Das Band verbindet den proximal-lateralen Teil des Talus mit der Innenseite der Fibula und strahlt in die Fasern der Ligamenta calcaneofibulare und talofibulare anterius aus (Hintermann, 2000).

Es verläuft parallel zur Außenseite des Fußes in der Parasagittalebene und noch ausgeprägter in der Frontalebene. Seine kurzen Fasern inserieren direkt proximal der Facies articularis malleoli lateralis, seine langen Fasern am Tuberculum laterale processus posterioris tali. Die oberen oder dorsalen Fasern gehen über in das Ligamentum tibiofibulare posterius inferius. Gemeinsam bilden sie eine Tasche, die den Talus während der Extension auffängt (☞ *Abb. 8.8*).

Während der Extension (Rasmussen et al., 1983a; Colville et al., 1990) und der Außenrotation (Colville et al., 1990) dehnt sich das Band. Insbesondere bei 18° Sprunggelenkstreckung wird es um 5,9 % gestreckt (Ozeki et al., 2002).

Bei intaktem Kapsel-Band-Apparat hat es eine ergänzende Funktion in der Erhaltung der Sprunggelenkstabilität. Seine Fasern spannen sich erst dann an, wenn die Ligamenta talofibulare anterius und calcaneofibulare abgerissen sind. Die kurzen Fasern spannen sich bei der Innen- und Außenrotation, die langen Fasern bei der Außenrotation, Supination und Extension (Rasmussen et al., 1983a). Dagegen ist Seiler (1989) der Ansicht, dass das Band der wichtigste Stabilisator der Außenseite ist, und auch Stephens und Sammarco (1992) sind der Meinung, dass es in allen Gelenkstellungen eine stabilisierende Funktion hat. Wie das Ligamentum calcaneofibulare, so ist auch dieses Band isometrisch.

Ligamentum fibulotalocalcaneare

Nach Sarrafian wurde dieses Band zum ersten Mal im Jahre 1932 von Rouvière und Canela Lazaro beschrieben.

Es ist ein extraartikuläres Band, das dort, wo auch das Ligamentum tibiofibulare posterius verankert ist, am hinteren Rand des Malleolus lateralis und medial der Peronäusrinne an der Fibula entspringt. In diesem Gebiet ist es eng mit der Sehnenscheide der Mm. peronei verbunden.

Dieses platte Band besitzt zwei Blätter (Laminae). Die talare Lamina superior medialis inseriert am Tuberculum laterale processus posterioris tali und nimmt am Kanal für die Sehne des M. flexor hallucis longus teil. Die größere Lamina inferior lateralis inseriert in ihrer gesamten Breite an der Rückseite des Tuber calcanei. Manchmal erstreckt die Insertion sich so weit nach lateral, dass sie mit dem Ligamentum calcaneofibulare verschmilzt. In 60 % der Fälle ist das Band selbstständig, in 20 % der Fälle ist es ein fadenförmiges, unscheinbares Gebilde und in 20 % der Fälle fehlt es ganz.

Man kann das Ligament auch als eine etwas dickere, distale Aponeurose des Unterschenkels ansehen, die zwischen den Kanälen der Peronäussehnen und der Flexor-hallucis-longus-Sehne liegt. Nach Sarrafian (1993a) hemmt es die Sprunggelenkstreckung. Stephens und Sammarco (1992) sind jedoch der Ansicht, dass es gemeinsam mit den Ligamenta calcaneofibulare und talofibulare posterius das Sprunggelenk in allen Stellungen stabilisiert.

Das Band spannt sich während der Extension und entspannt sich in Flexion. Während der Extension verhindert es vordere Translationen des belasteten Unterschenkels gegenüber dem Fuß.

Für die Diagnostik und die (chirurgische) Behandlung ist es wichtig, die individuellen Funktionen der diversen Außenbänder zu kennen, jedoch beschränkt sich das Wissen zumeist auf die Funktionen der isolierten Bänder in unbelasteten Situationen. Wichtiger ist jedoch die Funktion unter Belastung, wobei die Ligamenta talofibulare anterius und calcaneofibulare zusammenwirken und das Ligamentum talofibulare posterius an Bedeutung verliert. An Patienten mit einer Ruptur beider Bänder stellten die Autoren eine Zunahme sowohl der Eversion-Pronation-Valgus als auch der Inversion-Supination-Varus während der Landung fest (Hashimoto und Inokuchi, 1997). Während der Landung entsteht der erste Bodenkontakt normalerweise mit dem Calcaneus, der dabei eine Extension, Abduktion und Pronation durchführt. Die ersten beiden dieser Bewegungen werden jetzt vom Ligamentum calcaneofibulare nur noch in geringerem Maße unterstützt. Auch die beiden ersten Komponenten der unmittelbar darauf folgenden Flexion, Innenrotation und Supination des Talus werden jetzt weniger gut vom Ligamentum talofibulare anterius gesteuert. Die verstärkte Außenrotation des Unterschenkels oder Innenrotation des Talus wird infolge der Dehnung des Ligamentum talofibulare anterius während des Abstoßens zur Erschlaffung des bereits gedehnten Ligamentum calcaneofibulare führen, was wiederum eine Zunahme der Inversion-Supination-Varus des Calcaneus erlaubt, die bereits von den zahlreichen dynamischen Inversoren eingeleitet wurde. Die These von Hintermann (2000), dass die beiden Bänder gemeinsam den Fuß in allen Gelenkstellungen stabilisieren, wird von einer computertomographischen Untersuchung von Colville et al. (1990) unterbaut, in der nach der Durchtrennung beider Bänder die Supination von Talus und Calcaneus in der Frontalebene und die Rotation von Unterschenkel, Talus und Calcaneus in der Transversalebene untersucht wurden. Im Umkehrschluss bedeutet dies, dass die gemeinsame Funktion auch nach Verletzungen nur eines der beiden Bänder gestört ist. Nach einer isolierten Durchtrennung entweder des Ligamentum talofibulare anterius oder des Ligamentum calcaneofibulare entstand bei einer zunehmenden axialen Belastung des in Inversion-Supination-Varus befindlichen Fußes keine Zunahme der Supination (*engl.* talar tilt). Diese entstand nur dann, wenn beide Ligamente durchtrennt waren.

Nach einer isolierten Durchtrennung des Ligamentum talofibulare anterius nahm die Außenrotation des Unterschenkels oder Innenrotation des Talus um 4,9° und um weitere 7,9° zu, wenn beide Bänder durchtrennt wurden. Dadurch betrug die gesamte Außenrotation 23,9° (Cass und Settles, 1994).

8.4.5 Medialer Komplex

Ligamentum deltoideum

Das Ligamentum deltoideum kennt einen großen anatomischen Variantenreichtum (Sappey, 1888; Poirier und Chapy, 1899; Toldt, 1900; Spalteholz, 1903; Fick, 1911; Testut, 1921; Dujarier, 1924; Yashar, 1961; Pankovich und Shivaram, 1979). Klein (1994) bemerkte dazu, es gebe eben so viele Deltoideum-Variationen wie Autoren, die das Ligament beschreiben.

Mit Ausnahme seiner Vorderseite gehört der mediale Komplex zur tiefgelegenen Fascia cruris, die in das Retinaculum flexorum übergeht. Vorne steht der Komplex mit der dünnen talokruralen Gelenkkapsel in Verbindung und wird von der Sehne des M. tibialis anterior begrenzt. In der Mitte befindet er sich unter der Sehne des M. tibialis posterior und hinten unter der Sehne des M. flexor digitorum longus, mit deren Sehnenscheiden er eng verbunden ist. Hinten geht er über in die hintere Gelenkkapsel, wo er sich auch mit dem Ligamentum talofibulare posterius verbindet.

Nach Sarrafian (1993a) besteht der Medialkomplex mit Ausnahme des Ligamentum tibiofibulare posterius profundum aus einer einzigen fibrösen Schicht, was jede Unterteilung als künstlich erscheinen lässt. Nur aufgrund der plantaren Insertionen wäre eine Untergliederung möglich.

Milner und Soames (1998) sind der Auffassung, dass das Ligamentum deltoideum oder der mediale kollaterale Bandkomplex aus einer oberflächlichen und einer tiefen Schicht besteht. Die oberflächliche Schicht enthält vier Komponenten, von denen drei sowohl den talokruralen als auch den subtalaren Komplex überspannen. Pankovich und Shivaram (1979) meinen, dass die oberflächliche Schicht hauptsächlich am vorderen und die tiefe Schicht am hinteren Colliculus entspringt. Boss und Hintermann (2002) konnten dieses jedoch nicht bestätigen.

Von proximal nach distal unterscheiden wir die folgenden, oberflächlich verlaufenden Ligamente *(☞ Abb. 8.22a)*:

Ligamentum tibiotalare posterius superficiale

Dieses verbindet den hinteren Anteil des vorderen und den vorderen Anteil des hinteren Colliculus (Leardini et al., 2000) mit dem Tuberculum mediale processus posterioris tali bis auf den Boden der Rinne für die Flexor-hallucis-longus-Sehne. Hinten und medial verschmilzt es mit der Kapsel des Talokruralgelenks und mit dem Ligamentum talofibulare posterius. Manchmal geht es über in das Ligamentum tibiotalare posterius profundum. Während der Extension (Pankovich und Shivaram, 1979; Rasmussen et al., 1983b) und Innenrotation des Talus wird es angespannt (Rasmussen et al., 1983b). Während der Flexion (Pankovich und Shivaram, 1979; Quiles et al., 1983) und Außenrotation (Quiles et al., 1983) entspannt es sich wieder. Es kann sich aber auch isometrisch verhalten, wobei es sich in Extension entspannt (Bruns und Rehder, 1993).

Ligamentum tibiocalcaneare

Dieses Band ist der kräftigste Teilnehmer der oberflächlichen Schicht. Es heftet sich proximal an den mittleren Abschnitt des vorderen Colliculus und plantar an das Sustentaculum tali. Seine Breite beträgt im Bereich der tibialen Insertion etwa 10 mm und in Höhe der kalkanearen Insertion 15 mm. Es ist 20-30 mm lang und 2-3 mm dick. Untersuchungen seines Dehnungsverhaltens ergeben kein einheitliches Bild. Verschiedene Autoren beschreiben während Flexion und Extension ein isometrisches Verhalten insbesondere der vorderen oder distalen Fasern (Bruns und Rehder, 1993; Ozeki et al., 2002). Quiles et al. (1983) berichten ein Nachlassen der Spannung während Flexion, andere Autoren fanden dagegen eine Spannungszunahme der meisten Fasern während Flexion und eine Spannungszunahme der hinteren Fasern während Extension (Pankovich und Shivaram, 1979). Nigg et al. (1990) fanden jedoch während Flexion eine Anspannung und während Extension eine Entspannung der hinteren Fasern. Nach Ozeki et al. (2002) wird das Band mit 5,2 % zwischen 9,5° Extension und 9,5° Flexion am stärksten gedehnt. Rasmussen et al. (1983b) beschreiben bei Pronation und Außenrotation zunehmende Spannung.

Die beiden oben genannten Ligamente können getrennt angelegt sein, aber auch ein Ganzes bilden. Ist Letzteres der Fall, dann hat der Komplex die Form eines Dreiecks und ist die Bezeichnung Ligamentum deltoideum gerechtfertigt. Da die tibiotalare Kontaktfläche nach Durchtrennung des Bandes um 40 % abnahm und der Druck im Gelenk um 30 % anstieg, sind Earll et al. (1996) der Meinung, dass dem Band bei der Erhaltung der medialen Fußstabilität eine Schlüsselrolle zukommt.

Ligamentum tibiocalcaneonaviculare (*engl.* tibiospring ligament)

Dieses Ligament verbindet den Malleolus medialis mit dem Ligamentum calcaneonaviculare superior-mediale. In anatomischen Lehrbüchern wird es meist in Einheit mit dem Ligamentum tibiocalcaneare beschrieben. Es würde dann die vorderen oder distalen Fasern dieses Bandes repräsentieren, während die hinteren Fasern das eigentliche Tibiokalkanearband bilden. Da es distal in einem anderen Ligament verankert ist, kann es sich besonders stark ausdehnen, bevor es abreißt (Siegler et al., 1988). Dehnung tritt während der Flexion und während der Außenrotation auf (Quiles et al., 1983).

Ligamentum tibionaviculare

Das Band inseriert am vorderen Colliculus. Sein tieferer Anteil inseriert gelegentlich direkt über dem Taluskopf und der Kapsel des Talonavikulargelenks auf dem Collum tali. In dem Fall wird es auch als Ligamentum tibiotalare anterius superficiale bezeichnet. Seine oberflächlichen Fasern ankern auf dem Rücken des Os naviculare, und auch hier wird eine Insertion im Ligamentum calcaneonaviculare beschrieben (Leardini et al., 2000). Das Ligament spannt sich während der Sprunggelenksflexion an (Pankovich und Shivaram, 1979).

Zwar bilden die Ligamenta tibionaviculare, tibiotalare anterius superficiale und tibiocalcaneonaviculare gemeinsam den breiten Anteil des Ligamentum deltoideum, sind aber dennoch das schwächste Element im medialen Bandkomplex.

In einer Studie von Milner und Soames (1998) waren nur die Ligamenta tibiocalcaneonaviculare und tibionaviculare bei allen 40 Präparaten vorhanden.

Die tiefe Gruppe besteht aus zwei Bändern, die ausschließlich das Talokruralgelenk kontrollieren (☞ *Abb. 8.22b*).

Ligamentum tibiotalare posterius profundum

Dieses proximal gelegene Band verbindet den hinteren Anteil des Malleolus mit dem plantaren Anteil des hinteren Abschnitts der Facies articularis malleolaris medialis auf dem Talus. Es ist 15-30 mm lang, in Höhe der tibialen Insertion 15-20 mm breit und an seiner talaren Insertionsstelle 5-15 mm dick, womit es der kräftigste Bestandteil des Medialkomplexes ist (Sarrafian, 1993a; Leardini et al., 2000). Attarian et al. (1985) melden eine durchschnittliche Dicke von 1,6 mm. Sein Verlauf ist intraartikulär, aber extrasynovial und schleifenförmig, womit es den Talus hinten unterstützt.

Ligamentum tibiotalare anterius (profundum)

Dieses distal gelegene Band verbindet das Gebiet der vorderen medialen und der distalen Tibiaepiphyse (Leardini et al. 2000) direkt distal der Trochlea tali mit dem Collum tali. Es ist sehr kurz und wird vom Ligamentum talocalcaneare bedeckt. Während der Flexion (Pankovich und Shivaram, 1979; Rasmussen et al., 1983b) und während der Außenrotation (Rasmussen et al., 1983b) dehnt es sich.

Da sich seine talaren Insertionen vorwiegend im hinteren Bereich des Talus befinden, sind die Bezeichnungen posterius und anterius irreführend (Sarrafian, 1993a). Bei Pronation, Außenrotation und Innenrotation des Talus nimmt seine Spannung zu (Rasmussen et al., 1983b).

Boss und Hintermann (2002) unterscheiden auch zwischen oberflächlichen, langen (Ligamenta tibiocalcaneonaviculare und tibiocalcaneare) sowie tief liegenden, kurzen Ligamenten (Ligamenta tibiotalare anterius, tibiotalare posterius superficiale und tibiotalare posterius profundum).

Abb. 8.22a: Oberflächliche Anteile des Ligamentum deltoideum (nach: Boss und Hintermann, 2002)
1 Ligamentum tibiocalcaneonaviculare
2 Ligamentum tibiocalcaneare
3 Ligamentum calcaneonaviculare plantare (*engl.* springligament)

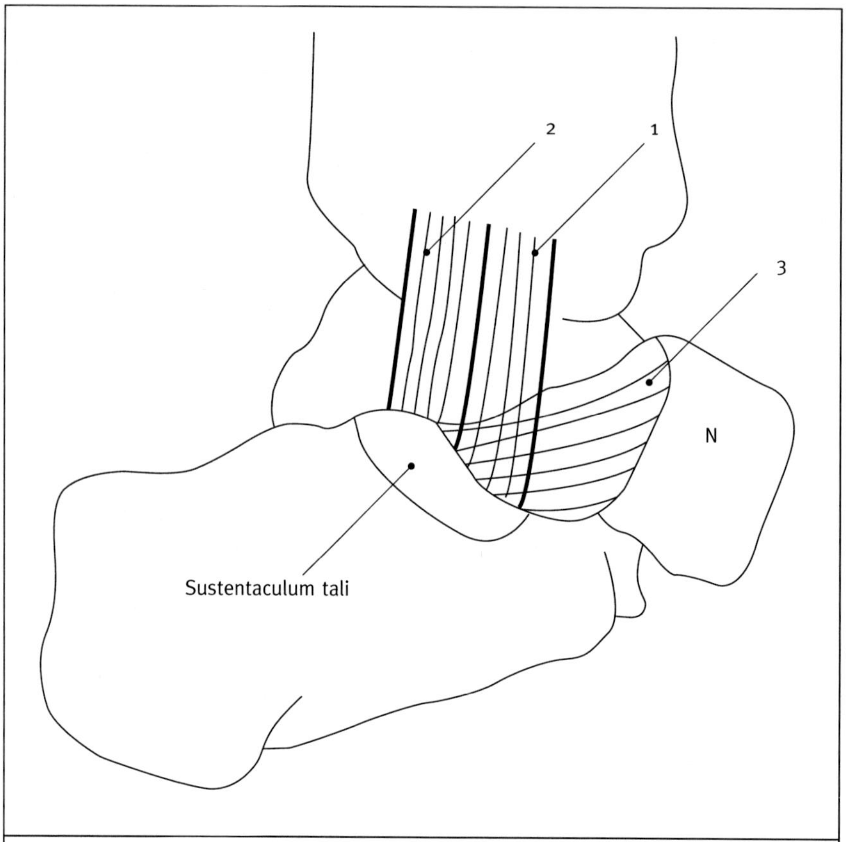

Abb. 8.22b: Tiefe Anteile des Ligamentum deltoideum (nach: Boss und Hintermann, 2002)
1 Ligamentum tibiotalare anterius
2 Ligamentum tibiotalare posterius superficiale
3 Ligamentum tibiotalare posterius profundum
4 Ligamentum calcaneonaviculare plantare (*engl.* springligament)

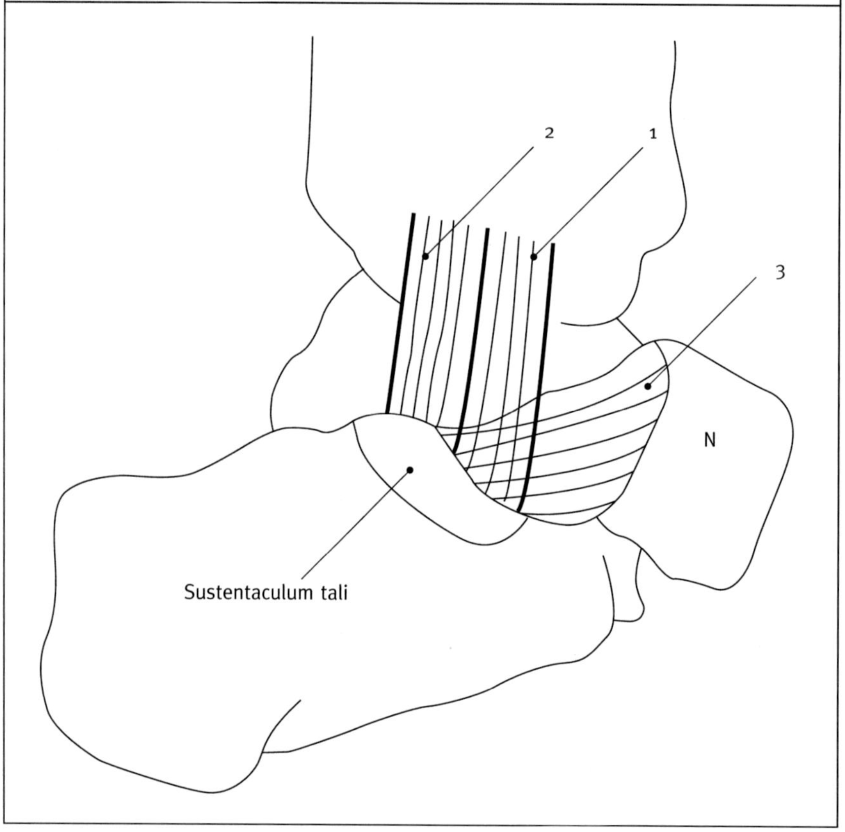

Die oberflächliche, durchschnittlich 25 mm lange Schicht überspannt das Talokruralgelenk, den subtalaren Komplex sowie die tiefe, 16 mm lange Schicht, die ihrerseits nur das Talokruralgelenk überspannt. Die Insertion des medialen Komplexes befindet sich entweder ganz vorne (Ligamenta tibiotalare anterius, tibiocalcaneonaviculare und tibiocalcaneare), oben auf (Ligamentum tibiotalare posterius superficiale) oder hinter dem zentralen und medial am deutlichsten hervortretenden Anteil des Malleolus (Ligamentum tibiotalare posterius profundum). Vom durchschnittlich 20 mm langen Ligamentum tibiotalare posterius superficiale ziehen Fasern zum Talus und zum Calcaneus. Das Tibiokalkanearband ist vom Ligamentum tibiotalare posterius profundum kaum, vom Ligamentum tibiotalare posterius superficiale dagegen sehr gut zu unterscheiden. Außerdem wird ein zusätzliches hinteres, 20 mm langes und 0,5 mm dickes Band beschrieben, das 10° nach posterior-plantar ausgerichtet ist und dessen Querschnitt dorsal 5 mm^2 und plantar 3 mm^2 beträgt.

In zwölf Präparaten kamen die Ligamenta tibiocalcaneonaviculare, tibiocalcaneare und tibiotalare posterius profundum immer, das Ligamentum tibiotalare posterius superficiale neunmal und das Ligamentum tibiotalare anterius sechsmal vor. Ein präparierfähiges Ligamentum tibionaviculare wurde nicht gefunden, wohl aber eine große fibröse, fächerförmige Verdickung an der Oberfläche, die die talokrurale Gelenkkapsel verstärkt.

Mit Ausnahme des Ligamentum tibionaviculare verlaufen die Bänder entweder parallel zur Tibialängsachse (Ligamenta tibiocalcaneonaviculare und tibiotalare anterius) oder sind am 90° gebeugten Fuß etwas nach plantar und hinten ausgerichtet (Ligamenta tibiocalcaneare, tibiotalare posterius superficiale und tibiotalare posterius profundum). Die Ligamenta tibiotalare posterius superficiale und posterius profundum liegen nicht aufeinander, sondern nebeneinander, wobei sich das oberflächliche Band zwischen dem Ligamentum tibiotalare anterius und dem Ligamentum tibiotalare posterius profundum befindet. Makroskopisch sind die beiden kräftigsten Bänder das Ligamentum tibiocalcaneare, das im Durchschnitt 1,8 mm dick ist, und das Ligamentum tibiotalare posterius profundum, das im Durchschnitt 1,6 mm dick ist (Attarian et. al, 1985). Mit einer Dicke von 1,5 mm folgt das Ligamentum tibiocalcaneonaviculare und die beiden mit 1,2 mm schwächeren Ligamenta tibiotalare anterius und tibiotalare posterius superficiale. Die größte Zugfestigkeit besitzt das Ligamentum tibiotalare posterius (profundum), gefolgt vom Ligamentum tibiocalcaneonaviculare, dem Ligamentum tibionaviculare und dem Ligamentum tibiocalcaneare (Siegler et al., 1988).

Das Ligamentum calcaneonaviculare plantare ist wichtig für die Funktion des medialen Komplexes. Eine Insuffizienz des Ligamentum deltoideum kann zur Entstehung eines Plattfußes führen.

Am isometrischsten ist das Ligamentum tibiocalcaneare, das in jeder Stellung des oberen Sprunggelenks die Pronation-Eversion-Valgus unterstützt und hemmt. Boss und Hintermann (2002) vertreten die Auffassung, dass neben den Ligamenta tibiocalcaneare und tibiocalcaneonaviculare bei der Kontrolle der Eversion-Pronation-Valgus auch das Ligamentum tibionaviculare eine Rolle spielt. Eine Schwächung dieses Bandes könne bei einer Insuffizienz des M. tibialis posterior zur Dehnung des Deltoideumkomplexes führen.

Außerdem deuten Boss und Hintermann an, dass bei einer Instabilität der Außenbänder mit rotatorischer Instabilität auch die operative Behandlung des Medialkomplexes zu den stabilisierenden Maßnahmen zählt. Denn bei einer Außenbandinsuffizienz rotiert die Tibia während der Landung übermäßig nach innen, der Talus beugt und innenrotiert übermäßig, und der Calcaneus begibt sich in eine übermäßige Eversion-Pronation-Valgus. Sämtliche übermäßigen Bewegungen müssen vom Medialkomplex gehemmt werden, wobei insbesondere die Ligamenta talonaviculare, tibiocalcaneonaviculare und das Ligamentum calcaneofibulare superior-mediale (☞ *unten*) den Talus unterstützen und hemmen (Hintermann, 2000). Sommer et al. (1996) stellten nach Durchtrennung der Außenbänder während belasteter Eversion-Pronation-Valgus eine Zunahme der tibialen Innenrotation fest, wobei das Ligamentum deltoideum als Rotationsachse fungierte. Nachdem auch das Ligamentum deltoideum entfernt wurde, nahm die Innenrotation wieder ab. Nach Sommer ist dies ein Hinweis auf die Bedeutung des Ligamentum deltoideum als Kontrolleur der Kraftübertragung von Eversion-Pronation-Valgus des Fußes auf den innenrotierten Unterschenkel während der Landung.

Auch die Kine(ma)tik des Talokruralkomplexes (Syndesmose und Articulatio talocruralis) steht in einem engen Zusammenhang mit der Unversehrtheit des Ligamentum deltoideum. Die teilweise Durchtrennung des Bandes führt zu einer veränderten Kraftübertragung, die häufig mit einer Verringerung der talokruralen Kontaktfläche und einer Zunahme der maximalen Druckbelastung einhergeht. Earll et al. (1996) stellten fest, dass ein Verlust des Ligamentum tibiocalcaneare die größten Auswirkungen hatte. Bis zu 43 % der Kontaktfläche gingen verloren, der Druck nahm um 30 % zu und der Talus verlagerte sich um 4 mm zur Seite. Die Tests fanden in Neutralstellung sowie in 10° und 20° Sprunggelenkstreckung statt.

Im Gegensatz dazu fanden Pereia et al. (1996) keine nennenswerten Veränderungen der genannten kine(ma)tischen Parameter, was sie mit einer erheblich größeren Bewegungseinschränkung der anderen Versuchsreihen erklärten.

Michelson et al. (1996a und b) beschreiben nach Durchtrennung der tiefen, aber auch der oberflächlichen Deltoideumschichten während belasteter, maximaler Beugung eine Außenrotation des Talus.

Hintermann et al. (1995) fanden unter zunehmender axialer Belastung bei fehlendem Ligamentum deltoideum weder eine veränderte Tibiarotation noch eine veränderte Kalkaneusrotation. Während belasteter Flexion und Extension nahmen die Rotationen sogar ab, was darauf hinweist, dass die Kraftübertragung vom Fußboden über den Calcaneus auf die Tibia mit Hilfe des Medialkomplexes stattfindet.

Rasmussen und Tovborg-Jensen (1982) beschreiben nach Durchtrennung des gesamten Medialkomplexes eine Zunahme der Extension, nicht aber der Flexion. Auch die talare Außenrotation und Supination waren in Extension ausgeprägter.

Träfe die immer wieder geäußerte Hypothese von der Bedeutung der talaren Keilform für die verriegelte Gelenkstellung zu, dann dürfte die Durchtrennung von Bändern auf die Bewegungsausmaße während der Extension keinen Einfluss haben.

Der mediale Bandkomplex verhindert eine Seitwärtsverschiebung des Talus (Quiles et al., 1983). Die primären Hemmer dieser Bewegung sind nach Harper (1987) der laterale Malleolus und dessen Bänder, während die tiefe Schicht die sekundäre Kontrollfunktion innehat.

Nigg et al. (1990) beschreiben eine Spannungszunahme im Medialkomplex während Flexion, Außenrotation (Abduktion) und Pronation. Die oberflächliche und die tiefe Schicht sollen die Pronation in gleicher Weise hemmen (Harper, 1987).

Bei der Stabilisierung des Sprunggelenks scheinen die Ligamenta tibiotalare anterius und posterius keine bedeutsame Rolle zu spielen.

Klinische Bedeutung

Hiermit ist deutlich geworden, dass die Kontrolle durch den Bandapparat an der Rückseite des Talokruralgelenks viel ausgeprägter ist als an seiner Vorderseite. Nach unserer Auffassung ist dies auch der Grund dafür, dass die verriegelte Stellung des Sprunggelenks eher durch die Rekrutierung des hinteren Bandapparats als durch die Keilform des Talus herbeigeführt wird. Die

Behandlung einer durch die Verkürzung des Bandapparats bedingten Extensionshemmung des Sprunggelenks ist denn auch ein zeit- und kraftraubendes Unternehmen.

Der Verlust des Ligamentum deltoideum ist für die Kinematik wichtiger als der Verlust des Lateralkomplexes.

8.4.6 Osteokinematik

In den Anfangsjahren der Biomechanik leitete man die Position der Bewegungsachsen von der Form der Gelenkflächen ab, die als Kegel, Zylinder, Kugel oder Ähnliches bezeichnet wurden. Inzwischen werden die Bewegungsachsen anhand der Bewegungen beider knöcherner Gelenkpartner berechnet, die in Bezug zu einem feststehenden Koordinatensystem unterschiedliche Bewegungen machen. Nach der allgemeinen Sprachregelung richtet sich die Bezeichnung einer Gelenkbewegung immer nach dem Verhalten des distalen Gelenkpartners.

Nach Lundberg (1989e) beschrieb Fick das Talokruralgelenk im Jahre 1911 als Scharniergelenk mit einer horizontalen Achse. Isman und Inman (1969) sowie Inman (1991) beschrieben eine einzige, schräg stehende und von medial, vorne und proximal nach lateral, hinten und distal verlaufende Achse, da die Form der Trochlea als konisch angesehen wurde *(☞ Abb. 8.23a und b)*. Dies würde bedeuten, dass der Talus während der Extension immer auch eine Abduktions- (Pronations-) und Außenrotationskomponente und während der Flexion immer auch eine Supinations- und Innenrotationskomponente besitzt. Aus der anatomischen Form der Trochlea in der Parasagittalebene leiteten Barnett und Napier (1952) das Vorhandensein sowohl einer Flexions- als auch einer Extensionsachse ab *(☞ Abb. 8.24)*.

Abb. 8.23a: Die Bewegung im Talokruralgelenk (frei nach: Inman, 1976)

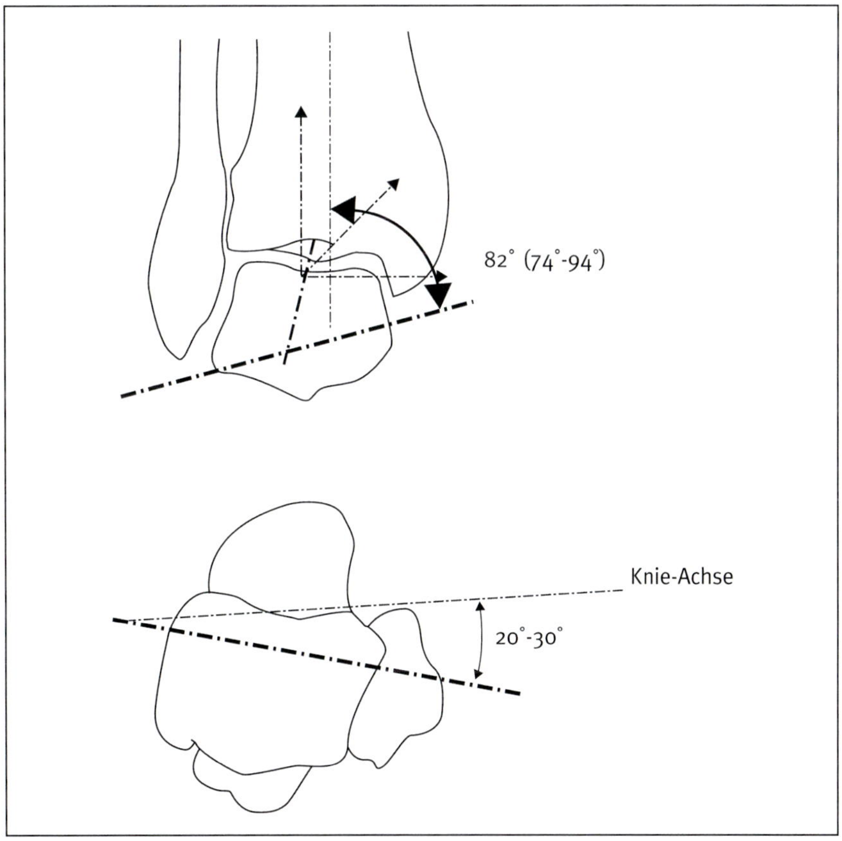

Abb. 8.23b

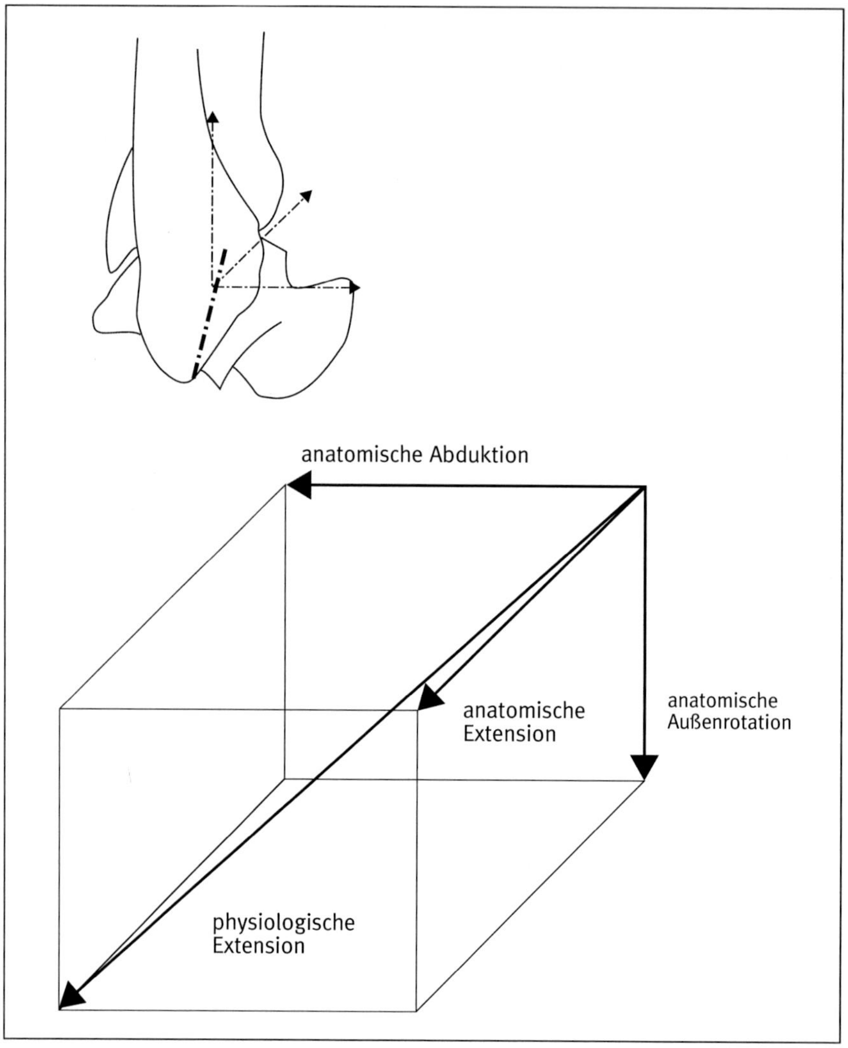

Die Beschreibung des oberen Sprunggelenks als Scharniergelenk wäre eine zu starke Vereinfachung (Leardini et al., 2000).

Seit White und Panjabi (1978) wird in biomechanischen Gelenkmodellen häufiger der Gedanke einer neutralen und einer elastischen Zone geäußert. Leardini et al. (2001) kommen in einem zweidimensionalen Modell des unbelasteten Fußes zu dem Schluss, dass in der neutralen Zone nur das Ligamentum calcaneofibulare und das Ligamentum talocalcaneare unter Spannung stehen. Diese hemmen die Bewegung nicht, sondern unterstützen sie. Die übrigen – hemmenden – Bänder spannen sich in einer elastischen Zone an und entspannen sich in der Neutralzone und in der entgegengesetzten elastischen Zone. Die beiden erstgenannten Bänder kontrollieren und begleiten die passive Bewegung, die zweite Gruppe schränkt die Bewegung ein. In beiden elastischen Zonen nimmt die stets vorhandene Spannung in den Unterstützungsbändern weiter zu. Die Neutralzone umfasst im Sprunggelenk etwa 75 % der gesamten Bewegung (Leardini et al., 1999).

Analog zum Kniegelenk dürfen wir daher von einer aus vier Elementen bestehenden, geschlossenen Bewegungskette sprechen.

Das Modell besteht aus den sagittalen Projektionen der beiden Ligamente und ihrer proximalen (Tibia und Fibula) und distalen Insertionen (Calcaneus).

Die momentane Rotationsachse befindet sich dabei im Bereich des Schnittpunkts beider Ligamente oder ihrer gedachten Verlängerung. Das Lot auf die

Abb. 8.24: Rotationsachse des Sprunggelenks und ihr Einfluss auf die Talusform und die Fibularbeweglichkeit (nach: Barnett und Napier, 1952)

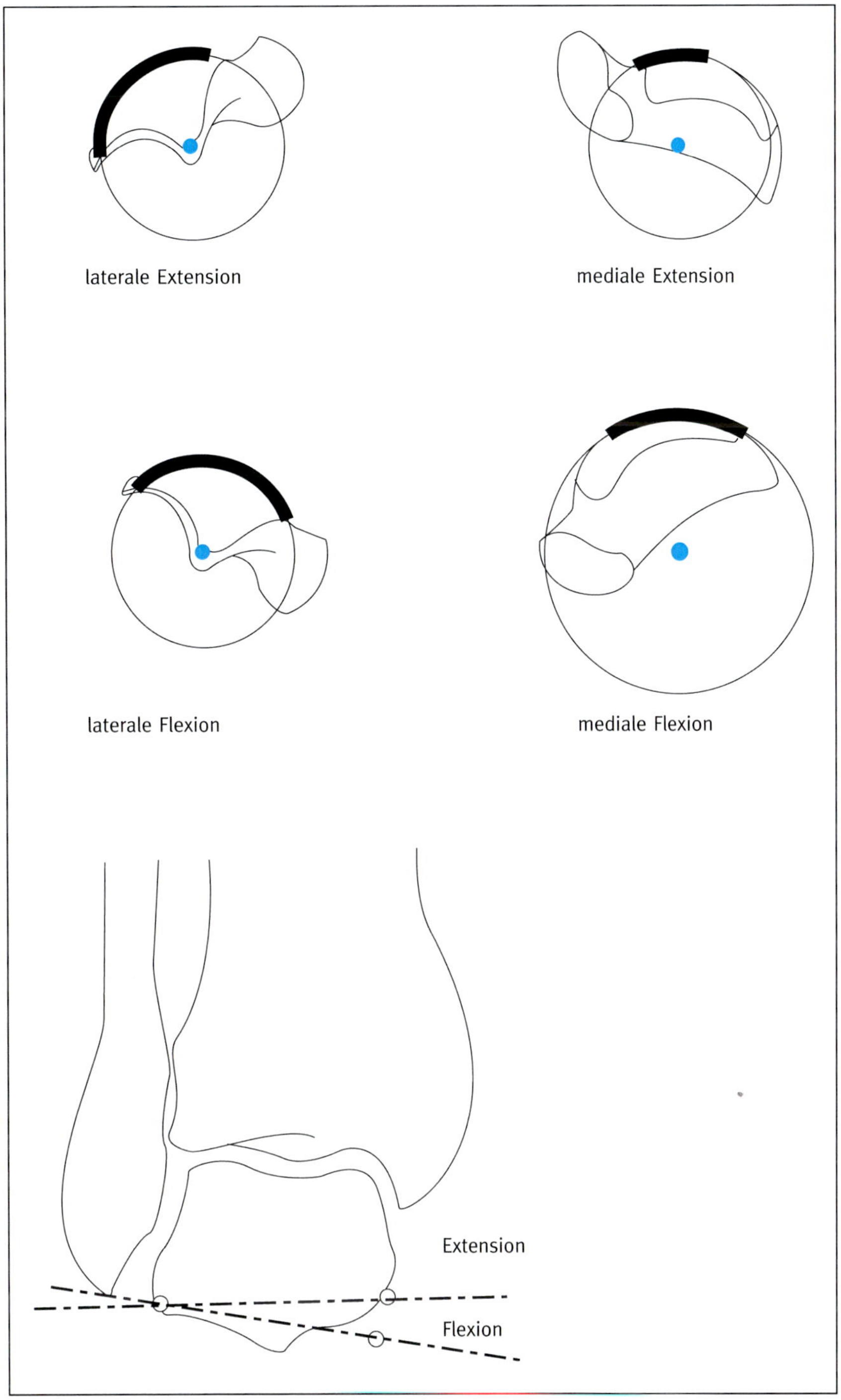

Tangente der gemeinsamen Kontaktfläche muss die Momentanachse schneiden (Oonk, 1988).

Diese Momentanachse, die einerseits den Schnittpunkt der beiden isometrischen Ligamente und andererseits den Schnittpunkt der momentanen Rotationsachse mit der Parasagittalebene bildet, verlagert sich auf dem Weg von 23° Flexion nach 25° Extension um etwa 10,2 mm nach dorsal und 10,6 mm nach distal (☞ *auch: Abb. 8.21*).

Rotation in der Parasagittalebene: Flexion und Extension

Nach Sichtung der Fachliteratur erwähnte Lundberg (1989e) Flexionen zwischen 23° und 56° sowie Extensionen zwischen 13° und 33°.

Nach Sammarco et al. (1973) beträgt die Extension am belasteten Fuß 21° (Standardabweichung: 7,21°) und am unbelasteten Fuß 23° (Streuung: 8°-9°). Lundberg et al. (1989a) ermittelten 23°-30° für belastete Extension und 28°-30° für belastete Flexion.

In den belasteten Phasen des Gehzyklus (Landung, Stand und Abstoßen) bewegt sich das obere Sprunggelenk zwischen 10,2° Extension (Streuung: 6-16°) und 14,2° Flexion (Streuung: 13-17°), insgesamt also um durchschnittlich 24,4° (Streuung: 20-30°) (Stauffer et al., 1977). Baggett und Young (1993) meldeten Zweifel an den Ergebnissen unbelasteter Messungen an, da diese von den belasteten Messergebnissen stark abwichen und auch nicht mit ihnen korrelierten. Die Streuung betrug unbelastet 0-16,5° und belastet 7,1-34,7°.

Mit Hilfe von Markierungen auf der Haut berechneten Hunt et al. (2001b) während des Gehens für den Calcaneus ein maximales Bewegungsausmaß zwischen 4° Flexion während der Landung und maximaler Extension (14°) während des Abstoßens.

In einer Studie, in der Calcaneus und Talus unbelastet aus der Beugestellung in die Streckstellung gebracht wurden (Leardini et al., 1999), zeigte der Talus ein dreidimensionales Bewegungsverhalten. Bei 25° Extension war er durchschnittlich um 6° außenrotiert und um 4° supiniert. Bei 30° Flexion war er um 4° innenrotiert und um 6° proniert (☞ *Abb. 8.27*). Bremer (1985) dagegen fand während der Beugung eine Supination.

Unabhängig vom Mittel- und Vorderfuß bewegt sich der Talus also in der unbelasteten Situation um mehr oder weniger schräg orientierte Bewegungsachsen. Nimmt man die Tatsache hinzu, dass einige Bänder während der Bewegungen des unbelasteten oberen Sprunggelenks isometrisch bleiben, wäre es möglich, dass es hier um einen einzigen Bewegungsmechanismus mit einem Freiheitsgrad geht.

Praktische Bedeutung

Da während der Extension mehr Bänder angespannt sind als während der Flexion, ist das Gelenk in der Extensionsstellung verriegelt.

Die Osteokinematik des belasteten Fußes verdient größere Aufmerksamkeit. Manualtherapeuten sehen sich häufig mit der Frage konfrontiert, wie der Fuß seine mechanische Energie (kinetische Energie während Belastung und potentielle Energie während Nichtbelastung) am effektivsten in Fortbewegung umsetzen kann. Die Kinematik des oberen Sprunggelenks und der tarsometatarsalen Verbindung des belasteten Fußes unterscheidet sich nämlich von der des unbelasteten Fußes. Die großzügige Ausstattung des Fußes mit intrinsischer Muskulatur dient nämlich nicht zur Bewegung der kleinen Zehengelenke, sondern zur Stabilisierung der Fußwurzel, die das gesamte Körpergewicht zu tragen hat, gegenüber den Zehenspitzen, die während der Gehbewegung als letzte den Bodenkontakt verlieren.

Am belasteten Fuß steht die osteokinematische Bewegung des Talokruralgelenks nicht nur unter dem Einfluss der Bewegung zwischen Talus und Unterschenkel, sondern auch unter dem Einfluss der Knochenelemente, die außerdem noch mit dem Talus in Verbindung stehen, insbesondere Calcaneus und Os naviculare.

Van den Bogert et al. (1994) fanden, dass die Bewegungsachse von proximal, lateral und plantar nach distal, medial und dorsal verläuft, wobei sie gegenüber der Frontalebene um 6,8° ±8,1° und gegenüber der Parasagittalebene um 82,3° ±8,1°nach medial und distal abweicht. Zur Transversalebene beträgt ihre Abweichung distal und dorsal 7,0° ±5,4°.

Bei Lundberg et al. (1989a, b und c) sowie bei Lundberg (1989e) erhält man auf Grundlage einer Studie an acht Testpersonen eine gute Übersicht des Verhaltens der wichtigsten Fußgelenke einschließlich des Talokruralgelenks unter Belastung.

Zur Erzeugung der Flexion wurde eine nach vorn kippbare Fußstütze verwendet. Die Extension wurde erzeugt, indem die Testperson sich auf der horizontal eingestellten Fußstütze im Fußgelenk vornüber beugte. Eine belastete parasagittale Rotation zwischen 30° Flexion und 30° Extension stimmt fast ganz mit talokruralen Rotationen von durchschnittlich 28,5° und 24,9° überein (Lundberg et al., 1989a). Der Unterschied im Bewegungsausmaß kommt dadurch zu Stande, dass die Abweichung der Bewegungsachse während der Flexion minus 2° (geringfügig plantar und distal) und während der Extension 18° beträgt. Bei Extension wurde keine Abweichung erwähnt (Lundberg et al., 1989a).

Wie schon bei Barnett und Napier (1952) entstand bei der Bewegung von Flexion nach 10° Flexion (keine Neutralstellung) eine bestimmte Gruppe von Bewegungsachsen. Für die Bewegung von 10° Flexion nach Extension entstand eine zweite Gruppe von Achsen.

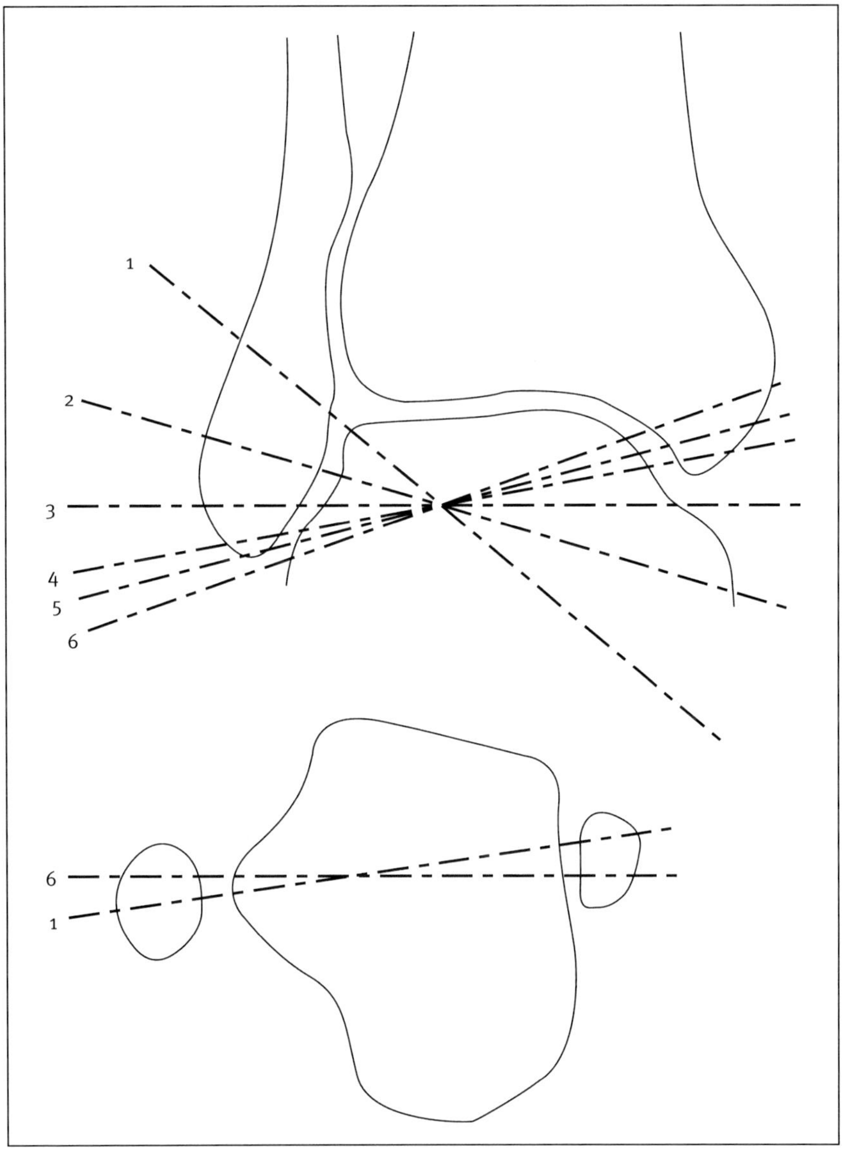

Abb. 8.25: Positionen der Bewegungsachse während der Extension (von Flexion bis Extension) (nach: Lundberg et al., 1989a)
1 Von 30° bis 20° Flexion
2 Von 20° bis 10° Flexion
3 Von 10° Flexion bis Neutralstellung
4 Von Neutralstellung bis 10° Extension
5 Von 10° bis 20° Extension
6 Von 20° bis 30° Extension

Die erste Achsengruppe wich in der Frontalebene mit durchschnittlich 2° geringfügig von plantar und medial nach dorsal und lateral ab und orientierte sich nahe 10° Flexion fast horizontal. Die zweite Achsengruppe verlief bei einer mittleren Abweichung von 19° von plantar und lateral nach dorsal und medial mehr oder weniger durch die Spitzen der Malleolen.

Allerdings ist hier zu bemerken, dass die Bewegung bei Lundberg et al. (1989a) von Flexion bis Extension verlief. Darum wird die Achse der Bewegung von 10° Flexion bis zu maximaler Flexion in der Frontalebene ähnlich verlaufen wie die Achse der Bewegung von 10° Flexion bis Extension.

In der Transversalebene verlaufen die Bewegungsachsen durch die Malleolusspitzen. In der Parasagittalebene sind die Achsenpositionen der Bewegung von Flexion bis Neutralstellung sehr variabel, während die Achsen der Extensionsbewegung viel konstanter von distal und dorsal nach proximal und plantar verlaufen.

Während der gesamten Fußbewegung von Flexion bis Extension bewegt sich der Talus in der Sagittalebene von 28° Flexion bis 23° Extension. In der Transversalebene rotiert der Talus zwischen 30° Flexion und 10° Flexion zunächst aus durchschnittlich 0,8° Außenrotation um 2,2° nach innen. Bei 10° Flexion verändert die Bewegungsachse dann in der Frontal- und Parasagittalebene ganz plötzlich ihre Position und außenrotiert bis zu 8,9° in maximaler Extension. In der Frontalebene findet schließlich eine konstante Supinationsbewegung aus 4,3° Pronation bis 1,6° Supination statt.

Zusammenfassend rotiert der Talus während der Fußbewegung aus Neutralstellung (Nullstellung) bis zur maximalen Flexion zunächst nach innen und ab 10° Flexion bei gleichzeitig ausgeprägter Pronation nach außen. Während der Fußbewegung aus Neutralstellung bis zur maximalen Extension rotiert der Talus bei gleichzeitig geringfügiger Supination nach außen (Lundberg et al., 1989a; ☞ *Abb. 8.26*).

Zur Erklärung der gegensätzlichen Befunde von Leardini et al. (1999) und Lundberg et al. (1989a) werfen wir einen Blick auf die Bewegungen zwischen Calcaneus und Talus (☞ *unten*). Dabei fällt auf, dass der Calcaneus während

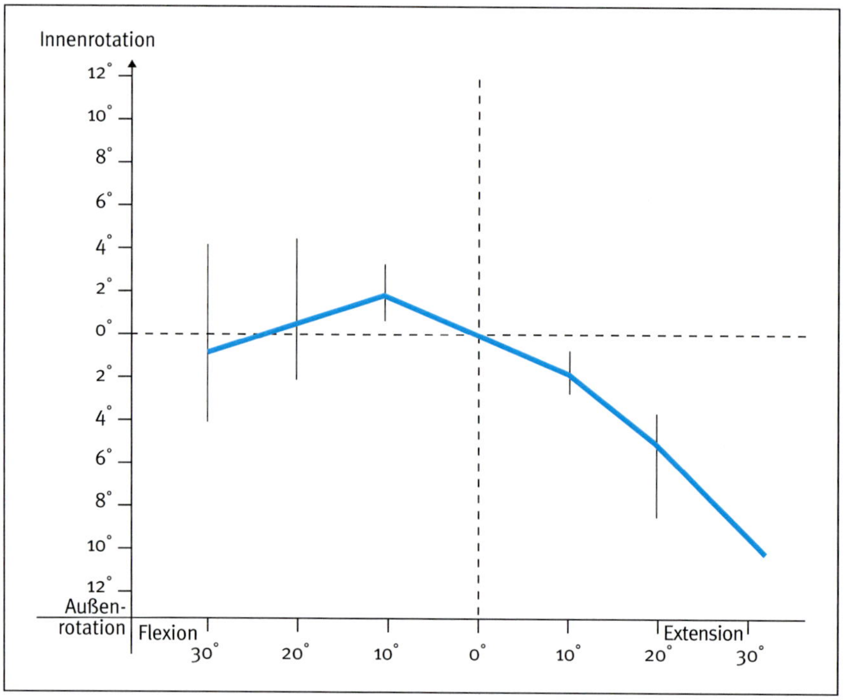

Abb. 8.26: Transversale Rotationskomponente während belasteter Flexionen und Extensionen (nach: Lundberg, 1989a)

der Fußbewegung von 30° Flexion bis Neutralstellung eine Eversion (Extension-Abduktion-Valgus) durchführt.

Dies ist wahrscheinlich auch der Grund dafür, dass der Talus während des ersten Drittels der Fußstreckung (30° Flexion bis 10° Flexion) gegenüber der Tibia innenrotiert, was übrigens in entgegengesetzter Richtung theoretisch eine Außenrotation wäre. Im Gegensatz dazu fanden Leardini et al. im gleichen Bewegungsabschnitt am unbelasteten Fuß eine Außenrotation. In der belasteten Situation wird das Verhalten des Talus in der Gelenkgabel von Einflüssen bestimmt, *die von plantar her kommen*. In diesem Fall bewegte sich die Fußstütze aus maximaler Flexion bis zu maximaler Extension – das Bewegungsverhalten des Talus wurde also *vom Bewegungsverhalten des Calcaneus bestimmt*. Während der Fortbewegung ist der Fuß Bewegungseinflüssen aus zwei Richtungen ausgesetzt. In der Standphase wirkt von oben eine Außenrotation des Unterschenkels und während der Landung von plantar kommende Kräfte auf ihn ein.

Vielleicht sollte man denn auch besser von einem krurotarsalen, tibiotarsalen Bewegungsmechanismus (Benink, 1985) oder von einem Sprunggelenkkomplex sprechen *(☞ S. 320–321)*.

Rotationen in der Transversalebene: Innen- und Außenrotation

Unter Belastung und unter Nichtbelastung handelt es sich bei der Außenrotation des Talus um eine passive osteokinematische Rotationskomponente (Drehbewegung) der parasagittalen Extension in der Transversalebene (Lundberg et al., 1989b; Leardini et al., 2000), die wahrscheinlich dadurch zu Stande kommt, dass sich während der Extension die medial und hinten gelegenen Bandstrukturen anspannen, die zahlreicher und deutlich kräftiger vorhanden sind als die lateralen Strukturen. Vergleicht man Leardinis und Lundbergs Untersuchungen, dann fällt auf, dass Anzahl und Funktion der Knochenelemente, die während der Bewegung auf den Talus Einfluss ausüben, auch davon abhängt, ob die Bewegung unter Belastung stattfindet oder nicht. Leardini et al. fanden während belasteter Flexion eine Innenrotation, Lundberg et al. eine Außenrotation des Talus.

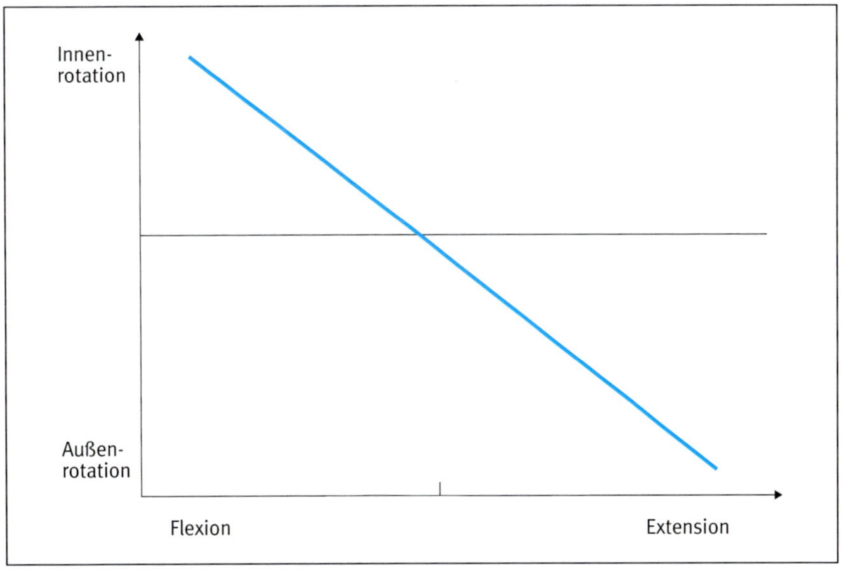

Abb. 8.27: Transversale Rotationskomponente während unbelasteter Flexionen und Extensionen (nach: Leardini, 2000)

Barnett und Napier (1952) meinten, dass die malleolaren und trochlearen Gelenkflächen während der Fußbeugung nicht auseinanderweichen, da die Keilform der Trochlea zur gleichen Zeit eine Innenrotation der Trochlea auslöst. Die durch die sagittalen und transversalen Rotationskomponenten bedingte Abweichung der Flexions-Extensionsache in der Frontalebene wäre dann von der Ausgeprägtheit der trochlearen Keilform abhängig. Läge die Achse in der Horizontalen, dann ständen die medialen und lateralen Gelenkflächen der Trochlea parallel zueinander (Siegler et al., 1988).

Jedoch kann unter Belastung während der Flexion und während der Extension infolge einer Unterschenkelrotation auch eine Rotation des Talus in der Transversalebene entstehen.

Van Langelaan (1983) berichtete, dass die belastete, absolute Außenrotation der Tibia innerhalb eines festen Koordinatensystems, wie beispielsweise dem Fußboden, in vitro nicht um eine, sondern um eine Gruppe von Achsen stattfindet, die direkt hinter der Tibia durch das Tuber calcanei verlaufen. Dabei macht die Tibia eine kleine Valgusbewegung, die der Autor als Eversion bezeichnet. Die größte tibiale Bewegung entsteht dabei in der vorderen tibiofibularen Verbindung, die kleinste Bewegung im hinteren Abschnitt des Malleolus medialis. Die Achse dieser belasteten Rotation befindet sich also nicht innerhalb der Tibia.

Auch der Talus beschreibt eine absolute Rotation um ein Achsenbündel, das sich posterior und medial außerhalb von ihm befindet und das von medial, distal und dorsal nach lateral, proximal und plantar durch das Tuber calcanei verläuft. Infolge dessen entsteht die stärkste Bewegung in Höhe des Caput tali.

Um diese Achse führt der Talus Außenrotationen, Pronationen und Extensionen durch, die der Autor übrigens als Abduktion, Eversion und Extension bezeichnet. Von diesen ist die Außenrotation am meisten und die Extension am wenigsten ausgeprägt. Außerdem wird die Außenrotation in dem Maße, wie die Unterschenkelaußenrotation zunimmt, einen zunehmenden Beitrag zur dreidimensionalen Bewegung leisten. Unter Belastung finden die absoluten Bewegungen von Unterschenkel und Talus nicht um dieselbe Achse statt, was bedeutet, dass die Talusbewegung nicht allein von der Tibia, sondern auch von distal und plantar gelegenen Knochenelementen mitbestimmt wird, insbesondere vom Calcaneus und vom Os naviculare.

Van Langelaan (1983) untersuchte an zehn Präparaten und Lundberg et al. (1989a) an acht Testpersonen auch die relative Bewegung, also diejenige Bewegung, die infolge der Außenrotation des belasteten Unterschenkels im Talokruralgelenk entsteht und stießen dabei auf große individuelle Variationen.

Van Langelaan (1983) unterschied an der Tibiotalarbewegung zwei Phasen, deren erste von einer größeren Innenrotation und einer geringfügigen Extension des Talus geprägt ist. Die zweite Phase erstreckt sich zwischen etwa 10° und 30° Außenrotation. Hier vollzieht der Talus vorwiegend eine Extension sowie in geringerem Maße eine Außenrotation und Supination. Erwartungsgemäß deutet die anfängliche Innenrotation auf eine gewisse Verzögerung der Talusbewegung gegenüber der Tibia hin (*engl.* tibiotalar delay). In dieser Phase läuft die Bewegung im Tibiotalargelenk fest, um dem Fuß die anschließende Inversion-Supination-Varus zu ermöglichen. Nach der anfänglichen Innenrotation schwächt sich die tibiotalare Rotationskomponente ab und verändert sich sogar in eine Außenrotation des Talus gegenüber der Tibia sowie in eine Extensionsbewegung.

Dieser Vorgang erscheint zunächst nicht logisch. Nach der anfänglichen, relativen Innen- und absoluten Außenrotation des Talus wird die dadurch ausgelöste absolute Kalkaneusbewegung den Talus jedoch stärker zur Außenrotation zwingen als die Tibia. Eine solche Überrotation des Talus gegenüber der Tibia wurde auch von Lundberg et al. (1989c) beschrieben. Sie kann auch

Tochigis Beobachtung (2000) erklären, dass eine Entfernung des Ligamentum talofibulare anterius sich nur geringfügig auf die Kinematik des belasteten Talus auswirkt.

Nimmt man den gesamten Verlauf der Tibiarotation, dann ist es logisch, dass die Neigungs- und Abweichungswinkel der Rotationsachsen während der Bewegung große individuelle und interindividuelle Unterschiede kennen.

Lundberg et al. (1989c) fanden heraus, dass die Achsen der relativen Talusbewegung während der Tibiarotation gegenüber der Tibia gleichgerichteter waren als die Flexions- und Extensionsachsen, jedoch größere Variationen der Neigungs- und Abweichungswinkel hatten.

Acht Testpersonen rotierten den belasteten Unterschenkel aus 20° Innenrotation in 10° Außenrotation und wieder zurück. Im Bewegungsabschnitt zwischen Neutralstellung und 10° Außenrotation der Tibia entstand eine durchschnittliche und vorwiegende Talusextension von 5,7° um eine schräg stehende Achse (☞ *Tab. 8.3*).

Tab. 8.3: Talare Bewegungskomponenten infolge Außenrotation des belasteten Unterschenkels (nach: Lundberg et al., 1989c)

Articulatio talocruralis: Talus	Belasteter Unterschenkel, 10° Außenrotation
Frontale Komponente	1,5° Supination
Transversale Komponente	0,7° Innenrotation
Sagittale Komponente	4,3° Extension

Eine Innenrotation von 20° aus der Neutralstellung führte zu einer durchschnittlichen Talusbewegung um eine schräg stehende Achse von 6,1°. Die von der Innenrotation des Unterschenkels (☞ *Tab. 8.4*) ausgelöste Talusbewegung in der Transversalebene war erheblich größer als die Bewegungskomponenten in den übrigen Ebenen (Lundberg et al., 1989c).

Tab. 8.4: Talare Bewegungskomponenten infolge Innenrotation des belasteten Unterschenkels (nach: Lundberg et al., 1989c)

Articulatio talocruralis: Talus	Belasteter Unterschenkel, 20° Innenrotation
Frontale Komponente	0,7° Pronation
Transversale Komponente	5° Außenrotation
Sagittale Komponente	0,1° Flexion

Bei 10° Tibiaaußenrotation und bei 20° Tibiainnenrotation in der Parasagittalebene betrug die durchschnittliche Neigung der Bewegungsachsen zur Transversalebene 19° und 64°. Während Innenrotation des Unterschenkels waren die Achsen stärker vertikal bis zu 88° oder fast parallel zur Tibialängsachse orientiert, woraus man ableiten kann, dass der Talus kaum Nebenbewegungen kennt und dass seine Außenrotation (entsprechend der Innenrotation des Unterschenkels) einem zweiten Freiheitsgrad des Talokruralgelenks gleichkommt (Lundberg et al., 1989a; ☞ *Abb. 8.28*).

Unbelastet hat die Bewegung also nur einen (Flexion-Extension), belastet vermutlich zwei Freiheitsgrade (Flexion-Extension und Innen-Außenrotation).

Nester (1997) beschreibt die gegenseitige Abhängigkeit der talokruralen und tarsalen Bewegungsmechanismen während Belastung und gibt an, dass die transversale Bewegung des Unterschenkels an die Fußbewegung gekoppelt ist. Die Innenrotation steht in Verbindung mit der Eversion-Pronation-Valgus und die Außenrotation mit der Inversion-Supination-Varus. Gleich nachdem die Ferse den Boden berührt hat und während der anschließenden Landung innenrotiert die Tibia infolge einer Eversion-Pronation-Valgus des Fußes. Jedoch fiel auf, dass das Ausmaß der tibialen Innenrotation in der Transversal-

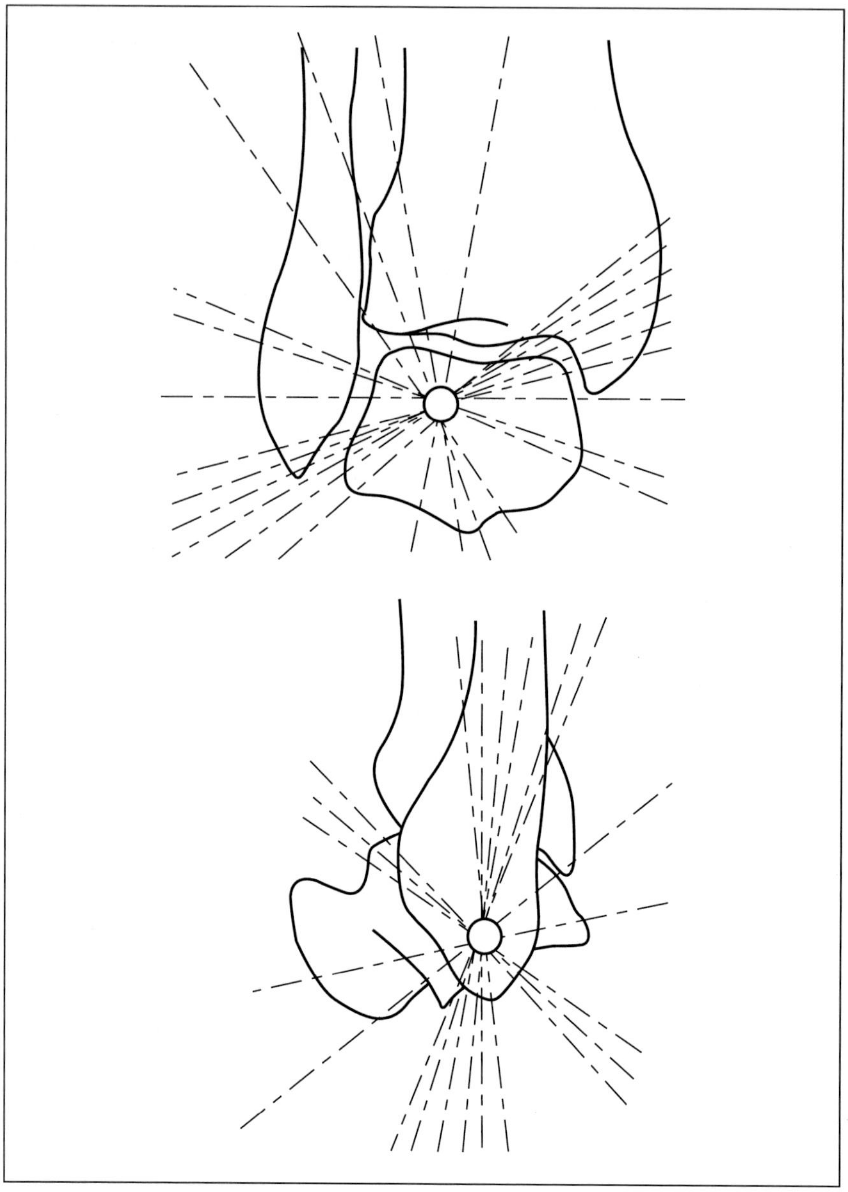

Abb. 8.28: Rotationsachse im Talokruralgelenk (nach: Lundberg, 1989d)

ebene das Ausmaß der Eversion-Pronation-Valgus des Hinterfußes übertraf. Nach Nester (1997) ist dieses damit zu erklären, dass die Innenrotation des Unterschenkels nicht nur vom Talokalkaneargelenk, sondern auch vom transversalen Tarsalgelenk beeinflusst wird. Bei der Besprechung des Tarsus weiter unten wird jedoch auffallen, dass das Ausmaß der Eversion-Pronation-Valgus in den Talonavikular- und Kalkaneokuboidealgelenken gering ist (Lundberg, 1989e). Eine andere mögliche Erklärung ist, dass die Innenrotation während der Landung im talokruralen Mechanismus entsteht und damit einen zweiten Freiheitsgrad repräsentiert.

Die vom Calcaneus ausgehende Bewegungskomponente der Inversion-Supination-Varus in der Frontalebene beginnt, wenn 50 %-55 % der Standphase verstrichen sind (Mannon et al., 1997). Nester (1997) stellte jedoch fest, dass bereits nach 16 % der Standphase die Außenrotation des Unterschenkels beginnt. Diese Außenrotation entspricht einer Innenrotation im Talokruralgelenk, die den Talus erst mit Verzögerung in die Bewegung aufnimmt, wodurch der subtalare Komplex nicht gleich supinieren wird.

McCullough und Burge (1980) stellten an acht Präparaten fest, dass die Rotation des Talus in der Transversalebene gegenüber einem festen Koordinatensystem unbelastet etwa 25° betrug. Etwa 50 % dieser Bewegung entstand im Talokruralgelenk, die übrigen 50 % in der distalen tibiofibularen Syndesmose. Die Achsenrotation wurde insbesondere von den Bändern und von der Höhe der Belastung, jedoch weniger von den Malleolen beeinflusst. Bei zunehmender Belastung verringerte sich die mit 3 N erzeugte Rotation, und zwar von 24° bei 1 kg auf 17° bei 50 kg. Unbelastet fanden Siegler et al. (1988) an 15 Präparaten eine Rotation von 26,5°. Nester et al. (2003) ermittelten bei 25 Testpersonen zwischen Calcaneus und Unterschenkel unter Belastung eine durchschnittliche Rotation von 27° (19,5-35°). Dabei fand Außenrotation statt, bis der erste Mittelfußknochen den Bodenkontakt verlor. Bei maximaler Innenrotation blieb der Unterschenkel in der Vertikalen. Auf diese Weise ermittelten sie zwischen dem Talus und dem Calcaneus eine durchschnittliche belastete Rotation von 15°.

Huson (1961 und 1985) teilte mit, dass der belastete Talus an einem Fuß in Neutralstellung praktisch nicht innenrotiert, da er unter der Kontrolle des Calcaneus steht (Van Langelaan, 1983), der fast keine absolute Eversion-Pronation-Valgus kennt.

Nester et al. (2003) sind der Ansicht, dass der Unterschenkel im Augenblick des Fersenkontakts als Teil einer Eversion-Pronation-Valgus des Fußes gegenüber einem lokalen Koordinatensystem außenrotiert ist. Die Position des dazwischen befindlichen Talus ist jedoch unklar. Bei normalem Gehen, nicht aber beim Sprint, befindet sich das obere Sprunggelenk zu Beginn der Landungsphase in Außenrotation (Tibialis-anterior-Position). Ausgelöst von einer relativen Eversion-Pronation-Valgus des Calcaneus, wird die Schwerkraft während der Landung auf dem Calcaneus zunächst durch eine Innenrotation des Talus gegenüber der Tibia abgefedert, was einer Inversion-Pronation-Varus zur Neutralstellung hin entspricht. Anschließend wird die Stoßdämpferfunktion vorwiegend von der Tibia übernommen, die gegenüber dem jetzt stabilisierten Talus innenrotiert. Angesichts der Größe seiner Bewegung wird dieser damit zu einem wichtigen Element innerhalb des Stoßdämpfungsmechanismus im Fuß (Lundberg et al., 1989c), zumal er auch einen wichtigen Beitrag zur belasteten transversalen Rotation zwischen dem Hinterfuß und dem Unterschenkel leistet (Siegler et al., 1988). Die weitere Stoßdämpfung findet im Tarsometatarsalgelenk statt (Van Langelaan, 1983).

Schlussfolgerung

Während des Gehens ist die transversale Rotation nicht nur eine Nebenbewegung der Flexion und Extension, sondern davon unabhängig auch eine besonders wichtige kinetische Bewegung, die während der Landung durch Außenrotation des Talus gegenüber der Tibia zur Abfederung von Bremskräften und durch Innenrotation zum Auslösen des Abstoßens dient. Diese rotatorischen Vorgänge sind durchaus mit den Mechanismen vergleichbar, die sich im Knie abspielen. Noch nicht untersucht wurde die Frage, ob zu dem zweiten Freiheitsgrad auch eine neutrale Zone gehört.

Rotation in der Frontalebene: Supination und Pronation

Diese Bewegungen wurden an acht Testpersonen untersucht. Mit Hilfe einer beweglichen Fußstütze wurde der Fuß zunächst 20° nach innen (Eversion-Pronation-Valgus) und dann 20° nach außen gekippt (Inversion-Supination-Varus) (☞ *Tab. 8.5 und 8.6*; Lundberg et al., 1989b).

Tab. 8.5: Talare Bewegungskomponenten infolge Supination des belasteten Fußes (nach: Lundberg et al., 1989b)

Articulatio talocruralis: Talus	Belasteter Fuß, 20° Supination
Frontale Komponente	0,4° Supination ±0,4°
Transversale Komponente	2,4° Außenrotation ±2,3°
Sagittale Komponente	1,1° Extension ±3,6°

Tab. 8.6: Talare Bewegungskomponenten infolge Pronation des belasteten Fußes (nach: Lundberg et al., 1989b)

Articulatio talocruralis: Talus	Belasteter Fuß, 20° Pronation
Frontale Komponente	0,9° Pronation ±0,4°
Transversale Komponente	0,6° Innenrotation ±0,9°
Sagittale Komponente	2,7° Flexion ±1,4°

Auffallend war, dass die Achsen von Extension, Flexion, Innenrotation, Außenrotation, Pronation und Supination einen gemeinsamen Schnittpunkt hatten, der sich in der Mitte zwischen den beiden Malleolen befand (Lundberg et al., 1989d) (☞ *Abb. 8.28*).

Axiale Belastung

Eine Zunahme der axialen Belastung führt zu talokruralen Bewegungen, die dem Verhalten des Talokruralgelenks während der Landung entsprechen. Allerdings ist die Tibia unter normalen Bedingungen nicht im Raum fixiert, sondern begibt sich aus einer Position hinter dem Bodenkontaktpunkt des Fußes (Landung) in eine Position, die vor dem Bodenkontaktpunkt liegt (Abstoßen). Dies beeinflusst jedoch nur die sagittale Komponente der dreidimensionalen talaren Bewegung (Flexion-Extension).

Dieses Thema beschäftigte unter anderem Kitaoka et al. (1995), die herausfanden, dass eine Zunahme der axialen Belastung während des Gehens zu einer tibiotalaren Bewegung von 5,2° führte, deren stärkste Komponente eine Flexion war, gefolgt von Innenrotation und Pronation.

Tochigi et al. (2000) stellten fest, dass sich der Talus während einer von 1 kg auf 70 kg ansteigenden axialen Belastung um 2,6° beugte, um 2,1° innenrotierte (Tochigi: adduzierte) und um 0,1° supinierte (Tochigi: invertierte). Außerdem fand eine dreidimensionale Rotation von etwa 3,5° statt.

Bei der Besprechung der Kinematik des subtalaren Komplexes wird sich weiter unten zeigen, dass dies die einzige kombinierte Bewegung ist, die während Bewegungen des Talus oder des Calcaneus stattfindet. Die Kinematik des belasteten Talus wird also während der Landung stärker vom Calcaneus als vom Unterschenkel bestimmt.

Sommer et al. (1996) meinten, dass nicht axiale Belastungen die Wirkung des Fußes auf den Unterschenkel bestimmen, was ein gewisses Maß an Verriegelung voraussetzen würde, sondern dass die Unversehrtheit der Ligamente darüber entscheidet, wie die Tibia auf die unterschiedlichen Stellungen des Fußes reagiert. Diese Stellungen setzen sich einerseits aus Flexion und Extension und andererseits aus Inversion-Supination-Varus sowie Eversion-Pronation-Valgus zusammen (*Anm. d. Red.:* die während der Landung entsteht).

Im Allgemeinen ist die Reaktion der Tibia, die man auch als Bewegungstransfer bezeichnet, am stärksten nach Inversion-Supination-Varus.

Da während Eversion-Pronation-Valgus, insbesondere in Beugestellung, vor allem die Innenrotation zunahm, war der Einfluss von Eversion-Pronation-Valgus auf den Bewegungstransfer nach Entfernung der Bänder allerdings größer als der Einfluss von Inversion-Supination-Varus. Dieses lässt sich nicht nur mit einer geringeren Kontrolle der Tibia durch den Talus infolge eines flexionsbedingten, reduzierten Kontakts in der Gelenkgabel, sondern auch mit einem Kontrollverlust der wichtigen hinteren Talokruralbänder erklären. Wäre nämlich der Unterschied des Bewegungstransfers in Flexion wirklich größer als in Extension, dann wäre auch der Unterschied des Bewegungstransfers zwischen einem intakten und einem zunehmend gespaltenen Bandapparat in Extension sehr groß, in Flexion jedoch minimal. Daher ist der Einfluss der Ligamente vermutlich größer als der Einfluss der Gelenkflächen, was sich übrigens bereits bei der Betrachtung des Einflusses von axialen Belastungen andeutet.

Die Entfernung von Ligamenten hatte auf die Inversion-Supination-Varus nur geringen Einfluss, was auf eine größere Rolle der knöchernen Elemente beim Bewegungstransfer im Sprunggelenk hindeutet.

Ferner kommen Sommer et al. (1996) zu dem Schluss, dass sich die Übertragung der Inversion-Supination-Varus und der Eversion-Pronation-Valgus des Calcaneus auf eine transversale Rotation des Unterschenkels während zunehmender axialer Belastung abschwächt, was insbesondere in einer Extensions-Eversions-Pronations-Valgusstellung des Fußes zu beobachten war.

Die isolierte Durchtrennung des Ligamentum talofibulare anterius beeinträchtigte die Übertragung ebenso, wie die Durchtrennung aller Außenbänder. Während Inversion-Supination-Varus schwächte sich der Transfer zwischen Calcaneus und Unterschenkel ab, nicht jedoch während Eversion-Pronation-Valgus.

Die Durchtrennung bestimmter Talokruralbänder hatte den geringsten Effekt auf den Bewegungstransfer.

Allgemeine Schlussfolgerung

Der belastete Talokruralkomplex kennt zwei Freiheitsgrade – einen in der Parasagittalebene und einen in der Transversalebene (Lundberg, 1989e). Dies bedeutet, dass der Talus sich – unabhängig von einer Flexion oder Extension des Fußes – nicht nur in der Sagittalebene bewegen, sondern dass er auch in der Transversalebene rotieren kann. Dies ist für mehrere Aktivitäten des Fußes von Bedeutung, wobei während verschiedener Flexions- und Extensionsstellungen des oberen Sprunggelenks die Überwindung der Schwerkraft (Abstoßen) von einer Innenrotation (Außenrotation der Tibia) und die Abfederung der Schwerkraft (Landung) von einer Außenrotation des Gelenks eingeleitet wird.

8.4.7 Arthrokinematik

Verriegelte Stellung

Unter einer maximalen Belastung von 1.600 N betrug die gemeinsame Gelenkkontaktfläche von Tibia und Talus in der Neutralstellung mit Ausnahme der Fawcett-Fazette 56,4 % ±4,9 % der gesamten Knorpelbekleidung. Während der Extension betrug die Kontaktfläche 51,9 % ±4,8 % und während der Flexion 47,1 % ±3,6 % (Dorenberg, 1983). Das gemeinsame Kontaktgebiet von Tibia und Talus soll im Parasagittalschnitt nie mehr als 66 % der gesamten Trochlearoberfläche einnehmen (Johnson, 1991). Dies könnte ein Grund dafür sein, dass der Fibula trotz der trochlearen Keilform keine Bewegung des gleichen Umfangs aufgezwungen wird.

Der größte Gelenkflächenkontakt und damit geringste Druck liegt also in der Neutralstellung vor, in der der Körper sich in einer entspannten, aufrechten Haltung befindet. Jahss (1991) meint dazu: *The maximal close packed position of the talocalcaneal joints is in the neutral loaded position. The loose packed position is in inversion.* In der Biomechanik ist die Neutralstellung gleich der maximal verriegelten Stellung (Jahss, 1991).

Dagegen ist die Manualtherapie der Auffassung, dass das Gelenk während maximaler Extension verriegelt ist, da in dieser Stellung die meisten und die kräftigsten Ligamente maximal angespannt sind (McConnail, 1969). Jedoch besteht während der Extension nicht der größte Gelenkkontakt, wodurch die Definition der verriegelten Stellung (maximale Kongruenz, maximaler Gelenkkontakt, geringster Gelenkinhalt, maximale Kapsel-Band-Spannung, Williams et al., 1989) nicht ganz erfüllt wird.

Darum meinen Vogler und Bojsen-Møller (2000), dass die meisten Gelenke des Fußes keine echte verriegelte Stellung (*engl.* close-packed position) kennen.

In der Mitte der belasteten Phase ist die Kontaktfläche mit etwa 5,23 cm^2 am größten. Auch Stiehl et al. (1993) schreiben, dass während belasteter Extension nur geringfügige frontale und transversale Talusbewegungen stattfinden und dass die Bandstrukturen bei der Erhaltung der Stabilität in ap-Richtung eine größere Rolle spielen als die knöcherne Struktur der Gelenkgabel.

Johnson und Markolf (1983) fanden die geringste Schlaffheit während der Extension.

Distraktion, Separation, Traktion

Mit Hilfe eines Distraktors, der an der Tibia und lateral am Calcaneus fixiert wird und dort eine Inversion-Supination-Varus erzeugt, lässt sich das Sprunggelenk so weit öffnen, dass arthroskopische Untersuchungen möglich werden. An Präparaten mit intaktem Sprunggelenk genügte eine Kraft von 45 N zur Erzeugung einer Separation von 2,4 mm. Die größte Separation entstand in Neutralstellung (Albert et al., 1992) und betrug bei einer Distraktionskraft von 135 N 4,6 mm. Größere Zugkräfte wurden aus technischen Gründen nicht getestet.

Fryer et al. (2002) erzeugten durch schnelle Separationen mit niedriger Amplitude an sehr beweglichen Sprunggelenken manuell Gelenkflächentrennungen, ohne dass nachher die Gelenkbeweglichkeit zunahm.

Van Valburg et al. (1999) berichten über eine Versuchsreihe, bei der mit Ilizarov-Ringfixateuren über drei Monate kontinuierlich eine Gelenkflächentrennung von durchschnittlich 5 mm aufrecht erhalten wurde. Bis zu zwei Jahre nach dieser Behandlung fanden sie klinische Verbesserungen, die sich manchmal auch darüber hinaus fortsetzten.

Flexion und Extension

Im kinematischen Modell von Leardini et al. (1999; ☞ *Osteokinematik*) ist eine bewegungsbedingte Dezentrierung des Gelenks vorgesehen. Tatsächlich verschiebt sich die Kontaktfläche zwischen Tibia und Talus während der Flexion nach hinten, was nur dann möglich ist, wenn eine Rollbewegung der Trochlea oder eine Schaukelbewegung der Tibia nach hinten stattfindet, die größer ist als die kompensatorische Schubbewegung der Trochlea oder Gleitbewegung der Tibia nach vorn. Auch eine vordere Verschiebung der tibialen Facies articularis tali während der Extension wird beschrieben (Leardini et al., 2000).

Auf jeden Fall wird hiermit deutlich, dass während der Extension die talare Rollkomponente und die tibiale Schaukelkomponente nach vorn größer sind als die entsprechenden Schub- und Gleitkomponenten. Die Differenz zwischen der Roll- und der Schubdistanz einer bestimmten Bewegung stimmt mit den zurückgelegten Distanzen auf der Trochlea und der Tibia überein. Leardini et al. (1999) und Wilson et al. (1991) bezeichnen dies als Schlupfquotient (☞ *Knie*). Da das Profil der Trochlea im Sagittalschnitt 1,5- bis 2,5mal länger ist als das Tibiaprofil, beträgt dieser Unterschied 0,4-0,6 mm.

Klinische Bedeutung

Wie schon beim Knie, so wird auch hier die Anatomie der knöchernen Elemente in jeder Gelenkstellung zu einer Spannungszunahme in den beiden isometrischen Unterstützungsbändern führen. Sind Tibia, Fibula und Calcaneus intakt, dann werden diese Bänder keine Bewegungseinschränkungen verursachen.

Allerdings werden sie durch ihre Spannung jeden Versuch erschweren, Bewegungseinschränkungen der nicht-isometrischen Kapselbandstrukturen mittels Translations-, Gleit- oder Schubtechniken zu behandeln. Darum muss während arthrokinematisch spezifischer Dehnungstechniken darauf geachtet werden, jederzeit das mediale und das laterale isometrische Band durch gezielte Inversion-Supination-Varus oder Eversion-Pronation-Valgus in entspanntem Zustand zu belassen.

Auch in diesem Gelenk können Bewegungseinschränkungen dadurch entstehen, dass eine Verkürzung der Gelenkkapsel an der der Roll- oder Schaukelkomponente gegenüber liegenden Seite eine Rollschub- oder Schaukelgleitbewegung der Gelenkpartner zur konkaven Gelenkmitte hin verhindert.

Dehnungsübungen mit gleichzeitiger Kompression können hier Abhilfe leisten. Eine wichtige Voraussetzung dafür ist jedoch, dass der Gelenkknorpel in der Lage ist, die Kompression angemessen abzufedern. Ein durch Immobilisierung oder Erkrankung vorgeschädigter Gelenkknorpel (beispielsweise Chondromalazie) kann durch Kompressionen noch stärker geschädigt werden.

Während einer Achsenkompression von 385 N (etwa 40 kg) verringert sich die durch eine Verletzung des Ligamentum talofibulare anterius (Boruta et al., 1990) bedingte distale Translation (vorderes Schubladephänomen) um 28,8 % (Liu et al., 2000). Dies bedeutet, dass die Tibia unter Belastung eine zentralisierende Wirkung auf das Gelenk ausüben kann. Die Methode lässt sich auch zur Zentrierung eines infolge Kapselverkürzung dezentrierten Talus anwenden.

8.5 Tarsales Bewegungssystem

Der Tarsus ist Teil eines Fortbewegungsmechanismus, der eine starke Tragfähigkeit mit einer großen Beweglichkeit kombiniert (Benink, 1985).

Im Vergleich zu anderen Fußsohlengängern ist der Tarsus des Menschen relativ stark entwickelt. Er besteht aus zwei Säulen mit insgesamt sieben Knochenelementen. Die mediale (tibiale) Säule umfasst drei und die laterale (fibulare) Säule zwei Ebenen. Der zwischen den beiden Säulen befindliche Spalt wird von zahlreichen Bändern und einigen extrinsischen und intrinsischen Muskelgruppen überbrückt (Vogler und Bojsen-Møller, 2000).

Medial besteht die proximale Ebene aus dem Talus, die mittlere Ebene aus dem Os naviculare und die distale Ebene aus den Ossa cuneiformia mediale intermedium und laterale. Die laterale Säule besteht proximal aus dem Calcaneus und distal aus dem Os cuboideum.

Wie schon bei der Handwurzel beschrieben wurde, so besteht auch der Fuß aus einem kinematischen Gitterwerk.

8.5.1 Der subtalare Gelenkkomplex

Der entwicklungsgeschichtlich junge, subtalare Gelenkkomplex ist vielschichtig aufgebaut. Seine klinische und radiologische Untersuchung ist kompliziert (Viladot et al., 1984). Pearce und Buckley (1999) meinen, dass sich aus diesem Grund besonders viele Studien mit der Klinik (Elveru et al., 1988a und b; Hardy, 1987; McMaster, 1976; Milgrom et al., 1985), mit der Biomechanik (Phillips und Lidtke, 1992; Procter und Paul, 1982; Sammarco et al., 1973; Sarrafian, 1993b; Scott und Winter, 1991; Siegler et al., 1988; Van Hellemondt et al., 1997) und der radiologischen Untersuchung des Komplexes beschäftigen (Crosby und Fitzfibbons, 1990; Devred et al., 1989; Heger und Wulf, 1985; Hindman et al., 1986; Janzen et al., 1992; Lowrie et al., 1988; Neri und Querin, 1989; Salutario et al., 1985; Smith und Staple, 1983).

Der kalkaneonavikulare Komplex bewegt sich um den Talus herum. Die anatomische Einteilung der verschiedenen Gelenke zwischen Talus, Calcaneus und Os naviculare wird in der Fachliteratur nicht ganz einheitlich abgebildet.

Es bestehen vier Gelenkflächen, und zwar zwischen Talus und hinterem Calcaneus, zwischen Talus und medialem Calcaneus, zwischen Talus und vorderem Calcaneus sowie zwischen Talus und Os naviculare. Jede Bewegung in einem dieser Gelenke geht mit Bewegungen in den anderen drei Gelenken einher. Die Komplexität dieses Geschehens nimmt noch dadurch zu, dass der Calcaneus und das Os naviculare vom Ligamentum calcaneonaviculare plantare und dem medialen Arm des Ligamentum bifurcatum miteinander verbunden werden, die analog zu den Ligamenta calcaneofibulare und tibiocalcaneare zwei Gelenke überspannen. Auf diesem Wege lösen Bewegungen des Calcaneus immer auch Bewegungen des Talus und des Os naviculare aus und umgekehrt (Huson, 1985). Das Talonavikulargelenk, das streng genommen Talokalkaneonavikulargelenk heißen müsste, wird damit zu einem integralen Bestandteil der Gelenke an der Plantarseite des Talus, die zusammenfassend als subtalarer Gelenkkomplex bezeichnet werden. Im Gegensatz zur Articulatio talocalcanearis posterior ist seine anatomische Form individuell sehr unterschiedlich (Viladot et al., 1984).

Der Gelenkkomplex zwischen Talus und Calcaneus besteht aus zwei einander schräg gegenüberstehenden Abteilungen, die durch den Canalis tarsi voneinander getrennt sind. Die proximale Abteilung bezeichnet man als Articulatio talocalcanearis posterior und die distale Abteilung als Articulatio talocalcanearis anterior (Karlsson et al., 1998).

Da sie von den distalen Gelenkflächen des Talus, der proximalen Gelenkfläche des Os naviculare, der distalen Gelenkfläche des Calcaneus und vom Ligamentum talocalcaneare plantare gebildet wird (Karlsson et al., 1997), könnte man die distale Abteilung auch als Articulatio talonavicularis bezeichnen. Tillmann (1987) betrachtet die hintere Abteilung des Subtalargelenks als die eigentliche, unter dem Talus befindliche Articulatio subtalaris. Die distale Abteilung würde man darum Articulatio talocalcaneonavicularis nennen (Huson, 1985). Gelegentlich besitzt die Articulatio talocalcanearis media eine eigene Gelenkhöhle, wodurch die vordere Abteilung aus drei unterschiedlichen Gelenken besteht, nämlich einer Articulatio talocalcanearis media, einer Articulatio talocalcanearis anterior und einer Articulatio talocalcaneonavicularis (Tillmann, 1987). Huson (1985) treibt das Durcheinander folgendermaßen auf die Spitze:

Unteres Sprunggelenk

- Ein Begriff für beide Gelenkabteilungen zwischen Talus und Calcaneus.
- Ein Begriff für die hintere Gelenkabteilung zwischen Talus und Calcaneus.

Articulatio subtalaris

- Ein Begriff für beide Gelenkabteilungen zwischen Talus und Calcaneus.
- Ein Begriff für die hintere Gelenkabteilung zwischen Talus und Calcaneus.

Subtalarer Komplex

- Ein Begriff für die Articulationes talocalcanearis posterior und talocalcaneonavicularis; letztere besteht wiederum aus den Articulationes talocalcanearis media und anterior sowie talocalcaneonavicularis media und talocalcaneonavicularis.
- Articulationes talocalcanearis und tarsi transversa.

Talokalkaneonavikulargelenk

- Ein Begriff für beide Gelenkabteilungen zwischen Talus und Calcaneus.
- Ein Begriff für die vordere Gelenkabteilung zwischen Talus und Calcaneus sowie Articulatio talonavicularis.

Peritalargelenk

- Synonym für Subtalarkomplex.

Talotarsalgelenk

- Synonym für Subtalarkomplex.

8.5.2 Articulatio talocalcanearis (posterior)

Funktionelle Anatomie

Talus

Gemeinsame Gelenkflächen mit dem Calcaneus

Mit Ausnahme des Canalis tarsi und der lateralen Hälfte des Collum tali wird die Plantarseite des Talus ausschließlich von Gelenkflächen bedeckt. Normalerweise besitzt der Talus mit vier Gelenkpartnern zwei gemeinsame Gelenkflächen, die vom Sulcus tali getrennt werden.

Mit seinem Gegenüber auf dem Calcaneus bildet der Sulcus tali den Canalis tarsi, der sich von distal und lateral (Sinus tarsi) nach proximal und medial bis direkt proximal des Sustentaculum tali erstreckt. Der Canalis tarsi liegt in einer Ebene, die fast lotrecht zur Ebene der gebündelten Bewegungsachsen des Subtalarkomplexes steht (☞ *Osteokinematik*).

Klinische Bedeutung

Der Canalis tarsi ist für den Untersucher bei dreidimensionalen Bewegungen des Calcaneus ein zuverlässiger Orientierungspunkt gegenüber dem Talus. Bewegt man den Talus parallel zum Canalis tarsi von proximal-medial nach distal-lateral, dann bewegt man ihn zwangsläufig und definitionsgemäß in einer Ebene, die lotrecht zur Bewegungsachse steht.

Dabei ist gut zu erkennen, dass der Subtalarkomplex eigentlich nur aus zwei Abteilungen besteht, nämlich der proximalen Gelenkfläche für die Articulatio subtalaris und den distalen Gelenkflächen für die Articulatio talocalcaneonavicularis.

Der vom Sulcus calcanei und vom Sulcus tali gebildete Canalis tarsi formt den Raum zwischen der hinteren und der inneren-vorderen Gelenkkammer. In der Transversalebene sind die hinteren Gelenkfazetten, der Canalis tarsi und die medialen Gelenkfazetten fast parallel ausgerichtet.

Die proximale, bikonkav gekrümmte Gelenkfläche (Facies articularis calcanearis posterior) ist sowohl in der Parasagittalebene (☞ *hintere kalkaneare Gelenkfläche*) wie auch in der Transversalebene schräg ausgerichtet. Ihre Form

Abb. 8.29: Kalkaneare Gelenkflächen des Talus, rechter Talus, Ansicht von plantar. Der Sulcus tali steht fast lotrecht zur talokalkanearen Rotationsachse (nach: Tillmann, 1987)
1 Facies articularis navicularis
2 Facies articularis calcanearis anterior
3 Gelenkflächenkontakt mit dem Ligamentum calcaneonaviculare plantare
4 Facies articularis calcanearis medialis
5 Sulcus tali
6 Facies articularis calcanearis posterior

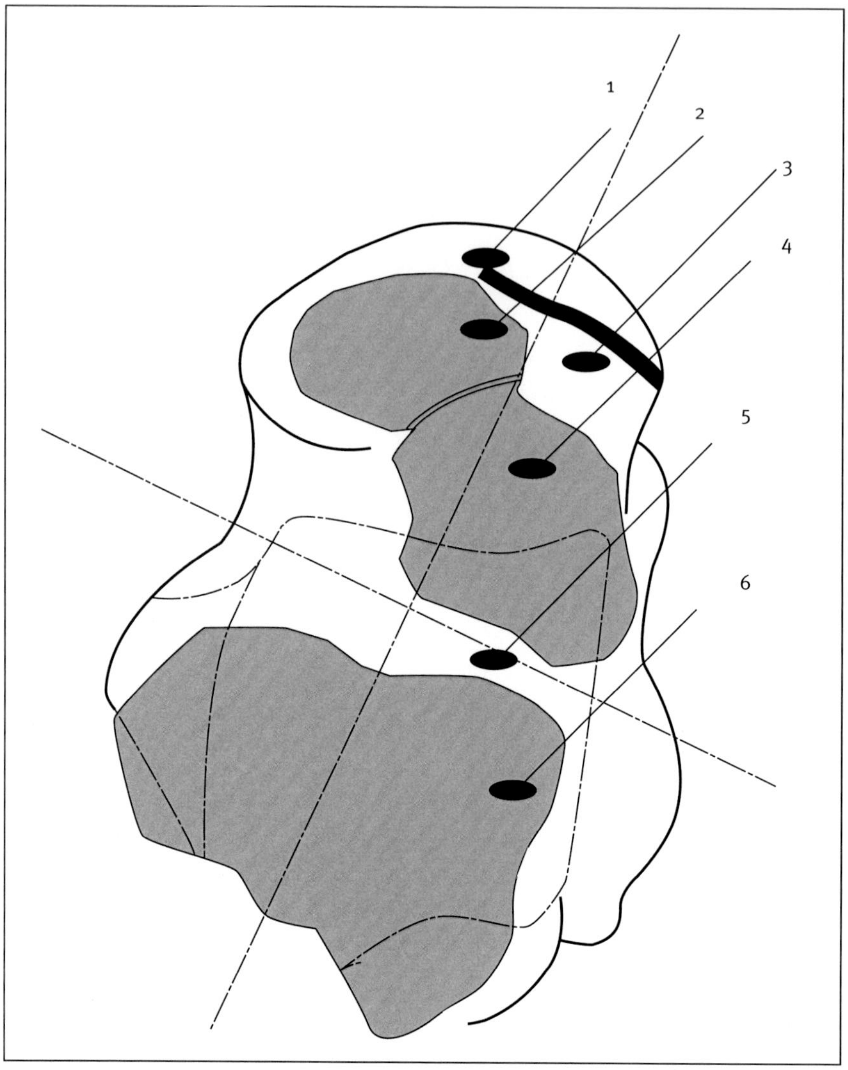

ähnelt der eines Zylinders (Tillmann, 1987). Die Fläche ist gegenüber der distalen Begrenzungslinie der Trochlea tali von proximal und medial nach distal und lateral durchschnittlich um 37° (Streuung: 26-50°) geneigt (Sarrafian, 1993a) (☞ *Abb. 8.30*). Wäre der Winkel größer, dann würde sich die Gelenkfläche stärker in der Parasagittalebene (Flexion-Extension), wäre er kleiner, dann stärker in der Frontalebene orientieren (Supination-Pronation).

In proximal-distaler Richtung ist die Konkavität stärker ausgeprägt als in medial-lateraler Richtung. Anders als unter der Trochlea, stehen die Knochenbälkchen in diesem Bereich durchgehend lotrecht zur Gelenkfläche, womit nachgewiesen wäre, dass Kompressionen hier immer in der gleichen Richtung einwirken (Vogler und Bojsen-Møller, 2000).

Distal des Kanals befindet sich die zweifach konvexe Facies articularis calcanearis medialis, die die plantare und die mediale Wand des Collum tali bedeckt. Unter dem durchgängigen Knorpelüberzug folgt auf der plantaren Wand des Caput tali unmittelbar distal und lateral die eher flache Facies articularis calcanearis anterior (Tillmann, 1987), die ihrerseits nahtlos in den Knorpelüberzug des Caput tali übergeht.

Die Knochenbälkchen des Collum tali sind in Längsrichtung angeordnet, womit erwiesen ist, dass das Os naviculare auf das Caput tali eine Achsenkompression ausübt (Vogler und Bojsen-Møller, 2000).

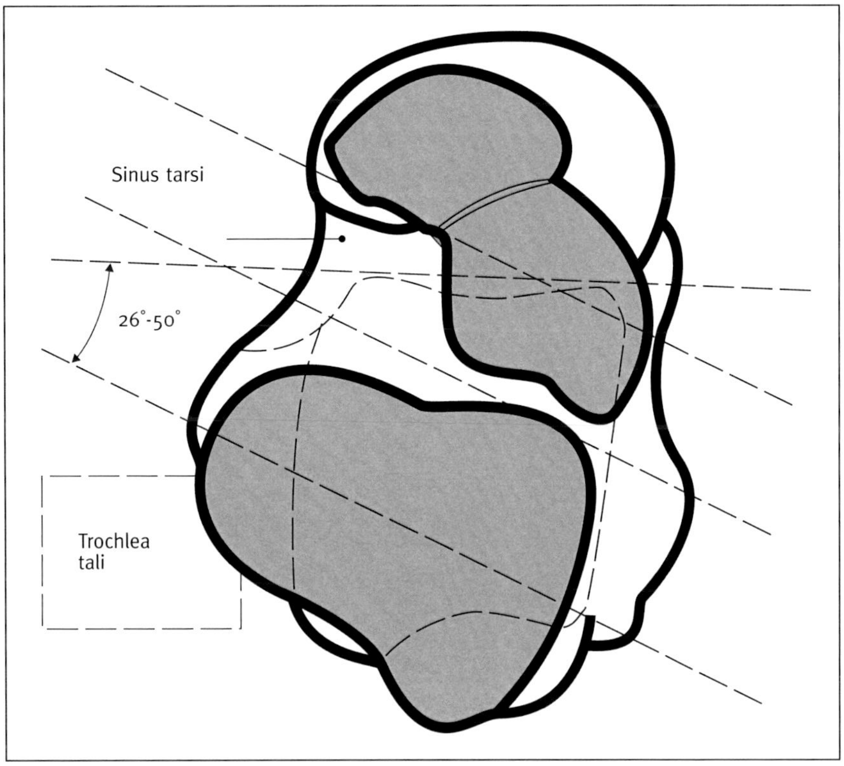

Abb. 8.30: Abweichung der hinteren und medialen kalkanearen Gelenkfazetten in der Transversalebene. Rechter Talus mit dorsal Trochlea tali (gestrichelte Linie), Ansicht von plantar (nach: Sarrafian, 1993a)

Gelenkfläche mit dem Ligamentum calcaneonaviculare plantare
Unmittelbar distal und medial der Facies articularis calcanearis medialis – also auch auf der plantaren und medialen Wand des Caput tali – befindet sich die Gelenkfläche, die immer mit dem pfannenförmigen Band in Kontakt steht (Williams et al., 1989).

Gelenkflächen zum Os naviculare
Die distale Abteilung des unteren Sprunggelenks besitzt außer den Gelenkflächen zum Calcaneus auch eine zweifach konvexe Gelenkfläche auf der distalen Wand des Caput tali (Facies articularis navicularis). Das Caput tali orientiert sich dabei schräg in medialer und plantarer Richtung.

Calcaneus

Dieses größte Knochenelement des Tarsus besitzt einen großen proximalen Anteil (Tuber calcanei, die Ferse), dessen aktive Steuerung allein vom M. triceps surae gewährleistet wird.

Die anatomische Achse des Calcaneus erstreckt sich in der Transversalebene von proximal und medial nach distal und lateral.

Die Längsachse des Calcaneus bildet in der Parasagittalebene mit dem Fußboden einen Winkel zwischen 10° und 30° (Gamble und Yale, 1966).

Unbelastet sind die von Muskeln hervorgerufenen Bewegungen des Calcaneus am auffälligsten. Die meisten seiner Bewegungen sind jedoch klein und unauffällig und werden im Rahmen des Gelenkkontakts mit dem Talus und dem Os cuboideum passiv erzwungen, insbesondere wenn Bodenkontakt besteht. Dieser wird von zwei kleinen knöchernen Höckern gewährleistet (Processus medialis et lateralis tuberis calcanei), wodurch auch während des Bodenkontakts noch eine gewisse Bewegungsfreiheit besteht. Während der Bewegungen des belasteten Hinterfußes verhindern Muskeln ein Weggleiten des Vorderfußes.

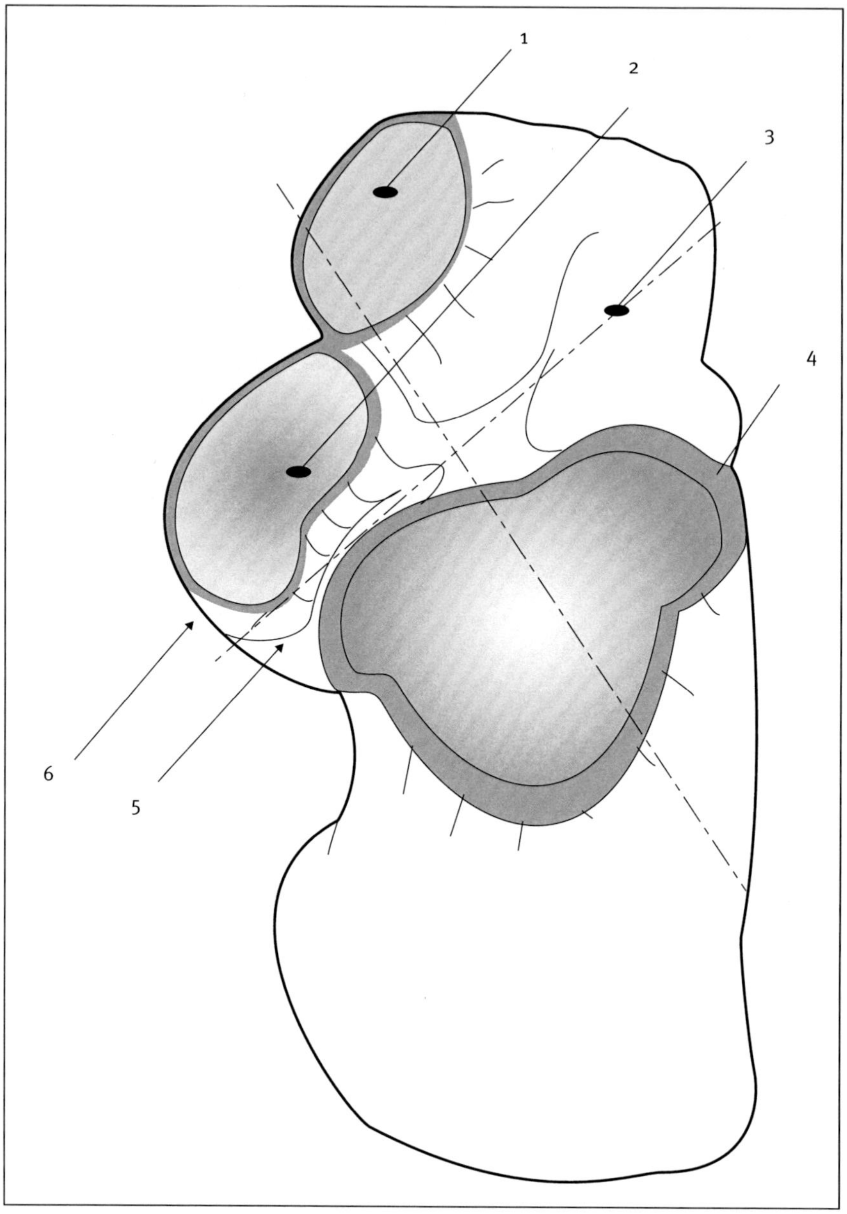

Abb. 8.31: Talokalkaneare Gelenkflächen des Calcaneus. Der Sulcus tali steht mehr oder weniger lotrecht zur talokalkanearen Rotationsachse (nach: Tillmann, 1987)
1 Facies articularis tali anterior
2 Facies articularis tali media
3 Sinus tarsi
4 Facies articularis tali posterior
5 Sulcus calcanei
6 Sustentaculum tali

Der Calcaneus ist lateral länger als medial, was ihn in der Transversalebene gekrümmt erscheinen lässt. Hierdurch wird praktisch automatisch die für das Abstoßen des Fußes verantwortliche Adduktionskomponente der Inversion-Supination-Varus oder auch Supination des Hinterfußes ausgelöst.

Den gleichen Effekt hat die Torsion in der Frontalebene, die den Calcaneus in eine Varus- oder Supinationsposition bringt. Beide Effekte verzögern natürlich den Landungsvorgang. In der Transversalebene ist der Calcaneus ähnlich gekrümmt wie in der Frontalebene, und zwar konvex an der Außenseite und konkav an der Innenseite, was den Talus in eine Ruheposition medial des Ruhepunktes des Calcaneus auf dem Fußboden bringt. Das Körpergewicht ruht dadurch vorwiegend auf der medialen Hälfte des Calcaneus, wodurch dieser unter Belastung immer die Tendenz hat, zur Medialseite hin abzuknicken. Diese Konstellation hat den Vorteil, dass Maßnahmen zum Auffangen der Kräfte nur an einer Seite notwendig sind. Da der Calcaneus meist den ersten Bodenkontakt hat, ist es seine Aufgabe, die Energie weiter im Fuß zu verteilen. Medial ist seine Kompakta denn auch bis zu 2,5 mm dick. Posterior-medial ist seine Wand dünner, da dort die Zugwirkung der Achillessehne der Druckwirkung des Körpergewichts entgegenwirkt (Vogler und Bojsen-Møller, 2000). Lateral beträgt die Dicke der Kompakta nur 1 mm. Ohne diese asymmetrische Einwirkung des Körpergewichts wären beide Kalkaneuswände gleich dick, was den Knochen schwerer machen würde, wodurch für die Fortbewegung mehr Energie benötigt würde. Die medialen Bandstrukturen sind denn auch erheblich dicker, kräftiger und wichtiger als das Außenband.

Auch dorsal besitzt der Calcaneus drei gemeinsame Gelenkflächen mit dem Talus (☞ *Abb. 8.31*). Die größte davon ist zweifach konvex gekrümmt und befindet sich hinten (Facies articularis tali posterior). Ihr Krümmungsradius ist individuell sehr verschieden und kann sogar die Form eines Sattels annehmen (Tillmann, 1987). Der Gelenkknorpel bedeckt die Gebiete mit der größten Knochendichte, was ein weiterer Hinweis dafür ist, dass hier während der Fortbewegung die höchsten Drücke entstehen. Procter und Paul (1982) berichten über eine Belastung der hinteren Gelenkfazette in Höhe des 2,8fachen Körpergewichts und der medialen-vorderen Gelenkfazette in Höhe des 2,4fachen Körpergewichts. Die Kompression zwischen Talus und Gelenkgabel betrug in dieser Studie das 3,9fache des Körpergewichts. In der Parasagittalebene erstreckt sich die Gelenkfläche schräg von proximal und medial nach distal und lateral in einem Winkel von 65° (55-75°) zur Längsachse des Calcaneus (Sarrafian, 1993a; ☞ *Abb. 8.32*). Bei einer geringeren Neigung würde sich die Fläche mehr in der Transversalebene (mehr Adduktion-Abduktion), bei einer stärkeren Neigung mehr in der Frontalebene ausrichten (mehr Supination-Pronation).

Kato stellte fest, dass eine geringere Neigung der hinteren Gelenkfazette zu Instabilitäten des Subtalarkomplexes prädisponiert, und zwar nicht durch ein großes Inversions-Supinations-Varustrauma, sondern eher durch wiederholte Mikrotraumata, die zu einer chronischen Belastung des Subtalarkomplexes führen (Kato, 1995). Dadurch, dass der Calcaneus des belasteten Fußes zum Fußboden in einem Winkel von bis zu 30° stehen kann, wird der Winkel, den die hintere Gelenkfazette zur Richtung der einwirkenden Schwerkraft hat, kleiner sein.

Die mittlere Gelenkfläche (Facies articularis calcanearis medialis) befindet sich auf der dorsalen Wand des Sustentaculum tali, dessen Länge im Durchschnitt 22 mm (19-25 mm) beträgt.

Die häufiger vorkommende, lange Variante geht über in den Processus anterior, wodurch auch die dortige Gelenkfläche in die Gelenkfläche des Sustentakulums übergeht (Olexa et al., 2000). Die Gelenkfläche des Sustentaculum tali kennt in der Parasagittalebene eine ähnliche Neigung wie die hintere Gelenkfläche.

Abb. 8.32: Die Neigung der konvexen Facies articularis posterior beträgt etwa 65° (a), die Neigung der konkaven Facies articularis media 46° (b) (nach: Sarrafian, 1993a)

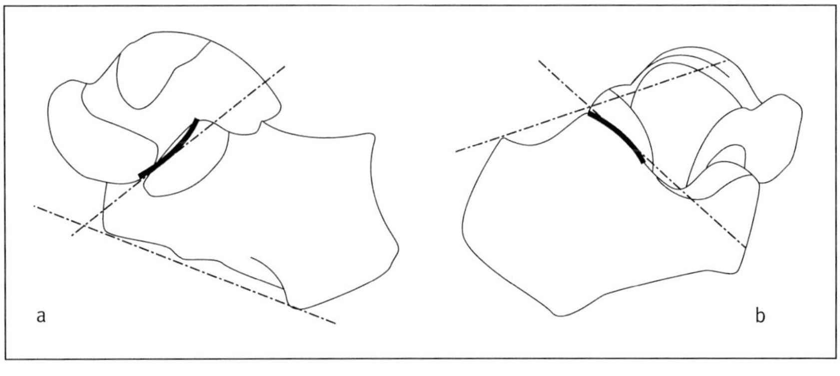

In der Frontalebene verläuft die Gelenkfläche auf der Dorsalseite von dorsal und medial im höchsten Punkt des Sustentakulums nach plantar und lateral, wobei sie fließend in die vordere Gelenkfläche übergeht.

Nach Brukner (1987) sind anatomische Varianten der sustentakularen Gelenkfläche funktionell von Bedeutung, weil sie Einfluss auf die subtalare Beweglichkeit haben.

Die vordere Gelenkfläche (Facies articularis calcanei anterior) befindet sich auf dem Processus anterior des Calcaneus und bildet regelmäßig mit der Gelenkfläche des Sustentakulums eine Einheit (☞ *oben*).

Die medialen und vorderen Gelenkflächen (Facies articulares talaris medialis und anterior), die Sarrafian als Acetabulum pedis bezeichnet (1993a), bilden die konkave Gelenkpfanne, in der das Caput tali ruht. Sie haben angenähert die Form eines hohlen Zylinders (Tillman, 1987). Die Gelenkpfanne wird vom Os naviculare und den Ligamenten, die den Calcaneus und die Tibia mit dem Os naviculare verbinden, vervollständigt. Da sie aus zwei Knochen und mehreren Ligamenten zusammengesetzt ist, fungiert sie wie ein Acetabulum, dessen Form und Position sich dem großen Taluskopf anpassen kann.

Während Belastung ermittelten Tanaka et al. (1999) in der Frontalebene radiologisch den Winkel zwischen der mechanischen Tibiaachse einerseits und dem oberen Talusaspekt und der hinteren Gelenkfläche andererseits. Dieser Winkel war bei Versuchspersonen mit verstärkter Pronation und Hallux valgus nach medial mit durchschnittlich 95,3° größer als bei der Kontrollgruppe (87,9°). Die hintere Gelenkfläche und der obere Talusaspekt hatten dadurch in der Frontalebene eine Valgusstellung.

Zwischen den beiden Abteilungen zieht der Canalis tarsi von proximal, medial und dorsal (proximal des Sustentaculum tali) nach distal, lateral und plantar (Sinus tarsi).

Das Talokalkaneargelenk ist starken anatomischen Variationen unterworfen. Diese beziehen sich vor allem auf die mediale und die vordere (distale) Gelenkfläche, die gelegentlich miteinander verschmelzen. Dadurch können insgesamt zwei völlig getrennte Gelenkflächen entstehen, und zwar eine proximale oder hintere und eine große distale oder vordere und mediale Gelenkfläche. Die distale, vordere Gelenkfläche kann aber auch vollständig fehlen, womit drei mögliche Gelenkflächentypen entstehen.

Der Typ A1 besitzt drei, der Typ A2 zwei Fazetten mit einer deutlichen Trennungslinie zwischen der distalen und der medialen Fazette. Der Typ B besitzt zwei Fazetten, wobei zwischen der medialen und der distalen Fazette eine Verengung oder eine vollständige Verschmelzung vorliegen kann. Die distale Fazette kann auch ganz fehlen (Typen B1, B2 und B3). Als Typ C bezeichnet man die seltene, vollständige Verschmelzung aller Fazetten. Von 134 Fersenbeinen gehörten 61 % zum Typ A1, von 122 Sprungbeinen nur 39 %. Die Gelenkfazetten des Talus verschmelzen also häufiger miteinander (Typen A2 und B2), während bei beiden Knochen der Typ B3 in 11 % der Fälle vorkam. In 10 % der Fälle fehlt die distale Fazette ganz, in 30 % ist sie mit der medialen Fazette verschmolzen (Barbaix et al., 2000).

Nach Viladot et al. (1984) kann man am distalen Talokalkaneargelenk (Articulationes talocalcaneares media und anterior) drei Formvarianten unterscheiden, nämlich eine eiförmige, eine bohnenförmige und eine mit zwei Gelenkflächen.

Aufgrund einer anatomischen Studie sind Barbaix et al. (2000) der Meinung, dass die Gelenkflächenverschiedenheit des Talokalkaneargelenks nach einem Inversions-Supinations-Varustrauma zu einem erhöhten Instabilitätsrisiko führt. Die größte Knochenstabilität habe das Dreifachgelenk, wobei die Längsachsen der beiden vorderen Gelenkflächen zueinander in einem Winkel von zumindest 30° stehen müssen und beide Achsen eher transversal als longitudinal orientiert sein müssen (☞ *Abb. 8.33*).

Zusätzlich zu den drei beschriebenen Gelenkflächen kommen auch noch sogenannte Facies externae accessoriae vor (Sarrafian, 1993a).

Kapsel-Band-Apparat

Talokalkanear

Die hintere und vordere Abteilung werden durch eine Gelenkkapsel vollständig getrennt. Die hintere Kammer (Articulatio subtalaris) bedeckt eine weite, dünne Kapsel, wodurch sie nicht mit den vorderen Gelenken kommunizieren kann (Karlsson et al., 1997). Jedoch steht sie über eine laterale Tasche (Recessus) mit dem oberen Sprunggelenk in Verbindung. Die Synovialmembran entspringt direkt am Rand der talaren Gelenkfläche und in geringer Entfernung vom Rand der kalkanearen Gelenkfläche (Tillmann, 1987).

Falls drei Fazetten vorhanden sind, dringt zwischen der medialen und distalen Fazette eine Synovialfalte in das Talokalkaneonavikulargelenk vor (Barbaix

Abb. 8.33: Die Gelenkfazetten des Calcaneus (nach: Barbaix et al., 2000)

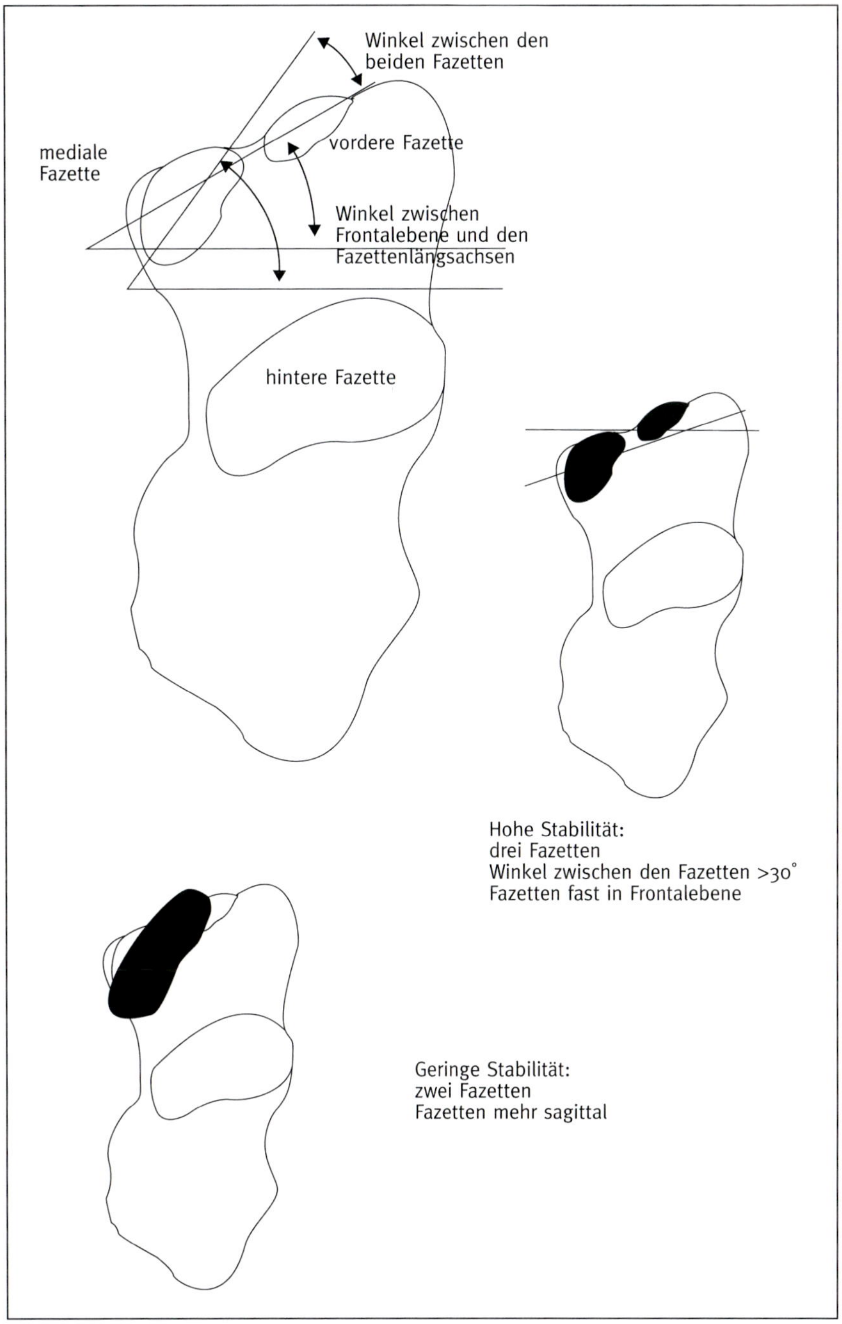

et al., 2000). Auch werden die beiden Fazetten manchmal von einer fibrösen Kapselfalte getrennt, wodurch sich die Stabilität des Gelenks verbessert. Mehrere Ligamente verbinden den Talus mit dem Calcaneus.
Analog zum Kniegelenk lassen sich eine periphere und eine zentrale Bändergruppe unterscheiden. Über die Einteilung dieser Ligamente gehen die Meinungen auseinander.

Man kann die Bänder beispielsweise in eine intrinsische primäre (oder zentrale), eine intrinsische sekundäre (oder periphere) und eine extrinsische periphere Gruppe einteilen.

Zentral befinden sich die primären, intrinsischen Ligamente des Subtalarkomplexes, die auch Bänder des Tarsalkanals oder Ligamentum talocalcaneare interosseum genannt werden. Dieses Band besteht aus einem medialen Anteil, dem eigentlichen Ligamentum talocalcaneare interosseum oder Ligamentum canalis tarsi, und einem lateralen Anteil, dem Ligamentum cervicale. Gemeinsam bilden diese beiden gewissermaßen die Kreuzbänder des Subtalarkomplexes. Nach Sarrafian (1993b) bleiben sie sowohl während der Eversion-Pronation-Valgus als auch während Inversion-Supination-Varus des Calcaneus angespannt. Peripher finden wir die sekundären intrinsischen Ligamenta talocalcaneare laterale, mediale und anterius (Tillmann, 1987), die eine den Kollateralbändern vergleichbare Funktion haben. Die extrinsische Gruppe besteht medial aus dem Ligamentum tibiocalcaneare und lateral aus dem Ligamentum calcaneofibulare.

Cahill wies darauf hin, dass das Retinaculum der Zehenextensoren an der Peripherie eine dynamische Verstärkung gewährleistet. Das Retinaculum extensorum inferius besteht aus zwei Schichten, die jeweils oberhalb und unterhalb der Extensorsehnen verlaufen. Ferner hat das Retinaculum drei Insertionsstellen auf dem Calcaneus (Cahill, 1965).

Nach Smith (1958) kann man sich die Talokalkanearbänder am besten als drei von proximal nach distal übereinander liegende Schichten vorstellen, die nahezu in der Frontalebene verlaufen. Das proximale Ligamentum talocalcaneare interosseum nimmt medial Zweidrittel des Canalis tarsi in Beschlag. Es folgt eine Art Dreiecksband, das sich von seiner Spitze dorsal des tiefen Anteils des Retinaculum extensorum um das Collum tali windet und mit drei getrennten Zügeln auf dem Boden des Sinus tarsi inseriert. Distal befindet sich das Ligamentum cervicale, das direkt medial der Insertion des M. extensor digitorum brevis entspringt.

Harper (1991) unterteilt die Ligamente schließlich in eine oberflächliche, eine intermediäre und eine tiefe Gruppe. Das mediale, laterale und hintere Talokalkanearband sowie das Kalkaneofibularband und die laterale Insertion des Retinaculum extensorum inferius befinden sich an der Oberfläche. Die intermediäre Gruppe besteht aus der mittleren Insertion des Retinaculum inferius und dem Ligamentum cervicale. Darunter befinden sich schließlich die mediale Insertion des Retinaculum extensorum inferius und das Ligamentum talocalcaneare interosseum.

Die Unterschiede der Gelenkanatomie wirken sich auch auf die stabilisierende Wirkung der Sinus-tarsi-Bänder aus. Bei drei getrennten Gelenkfazetten kann eine extrakapsuläre Verbindung zwischen der vorderen und der medialen Fazette bestehen. Sind die beiden Fazetten miteinander verschmolzen, dann ist dies nicht möglich, wodurch bei einem Inversions-Supinations-Varustrauma eine erhöhte Anfälligkeit für Verletzungen im Subtalarbereich entsteht (Barbaix et al., 2000).

Tillmann (1987) beschreibt, dass das Ligamentum talocalcaneare interosseum mit der vorderen Kapsel der Articulatio talocalcanearis posterior und zugleich mit der hinteren Kapsel der Articulatio talocalcanearis anterior verbunden ist. Außerdem soll dieses Band aus zwei Zügeln bestehen, deren lateraler, das Ligamentum cervicale, vom Retinaculum extensorum und dem M. extensor digitorum brevis bedeckt wird. Der mediale Zügel besteht aus zwei Bündeln, die sich in medialer Richtung bis zur Rinne der Flexor-hallucis-longus-Sehne und sogar bis zum Ligamentum deltoideum erstrecken. In Höhe dieses Zügels kreuzt die Achse des Talokruralgelenks den Subtalarkomplex (Tillmann, 1987).

Aus der Anordnung der beiden Bänder ergibt sich als einzige Bewegungsmöglichkeit eine Drehung zwischen dem Talus und dem Calcaneus, deren momentane Rotationsachsen in der Nähe der kurzen, medialen Fasern des interossalen Talokalkanearbands liegen (Huson, 1961, 1985).

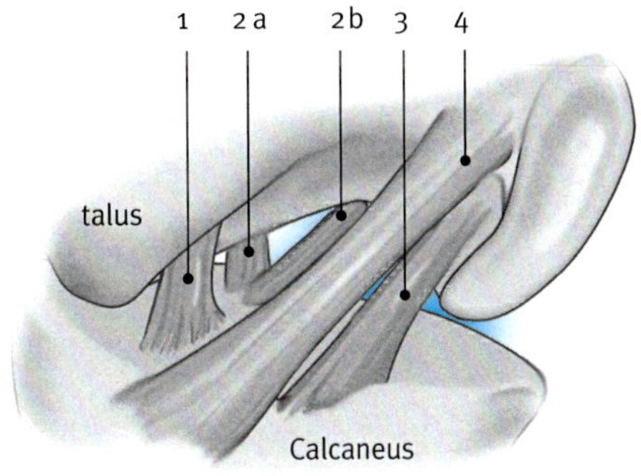

Abb. 8.34: Einblick in den Canalis tarsi des Hinterfußes von lateral und distal nach proximal und medial (nach: Huson, 1961)
1 Kapsel der Articulatio talocalcanearis posterior
2a Medialer Zügel des Ligamentum interosseum
2b Lateraler Zügel des Ligamentum interosseum
3 Ligamentum cervicale
4 Laterale Insertion des Retinaculum extensorum inferius

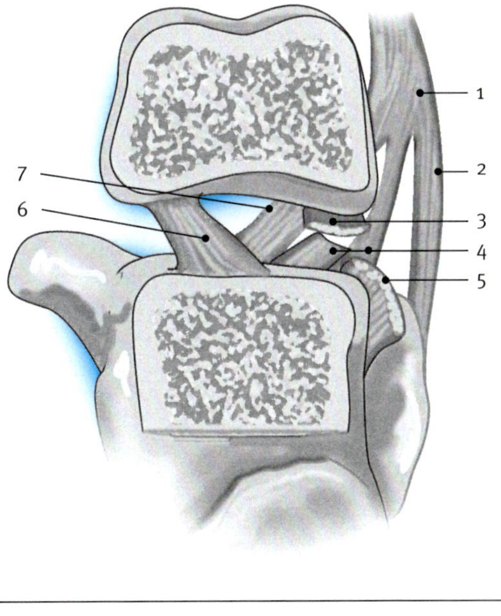

Abb. 8.35: Proximale Ansicht des Canalis tarsi des rechten Fußes (nach: Karlsson et al., 1998)
1 Retinaculum extensorum inferius
2 Retinaculum extensorum inferius, laterale Insertion
3 Ligamentum cervicale
4 Retinaculum extensorum inferius, intermediäre Insertion
5 Kapsel der Articulatio talocalcanearis posterior
6 Ligamentum talocalcaneare interosseum
7 Retinaculum extensorum inferius, mediale Insertion

Zentrale, primäre und intrinsische Bänder

Ligamentum talocalcaneare interosseum oder Ligamentum canalis tarsi

Das Band verläuft in einem Winkel zwischen 40° und 45° in der Frontalebene nach proximal und medial, also fast parallel zum Canalis tarsi (Van Langelaan, 1983).

Es besteht aus einem kürzeren, runden und schräg verlaufenden medialen Bündel, das mehr in proximal-distaler Richtung verläuft, und einem längeren platten, schräg verlaufenden lateralen Bündel. In der Parasagittalebene zieht das erste in dorsaler, medialer und proximaler Richtung und das zweite in dorsaler, medialer und distaler Richtung vom Calcaneus zum Talus. Dadurch liegt die kalkaneare Insertion des lateralen Bündels in unmittelbarer Nachbarschaft der talaren Insertion des medialen Bündels. Das erste Bündel kann auch als eine Struktur zur Verstärkung der vorderen Kapsel des hinteren Talokalkanear-gelenks angesehen werden. Die lateralen Fasern sind länger als die medialen Fasern, wodurch der Bewegungsspielraum lateral größer ist als medial (Sarrafian, 1993b). Über loses Bindegewebe ist das Ligament mit der Gelenkkapsel der hinteren Abteilung verbunden (Tillmann, 1987). Seine Länge beträgt 15 mm, seine Breite 5,6 mm und seine Dicke 1,6 mm (Cahill, 1965).

Nach Smith (1958) trägt das Band zur Hemmung der Pronation (Eversion, Valgus) bei.

Knudson et al. (1997) vertreten die Auffassung, dass das Band das Gelenk vor allem während der Supination (Inversion, Varus) stabilisiert. Cahill (1965) ist der Meinung, dass es in allen Gelenkstellungen einen optimalen Gelenkflächenkontakt zwischen Talus und Calcaneus gewährleistet. Dieser Meinung sind auch Viladot et al. (1984), die das Ligament in Höhe der Rotationsachse einordnen. Kato (1995) schließt sich dem an, meint aber auch, dass das Band die distale Verschiebung des Calcaneus gegenüber dem Talus und umgekehrt verhindert. Van Langelaan (1985) bestätigt Husons Befunde, nach denen das Band während aller Talokalkanearbewegungen angespannt bleibt.

Die Rolle des interossären Talokalkanearbandes wurde auch von Tochigi et al. (2000) während einer dreidimensionalen Rotation unter rhythmischer axialer Belastung (1-70 kg) untersucht. Bei unversehrtem Bandapparat rotierte der Talus gegenüber dem Unterschenkel immer in Flexion, Innenrotation und Supination und beschrieb der Calcaneus gegenüber dem Talus eine Eversion-Pronation-Valgus. Eine Durchtrennung des vorderen Talofibularbands hatte auf die Rotation keinen besonderen Einfluss. Wurde gleichzeitig auch das interossale Talokalkanearband entfernt, dann nahm der Umfang der Rotationen zwar im Talokruralgelenk, nicht aber im Subtalarkomplex zu (☞ *Tab. 8.7*).

Tab. 8.7: Funktion des Ligamentum talocalcaneare interosseum

Bewegung Talus gegenüber Unterschenkel	Durchschnittliche Gesamtrotation um schräge Achse	Durchschnittliche Flexion	Durchschnittliche Innenrotation /Adduktion	Durchschnittliche Supination
Unversehrt	3,5°	2,6°	2,1°	0,1°
Nach Durchtrennung Lig. talofibulare anterius	keine signifikante Zunahme			
Nach Durchtrennung Ligg. talofibulare anterius und talocalcaneare interosseum	5,2°	4,0°	3,3°	0,1°

Letzteres mag verwunderlich erscheinen, ist aber wahrscheinlich mit der gewählten Untersuchungsmethode zu erklären. Der Unterschenkel konnte nämlich nicht frei in der Transversalebene rotieren, wodurch die Gelenkgabel den Talus in seiner Beweglichkeit gegenüber dem Calcaneus einschränkte. Der Calcaneus war seinerseits durch den Bodenkontakt blockiert.

Da der Calcaneus meist der erste Stützpunkt ist, von dem aus alle nach oben und distal weitergeleiteten Bewegungen der Kette kontrolliert werden, wird das

Verhalten des Talus gegenüber dem Unterschenkel während Belastung von den Bändern des Subtalarkomplexes bestimmt.

Nach Durchtrennung der Innen- und Außenbänder des Sprunggelenks fand Hintermann (1965) während zunehmender axialer Belastung keine nennenswerten Veränderungen der Innenrotation und der Eversion-Pronation-Valgus von Tibia und Calcaneus. Dagegen führte die Entfernung des interossalen Bandkomplexes zu einer dramatischen Zunahme der Tibia- und Kalkaneusbewegungen. Die Entfernung des Ligamentum deltoideum und des interossalen Bandkomplexes führte zu einer Verminderung tibialer und kalkanearer Rotationen während belasteter Flexion-Extension.

In der Sagittalebene steht das Band lotrecht und in der Frontalebene parallel zum Bündel der talokalkanearen Rotationsachsen (Van Langelaan, 1983) (☞ *Abb. 8.36*).

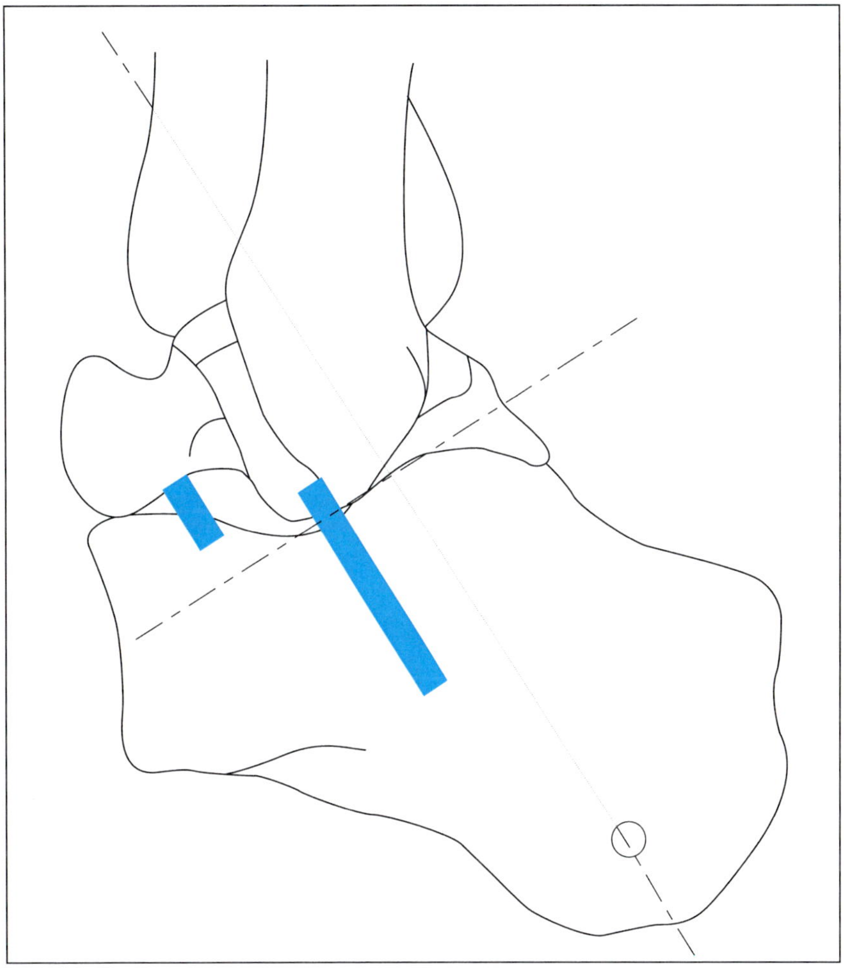

Abb. 8.36: Die Ligamenta calcaneofibulare und cervicale stehen in der Parasagittalebene fast parallel zum Bündel der Rotationsachsen des Subtalarkomplexes und lotrecht zu den Gelenkflächen des hinteren und medialen Talokalkaneargelenks

Ligamentum cervicale (Ligamentum talocalcaneare externum, Ligamentum talocalcaneare anterius)

Das zervikale Band steht mit der Kapsel des vorderen Talokalkaneargelenks in loser Verbindung und kann daher nicht als Kapselverstärkung interpretiert werden (Tillmann, 1987). Nach seinem Ursprung lateral vom kalkanearen Anteil des Sinus tarsi zieht es nach dorsal, medial und distal am Collum tali – daher auch die Bezeichnung Ligamentum cervicale -, um direkt proximal der Facies articularis calcanearis anterior zu inserieren (Sarrafian, 1993b; Tillmann, 1987). Angeblich formt es die kräftigste Verbindung zwischen Calcaneus

und Talus (Last, 1952). Es ist 19-20 mm lang, 10-12 mm breit und 2,8 mm dick (Cahill, 1965). In der Neutralstellung bildet es zur Längsachse des Calcaneus einen Winkel von 45-50°, wodurch es in der Parasagittalebene fast lotrecht zu den hinteren und medialen Gelenkflächen des Subtalarkomplexes und fast parallel zur Rotationsachse und dem Ligamentum calcaneofibulare steht.
Während der Inversion-Supination-Varus steht das Band steiler und während der Eversion-Pronation-Valgus ebener. So bildet es beispielsweise mit der distalen Gelenkfläche der Tibia in der Frontalebene einen Winkel von 16° in Pronation und einen Winkel von 75° in Supination. An ihm inseriert der M. extensor digitorum brevis.

Folgt man Cahill (1965), dann kontrolliert das Ligamentum cervicale vor allem die frontale Komponente der dreidimensionalen Inversion-Supination-Varus und Eversion-Pronation-Valgus, während das interossale Talokalkanearband mehr die transversale Innen- und Außenrotationskomponente begrenzt. Smith (1958) war jedoch der Meinung, dass das Interossalband sowohl die Außenrotation als auch den Valgus des Calcaneus (entsprechend Innenrotation und Pronation des Talus) kontrolliert, womit das mediale Interossalband ein Eversions- oder Pronationshemmer wäre.

Die Ausrichtung des Ligamentum cervicale stimmt in Etwa mit dem Verlauf des Kalkaneofibularbands überein. Martin et al. (1998) beschreiben denn auch eine Interaktion zwischen beiden. Bei unversehrtem Kalkaneofibularband lässt sich das Zervikalband durch eine manuelle Inversion-Supination-Varus um etwa 0,58 mm und durch eine apparative Inversion-Supination-Varus um etwa 0,46 mm dehnen. Nach Entfernung des Kalkaneofibularbands betrugen diese Werte 0,88 mm und 0,78 mm, entsprechend einer relativen Längenzunahme von 70 %. Inversion-Supination-Varus nahm dabei nämlich um durchschnittlich 7,5° und 7,7° zu. Damit wird das Band zur ersten Verteidigungslinie, wobei infolge eines schweren Inversions-Supinations-Varustraumas auch das Ligamentum cervicale geschädigt werden kann. Martin et al. (2002) wiederholten diese Versuchsreihe an belasteten Unterschenkelpräparaten und bestätigten auch die Befunde unbelasteter Tests. Während der Flexion und während der Flexion mit Inversion-Supination-Varus verliert der Subtalarkomplex den stabilisierenden Einfluss des Ligamentum calcaneofibulare. In sämtlichen Gelenkstellungen (Flexion, Extension, Supination in der Frontalebene, Extension mit Supination in der Frontalebene) ist das Ligamentum cervicale länger als in der Neutralstellung. Am stärksten gedehnt wird es während Extension mit Supination in der Frontalebene. Nach Durchtrennung des Kalkaneofibularbands nahm die Supination des belasteten Talus in der Frontalebene von 15,1° auf 24,7° zu, die des Calcaneus gegenüber dem Talus nur von 6,6° auf 7,7°.

Kjaersgaard-Andersen et al. untersuchten die Funktionen der Ligamente, die das Talokalkaneargelenk überspannen. Sarrafians Interpretation der Ergebnisse (1993b) finden wir in *Tab. 8.8*.
Die Durchtrennung der Ligamenta cervicale oder interosseum führte in den verschiedenen anatomischen Ebenen jedoch nur zu einer Zunahme von höchstens 2,6° (Kjaersgaard-Andersen et al., 1988). Cass et al. (1984) fanden nach Entfernung des Kalkaneofibularbands keine Zunahme der talokalkanearen Beweglichkeit, die in beiden Fällen etwa 18° betrug. Sarrafian (1993a) schreibt dies der von Trouilloud et al. (1988) beschriebenen Formenvielfalt des lateralen Bandkomplexes zu. Auch die unterschiedliche Knochenform der beteiligten Gelenkpartner kann für die unterschiedlichen Ergebnisse mitverantwortlich sein (Barbaix et al., 2000).

Tab. 8.8: Funktion der Talokalkanearbänder (Sarrafian, 1993b)

Durchtrennung	Bewegungszunahme des Calcaneus in der Parasagittalebene	Bewegungszunahme des Calcaneus in der Transversalebene	Bewegungszunahme des Calcaneus in der Frontalebene
Ligamentum cervicale (Kjaersgaard-Andersen et al., 1988)	20 %	14 %	10 %
Ligamentum talocalcaneare interosseum (Kjaersgaard-Andersen et al., 1988)	57 % (wovon 43 % in Extension)	21 %	16 %
Ligamentum tibiocalcaneare (Kjaersgaard-Andersen et al., 1989)	40 % (wovon 30 % in Flexion)	12 % (wovon 10 % in Abduktion)	31 % (wovon 30 % in Pronation oder Valgus)
Ligamentum calcaneofibulare (Kjaersgaard-Andersen et al., 1987)	Zunahme von Inversion-Supination-Varus um 3,1-4,6° (77 %) während einer Bewegung im oberen Sprunggelenk zwischen 5° Flexion und 5° Extension		

Periphere, primäre und intrinsische Bänder

Die im Folgenden beschriebenen Bänder sind nicht immer vorhanden (Tillmann, 1987).

Ligamentum talocalcaneare laterale

Soweit vorhanden, entspringt das Band nahe der Insertion des Ligamentum calcaneofibulare an der Außenseite des Calcaneus. Von hier aus zieht es plantar und distal des Ligamentum calcaneofibulare laterale zur Spitze der Facies articularis malleolaris lateralis des Processus lateralis tali. Seine Fasern können in das Ligamentum talofibulare anterius ausstrahlen (Tillmann, 1987) (☞ *oben*).

Ligamentum talocalcaneare anterius

Selten vorkommendes Band distal des Ligamentum talocalcaneare laterale am Eingang des Sinus tarsi (Tillmann, 1987).

Ligamentum talocalcaneare posterius

Dieses Band, das vom Tuberculum laterale processus posterioris tali zur Oberseite des Tuber calcanei zieht, verstärkt proximal die Kapsel des unteren Sprunggelenks (Tillmann, 1987). Manchmal dient es der Vagina fibrosa des M. flexor hallucis longus als Insertionsstelle. Seinen Ursprung am Talus teilt es gelegentlich mit dem Ligamentum talofibulare posterius (Sarrafian, 1993a).

Ligamentum talocalcaneare mediale

Wenn es vorhanden ist, dann verläuft dieses Ligament vom Sustentaculum tali in der Transversalebene zum Tuberculum mediale processus posterioris tali, wobei es von einem Teil des Ligamentum deltoideum, dem Ligamentum tibiocalcaneare, bedeckt wird (Tillman, 1987).

Extrinsische periphere Bändergruppe

Diese Gruppe wird von den Ligamenta calcaneofibulare und tibiocalcaneare gebildet.

Das Ligamentum calcaneofibulare spielt eine wichtige Rolle in der Kinematik des talokruralen und des subtalaren Komplexes (Martin et al., 2002). Sein Dehnungsverhalten hängt von seiner Stellung gegenüber der Rotationsachse des Talokalkaneargelenks ab. Diese wiederum wird von der Insertionsstelle des

Bandes am Calcaneus, vom Flexions-Extensionsausmaß im Talokruralgelenk und vom Inversions-Supinations-Varus- sowie Eversions-Pronations-Valgusausmaß des Calcaneus bestimmt. Ruth (1963) beschreibt die unterschiedlichen Insertionsstellen auf dem Calcaneus. Meist verläuft das Band parallel zur Rotationsachse schräg in plantarer und proximaler Richtung. Der horizontale Typ verläuft proximal und dorsal, der vertikale Typ distal und plantar von der Insertion der parallelen Variante. Ob das Band zum parallelen, horizontalen oder vertikalen Typ gehört, hängt einerseits von der Stellung des Talus gegenüber der Fibula und andererseits von der Stellung des Calcaneus gegenüber Fibula und Talus ab. Wie beim talokruralen Bewegungsmechanismus, so wird sein Dehnungsverhalten auch beim subtalaren Bewegungsmechanismus variabel sein.

Wenn das Band in der Neutralstellung des talokruralen Bewegungsmechanismus zum horizontalen Typ gehört, dann wird seine Dehnung während der Supination des Calcaneus geringer sein (Sarrafian, 1993a), weil der Calcaneus sich samt der Insertion gegenüber der Fibula nach distal bewegt hat. Während Valgus findet die entgegengesetzte Bewegung statt.

Der vertikale Typ wird in Supination stärker gedehnt als in Pronation. Der Paralleltyp wird sich wie ein isometrisches Band verhalten.

Bei der Extension des talokruralen Bewegungssystems erhält das Band eine vertikale Position, wodurch es vom Ligamentum talofibulare anterius die Aufgabe übernimmt, die Supination des tarsokruralen oder tibiotarsalen Komplexes zu hemmen.

Infolge der anatomischen Vielfalt können isolierte Verletzungen des Bandes zu einer Hypermobilität des Talokalkaneargelenks führen (Karnada et al., 2002).

Retinaculum extensorum inferius

Zwei der drei Insertionen des Retinakulums inserieren im Canalis tarsi. Die mediale Insertion befindet sich direkt distal der Insertion des Ligamentum talocalcaneare interosseum und die mittlere Insertion gleich proximal der Insertion des Ligamentum cervicale auf dem Calcaneus. Beide inserieren gemeinsam mit dem Ligamentum talocalcaneare interosseum auf dem Talus (Sarrafian, 1993a).

Stephens und Sammarco (1992) sind der Auffassung, dass die laterale Insertion des Retinaculum extensorum den Subtalarkomplex in der Mittelstellung und das obere und untere Sprunggelenk während Extension stabilisiert.

8.5.3 Osteokinematik

Einleitung

Die osteokinematischen Verhaltensweisen des unteren Sprunggelenks und des Knies sind sich ähnlich, da die intraartikulär, aber extrasynovial gelegenen Ligamente des Canalis tarsi eine Art Kreuzbandstruktur bilden. Stephens und Sammarco (1992) meinen, dass die zentralen (Ligamenta cervicale und interosseum) und lateralen Bandstrukturen (Ligamenta calcaneofibulare und fibulotalocalcaneare) sowie die vordere Kapsel der Articulatio talocalcanearis posterior in allen Stellungen des Subtalarkomplexes angespannt sind und demnach die Bewegung nicht nur hemmen, sondern auch unterstützen.

Wie bei allen Gelenken, so wird auch beim Talus, Calcaneus, Os naviculare, Os cuboideum und ihren Verbindungen die Kine(ma)tik gleichzeitig von anatomischen und mechanischen Faktoren bestimmt. Zur Anatomie gehören dabei die Form der Gelenkflächen und die Ausrichtung der Bänder, zur Mechanik die Eigenschaften der Knochenelemente und Ligamente, die Muskelkraft sowie äußere Belastungen (Leardini et al., 1999). Unter Belastung bestimmen anatomische Faktoren die Beweglichkeit, unbelastet bestimmen mechanische Faktoren die Stabilität des Gelenks. Während der Therapie ist gerade die Beweglichkeit unter Belastung von größter Bedeutung. Am Fuß hängt das Zusammenwirken der verschiedenen Gelenke vom Ausmaß der Belastung ab.

Im anatomischen Sinne bilden Talus, Calcaneus, Os naviculare und Os cuboideum und ihre Verbindungen eine jederzeit geschlossene Bewegungskette, die darum auch als tarsaler Bewegungsmechanismus bezeichnet wird (Huson, 1990).

Da in der Natur jedoch keine Idealsituationen vorkommen, sind die knöchernen Elemente der Bewegungskette durch Kapsel-Band-Strukturen (sprich: anatomische Faktoren) miteinander verbunden. Ist die Belastung nur gering, dann ist auch der Einfluss mechanischer Faktoren gering und wird die Kinematik insbesondere durch Form und Ausrichtung der Gelenkflächen des im Zentrum befindlichen Talus bestimmt (Sarrafian, 1993b). Unter Belastung nehmen muskuläre und andere äußere Einflüsse und damit auch die Bedeutung der mechanischen Bandeigenschaften bei der Unterstützung und Hemmung von Bewegungen zu. Hierdurch entstehen sogenannte neutrale und elastische Bewegungszonen. Unter Belastung werden die Verbindungen den einzelnen Elementen der Bewegungskette des Fußes eine größere Bewegungsfreiheit erlauben.

Die praktische Bedeutung hiervon erkennt man am Beispiel einer Arthrodese. Entsprechend dem Konzept der geschlossenen Bewegungskette sind nach einer Fixierung des Talokalkaneargelenks nicht nur die Rotationen von Talus und Calcaneus, sondern auch die des Os naviculare und des Os cuboideum eingeschränkt. Nach dem Konzept der elastischen Bewegungszonen bleibt jedoch insbesondere unter Belastung in den nicht-fixierten Gelenken immer eine Restbewegung erhalten (Christensen et al., 1996).

Hieraus folgt, dass insbesondere solche Präparate für klinische Untersuchungen ergiebig sind, an denen sämtliche Kapsel-Band-Strukturen intakt sind und die mit dem Körpergewicht belastet werden.

Smith et al. (2001) sind außerdem der Ansicht, dass neben dem einfachen Prinzip der Koppelung dreier anatomischer Ebenen die wichtigste Bewegungskontrolle von der mechanischen Koppelung ausgeht, die auf muskulären Einflüssen und auf den passiv-elastischen Eigenschaften des Kapsel-Band-Apparats beruht.

Die Fixierung von Talus, Calcaneus und Os cuboideum mittels einer Arthrodese führt zu einer gestörten Landung des Fußes auf unebenem Boden sowie zu einer verminderten Beweglichkeit benachbarter Gelenke und dem Entstehen einer Arthrose des Talokruralgelenks (Fellmann und Zollinger, 1996).

Dies erklärt auch die Beobachtung, dass die gemeinsame Fixierung von Talus, Calcaneus und Os cuboideum mehr Nachteile mit sich bringt als die separate Stilllegung entweder des Talokalkanear-, des Talonavikular- oder des Kalkaneokuboidealgelenks. Im letzteren Fall sind der Beweglichkeitsverlust des Fußes und die nachteiligen Folgen für benachbarte Gelenke insgesamt weniger ausgeprägt als im ersten Fall, was allerdings im hypothetischen Fall einer geschlossenen Bewegungskette nicht möglich wäre. Eine solche liegt also nur dann vor, wenn die Belastung gering ist und wenn alle Gelenke intakt sind. Unter großer Belastung und bei einer Vorschädigung einzelner Kettenglieder wird über andere Kettenglieder kompensiert, was die Entstehung mehrerer Bewegungsachsen zur Folge hat (☞ *Talus*; Fellmann und Zollinger, 1996).

Unstrittig ist, dass – unabhängig von Belastung und Aktivität – zwischen den Bewegungsachsen des Subtalarkomplexes nur geringe Unterschiede bestehen, was im Übrigen für die anderen Gelenke des Tarsus nicht gilt (Van Langelaan, 1983; Lundberg et al., 1989a, b, c, d und e; Lundberg, 1989e; Leardini et al., 2001).

Von den anatomischen Einflussfaktoren sind also die Gelenkfazetten des Subtalarkomplexes für das allgemeine Bewegungsverhalten am wichtigsten.

Im Gegensatz zum talokruralen Bewegungsmechanismus besitzt der subtalare Komplex praktisch keine Neutralzone. Leardini et al. (2001) stellten an sieben Präparaten fest, dass jeder Versuch, den Subtalarkomplex mittels einer in der Transversalebene einwirkenden Kraft zu bewegen, unmittelbar auf ligamentären Widerstand stößt und entweder zu einer Dehnung der Ligamente oder zu einer Eindellung des Gelenkknorpels führte. Der Subtalarkomplex ist also in jeder Stellung stabil.

Klinische Bedeutung

Die beschriebenen Zusammenhänge könnten die klinische Beobachtung erklären, dass jeder Versuch zur Dehnung der subtalaren Gelenkkapsel, bei dem einer der beiden Gelenkpartner fixiert wird, unmittelbar auf einen ligamentären Widerstand stößt. Zur Verbesserung der Beweglichkeit zwischen dem Unterschenkel und dem Calcaneus halten wir es für erfolgversprechender, im Talokruralgelenk, im Talokalkaneargelenk und im Kalkaneokruralgelenk nicht einen der Gelenkpartner zu fixieren, sondern differenzierte Kräfte einwirken

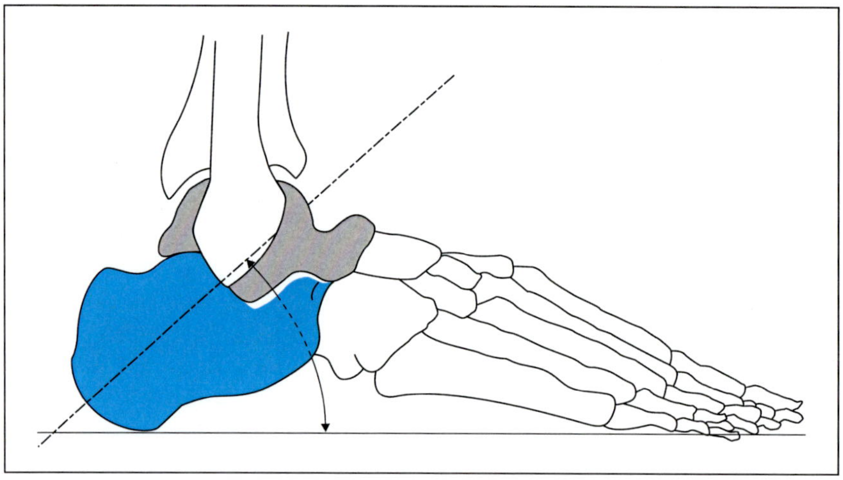

Abb. 8.37: Die durchschnittliche Neigung des Rotationsachsenbündels des Talokalkaneargelenks beträgt etwa 41° (nach: Van Langelaan, 1983)

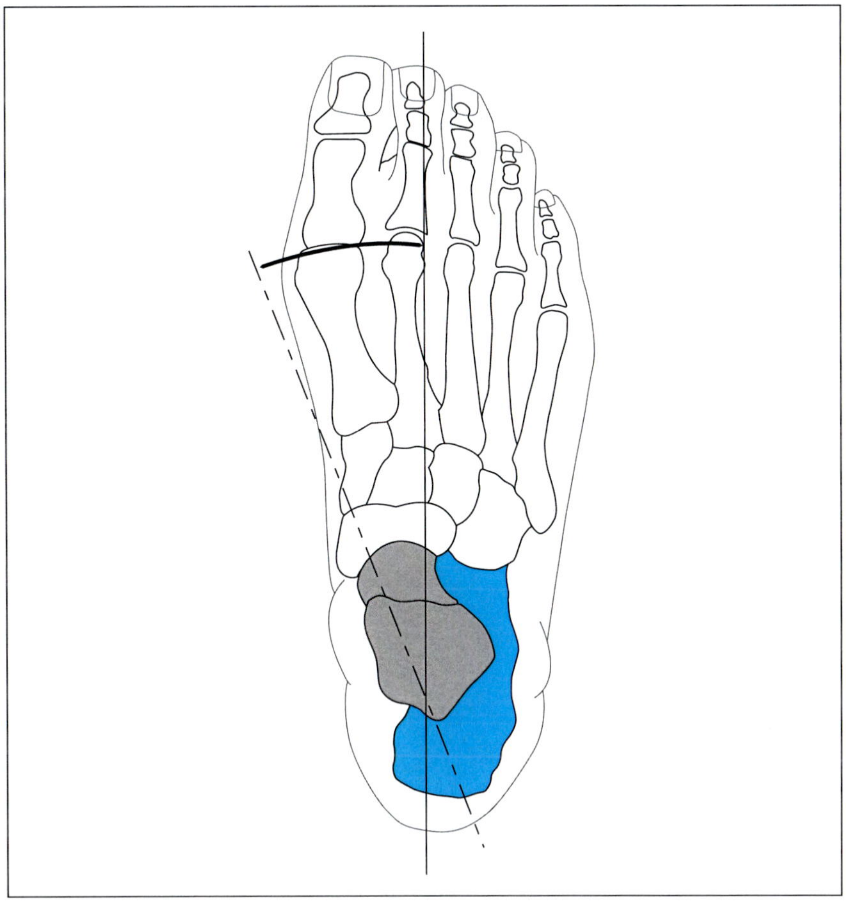

Abb. 8.38: Die durchschnittliche Abweichung des Rotationsachsenbündels des Talokalkaneargelenks beträgt etwa 22° (nach: Van Langelaan, 1983)

zu lassen, beispielsweise durch eine betonte dreidimensionale, sagittale Krafteinwirkung in Höhe des Talokruralgelenks und eine betonte dreidimensionale, transversale Krafteinwirkung in Höhe des Kalkaneokruralgelenks.

Axiale Belastung

Bei einer normalen Belastung des Fußes verläuft der Belastungskräftevektor in der Frontalebene in der Mitte zwischen den beiden Tuberculi calcanei und medial der Linie, an der die Lastübertragung vom Unterschenkel auf den Calcaneus stattfindet. Infolge dessen tordiert der Calcaneus nach medial in die Eversions-Pronations-Valgusstellung, die biomechanisch als verriegelte Stellung (*engl.* close-packed position) bezeichnet wird (Van Langelaan, 1983).

Wie im Talokruralgelenk, so führt eine Zunahme der axialen Belastung auch hier immer zu einem dreidimensionalen Bewegungsmuster des Fußes.

Tochigi et al. (2000) stellten beispielsweise fest, dass der Talus während einer axialen Belastung immer eine Inversions-Supinations-Varusbewegung und der Calcaneus immer eine Eversions-Pronations-Valgusbewegung durchführte und dass beide Bewegungen mit 3,5° und 3,2° ungefähr das gleiche Ausmaß hatten. Anatomisch gesehen vollzieht der Calcaneus bevorzugt einen Valgus in der Frontalebene und der Talus eine Flexion und eine Innenrotation in der Sagittal- und Transversalebene, die allesamt um eine schräg stehende Achse stattfinden.

Kitaoka et al. (1995) fanden heraus, dass die geringste Reaktion aller Gelenke zwischen Talus, Calcaneus, Os naviculare und Os metatarsale I im Talokalkanegelenk stattfand. Die um eine schräg stehende Achse stattfindende Rotation betrug durchschnittlich 4,4°.

In einer anderen Studie wird eine Bewegung des Calcaneus gegenüber dem Talus um eine schräg stehende Achse von 3,2° erwähnt, deren Teilkomponenten 0,8° Extension, 0,8° Abduktion und 2,8° Valgus (oder Pronation oder Eversion) waren (Tochigi et al., 2000). Am größten war hier die frontale Valguskomponente, gefolgt von Extension und Abduktion, die das gleiche Ausmaß hatten. Taylor et al. (2001) sind der Meinung, dass sich im unbelasteten Fuß der Calcaneus und im belasteten Fuß der Talus innerhalb eines festen Koordinatensystems bewegen. Fußboden und Reibungskräfte im Gelenk hemmen vorwiegend die transversalen (Abduktion und Adduktion) und sagittalen Bewegungskomponenten (Extension und Flexion), die anschließend vom Talus übernommen werden. Jedoch wird die Gesamtbewegung des Calcaneus hiervon nicht berührt.

Klinische Bedeutung
Mit Hilfe unbelasteter Bewegungstests lässt sich das Bewegungsausmaß des belasteten Subtalarkomplexes ermitteln.

Beispielsweise verglichen Taylor et al. (2001) in sechs verschiedenen Situationen die Bewegungsausmaße des Subtalarkomplexes von fünfzehn Präparaten (☞ *Tab. 8.9*). Die Bewegungen und Messungen fanden in der anatomischen Frontalebene statt, und zwar entweder manuell oder mit Hilfe eines Gewichts von 1,5 kg, das an einem Stift befestigt war, der durch den Calcaneus getrieben wurde. Gemessen wurde mit einem Winkelmesser und einer ap-Röntgenaufnahme. In der ersten Versuchsreihe durfte sich der Talus frei in der Gelenkgabel bewegen. In der zweiten Versuchsreihe war der Talus mit einem Steinman-Stift in der Gelenkgabel fixiert. In der Neutralstellung befand sich die Plantarseite des Calcaneus in der Horizontalen und der Unterschenkel in der Vertikalen.

Bei der Bestimmung der Inversion-Supination-Varus bestand größere Übereinstimmung zwischen den Untersuchungsergebnissen als bei Bestimmung der Eversion-Pronation-Valgus. Ebenso war die Übereinstimmung der Ergebnisse am frei beweglichen Talus größer als am fixierten Talus und bei einem Untersucher (Intra-Tester) größer als bei zwei Untersuchern (Inter-Tester).

Tab. 8.9: Durchschnittliche Bewegungsausmaße des unbelasteten Subtalarkomplexes (nach: Taylor et al., 2001)

Bewegung	Messung	Talokruralgelenk	Inversion	Eversion	Gesamt
Manuell	Winkelmesser	Frei	11,4°	6,84°	18,2°
Gewicht	Winkelmesser	Frei	11,1°	7,1°	18,1°
Gewicht	ap-Aufnahme	Frei	15,7°	9,3°	25,0°
Manuell	Winkelmesser	Fixiert	8,0°	5,2°	13,2°
Gewicht	Winkelmesser	Fixiert	7,1°	4,7°	11,8°
Gewicht	ap-Aufnahme	Fixiert	9,4°	7,7°	17,1°

Rotation

Phillips und Lidtke (1992) definieren den Subtalarkomplex als ein Scharniergelenk. Dieses besitzt jedoch nicht eine, sondern mehrere momentane Rotationsachsen (Huson, 2000; Leardini et al., 2001).

Über die Orientierung der momentanen Rotationsachsen ist man sich bereits seit langem einig. Sie verlaufen von proximal, plantar und lateral nach distal, dorsal und medial. In der Parasagittalebene steht die momentane Rotationsachse zur Transversalebene des Calcaneus schräg (dorsale oder plantare Neigung). In der Transversalebene steht sie zur Parasagittalebene des Calcaneus ebenfalls schräg (mediale oder laterale Abweichung) (Leardini et al., 2001).

Proximal verläuft sie durch die plantare und laterale Wand des Calcaneus, anschließend lotrecht zum Canalis tarsi, wo sie sich nahe der kurzen, medialen Fasern des Ligamentum talocalcaneare interosseum befindet (Huson, 1961, 1985), und durchdringt schließlich die dorsale und mediale Wand des Collum tali (☞ *Abb. 8.37 und 8.38*).

Praktische Bedeutung
Da der Canalis tarsi in einer Ebene verläuft, die lotrecht zur Rotationsachse steht, bewegt man den Calcaneus während Bewegungstests am besten parallel zum Canalis tarsi. Da die Rotationsachse quer durch den Calcaneus geht, müssen seine plantaren und dorsalen Anteile sich entgegengesetzt bewegen.

Diese Bewegung wird einerseits als Varus, Inversion oder Supination und andererseits als Valgus, Eversion oder Pronation bezeichnet.

Weil die momentanen Rotationsachsen des Subtalarkomplexes immer von plantar, lateral und proximal nach dorsal, medial und distal verlaufen, wird auch die Bewegung immer aus drei anatomischen Komponenten bestehen.

Eine Inversion-Supination-Varus des Calcaneus besteht immer aus einer Bewegung des distalen Kalkaneusanteils in der Parasagittalebene nach plantar (Flexion), einer Bewegung des distalen Kalkaneusanteils in der Transversalebene nach medial (Adduktion) und einer Bewegung des plantaren Kalkaneusanteils in der Frontalebene nach medial (Supination). Im Umkehrschluss besteht die Eversion-Pronation-Valgus des Calcaneus gegenüber dem Talus aus Extension, Abduktion und Pronation.

Diese Bewegungen finden immer in den drei anatomischen Ebenen gleichzeitig statt, werden aber in der Fachliteratur sehr unterschiedlich bezeichnet (Sarrafian, 1993b).

Bei den meisten Menschen und in den meisten Gelenkstellungen ist die Ausrichtung der Rotationsachse im Allgemeinen gleich, nicht jedoch ihre Neigung und ihre Abweichung, die von Person zu Person (Tomaro et al., 1996), aber auch abhängig von der Gelenkstellung unterschiedlich sein können (Van Langelaan, 1983; Leardini et al., 2001). Die Beiträge diverser anatomischer Bewegungskomponenten zur Inversion-Supination-Varus und zur Eversion-Pronation-Valgus sind denn auch individuell und sogar von Fuß zu Fuß verschieden.

Isman und Inman (1968) beschrieben eine durchschnittliche Neigung von 42° (Standardabweichung: ±9°) bei einer Streuung von 20,5-68,5°. Die Abweichung betrug im Mittel 23° (Standardabweichung: ±11°) bei einer Streuung von 4-47°. Manter (1941) gab durchschnittlich 42° Neigung mit einer Streuung von 29-47° und 16° Abweichung mit einer Streuung von 8-24° an.

Van Langelaan (1983) berechnete die Neigung der Rotationsachse anhand von Bewegungen, die durch Unterschenkelrotation bei einer Fußbelastung von 120 N ausgelöst wurden. Eine Unterschenkelrotation von 30° erzeugte im subtalaren Komplex momentane Rotationsachsen mit einer durchschnittlichen dorsal-distalen Neigung von 41,4° und einer medial-distalen Abweichung von 22,2°. Die individuelle Variation war auch hier mit 27-54,9° und 7-35,8° hoch (☞ *Abb. 8.39a und 8.39b*).

Van den Bogert et al. (1994) errechneten durchschnittlich 37,4° dorsal-distale Neigung (Standardabweichung: 2,7°) und 18,0° medial-distale Abweichung (Standardabweichung: 16,2°).

Huson (2000) gibt an, dass die Abweichung der Achsenbündel im Talokalkaneargelenk zwischen 4,4° und 24,8° und die Neigung zwischen 2,8° und 26,3° variiert.

Benink (1985) beschreibt die unterschiedlichen Ausrichtungen an biomechanischen Hohl- und Plattfüßen während belasteter Supination.

Tab. 8.10: Unterschiedliche Ausrichtungen der momentanen Rotationsachsen während belasteter Supination des Talokalkaneargelenks (Benink, 1985)

	50 N Hohlfuß	340 N Hohlfuß	50 N Plattfuß	340 N Plattfuß
Abweichung von proximal-lateral nach distal-medial während 0° Außenrotation	20,7°	23°	39,5°	34,9°
Abweichung von proximal-lateral nach distal-medial während 30° Außenrotation	6°	12,7°	27,6°	40,2°
Neigung von proximal-plantar nach distal-dorsal während 0° Außenrotation	40,3°	36,8°	30,5°	25,1°
Neigung von proximal-plantar nach distal-dorsal während 30° Außenrotation	53,2°	49,3°	30°	28,3°

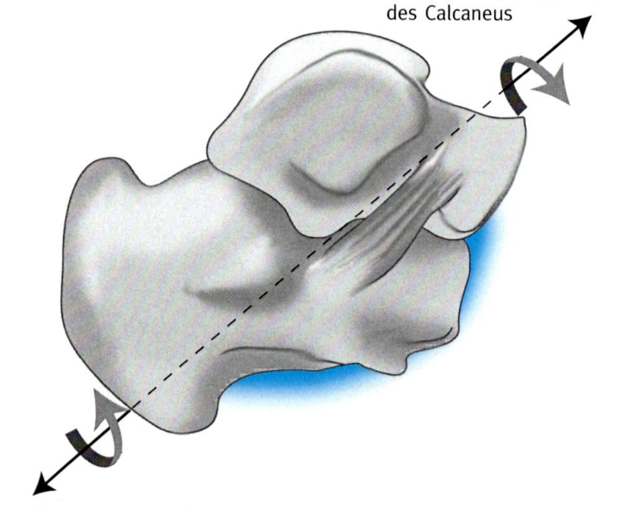

Abb. 8.39a: Rechter Fuß, Ausrichtung der Rotationsachse des Subtalarkomplexes mit individuell verschiedenen Neigungswinkeln (nach: Manter, 1941; Van Langelaan, 1983)

In der Ausgangsstellung beträgt der Winkel der talokalkanearen Rotationsachse bei einem mit 50 N tibial belasteten Hohlfuß zwischen proximal-lateral und distal-medial 20° und zwischen proximal-plantar und distal-dorsal 40°. Am Ende der Supination sind die entsprechenden Werte 6° und 53°. Die Achse verlagert sich demnach in Richtung der Parasagittalebene und wird dabei steiler. Nimmt die Belastung zu, dann nimmt die Verlagerung ab und das Ausmaß der Bewegung zu (☞ *Tab. 8.10*).

Abb. 8.39b: Rechter Fuß, Ausrichtung der Rotationsachse des Subtalarkomplexes mit individuell verschiedenen Abweichungswinkeln (nach: Manter, 1941; Van Langelaan, 1983)

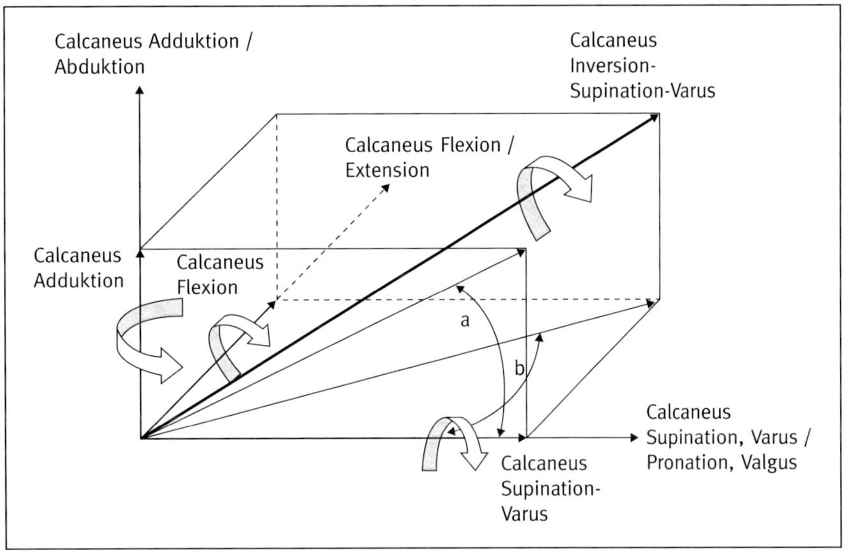

Bei einem biomechanischen Plattfuß weicht die Achse stärker ab, ist aber weniger stark geneigt. Unter einer geringeren Belastung und größeren Bewegung bewegt sie sich in viel geringerem Maße als beim Hohlfuß zur Seite hin und stellt sich auch weniger steil auf.

Die Richtungsänderung der Rotationsachse weist beim Hohlfuß auf eine verminderte Extension und eine verstärkte Pronation und Außenrotation des Talus und beim Plattfuß auf eine verstärkte Extension bei geringerer Pronation des Talus hin.

Leardini et al. (2001) stellten an unbelasteten Präparaten mit fixiertem Talokruralgelenk zwei Gruppen von Achsenbündeln fest *(☞ Abb. 8.40)*. Ein Bündel repräsentierte die Eversion-Pronation-Valgus und das andere die Inversion-Supination-Varus. Die Abweichung und Neigung beider Bündel waren verschieden. Die Abweichung der Achsen bei Eversion-Pronation-Valgus aus der Neutralstellung war mit 46° stets größer als bei Inversion-Supination-Varus (36°). Das bedeutet, dass die Eversion-Pronation-Valgus mit einer relativ stärkeren Extension als Pronation und die Inversion-Supination-Varus mit einer relativ stärkeren Supination als Flexion einhergeht. Mit 56° für Eversion-Pronation-Valgus und 50° für Inversion-Supination-Varus war der Neigungsunterschied weniger ausgeprägt. Gelegentlich war Inversion-Supination-Varus sogar größer als Eversion-Pronation-Valgus.

Auffallend war, dass die Achsenbündel für Eversion-Pronation-Valgus sich proximal und dorsal der Achsenbündel für Inversion-Supination-Varus befanden.

Da sich auf der Rotationsachse alle Punkte befinden, die nicht an der Rotation teilnehmen, ist die Eversion-Pronation-Valgus distal stärker als proximal. Sie verursacht also mit dem Calcaneus als konkavem Partner in der vorderen Abteilung des Talokruralkomplexes eine größere Bewegung. Dagegen ist die Inversion-Supination-Varus mit dem Calcaneus als konvexem Partner stärker ausgeprägt in der hinteren Abteilung des Talokalkaneargelenks.

Dies stimmt wohl mit Husons Beobachtungen (2000) überein, wonach sich der Talus während der Inversion-Supination-Varus bei geringer Bewegung gewissermaßen in der vorderen Abteilung absetzt, während der Gelenkspalt in der hinteren Abteilung bei stärkerer Bewegung auseinanderweicht. Bei einer gestörten Eversion-Pronation-Valgus des Fußes nimmt die Kontaktfläche in der hinteren Abteilung von durchschnittlich 92 % der gesamten Kontaktfläche auf 68 % und in der vorderen Abteilung von 95 % auf 51 % ab. Die Subluxation oder

Abb. 8.40: Rechter Fuß, Achsenbündel für Inversion und Eversion (nach: Leardini et al., 2001)

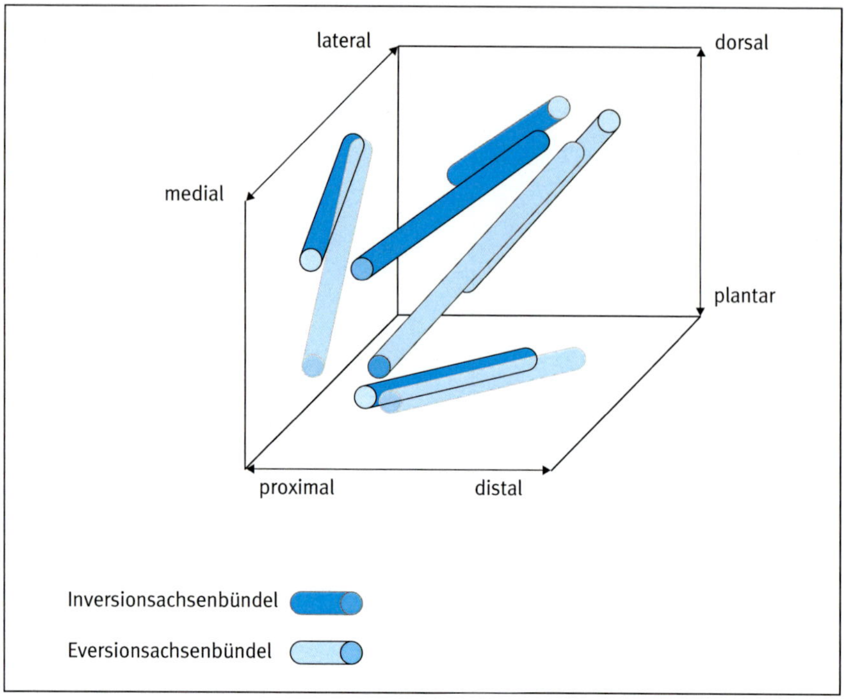

Inkongruenz ist also stärker in der vorderen Abteilung (Ananthakrisnan et al., 1999).

Klinische Bedeutung

Der Grad der Belastung wirkt sich kaum auf die Bewegungen des Subtalarkomplexes aus.

Zur Verbesserung einer Inversion-Supination-Varus ist der Nachdruck eher auf die Supinations- und Adduktionskomponente als auf die Flexionskomponente des Calcaneus zu legen.

Aus all dem wird deutlich, dass der Subtalarkomplex nicht mit einem Scharniergelenk mit nur einer einzigen, schräg stehenden Bewegungsachse zu vergleichen ist, sondern dass seine Bewegungen einen großen Variantenreichtum kennen, was aus der Ausrichtung und Streuung der Achsenbündel abzuleiten ist.

Die Beiträge der teilnehmenden Komponenten an der gesamten dreidimensionalen Inversion (Supination, Varus) und Eversion (Pronation, Valgus) sind also unterschiedlich. Aus der Neigung in der Parasagittalebene lässt sich der Beitrag von Adduktion (Abduktion) und Supination (Pronation) ableiten. Aus der Abweichung in der Transversalebene lässt sich der Beitrag von Flexion (Extension) und Supination (Pronation) ableiten. Da die Inversions-Supinations-Varusachse jeweils stärker mit der anatomischen Supinations-(Pronations-)Achse als mit der anatomischen Adduktions-(Abduktions-)Achse übereinstimmt, die ihrerseits wieder stärker mit der Bewegungsachse als mit der Flexions-(Extensions-)Achse übereinstimmt, bleibt festzuhalten, dass während der Inversion-Supination-Varus (Eversion-Pronation-Valgus) eine durchschnittliche Bewegungshierarchie in der Reihenfolge Supination (Pronation), Adduktion (Abduktion) und Flexion (Extension) vorliegt.

Auch der gesamte Bewegungsumfang des Talokalkaneargelenks wird in der Fachliteratur recht unterschiedlich angegeben (☞ *Tab. 8.11*).

Tab. 8.11: Gesamte Bewegungsumfänge des Talokalkaneargelenks in der Fachliteratur

	Gesamte Bewegung
Manter (1941)	10–15°
Hicks (1953)	24°
Close et al. (1967)	9,9–28°
Inman (1976)	10–65°
Brantigan et al. (1977)	38°
Milgrom et al. (1985)	abhängig von Messmethode: 18°, 21°, 32°
Kjaersgaard-Andersen et al. (1987)	6–21°
Martin et al. (1998)	18°
Huson (2000)	29–50,7°
MacMaster (1976)	Inversion-Supination-Varus 25° Eversion-Pronation-Valgus 5°

Van Langelaan (1983) ist der Meinung, dass im Talokalkaneargelenk ausschließlich Inversion-Supination-Varus und praktisch keine Eversion-Pronation-Valgus stattfindet. Die sehr unterschiedlichen Bewegungsausmaße erklärt er mit unterschiedlichen Messmethoden. Auch Lundberg (1989e) kommt zu dem Schluss, dass eine Außenrotation des Unterschenkels erheblich stärkere Auswirkungen auf das Talokalkaneargelenk hat (Inversion-Supination-Varus) als eine Innenrotation (Eversion-Pronation-Valgus).

Karlsson et al. (1997) berichten während der Standphase im hinteren Talokalkaneargelenk über eine Bewegung von 6°. Nach Sarrafian (1993b) befindet sich das untere Sprunggelenk während der Landung auf ebenem Boden in leichter Inversion-Supination-Varus. Während der ersten 10% des Gehzyklus erfolgt dann eine Eversion-Pronation-Valgus von 5-10° und anschließend eine Inversion-Supination-Varus, die bei 62% des Gehzyklus ein Maximum von 5° erreicht.

Pearce und Buckley (1999) verglichen extern und computertomographisch ermittelte Inversion-Supination-Varus und Eversion-Pronation-Valgus und stellten fest, dass das extern gemessene Bewegungsausmaß etwa viermal größer war als das Bewegungsausmaß im Gelenk selbst. Das Ergebnis der externen Messung, die passiv mittels einer beweglichen Fußstütze stattfand, betrug im Durchschnitt 46°, das Ergebnis der computertomographischen Messung dagegen nur 11°. Nach Auffassung der Autoren kommt dieses erhebliche Missverhältnis entweder dadurch zu Stande, dass die Bewegungen des oberen Sprunggelenks in die externe Messung eingegangen sind, oder dass die Messung durch Weichteileffekte und andere Ungenauigkeiten verzerrt wurde. Anders als in der realen Situation, wurden die untersuchten Füße nämlich unbelastet in Inversion-Supination-Varus gebracht. Unter Belastung würde diese Bewegung zu einer Pronation des Vorderfußes führen. Auch Van den Bogert et al. (1994) verglichen während der Standphase die Bewegung im Talokalkaneargelenk einmal mit Hilfe von Markierungen auf der Außenseite des Schuhs und einmal mit Hilfe von Markierungen am Knochen und fanden bei der externen Messung ein doppelt so großes Bewegungsausmaß wie bei der Skelettmessung. Das wahre knöcherne Bewegungsausmaß betrug 8,6°. Beide Messungen ergaben übrigens, dass die Bewegung dreidimensional war.

Klinische Bedeutung
Vermutlich ist die klinische Bestimmung der absoluten Bewegungsausmaße von Inversion-Supination-Varus und Eversion-Pronation-Valgus schwierig. Darum versucht man besser, möglichen Bewegungseinschränkungen durch einen Seitenvergleich auf die Spur zu kommen. Weiter oben wurde bereits festgestellt, dass die intakte Seite zur Grundlage von Vergleichen dienen kann (Stefanyshyn et al., 1994).

Unbelastete Rotation
Abduziert und adduziert man den unbelasteten und von Mittel- und Vorderfuß getrennten Calcaneus während verschiedener Flexions- und Extensionsstellungen des oberen Sprunggelenks um 5-25°, dann entstehen Bewegungen im Talokalkanear-, im Tibiotalar- und im Tibiokalkaneargelenk (Leardini et al., 1999, 2001). Erwartungsgemäß fand mit 8° sagittaler Rotation, 8° frontaler Rotation und 11° transversaler Rotation die größte Bewegung im Talokalkaneargelenk statt.

Anders als beim oberen Sprunggelenk, in dem die von isometrischen Bändern unterstützte Bewegung größtenteils widerstandslos verläuft, stießen die Flexionen und Extensionen während des Experiments immer auf Widerstände, was zu der Schlussfolgerung führte, dass Inversionen und Eversionen Banddehnungen zur Folge haben. Der Subtalarkomplex verhält sich also wie eine Struktur mit einer elastischen Zone, aber ohne Neutralzone.

In dieser Versuchsreihe stimmte die lotrecht zur Transversalebene befindliche Achse nicht mit den von anderen Autoren als schräg beschriebenen Bewegungsachsen überein. Tamaro et al. (1996) bezeichnen das Verhältnis zwischen dem transversalen (Innen- und Außenrotation des Unterschenkels) und dem frontalen Bewegungsausmaß (Varus-Supination und Valgus-Pronation des Calcaneus) als Subtalarquotient. Sie verglichen die Subtalarquotienten von Personen mit Überlastungsbeschwerden des Knies mit denen von Personen mit Überlastungsbeschwerden des Sprunggelenks und fanden signifikante Unterschiede. Ein Subtalarquotient von 1 bedeutet gleich große Bewegungen in der Frontal- und Transversalebene. Zwanzig Patienten (10 × Fußschmerzen, 10 × Knieschmerzen) besaßen einen durchschnittlichen Subtalarquotient von 0,85, während sechs Patienten mit Fußschmerzen und sieben Patienten mit Knieschmerzen deutlich von diesem Durchschnitt abwichen (0,72 und 0,97). Die Fußpatienten besaßen also eine relativ geringere Innen- und Außenrotation des Unterschenkels in der Transversalebene und eine relativ größere Varus-Supination und Valgus-Pronation in der Frontalebene.

Belastete Rotation
Benink (1985) meint, dass Huson bereits im Jahre 1961 zeigen konnte, dass der Tarsus ein geschlossenes Bewegungssystem mit nur einem Freiheitsgrad ist. Unabhängig von Belastung oder Nichtbelastung wird der Tarsus immer die gleiche Bewegung machen. Ambagtsheer (1978), Van Langelaan(1983) und Benink selbst (1985) bestätigten diese Auffassung, indem sie an einem vertikal belasteten Fuß nur die Supination (Varus-Inversion-Supination-Varus) mittels einer Außenrotation des Unterschenkels untersuchten.

Auf elegante Weise demonstrierte Huson (1990) einen wichtigen Aspekt der Kinematik des belasteten Fußes. Dazu sollten Sie, lieber Leser, jetzt einmal auf einem Stuhl Platz nehmen und ihre Fußsohlen auf den Boden setzen. Ihre Knie sind geschlossen und 90° gebeugt. Auch ihre Hüften sind 90° gebeugt. Versuchen Sie nun, Ihre medialen Fußgewölbe zu erhöhen, was unter der Voraussetzung, dass Sie keine rigiden Plattfüße haben, problemlos gelingen müsste. Drehen Sie nun die Knie in maximale Außenrotation (Anblick einer sitzenden Balletttänzerin). Nun wird eine Erhöhung des medialen Fußgewölbes nicht mehr gelingen.

Wenn Sie sich jetzt mit gestreckten Knien und Hüften aufrichten, ohne die Außenrotation der Füße zu verändern, werden sie feststellen, dass die Erhöhung der Fußgewölbe wieder gelingt. Warum ist das so?

Im Sitzen verhindert das maximal außenrotierte Knie eine Erhöhung des Fußgewölbes. Im aufrechten Stand ist das Knie zwar immer noch verriegelt, nicht aber die Hüfte, deren außenrotatorische Restkapazität nun eine weitere Außenrotation des Unterschenkels gegenüber dem Talus erlaubt.

Die Bewegung des Subtalarkomplexes wird also hauptsächlich von der Außenrotation des Unterschenkels gegenüber dem Talus ausgelöst, wodurch eine Inversion-Supination-Varus des Hinterfußes erfolgt.

Da Supinationsbewegungen des Hinterfußes infolge einer kompensatorischen Wirkung des Tarsometatarsalkomplexes durch Pronationsbewegungen des Vorderfußes ausgeglichen werden, bleibt der Vorderfuß während der Bewegung mit dem Fußboden in Kontakt.

Weiter oben wurde bereits erwähnt, dass Drehbewegungen des Unterschenkels zu Supinations- und Pronationsbewegungen des Fußes führen (Hicks, 1953; Close et al., 1967; Mann, 1982). Mann (1982) beschreibt, dass die Innenrotation des Unterschenkels während der Landung so lange zunimmt, bis der Fuß bei etwa 12% des Gehzyklus den vollen Bodenkontakt erlangt hat. Der gesamte Gehzyklus erstreckt sich von Fersenkontakt bis Fersenkontakt. Die belastete Phase nimmt 62% des Gehzyklus ein. Ab dem Moment des vollen Bodenkontakts dreht sich der Unterschenkel wieder bis zu dem Augenblick nach außen, in dem die letzte Zehe den Untergrund verlässt.

Neuere Untersuchungen gehen davon aus, dass Drehbewegungen der Tibia in der Transversalebene uns tiefere Einsichten in die Biomechanik der Fußbewegung verschaffen als der Winkel zwischen Unterschenkel und Calcaneus in der Frontalebene (Nester, 1997).

Van Langelaan (1983, 1985) untersuchte die absoluten und relativen Bewegungen des Talus, des Calcaneus, des Os naviculare und des Os cuboideum, die infolge einer Außenrotation des belasteten Unterschenkels entstehen *(☞ Abb. 8.41a und b)*.

Eine interessante Frage ist beispielsweise, wie sich die einzelnen Knochenelemente gegenüber dem festen Bezugssystem des Fußbodens verhalten.

Wie bereits bei der Besprechung des Talokruralgelenks erwähnt wurde, vollzieht der Talus hauptsächlich eine Außenrotation, gefolgt von einer Pronation und einer geringen Extension um eine Achse, die von hinten-medial am Talus schräg durch das Tuber calcanei verläuft.

Das absolute Achsenbündel des Calcaneus verläuft von proximal, medial und dorsal durch den unteren und hinteren Abschnitt des Tuber calcanei nach distal, lateral und plantar. Der Calcaneus macht hauptsächlich eine Supination und Abduktion und in geringerem Maße eine Extension. Dabei kippt er von seinem medialen auf sein laterales Tuberkel und wieder zurück, wobei sein distaler Anteil das größere und sein proximaler Anteil (Tuber calcanei) das kleinere Bewegungsausmaß besitzt.

Das absolute Achsenbündel des Os naviculare befindet sich lateral und plantar von ihm. Es verläuft vorwiegend in Längsrichtung des Fußes von proximal, medial und plantar nach distal, lateral und dorsal durch das Tuber calcanei, wodurch hauptsächlich Supination stattfindet. Da die Achse jedoch außerhalb des Os naviculare liegt, bewegt es sich gegenüber dem Fußboden auf einer nach lateral und dorsal gerichteten, gekrümmten Bahn.

Die relativen Bewegungsachsen beziehen sich dabei auf die Bewegungen im Gelenk selbst, also auf die Bewegungen des distalen gegenüber dem proximalen Gelenkpartner.

Sämtliche Rotationsachsen der relativen Talokalkanearbewegung durchqueren das Gebiet von Sinus und Canalis tarsi, wo sich die „Kreuzbänder" des

Gelenks befinden. Zu Beginn einer Supination liegen diese dicht beieinander und kreuzen den Sinus tarsi vorne und lateral in Höhe des anterior-lateralen Faserbündels des Ligamentum talocalcaneare interosseum. Im weiteren Verlauf der Bewegung verlagern sie sich nach hinten und medial zum posterior-medialen Bündel hin. Weder die Neigung noch die Abweichung der Bewegungsachsen geht dabei über 45° hinaus. In der Transversal- und Parasagittalebene stehen die Achsenprojektionen lotrecht auf den Projektionen des genannten Bandes, in der Frontalebene parallel dazu. Dabei fällt auf, dass sich während der Bewegung die Neigung und die Abweichung des Bandes nur wenig verändern. Der Talokalkanearkomplex steckt also in einem sehr engen Korsett, und seine Bewegungen bestehen immer aus den gleichen Komponenten. Mit zunehmender Entfernung in der Bewegungskette nehmen auch andere Knochenelemente an den Aktionen der einzelnen Gelenke teil.

Van Langelaan (1985) beschreibt gegenüber einem nicht fixierten, auf einer Unterlage stehenden Calcaneus eine relative Talusbewegung, die aus einer Außenrotation („Abduktion"), einer Pronation („Eversion") und einer geringfügigen Extension besteht. So lange der Fuß auf der Unterlage steht, ist die Bewegungsfreiheit des Talus größer als die Freiheit des Calcaneus zur Adduktion, Supination oder Beugung um absolute Bewegungsachsen.

Unter Belastung bewegt sich der Talus gegenüber dem Calcaneus um eine andere Achse als der Calcaneus gegenüber dem Talus.

Klinische Bedeutung

Nach Leardini et al. (2000) besitzt der Subtalarkomplex keine neutrale Zone. Zu Dehnungszwecken ist die Kapsel nur über eine dreidimensionale Bewegung zu erreichen, die keine direkte Bandspannung hervorruft. Die wichtigsten Komponenten zur Verbesserung der belasteten Inversion-Supination-Varus sind die Außenrotation des Talus und die Supination des Calcaneus.

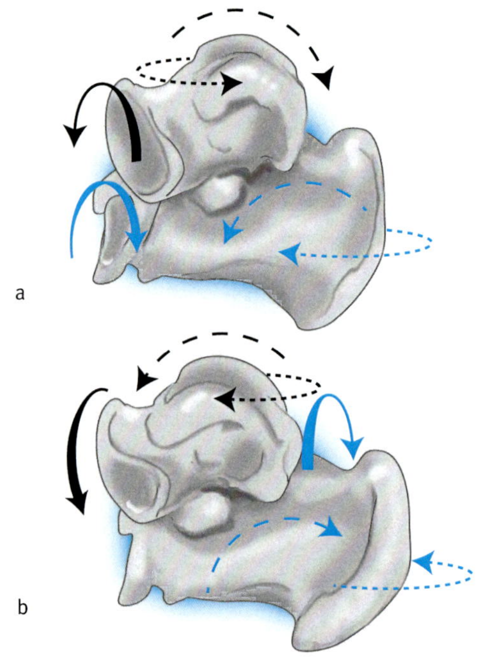

Abb. 8.41a: Die drei Bewegungskomponenten bei Inversion-Supination-Varus
- Außenrotation, Pronation und Extension des Talus
- Adduktion, Supination und Flexion des Calcaneus
- Aufstützen des Talus auf dem Caput tali und deutliche Inkongruenz im hinteren Talokalkaneargelenk
- Gelenk in der Ruhestellung

Abb. 8.41b: Die drei Bewegungskomponenten bei Eversion-Pronation-Valgus
- Innenrotation, Supination und Flexion des Talus
- Abduktion, Pronation und Extension des Calcaneus
- deutliche Kongruenz im vorderen und hinteren Talokalkaneargelenk
- Gelenk in der verriegelten Stellung

(nach: Van Langelaan, 1983; Sarrafian, 1993; Huson, 2000)

Lundberg et al. (1989a, b und c) führten mittels einer beweglichen Fußstütze Flexionen, Extensionen, Pronationen und Supinationen des Fußes sowie

Außen- und Innenrotationen des Unterschenkels durch. Dabei bestätigte sich, dass Neigung und Abweichung der sechs Bewegungsachsen kaum variieren (☞ *Tab. 8.12*).

Tab. 8.12: Dreidimensionale Rotation, Neigung und Abweichung der Achsen (Lundberg, 1989e)

Bewegung	Dreidimensionale Rotation	Neigung (Parasagittal- gegenüber Transversalebene)	Abweichung (Transversal- gegenüber Parasagittalebene)
Außenrotation	11,6°	38°	37°
Supination	9,9°	33°	31°
Pronation	4,5°	29°	33°
Flexion	4,3°	32°	34°
Extension	3,1°	31°	34°
Innenrotation	2,1°	29°	23°

Außerdem ist dies ein Hinweis dafür, dass – unabhängig von der Richtung der äußeren Einwirkung – immer die gleichen Bewegungskomponenten an der Bewegung teilnehmen (Sarrafian, 1993b). Es dominieren also die Gesetzmäßigkeiten einer geschlossenen Bewegungskette.

Die größte dreidimensionale Bewegung im Talokalkaneargelenk wurde von Supinationen des Fußes und Außenrotationen des Unterschenkels ausgelöst.

Supination des Fußes bei statischer Belastung

Lundberg et al. (1989b) und Lundberg (1989e) führten mit Hilfe einer beweglichen Fußstütze Reihenuntersuchungen belasteter Eversion-Pronation-Valgus und Inversion-Supination-Varus der unteren Extremität von jeweils 20° durch. Die Bewegung entstand also immer distal und setzte sich nach proximal fort, was nicht ganz mit der realen Pronation und Supination während des Gehens übereinstimmt. Einerseits ist der Fuß zu keinem Zeitpunkt ganz supiniert oder ganz proniert, da in der tarsometatarsalen Region hauptsächlich in der Frontalabene immer eine entgegengesetzte kompensatorische Bewegung gegenüber dem Calcaneus, dem Os naviculare und dem Os cuboideum entsteht. Andererseits wird die Abstoßphase immer von einer von proximal nach distal verlaufenden Kettenreaktion eingeleitet. Während der Landung setzt sich die vom Calcaneus ausgehende Stoßdämpfungsreaktion gleichzeitig nach proximal und distal fort.

Bei 20° Pronation und Supination in der Frontalebene wurden an acht gesunden Testpersonen röntgenstereometrisch die Bewegungen von Tibia, Talus, Calcaneus, Os naviculare, Os cuneiforme mediale und Os metatarsale I festgehalten. Zwischen Os metatarsale I und Talus entstanden dabei 13° Pronation und 15° Supination, entsprechend 70 % der Gesamtbewegung.

Während der Pronation außenrotierte der Talus gegenüber dem Os metatarsale I mit 3,9°, und während der Supination innenrotierte er um 6,6°.

Während der Pronation innenrotierte die Tibia gegenüber dem Os metatarsale I mit 3,3°, und während der Supination außenrotierte sie um 4,8°.

Das bedeutet, dass der Talus nicht nur eine relative Bewegung gegenüber dem Calcaneus, sondern auch eine absolute Bewegung gegenüber der Tibia in der Transversalebene macht, die der Bewegung des Calcaneus entgegengesetzt ist.

Die größte Bewegung entstand im Talonavikulargelenk. Die Bewegung im Talokalkaneargelenk war geringer und entstand vorwiegend während der Supination. Während der Supination außenrotierte die Tibia im Verhältnis eins zu fünf.

Innenrotationen des Unterschenkels (Außenrotationen des Talus) lösten hauptsächlich im Talokruralkomplex Bewegungen von durchschnittlich 5° aus, die auch während der Landung vorkommen. Außenrotation führte vorwiegend zu talonavikularen Bewegungen.

Lundberg et al. (1989b und c) und Lundberg (1989e) stellten außerdem fest, dass belastete Supinationen und Außenrotationen des Fußes übereinstimmende Reaktionen des Calcaneus hervorriefen (☞ *Tab. 8.13*).

Tab. 8.13: Durch Außenrotation des belasteten Unterschenkels und Supination des belasteten Fußes ausgelöste Bewegungskomponenten des Calcaneus (Lundberg et al., 1989b und c; Lundberg, 1989e)

Articulatio talocalcanearis: Calcaneus	bei 10° Außenrotation des belasteten Unterschenkels (Lundberg et al., 1989c)	bei 20° Supination des belasteten Fußes (Lundberg et al., 1989b)
Frontale Komponente	5,2° Supination ±2,7°	5,5° Supination ±2,9°
Transversale Komponente	7,4° Adduktion ±3,3°	5,6° Adduktion ±2,1°
Sagittale Komponente	6,4° Flexion ±2,5°	5,1° Flexion ±2,0°

Benink (1985) untersuchte die Beziehung zwischen belasteten Unterschenkelrotationen und Supination des Tarsus. Dabei konnte er zeigen, dass die Außenrotation des Unterschenkels und die zur Supination des Tarsus notwendige Außenrotationskraft beim Plattfuß am größten und beim Hohlfuß am geringsten ist. Da die Ausgangsstellung des Unterschenkels bei diesem Test nicht standardisiert war und aus einer Innenrotationsstellung heraus stattfinden konnte, muss die Außenrotation des Unterschenkels als relativ angesehen werden.

Die von der Außenrotation ausgelöste Supination des Tarsus führt zu einer vertikalen Verschiebung der Tibia, die bei Plattfüßen bis zu 12 mm und bei Hohlfüßen höchstens 0 mm beträgt.

Benink entdeckte auch eine Beziehung zwischen der Anatomie des belasteten Fußes (radiologisch: tarsaler Index) und seiner Bewegungsmechanik während Supination. Dabei zeigte sich, dass das Verhalten von Platt-, Hohl- und auch von Normalfüßen durch Beobachtung oder Fußabdrücke allein oft nicht vorherzusagen ist. Manchmal reagiert ein offensichtlicher Plattfuß während der Supination als biomechanischer Hohlfuß und umgekehrt, was damit zu erklären ist, dass die Stellung des Talus gegenüber dem Calcaneus, die während der Supination der entscheidende Bewegungsfaktor ist, für den äußeren Betrachter unsichtbar bleibt. Mit dem tarsalen Index kann man versuchen, die talokalkaneare Anatomie des Fußes zu objektivieren und damit das Verhalten des Fußes während belasteter Supination vorherzusagen.

Zunächst wird zwischen dem Ausmaß der Überschneidung des Talus gegenüber dem Calcaneus in der Parasagittalebene und der Talusläge eine Beziehung hergestellt. Die Überschneidung ist ein Ausdruck der Neigung zwischen Talus und Calcaneus, die beim Plattfuß stärker ausgeprägt ist als beim Hohlfuß. Der Neigungswinkel zwischen der Verbindungslinie der hinteren Kalkaneusfazette mit der Plantarseite des Caput tali und dem Fußboden gibt an, welchen Höhenunterschied die Tibia während der Supination überwinden wird.

Multipliziert man die Überschneidung mit dem Neigungswinkel, dann werden quantitative Vorhersagen zum Bewegungsverhalten von Platt-, Hohl- und Normalfüßen möglich (☞ *Abb. 8.42*).

Tarsaler Index = (Überschneidung/Talusläge) × Neigungswinkel × 100

Der tarsale Index beim Plattfuß ist mehr als fünfmal größer als beim Hohlfuß. Je größer der Index ist, umso größer ist die für den Plattfuß typische vertikale Tibiatranslation.

Nach einem Inversions-Supinationstrauma kann der tarsale Index über das Ausmaß der Verletzung Auskunft geben. Die Folgen bei Patienten mit einem niedrigen Index (biomechanischer Hohlfuß) waren größer als bei Patienten mit einem hohen Index (biomechanischer Plattfuß).

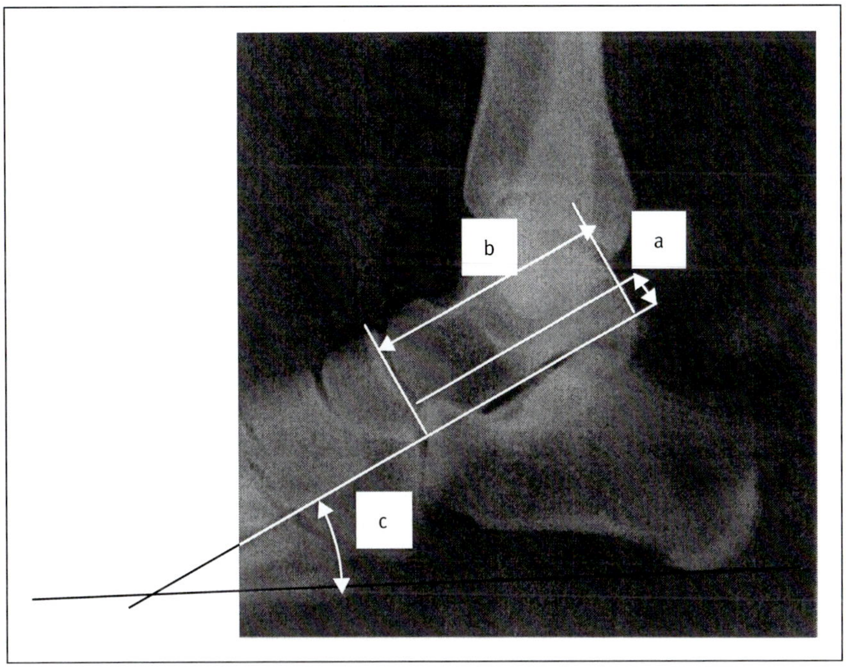

Abb. 8.42: Tarsaler Index zur Bestimmung des biomechanischen Verhaltens des Fußes: (a/b) × Neigungswinkel c × 100

Auch Nawoczenski et al. (1998) fanden radiologisch Strukturunterschiede der Koppelung zwischen Unterschenkel und Hinterfuß (☞ *Abb. 8.43a–c*). Mit Hilfe der Neigung des Calcaneus in der Sagittalebene, der talometatarsalen Neigung in der Sagittalebene und der talometatarsalen Abweichung in der Transversalebene wurde bei 29 verletzten Langläufern untersucht, ob ein Hohl- oder Plattfuß bestand (☞ *Tab. 8.14*).

Bei einer Gruppe von zehn Freizeitwanderern mit einem „flachen" Hinterfuß fand sich beim Dauerlauf auf einem Laufband eine dominante Kalkaneusbewegung in der Frontalebene. Bei einer Gruppe mit „hohem" Hinterfuß waren die Innen- und Außenrotation des Unterschenkels dominant.

Tab. 8.14: Radiologische Strukturunterschiede des Fußes (nach: Nawoczenski et al., 1998)

N = 25	Plattfuß		Hohlfuß	
–	Radiologische Kriterien	Studie, N = 10	Radiologische Kriterien	Studie, N = 15
Sagittale talokalkaneare Neigung	≤20°	16,6°	≥25°	31,3°
Sagittale talometatarsale Neigung	≤-4° (neg. Neigung)	-5,8°	≥0°	6,0°
Transversale talometatarsale Abweichung	≤-2°	-2,3°	≥2°	5,2°

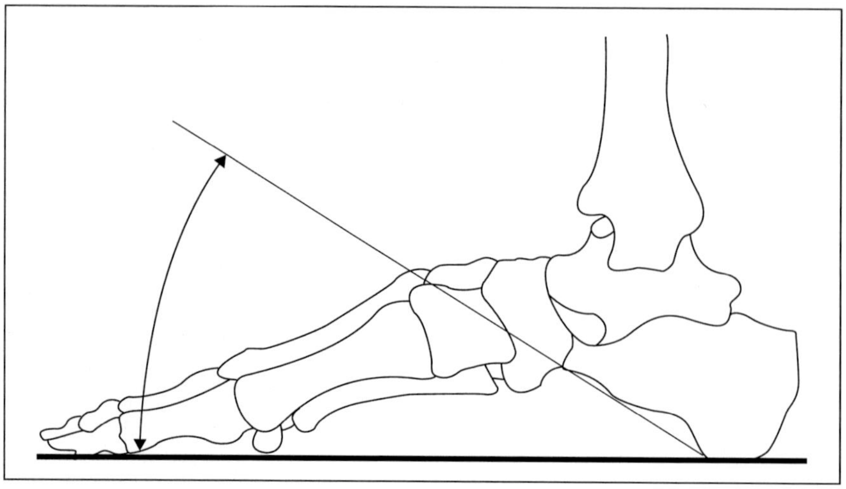

Abb. 8.43a: Kalkaneare Neigung (nach: Nawoczenski et al., 1998)

Klinische Bedeutung

Mit der reinen Inspektion des Fußes lassen sich keine Vorhersagen zur biomechanischen Verhaltensweise von Platt- und Hohlfüßen treffen. Prognostisch relevant ist dagegen das Ausmaß der vertikalen Tibiaverschiebung, die durch die tibiale Außenrotation während belasteter Supination entsteht. Der tarsale Index gibt Auskunft über die Beziehung zwischen der Anatomie und dem mechanischen Verhalten des Fußes.

Eine Verbesserung der Inversion-Supination-Varus des Tibiotarsalgelenks muss unter Belastung stattfinden. Die Inversion-Supination-Varus wird dabei durch eine Verringerung der Belastung eingeleitet, die eine proximale Translation der Tibia erlaubt, indem man beispielsweise den Unterschenkel unter gleichzeitigem Nach-vorn-und-oben-schwenken des anderen Beins nach außen rotiert.

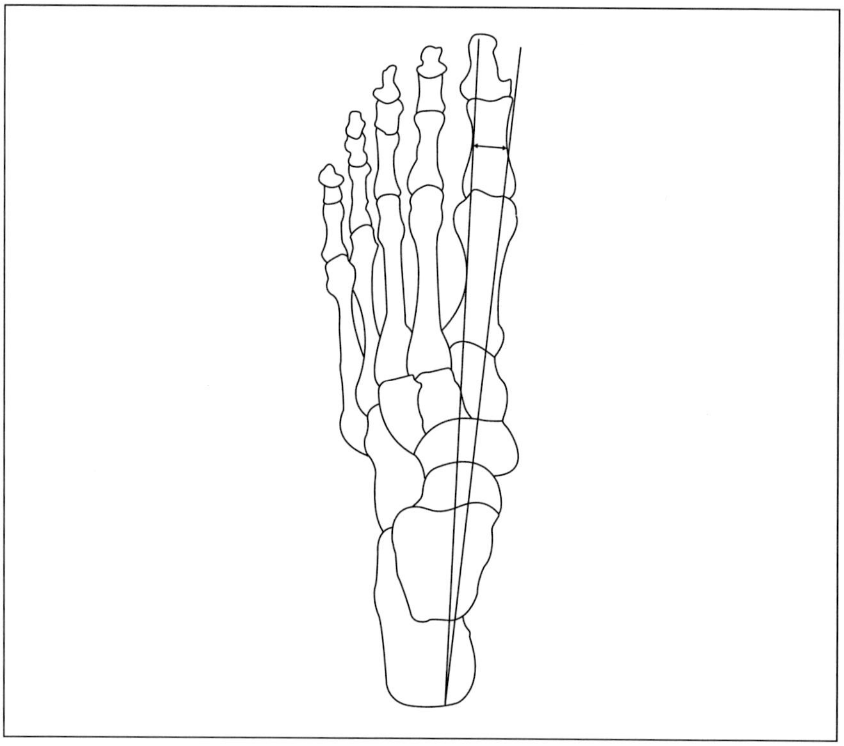

Abb. 8.43b: Talometatarsale Abweichung. Negativer Winkel, wobei die Längsachse des Talus stärker nach medial abweicht als das Os metatarsale I (nach: Nawoczenski et al., 1998)

Abb. 8.43c: Talometatarsale Neigung. Negativer Winkel, wobei die Längsachse des Talus stärker nach plantar geneigt ist als das Os metatarsale I (nach: Nawoczenski et al., 1998)

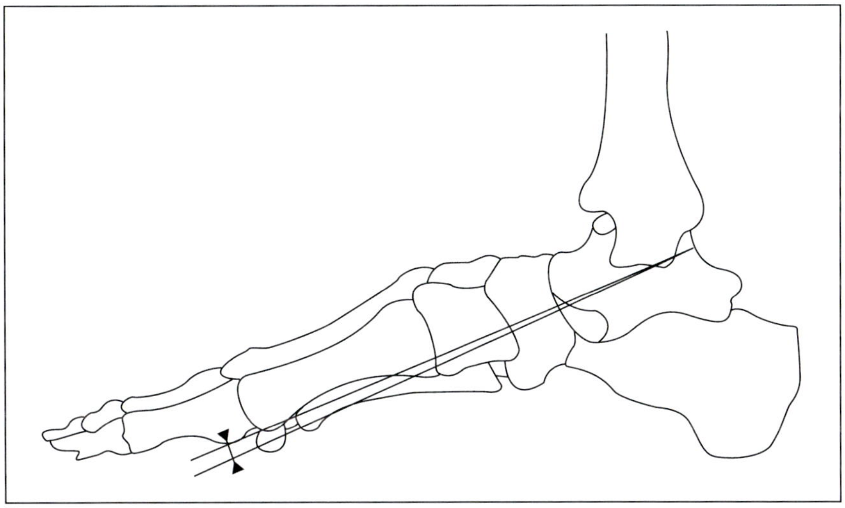

Tab. 8.15 verschafft eine Übersicht der Unterschiede relativer Bewegungsausmaße der diversen Knochenelemente der belasteten Fußwurzel während Supination als Reaktion auf eine Unterschenkelaußenrotation beim Hohl- und Plattfuß.

Auffallend ist, dass unter der hohen Belastung die Hohlfußbewegung zu- und die Plattfußbewegung abnimmt. Außerdem nahm bei zunehmender Unterschenkelrotation die Supinationsreaktion des biomechanischen Hohlfußes zu, während beim Plattfuß die Supinationsbewegung am Ende der Außenrotation abnahm. Um zu supinieren, braucht der steifere Hohlfuß also einen stärkeren Input, während der flexible Plattfuß am Bewegungsende verriegelt wird. Dies kann bedeuten, dass der Plattfuß bei allen nicht-endgradigen Supinationen für die Abstoßsupination weniger Energie benötigt als der Hohlfuß.

Tab. 8.15: Reaktionen des belasteten Fußes bei 30° Außenrotation des Unterschenkels während axialer Belastungen von 50 N und 340 N (Benink, 1985)

Rotation um eine schräge dreidimensionale Achse	Fuß mit kleinem Tarsalindex (8) Bewegungsausmaß beim Hohlfuß		Fuß mit großem Tarsalindex (25) Bewegungsausmaß beim Plattfuß	
–	50 N	340 N	50 N	340 N
Talokalkaneare Rotation	19,1°	20,4°	28,2°	20,1°
Talonavikulare Rotation	37,3°	42,1°	55,0°	40,9°
Kuboideonavikulare Rotation	7,2°	8,6°	9,1°	2,6°
Navikulokalkaneare Rotation	19,5°	22,9°	27,9°	21,5°
Kuboideokalkaneare Rotation	14,9°	16,9°	22,4°	20°

Die stärkste Rotation findet zwischen Talus und Os naviculare statt, die geringste zwischen Os cuboideum und Os naviculare. Letztere ist vor allem beim belasteten biomechanischen Plattfuß kaum wahrnehmbar, beim biomechanischen Hohlfuß aber wieder größer. Die Summe der Rotationen zwischen Talus und Calcaneus und zwischen Calcaneus und Os naviculare entspricht in Etwa der Rotation zwischen Talus und Os naviculare.

Huson (1961, 1985) und Benink (1985) haben in Untersuchungen detaillierte Beschreibungen der Fußbewegungen und der Bewegungen der einzelnen Knochenelemente während der belasteten Supination infolge Unterschenkelaußenrotation geliefert.

Die osteo- und arthrokinematische Interpretation des Herausgebers ist jeweils kursiv gedruckt.

Die Außenrotation des Talus gegenüber dem Calcaneus findet einerseits mit einer gleichzeitigen Vergrößerung der sagittalen Projektion des Eingangs zum Sinus tarsi und andererseits gegenüber dem Os naviculare in lateraler und proximaler Richtung statt.

Wie schon beim Knie, führt die Wirkung der extraartikulären, interossalen Bänder auch im Talokalkaneargelenk zu einer Dezentrierung. Während der Außenrotation des Talus, die die Inversion-Supination-Varus des Talokalkanearגelenks einleitet, entfernen sich die hinteren talokalkanearen Gelenkfazetten voneinander, weil der Talus sich praktisch auf den Kopf stellt, wobei er sich auf der medialen, vorderen Gelenkfazette abstützt, wodurch sich der Sinus wiederum erweitert (Huson, 2000).

Auslöser der talaren Außenrotation ist die Tibia, deren supinierende Wirkung von innen nach außen verläuft. Die Bezeichnung der Bewegungen der Extremitätengelenke richtet sich jedoch nach der absoluten oder relativen Bewegung des peripheren Gelenkpartners. Bevor er außenrotiert, hat der Talus also bereits gegenüber der Tibia eine relative Innenrotation (engl. tibiotalar delay) durchgemacht (Van Langelaan, 1983; Huson et al., 1986). Die Außenrotation des Talus führt zu einer relativen Adduktion des Calcaneus und des Os naviculare. Die Bewegungen des Os naviculare sind in der Transversalebene immer denen des Talus entgegengesetzt (Vogler und Bojsen-Møller, 2000).

Die Bewegung des lateralen Fußrandes nach außen wird durch die laterale Bewegung des distalen Calcaneus und durch die Adduktion des Os cuboideum gegenüber dem Calcaneus hervorgerufen. Nach dem Ende der Bewegung zwischen Talus und Calcaneus wird die transversale Bewegungskomponente, die aus einer absoluten talaren Außenrotation und einer relativen kalkanearen Adduktion besteht, zu einer Abduktion des Calcaneus gegenüber dem Fußboden führen. Diese Bewegung wird ermöglicht durch das Vorhandensein der beiden proximal gelegenen Tuberculi, auf denen der Calcaneus sich drehen kann. Außerdem nehmen der distale Calcaneus, der distale Talus, das Os naviculare und das Os cuboideum eine Mittelstellung zwischen den proximalen und distalen Stützpunkten des Fußes auf seiner Unterlage ein. Hier kann sich der Fuß während Belastung am stärksten verformen, was zu einer relativen Adduktion des Os cuboideum und damit zu einer palpablen Abstufung zwischen Os cuboideum und Calcaneus führt.

Die Form des medialen Fußgewölbes entsteht durch das dorsale Ansteigen des Talus, des Calcaneus und des Os metatarsale I. Der Talus macht nämlich eine geringe Extension, die sich beim Calcaneus als relative Flexion bemerkbar macht. Am Ende dieser Bewegung wird der Calcaneus bei weiter fortgeschrittener Supination auch an der Medialseite zu einer Extension gezwungen. Auch das Os naviculare wird am Ende der relativen Flexion gegenüber dem sich streckenden Talus nach dorsal gezogen. Nach Aufnahme der lokalen Bewegung wird auch die Basis des Os metatarsale dem Talus folgen.

Die Ossa cuboideum und metatarsale V kippen nach plantar, wodurch zwischen dem Calcaneus, dem Os cuboideum und dem Os metatarsale V eine palpable Abstufung entsteht, während das laterale Fußgewölbe einsackt. Infolge der Supination des Calcaneus wird sich die laterale Seite weniger stark nach dorsal bewegen als die mediale Seite, während die Außenrotation des Talus dazu führt, dass das Os naviculare nach Aufnahme der Adduktionskomponente des Talonavikulargelenks nach lateral gezogen wird. Nachdem das Os cuboideum gegenüber dem absolut nach lateral versetzten Calcaneus eine relative Adduktion vollzogen hat, wird es jetzt durch den schräg von plantarmedial nach dorsal-lateral überhängenden Gelenkspalt nach plantar abgedrängt, wodurch eine palpable Abstufung zwischen dem Calcaneus und dem Os cuboideum entsteht.

Der Calcaneus, das Os naviculare und das Os cuboideum supinieren.

Auch Jahss (1991) beschreibt eine „Inversionstriade" bei aufrechtem Stand, die durch eine Außenrotation des Unterschenkels bedingt sein soll und die auch palpatorisch festgestellt werden kann:

1. Dorsal-lateral Entstehung einer Abstufung zwischen Calcaneus und Os cuboideum durch Streckung des Calcaneus gegenüber dem Os cuboideum. Flexion zwischen Talus und Calcaneus, da die Extension des Talus etwas stärker ist als die Extension des Calcaneus.
2. Laterales Vorspringen des Caput tali durch Außenrotation infolge Außenrotation des Unterschenkels und/oder mediale Druckerhöhung durch das adduzierende Os naviculare.
3. Größerwerden des Sinus tarsi durch die talokalkaneare Varusbewegung des Calcaneus.

Eine Supination des Subtalarkomplexes von 5° führt zu einer Bewegungszunahme von 47 % im Talonavikulargelenk und von 58 % im Kuboideonavikulargelenk. Das bedeutet, dass Schwerkraft und Muskulatur in dieser Stellung gemeinsam zu einer verstärkten Gelenkbewegung führen.

Bemerkung
Die verschiedenen Supinationstypen des Fußes.

Unbelastet aktiv (und passiv)

Alle extrinsischen Muskeln des Unterschenkels, die medial des subtalaren Achsenbündels zu den Knochenelementen der Fußwurzel ziehen, werden eine Inversion-Supination-Varus des Hinterfußes erzeugen.

Alle extrinsischen Muskeln des Unterschenkels, die medial des subtalaren Achsenbündels die Knochenelemente der Fußwurzel überspannen und an den Zehen inserieren, werden eine Inversion-Supination-Varus des Vorderfußes erzeugen.

Belastet aktiv

Alle extrinsischen Muskeln des Unterschenkels, die medial des subtalaren Achsenbündels zu den Knochenelementen der Fußwurzel ziehen, werden eine Inversion-Supination-Varus des Hinterfußes und eine Außenrotation des Unterschenkels erzeugen.

Alle extrinsischen Muskeln des Unterschenkels, die medial des subtalaren Achsenbündels die Knochenelemente der Fußwurzel überspannen und an den Zehen inserieren, verhindern ein mögliches seitliches Abgleiten des Vorderfußes infolge Unterschenkelaußenrotation, indem sie den Vorderfuß auf seine Unterlage pressen.

Belastet passiv

Unterschenkelaußenrotation führt zur Supination des belasteten Fußes.

Pronation des statisch belasteten Fußes

Der Fuß proniert vorwiegend bei zunehmender Belastung in Neutralstellung. Dabei macht der Talus eine Inversion-Supination-Varus von 3,5° und der Calcaneus eine Eversion-Pronation-Valgus von 3,2° (Tochigi et al., 2000). Die Innenrotationen der Tibia und des Talus führen zu der Gelenkstellung mit maximalem Gelenkflächenkontakt und Pronation des Calcaneus, in der das Caput tali maximalen Kontakt mit dem Acetabulum pedis hat, das wiederum maximal gefüllt ist, da die plantaren, oberen und medialen Anteile des Ligamentum calcaneofibulare maximal angespannt sind. Der Talus bildet nun mit der Lamina pedis eine Einheit. Das maximal geöffnete Acetabulum pedis hat mit dem Caput tali maximalen Kontakt. Die Ligamente sind maximal angespannt (Sarrafian, 1993a).

Die Pronation des Fußes mit Hilfe einer beweglichen Fußstütze und eine Innenrotation des Unterschenkels lösen am Calcaneus die gleiche Reaktion aus (Lundberg et al., 1989b und c; Lundberg, 1989e) (☞ *Tab. 8.16*).

Tab. 8.16: Bewegungskomponenten des Calcaneus infolge Innenrotation des belasteten Unterschenkels und Pronation des belasteten Fußes (Lundberg et al., 1989b und c; Lundberg, 1989e)

Talokalkaneargelenk: Calcaneus	bei 20° Innenrotation des belasteten Unterschenkels (Lundberg et al., 1989c)	bei 20° Pronation des belasteten Fußes (Lundberg et al., 1989b)
Frontale Komponente	0,9° Pronation ±1,3°	2,7° Pronation ±3,2°
Transversale Komponente	1,2° Abduktion ±1,1°	1,8° Abduktion ±1,9°
Sagittale Komponente	1,1° Extension ±1°	2,7° Extension ±2,2°

Klinische Bedeutung

Eine Verbesserung der Eversion-Pronation-Valgus ist nur am belasteten Tibiotarsalgelenk zu erzielen, da die Tibia sich nur unter Belastung nach distal verschiebt. Die Belastung wird beispielsweise aufgebaut, indem man gleichzeitig das betroffene Bein innenrotiert und das andere Bein nach unten und hinten schwenkt.

Im Talokalkaneargelenk findet mehr Inversion-Supination-Varus als Eversion-Pronation-Valgus statt.

Supination und Pronation des dynamisch bewegenden Fußes

Nach Root et al. (1977) verlagert sich die Achse der Eversion-Pronation-Valgus während der Landung mehr nach medial und distal (horizontal), wodurch die Abweichung zu- und die Neigung abnimmt. Während des Abstoßens stellt sich die Achse mehr dorsal (vertikal) auf, wodurch die Neigung wieder zunimmt.

Überträgt man dies auf die dreidimensionalen Bewegungen von Talus und Calcaneus, dann entsteht folgendes Bild (☞ *Tab. 8.17*). Die Bewegungskomponenten, die zu Beginn oder am Ende der Bewegung dominieren, sind in der Tabelle fett gedruckt.

Während der Landung (☞ *Tab. 8.17*) entsteht im Moment des Fersenkontaktes zu Beginn der Eversion-Pronation-Valgus vorwiegend eine Abduktion des Calcaneus, da er auf zwei kleinen Höckern rotieren kann. Der Talus wird überwiegend eine Innenrotation durchmachen, die sich als Innenrotation des Unterschenkels fortsetzt (Hintermann und Nigg, 1993). In dieser Bewegung wird die Landungsbewegung des Fußes recht gut repräsentiert (Cornwall und McPoil, 1995).

Tab. 8.17: Relativbeitrag der drei Bewegungskomponenten während Eversion

Eversion	Aus Inversion	Zu Beginn	Am Ende
Calcaneus in:	Supination Flexion Adduktion	Pronation Extension **Abduktion**	**Pronation** **Extension** Abduktion
Talus in:	Pronation Extension Außenrotation	Supination Flexion **Innenrotation**	**Supination** **Flexion** Innenrotation

Ab dem Moment, an dem andere Teile des Fußes, wie das Os cuboideum, das Os naviculare oder der Vorderfuß, den Boden berühren, kann der Calcaneus nicht mehr in der Transversalebene, sondern nur noch in der Sagittal- und Frontalebene rotieren. Die Talusbewegung in der Parasagittalebene gehört zur Fortbewegung des Standbeins.

Tab. 8.18: Relativbeitrag der drei Bewegungskomponenten während Inversion

Inversion	Aus Eversion	Zu Beginn	Am Ende
Talus in:	Supination Flexion Innenrotation	**Pronation** **Extension** Außenrotation	Pronation Extension **Außenrotation**
Calcaneus in:	Pronation Extension Abduktion	**Supination** **Flexion** Adduktion	Supination Flexion **Adduktion**

Bedingt durch die Schwenkbewegung des anderen Beins, bewegt sich der in Eversion-Pronation-Valgus befindliche Talus während der Standphase (☞ *Tab. 8.18*) zunächst in der Parasagittal- und Frontalebene. So lange der Fuß noch auf dem Boden steht, ist dies die einzig mögliche Bewegung. In der Abstoßphase überträgt sich die Beckenrotation in der Transversalebene auf den Talus und erzeugt dort eine Außenrotation. Der frei hängende Calcaneus kann jetzt adduzieren.

Translation

Manter (1941) vergleicht die schräge Ausrichtung der hinteren Gelenkfläche, die gegenüber einer lotrecht auf der Bewegungsachse stehenden Ebene 12° betragen soll, mit der Neigung eines Schraubengewindes. Je 10° Windung bewegt sich der Talus entlang der Rotationsachse 1,5 mm vorwärts. Kitaoka et al. (1995) fanden bei 43° Rotation eine Talustranslation von 1,2 mm. Nach Van Langelaan (1983) beträgt die Translation entlang der Rotationsachse durchschnittlich 1,7 mm mit einer Streuung von 1 mm bis 2,6 mm. Gegenüber dem Calcaneus verschiebt sich der Talus nach proximal, lateral und plantar. Inman (1976) fand eine solche Schraubbewegung jedoch nur bei jedem zweiten Fuß.

Die beschriebene Translation ist eine absolute Bewegung des Talus gegenüber dem Calcaneus. Sie entsteht infolge der Rollschub- und Schaukelgleitbewegungen, die während der Inversion-Supination-Varus und Eversion-Pronation-Valgus auftreten.

Während der belasteten Inversion-Supination-Varus folgt der Talus der tibialen Außenrotation, wobei seine hintere Gelenkfazette die hinter Gelenkfazette des Calcaneus in proximaler und dorsaler Richtung quasi ersteigen müsste. Teilweise geschieht dies auch, jedoch ist der Energieaufwand für das Caput tali geringer, wenn es die distale Seite des Calcaneus mit einer Flexion, Adduktion und Supination verdrängt (Huson, 2000).

Während der Inversion-Supination-Varus bewegt sich das Sustentaculum tali auf das Tuberculum mediale processus posterioris tali zu, wobei die mediale Öffnung des Canalis tarsi deutlich enger wird. Der Processus lateralis tali befindet sich nun gegenüber der konvexen hinteren Gelenkfläche des Calcaneus weiter dorsal und weiter hinten (Sarrafian, 1993a).

Während der Inversion-Supination-Varus verschieben sich nicht nur der Talus, sondern auch die Ossa naviculare und cuboideum nach proximal.

Während der belasteten Eversion-Pronation-Valgus verschiebt sich der Talus bei dem landungsbedingten Aufschlag des Calcaneus auf dem Untergrund auf dessen schräg stehenden Gelenkfazetten nach distal, wodurch er das Os naviculare sowie drei Ossa cuneiformia und drei Metatarsalknochen nach distal drängt. Da sich gleichzeitig die Bänder und Muskeln, die die beteiligten Gelenke zusammenhalten, anspannen, wird eine weitere Abflachung des Fußes verhindert (Vogler und Bojsen-Møller, 2000).

Während der Eversion-Pronation-Valgus gleitet die laterale Wand der hinteren, konkaven Talusgelenkfläche (Processus lateralis tali) gegenüber der konvexen Kalkaneusgelenkfläche nach plantar und distal und erreicht in maximaler Eversion-Pronation-Valgus maximale Kongruenz (Sarrafian, 1993b).

Klinische Bedeutung

Während der belasteten Inversion-Supination-Varus verschiebt sich der Talus nach hinten, lateral und proximal. Während manueller Dehnungen muss diese Bewegung zur Gesamtbewegung hinzugefügt werden.

Benink (1985) beschreibt die Unterschiede in den absoluten Translationsbewegungen der diversen Knochenelemente entlang der Rotationsachsen beim Platt- und Hohlfuß sowohl unter geringer als auch unter großer Belastung (☞ *Tab. 8.19*).

Tab. 8.19: Absolute Translationen der tarsalen Knochenelemente während der Supination, in Millimeter (Benink, 1985) (+ bedeutet: entlang einer schräg stehenden Achse nach distal)

–	50 N, Hohlfuß	340 N, Hohlfuß	50 N, Plattfuß	340 N, Plattfuß
Talus	+0,84	+1,68	4,30	2,14
Calcaneus	+0,24	+0,52	1,8	0,6
Os cuboideum	1,17	1,66	+2,17	+2,31
Os naviculare	0,17	0,50	2,06	0,76

Das Ausmaß der Translation korreliert mit dem Umfang der Rotation. Beim Hohlfuß nimmt die Bewegung mit zunehmender Belastung zu. Beim Plattfuß ist es umgekehrt.

Biomechanisch unterscheiden sich Hohl- und Plattfüße auch in ihrem Translationsverhalten erheblich. Wir interpretieren die vorliegenden Daten so, dass sich der Talus beim biomechanischen Hohlfuß entlang der Rotationsachse in proximaler, plantarer und lateraler Richtung auf den Calcaneus zu bewegt. Beim Plattfuß geschieht genau das Umgekehrte, was auf die Anwesenheit konkaver und konvexer Gelenkfazetten auf Talus und Calcaneus zurückzuführen ist.

Am Ende der Supination ist die Gelenkkompression beim Hohlfuß wahrscheinlich größer, während beim Plattfuß der Bandapparat stärker gedehnt wird. Das Verhalten im Mittelfuß weicht hiervon ab. Hier sind am Ende der Supination Bandspannung und Kompression sowohl medial (Talonavikulargelenk) als auch lateral (Kalkaneokuboidealgelenk) beim Hohlfuß größer.

Van Langelaan (1983) beschreibt die relativen Translationen während der belasteten Außenrotation des Unterschenkels (30°):

- Talus gegenüber Calcaneus: 0-2,1 mm in proximaler und lateraler Richtung,
- Os cuboideum gegenüber Calcaneus: 0,1-1,8 mm in proximaler Richtung,
- Os naviculare gegenüber Talus: Os naviculare in proximaler Richtung.

Klinische Bedeutung

Techniken zur Verbesserung der aktuellen Supination oder Pronation müssen immer eine proximale und eine distale Betonung der Schub- oder Gleitbewegung (Translation) des Calcaneus gegenüber dem Talus enthalten und umgekehrt.

8.5.4 Arthrokinematik

Die gesamte Oberfläche des Talokalkaneargelenks beträgt 9,52 ±0,40 cm^2. In der Neutralstellung und unter einer tibialen Belastung von 600 N beträgt die Kontaktfläche 2,00 ±0,11 cm^2 (Gu et al., 2001).

Die hintere Kontaktfläche ist größer als die vordere und mediale Kontaktfläche. Der Subtalarkomplex trägt ungefähr 65 % der gesamten Tibialast. Etwa 70 % der subtalaren Belastung werden von der hinteren Gelenkabteilung getragen. Damit gewährleistet die hintere Gelenkabteilung den größten Teil der Übertragung des Körpergewichts beim Gehen (Gu et al., 2001).

In einer Studie an Präparaten ermittelten Wagner et al. (1992), dass die Kontaktfläche im unteren, hinteren Sprunggelenk bei zunehmender Belastung anwächst. Die kleinste Kontaktfläche fand sich bei Inversion-Supination-Varus. Auch das untere, vordere Sprunggelenk nahm bei ansteigender Belastung an Umfang zu und betrug bei 350 N etwa 31 % des unteren, hinteren Sprunggelenks. Gleichzeitig betrug die Belastung 63 % der Belastung des unteren, hinteren Sprunggelenks. Demnach war der Druck (Belastung pro Oberflächeneinheit) vorne größer.

Die Gelenkflächen des Calcaneus und des Talus sind beide jeweils bikonvex und bikonkav geformt (bikonvex: Facies articularis posterior calcanei, Facies articularis media et anterior tali; bikonkav: Facies articularis anterior et media calcanei, Facies articularis posterior tali).

Inversion-Supination-Varus des Calcaneus löst eine proximale Rollschubbewegung des Calcaneus im hinteren Talokalkaneargelenk sowie eine Schaukelgleitbewegung des Calcaneus nach medial und distal aus.

Die Supinationskomponente währen der Inversion-Supination-Varus des Calcaneus verursacht proximal eine Rollbewegung und medial und distal eine Schaukelbewegung nach medial. Gleichzeitig finden proximal eine laterale Verschiebung und medial und distal eine mediale Gleitbewegung gegenüber den frontalen Anteilen der Gelenkflächen statt.

Die während der Inversion-Supination-Varus des Calcaneus entstehende Adduktionskomponente verursacht proximal eine Rollbewegung und medial und distal eine Schaukelbewegung nach proximal, die proximal mit einer dista len Schubbewegung und medial und distal mit einer proximalen Gleitbewegung gegenüber den transversalen Anteilen der Gelenkflächen einhergeht.

Solche entgegengesetzte Schub- und Gleitbewegungen können nur dann auftreten, wenn der Talus gegenüber den sagittalen Anteilen der Gelenkflächen in der Parasagittalebene eine Flexionsbewegung macht. Diese parasagittale Bewegungskomponente besteht aus einer proximalen Rollbewegung und einer medialen und distalen Schaukelbewegung nach proximal. Proximal geht dies mit einer Schubbewegung nach distal und medial, distal mit einer Gleitbewegung nach proximal einher. In einem ausgezeichneten Übersichtsartikel bedient sich Sarrafian (1993b) einer ähnlichen, analogen Denkweise, allerdings mit sagittalen (Flexion-Extension), frontalen (Supination-Pronation) und damit zwangsläufig auch transversalen Bewegungskomponenten (Adduktion-Abduktion).

Diese scheinbar entgegengesetzten Schub- und Gleitbewegungen sind nur dann möglich, wenn zwischen Talus und Calcaneus gleichzeitig entgegengesetzte, dreidimensionale Bewegungen stattfinden (Sarrafian, 1993b).

Allgemeine Schlussfolgerung

Durch Bewegungen aller Gelenkflächen, deren Achsenbündel sich zwar an verschiedenen Orten befinden, jedoch parallel ausgerichtet sind, entsteht im Talokalkanearkomplex vorwiegend eine Inversion-Supination-Varus. Dies bedeutet, dass der talokalkaneare Anteil des Subtalarkomplexes in hohem Maße den Gesetzmäßigkeiten einer geschlossenen Gelenkkette unterliegt.

Bewegungen des Subtalarkomplexes stehen hauptsächlich mit Außenrotationen des Unterschenkels im Zusammenhang.

8.5.5 Osteokinematik des Tibiotarsalgelenks (Sprunggelenkkomplex)

Das Tibiotarsalgelenk (Tarsokruralgelenk, Sprunggelenkkomplex) steuert die Bewegungen des Calcaneus in Bezug zur Tibia und ist damit für die Kraftübertragung zwischen Körper und Fußboden und umgekehrt von eminenter Bedeutung.

Mann (1982) meinte, dass die Innenrotation des Unterschenkel die Folge eines durch Eversion-Pronation-Valgus bedingten Zusammenbruchs des Fußes ist, der zum Becken weitergeleitet wird. Die anschließende Außenrotation des Unterschenkels sei mit der vorderen Schwenkbewegung des freien Beins und der darauf folgenden Bewegung der belasteten Hüfte zu erklären, die das Femur nach außen rotiert, da die belastete Innenrotation der Hüfte infolge Adduktorenwirkung gering ist. Diese Auffassung hat sich in der Biomechanik der Fortbewegung bis heute erhalten.

Leardini et al. (2001) beschreiben, dass zu Beginn des Bodenkontakts in proximaler Richtung und während der Stand- und Abstoßphase in distaler Richtung eine beträchtliche Kraftübertragung stattfindet (Bellchamber und Van den Bogert, 2000). Die letztgenannten Autoren stellten fest, dass während normalen Gehens eine Kraftübertragung vom Fußboden zum Bein, die von einer Innenrotation des Talus ausgelöst wird, kaum vorkommt, und dass die Hauptkraftübertragung, die von einer Außenrotation der Tibia ausgelöst wird, während der belasteten Phase zum Fußboden hin stattfindet. Während des Laufens nahmen Ausmaß und Dauer der Kraftübertragung vom Boden zum Bein geringfügig zu.

Van den Bogert et al. (1994) stellten ein aus drei Segmenten bestehendes Modell vor, die durch zwei ideale Scharniere miteinander verbunden waren. Für die Analyse des Modells ist das Bewegungsverhalten des Talus, der das mittlere Segment bildete, nicht so wichtig. Das Modell wurde an vierzehn Probanden getestet. Die berechnete Neigung der talokalkanearen und talokruralen Bewegungsachsen stimmte weitestgehend mit den Ergebnissen von In-vitro-Studien überein.

Bereits Hicks (1953) und Sammarco et al. (1973), gefolgt von Pearce und Buckley (1999) und Siegler et al. (1988) hatten Bewegungen des Talokruralgelenks während unbelasteter Inversion-Supination-Varus und Eversion-Pronation-Valgus beschrieben.

Letztere untersuchten die Bewegung zwischen Fuß und Unterschenkel und den Beitrag des oberen und des subtalaren Komplexes daran. Die Gesamtbewegung des Fußes gegenüber dem Unterschenkel ist in allen anatomischen Ebenen größer als die einzelnen Teilbewegungen der beiden Gelenke allein. Während der frontalen Bewegungskomponente (Eversion-Pronation-Valgus und Inversion-Supination-Varus oder Valgus und Varus des Calcaneus), die zum größten Teil im Subtalarkomplex stattfindet, besteht zwischen den beiden Gelenken eine enge kinematische Verbindung. Auch die transversale Bewegungskomponente (Eversion-Pronation-Valgus und Inversion-Supination-Varus oder Abduktion und Adduktion), die sich als Außen- und Innenrotation des Unterschenkels gegenüber dem fixierten Fuß darstellt, kennt eine enge kinematische Koppelung, zu der beide Gelenke etwa gleich viel beitragen. Die geringste Kraftkoppelung entsteht während der sagittalen Bewegung (Flexion-Extension), zu der der Subtalarkomplex kaum beiträgt. Die Inversion-Eversion des Fußes beträgt gegenüber dem Unterschenkel um eine schräg stehende talokrurale Bewegungsachse im oberen Sprunggelenk 11° und um eine Bewegungsachse im Subtalarkomplex 23°.

Nester et al. (2003) kamen während belasteter Außen- und Innenrotation des Unterschenkels transversal auf durchschnittlich 27,2° (19,6-35,4°), frontal auf 7,6° (0,7-24,3°) und parasagittal auf -0,7° (-7,5-6,3°). Die Bewegungen fanden um eine schräg stehende Achse mit einer durchschnittlichen Neigung von 74° (53-89°) nach distal und dorsal und einer durchschnittlichen Abweichung von 5,5° nach distal und lateral statt. Transversal besteht also eine starke Bewegung, die zum Teil im talokruralen Bewegungsmechanismus ablaufen muss. Auch Nigg et al. (1992) errechneten eine frontale Bewegung von 35,5° und eine transversale Bewegung von 72,4° (☞ *Abb. 8.44 und 8.45*).

Abb. 8.44: Das Rotationsachsenbündel des Sprunggelenkkomplexes hat eine Neigung von etwa 74° (nach: Nester et al., 2003)

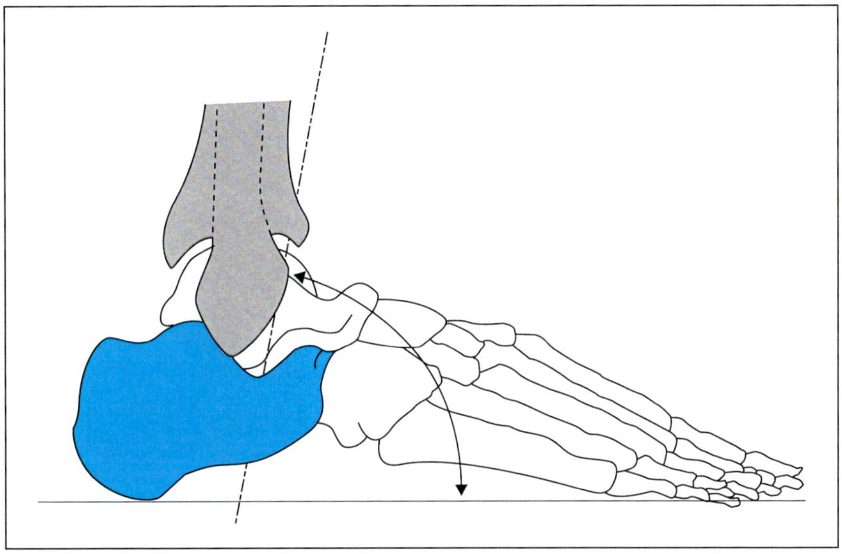

An einem unbelasteten Modell ermittelten Leardini et al. (2001) auf der Talokruralebene eine hohe Beweglichkeit in Kombination mit einem Freiheitsgrad und einer großen Neutralzone. Die Talokalkanearebene wurde hier eher als eine flexible Struktur betrachtet, die keine Neutralzone besitzt und in der Bewegung nur über die elastische Verformung von Bindegewebs- und Knorpelstrukturen stattfindet. Dadurch unterliegt die Übertragung einer Außenrotation vom Unterschenkel auf den Talus einer gewissen Verzögerung (*engl.* tibiotalar delay) (Van Langelaan, 1983; Huson et al., 1986). Nicht verzögert wird dagegen die Bewegungsübertragung vom Talus auf die benachbarten Knochenelemente (Vogler und Bojsen-Møller, 2000), was diesen auf der zweiten Stufe der Kraftübertragung eine größere Bedeutung verleiht.

Der talokrurale Bewegungsmechanismus wird insbesondere während der Belastungsaufnahme (Landung) vom tarsalen Bewegungsmechanismus beeinflusst. Während des Abstoßens kehrt sich dieser Einfluss um. Diese Wechselwirkung führt in verschiedenen anatomischen Ebenen zu einer Kraftkoppelung zwischen Calcaneus und Tibia.

Mit Hilfe von im Knochen fixierten Stäben ermittelten Stacoff et al. (2000) an fünf gesunden Probanden während Dauerlauf mit einer Geschwindigkeit zwischen 2,5 m/sec und 3,0 m/sec eine eindimensionale tibiokalkaneare Koppelung zwischen der transversalen Tibiarotation und der frontalen Kalkaneusrotation. Dabei war die Beziehung zwischen Pronation und Innenrotation stärker als

Abb. 8.45: Das Rotationsachsenbündel des Sprunggelenkkomplexes hat eine negative Abweichung von etwa 5,4° (nach: Nester et al., 2003)

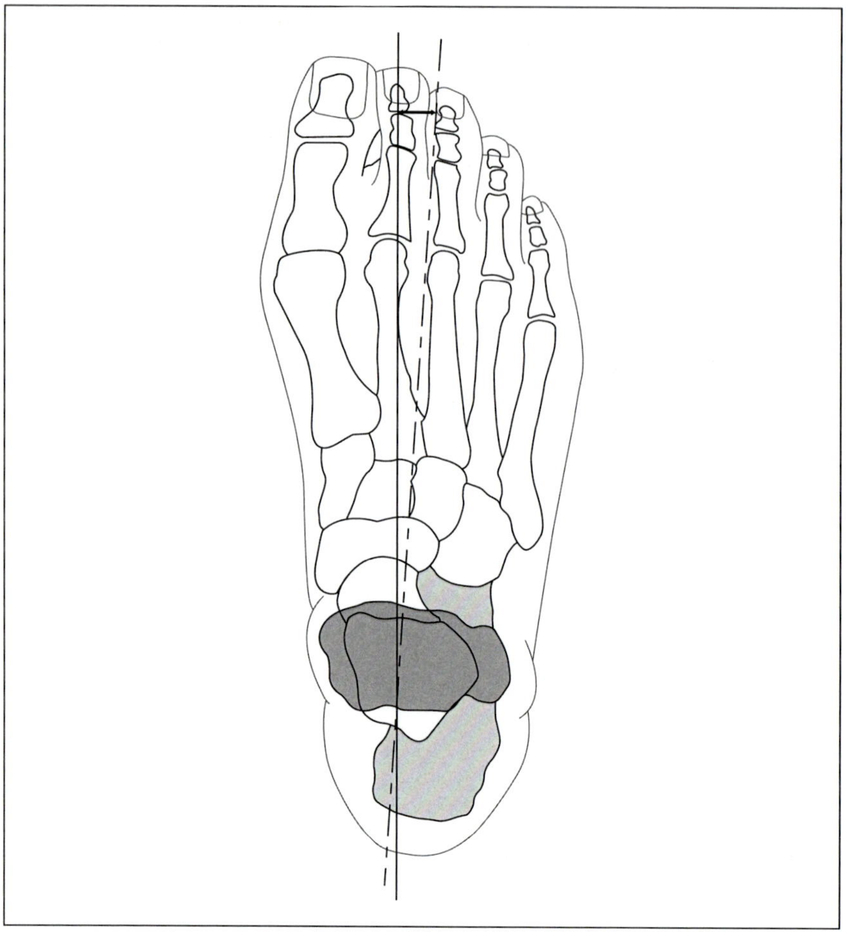

zwischen Außenrotation und Supination, was die Autoren mit der größeren axialen Belastung beim Dauerlauf erklärten.

Einfluss des talokruralen Bewegungsmechanismus auf den tarsalen Bewegungsmechanismus

Folgt man Pearce und Buckley (1999), dann liefert insbesondere eine frontale Bewegung des Talokruralgelenks einen wichtigen Beitrag zur Inversion-Supination-Varus des Subtalarkomplexes. Bei zwanzig Füßen von zehn Versuchspersonen lagen die durchschnittlichen Beiträge des Talokruralgelenks bei 5,2° (2-9°) und des Subtalarkomplexes bei 10,9° (4-16°). Gemessen wurde mittels CT-Aufnahmen in einer Ebene lotrecht zur Achse des Subtalarkomplexes (lotrecht in der Parasagittal-, nicht aber in der Transversal- und/oder Frontalebene). In welcher Richtung sich der Talus in Bezug zum Unterschenkel bewegte, wird nicht berichtet.

Bahr et al. (1998) sind der Meinung, dass belastete Flexionen und Extensionen zwischen 10° Extension und 20° Flexion sich ausschließlich im Talokruralgelenk abspielen.

Dagegen ermittelten Leardini et al. (1999) an Präparaten, dass passive Flexion-Extension des unbelasteten Calcaneus – ohne Os cuboideum und Os naviculare – nicht nur eine Flexion-Extension des Talus gegenüber der Tibia, sondern auch des Calcaneus gegenüber dem Talus auslöste.

Auch Lundberg (1989e) stellte fest, dass belastete Extensionen und Flexionen zwar vorwiegend als dreidimensionale Bewegungen im Talokruralgelenk stattfinden, aber auch im Subtalarkomplex eine dreidimensionale Bewegung auslösen.

Während des ersten Bewegungsabschnitts zwischen 30° Flexion und Neutralstellung bewegt sich der Calcaneus gegenüber dem Talus in Extension, Abduktion und Pronation-Valgus (Eversion-Pronation-Valgus). Im Abschnitt zwischen Neutralstellung und Extension entstanden Flexion, Adduktion und Supination-Varus (Inversion-Supination-Varus) (☞ *Tab. 8.20*).

Tab. 8.20: Dreidimensionale Kalkaneusbewegung infolge Flexion-Extension im Talokruralgelenk (Lundberg, 1989e)

Talokalkaneargelenk: Calcaneus	bei 30° Extension	bei 30° Flexion
Frontale Komponente	1,3° Supination	1,3° Supination
Transversale Komponente	1,4° Adduktion	2,4° Adduktion
Sagittale Komponente	1,8° Flexion	2,2° Flexion

In dieser Studie fällt auf, dass der Calcaneus sowohl während der Bewegung von Neutralstellung bis 30° Extension als auch in entgegengesetzter Richtung eine Inversion-Supination-Varus macht. Dies erklären die Autoren mit einer am Ende der Flexion und Extension auftretenden Außenrotation des Talus.

Bei der Supination und Pronation betrug der Anteil des Subtalarkomplexes an der Gesamtbewegung das Dreifache und bei Abduktion und Adduktion sogar das Vierfache der talokruralen Bewegung.

Milgrom et al. (1985) berechneten, dass die Inversion-Supination-Varus im gestreckten oberen Sprunggelenk von durchschnittlich 32° auf 22° zurückging. während diese Vorpositionierung auf die Eversion-Pronation-Valgus nur geringen Effekt hatte. Dies kann bedeuten, dass der Talus während einer Inversion-Supination-Varus des Subtalarkomplexes die Möglichkeit erhalten muss, im oberen Sprunggelenk bis zu einem gewissen Grad eine Extension durchzuführen. Dabei wäre es logisch, wenn Eversion-Pronation-Valgus nicht beteiligt würden, da der Talus sich dabei ein Stück weit verbiegen können muss. Ein weiteres Argument wäre, dass der Talus während der Extension verriegelt und damit unbeweglich ist und daher nur Bewegungen in der Frontal- und Transversalebene beeinflussen könnte. Im Umkehrschluss würde der Talus sich selbst entriegeln und den talokruralen Einfluss neutralisieren, wenn er während Inversion-Supination-Varus eine Flexion durchführen könnte. Dies war jedoch nicht der Fall. Die Nichtbeeinflussung der Eversion-Pronation-Valgus wäre theoretisch auch damit zu erklären, dass diese Bewegung vor allem im Subtalarkomplex und in den transversalen Tarsalgelenken stattfindet. Letzteres geschieht jedoch nicht. Die Bewegung findet vorwiegend im Talokruralkomplex statt (Tochigi et al., 2000; Lundberg, 1989e).

Da die Inversion-Supination-Varus des Talus und die Eversion-Pronation-Valgus des Calcaneus unter axialer Belastung etwa gleich groß sind (Tochigi et al., 2000), verhält sich das Talokruralgelenk unter dem Einfluss von Calcaneus und Os naviculare eher wie ein Eigelenk und nicht wie ein Scharniergelenk.

In beiden Ebenen liegt die Ruhestellung bei 10° Flexion. Die verriegelte Stellung des Calcaneus gegenüber der Tibia ist jedoch individuell verschieden.

Es zeigt sich, dass die Extension im oberen Sprunggelenk während Eversion-Pronation-Valgus in der Standphase teilweise infolge einer Eversion-Pronation-Valgus des unteren Sprunggelenks entsteht. In Bezug zum Calcaneus, der den stabilen Untergrund darstellt, macht der Talus jeweils eine Flexion-Innenrotation-Supination. Diese Flexion des Talus gegenüber dem Calcaneus hebt die Notwendigkeit einer Extension im oberen Sprunggelenk, die durch die vordere Bewegung der Tibia gegenüber dem Talus entsteht, teilweise wieder auf. Da der

Talus nicht fixiert ist, sondern sich gegenüber dem Calcaneus beugt, entsteht zwischen ihm und der sich vorwärts bewegenden Tibia keine Extension. Die so entstandene sagittale „Pseudoextension" soll zwischen 6% und 22% der Gesamtbewegung betragen (Scott und Winter, 1991).

Cornwall und McPoil (1999) untersuchten den Einfluss der talokruralen Beweglichkeit auf die Bewegungen des Subtalarkomplexes in der Frontalebene. Nicht bestätigt wurde die Hypothese, dass ein Extensionsausmaß unter 10° (in dieser Studie: 5-10°) während der Standphase zu einer größeren Eversion-Pronation-Valgus führen soll. Im Vergleich zu Gelenken mit mehr als 15° Bewegungsausmaß war der Ausgleich eher im Faktor Zeit als im Bewegungsausmaß zu suchen. Nach der landungsbedingten Eversion-Pronation-Valgus nahm das Fußgelenk die Inversion-Supination-Varus der Standphase ein, wodurch sich die Zeit zwischen der Landung und der standphasenbedingten Supination des Calcaneus verkürzte. Gleichzeitig verkürzte sich die Zeit zwischen dem Moment der erneuten Inversion-Supination-Varus und dem Augenblick, in dem der Calcaneus den Bodenkontakt verliert. Ob dabei eine Kompensation in der Frontalebene entstand, wurde nicht erwähnt.

Praktische Bedeutung

Während der Prüfung von Inversion-Supination-Varus und Eversion-Pronation-Valgus muss sich der Talus gegenüber dem Unterschenkel bewegen können. Daher macht es bei Schmerzprovokationen und Beweglichkeitstests keinen Sinn, die subtalare Bewegung durch Verriegelung des oberen Sprunggelenks zu isolieren, beispielsweise indem man das obere Sprunggelenk in maximaler Streckung hält. Schließt man diese Bewegung aus, dann verringert sich die dreidimensionale Kalkaneusbewegung. Da vor allem in der Transversalebene (Talusrotation) keine Kraftkoppelung besteht, werden Valgus und Varus des Calcaneus vorwiegend in der Frontalebene eingeschränkt (Taylor et al., 2001).

Bei Dehnungsbehandlungen muss der Talus während der Kalkaneusbewegung in der Gelenkgabel rotieren können. Ein wichtiger Teil dieser Behandlung findet am belasteten Fuß statt, wobei entweder die Eversion-Pronation-Valgus im unteren Sprunggelenk verfolgt wird oder indem die Inversion-Supination-Varus durch eine Innen- oder Außenrotation des Unterschenkels eingeleitet wird. Letztere ist der wichtigste Beitrag des oberen Sprunggelenks zur subtalaren Eversion-Pronation-Valgus und Inversion-Supination-Varus.

In der Praxis fällt auf, dass nach einer Phase der Immobilisierung häufig das Laufmuster des Fußes gestört ist und dass der Patient das Bein während der Standphase besonders stark außenrotiert. Dies wäre vordergründig als eine Kompensation der Extensionseinschränkung im oberen Sprunggelenk zu erklären. Bei näherem Hinsehen zeigt sich jedoch, dass die Extension im unbelasteten Talokruralkomplex mit 3-14° ausreicht (Hunt et al., 2001b), die Bewegung im Subtalarkomplex jedoch eingeschränkt ist. Die einfache Ursache des gestörten Laufmusters besteht also darin, dass bei einer Bewegungseinschränkung des Subtalarkomplexes keine dreidimensionale Extension, Außenrotation und Pronation des Talus gegenüber dem Calcaneus stattfinden kann, wobei insbesondere das Fehlen der Außenrotation von Bedeutung ist. Diese ist einerseits eine wichtige Voraussetzung für die Extension im Talokruralgelenk (Lundberg et al., 1989a) und andererseits der wichtigste Faktor zur Einleitung der Abstoßphase. Von daher findet seitens des Unterschenkels eine Überkompensation der fehlenden Außenrotation und der dadurch möglicherweise fehlenden belasteten Extension statt.

In einer außerordentlich wichtigen Studie an dreizehn Präparaten stellten Michelson et al. (1996a) fest, dass die maximale, belastete Flexion mit einer Innenrotation des Talus von 1,9° (Streuung: ±4,12°) und die maximale, belastete

Extension mit einer transversalen Außenrotation von 7,2° (Streuung: ±3,88°) einhergeht. In der Frontalebene entstand jedoch ein Varus (Anm. d. Red.: Supination) von 2,4° (Streuung: ±2,4°) während Flexion und von 0,3° (Streuung: ±1,96°) während Extension, was im Übrigen mit Leardinis Befunden (1999) übereinstimmt, aber Lundbergs Befunden (1989) widerspricht. Während Belastung hat der Calcaneus einen größeren Einfluss auf den Talus als die Tibia. Michelson et al. (1996a) fanden heraus, dass weder die Entfernung der Fibula noch die Durchtrennung des oberflächlichen Ligamentum deltoideum, das auch Verbindungen zum Calcaneus hat, Veränderungen der transversalen Talusrotation zur Folge hatte. Wurde jedoch der tiefe Anteil des Ligamentum deltoideum durchtrennt, der nur aus talokalkanearen Verbindungen besteht, dann veränderte sich auch die transversale Rotation, nicht aber die Pronation und die Supination (*Anm. d. Red.:* von den Autoren als Varus und Valgus bezeichnet).

Nach Immobilisierung des Talokalkaneargelenks mittels einer Schraube hatte die Durchtrennung des Ligamentum deltoideum auf die transversale Rotation keinen Einfluss mehr, sondern entstand plötzlich eine Pronation des Talus in der Frontalebene.

Daraus schließen wir, dass das Verhalten des belasteten Talus nicht nur von der Tibia, sondern auch vom Calcaneus abhängig ist und umgekehrt. Die Tatsache, dass der Talus gleichzeitig eine entgegengesetzte, transversale Rotation und eine frontale Supination (Anm. d. Red.: Varus), also eine osteokinematische Teilbewegung der dreidimensionalen Supination-Flexion-Innenrotation, durchführt, weist höchstwahrscheinlich darauf hin, dass der Calcaneus eine Eversions-Pronations-Valgusstellung eingenommen hat.

Den größten absoluten Beitrag zur dreidimensionalen Bewegung des Subtalarkomplexes leistet der Talus in der Transversalebene (Innen- und Außenrotation) und der Calcaneus in der Frontalebene. Die Durchtrennung des tiefen Ligamentum deltoideum führte nämlich beim beweglichen Subtalarkomplex zu einer Rotationszunahme des Talus und beim fixierten Talokalkaneargelenk mit durchtrenntem oberflächlichen Ligamentum deltoideum zu einer Pronation, wobei der Talus dem pronierenden Calcaneus folgt, der im beweglichen Subtalarkomplex eine Supination ausgelöst hätte.

Erwähnenswert ist auch der Einfluss des Os naviculare auf das Bewegungsverhalten des belasteten Talus. Die oben beschriebene Innenrotation des Talus kann auch eine Folge der vorherigen Entfernung der Muskulatur sein. Denn höchstwahrscheinlich würde der kräftige M. tibialis anterior den Vorderfuß bei maximaler Flexion in eine Inversions-Supinations-Varusstellung ziehen. Die insgesamt von diesem Muskel verursachte Extension findet im Talokruralkomplex statt, wobei die Inversion-Supination-Varus der Tarsalgelenke zu einer Außenrotation des Talus führt (Cornwall und McPoil, 1994). Diese Inversion-Supination-Varus des Os naviculare wird eine Außenrotation des Talus erzwingen, die bei den Untersuchungen von Michelson et al. (1996a) nicht auftrat.

Richtungweisend bleiben darum nach unserer Ansicht Lundberg et al. (1989), was bedeutet, dass die belastete Flexion und Extension mit einer Außenrotation des Talus einhergehen.

Einfluss des tarsalen auf den talokruralen Bewegungsmechanismus

Taylor et al. (2001) errechneten, dass das obere Sprunggelenk zu etwa einem Drittel an der gesamten, manuell ausgeführten, passiven Inversion-Supination-Varus und Eversion-Pronation-Valgus des tarsokruralen oder tibiotarsalen Gelenks beteiligt ist. Die gesamte Inversion-Supination-Varus und Eversion-Pronation-Valgus von 15 Präparaten betrug am nicht-fixierten Talokruralgelenk durchschnittlich 25° und am fixierten Talokruralgelenk 17,1°.

Leardini et al. (2001) berechneten den Beitrag der beiden Gelenke anhand einer manuell erzeugten Bewegung des Calcaneus in der Transversalebene. Die resultierende Außen- und Innenrotation führten jeweils zu Eversion-Pronation-Valgus und Inversion-Supination-Varus. Die Bewegungsausmaße der talaren Innen- und Außenrotation waren nahe der Neutralstellung, die im Tibiotarsalkomplex zwischen 0° und 10° liegt, am höchsten und nahmen zur maximalen Flexion und Extension des Tibiotarsalkomplexes hin ab.

Die Tabellen zeigen, dass auf allen drei Ebenen jeweils eine dreidimensionale Bewegung entsteht und dass die Beweglichkeit in der Transversalebene dann am größten ist, wenn der Calcaneus in diversen Flexions- und Extensionsstellungen gegenüber der Tibia passiv in der Transversalebene bewegt wird.

Tab. 8.21: Gelenkbeteiligungen während transversaler Kalkaneusrotation, sieben Präparate (Leardini et al., 2001)

Inversion und Eversion	Kalkaneokrural		Talokrural		Talokalkanear	
–	*maximal*	*minimal*	*maximal*	*minimal*	*maximal*	*minimal*
Sagittal	5,4°	2,3°	4,8°	2,2°	8,5°	4,0°
Frontal	9,9°	3,4°	3,1°	0,7°	9,4°	3,9°
Transversal	19,1°	10,6°	7,7°	1,9°	13,7°	7,7°

Tab. 8.22: Gelenkbeteiligungen während transversaler Innen- und Außenrotation des Calcaneus, ein Präparat (Leardini et al., 2001)

Inversion und Eversion	Kalkaneokrural		Talokrural		Talokalkanear	
–	*maximal*	*minimal*	*maximal*	*minimal*	*maximal*	*minimal*
Sagittal	1,7°/2,1°	0,6°/0,1°	1,5°/2,4°	0,6°/0,2°	3,0°/1,6°	0,8°/0,1°
Frontal	3,9°/3,4°	1,3°/0,9°	3,2°/3,9°	1,5°/1,3°	5,3°/3,2°	1,4°/1,1°
Transversal	6,0°/6,5°	1,7°/0,9°	3,1°/6,2°	0,9°/0,3°	6,9°/2,7°	1,7°/0,7°

Während der Beitrag der kalkaneokruralen Bewegung an Inversion-Supination-Varus und Eversion-Pronation-Valgus in den drei Bewegungsebenen ungefähr gleich ist, fällt auf, dass das Talokruralgelenk vor allem zur Eversion-Pronation-Valgus und das Talokalkaneargelenk zur Inversion-Supination-Varus beiträgt.

Die Gesamtrotation des Calcaneus gegenüber der Tibia betrug maximal etwa 25° und minimal etwa 1°. Sie erreichte ein Maximum bei einer Flexion des Calcaneus gegenüber der Tibia von 10°. An zwei von sieben Präparaten war die transversale Bewegung während maximaler Flexion am geringsten, bei zwei von sieben in beiden Endstellungen und bei den übrigen drei Präparaten während maximaler Extension.

Für die talokalkaneare Bewegung war dabei nicht entscheidend, ob der Talus an der Tibia fixiert war. Allerdings hat die gewählte Fixierung - in diesem Fall ein intrakortikaler Stift durch Talus und Tibia - möglicherweise eine transversale Rotation erlaubt. Nicht erwähnt wird die Richtung der anatomischen Bewegungen. Arangio et al. (2000) berichten, dass die Tibia bei 1° Inversion-Supination-Varus des Subtalarkomplexes um 0,5° außenrotiert und bei 1° Eversion-Pronation-Valgus um 0,5° nach innen rotiert. Macht also der belastete Calcaneus eine Flexion-Adduktion-Supination-(Varus) (Inversion-Supination-Varus), wobei die transversalen und sagittalen Bewegungskomponenten gehemmt werden, dann werden zunächst der Talus und dann die Tibia nach außen rotieren. Bei Extension-Abduktion-Pronation-(Valgus) (Eversion-Pronation-Valgus) des Calcaneus findet dieser Vorgang in entgegengesetzter Richtung statt.

Klinische Bedeutung

Bei Dehnungen zur Verbesserung der tibiokalkanearen Beweglichkeit werden für die talokrurale Ebene die sagittale Bewegungskomponente und für die talokalkaneare Ebene die transversale Bewegungskomponente einer dreidimensionalen Bewegung betont.

Die *Tab. 8.23, 8.24 und 8.25* geben die absoluten Beiträge in den drei Ebenen (Leardini et al., 1999), die Durchschnittswerte und die von der Redaktion errechneten Abweichungen wieder. *Tab. 8.26* enthält die von uns ermittelten Durchschnittswerte.

In der Parasagittalebene stimmen Leardinis Messwerte (☞ *Tab. 8.23, 24, 25*) und die von uns berechneten Werte (☞ *Tab. 8.26*) zwischen der Summe der talokruralen und talokalkanearen Werte einerseits und den kalkaneokruralen Werten andererseits weitgehend überein. Die ermittelte durchschnittliche Abweichung beträgt nur 0,7 %.

In der Frontalebene beträgt die mittlere Abweichung 196 % und in der Transversalebene 8,7 %.

Da Leardini et al. (1999) jeweils nur das gesamte Bewegungsausmaß, nicht aber die Bewegungsrichtung beschreiben, kann über die Ursache der unterschiedlichen frontalen und transversalen Bewegungsausmaße nur spekuliert werden. Möglicherweise verlaufen die talokruralen und talokalkanearen Bewegungen in entgegengesetzter Richtung, was bedeuten würde, dass tibiotalare

Tab. 8.23: Sprunggelenkskomplexbewegungen in der Parasagittalebene (Leardini et al., 1999)

Präparat	Sprunggelenksbewegungen in der Parasagittalebene				
–	Kalkaneokrural	Talokrural	Talokalkanear	Summe	Abweichung
1	61°	59,6°	3,4°	62°	+1°
2	38,1°	37,2°	1,2°	38,3°	+0,2°
3	36,8°	34,9°	2,5°	37,4°	+0,6°
4	48,6°	47,7°	1,4°	49,1°	+0,5°
5	70,6°	59,7°	10,9°	70,6°	0°
6	50°	46,4°	3,7°	50,1°	+0,1°
7	41,9°	40,1°	2,2°	42,3°	+0,3°
Durchschnitt	49,57°	–	–	–	+0,38°
Abweichung	–	–	–	–	0,7 %

Tab. 8.24: Sprunggelenkskomplexbewegungen in der Frontalebene (Leardini et al., 1999)

Präparat	Sprunggelenksbewegungen in der Parasagittalebene				
–	Kalkaneokrural	Talokrural	Talokalkanear	Summe	Abweichung
1	4,6°	7,5°	7,3°	14,8°	+10,2°
2	2,3°	5,1°	4,4°	9,5°	+7,2°
3	4,1°	7,0°	3,7°	10,7°	+6,6°
4	3,0°	3,1°	2,0°	5,1°	+2,1°
5	6,7°	13,7°	8,4°	22,1°	+15,4°
6	2,7°	4,0°	6,0°	10°	+7,3°
7	4,3°	6,8°	3,2°	10°	+5,7°
Durchschnitt	3,96°	–	–	–	+7,79°
Abweichung	–	–	–	–	196 %

Tab. 8.25: Sprunggelenkskomplexbewegungen in der Transversalebene (Leardini et al., 1999)

Präparat	Sprunggelenksbewegungen in der Parasagittalebene				
–	Kalkaneokrural	Talokrural	Talokalkanear	Summe	Abweichung
1	17,0°	10°	7,6°	17,6°	+0,6°
2	5°	3,7°	2,4°	6°	+1°
3	12,1°	9,1°	4,0°	13°	+0,9°
4	14,5°	12,4°	2,9°	15,4°	+0,9°
5	27,8°	13,5°	17°	30,5°	+2,7°
6	12,6°	7,9°	6,2°	14,1°	+1,5°
7	9,5°	9,4°	1,1°	10,5°	+1°
Durchschnitt	14,07°	–	–	–	+1,23°
Abweichung	–	–	–	–	8,7 %

Tab. 8.26: Durchschnittliche Bewegung in den drei Ebenen, sieben Präparate (Berechnung des Herausgebers, nach: Leardini et al., 1999)

Durchschnittliche Bewegung in den drei Ebenen, sieben Präparate			
–	Sagittal	Frontal	Transversal
Kalkaneokrural	Extension-Flexion 49,6°	Varus-Valgus 3,96°	Adduktion-Abduktion 14,07°
Talokrural	Extension-Flexion 46,5°	Supination-Pronation 6,7°	Innenrotation-Außenrotation 9,4°
Talokalkanear	Extension-Flexion 3,6°	Varus-Valgus 5°	Adduktion-Abduktion 5,9°

Pronationen und Außenrotationen mit talokalkanearem Varus und Adduktion einhergehen. Ohne Berücksichtigung der Bewegungsrichtung kann die Summe der Bewegungsausmaße in einer Ebene tatsächlich größer sein als die Gesamtbewegung zwischen Tibia und Calcaneus.

Während der Inversion (Flexion-Adduktion-Supination) des Calcaneus gegenüber einem feststehenden Koordinatensystem vollzieht der Talus gegenüber demselben Koordinatensystem eine Eversion (Extension-Abduktion-Pronation) in entgegengesetzter Richtung (Van Langelaan, 1983). Der Talus macht also im Talokruralgelenk eine entgegengesetzte Bewegung.

Kitaoka et al. (1997c) fanden während Inversion-Supination-Varus eine Extension des Talus gegenüber der Tibia.

Wie bereits erwähnt, beschreiben Arangio et al. (2000) während Inversion-Supination-Varus des Subtalarkomplexes eine Außenrotation und während Eversion-Pronation-Valgus eine Innenrotation der Tibia.

Axiale Belastung

Hintermann und Nigg (1995) berichten, dass axiale Belastungen, unabhängig von der sagittalen Fußstellung, regelmäßig signifikante Innenrotationen der Tibia und Eversion-Pronation-Valgus des Calcaneus verursachen.

10° Extension führten zu 0,1° Eversion-Pronation-Valgus des Calcaneus und zu 2,1° Innenrotation der Tibia. 10° Flexion gegenüber der Nullstellung führten zu 1,6° Inversion-Supination-Varus des Calcaneus und zu 1,3° Außenrotation der Tibia.

Steigt die axiale Belastung weiter an, dann macht der Talus gegenüber der Tibia um eine schräg stehende Achse eine Bewegung von durchschnittlich 5,2°, deren sagittaler Anteil am größten ist. Gleichzeitig bewegt sich der Calcaneus gegenüber dem Talus mit durchschnittlich 4,4° um eine schräg stehende Achse. Dabei wurde festgestellt, dass der Calcaneus gegenüber der Tibia stärker rotierte als gegenüber dem Talus, dass er sich gegenüber der Tibia beugte und gegenüber dem Talus streckte (die talare Flexion ist also größer als die kalkaneare Flexion) und dass seine Abduktion gegenüber der Tibia geringer war als gegenüber dem Talus, da der Talus gegenüber der Tibia nach innen rotiert oder im Vergleich zum abduzierenden Calcaneus adduziert.

8.5.6 Articulatio tarsi transversa

Die Articulatio tarsi transversa wird gebildet von den Articulationes talonavicularis, calcaneocuboidea und cuboideonavicularis. Ihre Bekanntheit beruht weniger auf einer eigenen funktionellen Identität, sondern darauf, dass in ihr Teilamputationen des Fußes vorgenommen werden können (Chopart-Gelenklinie).

Streng genommen, bildet die Articulatio talonavicularis oder talocalcaneonavicularis die vordere Abteilung des unteren Sprunggelenks. Gemeinsam mit der Articulatio calcaneocuboidea und mit Hilfe kräftiger Bandverbindungen zwischen dem Os naviculare und dem Os cuboideum bildet sie gemeinsam mit den Talokalkaneargelenken ein geschlossenes Bewegungssystem. Tillmann (1987) meint, dass die beiden Gelenke hier zu einem gemeinsamen Gelenk zusammenkommen.

Der mit dem Körpergewicht belastete Talus steht nicht nur mit dem Calcaneus, sondern auch mit den Ossa cuboidea und naviculare in Kontakt. Demnach beeinflusst der Unterschenkel nicht nur den Calcaneus, sondern auch das Os cuboideum und indirekt auch das Os naviculare. Neben dem talokruralen, dem tarsalen und dem tibiotarsalen Bewegungsmechanismus besteht also auch noch ein tarsokruraler Mechanismus, womit wir meinen, dass der Unterschenkel die gesamte Fußwurzel aktivieren kann und umgekehrt. Dieser Mechanismus ist zu vergleichen mit einem Kardangelenk (Inman et al., 1981), bei dem der Unterschenkel die eine und die Ossa cuboideum und cuneiformia die andere Kardanwelle formen. Das gilt jedoch nur unter Belastung, da andernfalls die Innen- und Außenrotationen des Unterschenkels nur zu Zehenbewegungen nach innen oder außen führen.

Akçali et al. (2000) untersuchten den Einfluss der tibialen Torsionsbewegung auf das Bewegungsverhalten des Fußes. Bei Kindern mit Plattfüßen und einer deutlichen Außentorsion der Tibia fanden sie insbesondere Anpassungen des medialen Fußgewölbes in Höhe des Gelenks zwischen den Ossa naviculare und cuneiforme mediale. Kinder mit einer normalen tibialen Torsion, deren Talus die Fähigkeit zur Innenrotation besaß, zeigten vor allem Anpassungen im Bereich des Talonavikulargelenks.

8.5.7 Articulatio talonavicularis oder talocalcaneonavicularis

Funktionelle Anatomie

Talus

Die distale Abteilung des unteren Sprunggelenks besteht aus den Gelenkflächen des Calcaneus sowie aus der distalen, bikonkaven Gelenkfläche auf dem Caput tali (Facies articularis navicularis).

Das schräg nach medial und plantar ausgerichtete Caput tali nähert sich in fast allen Schnittebenen einer idealen Kugelform. In der Frontalebene ist es jedoch eher oval geformt. Infolge der Torsion des Talushalses erstreckt sich der lange Durchmesser des Ovals hier von dorsal und lateral nach plantar und medial (Tillman, 1987) (☞ *Abb. 8.46*).

0,022 % der Bevölkerung besitzen zwischen dem Calcaneus und dem Os naviculare ein Gelenk (Manners-Smith, 1907).

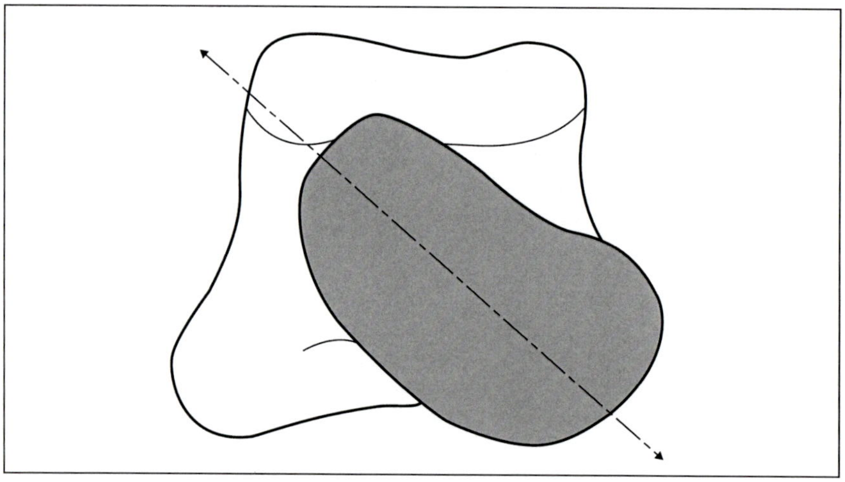

Abb. 8.46: Rechter Talus von distal. Durch seine ovale Form erstreckt sich das Caput tali von dorsal und lateral nach plantar und medial

Os naviculare

Dieser unregelmäßig geformte Fußwurzelknochen besitzt proximal eine Gelenkfläche für den Talus, distal eine Gelenkfläche für die Ossa cuneiformia und lateral eine Gelenkfläche für das Os cuboideum. Proximal ist die Knochenschicht unter dem Gelenkknorpel sehr kompakt. Aus der länglichen Anordnung der Knochenbälkchen lässt sich ableiten, dass der Knochen aufgrund seiner Position im Scheitel des medialen Fußgewölbes unter einer hohen Druckbelastung steht. Die Form der proximalen Gelenkfläche gleicht der Innenfläche einer Kugel (Tillmann, 1987).

Medial befindet sich die Tuberositas naviculare mit der Insertionsstelle des M. tibialis posterior, über den das Os naviculare in Ergänzung zahlreicher passiver Einflüsse der benachbarten Knochenelemente aktiviert wird. Ferner dient die Tuberositas als plantare und mediale Erweiterung der Konkavität für den Taluskopf, die wie immer einen geringeren Umfang hat als die Konvexität.

In der Transversalebene erstreckt sich der längste Durchmesser des Os naviculare parallel zum Corpus tali von plantar und medial nach dorsal und lateral.

Kapsel-Band-Apparat (☞ *Abb. 8.47)*

Die Kapsel der vorderen Abteilung des Subtalarkomplexes besteht vorwiegend aus Verstärkungsbändern. Einige Millimeter vom Rand der Knorpelbeschichtung des Talushalses entfernt entspringt die Synovialmembran. Mit Ausnahme der manchmal separat liegenden Gelenkflächen der Articulatio talocalcanearis media, befinden alle Gelenkflächen des Talokalkaneonavikulargelenks sich meist in einer einzigen Gelenkhöhle (Tillmann, 1987).

Nach Gray ruht der Taluskopf nicht unmittelbar auf dem Ligamentum talonaviculare plantare, sondern vielmehr auf der Synovialmembran der Gelenkkapsel, die die vordere Abteilung des Talonavikulargelenks zu einer einzigen Gelenkhöhle verbindet (Gray, 1995).

Gemeinsam erweitern die am Os naviculare inserierenden Bänder die im Knochenprofil bereits vorhandene Konkavität, wodurch eine tiefe Gelenkpfanne entsteht, die den Taluskopf von allen Seiten umschließt. Klinisch sind das laterale Kalkaneonavikularband und das plantare Band am wichtigsten.

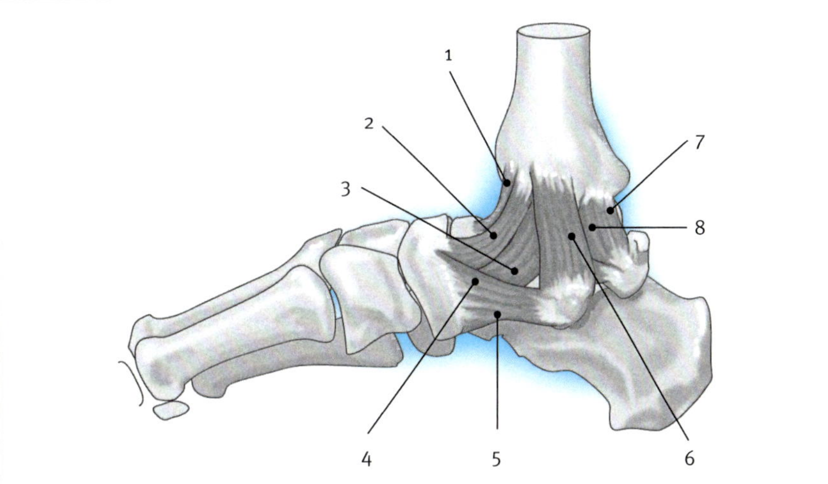

Abb. 8.47: Ligamenta calcaneonavicularia und Ligamentum deltoideum (nach: Sarrafian, 1993; Davis et al., 1996)
1 Ligamentum tibiotalare anterius
2 Ligamentum tibionaviculare
3 Ligamentum calcaneonaviculare plantare
4 Ligamentum calcaneonaviculare mediale superius
5 Ligamentum calcaneonaviculare inferius
6 Ligamentum tibiocalcaneare
7 Ligamentum tibiotalare posterius profundum
8 Ligamentum tibiotalare posterius superficiale

Ligamentum talonaviculare dorsale

Dieses breite dorsale Verstärkungsband der Gelenkkapsel erstreckt sich von der dorsalen Wand des Kollums und vom Rand des Taluskopfes bis zum Os naviculare. Es verstärkt die Kapsel zwischen dem superior-medialen und dem lateralen Anteil des Ligamentum calcaneonaviculare. Seine Fasern verschmelzen mit dem Ligamentum cuneonaviculare dorsale.

Ligamentum tibionaviculare

Oberflächlich gelegener Anteil des Ligamentum deltoideum, der medial und dorsal am Os naviculare inseriert.

Ligamentum bifurcatum calcaneonaviculare (auch: Ligamentum calcaneonaviculare laterale)

Dieses Band bildet den medialen Anteil des Ligamentum bifurcatum. Es verläuft vom vorderen und lateralen Rand der Facies articularis talaris anterior oder der vorderen, medialen Ecke des Sinus tarsi zur lateralen Fläche des Os naviculare (Tillmann, 1987). Seine Insertion ist 20-25 mm lang und etwa 10 mm breit.

Mit dem kalkaneokuboidealen Anteil des Ligamentum bifurcatum bildet es in der Transversalebene einen Winkel von 30° und in der Parasagittalebene von 20°.

An 97,5 % von 40 untersuchten Füßen wurde das Band gefunden. Es ist kräftig und schiebt sich in der Sagittalebene als Bindegewebeplatte bis tief zwischen die Knochenelemente der Fußwurzel. In ihm verläuft die Rotationsachse der talonavikularen Bewegung (Sarrafian, 1993b).

Ligamentum calcaneonaviculare laterale

Dieses unregelmäßig vorkommende Band entspringt lateral des Ligamentum cervicale am Calcaneus und zieht dann schräg hinüber zur dorsalen Seite des Os naviculare (Tillman, 1987).

Ligamentum calcaneonaviculare plantare

An dieser Stelle fehlen die Membrana fibrosa und die Synovialmembran (Tillman, 1987).

Davis et al. (1996) und Sarrafian (1993a) sind der Meinung, dass das Band aus zwei Teilen besteht, nämlich einem Ligamentum calcaneonaviculare mediale superius und einem Ligamentum calcaneonaviculare inferius.

Ligamentum calcaneonaviculare mediale superius

Dieser Anteil inseriert entlang der medialen und distalen Grenze des Sustentaculum tali. Seine Fasern verlaufen spiralförmig. Sie winden sich um das Caput tali herum und enden an der dorsalen und medialen Wand des Os naviculare und an der Tuberositas ossis navicularis. Es hat Verbindungen zum Ligamentum tibionaviculare, zum Ligamentum calcaneonaviculare plantare und zum Ligamentum tibiocalcaneare. Derjenige Anteil, der nicht mit dem oberflächlichen Deltoideumkomplex verschmilzt, verbindet sich mit dem Ligamentum talonaviculare dorsale. Das Band wird von der Sehne des M. tibialis posterior bedeckt. Bei 90° gebeugtem Fuß steht das Ligamentum calcaneonaviculare mediale superius in einem Winkel von durchschnittlich 66° zur Längsachse der Tibia (Streuung: 50-80°) (Boss und Hintermann, 2002).

Der größere und durchschnittlich 3,8 mm dicke, obere mediale Anteil besitzt mehr Kollagenfasern vom Typ II, was darauf hinweist, dass das Band vor allem Kompressionskräften widerstehen muss, womit es die Medialseite und nicht die Plantarseite des Caput tali unterstützt.

In Höhe des Caput tali besitzt es einen nicht-durchbluteten Abschnitt, der eher aus knorpeligem als aus fibrösem Gewebe besteht. Auch Tillmann (1987) berichtet, dass das Band im Gebiet seines Kontakts mit dem Caput tali reich an Chondrozyten ist (Fibrocartilago navicularis). Seine tragende Funktion erstreckt sich also mehr auf das Gebiet medial des Taluskopfes und weniger auf die Plantarseite des Talus. Es hat auch noch eine Verbindung zum M. tibialis anterior (Davis et al., 1996). Auch Tillmann (1987) ist der Meinung, dass das Band kein Träger des Caput tali ist.

Ligamentum calcaneonaviculare inferius

Den unteren Abschnitt dieses Bandes bildet das Ligamentum calcaneonaviculare plantare. Es bedeckt den plantaren Anteil des Caput tali außerhalb der talaren und navikularen Gelenkflächen und inseriert zwischen dem distalen Ende des Sustentakulums und der Gelenkfläche mit dem Os cuboideum auf der plantaren Kalkaneuswand. Es inseriert ebenfalls an der Plantarseite des Os naviculare. Häufig besteht es aus zwei Bündeln, von denen das laterale kräftiger ist. Das mediale Bündel bildet mit dem oberen, medialen Anteil eine gemeinsame Struktur (Davis et al., 1996).

Bei 90° gebeugtem Fuß steht das Ligamentum calcaneonaviculare inferius in einem Winkel von 60° zur Tibialängsachse (Streuung: 40-80°) (Boss und Hintermann, 2002). Die dominanten Typ-I-Kollagenfasern des dünneren, unteren Abschnitts (2 mm) lassen dort eine Zugbelastung vermuten.

Aus den Untersuchungen von Davis et al. (1996) geht hervor, dass der untere Abschnitt gegenüber dem Caput tali keine Tragefunktion besitzt. Da gerade die Pars superior medialis mehr Knorpelzellen besitzt, liegt die Vermutung nahe, dass nicht die Beugung des Caput tali nach plantar, sondern die Innenrotation des Caput tali nach medial Druck auf das Band ausübt.

Die Inversion-Supination (Flexion-Außenrotation-Supination) des Talus erzwingt jedoch eine Eversion (Extension-Abduktion-Pronation-Valgus) des Os naviculare, die den unteren Anteil des Bandes in eine Zugspannung versetzt. Das Band hemmt also mittels Druck die Innenrotation und mittels Zug die Flexion. Die meisten Schuheinlagen haben nur auf die Beugekomponente des Talus Einfluss, jedoch kann man mit bestimmten Bandagen, die zur Stabilisierung des Sprunggelenks verwendet werden, das talare Eversions-Pronations-Valgusverhalten während der Landung beeinflussen. Solche Bandagen haben keinen Einfluss auf die Flexions-Extensionskomponente der Eversion-Pronation-Valgus (Declercq, 1997).

8.5.8 Articulatio calcaneocuboidea

Dieses Gelenk betrachtet man am besten als das vierte Element in der geschlossenen Bewegungskette des Hinterfußes, die damit aus dem hinteren unteren Sprunggelenk, dem vorderen unteren Sprunggelenk, dem Talonavikulargelenk und dem Kalkaneokuboidealgelenk besteht (Zwipp, 1989). Von diesen hat es unter Belastung den geringsten Einfluss auf die Funktion der übrigen drei Gelenke, wird aber auch umgekehrt von diesen nicht sonderlich stark beeinflusst.

An einem Sprunggelenk mit talokalkanearer Arthrodese fanden im Kalkaneokuboidealgelenk während belasteter Extension, Flexion, Supination und Pronation normale Rotationen statt. Eine kalkaneokuboideale Arthrodese beeinflusste die Rotationen weder im Talonavikular- noch im Talokalkaneargelenk (Savory et al., 1998).

Funktionelle Anatomie

Calcaneus

Distal besitzt der Calcaneus eine als Facies articularis cuboidealis bezeichnete, sattelförmige Gelenkfläche, die mit dem Os cuboideum artikuliert. In der Sagittalebene ist sie konkav, in der Transversalebene konvex geformt. In der Frontalebene bildet die Gelenkfläche gemeinsam mit der medial und vorne gelegenen Gelenkfläche zum Talus eine Art schrägstehenden, dreidimensionalen Propeller. Medial und dorsal befindet sich nämlich ein nach distal überhängender Vorsprung, der eine direkt distal und plantar des Sustentakulums befindliche Fossa coronoidea wie ein Dach überspannt. Da der dorsale Anteil des Calcaneus weiter nach distal ragt als der plantare Anteil, trägt der erwähnte Vorsprung dazu bei, dass die Gelenkfläche in der parasagittalen Ansicht leicht schräg verläuft. Bei der Landung entsteht hierdurch eine – erwünschte – knöcherne Hemmung der Extension und Abduktion des Os cuboideum (Tillmann, 1987; Vogler und Bojsen-Møller, 2000). Da die Rotationsachse durch den Calcaneus verläuft (Van Langelaan, 1983), wird dieser arthrokinematisch als der konvexe Gelenkpartner betrachtet.

Os cuboideum

Analog zur proximalen Reihe der Handwurzelknochen besitzt das Os cuboideum wie schon der Talus keine eigenen Muskelinsertionen (Vogler und Bojsen-Møller, 2000) und ist damit gänzlich abhängig von den mittels Druck und Zug übertragenen Bewegungen der umringenden Knochenelemente.

Die dorsale und mediale Wand reichen in proximaler und distaler Richtung weiter als die plantare und laterale Wand, wodurch das Os cuboideum vom Calcaneus und den Basen der Mittelfußknochen IV und V eingeschlossen wird.

Die dorsale Wand erstreckt sich in der Transversalebene von medial und dorsal nach lateral und plantar und bildet somit den lateralen Bogen des queren Fußgewölbes.

Die proximale Gelenkfläche zum Calcaneus hin (Facies articularis calcanearis ossis cuboidei) hat ebenfalls die Form eines Sattels und ist im Transversalschnitt konkav und im Sagittalschnitt konvex geformt (Bojsen-Møller, 1979). Da dieses Profil nicht für die gesamte Gelenkoberfläche gilt, handelt es sich nicht um einen Sattel im engeren, arthrokinematischen Sinn. Die mediale Hälfte hat nämlich in der Parasagittalebene eine konkave und in der Transversalebene eine konvexe Form, wohingegen die laterale Hälfte in der Sagittalebene ein konvexes und in der Transversalebene ein konkaves Profil besitzt. Die Oberfläche der proximalen Gelenkfläche gleicht also mehr einer Sanduhr, die

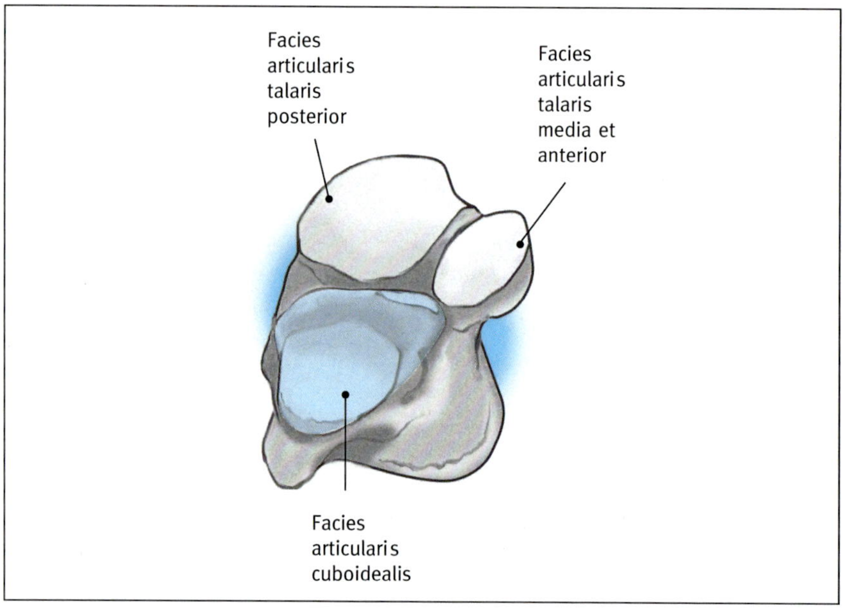

Abb. 8.48: Rechter Calcaneus von distal, Facies articularis cuboidea. Dorsal und medial besitzt die Gelenkfläche eine Art Vorsprung, der während der Landung eine Extension des Os cuboideum verhindert (nach: Vogler und Bojsen-Møller, 2000)

nach proximal und distal ausgerichtet ist. Plantar und medial wird die konkav-konvexe Oberflächenanatomie noch durch den Höcker des Processus coronoideus verstärkt, der in der Parasagittalebene konvex und in der Transversalebene konkav ist (Sarrafian, 1993a). Die Achse der Sanduhr verläuft durch diesen Höcker.

Kapsel-Band-Apparat (☞ *Abb. 8.49*)

Der Calcaneus und das Os cuboideum werden insgesamt von zwei dorsalen und zwei plantaren Ligamenten verbunden (Andermahr et al., 2000).

Dorsal befinden sich das Ligamentum bifurcatum calcaneocuboideum (Ligamentum calcaneocuboideum mediale) und das Ligamentum calcaneocuboideum dorsale, lateral das Ligamentum calcaneocuboideum laterale und das Ligamentum calcaneocuboideum plantare (Ligamentum plantare breve).

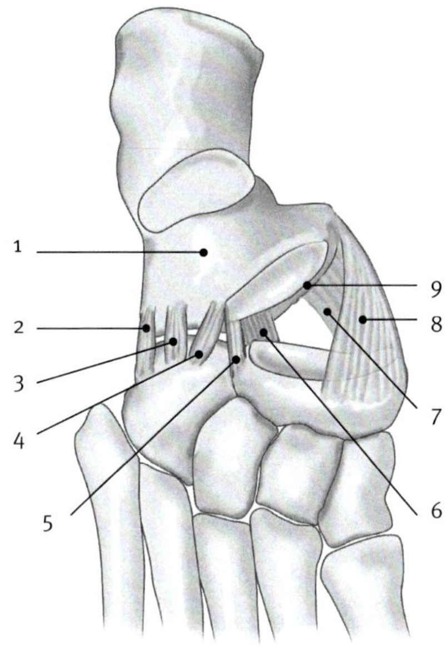

Abb. 8.49: Rechter Fuß von dorsal, Kapsel-Band-Strukturen der Articulatio tarsi transversa (nach: Sarrafian, 1993; Davis et al., 1996)

1 Sinus tarsi
2 Ligamentum calcaneocuboideum laterale
3 Ligamentum calcaneocuboideum dorsale
4 Ligamentum bifurcatum, Pars calcaneocuboidalis
5 Ligamentum bifurcatum, Pars calcaneonavicularis
6 Mediale und laterale Kapselbündel (nach: Huson in Van Langelaan, 1983)
7 Ligamentum calcaneonaviculare inferius
8 Ligamentum calcaneonaviculare mediale superius
9 Sustentaculum tali

Ligamentum bifurcatum calcaneocuboideum

Dieses verbindet die dorsale, distale Seite des Calcaneus mit der proximalen, dorsalen und medialen Seite des Os cuboideum. Am Calcaneus inseriert es lateral von der Verankerung der Pars calcaneonavicularis äußerst distal und am Os cuboideum 5 mm distal seiner proximalen Grenze. Seine Länge beträgt etwa 10 mm, seine Breite 5 mm.

Mit dem kalkaneonavikularen Anteil des Ligamentum bifurcatum bildet es einen Winkel von etwa 30° in der Transversalebene und von 20° in der Parasagittalebene.

Dieses Band, das bei 40 % von 40 untersuchten Füßen fehlte, bildet den schwächeren Teil des Ligamentum bifurcatum.

Nach Vogler und Bojsen-Møller (2000) hemmt es während der Landung die Extension und Abduktion des Os cuboideum und erzeugt damit gleichzeitig eine Pronation des Os cuboideum. Van Langelaan meinte (1983), dass die hemmende Wirkung des Bandes nur während maximaler Flexion des Os cuboideum entsteht.

Ligamentum calcaneocuboideum dorsale

Dieses Band ist sehr unterschiedlich angelegt. Es besteht aus einem dorsalen und einem lateralen Zügel. Es hemmt ebenfalls Extension und Abduktion während der Landung. Zur gleichen Zeit erzeugt es gemeinsam mit dem Ligamentum bifurcatum eine Pronation des Os cuboideum (Vogler und Bojsen-Møller, 2000).

Ligamentum calcaneocuboideum laterale

Dieses Band wird häufig in Einheit mit dem dorsalen Band gesehen, manchmal wird es auch als ein drittes Band der dorsalen und lateralen Region betrachtet, das zur Verstärkung der lateralen und plantaren Gelenkkapsel dient (Sarrafian, 1993a; Tillmann, 1987).

Ligamentum calcaneocuboideum plantare

Dies ist ein sehr breites und kurzes Ligament. Es entspringt direkt proximal von der Rinne des M. peroneus longus über die gesamte Plantarseite des Os cuboideum an der Tuberositas ossis cuboidea. Es bildet die tiefere Schicht des darüber liegenden, längeren Ligamentum plantare longum, mit dem gemeinsam es das Ligamentum calcaneocuboideum laterale formt. Die beiden Ligamente stammen aus einer einzigen Insertion an den Processus medialis und lateralis tuberis calcanei, im Raum zwischen diesen und an der Plantarseite des Calcaneus.

Das Band verschmilzt mit dem medialen Ligamentum calcaneonaviculare inferius.

Während der Inversion-Supination des Kalkaneokuboidealgelenks spannen sich die kalkaneokuboidealen Verbindungen an. Andermahr et al. (2000) entdeckten Verletzungen dieser Strukturen bei 31 von 521 Inversionstraumen. Das Kriterium für Verletzung war eine Inversionsbeweglichkeit zwischen den beiden knöchernen Partnern von mehr als 10°.

An fünf Präparaten führte ein in lateraler Richtung auf das Os naviculare ausgeübter Druck von 25 kg, wobei der Calcaneus und das V. Metatarsale fixiert waren, zu einer Adduktion des Vorderfußes und einer Verbreiterung des Gelenkspalts von 1 mm. Nach Durchtrennung der dorsalen Ligamente oder der dorsalen und plantaren Kalkaneokuboidealbänder betrug die Verbreiterung 2,1 mm oder 3,1 mm (Leland et al., 2001).

8.5.9 Osteokinematik der Articulationes tarsi transversae

Die Bewegungen der Ossa cuboideum und naviculare verlaufen um verschiedene Achsen, die allesamt gegenüber den anatomischen Ebenen die gleiche Ausrichtung haben wie die Achse des Talokalkaneargelenks. Nur ihre Neigungen und Abweichungen sind unterschiedlich. Die Bewegungen setzen sich also aus den gleichen anatomischen Komponenten zusammen, deren Beziehungen aber unterschiedlich sind.

Die Bewegungen der Ossa naviculare und cuboideum verlaufen während der meisten Fußbewegungen simultan. Zwischen ihnen findet kaum Bewegung statt (Van Langelaan, 1983) *(☞ Abb. 8.50 und 8.51).*

Osteokinematik der Articulatio talonavicularis

Belastete Außenrotation des Unterschenkels

Die momentanen Rotationsachsen des Talonavikulargelenks unterscheiden sich bezüglich ihrer Position und Ausrichtung nur minimal, was darauf hinweist, dass das Gelenk nahezu als Scharniergelenk zu betrachten ist (Huson, 2000).

Die Projektionen aller Achsen kreuzen sich in der Parasagittalebene auf sehr geringer Distanz innerhalb des Collum tali. Bei unterschiedlicher Neigung und

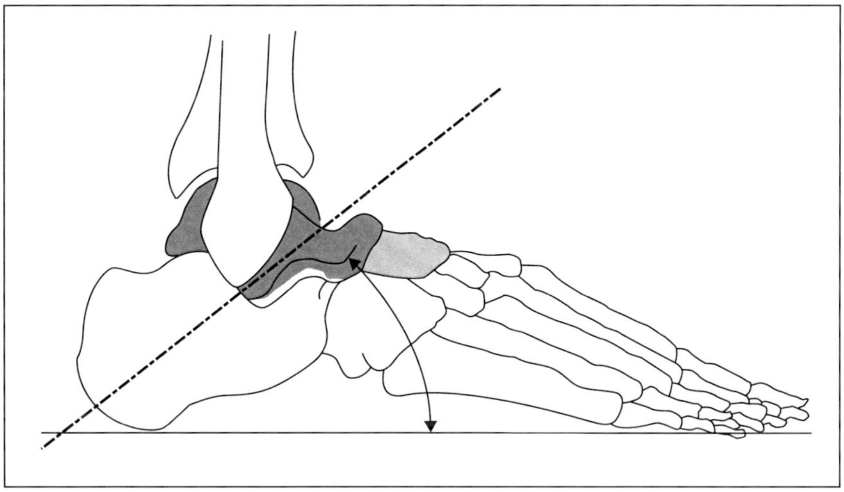

Abb. 8.50: Die durchschnittliche Neigung des Rotationsachsenbündels im Talonavikulargelenk beträgt etwa 38° (nach: Van Langelaan, 1983)

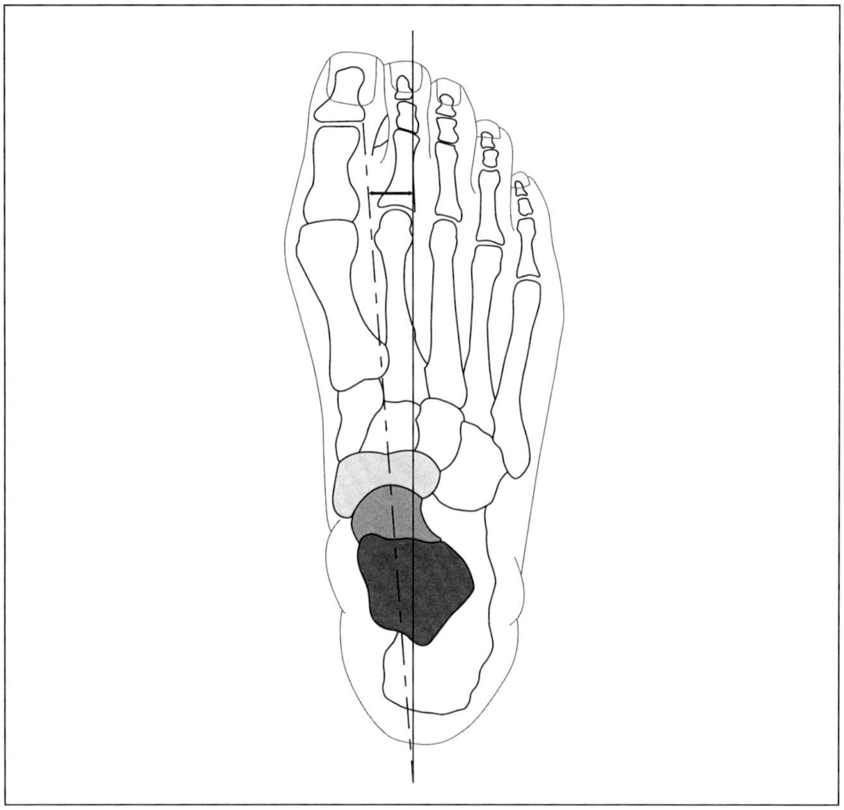

Abb. 8.51: Die durchschnittliche Abweichung des Rotationsachsenbündels im Talonavikulargelenk beträgt etwa 14° (nach: Van Langelaan, 1983)

Abweichung entspricht die grobe Ausrichtung des Rotationsachsenbündels des Talonavikulargelenks der des Talokalkaneargelenks.

Im Talonavikulargelenk konnten Van Langelaan (1983) und Benink (1985) kein gleichmäßiges Muster in der Ausrichtung der Achsen feststellen. Allerdings war die Abweichung der Achse beim biomechanischen Hohlfuß geringer als beim Plattfuß.

Van Langelaan (1983) fand in der Parasagittalebene eine durchschnittliche dorsal-distale Neigung von 38,5° (Streuung: 27-47°) und in der Transversalebene eine medial-distale Abweichung von 14° (Streuung von 12° distal-lateral bis 21° distal-medial). Huson (2000) meldet eine Neigung zwischen 6° und 32° und eine Abweichung zwischen 2° und 30°. Lundberg (1989e) fand durchschnittlich 34° Neigung und 22° Abweichung. Alle Messwerte wurden jedoch während Supination-Inversion unter belasteter Außenrotation des Beins gewonnen (Van Langelaan, 1983; Benink, 1985; Huson, 2000). Diese belastete Supination des Vorderfußes führt zu einer dreidimensionalen Rotation zwischen 19° (Lundberg, 1989e) und 43° (Streuung: 30-51°) (Van Langelaan, 1983), wobei der tarsale Mechanismus das größte Bewegungsausmaß besaß.

Tab. 8.27: Bewegungskomponenten des Os naviculare bei Außenrotation des belasteten Unterschenkels (Lundberg et al., 1989c)

Articulatio talonavicularis: Os naviculare	bei 10° Außenrotation des belasteten Unterschenkels (Lundberg et al., 1989c)
Frontale Komponente	11,5° Supination ±3,1°
Transversale Komponente	12° Adduktion ±5,7°
Sagittale Komponente	7,8° Flexion ±2,5°

In Lundbergs (1989c) Übersicht der Bewegungskomponenten (☞ *Tab. 8.27*) fällt das beeindruckende Bewegungsausmaß in der Frontal- und Transversalebene, also bei Supination und Adduktion, auf, das sogar den transversalen Beitrag von 10° Außenrotation übertrifft. Hier findet also effektiv die stärkste Übertragung von einer transversalen in eine frontale Bewegung statt. Da der Vorderfuß unter Belastung fixiert ist, handelt es sich bei der Adduktion nicht um eine absolute, sondern um eine relative Bewegung gegenüber dem nach außen rotierenden Talus. Bei einer belasteten Außenrotation des Unterschenkels wird in Höhe des Talonavikulargelenks eher eine Außenrotation, Pronation und Extension des Talus als eine Adduktion, Supination und Flexion des Os naviculare erfolgen.

Während einer belasteten Supination, die bei fixiertem Calcaneus von einer Außenrotation-Extension-Pronation des Talus ausginge, würde sich der Gelenkspalt an der medialen und plantaren Seite öffnen und dorsal-lateral eine maximale Belastung entstehen, wobei das Risiko einer Subluxation des Talonavikulargelenks deutlich zunähme (Huson, 2000). Dieser Effekt ergibt sich dadurch, dass die Position der Rotationsachse nicht mit der Position der Evolute des Caput tali übereinstimmt. Subluxationen sind nur durch eine mediale, proximale und plantare Bewegung des Os naviculare gegenüber dem Talus zu verhindern *(☞ Abb. 8.52a und b).*

Diese Bewegung wird vom M. tibialis posterior unterstützt, der die Propulsion mit einer konzentrischen Kontraktion unterstützt (Kitaoka, 1997b), die den Talus über einen Inversionseffekt zur Außenrotation zwingt (Vogler und Bojsen-Møller, 2000). Während der Landung wird der M. tibialis posterior entweder eine Abduktion und Extension des Os naviculare gegenüber dem Talus mittels einer exzentrischen Kontraktion verhindern oder eine Innenrotation und Flexion des Talus sowie eine Innenrotation des Unterschenkels hemmen.

Wurden durch Außenrotation des Unterschenkels nicht Supinationen, sondern andere Bewegungen ausgelöst, dann betrafen die Unterschiede zwischen den Achsen je nach Art der auslösenden Bewegung weniger deren Position als vielmehr ihre Neigung und Abweichung. Da diese Bewegung vor allem durch ligamentäre Zugwirkung und weniger durch Kontaktdruck zwischen den Gelenkflächen zu Stande kommt, liegt der Sachverhalt hier anders als beim Talokalkaneargelenk.

Belastete Innenrotation des Unterschenkels

Dabei beträgt die dreidimensionale Bewegung nur 3,8°. Die Achse weicht um 7° ab, ist um 22° geneigt und verläuft demnach in der Transversalebene fast parasagittal.

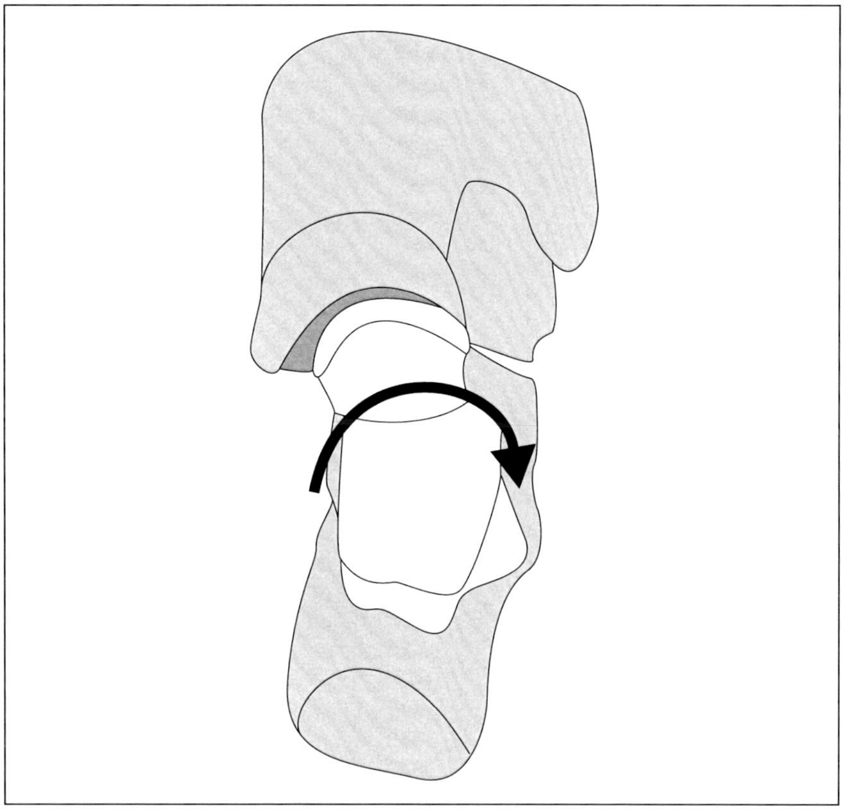

Abb. 8.52a: In der ersten Phase einer Inversion-Supination-Varus des Fußes rotiert der Talus nach außen. Das Caput tali gleitet dadurch aus der Konkavität des Os naviculare heraus, wodurch eine Inkongruenz entsteht (nach: Huson, 2000)

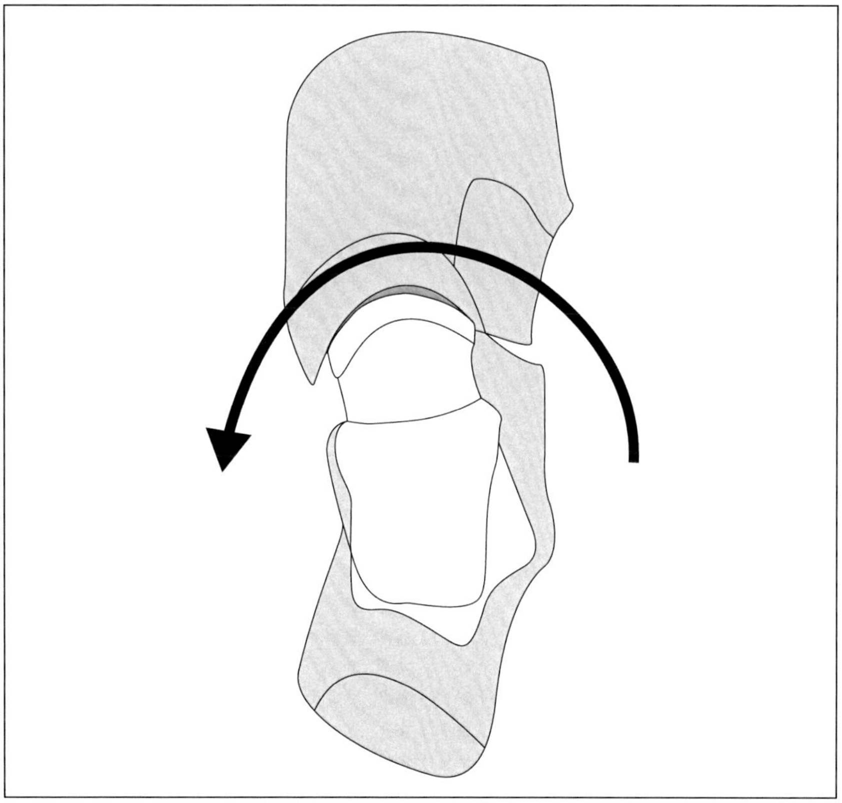

Abb. 8.52b: Infolge der Adduktion im Kalkaneokuboidealgelenk adduziert das Os naviculare und schließt sich der mediale talonavikulare Gelenkspalt wieder (nach: Huson, 2000)

In diesem Gelenk findet also viel weniger Pronation-Eversion als Supination statt, was die Bedeutung des talokruralen Bewegungskomplexes während der Landung hervorhebt (☞ *Tab. 8.28*).

Tab. 8.28: Bewegungskomponenten des Os naviculare bei Innenrotation des belasteten Unterschenkels (Lundberg et al., 1989c)

Articulatio talonavicularis: Os naviculare	bei 20° Innenrotation des belasteten Unterschenkels (Lundberg et al., 1989c)
Frontale Komponente	2,9° Pronation ±2,4°
Transversale Komponente	1,9° Abduktion ±1,3°
Sagittale Komponente	1,3° Extension ±1,1°

Belastete Flexion und Extension des Fußes

Während der belasteten Extension und Flexion des Fußes ist die Bewegung im Talokruralgelenk größer als die Bewegung im Talonavikulargelenk. Die Neigung der Bewegungsachsen bei Flexion beträgt etwa 34°, ihre Abweichung 42°. Bei Extension war die Neigung mit 19° deutlich geringer. Die Abweichung war nicht mehr nach distal und medial, sondern etwa 2° nach distal und lateral ausgerichtet. Die Achse stand also mehr parasagittal (Lundberg et al., 1989e).

Die Flexion-Extension zwischen Talus und Os naviculare beträgt 7,1° (0,8-12,2° Flexion) und zwischen Os cuneiforme mediale und Os metatarsale I 1,3° (2° Flexion bis 3,8° Extension). Bezogen auf 36° Gesamtflexion und 24° Gesamtextension zwischen der Tibia und dem I. Metatarsalen bedeutet dies, dass die Gelenke des medialen Fußgewölbes etwa 20 % zur Flexion und 5 % zur Extension des gesamten Fußes beitragen. Bei zwei Testpersonen entstand während der Streckung des Fußes zwischen dem Os naviculare und dem Talus eine Flexion. Bei den übrigen sechs Personen bewogen sich alle Gelenke in der gleichen Richtung und betrug der Anteil 10 %. Das Talonavikulargelenk übernimmt 72 % der Flexion-Extension, die sich distal des Talus abspielt (Lundberg et al., 1989b).

Die dreidimensionalen Rotationen während der Flexion und der Extension betragen 7,8° und 5,6°.

Während der Bewegung zwischen maximaler Flexion und Neutralstellung vollzieht das Os naviculare eine Extension und Abduktion, zwischen Neutralstellung und maximaler Extension eine Extension, Abduktion und Supination. Auch hier wird deutlich, dass die Gesetzmäßigkeiten einer geschlossenen Bewegungskette unter einer Belastung mit den Komponenten Flexion, Adduktion und Supination außer Kraft gesetzt werden können.

Belastete Pronation und Supination

Während der belasteten Supination und Pronation des Fußes und während der Außenrotation des Unterschenkels war die Bewegung im Talonavikulargelenk größer als die Bewegungen zwischen Tibia und Talus, zwischen Talus und Calcaneus, zwischen Os cuneiforme I und Os naviculare und zwischen Os cuneiforme und Os metatarsale I.

Auch hier stellten Lundberg et al. (1989b und c) und Lundberg (1989e) fest, dass Außenrotation und Supination einerseits sowie Innenrotation und Pronation andererseits in diesem Gelenk zu derselben Bewegung führen.

Allerdings zeigten Neigung und Abweichung eine nach distal, dorsal und medial abnehmende Tendenz von 34° und 22° Außenrotation nach 22° und 9° Supination und von 27° und 7° Innenrotation nach 19° und -7° Pronation. Die durchschnittlich negative Abweichung bei der Pronation entstand durch die Messwerte eines einzigen Präparates, dessen Abweichung distal und lateral -16° betrug. Die übrigen Werte lagen in distaler und medialer Richtung zwischen 0° und 7°.

Mit 15,6° löst die Supination den doppelten Umfang an dreidimensionaler Bewegung aus wie die Pronation (8,2°).

Tab. 8.29: Bewegungskomponenten des Os naviculare bei Außenrotation des belasteten Unterschenkels und Supination des belasteten Fußes (Lundberg et al., 1989b und c)

Articulatio talonavicularis: Os naviculare	bei 10° Außenrotation des belasteten Unterschenkels (Lundberg et al., 1989c).	bei 20° Supination des belasteten Fußes (Lundberg et al., 1989b).
Frontale Komponente	11,5° Supination ±3,1°	12,8° Supination ±3,5°
Transversale Komponente	12° Adduktion ±5,7°	6,6° Adduktion ±2,3°
Sagittale Komponente	7,8° Flexion ±2,5°	4,4° Flexion ±2,1°

Tab. 8.30: Bewegungskomponenten des Os naviculare bei Innenrotation des belasteten Unterschenkels und Pronation des belasteten Fußes (Lundberg et al., 1989b und c)

Articulatio talonavicularis: Os naviculare	bei 20° Innenrotation des belasteten Unterschenkels (Lundberg et al., 1989c).	bei 20° Pronation des belasteten Fußes (Lundberg et al., 1989b).
Frontale Komponente	2,9° Pronation ±2,4°	7,5° Pronation ±5,5°
Transversale Komponente	1,9° Abduktion ±1,3°	2,2° Abduktion ±3,0°
Sagittale Komponente	1,3° Extension ±1,1°	1,3° Extension ±2,0°

Demnach findet im Talonavikulargelenk mehr Supination als Pronation statt (☞ *Tab. 8.29 und 8.30*) (Lundberg et al., 1989b).

Eine Arthrodese des Talonavikulargelenks allein hat auf die übrigen Teilnehmer des subtalaren Bewegungsmechanismus und auf die gesamte Bewegung des Hinterfußes die größten Auswirkungen unter Belastung (Savory et al., 1998). Nachteile entstehen insbesondere beim Gehen auf einem schrägen Untergrund und während der Pronation, Supination und Flexion während der Propulsion (Katoh et al., 1983).

Eine subtalare Pronation von 5° lässt das Bewegungsmoment im Talonavikulargelenk um 47 % ansteigen (Arangio et al., 2000), was noch einmal die Auslösungsfunktion unterstreicht, die der Subtalarkomplex auf dieses Gelenk hat. Die durchschnittliche Translation beträgt 1,2 mm (Streuung: 0,4-1,9 mm).

Zunehmende Belastung

Zunehmende axiale Belastungen im medialen Fußgewölbe werden vorwiegend im Gelenk zwischen dem Os naviculare und dem Talus aufgefangen. Bei 667 N entstand während Eversion-Pronation-Valgus um eine schräg stehende Gewindeachse eine Bewegung von etwa 9,4°. Dabei war die Pronation größer als die Extension und Abduktion, die beide gleich groß waren (Kitaoka, 1995). Das Os naviculare streckte sich zwar gegenüber dem Talus, beugte sich jedoch gegenüber der Tibia.

Allgemeine Schlussfolgerung

Sämtliche frontale und transversale Fußbewegungen verursachen im Talonavikulargelenk eine größere Bewegung als im talokalkanearen Teil des Subtalarkomplexes. Neben dem Talokruralgelenk trägt das Talonavikulargelenk auch den Löwenanteil zur gesamten Beugung des Fußes bei.

Außerdem ist es der wichtigste Transformator einer belasteten transversalen Unterschenkelbewegung in eine frontale Tarsusbewegung. Lundberg (1989e) stellte nämlich fest, dass die Supination des Os naviculare größer war als die auslösende Außenrotation. 10° Außenrotation aus Neutralstellung verursachten eine durchschnittliche Supination von 11,5°. Die Tatsache, dass die Achse infolge der sagittalen Fußbewegungen eine geringere Neigung, aber größere Abweichung erleidet und sich dadurch stärker frontal und transversal ausrichtet, ist ein Hinweis darauf, dass der talonavikulare Anteil des Subtalarkomplexes den Gesetzmäßigkeiten einer geschlossenen Bewegungskette weniger unterworfen ist (Lundberg, 1989e).

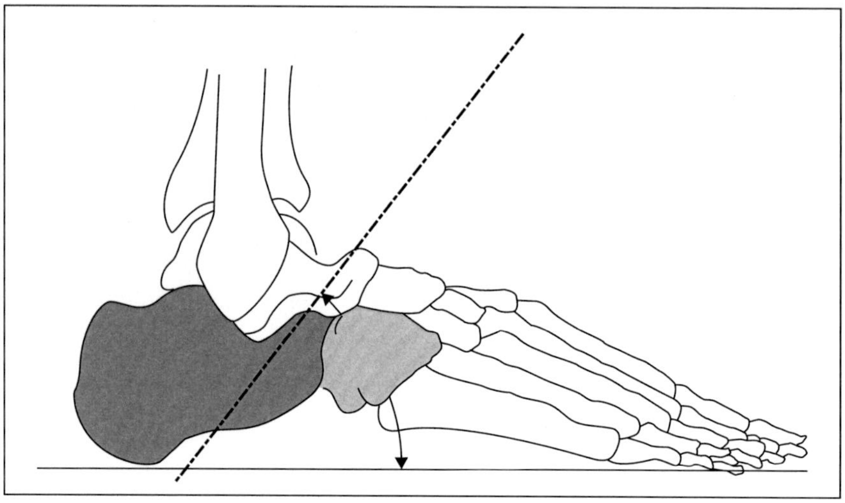

Abb. 8.53: Die durchschnittliche Neigung des Rotationsachsenbündels des Kalkaneokuboidealgelenks beträgt 52° (nach: Van Langelaan, 1983)

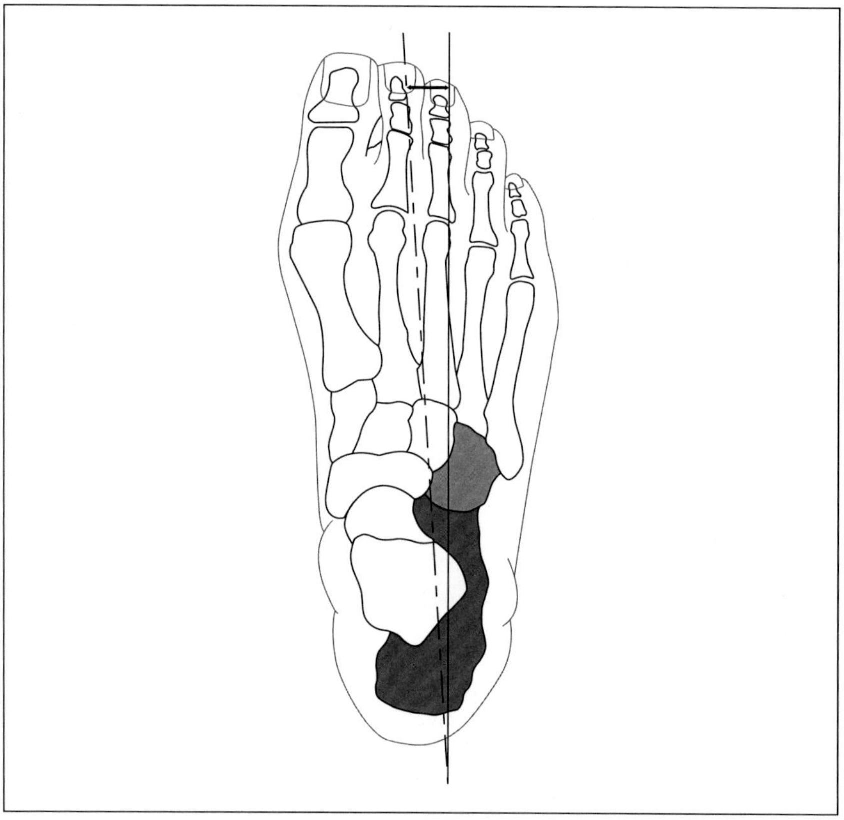

Abb. 8.54: Die durchschnittliche negative Abweichung des Rotationsachsenbündels des Kalkaneokuboidealgelenks beträgt 3° (nach: Van Langelaan, 1983)

Osteokinematik der Articulatio calcaneocuboidea

Dieses Gelenk hat unter Belastung während entspannten Stehens seine größte Kongruenz, die während jeder weiteren Bewegung nachlässt (Van Langelaan, 1983).

Die momentanen Rotationsachsen während belasteter Kalkaneokuboidealbewegungen infolge 30° Unterschenkelrotation ergaben von plantar und proximal nach dorsal und distal eine parasagittale Neigung des Achsenbündels von 52° (Maximum: 72°, Minimum: 43°). In der Transversalebene verläuft die Achse von proximal und medial nach distal und lateral nahezu parasagittal in einem Winkel von 2,7° (Streuung: lateral 15,5°, medial 19,9°; ☞ *Abb. 8.53, 54).*

An zehn Präparaten stellte Huson (2000) eine Rotation von 15,8° (Streuung: 8,8-25,3°) im Kalkaneokuboidealgelenk fest. Die Neigung des Achsenbündels variierte von 5,9° bis 65,6°, seine Abweichung von 8,7° bis 39,8°. Die individuelle Variation war also wieder einmal sehr groß.

Auf der Medialseite befindet sich das absolute Achsenbündel des Os cuboideum plantar von diesem. Es verläuft von proximal, medial und plantar nach distal, lateral und dorsal. Auch dieses Achsenbündel ist kaum geneigt und dadurch in seinem Verlauf durch den plantaren Anteil des Tuber calcanei sehr longitudinal ausgerichtet. Gegenüber dem Untergrund wird das Os cuboideum vorwiegend eine Supination, eine sehr geringfügige Abduktion und eine geringe Extension machen (Van Langelaan, 1983).

Nach Van Langelaan (1985) weicht das kalkaneokuboideale Achsenbündel weniger ab, ist aber stärker geneigt als das talokalkaneare Achsenbündel. Aus der Beobachtung, dass die Abweichung manchmal nach distal und lateral (anstatt nach medial) geht, lässt sich ableiten, dass die dreidimensionale Bewegung in dem Gelenk eher aus Adduktion-Supination-Extension als aus Adduktion-Supination-Flexion besteht.

Die steile, fast parasagittale Orientierung des Achsenbündels weist darauf hin, dass die Adduktions-Abduktionskomponenten der dreidimensionalen Bewegung des Os cuboideum ausgeprägter sind als die Supinations-Pronationskomponenten und fast keine Flexions-Extensionskomponenten enthalten. Während einer belasteten Supination des Fußes beschreibt das Os cuboideum vorwiegend eine Adduktion mit Supination sowie eine geringe Flexion oder Extension. Die steilen, sagittalen und frontalen Projektionen des Achsenbündels durch den Processus anterior calcanei weisen überwiegend auf eine Abduktion-Adduktion und in geringerem Maße auf Flexion-Extension hin.

Während der Supination des Calcaneus (und „Pronation" des Talus) wird die Abduktion des Os cuboideum vom Os naviculare kontrolliert, das mit dem Os cuboideum ein Wackelgelenk (Amphiarthrosis) bildet. Das Os naviculare muss der Außenrotation-Extension-Pronation des Talus ausweichen, indem es eine relative Flexion-Adduktion-Supination durchführt.

Der Processus coronoideus des Os cuboideum gleitet praktisch in eine dafür vorgesehene, kleine Mulde an der Unterseite des Calcaneus (Fossa coronoidea), wo es von dem kräftigen Ligamentum calcaneocuboideum plantare festgehalten wird (Bojsen-Møller, 1979). Die größte Passgenauigkeit zwischen der Mulde und dem Processus coronoideus besteht während Flexion und Adduktion des Vorderfußes (Farabeuf, 1889). Während des Abstoßens befindet sich das Os cuboideum demnach unterhalb des Calcaneus, den es auf ähnliche Art trägt wie das Os naviculare den Taluskopf (Manners-Smith, 1908).

Wie bereits beim Talokalkaneargelenk zu sehen war, so wird auch hier eine Inversion-Supination-Varus des Calcaneus gegenüber dem fixierten Os cuboideum zu einer verminderten Kongruenz und zu einer verstärkten Eversion-Pronation-Valgus führen. Umgekehrt wird eine Eversion-Pronation-Valgusstellung mit einer verminderten und eine Inversion-Supination-Varusstellung mit einer verstärkten Kongruenz des Os cuboideum zum fixierten Calcaneus einhergehen.

Während einer Inversion-Supination-Varus des Calcaneus gegenüber dem Talus wird jedoch auch das Os cuboideum eine Inversion-Supination-Varus gegenüber dem Calcaneus beschreiben. Auch bei Inversion-Supination-Varus des Calcaneus gegenüber dem Talus und bei Inversion-Supination des Os cuboideum gegenüber dem Calcaneus besteht wieder maximale Kongruenz.

Klinische Bedeutung

Da die Bewegungsachsen im Calcaneus konzentriert sind, kann man den Calcaneus trotz der anatomischen Feststellung, dass die Articulatio calcaneocuboidea einem Sattelgelenk gleicht, aus biomechanischer Sicht als ein konvexes und das Os cuboideum als ein konkaves Gebilde betrachten (Van Langelaan, 1983).

Auch Lundberg (1989e) ermittelte an zwei Probanden eine überwiegend distale und laterale Abweichung der Bewegungsachsen infolge der in *Tab. 8.31* beschriebenen Bewegungen.

Tab. 8.31: Bewegungskomponenten des Os cuboideum (Lundberg, 1989e)

Bewegung (zwei Probanden)	Dreidimensionale Rotation		Neigung distal und dorsal		Abweichung distal und lateral	
	Proband 1	Proband 2	Proband 1	Proband 2	Proband 1	Proband 2
Supination	10,1°	5,4°	26°	18°	10°	8°
Pronation	9,8°	5,6°	30°	39°	15°	14°
Außenrotation	6,4°	10,6°	52°	35°	3° distal und medial	14° distal und medial
Flexion	3,4°	2,5°	30°	39°	54° distal und medial	32° distal und medial
Innenrotation	2,6°	4,8°	41°	13°	15°	13°
Extension	1,4°	1,6°	42°	25°	4°	30°

Ausrichtung, Neigung und Abweichung der Achsen sind sehr unterschiedlich. Daher können die dreidimensionalen Bewegungen aus zahlreichen Kombinationen diverser anatomischer Bewegungskomponenten bestehen.

Da hierzu keine Daten vorliegen, können wir bezüglich der oben genannten, dreidimensionalen Bewegungskomponenten nur folgende vorsichtige Schlussfolgerungen ziehen:

- *Supination:* Extension, Adduktion, Supination
- *Pronation:* Flexion, Abduktion, Pronation
- *Flexion:* Abduktion, Pronation
- *Außenrotation:* Flexion, Adduktion, Supination
- *Innenrotation:* Flexion, Abduktion, Pronation
- *Extension:* Extension, Abduktion, Pronation

Die Fixierung des Kalkaneokuboidealgelenks führt zu einer Abnahme der talonavikularen Beweglichkeit um 52 % und der subtalaren Beweglichkeit um 30 %, die sich bei Eversion-Pronation viel stärker bemerkbar macht als bei Inversion-Supination (Deland et al., 1995). Vogler und Bojsen-Møller (2000) melden eine Verringerung der subtalaren Bewegung von „nur" 25 %.

Eine subtalare Inversion-Supination-Varus von 5° verursacht eine Zunahme des Drehmoments im Kalkaneokuboidealgelenk von 55 % (Arangio et al., 2000).

8.5.10 Articulationes tarsi transversae

Jahss (1991) bezeichnete die Articulationes talonavicularis und talocalcanearis als transversale Tarsalgelenke und die Articulationes talonavicularis und calcaneocuboidea als Midtarsalgelenke (Chopart-Gelenk).

Danach sollen sich im Talonavikular- und Kalkaneokuboidealgelenk neben den gleichzeitigen Bewegungen des hinteren, vorderen und mittleren Talokalkaneargelenks zwei weitere Bewegungen abspielen, von denen sich einmal beide Gelenke simultan bewegen und sich einmal das Kalkaneokuboidealgelenk zur gleichen Zeit bewegt wie das Talonavikulargelenk (peritalare Bewegung).

Grundlage ist die klinische Beobachtung, dass eine talonavikulare Fixierung zwar die talonavikularen und transversalen talaren, nicht aber die talokalkanearen Bewegungen hemmt, was das Vorliegen mehrerer Bewegungsachsen annehmlich macht.

Vogler und Bojsen-Møller (2000) melden einen subtalaren Beweglichkeitsverlust von 25 % nach kalkaneokuboidealer Fixierung und 65 % nach talonavikularer Fixierung. Da in beiden Midtarsalgelenken eine unabhängige Restbeweglichkeit erhalten bleibt, ist hiermit auch die umgekehrte Beobachtung erklärt, dass der Vorderfuß selbst bei guter Fixierung des Calcaneus noch beweglich ist. Allerdings muss der Calcaneus dazu in maximaler Eversion-Pronation-Valgus fixiert werden. Die Restbeweglichkeit beträgt ein Drittel bis zur Hälfte der Gesamtbeweglichkeit.

Manter (1941) beschreibt für die Articulatio tarsi transversa zwei Bewegungsachsen *(☞ Abb. 8.55)*. Die erste durchquert den tiefen Anteil des Ligamentum bifurcatum sowie die plantare und mediale Wand des Os cuboideum, und zwar durch den knöchernen Vorsprung, der bei Eversion-Pronation-Valgus an den Calcaneus stößt (Bojsen-Møller, 2000). Die Achse weicht um 9° ab und ist 15° geneigt. Rotationen um diese Achse gehen mit Translationen einher, wobei die Windungsrichtung dieser Schraubenachse entgegengesetzt zur talokalkanearen Schraubenachse verläuft. Die Ossa cuboideum und naviculare verschieben sich also entgegengesetzt zur Talustranslation im hinteren Talokalkaneargelenk, und zwar bei Inversion-Supination-Varus nach distal und bei Eversion-Pronation-Valgus nach proximal. Nach Van Langelaan (1983) beträgt diese Translation im Schnitt 1,8 mm (0,6-3,4 mm).

Die Inversion-Supination-Varus geht mit einer Rotation im Uhrzeigersinn des rechten Os cuboideum einher. Manter beschrieb im Jahre 1941 eine zweite Achse, an der Rotationen, aber keine Translationen stattfinden sollen. Diese habe eine Abweichung von 64° zur anatomischen Fußachse und von 57° zum zweiten Fußstrahl sowie eine Neigung von 52°. An dieser Stelle durchquert sie auch das Os cuboideum.

Bewegungen um die erste Achse finden vor allem während Belastung statt, wobei Talustranslationen entlang der Achse wegen der Fixierung der Zehen auf dem Untergrund durch entgegengesetzte Translationen der Ossa naviculare und cuboideum kompensiert werden müssen. Rotationen um die zweite Achse kämen demnach vor allem in der unbelasteten Situation vor.

Während der belasteten Extension aus maximaler Flexion bis zu maximaler Extension im talokruralen Bewegungsmechanismus führt das Os naviculare gegenüber dem Talus eine Eversion-Pronation durch (Lundberg et al., 1989a). Da der Talus jedoch auch unter dem Einfluss des Calcaneus steht, bedeutet dies jedoch nicht, dass die Bewegung des Talus entgegengesetzt ist. Streng genommen, macht das Os naviculare gegenüber einem nach außen rotierenden Talus eine Eversion-Pronation (☞ *unten: talokrurale und subtalare Osteokinematik*).

Während der gesamten Fußbewegung tragen die Gelenke, die sich distal des talokruralen Bewegungsmechanismus befinden, zwischen 10 % und 41 % der gesamten dreidimensionalen Bewegung bei, wovon das Talonavikulargelenk insbesondere in der Frontalebene (Supination-Pronation) den größten Anteil übernimmt (Lundberg et al., 1989c und d).

Erstaunlich ist, dass auch hierbei eine eigentlich zur Inversion-Supination passende Supinationskomponente entsteht. Möglicherweise wurde das Os naviculare infolge der Versuchsanordnung (Zuführung der Bewegung über eine Fußstütze, also fixiertes Os cuboideum) zur Supination gezwungen.

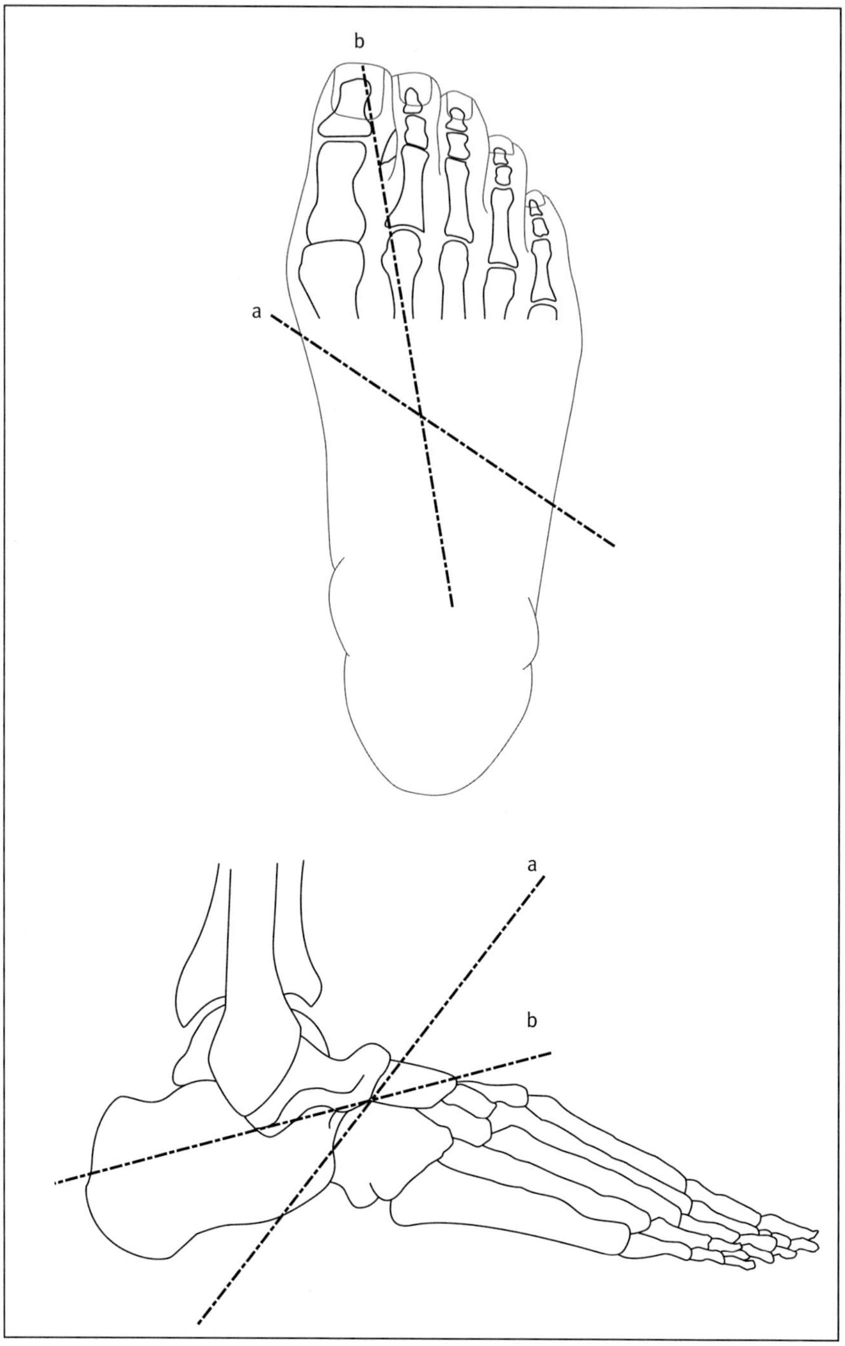

Abb. 8.55: Bewegungsachsen des Subtalarkomplexes (nach: Manter, 1941; Hicks, 1953)

a) Peritalar, durchschnittliche Neigung: 52°; Abweichung: 57°
b) Transversal tarsal, durchschnittliche Neigung: 15°; Abweichung: 9°

Es fällt also auf, dass der distale Abschnitt der geschlossenen tarsalen Bewegungskette eine größere Bewegungsfreiheit hat als das dreidimensionale Korsett, in dem Talus und Calcaneus sich im Verhältnis zueinander bewegen (Supination des Calcaneus bedeutet Pronation des Talus und umgekehrt). Die könnte die Tatsache erklären, dass im Chopart-Gelenk auch noch bei einer Arthrodese des Subtalarkomplexes Bewegungen möglich sind.

Ouzounian und Shereff (1989) erstellten eine brauchbare Übersicht der Einflüsse, die distal ausgelöste Bewegungen auf das Talonavikular- und Kalkaneokuboidealgelenk haben. Sie ließen dazu unter einem Winkel von 45° eine Kraft von 0,5 kg aus dorsaler und lateraler Richtung distal auf das Os metatarsale I und gleichzeitig unter einem Winkel von 45° eine Kraft aus plantarer und medialer Richtung distal auf das Os metatarsale V einwirken. Die kombinierte Krafteinwirkung erzeugte eine Supination des Vorderfußes. Drehte man die Kraftrichtung um, dann pronierte der Vorderfuß. Gemessen wurden nur die Gesamtbewegungen. Vergleiche mit der Neutralstellung wurden nicht angestellt.

Das Talonavikulargelenk hatte ein durchschnittliches Bewegungsausmaß von 17,7° (Streuung: 4,4-33,8°), wogegen sich das Kalkaneokuboidealgelenk nur um 7,3° (Streuung: 2,3-14,5°) bewegte.

Mit Hilfe der gleichen Methode (Kraftzuführung diesmal in der Parasagittalebene) wurden auch Flexionen und Extensionen durchgeführt. Nun betrug das durchschnittliche Bewegungsausmaß des Talonavikulargelenks 7° (Streuung: 0,1-14,9°) und des Kalkaneokuboidealgelenks 2,3° (Streuung: 0,1-8,8°).

Arthrokinematik der Articulatio talonavicularis

Während einer belasteten Inversion-Supination-Varus schaukelt und gleitet das Os naviculare demnach gegenüber dem Talus nach medial und proximal und dreht sich in Supination. Während dessen bewegt sich das Os naviculare gegenüber dem Fußboden nach dorsal und lateral, da es nach dem Ende der proximalen und medialen Bewegung durch die Außenrotation-Pronation-Extension des Talus nach dorsal und lateral gezogen wird. Hierdurch verstärkt sich die belastete Supination, die auch noch dadurch unterstützt wird, dass der supinierende Calcaneus das Os cuboideum zur Supination zwingt.

Arthrokinematik der Articulatio calcaneocuboidea

Das Os cuboideum schaukelt und gleitet während einer belasteten Inversion-Supination-Varus gegenüber dem Calcaneus nach medial, plantar oder dorsal und dreht sich gleichzeitig in Supination.

8.5.11 Articulatio cuboideonavicularis

Funktionelle Anatomie

Os naviculare

Lateral besitzt das Os naviculare eine Gelenkfazette zum Os cuboideum. Da jedoch zwischen den beiden Knochen meistens eine Syndesmose besteht, kann man hier nicht von einer wirklichen Gelenkfläche sprechen (Vogler und Bojsen-Møller, 2000). Die Fazette kommt bei etwa 70 % aller Füße vor (Manners-Smith, 1907).

Sie liegt medial, plantar und proximal auf dem Os naviculare und erstreckt sich von plantar und medial nach dorsal und lateral. Dabei steht sie in der Frontalebene lotrecht auf der dorsalen Wand des Os naviculare. In der Parasagittalebene erstreckt sie sich von plantar und proximal nach dorsal und distal und in der Transversalebene entweder sagittal oder von proximal und medial nach distal und lateral. Nach Vogler und Bojsen-Møller (2000) wird das Os naviculare, das empfindlich auf jede Stellungsveränderung des Talus reagiert, das Os cuboideum während Inversion-Supination-Varus nach medial ziehen oder während Eversion-Pronation-Valgus nach lateral drängen.

Os cuboideum

Ungefähr jedes zweite Os cuboideum besitzt medial eine kleine Gelenkfläche, die lotrecht zur dorsalen Wand steht und sich von plantar und medial nach dorsal und lateral erstreckt (Sarrafian, 1993a).

Kapsel-Band-Apparat

Beschrieben werden ein dorsales, ein plantares und ein interossales Ligament.

Ligamentum cuboideonaviculare dorsale: Dies ist ein breites, dreieckiges Band, das mit der Spitze des medialen Randes des Os naviculare in Verbindung steht und mit seiner Basis an der dorsalen Wand des Os cuboideum inseriert. Es überspannt dabei die proximale Wand, an der auch einige Fasern des Os cuneiforme laterale inserieren (Sarrafian, 1993a).

Ligamentum cuboideonaviculare plantare: Dreieckiges Band, das plantarseitig und distal des Ligamentum calcaneonaviculare inferius zwischen dem medialen und plantaren Rand des Os cuboideum und dem Os naviculare über das Ligamentum plantare breve hinweg zieht.

Ligamentum cuboideonaviculare interosseum: Dieses kurze und kräftige Band verläuft zwischen den beiden Knochenelementen direkt proximal des Os cuneiforme laterale. Falls ein Gelenk vorliegt (45 %-55 %), besitzt es einen dorsalen und einen plantaren Zügel (Sarrafian, 1993a).

Zur Stabilisierung der Gelenkflächen soll sich der für die Articulatio tarsi transversa zuständige Bandapparat während Inversion-Supination entspannen und während der Eversion-Pronation anspannen. Hierdurch soll sich die Belastung auf die Metatarsalen verlagern (Tillmann, 1987).

Osteokinematik der Articulatio cuboideonavicularis

Diese Verbindung ist entweder eine Amphiarthrosis oder eine Syndesmose (Van Langelaan, 1983; Benink, 1985) (☞ *Abb. 8.56 und 8.57*).

Bei 30° Außenrotation der Tibia fand Van Langelaan (1983) an zehn Präparaten eine durchschnittliche Bewegung von 7° (Streuung: 4-9°). Die Neigung des Achsenbündels betrug im Schnitt 13° nach distal und dorsal (Streuung: 3-25°), seine distale und laterale Abweichung 8° (Streuung: 7° nach distal und lateral bis 40° nach distal und medial). Es war von proximal, plantar und medial nach distal, dorsal und lateral ausgerichtet.

Benink (1985) konnte am Kuboideonavikulargelenk außer einer geringen Beweglichkeit, die beim biomechanischen Hohlfuß 2,7° und beim biomechanischen Plattfuß 2° betrug, in der Ausrichtung der Achsenbündel kein konstantes Muster entdecken.

An zwei Probanden ermittelte Lundberg (1989e) bezüglich der dreidimensionalen Rotationen, Neigungen und Abweichungen der Bewegungsachsen die folgenden Daten (☞ *Tab. 8.32*).

Aus *Tab. 8.32* wird ersichtlich, dass die stärksten Bewegungsausschläge von der belasteten Außenrotation des Unterschenkels und der Pronation des Fußes hervorgerufen werden. Außer bei der Pronation des Fußes sind sämtliche Bewegungsachsen nach dorsal und distal geneigt und nach distal und lateral abweichend.

Während der umfangreichsten Bewegung, die von der Außenrotation des Unterschenkels ausgelöst wird (Lundberg et al., 1989c), beschrieb Van Langelaan (1983) eine Bewegung, deren wichtigste Komponenten eine frontale Pro-

Abb. 8.56: Das Rotationsachsenbündel des Kuboideonavikulargelenks hat eine durchschnittliche Neigung von 13° (nach: Van Langelaan, 1983)

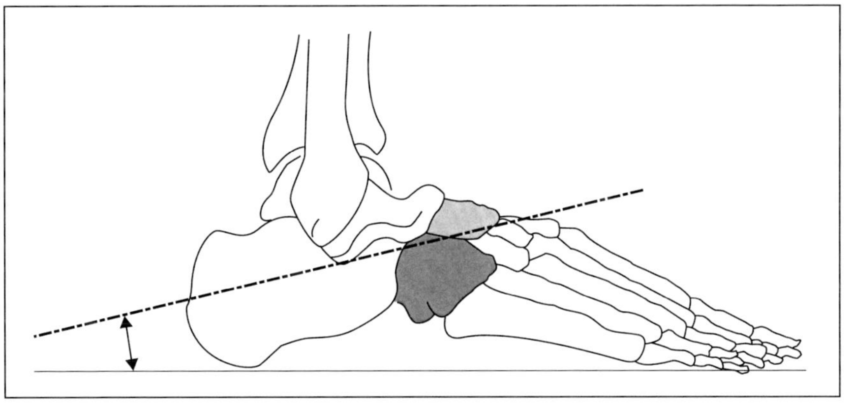

Abb. 8.57: Das Rotationsachsenbündel des Kuboideonavikulargelenks hat eine durchschnittliche negative Abweichung von 8° (nach: Van Langelaan, 1983)

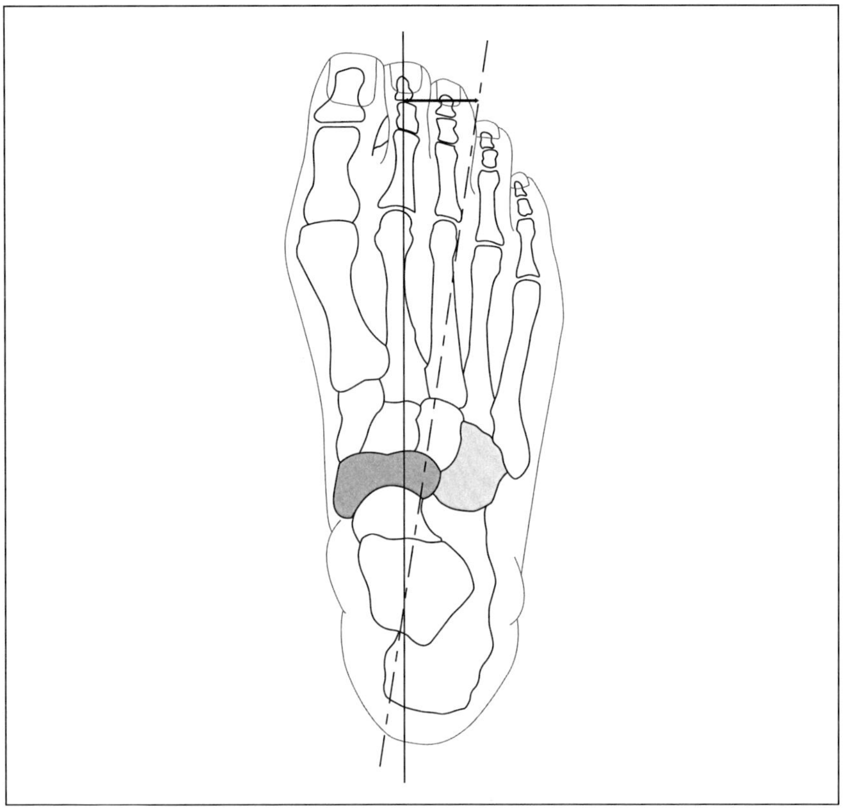

nation sowie eine minimale Flexion und Abduktion des Os cuboideum gegenüber dem Os naviculare waren, was durch die Befunde von Lundberg et al. bestätigt wird.

Dieses überrascht nicht, da das Os naviculare gegenüber dem Fußboden sehr stark supiniert, während der Calcaneus infolge der talaren Außenrotation eher abduziert und dabei das Os cuboideum mitnimmt. Aber auch eine Supination-Extension-Adduktion des Os naviculare gegenüber dem Os cuboideum wäre zu erwarten, da Ersteres gegenüber einem festen Bezugssystem eine größere Bewegung macht. Durch die Pronation des Os cuboideum wird das quere Fußgewölbe etwas abgeflacht. Die dorsalen Kuboideonavikularbänder geraten durch die Abduktion unter Spannung.

Aufgrund der von Lundberg (1989e) beschriebenen Achsen wird das Os cuboideum während einer Fußpronation fast ausschließlich eine Extension und Abduktion, jedoch keine Pronation durchführen.

Tab. 8.32: Dreidimensionale Rotation, Neigung und Abweichung der Bewegungsachsen (Lundberg, 1989e)

Bewegung	Dreidimensionale Rotation	Distale und dorsale Neigung	Distale und laterale Abweichung
Außenrotation	3,9°	16°	9°
Pronation	3,7°	60°	89° nach distal und medial
Flexion	2,2°	46°	60°
Supination	1,6°	46°	47°
Extension	1,5°	37°	7°
Innenrotation	1,2°	70°	7°

Vermutlich wird sich auch ein Unterschied zwischen belasteten und unbelasteten Bewegungen ergeben. Während aktiver, unbelasteter Bewegungen ergibt sich eine laterale Bewegungsfreiheit des Os cuboideum, das sich aufgrund der Amphiarthrosis mit dem Os naviculare gegenüber diesem kaum bewegen, sondern ihm folgen wird.

Durch die bremsende Wirkung des Fußbodens wird das Os cuboideum gegenüber der starken Supination des Os naviculare, nicht aber gegenüber dem Calcaneus, eine relative Pronation durchmachen, die durch die Wirkung des M. peroneus longus weiter verstärkt wird. Über das Bewegungsverhalten im unbelasteten Fuß liegen uns keine Daten vor.

In *Tab. 8.33* werden noch einmal alle tarsalen Bewegungen zusammengefasst, die von einer Außenrotation des Unterschenkels ausgelöst werden (Van Langelaan, 1983).

Tab. 8.33: Bewegungen der tarsalen Knochenelemente während belasteter Außenrotation des Unterschenkels (Van Langelaan, 1983)

–	Untergrund	Tibia	Talus	Calcaneus	Os naviculare
Tibia geg. Tarsus	**Außenrotation** Valgus	–	–	–	–
Talus geg. Tarsus	**Außenrotation** Pronation Extension	**Innenrotation** Extension Pronation **Extension** Außerotation Pronation	–	**Außenrotation** Pronation Extension	**Außenrotation** Pronation
Calcaneus geg. Tarsus	**Supination** Abduktion Extension	–	–	–	–
Os naviculare geg. Tarsus	**Supination** Abduktion Extension	–	**Supination** Adduktion Flexion	**Supination** Adduktion Flexion	–
Os cuboideum geg. Tarsus	**Supination** Abduktion Extension	–	–	**Adduktion** Supination Flexion	**Pronation** Abduktion Flexion

8.5.12 Articulatio cuneonavicularis

Funktionelle Anatomie

Os naviculare

Distal auf dem Os naviculare befindet sich die ebene Gelenkfläche für die drei Ossa cuneiformia, die durch aufrecht stehende Ränder in drei Teilflächen zerfällt.

Diese Gelenkfazetten sind sowohl von distal wie auch von plantar vollständig zu überblicken, wodurch das Os naviculare praktisch auf den Ossa cuneiformia ruht. Die in der Parasagittalebene konvexen Gelenkfazetten verlaufen von dorsal und distal nach plantar und proximal.

Die für das Os cuneiforme mediale zuständige, mediale Fazette ist am größten. Sie ist dreieckig und lateral breiter als medial. Ihr aufstehender Rand passt genau in eine Rinne des gegenüberliegenden Os cuneiforme mediale. In der Transversalebene erstreckt sie sich von proximal und medial nach distal und lateral.

Die mittlere Fazette bildet ebenfalls ein Dreieck mit dorsaler Basis. Von den drei Fazetten ist sie am stärksten vertikal orientiert. Ihr Verlauf liegt in der Transversalebene.

Die laterale Fazette ist oval geformt. Ihre Längsachse erstreckt sich von dorsal und lateral nach plantar und medial. In der Transversalebene verläuft sie von medial und distal nach lateral und proximal (Tillmann, 1987).

Gemeinsam bilden die drei Fazetten in der Transversalebene eine Konvexität. An der Plantarseite führt ihre Konvergenz zur Entstehung des queren Fußgewölbes, so dass in der Fußsohle auch Weichteile Platz finden. Da der Weichteilanteil distal viel geringer ist, wird das Vorhandensein eines queren Fußgewölbes in diesem Bereich bezweifelt (Huson, 1985).

Ossa cuneiformia

Diese eng miteinander verbundenen und gemeinsam agierenden Knochenelemente bilden in der Frontalebene einen gemeinsamen Keil. Sie können sich praktisch nicht voneinander unabhängig bewegen, und ihre plantaren Bänder stehen immer unter einer gewissen Spannung. Ihre Position ist inmitten des plantarseitigen Fasziensystems, wo sie den Mm. tibialis posterior und peroneus longus als wichtige Insertionsstellen dienen (Vogler und Bojsen-Møller, 2000). Mit einer Mischung aus Starrheit und Beweglichkeit fungieren die Ossa cuneiformia sowohl in der Länge als auch in der Quere als ein Kissen, das die Beziehungen zwischen den Mittelfußknochen und dem proximalen Tarsus stabilisiert.

Die drei mit dem Os naviculare artikulierenden, bikonkaven Fazetten liegen auf einer Linie.

Os cuneiforme mediale (I): Das größte der drei Kuneiformia ist plantar breiter als dorsal. Es besitzt eine konkave Gelenkfazette zum Os naviculare.

Os cuneiforme intermedium (II): Das kleinste der drei Kuneiformia gleicht in der Transversalebene einem Dreieck. Seine Basis liegt proximal. In der Länge und in der Breite bildet es den höchsten Punkt des Fußrückens. Seine Gelenkfläche mit dem Os naviculare ist leicht bikonkav und dreieckig geformt.

Os cuneiforme laterale (III): An seiner kleinen dreieckigen, dorsalen Basis artikuliert es mit dem Os naviculare.

Die überspannenden Muskeln erzeugen bei Anspannung eine Kompression, durch die das Os naviculare an allen Seiten von den Ossa cuneiformia eingekeilt und nach dorsal gedrängt wird.

Kapsel-Band-Apparat

Wir unterscheiden drei plantare kuneonavikulare Bänder, drei dorsale Bänder und ein mediales Band.

Ligamenta cuneonavicularia dorsalia I, II und III: In der Reihenfolge ihrer Nummerierung verlaufen diese über den Rücken jeweils des medialen, intermedialen und lateralen Os cuneiforme zum Rücken des Os naviculare. Das mediale Band ist das kräftigste, das laterale Band das längste der drei Bänder. Letzteres bildet mit dem Ligamentum cuboideonaviculare dorsale und dem Ligamentum cuneocuboideale dorsale eine dreieckige, geschlossene Bewegungskette. Ein Ausläufer des Ligamentum talonaviculare dorsale (Tillmann, 1987) verstärkt die Gelenkkapsel und bedeckt die dorsalen Kuneonavikularbänder.

Ligamenta cuneonavicularia plantaria I, II und III: Die Situation an der Plantarseite gleicht der dorsalen Situation. Auch hier befindet sich das kräftigste Band medial und das längste Band lateral.

Der plantare Bandkomplex wird von Ausläufern der Tibialis-posterior-Sehne aktiviert und gleichzeitig bedeckt.

Über das Gelenk zwischen den Ossa cuneiforme mediale und intermedium kommuniziert die Gelenkhöhle mit den tarsometatarsalen und intermetatarsalen Gelenken des zweiten und dritten Fußstrahls.

Osteokinematik der Articulatio cuneonavicularis

Über das Bewegungsverhalten dieser Gelenke während Belastung ist nur wenig bekannt. Das Meiste wissen wir durch die Serienuntersuchungen von Lundberg et al. (1989a, b und c) und Lundberg (1989e).

Die infolge der oben beschriebenen Bewegungen entstehenden Achsen haben im Allgemeinen eine geringere Neigung und Abweichung, sind aber variabler als die Bewegungsachsen der weiter proximal gelegenen Tarsalgelenke.

Supination und Pronation des Vorderfußes (Einwirkung von distal)

Supinationen und Pronationen, die infolge einer kombinierten Krafteinwirkung an den Ossa metatarsalia I und V entstanden, verursachten im I. Kuneonavikulargelenk eine Bewegung von 7,3° (Streuung: 3,5-9,9°), im II. Kuneonavikulargelenk eine Bewegung von 3,5° (Streuung: 2,9-4,1°) und im III. Kuneonavikulargelenk eine Bewegung von 2,1° (Streuung: 0,2-4,2°). Zum Vergleich betrugen die Bewegungen im Talonavikular- und im Kalkaneokuboidealgelenk 17,7° (Streuung: 4,4-33,8°) und 7,3° (Streuung: 2,3-14,5°; Ouzounian und Shereff, 1989).

Flexion und Extension des Vorderfußes (Einwirkung von distal)

Flexionen und Extensionen, die infolge einer plantaren oder dorsalen Krafteinwirkung an den Ossa metatarsalia I und V entstanden, verursachten im I. Kuneonavikulargelenk eine Bewegung von 5° (Streuung: 0,7-8,7°), im II. Kuneonavikulargelenk eine Bewegung von 5,2° (Streuung: 1,1-7,2°) und im III. Kuneonavikulargelenk eine Bewegung von 2,6° (Streuung: 0,9-5,2°). Zum Vergleich betrugen die Bewegungen im Talonavikular- und im Kalkaneokuboidealgelenk 7° (Streuung: 0,1-14,9°) und 2,3° (Streuung: 0,1-8,8°; Ouzounian und Shereff, 1989).

Supination des Hinterfußes

Der Beitrag des I. Kuneonavikulargelenks zur Pronation beträgt 4,2° und zur Supination 1,6° (Lundberg et al., 1989b; Lundberg, 1989e).

Supination bewirkt 0,2° Extension, 0,3° Abduktion und 1° Supination. Pronation bewirkt 1,8° Flexion, 0,2° Adduktion und 3,8° Pronation.

Die Ursache dieser Kombination von Bewegungskomponenten liegt vermutlich in der Tatsache, dass der Einfluss des Vorderfußes auf diese Gelenke zunimmt. Die erwähnten Supinationen und Pronationen wurden nämlich – ähnlich wie beim Gehen auf einem Abhang – durch Kippen der Fußstütze erzeugt, wodurch jeweils der Druck unter dem lateralen oder medialen Fußstrahl zunimmt.

Flexion und Extension des Fußes

Lundberg et al. (1989a) berichten, dass sich die distal des Talus befindlichen Gelenke bei 36° Flexion um 7,1° und bei 24° Extension um 1,3° dreidimensional bewegen. Zu diesen Bewegungen trägt das I. Kuneonavikulargelenk mit 3° Flexion und 2,2° Extension 23 % bei. Die übrige Bewegung fand im Talonavikulargelenk statt.

Extension führt zu einer geringen Abduktion (0,6°) und Pronation (0,6°), aber nicht zur Extension. Flexion erzeugt 0,2° Abduktion, 3° Pronation und 1,9° Flexion.

Außenrotation und Innenrotation des Unterschenkels (Einwirkung von proximal)

Bei einer Unterschenkelrotation von 10° aus Neutralstellung nach außen bewegt sich das Gelenk 4,5° und bei 20° Innenrotation 0,8° um eine schräg stehende Achse.

Bei 20° Innenrotation entstehen 0,2° Flexion, 0,3° Abduktion und 0,4° Pronation. Bei 10° Außenrotation entstehen 6,4° Flexion, 3,9° Adduktion und 2° Pronation. Das I. Kuneonavikulargelenk proniert demnach sowohl bei der Außen- als auch bei der Innenrotation (Lundberg, 1989e).

Phillips et al. (1996) untersuchten die während der Propulsion des Fußes auftretenden Bewegungen und fanden heraus, dass sagittale Bewegungen zwischen dem Os naviculare und dem Calcaneus sowie zwischen dem Os cuneiforme mediale und dem Os metatarsale nur gering waren und unregelmäßig vorkamen. Dagegen ist die Flexion im I. Kuneonavikulargelenk gegenüber anderen Gelenken groß und liefert während des Abstoßens den wichtigsten Beitrag zur Flexion des ersten Fußstrahls.

Allgemeine Schlussfolgerung

Alle besprochenen Bewegungen sind sehr gering, wobei die Pronation des Fußes und die Außenrotation des Unterschenkels noch die relativ größten Folgebewegungen auslösen. Unabhängig von der Krafteinwirkung ist die Pronation die häufigste Bewegungskomponente im medialen Kuneonavikulargelenk. Anatomisch gehört dieses Gelenk zwar zum tarsalen Bewegungsmechanismus, biomechanisch muss es jedoch dem tarsometatarsalen Bewegungsmechanismus zugeordnet werden, der die starke Supination des Os naviculare kompensiert, um während der belasteten Bewegung den Bodenkontakt insbesondere des ersten und zweiten Fußstrahls zu gewährleisten. Diese Pronation wird von Muskelkräften ausgelöst, die von distal nach proximal einwirken, und im Kuneometatarsalgelenk zum Ausdruck kommen.

8.5.13 Articulationes intercuneiformes

Funktionelle Anatomie

Os cuneiforme mediale

Die laterale Seite des Os cuneiforme mediale besitzt in dorsaler und plantarer Richtung eine Gelenkfläche zum Os cuneiforme intermedium.

Os cuneiforme intermedium

Das Os cuneiforme intermedium besitzt jeweils medial und lateral Fazetten für das mediale und das laterale Os cuneiforme.

Os cuneiforme laterale

Auch dieses besitzt auf seiner dorsal-proximalen Wand eine mediale Fazette zum Os cuneiforme intermedium.

Kapsel-Band-Apparat

Wir unterscheiden zwei dorsale Bänder, zwei interossale Bänder und ein plantares Band.

Ligamenta intercuneiformia dorsalia: Bänder zur Verstärkung der dorsalen Kapselanteile.

Ligamenta intercuneiformia interossea: Zwei kurze, kräftige distale Verbindungsbänder der Ossa cuneiformia. Sie verlaufen zwischen den knorpelfreien Anteilen lateral des Os cuneiforme mediale, zu beiden Seiten des Os cuneiforme intermedium und medial des Os cuneiforme laterale.

Ligamentum intercuneiforme plantare: Dieses Band verbindet ausschließlich die Plantarseiten der Ossa cuneiformia mediale und intermedium miteinander.

Articulatio cuneocuboidea

Das Gelenk ist nur sporadisch vorhanden. Das Os cuneiforme laterale ruht eigentlich auf dem Os cuboideum, wodurch die drei Ossa cuneiformia einen quer liegenden Keil formen. Der Gelenkspalt orientiert sich demnach von dorsal und lateral nach plantar und medial.

Funktionelle Anatomie

Os cuneiforme laterale

Zum Os cuboideum hin besitzt dieser Knochen eine große, runde Gelenkfläche.

Os cuboideum

Im mittleren Drittel besitzt dieses medial und dorsal eine oval, rund oder dreieckig geformte Gelenkfazette (Tillmann, 1987; Sarrafian, 1993a).

Kapsel-Band-Apparat

Wir unterscheiden drei kuneokuboideale Bänder. Analog zu den Interkuneiformgelenken wird die Gelenkkapsel auch hier von den Ligamenta cuneocuboidea plantare und dorsale verstärkt.

Ligamentum cuneocuboideum dorsale: Dieses Band bildet mit dem III. Kuneonavikularband und dem Ligamentum cuboideonaviculare dorsale ein Dreieck.

Ligamentum cuneocuboideum interosseum: Verläuft zwischen der Lateralseite des Os cuneiforme laterale und der Medialseite des Os cuboideum.

Ligamentum cuneocuboideum plantare: Plantare Kapselverstärkung.

Osteokinematik der Articulationes intercuneiformes und cuneocuboideae

Wegen der kräftigen Dorsal- und Plantarbänder sind die Gelenkverbindungen zwischen dem Os naviculare, den Ossa cuneiformia und dem Os cuboideum als Amphiarthrosen zu betrachten. Die Gelenke werden vornehmlich bei belasteten Bewegungen aktiviert, wodurch sie bei der Fortbewegung eine Rolle spielen.

In ihnen findet der gleitende Übergang von der uniformen, dreidimensionalen Bewegung des Talokalkaneargelenks zur eindimensionalen Bewegung des Vorderfußes in der Frontalebene statt. Insbesondere während Belastung erwarten wir also Flexion-Extension, Abduktion-Adduktion und vor allem Pronation-Supination.

Tab. 8.34: Bewegungskomponenten des Os cuneiforme mediale bei Außenrotation des Unterschenkels und Supination des Fußes (Lundberg et al., 1989b; Lundberg, 1989e)

Articulatio cuneonavicularis: Os cuneiforme mediale	bei 10° Außenrotation des belasteten Unterschenkels (Lundberg et al., 1989c)	bei 20° Supination des belasteten Fußes (Lundberg et al., 1989b)
Frontale Komponente	3,9° Pronation ±2,3°	1° Supination ±1,3°
Transversale Komponente	0,1° Abduktion ±0,7°	0,3° Abduktion ±0,5°
Sagittale Komponente	2° Flexion ±1,9°	0,2° Extension ±0,7°

Tab. 8.35: Bewegungskomponenten des Os cuneiforme mediale bei Innenrotation des Unterschenkels und Pronation des Fußes (Lundberg et al., 1989b; Lundberg, 1989e)

Articulatio cuneonavicularis: Os cuneiforme mediale	bei 20° Innenrotation des belasteten Unterschenkels (Lundberg et al., 1989c)	bei 20° Pronation des belasteten Fußes (Lundberg et al., 1989b)
Frontale Komponente	0,4° Pronation ±0,7°	3,5° Pronation ±1,8°
Transversale Komponente	0,3° Abduktion ±0,3°	0,2° Adduktion ±1,1°
Sagittale Komponente	0,2° Flexion ±0,5°	1,8° Flexion ±1,9°

Während der Inversion-Eversion in der Abstoßphase entsteht infolge der gleichgerichteten Aktionen der Mm. tibialis posterior und peroneus longus Steifigkeit vor allem hier, um den Übergang zwischen dem belasteten Vorderfuß und dem nicht mehr belasteten Hinterfuß zu stabilisieren.

Während der ersten Phase der belasteten Extension zwischen Flexion und Neutralstellung supiniert das Os cuneiforme mediale zunächst deutlich, dann aber weniger (Lundberg et al., 1989a).

Im Gegensatz zu den proximalen Tarsalgelenken lösen Außen- und Innenrotationen nicht die gleichen Bewegungskomponenten aus wie die Pronation und die Supination (☞ *Tab. 8.34 und 8.35*).

Da das Os naviculare von den tarsalen Knochenelementen während einer belasteten Außenrotation des Unterschenkels die größte dreidimensionale Bewegung macht, wobei die Supination die größte Teilbewegung ist, müssen sich die Ossa cuneiforme mediale und cuboideum häufig in der Frontalebene kompensatorisch entgegengesetzt bewegen. Dies würde erklären, warum die Pronation des Os cuneiforme während der Außenrotation, nicht aber während der Supination stattfindet, und warum die Bewegungsvariation während belasteter Außenrotation größer ist als während belasteter Innenrotation (Lundberg, 1989e).

Eine Inversion-Supination-Varus des Subtalarkomplexes von 5° führt zu einer Zunahme des Drehmoments (Kraft × Kraftarm) im I. Kuneonavikulargelenk von 58 % (Arangio et al., 2000), was die Wirkung der dort inserierenden Muskeln vergrößert.

Gesamtbewegungen des Tarsus

Die Inversion-Supination-Varus des Fußes spielt sich vorwiegend im medialen Abschnitt des tarsalen Bewegungsmechanismus ab, wobei die stärkste Bewegung im Talonavikulargelenk (Drehung und Supination des Os naviculare), eine etwas geringere Bewegung im subtalaren und im kalkaneokuboidealen und die geringste Bewegung im talokruralen Gelenkkomplex stattfindet.

Die Eversion-Pronation-Valgus des Fußes gehört hauptsächlich zum Talokruralgelenk, weniger zum Talonavikular- und Kalkaneokuboidealgelenk und am wenigsten zum subtalaren Gelenkkomplex. Während der Fortbewegung entsteht aus der Supinationsstellung heraus nur eine relative Pronation, die sich vorwiegend im Talokruralgelenk abspielt.

Verriegelte Stellung, versteifte Stellung, Ruhestellung und flexible Stellung des Tarsus (Hinterfuß)

Die Begriffe verriegelte Stellung und versteifte Stellung einerseits und Ruhestellung und flexible Stellung andererseits führen immer wieder zu Missverständnissen, da ihre biomechanische (arthrokinematische) und funktionelle Bedeutung häufig durcheinander gebracht werden.

In der verriegelten Stellung (*engl.* close-packed position) der verschiedenen Tarsalgelenke hat der Fuß nicht notwendigerweise die größte Steifigkeit. Ebenso wenig ist der Fuß in der Ruhestellung (*engl.* loose-packed position) am flexibelsten. Dies rührt daher, dass zur Überwindung der Schwerkraft während der Fortbewegung nicht allein Steifigkeit und zu ihrer Akzeptanz nicht nur Flexibilität notwendig sind. Darum spricht man beim Tarsus auf der einen Seite besser von einer flexiblen oder steifen funktionellen Stellung und auf der anderen Seite von einer biomechanischen, verriegelten und Ruhestellung.

Biomechanische (arthrokinematische), verriegelte Stellung und Ruhestellung

Talokalkaneargelenk

Nach Sarrafian (1993a) besitzt das Talokalkaneargelenk während der Eversion-Pronation-Valgus – insbesondere durch maximalen Gelenkflächenkontakt im hinteren Bereich – maximale knöcherne Stabilität. Dies ist auch zu erwarten, da in dieser Stellung die Belastung der Landungsphase aufgefangen wird. Wäre der Gelenkflächenkontakt in dieser Stellung nicht maximal, dann würden die auftretenden Spitzenbelastungen recht schnell zu Knorpelschädigungen führen. Huson (1985) und Van Langelaan (1983) bezeichneten die aufrechte Stellung unter Belastung ebenfalls als die Stellung, in der die gegeneinander liegenden Gelenkflächen am besten aufeinander passen. Van Langelaan (1985) betrachtet diese Stellung daher als verriegelte Stellung.

Computertomographisch wurde festgestellt, dass die Gelenkflächen der hinteren Gelenkabteilung während einer Belastung von 75 N zu etwa 92 % miteinander in Kontakt sind. In der vorderen Gelenkabteilung waren dies 95 % (Ananthakrisnan et al., 1999).

Nach Knudson et al. (1997) kennt der Subtalarkomplex zwei verriegelte Stellungen, und zwar einmal während maximaler Inversion-Supination-Varus und einmal während maximaler Eversion-Pronation-Valgus. In maximaler Inversion-Supination-Varus wäre dann insbesondere das Ligamentum interosseum maximal angespannt, während bei maximaler Eversion-Pronation-Valgus der größte Gelenkflächenkontakt besteht.

Belastete Außenrotationen von Tibia und Talus versetzen den Calcaneus in Inversion-Supination-Varus, wobei der Kontakt zwischen Talus und Acetabulum pedis minimal ist (Huson, 2000). Dabei proniert der Vorderfuß, was für die Funktion des tarsometatarsalen Bewegungsmechanismus von Bedeutung ist, und sind die unterstützenden plantaren und superior-medialen Bänder weniger angespannt, womit der Fuß seine Ruhestellung (*engl.* loose-packed position) erreicht hat.

Kalkaneokuboidealgelenk

Auch die verriegelte Stellung des Kalkaneokuboidealgelenks entsteht dann, wenn der Vorderfuß gegenüber dem Hinterfuß proniert ist, da die Kongruenz zwischen den beiden Gelenkflächen in dieser Stellung am größten ist und weil die dorsale Bewegung des Os cuboideum vom Vorsprung des Calcaneus gebremst wird (Bojsen-Møller, 1979).

Tarsus

Die Kombination der unterschiedlichen Flexionen, Adduktionen und Supinationen der Fußgelenke führen als Inversion-Supination-Varus insgesamt zur Ruhestellung des Fußes. Während der Vorbereitung auf die Propulsion nimmt die Stabilität der Fußgewölbe wieder ab (Bojsen-Møller, 1979).

Dabei entscheidet die Art des Abstoßens mit darüber, ob die Steifigkeit des Fußes während der Ruhestellung zu- oder abnimmt.

Verläuft das Abstoßen über die lateralen drei Zehen (*engl.* low gear push off, langsames Abstoßen), dann befindet sich der Tarsus in Inversion-Supination-Varus und das Kalkaneokuboidealgelenk in der Ruhestellung (*engl.* loose-packed position).

Verläuft das Abstoßen über die beiden medialen Zehen (*engl.* high gear push off, schnelles Abstoßen), dann ist die Steifigkeit in der invertierten Ruhestellung der transversalen Tarsalgelenke etwas größer, da die Fascia plantaris dabei etwas stärker angespannt ist (Bojsen-Møller, 1979).

Funktionell versteifte und funktionell flexible Stellung

Vogler und Bojsen-Møller (2000) schlagen vor, dass während der nicht-verriegelten Anpassungsphase der Belastung, also während der Landung, insbesondere der Subtalarkomplex, aber auch das Kalkaneokuboidealgelenk aus lose zusammenhängenden (*engl.* loose-packed position) und während der verriegelten Propulsionsphase aus fest zusammenhängenden Knochenelementen bestehen (*engl.* close-packed position).

Ob die dabei eingenommenen Stellungen verriegelt sind oder nicht, hängt von der Bewegung innerhalb der geschlossenen Bewegungskette zwischen Talus, Calcaneus, Os naviculare und Os cuboideum ab, die sich aus verschiedenen Gründen in Eversion-Pronation-Valgus (Landung) oder Inversion-Supination-Varus (Abstoßen) befindet. Vogler und Bojsen-Møller verzeichneten während der Propulsion eine größere Kongruenz, Huson (2000) sah das jedoch anders.

Klinische Bedeutung

Bewegungseinschränkungen des Subtalarkomplexes werden während der Eversion-Pronation-Valgus seltener sein und brauchen auch nicht oft mobilisiert zu werden.

Will man die Kapsel des aus Talus, Calcaneus, Os naviculare und Os cuboideum bestehenden Gelenkkomplexes erreichen, dann muss man die Therapie in Eversion-Pronation-Valgus beginnen.

Der Mechanismus, nach dem die Articulationes calcaneocuboidea und talonavicularis während Inversion-Supination-Varus des Tarsus fast vollständig versteift sind, was im Übrigen eine Voraussetzung der für das Abstoßen wichtigen, kräftigen Hebelwirkung ist, wird in der Fachliteratur unterschiedlich beschrieben.

Auf jeden Fall ist bekannt, dass die Rigidität nicht infolge einer maximalen Kapsel-Band-Spannung im gesamten Fuß, sondern durch die Stellung der

Gelenkfazetten zueinander und in Bezug zur Muskulatur zu Stande kommt (Ambagtsheer, 1978). In jeder anderen als der aufrechten Neutralstellung werden sich die Kontaktfläche und Kongruenz des Gelenks verringern (Huson, 1985).

Sommer et al. (1996) berichteten ebenfalls, dass bei Außenrotation des Unterschenkels und Inversion-Supination des Tarsus die Entfernung der Bänder kaum Auswirkungen auf die Effektivität der Bewegungsübertragung hatte. Diese entsteht also primär infolge einer Verriegelung im Bereich der Fazetten und nicht durch Anspannung der Bänder.

Mehrere Autoren (Mann, 1982; Jahss, 1991; Bevans, 1992; Sarrafian, 1993a; Nester, 1997) geben an, dass die Rotationsachsen beider Gelenke während der Supination nicht mehr parallel verlaufen und demnach keine Bewegung mehr möglich ist. Dabei bezieht man sich jedoch immer auf die Vorstellung von zwei Achsen eines Scharniergelenks in der Frontalebene, wo es sich doch in Wirklichkeit um dreidimensional orientierte Schraubachsen handelt. Nach Van Langelaan (1983) und Lundberg (1989e) bleiben diese Achsen während der Inversion-Supination und Eversion-Pronation zueinander mehr oder weniger parallel.

Huson (2000) schließt sich dieser Vorstellung nicht ganz an und behauptet, dass die Steifigkeit einfach dadurch entsteht, dass die momentanen Kontaktflächen während der Supination des Talonavikular- und Kalkaneokuboidealgelenks nicht mehr in derselben Ebene liegen. Als Amphiarthrosis ist das Kuboideonavikulargelenk nicht zur Kompensation fähig, und es entsteht Steifigkeit. Die Ossa naviculare und cuboideum sind praktisch zwischen dem distalen Talusanteil und dem Calcaneus eingekeilt.

Auf die Sagittal- und Frontalebene des belasteten Fußes einwirkende Kompressionskräfte, die aus der Spannung der plantaren Ligamente und Faszien, aus der Kontraktion der intrinsischen Fußmuskulatur und den zueinander rechtwinklig verlaufenden Aktionen der Mm. tibialis posterior und peroneus longus herrühren, werden die Steifigkeit des aktiv belasteten Fußes um ein Vielfaches vergrößern (Vogler und Bojsen-Møller, 2000).

8.6 Tarsometatarsaler Bewegungsmechanismus

8.6.1 Articulationes tarsometatarsales

Der tarsometatarsale Bewegungsmechanismus besteht aus den Articulationes cuneometatarsales und cuboideometatarsales (Lisfranc-Gelenke).

Da alle Metatarsalknochen in plantarer Richtung keilförmig sind, bilden ihre Basen in der Frontalebene eine nach dorsal gerichtete Konvexität. Ihr höchster Punkt befindet sich am Os metatarsale II (Vogler und Bojsen-Møller, 2000).

Proximal bilden die Mittelfußknochen gemeinsam mit den Kuneiformia und dem Kuboid einen quer verlaufenden Bogen, der in der Frontalebene schräg orientiert ist, und zwar von medial und dorsal nach lateral und plantar.

8.6.2 Articulationes cuneometatarsales

Funktionelle Anatomie

Ossa cuneiformia

Das Os cuneiforme intermedium reicht weniger weit nach distal als seine Nachbarn und ist etwa 4 mm kürzer als das laterale und 8 mm kürzer als das mediale Os cuneiforme. Die distalen Gelenkfazetten der drei Ossa cuneiformia liegen also nicht auf einer Linie, was über die sogenannte mediale Kuneiformgabel eine stabile Verriegelung des II. Metatarsalen ermöglicht (Sarrafian, 1993a).

Os cuneiforme mediale

In der Frontalebene besitzt dieses Knochenelement einen weitaus größeren Querschnitt als das Os cuboideum und die anderen Kuneiformia.

Die halbmondförmige distale Gelenkfazette zum Os metatarsale I ist spiralförmig gewunden und größer als die proximale Gelenkfazette. Manchmal besitzt sie in der Mitte eine knorpelfreie Zone, wodurch zwei getrennte Gelenkfazetten entstehen (Jones, 1949).

Die Gelenkfläche steht meist in der Frontalebene. Manchmal aber ist die Außenwand des Knochens länger als seine Medialwand, wodurch die distale Gelenkfazette eine Ausrichtung von proximal und medial schräg nach distal und lateral erhält. Dadurch kann das Os metatarsale I eher nach medial abknicken, wodurch sich ein Hallux valgus entwickeln kann.

Lateral und distal befindet sich eine Fazette zum Gelenkkontakt mit dem Os metatarsale II.

Os cuneiforme intermedium

Seine distale Wand wird vollständig von einer Gelenkfazette eingenommen, deren Oberfläche eben oder leicht konvex gekrümmt ist.

Os cuneiforme laterale

In der Frontalebene artikuliert dieser Knochen distal über eine ebene, dreieckige Gelenkfazette mit dem Os metatarsale III. Medial und distal befindet sich eine kleine Fazette zum Gelenkpartner auf dem Os metatarsale II.

Gelegentlich besitzt es auch noch eine kleine Gelenkfläche zur Basis des IV. Metatarsalen hin.

Ossa metatarsalia

Mit Ausnahme des Os metatarsale V (Tillmann, 1987) stellen sich die Basen der Mittelfußknochen in der Transversalebene oft keilförmig dar. Die Basis befindet sich jeweils dorsal und die Spitze plantar. Das V. Metatarsale sichert die Kontinuität des nach hinten konvex gekrümmten, queren Fußgewölbes, das durch die Anordnung der Ossa cuneiformia entsteht. Das II. Metatarsale, das den Scheitelpunkt des queren Fußgewölbes bildet, reicht erheblich weiter nach proximal. Dabei wird es zwischen den Ossa cuneiformia mediale und laterale eingeklemmt, wodurch es zu allen drei Kuneiformia Gelenkverbindungen bekommt. Da die Kuneiformia nicht nur untereinander, sondern auch eng mit den Mittelfußknochen verbunden sind, ist die tarsometatarsale Verbindung – analog zur Situation beim III. Handwurzelknochen – im Bereich des zweiten Fußstrahls am steifsten.

Die Längsachsen der I. und II. Metatarsalen können bis zu 10° auseinanderweichen. Darüber hinaus besteht eine Varusdeformität (Kelikian, 1965).

Im Mittelbereich eines Frontalschnitts besitzen die Gelenkflächen des ersten Tarsometatarsalgelenks häufig eine tiefe Einbuchtung, die etwa 30 mm hoch und 16 mm breit ist. Auf der Basis des I. Metatarsalen befindet sich immer eine Senke, die von plantar und medial in einem Winkel von 15° zur Parasagittalebene nach dorsal und lateral verläuft (Wanivenhaus und Pretterklieber, 1989) *(☞ Abb. 8.58)*.

In etwa der Hälfte von 100 Präparaten besaß die Basis medial und dorsal sowie plantar und lateral jeweils einen Knochenvorsprung, der nach Auffassung der Autoren zur knöchernen Hemmung der Pronation dient. Je flacher die Grube war, desto höher waren die Vorsprünge.

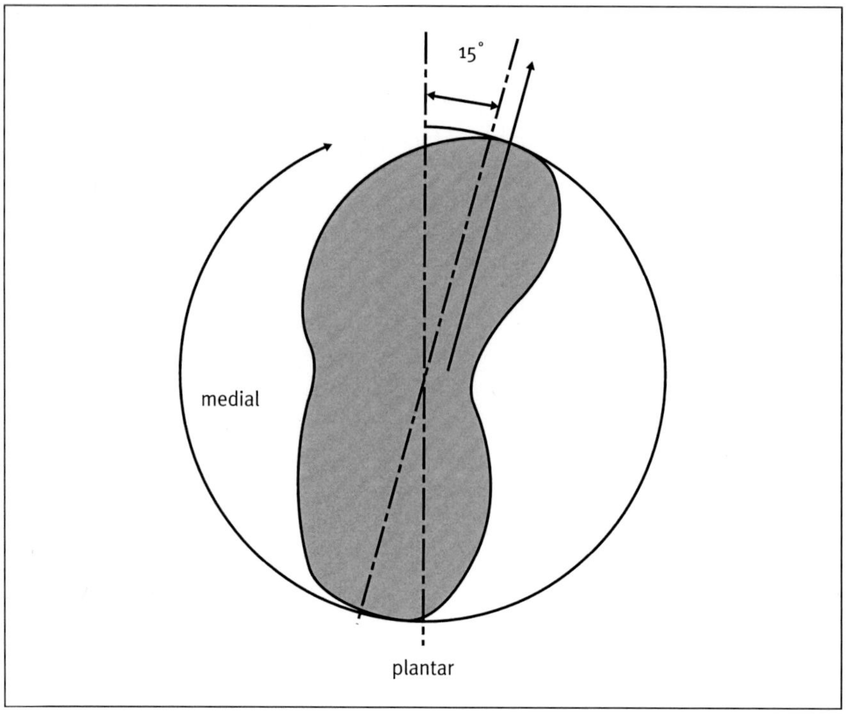

Abb. 8.58: Rechtes Os metatarsale I von proximal. Dorsale Translation und Supination der Basis gegenüber dem Os cuneiforme mediale (nach: Wanivenhaus und Pretterklieber, 1989)

Die Gelenkfläche auf der Basis des I Metatarsalen kann in einen dorsalen und plantaren Abschnitt geteilt werden, womit bewiesen wäre, dass hier auch eine Flexion-Extension stattfinden kann. Nach Wanivenhaus und Pretterklieber (1989) bedeuten die ausgeprägte Höhe und geringe Breite jedoch, dass die Vorsprünge zur knöchernen Begrenzung parasagittaler Rotationen dienen.

Gleichzeitig steht die Gelenkfläche lotrecht zur Längsachse des I. Metatarsalen. Während der Nullstellung des Talokruralkomplexes ist sie in der Parasagittalebene gegenüber der Transversalebene um 64° nach dorsal und distal geneigt (Wanivenhaus und Pretterklieber, 1989).

Kapsel-Band-Apparat

Zwischen den Kuneiformia und den Metatarsalen befinden sich zwei Gelenke mit jeweils einer eigenen Gelenkhöhle und Gelenkkapsel.

Das erste liegt zwischen dem Os cuneiforme mediale und der Basis ossis metatarsalis I. Seine Gelenkhöhle wird durch das Ligamentum cuneometatarsale interosseum mediale von der zweiten Gelenkhöhle getrennt. Die zweite Gelenkhöhle ist erheblich größer. Sie umschließt die Gelenke zwischen dem Os cuneiforme intermedium und der Basis ossis metatarsalis II, zwischen dem Os cuneiforme laterale und der Basis ossis metatarsalis III, zwischen den Basen der II. und III. Metatarsalen, zwischen den Basen der III. und IV. Metatarsalen, zwischen dem Os cuneiforme mediale und dem Os cuneiforme intermedium sowie zwischen dem Os naviculare und den Ossa cuneiformia.

Der mediale, tarsometatarsale Gelenkkomplex wird von drei Gruppen von Bändern stabilisiert, die sich dorsal, interossal und plantar befinden (De Palma et al., 1997). Die dorsale Gruppe (Ligamenta tarsometatarsalia dorsalia medialia) und die plantare Gruppe (Ligamenta tarsometatarsalia plantaria medialia) verstärken die Kapsel beider Gelenke.

Plantarseitig wird die Kapsel auch vom Ligamentum plantare longum und von der Sehne des M. tibialis posterior verstärkt.

Ligamenta tarsometatarsalia dorsalia medialia

Fünf der insgesamt sieben dorsalen Tarsometatarsalbänder, die proximal die Kuneiformia mit dem Os cuboideum und distal die Metatarsalen untereinander verbinden, gehören zur medialen Gruppe. Das kräftigste dieser Bänder verläuft von der Basis des I. Metatarsalen zum Os cuneiforme mediale. Die Basis des II. Metatarsalen ist über drei Bänder mit sämtlichen drei Kuneiformia verbunden. Die Basis des III. Metatarsalen steht über ein Band mit dem Os cuneiforme laterale in Verbindung.

Ligamenta tarsometatarsalia interossea

Ligamentum tarsometatarsale interosseum mediale (Lisfranc-Band): Dient der zusätzlichen Verstärkung des Gelenks zwischen dem Os cuneiforme mediale und dem II. Metatarsalen. Es ist etwa 10 mm breit und 5 mm dick und verläuft zwischen der lateralen Wand des Os cuneiforme mediale und der medialen Wand der Basis ossis metatarsalis II von proximal und medial schräg nach lateral und distal.

Ligamentum tarsometatarsale interosseum intermedium: Wegen des erheblichen Variantenreichtums soll hier die Mitteilung genügen, dass das Band die Ossa cuneiformia intermedium und laterale mit den Basen des II. und III. Metatarsalen verbindet.

Ligamentum tarsometatarsale interosseum laterale: Dieses Band verbindet die Außenwand des Os cuneiforme laterale mit der Außenwand der III. Metatarsalbasis. Auch hier kommen zahlreiche Varianten vor (Sarrafian, 1993a).

Das Ligament verbindet auch das Os cuneiforme laterale mit der Medialseite der Basis ossis metatarsalis IV (Tillmann, 1987).

Ligamenta tarsometatarsalia plantaria medialia

Das Verbindungsband zwischen dem I. Metatarsalen und dem Os cuneiforme mediale ist eine Fortsetzung des Ligamentum cuneonaviculare plantare I. Die besonders starke Verbindung mit den Basen der Metatarsalen II und III bildet die Grundlage des proximalen queren Fußgewölbes.

Keine Weichteilverbindung existiert zwischen dem Os cuneiforme intermedium und der Basis des II. Metatarsalen.

Gelegentlich findet man ein Ligament zwischen dem Os cuneiforme laterale und den Basen der Ossa metatarsalia III und IV.

Solan et al. (2001) sowie Kura et al. (2000) ermittelten die Zugkraft und Steifigkeit der Verbindungen zwischen dem Os cuneiforme mediale und der Basis des II. Metatarsalen. In beiden Fällen war das interossale Band (Lisfranc-Band) am kräftigsten und steifsten (☞ *Abb. 8.59*). Solan et al. fanden eine Zugkraft von 449 N. Kura et al. fanden 369 N. Das plantare Band hat eine Zugkraft von 305 N (Solan et al., 2001) und 151 N (Kura et al., 2000). Die Entfernung des dorsalen Bandes änderte nichts an der Steifigkeit des Gelenkkomplexes zwischen dem Os cuneiforme mediale und dem Os metatarsale II, sondern folgte dem gleichen Muster: interossal zwischen 90 N/mm (Solan et al., 2001) und 190 N/mm (Kura et al., 2000), plantar 62 N/mm (Solan et al., 2001) und dorsal 40 N/mm (Solan et al., 2001) und 66 N/mm (Kura et al., 2000).

Auch auf Grundlage dieser Befunde kann man feststellen, dass der II. Fußstrahl durch seine Steifigkeit den wichtigsten Beitrag zur Flexionskontrolle des Vorderfußes leistet.

Abb. 8.59: Ligamentäre Kontrolle des II. Tarsometatarsalgelenks (nach: Solan et al., 2001)

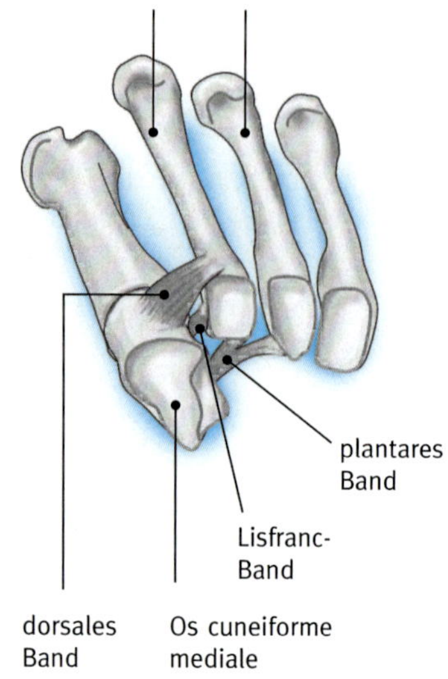

8.6.3 Articulationes cuboideometatarsales

Funktionelle Anatomie

Os cuboideum

In der Transversalebene verläuft die Gelenkfläche zu den Basen der Ossa metatarsalia IV und V von dorsal und medial schräg nach plantar und lateral. In dorsaler und plantarer Richtung zieht sich eine schmale Erhebung über die Gelenkfläche, wodurch sie in einen größeren lateralen und einen kleineren medialen Abschnitt geteilt wird. Die leicht konkav gekrümmte, laterale Fazette verläuft in der Transversalebene von distal und medial schräg nach proximal und lateral. Die mediale Fazette orientiert sich nahe der Transversalebene und ist mehr oder weniger eben. In der Parasagittalebene ist die laterale Fazette ebenfalls konkav und die mediale Fazette flach.

Ossa metatarsalia IV und V

Die Basen beider Knochenelemente sind in der Parasagittalebene konvex gekrümmt und in der Transversalebene flach. Die Basis Ossis metatarsalis IV befindet sich fast in der Frontalebene, die des Os metatarsale V verläuft von proximal und lateral schräg nach distal und medial und wird lateral vom Tuberculum begrenzt.

Kapsel-Band-Apparat

Das Gelenk ist das dritte und am weitesten lateral gelegene Tarsometatarsalgelenk. Seine Kapsel bedeckt die distale Wand des Os cuboideum und die Basen der Ossa metatarsalia IV und V.

Wie schon bei den medialen Tarsometatarsalgelenken wird auch diese Gelenkkapsel dorsal und plantar von den lateralen Ausläufern der Ligamenta tarsometatarsalia dorsale und plantare verstärkt.

Ligamenta tarsometatarsalia dorsalia lateralia

Zwei der insgesamt sieben dorsalen Bänder gehören der lateralen Gruppe an. Sie verbinden die Basen der Ossa metatarsalia IV und V mit dem Os cuboideum.

Akzessorische Bänder existieren einerseits zwischen dem Os cuboideum, dem Os cuneiforme laterale und der Basis ossis metatarsalis III und andererseits zwischen dem Ligamentum cuboideometatarsale V und dem Os cuneiforme laterale.

Ligamenta tarsometatarsalia plantaria lateralia

Häufig fehlen Verbindungen zwischen dem Os cuboideum und den Basen der Ossa metatarsalia IV und V. Der laterale Ausläufer des Ligamentum plantare longum überspannt das Kuboideometatarsal-V-Gelenk.

Osteokinematik der Tarsometatarsalgelenke

Alle Tarsometatarsalgelenke sind Amphiarthrosen (Wackelgelenke). Am beweglichsten sind das I. und V. Tarsometatarsalgelenk, die keiner Kontrolle durch die Ligamenta cuneometatarsalia interossea unterliegen. Auch gibt es keine ligamentäre Verbindung zwischen den Ossa metatarsalia I und II (Arangio et al., 2000). Das erste Tarsometatarsalgelenk ist das Verbindungselement zwischen dem Längs- und dem Quergewölbe des Fußes (Wanivenhaus und Pretterklieber, 1989).

Unbelastet können sich die Metatarsalen innerhalb des Fußes voneinander unabhängig, aber auch als Einheit verhalten. Im letzteren Fall werden um die transversalen Tarsalachsen Bewegungen entstehen (Manter, 1941), wobei die Mittelfußknochen den Bewegungen der Ossa naviculare, cuneiformia und cuboidea folgen. Dies bedeutet, dass sie der Inversion-Supination-Varus und der Eversion-Pronation-Valgus des Calcaneus folgen werden.

Pronationen des Vorderfußes entstehen durch eine kombinierte Bewegung aus Flexion und Pronation des Os metatarsale I, Extension der Ossa metatarsalia III und IV sowie Extension und Pronation des Os metatarsale V. Das II. Metatarsale nimmt nicht an der Bewegung teil. Bei Supination ist der Bewegungsverlauf entgegengesetzt.

Im Einzelnen vollziehen die Ossa metatarsalia I und V gegenüber dem II. Metatarsale und dem übrigen Fuß eine Flexion, Extension und Abduktion. Aufgrund ihrer relativen Freiheit an den Außenrändern werden die Ossa metatarsalia I und V während der Flexion und Extension auch in der Transversalebene eine Bewegung durchführen. Die Ossa metatarsalia III und IV können sich nur beugen oder strecken.

Hicks (1953) beschrieb zwischen dem I. Metatarsalen und dem übrigen Fuß eine von proximal, dorsal und medial nach distal, plantar und lateral verlaufende Bewegungsachse. Die Neigung der Bewegungsachse des V. Metatarsalen entspricht – wie die meisten anderen Bewegungsachsen der Fußwurzel – der des subtalaren Achsenbündels, seine Abweichung ist jedoch größer. Dies hat zur Folge, dass das I. Metatarsale während einer Extension gegenüber dem II. Metatarsalen abduziert und supiniert, wobei es in Bezug zur Parasagittalebene des Fußes adduziert. Das V. Metatarsale wird während einer Extension gegenüber dem II. Metatarsalen abduzieren und pronieren, wobei es in Bezug zur Parasagittalebene des Fußes ebenfalls abduziert. Während der Flexion finden die entgegengesetzten Bewegungen statt.

Von hundert Präparat-Füßen wurde zunächst eine Röntgenaufnahme gemacht. Anschließend wurden die Metatarsalen I und II jedes einzelnen Präparates manuell gegeneinander gepresst, mit Kirschner-Drähten fixiert und erneut auf einer Röntgenaufnahme festgelegt. Zur Messung der Gelenkbewegungen wurden schließlich im Os cuneiforme mediale und im Os metatarsale I je zwei weitere vertikale und zwei horizontale Kirschner-Drähte angebracht.

Nach dieser Vorbereitung fand sich bei nur elf Präparaten im Tarsometatarsalgelenk eine Abduktion von durchschnittlich 4,4° (3-5°) und bei vier Präparaten eine Adduktion von durchschnittlich 5°. Bei nur neun Präparaten entstanden Flexion und Extension von durchschnittlich 4,3° (3-5°). Pronationen und Supinationen kamen praktisch nicht vor.

Allerdings waren nach einer dorsalen Translation der I. metatarsalen Gelenkfläche um durchschnittlich 2,6 mm (0-6 mm) 92% der Präparate zu einer Supination von durchschnittlich 6,2°, 51% der Präparate zu einer Abduktion von durchschnittlich 5,8° (2-10°), 30% zu einer Adduktion von durchschnittlich 5° (2-10°) und 6% zu einer Pronation von durchschnittlich 4,1° fähig.

Solche in einem Winkel von 15° zur Parasagittalebene in dorsaler und lateraler Richtung verlaufende Translationen sollen nur als Folge von Bandinsuffizienz oder Banddegeneration entstehen. Supination, Abduktion und Adduktion wären dann Anzeichen einer fortschreitenden Degenerierung. Da die dorsale Translation in einem gesunden Gelenk nicht vorkommt, finden dort normalerweise auch keine Rotationen statt. Je älter die Präparate waren, umso stärker ausgeprägt war diese Bewegung denn auch (Wanivenhaus und Pretterklieber, 1989). Bei einem bestehenden Hallux valgus ist eine Pronation im Metatarsophalangealgelenk daher als Kompensation der Supination im Tarsometatarsalgelenk zu verstehen.

Durch die Anwesenheit der Gelenkkapsel und der Insertionen der Mm. tibialis anterior und peroneus longus kommen plantare Translationen nicht vor (Wanivenhaus und Pretterklieber, 1989).

Die Osteokinematik des tarsometatarsalen Bewegungsmechanismus hängt davon ab, ob die Bewegungen belastet, unbelastet, aktiv oder passiv vorgenommen werden.

Unbelastet wird die Bewegung der teilnehmenden Gelenke analog zur Bewegung im Subtalarkomplex verlaufen (hinteres unteres Sprunggelenk, vorderes unteres Sprunggelenk, Kalkaneokuboidealgelenk), da die Bewegung von Muskeln ausgelöst wird, die überwiegend distal vom Subtalarkomplex inserieren. Aktiv und unbelastet wird der tarsometatarsale Bewegungsmechanismus den tarsalen Bewegungen folgen, da die konzentrischen Aktionen der Muskulatur, die eine Inversion-Supination-Varus und eine Eversion-Pronation-Valgus des Hinterfußes verursachen, ihren Einfluss auf den proximal gelegenen, übrigen Fuß hauptsächlich über den am weitesten distal befindlichen Mechanismus ausüben können.

Der tarsometatarsale Bewegungsmechanismus ist für die Torsion und Antitorsion des Hinterfußes verantwortlich und kann sich während Belastung unabhängig von diesem in zwei Richtungen bewegen. Diese Supinationen und Pronationen entstehen durch Flexion des I. mit gleichzeitiger Extension der III., IV. und V. Metatarsalen, da die sagittalen Bewegungen das größte Bewegungsausmaß haben (Huson, 1983).

Während des Abstoßens über die erste oder zweite Zehe proniert der Vorderfuß gegenüber dem Hinterfuß. Abstoßen über die dritte bis fünfte Zehe dagegen erzeugt keine Pronation, sondern eine Adduktion des Vorderfußes gegenüber dem Hinterfuß (Bojsen-Møller, 1979).

8.6.4 Osteokinematik der Kuneometatarsalgelenke

Diese Gelenke nehmen insbesondere an der belasteten Flexion, aber weniger an der belasteten Extension des Fußes teil (Lundberg, 1989e) (☞ *Tab. 8.36 und 8.37*).

Tab. 8.36: Bewegungskomponenten des Os metatarsale I bei Außenrotation des Unterschenkels und Supination des Fußes (Lundberg, 1989b und c)

Articulatio cuneometatarsale I: Os metatarsale I	bei 10° Außenrotation des belasteten Unterschenkels (Lundberg et al., 1989c)	bei 20° Supination des belasteten Fußes (Lundberg et al., 1989b)
Frontale Komponente	1,6° Pronation ±0,7°	1,3° Supination ±1°
Transversale Komponente	0,7° Adduktion ±1,6°	0,3° Adduktion ±0,6°
Sagittale Komponente	0,1° Flexion ±0,4°	0,2° Flexion ±0,3°

Tab. 8.37: Bewegungskomponenten des Os metatarsale I bei Innenrotation des Unterschenkels und Pronation des Fußes (Lundberg, 1989c)

Articulatio cuneometatarsale I: Os metatarsale I	bei 20° Innenrotation des belasteten Unterschenkels (Lundberg et al., 1989c)	bei 20° Pronation des belasteten Fußes (Lundberg et al., 1989b)
Frontale Komponente	0,8° Supination ±0,6°	1,8° Pronation ±1,5°
Transversale Komponente	2,2° Abduktion ±0,1°	1,7° Abduktion ±1,1°
Sagittale Komponente	0°	0,6° Flexion ±0,4°

Lundberg (1989e) berichtete, dass die während belasteter Außenrotation auftretende Supination von Talus, Calcaneus und Os naviculare mittels einer Pronation des I. Metatarsalen kompensiert wird.

Belastete Flexionen, Extensionen, Pronationen, Supinationen, Innenrotationen und Außenrotationen lösen dreidimensionale Rotationen von durchschnittlich 1,5°, 1,7°, 2,9°, 1,6°, 2,3° und 2,4° aus. Pronationen und Unterschenkelrotationen verursachen die stärksten Bewegungen. Wie schon im Gelenk proximal des Os cuneiforme mediale, wird während belasteter Außenrotation auch hier zur Kompensation der beträchtlichen Navikularsupination eine Pronation auftreten und umgekehrt. Die Flexion des I. Metatarsalen gegenüber dem Tarsus ist für die Verriegelung des belasteten Tarsus während der Standphase von großer Bedeutung. Durch die erhöhte Kompression und weil sich der Fuß infolge der schrägeren Stellung medial verkürzt, wird während der Standphase die dorsale Bewegung insbesondere des medialen Tarsus gegenüber dem Untergrund unterstützt. Die Flexion des belasteten I. Metatarsalen bewirkt eine Extension des metatarsophalangealen Bewegungssystems und eine erhöhte Spannung der Fascia plantaris.

Die auf den I. und V. Metatarsalen einwirkenden, kombinierten Kräfte bewirken Supinationen und Pronationen, die im I. II. und III. Kuneometatarsalgelenk Bewegungen von jeweils 1,5° (0-2,6°), 1,2° (0,5-1,9°) und 2,6° (0,1-9,4°) auslösen. Flexion und Extension infolge einer von plantar oder dorsal auf den I. und V. Metatarsalen einwirkenden Kraft lösten im I. II. und III. Kuneometatarsalgelenk Bewegungen von jeweils 1,6° (0,1-6,3°), 9,6° (4,8-19,4°) und 10,2° (1,1-29,4°) aus (Ouzounian und Shereff, 1989).

8.6.5 Osteokinematik der Kuboideometatarsalgelenke

Supination und Pronation infolge einer auf den I. und V. Metatarsalen einwirkenden, kombinierten Kraft bewirken im Kuboideometatarsal-IV-Gelenk eine Bewegung von 11,1° (5,5-21,2°) und im Kuboideometatarsal-V-Gelenk eine Bewegung von 9° (3,5-24,4°) (Ouzounian und Shereff, 1989).

Flexion und Extension infolge einer von plantar oder dorsal auf den I. und V. Metatarsalen einwirkenden Kraft bewirken im Kuboideometatarsal-IV-Gelenk eine Bewegung von 9,6° (4,8-19,4°) und im Kuboideometatarsal-V-Gelenk eine Bewegung von 10,2° (1,1-29,4°). Diese Bewegungsausmaße sind größer als im I., II. und III. Tarsometatarsalgelenk.

Bei passiven Bewegungen ohne jeden muskulären Einfluss wird der Vorderfuß auch unter Belastung versuchen, der Bewegung des Tarsus zu folgen.

Bei Untersuchungen mit Hilfe einer beweglichen Fußstütze fanden in den Gelenken, die sich direkt proximal und distal des Os cuneiforme mediale befinden, mehr belastete Pronationen als Supinationen statt (Lundberg et al., 1989b; Lundberg, 1989e).

Bei Inversion-Pronation-Varus des belasteten Tarsus wird sich die Belastung im Vorderfuß neu verteilen, wodurch sich auch die Kraft- und Momentwerte verändern. Die Art und Weise dieser Neuverteilung wird von den Rotationen der diversen Bewegungselemente um acht Achsen (subtalar, schräg midtarsal, longitudinal midtarsal und fünf Metatarsalachsen) sowie von den Rotationen und Translationen des gesamten Fußes um die drei Achsen des Koordinatensystems bestimmt, womit insgesamt 14 Faktoren entstehen (Arangio et al., 2000).

Die genannten Untersucher berechneten mit Hilfe eines biomechanischen Modells, dass 5° Eversion-Pronation-Valgus des Subtalarkomplexes bei einer Belastung von 683 N (etwa 70 kg) zu einer Eversion des Vorderfußes führt, wodurch die Belastung unter dem I. Metatarsalen zu- und unter dem V. Metatarsalen abnahm (☞ *Tab. 8.38*).

Tab. 8.38: Belastung der Metatarsalen in Neutralstellung während Eversion und Inversion des Hinterfußes (Arangio et al., 2000)

–	Fuß in Neutralstellung	5° Eversion	5° Inversion
Os metatarsale I	17 %	25,0 %	9,9 %
Os metatarsale II	5,1 %	5,3 %	4,9 %
Os metatarsale III	5,0 %	2,6 %	7,2 %
Os metatarsale IV	7,7 %	8,4 %	7,1 %
Os metatarsale V	16,1 %	8,8 %	29,7 %
Calcaneus	49,1 %	49,9 %	48,1 %

5° Inversion-Supination-Varus führten zu einer Inversion des Vorderfußes, wodurch die Belastung unter dem I. Metatarsalen ab- und unter dem V. Metatarsalen zunahm. Die Studie analysiert die Auswirkungen subtalarer Eversion-Pronation-Valgus und Inversion-Supination-Varus auf die übrigen Gelenke des Hinterfußes, insbesondere die Gelenke zwischen Talus und Calcaneus auf der einen und den Metatarsalen auf der anderen Seite. Damit erhalten wir jedoch keine endgültigen Informationen über die Reaktion der Tarsometatarsalgelenke. Aus der erhöhten Belastung des I. Metatarsalen und der verringerten Belastung des V. Metatarsalen bei subtalarer Eversion-Pronation-Valgus lässt sich schließen, dass das I. Metatarsale im Kuneometatarsal-I-Gelenk zu einer Extension mit Abduktion und Supination gezwungen wird, dass die III. und IV. Metatarsalen sich kaum bewegen und dass das V. Metatarsale sich beugen, adduzieren und supinieren muss, um den Fuß flach auf dem Boden zu halten. Kurz gesagt: Der Vorderfuß supiniert entsprechend der Supination des Mittelfußes.

Eine belastete Supination des Hinterfußes löst eine Pronation des Mittelfußes aus. Bei Eversion-Pronation-Valgus geschieht das Umgekehrte.

Ferner nimmt während der Eversion-Pronation-Valgus das Drehmoment im Kuneometatarsal-I-Gelenk um 90 % zu, verändert sich im Kuneometatarsal-II-Gelenk kaum und lässt im Kuneometatarsal-III-Gelenk und den Kuboideometatarsalgelenken etwas nach. Bei Inversion-Supination-Varus nimmt das Drehmoment im Kuboideometatarsal-V-Gelenk um 88 % zu.

Während der belasteten Fortbewegungsphasen kompensiert der tarsometatarsale Bewegungsmechanismus demnach die Bewegung im tarsalen Bewegungsmechanismus (Hinterfuß) vorwiegend in der Transversalebene (Pretterklieber, 1999).

Hintermann und Gachter (1996) schlagen zur Diagnostik der M.-tibialis-posterior-Insuffizienz die Einführung eines klinischen Tests vor. Bei einer M.-tibialis-posterior-Insuffizienz führen Außenrotationen des Unterschenkels, die ja eine Eversion-Pronation-Valgus des Talus und eine Inversion-Supination-Varus des Calcaneus nach sich ziehen, zu einer vollständigen Lösung des ersten Fußstrahls (Os metatarsale I und Großzehe) vom Untergrund. Dies könnte bedeuten, dass auch der belastete Vorderfuß einer passiven Hinterfußbewegung folgt, wobei mit passiv gemeint ist, dass die Steuerung ausschließlich über die entsprechenden Kapsel-Band-Knochen-Strukturen verläuft.

Die Osteokinematik des aktiv belasteten Vorderfußes beinhaltet einen Ausgleichsmechanismus für die Bewegung des Hinterfußes. Während der Standphase, in der sich Hinter- und Vorderfuß die Last des Körpergewichts teilen, führt eine Außenrotation des Unterschenkels zur Eversion-Pronation-Valgus des Talus. Der Calcaneus und das Os naviculare führen darauf gegenüber dem evertierenden Talus eine Inversionsbewegung durch. Unter Belastung findet die subtalare Bewegung jedoch ein rasches Ende, da einerseits die Bewegung des Calcaneus stark behindert wird und andererseits, weil die exzentrische Aktion des M. tibialis posterior das Os naviculare unter den Taluskopf zieht und damit die Eversion-Pronation-Valgus des Talus erleichtert. Der Calcaneus und das Os naviculare werden daher in Bezug zum Untergrund, zum Os cuboideum oder einem anderen festen Koordinatensystem ein Stück weit der Bewegung des Talus folgen, wodurch das I. Metatarsale sich vom Untergrund lösen möchte, was wiederum durch eine gemeinsame Aktion der Mm. peroneus longus, tibialis posterior und flexor hallucis longus verhindert wird. Darauf beugt sich das I. Metatarsale gegenüber dem nach hinten aufsteigenden, distalen Talus, und die Ossa metatarsalia III, IV und V strecken sich gegenüber dem supinierenden lateralen, distalen Tarsus. Anders ausgedrückt: Die Supinationskomponente des Hinterfußes wird von einer Pronation des Mittelfußes ausgeglichen.

Die am Hinterfuß inserierenden, extrinsischen Muskeln (Mm. triceps surae, tibialis posterior, peroneus longus) sind während der belasteten Phase für die Bewegungen des gesamten Fußes wichtig. Die am Hinterfuß und Mittelfuß inserierenden extrinsischen Muskeln (M. tibialis anterior) sind während der belasteten und unbelasteten Phase wichtig, und die distal des Hinterfußes inserierenden extrinsischen Muskeln (M. peroneus brevis, Zehenbeuger und Zehenstrecker) haben ihre Bedeutung während unbelasteter Bewegungen in der Schwungphase des Beins. Die intrinsische Muskulatur stabilisiert den Hinterfuß während der Abstoßphase, in der nur noch der Vorderfuß Bodenkontakt hat.

Zur Übersicht der Muskelwirkungen am Fuß verweisen wir auf die sehr übersichtlichen Arbeiten von Hunt et al. (2001a) und Winter (1990, 1991).

Während der belasteten Fußstreckung fanden zwischen dem I. Metatarsale und dem Os cuneiforme mediale keine Bewegungen größer als 2° statt (Lundberg et al. 1989a).

Axiale Belastung

In der belasteten Situation führt eine Zunahme der axialen Belastung zu Reaktionen innerhalb der Bewegungskette zwischen Os naviculare, Os cuneiforme mediale und Os metatarsale I. Bei maximal 68,1 kg entstand eine Bewegung von durchschnittlich 7,2° (talonavikular: 9,4°) um eine schräg stehende Schraubachse, die in abnehmender Bedeutung aus den Komponenten Extension, Supination und Abduktion bestand (Kitaoka, 1995).

Der distale, mediale Abschnitt des tarsalen und der mediale Abschnitt des tarsometatarsalen Bewegungsmechanismus (I. und II Fußstrahl) dienen einem stabilen und flexiblen Übergang zwischen Vorder- und Hinterfuß und zum Ausgleich des beweglichen talonavikularen Übergangs, was insgesamt der Propulsion des Fußes zu Gute kommt. Zur Kompensation des steifen Calcaneus bildet der laterale Abschnitt des tarsometatarsalen Bewegungsmechanismus einen zwar beweglichen, aber stabileren Übergang zwischen Hinter- und Vorderfuß, was insbesondere für die Landung wichtig ist.

Für die Funktion des metatarsophalangealen Bewegungsmechanismus ist insbesondere die mediale Säule von großer Bedeutung, da ein Vorderfuß, der an der Medialseite starr ist, die von der Zehenstreckung ausgehende Belastung des Calcaneus über die Fascia plantaris verstärken würde.

8.6.6 Articulationes intermetatarsales

Funktionelle Anatomie

Ossa metatarsalia

Lateral auf der Basis des II. Metatarsalen und medial auf den Basen des III., IV. und V. Metatarsalen befinden sich sowohl in der Transversal- wie auch in der Frontalebene flache Gelenkfazetten.

Zwischen den Basen der Metatarsalia I und II besteht nach Singh (1960) nur in 35 % der Fälle und nach Wanivenhaus und Pretterklieber (1989) in 53 % der Fälle – vorwiegend bei großen Füßen von Männern – ein Gelenk. Nach Romash et al. (1990) unterscheidet man Gelenke ohne Gelenkfazette (Typ I, 35 %), Gelenke mit einer kleinen Gelenkfazette (Typ II, 38 %) und normal entwickelte Gelenke (Typ III, 27 %).

Falls zwischen beiden Metatarsalen ein Gelenk besteht, besitzt das I. Metatarsale gegenüber dem Os cuneiforme mediale nur noch eine geringe Abduktionsmöglichkeit. Jedoch kann die Abduktion dann weiter proximal in den Kuneonavikular- oder Interkuneiformgelenken auftreten.

Über die Gelenkhöhle zwischen den Ossa cuneiforme intermedium und metatarsale II stehen die Intermetatarsalgelenke II-III und II-IV mit dem Kuneonavikulargelenk in Verbindung.

Kapsel-Band-Apparat

Eigentlich wird die Gelenkkapsel zwischen den Metatarsalen IV und V von einer Tasche des Kuboideometatarsalgelenks gebildet. Die Basen sind dorsal dieser Gelenke mit dem Ligamentum metatarsale dorsale, dorsal und distal mit dem Ligamentum metatarsale interosseum und plantar mit dem Ligamentum metatarsale plantare verbunden.

Proximal existieren zwischen Metatarsal I und II keine ligamentären Verbindungen, dorsal und plantar dagegen jeweils drei.

Die kräftigste Verbindung der Dorsalseite bildet das Band zwischen den Metatarsalen III und IV. Die plantaren Bänder sind kräftiger als die dorsalen Bänder.

Die proximale Steifigkeit zwischen den Metatarsalen rührt von den kurzen, kräftigen Interossalbändern an dieser Seite her (Sarrafian, 1993a).

Arthrokinematik

Diese Gelenke dienen zur Unterstützung der kompensatorischen Pronationen und Supinationen des tarsometatarsalen Bewegungsmechanismus.

Bei Bewegungseinschränkungen des Fußes kann es wichtig sein, die Dehnungsbehandlung der Gelenke in der Reihenfolge ihrer Bedeutung vorzunehmen. Dreizehn Präparate wurden zunächst in maximale Extension, Flexion, Supination und Pronation gebracht, wobei der relative Beitrag der talotibialen, der talokalkanearen, der metatarsonavikularen und der talonavikularen Verbindung an der Bewegung jeweils in der unten stehenden Reihenfolge bestimmt wurde (Kitaoka, 1997c):

- Extension: talotibial, talonavikular, talokalkanear, metatarsonavikular,
- Flexion: talotibial, talonavikular, metatarsonavikular, talokalkanear,
- Pronation: metatarsonavikular, talonavikular, talotibial, talokalkanear,
- Supination: talonavikular, talokalkanear, talotibial, metatarsonavikular.

Das Verhalten des Talokalkaneargelenks bezüglich der Supination und Pronation ist mit seiner relativ ausgeprägten Inversion-Supination-Varus gegenüber der geringen Eversion-Pronation-Valgus zu erklären.

8.7 Metatarsophalangealer Bewegungsmechanismus

8.7.1 Articulationes metatarsophalangeales

Das metatarsophalangeale Bewegungssystem trägt gemeinsam mit den distalen Enden der Metatarsalen, mit den Phalangen und mit den umringenden Weichteilen zur Erhaltung des Körpergleichgewichts und zur Verteilung der intrinsischen und extrinsischen Fußmuskelwirkungen bei (Vogler und Bojsen-Møller, 2000).

Am wichtigsten ist dabei wahrscheinlich seine Seilwindenfunktion (*engl.* windlass mechanism), die während der Abstoßphase des Fußes zum Tragen kommt. Während der Inversion-Supination-Varus des Fußes spannt sich die Fascia plantaris infolge der Zehenstreckung an, wodurch das nicht von allen Autoren akzeptierte Phänomen des schnellen oder langsamen Abstoßens entsteht (Bojsen-Møller und Flagstad, 1976; Bojsen-Møller und Lamoreux, 1979; Bojsen-Møller, 1979b).

Funktionelle Anatomie

Ossa metatarsalia

Vogler und Bojsen-Møller (2000) beschreiben die Metatarsalen als tragende Deckenbalken zur Verbesserung der Hebelfunktion des Fußes, die während der Abstoßphase vor allem Biege- und Druckkräften ausgesetzt sind. Ihre Krümmung nach dorsal dient dazu, der plantaren Flexion zu widerstehen. In der

Mitte und distal hat ihre Knochenrinde im Querschnitt die Struktur einer Pyramide.

Infolge ihrer nach plantar gerichteten Keilform sind die Basen in der Transversalebene nach hinten konvex gekrümmt. Ihr höchster Punkt befindet sich auf dem Os metatarsale II (Vogler und Bojsen-Møller, 2000).

Die Gelenkflächen der Metatarsalköpfchen sind lateral größer als dorsal und plantar.

In aufrechter Körperhaltung ist ihre relative Belastung verteilt wie 2:1:1:1:1 (Vogler und Bojsen-Møller, 2000). Auch ihr Längenverhältnis wird meist als 2:1:1:1:1 beschrieben (Vogler und Bojsen-Møller, 1979b).

Verbindet man zunächst die Köpfchen des I. und II. und dann die Köpfchen des II. bis V. Metatarsalen mittels einer Geraden, dann entsteht medial eine Linie, die fast in der frontal-transversalen Ebene verläuft, und lateral eine Linie, die schräg von distal und medial nach proximal und lateral verläuft. Entlang der medialen Linie verläuft die Bewegungsachse der raschen, entlang der lateralen Linie die Bewegungsachse des langsamen Abstoßens. Die unterschiedliche Beschleunigung rührt daher, dass die mediale Seite einen steiferen Hebel besitzt und enger mit der talokruralen Bewegungsachse zusammenarbeitet, während die laterale Seite eher mit dem Subtalarkomplex kooperiert (Vogler und Bojsen-Møller, 2000). Zu Beginn des Abstoßens rollt der Fuß um die laterale Achse, anschließend um die mediale Achse, wobei die Großzehe als Letzte den Bodenkontakt verliert (Bojsen-Møller, 1979b). Hierdurch kann das Bein den Körper trotz des invertierten Tarsus in gerader Linie nach vorn bewegen.

Os metatarsale I

Das I. Metatarsale ist der kürzeste und gleichzeitig dickste Mittelfußknochen (Soames, 1995). Beim Erwachsenen ist es etwa 10 mm kürzer als das II. Metatarsale. Sein Schaft hat transversal einen größeren Querschnitt als vertikal und die Form eines Prismas mit einer dorsal-medialen, einer lateralen und einer plantaren Wand sowie einem superior-lateralen, einem inferior-lateralen und einem inferior-medialen Rand.

Sein Köpfchen ist relativ groß und viereckig mit etwa gleich großem transversalen und lateralen Querschnitt (Yoshioka et al., 1988). Seine Länge beträgt beim Mann 21 mm und bei der Frau 18,5 mm (Cwikla, et al., 1992). Im Querschnitt maßen Yoshioka et al. (1988) von medial nach lateral durchschnittlich 22,9 mm und von dorsal nach plantar durchschnittlich 22,8 mm.

Die distale Gelenkfläche des Os metatarsale I ist dorsal eiförmig und besitzt plantar noch zwei rundliche Anteile, besteht also eigentlich aus einer phalangealen und einer sesamoidealen Kontaktfläche. Beide Flächen gehen jedoch ineinander über und sind nicht voneinander abzugrenzen. Der obere Abschnitt ist glatt und konvex gekrümmt, wobei die Konvexität vertikal stärker ausgeprägt ist als transversal. Wie bei allen Gelenken, so ist auch hier der konvexe Gelenkkopf breiter als die auf der proximalen Phalanx befindliche, konkave Gelenkpfanne. Dorsal wird die Gelenkfläche von einem hervorstehenden Rand begrenzt.

Der plantar gelegene, etwa 20 mm lange, rundliche Abschnitt hat einen größeren Umfang als der phalangeale Abschnitt. Ein longitudinal verlaufender, abgerundeter Sims (Crista intersesamoidea) unterteilt ihn in zwei schräge Flächen, die jeweils eine Mulde für die beiden benachbarten Sesambeine besitzen (☞ *Abb. 8.60)*. Die mediale (tibiale) Mulde hat beim Mann eine Länge von etwa 18 mm und bei der Frau von 16 mm. Sie ist tiefer und breiter als die laterale (fibulare) Mulde und liegt in einer Ebene, die zur medial-lateralen Achse des Köpfchens einen Winkel von 13° bildet. Dadurch beträgt auch der Winkel zwischen dem Sims und der dorsal-plantaren Achse 13°. In aufrechter Körperhaltung befindet sich die mediale Mulde und damit auch die dorsale Wand des medialen Sesambeins parallel zum Fußboden (Yoshioka et al., 1988).

So lange beide Sesambeine klein sind, finden wir eine dritte Mulde, die durch Druck der Flexor-hallucis-longus-Sehne entsteht. Während der Extension artikulieren die konkaven Gelenkflächen mit den bikonvexen Gelenkflächen des tibialen (medialen) und des fibularen (lateralen) Sesambeins, während der Flexion mit dem plantaren Anteil der Basis der proximalen Phalanx.

Ferner besitzt das Metatarsalköpfchen noch einen medialen und einen lateralen Epicondylus. Wie beim Humerus, so ist auch hier der mediale Epicondylus erheblich prominenter als der laterale. An ihnen inserieren die kollateralen Metatarsophalangealbänder sowie das Ligamentum metatarsoglenosesamoideum suspensorium.

Yoshioka et al. (1988) fanden im Metatarsalköpfchen einen einzigen anatomischen Mittelpunkt. Dorsal umfasst die Knorpeloberfläche einen Winkel von 61-75°, plantar 86°.

Ossa metatarsalia II-V

Das Os metatarsale II ist der längste der Mittelfußknochen, das Metatarsale V der zweitkürzeste. Die viereckigen Köpfchen der II. bis IV. Metatarsalen sind in der Transversalebene flacher als das Köpfchen von Metatarsale I. Ihre Seitenwände sind abgeplattet, wodurch die Knochenendigungen eine Walzenform erhalten. Die bikonvexen Gelenkflächen sind eher nach plantar als nach dorsal ausgerichtet und haben vor allem plantarseitig die Form eines Kondylen. Der laterale Condylus ist etwas stärker entwickelt als der mediale, wodurch dieser proximal etwas zurückbleibt. Auch hier befinden sich nahe der Gelenkfläche und – von dieser nur durch eine Rinne getrennt – die Insertionen der kollateralen Metatarsophalangealbänder und der Metatarsoglenosesamoidealbänder.

Phalangen

Mit Ausnahme der Großzehe und gelegentlich auch der kleinen Zehe besitzt jede Zehe drei Phalangen (Phalanx proximalis, Phalanx media, Phalanx distalis).

Die proximalen Phalangen gehören zu den Röhrenknochen. Am Ende einer röhrenförmigen Metaphyse befinden sich proximal und distal jeweils eine verdickte Epiphyse, über die der Kontakt zum benachbarten Knochenelement (Verteilung von außen einwirkender Kräfte, Fortleitung von Bewegungen) stattfindet. Die Mittel- und Endphalangen bestehen vorwiegend aus Lamellen. Ihre wichtigsten Aufgaben sind die Erhaltung des Körpergleichgewichts, die Verankerung zahlreicher intrinsischer und extrinsischer Muskeln und die Anpassung an die Bodenbeschaffenheit (Vogler und Bojsen-Møller, 2000).

Großzehe

Im Querschnitt leicht oval, 23 % mehr Breite als Höhe. Der medial-laterale Durchmesser beträgt 19,8 mm, der dorsal-plantare Durchmesser 15,2 mm. Männliche Großzehenphalangen sind etwa 1 mm höher und 2,5 mm breiter als weibliche (Cwikla et al., 1992). Der transversale Durchmesser ihrer Basis ist etwa 3 mm kürzer als das Caput ossis metatarsalis I (Yoshioka et al., 1988).

Auch ist die proximale Gelenkfläche der Basis erheblich flacher als die Gelenkfläche am I. Metatarsalen.

Die proximale Phalanx der Großzehe bildet mit dem Os metatarsale I einen Winkel von etwa 15° (Mann und Coughlin, 1981).

Zweite bis fünfte Zehe

Die Gelenkfazetten der Basen sind leicht konkav gekrümmt. Die Basen selbst haben eine Keilform, wodurch sie wie Sporne in den entsprechenden Mulden der artikulierenden, proximalen Gelenkköpfchen ruhen.

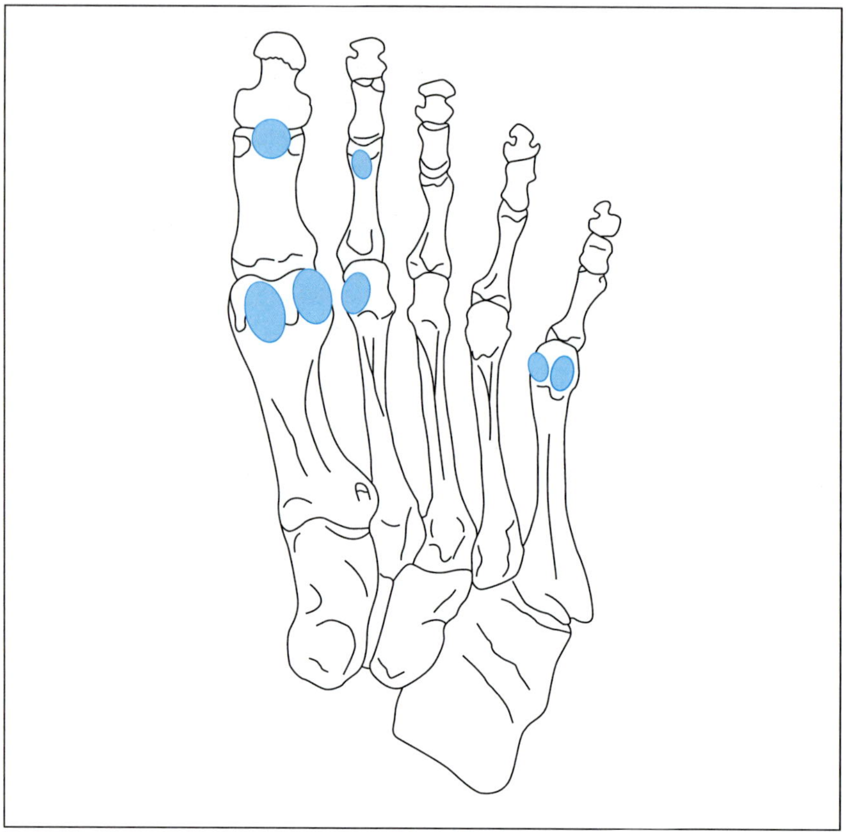

Abb. 8.60: Mittelfußknochen von plantar, Positionen der Sesambeine (nach: Sarrafian, 1993a)

Ossa sesamoidea

Die Sesambeine der Großzehe befinden sich immer an der Plantarseite des Metatarsophalangealgelenks, wo sie in die dicke Bindegewebeplatte der Fußsohle (Glenosesamoidealplatte) eingebettet sind (Rosenbaum de Britto, 1982). Unten ist ihre Oberfläche abgerundet, oben besitzen sie eine kleine Gelenkfläche zum Caput ossis metatarsalis I. Sie sind elliptisch geformt und haben etwa die Größe einer Bohne. Beide Sesambeine sind etwa 10 mm lang und 8 mm breit. Das mediale (tibiale) Os sesamoideum ist größer und länglicher als das laterale. Auch können sie aus zwei oder mehr Knochenelementen bestehen (Os sesamoideum bipartitum; Van Hal et al., 1982).

Im Verhältnis zu den Mittelfußknochen sind die Sesambeine nur selten symmetrisch angelegt. Bei 94 % der Füße von 50 Erwachsenen und 50 Kindern bestand Asymmetrie in Form einer lateralen Verlagerung, die das mediale Sesambein stärker betraf als das laterale. Rosenbaum de Britto (1982) beschrieb vier Gruppen mit zunehmender Lateralisierung, wobei in der vierten Gruppe das mediale Os sesamoideum in der Mitte vor dem Caput ossis metatarsalis und das laterale Os sesamoideum im Raum zwischen dem I. und II. Fußstrahl lag.

Die Sesambeine befinden sich intrakapsulär. Am medialen Os sesamoideum inserieren der M. abductor hallucis und der mediale Kopf des M. flexor hallucis brevis. Am lateralen Os sesamoideum inserieren der M. adductor hallucis und der laterale Kopf des M. flexor hallucis brevis.

Auch an anderen Orten befinden sich gelegentlich Sesambeinchen. So zum Beispiel im Bereich der dritten und vierten Zehe, des zweiten und fünften Metatarsophalangealgelenks (medial in 4 %-5 % der Fälle, lateral in weniger als 2 % der Fälle) und am Interphalangealgelenk der Großzehe (Soames, 1995; ☞ *Abb. 8.60*).

Kapsel-Band-Apparat

Gelenkkapsel der Metatarsophalangealgelenke

Diese besteht aus fibrösem Gewebe und ist entlang des Knorpelrandes mit dem Knochen verbunden. Ihre Weite erlaubt extreme Extensionen (Rosenbaum de Britto, 1982). An der Dorsalseite ist die Kapsel sehr dünn. Zwischen ihr und den Sehnen der Mm. extensor hallucis und digitorum longus befindet sich häufig ein kleiner Schleimbeutel. Mit den tiefen Anteilen der plantaren und kollateralen Bänder besteht eine enge und kräftige Verbindung (Soames, 1995). An der Plantarseite, wo die Gelenkkapsel dicker ist, bildet sich während der Flexion eine Tasche.

Gelenkkapsel der Interphalangealgelenke

Diese wird von der dorsalen Aponeurose und den Kollateralbändern verstärkt.

Bänder des I. Metatarsophalangealgelenks

Sesamoideophalangealer Bandapparat

Beide Sesambeine sind in die dicke Bindegewebeplatte der Fußsohle eingebettet und mit der proximalen Phalanx verbunden (Sesamoideophalangealapparat) (Gilette, 1872).

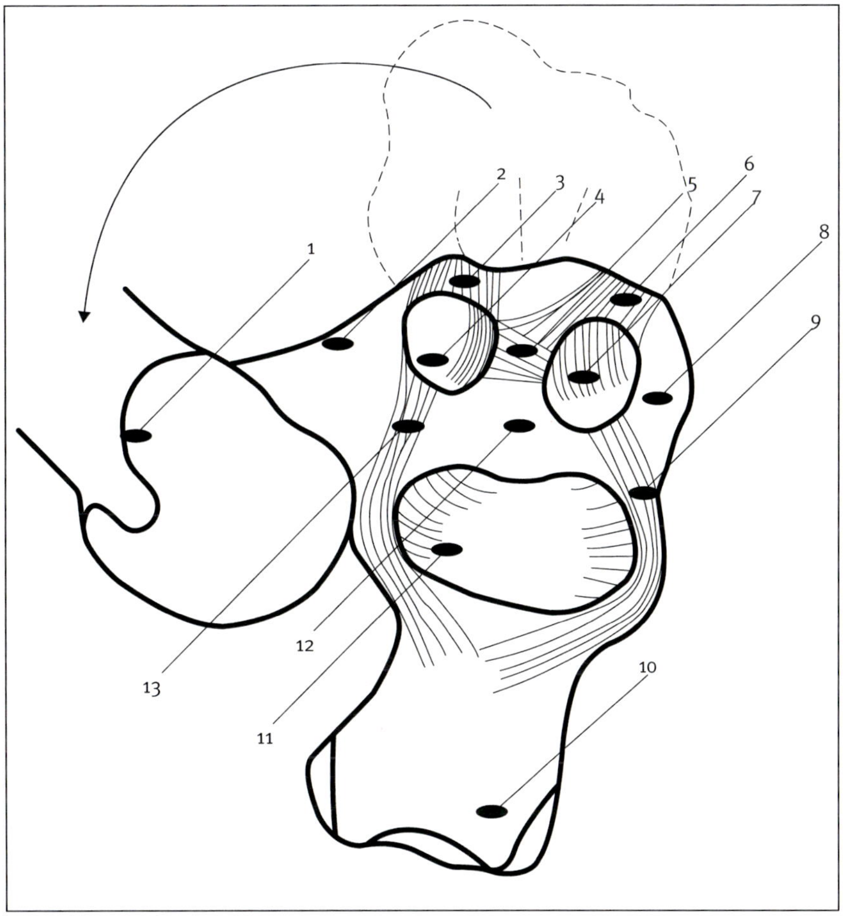

Abb. 8.61: Sesamoideophalangealer Bandapparat. Dorsale und proximale Ansicht des geöffneten I. Metatarsophalangealgelenks (nach: Sarrafian, 1993)

1 Plantarseite des Caput ossis metatarsalis I
2 Laterale Gelenkkapsel
3 Ligamentum metatarsosesamoideale laterale
4 Os sesamoideum laterale
5 Ligamentum intersesamoideale
6 Ligamentum metatarsosesamoideale mediale
7 Os sesamoideum mediale
8 Mediale Gelenkkapsel
9 Ligamentum phalangosesamoideale mediale
10 Proximale Phalanx
11 Facies articularis
12 Plantare Bindegewebeplatte mit Synovialmembran
13 Ligamentum phalangosesamoideale laterale

Über Sesamoideophalangealbänder ist dieser Apparat eng mit der Basis der proximalen Großzehenphalanx verbunden, wodurch diese Verbindung an der Seite kräftiger ist als in der Mitte. Zwischen den Gelenken werden die beiden Ligamente durch ein quer verlaufendes Band miteinander gekoppelt (Ligamentum intersesamoideale). Der distale Rand dieses Bandes, der von synovialem

Gewebe bedeckt ist, bildet gemeinsam mit dem konkaven Rand der proximalen Phalanx an der Plantarseite ein Dreieck.

Das zentral gelegene, proximale Ende der plantaren Bindegewebeplatte geht über in das synoviale Gewebe, das am Hals des Mittelfußknochens verankert ist. Hier befindet sich auch die Insertion der vertikalen Blätter der Plantaraponeurose des I. Fußstrahls, die mit der bindegewebigen Scheide des M. flexor hallucis longus verwoben ist. Proximal inserieren der mediale und laterale Kopf des M. flexor hallucis brevis jeweils am medialen und lateralen Rand. Dorsal inserieren die transversalen Zügel des M. extensor hallucis longus ebenfalls medial und lateral an der Plantaraponeurose.

Über die kollateralen Metatarsosesamoideal- und Metatarsophalangealbänder ist dieser Bandapparat mit dem Caput ossis metatarsalis verbunden. Lateral besteht über das Ligamentum intermetatarsale transversum profundum eine Verbindung zur Plantarplatte (Ligamentum plantare) der zweiten Zehe.

Senkrechte Bandstrukturen verbinden die Außenseiten der Sesambeinchen und die Sehnenscheide des M. flexor hallucis longus mit der oberflächlichen Schicht der Plantaraponeurose.

Gemeinsam bewegt dieser Apparat die Gelenkkapsel und folgt dabei während Flexion-Extension immer der proximalen und distalen Bewegung der Phalanx gegenüber dem I. Metatarsalköpfchen. Das durchschnittliche Bewegungsausmaß beträgt etwa 71° ±11° (Sussman und Piccora, 1985). Bei bestehendem Hallux valgus bewegt sich das Sesambeinchen in Richtung der traumatischen Subluxation der Phalanx nach lateral. Während der Extension artikuliert es mit dem Metatarsalköpfchen, während der Flexion mit der proximalen Phalanx (Yoshioka et al., 1988).

Kapsel-Band-Apparat

Der Kapsel-Band-Apparat des I. Metatarsophalangealgelenks und der Sesamoideophalangealapparat bestehen insgesamt aus neun Elementen (McCarthy und Grode, 1980), von denen drei paarweise vorkommen.

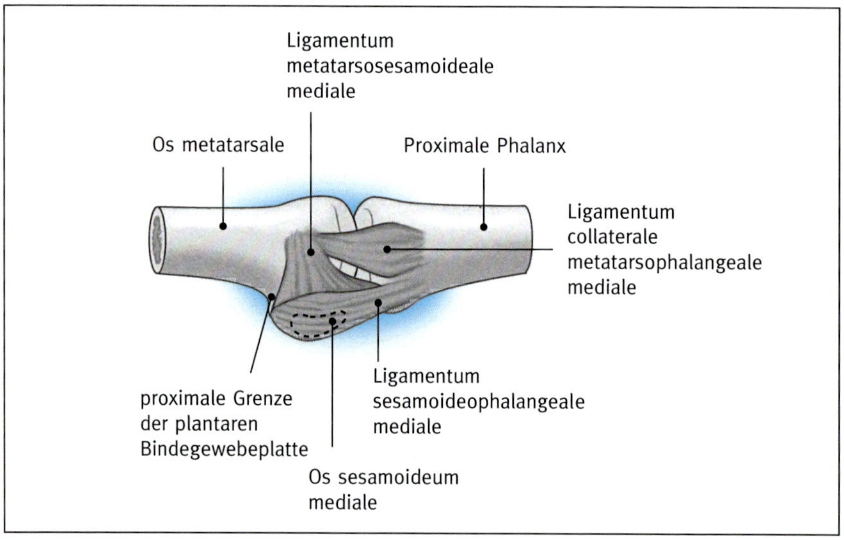

Abb. 8.62: Kapsel-Band-Apparat des I. Metatarsophalangealgelenks (nach: McCarthy und Grode, 1980; Sarrafian, 1993)

Ligamenta collateralia metatarsophalangealia mediale und laterale (1 und 2). Diese Bänder entspringen an den Tuberculi laterales, die sich auf den Kondylen des Caput ossis metatarsalis I befinden. Von dort verlaufen sie schräg nach distal und plantar, wo sie an einer Erhebung im Bereich der Basis der proximalen Phalanx inserieren.

Ligamenta collateralia accessoria, sesamoidea, suspensoria und metatarsosesamoidea mediale und laterale (3 und 4). Auch diese dicken, dreieckigen tibial- und fibularseitigen Sesamoidbänder entspringen an den Tuberculi laterales des Caput ossis metatarsalis I. In der Ruhestellung verlaufen sie lotrecht zur Längsachse des I. Mittelfußknochens, inserieren direkt an den Rändern der Sesambeinchen und indirekt medial und lateral an der plantaren Bindegewebeplatte. Das Ligamentum sesamoideum fibulare inseriert am schrägen und am transversalen Kopf des M. adductor hallucis.

Ligamenta intermedia oder Ligamenta sesamoideophalangea plantaria fibulare (laterale) und tibiale (mediale; 5 und 6). Diese ziehen von den Sesambeinchen zur Plantarseite der proximalen Phalanxbasis. Das tibialseitige Ligament ist kürzer als das fibularseitige, wodurch das tibialseitige Sesambeinchen näher am metatarsophalangealen Gelenkspalt liegt. Die an den Sesambeinchen ansetzenden Bänder formen somit ein dreieckiges Gebilde zur Sicherung des Gelenkkontakts mit dem I. Metatarsalköpfchen.

Ligamentum intersesamoideum (7). Dieses unpaar angelegte Band verbindet die einander zugewandten Flächen der beiden Sesambeinchen und nimmt an der Sehnenscheide des M. flexor hallucis longus teil.

Ligamentum intermetatarsale transversum profundum (8; ☞ *unten*)

Plantaraponeurose (9). Diese besteht zum Teil aus einem kräftigen, sehnigen Band, das sowohl am tibialseitigen Sesambeinchen als auch an der tibialen Seite der proximalen Phalanx inseriert. Ein zweiter Zügel inseriert am Sesambeinchen der Fibularseite.

Zwischen diesen beiden Insertionen befindet sich die Sehnenscheide des M. flexor hallucis longus.

Ligamente der Metatarsophalangealgelenke I, II, III, IV und V

Plantare Bindegewebeplatte

Diese nur schwer sichtbar zu machenden Strukturen sind für die kleineren Metatarsophalangealgelenke wichtig. Die Platte besteht aus fibrösem Knorpelgewebe, dessen Fasern so ausgerichtet sind, dass sie sowohl Zugkräften in Längsrichtung des Fußes als auch Kompressionskräften im Bereich der Metatarsalköpfchen widerstehen können. In Höhe der Metatarsophalangealgelenke II, III, IV und V bildet die Platte, die auch als Glenosesamoidealplatte bezeichnet wird, mit der proximalen Phalanx eine anatomisch-funktionelle Einheit. Sowohl die Phalanx wie auch die plantare Platte hängen über die Kollateralbänder und die akzessorischen Kollateralbänder, die auch Suspensorium glenoidale und Suspensorium metatarsoglenoidale genannt werden, an den Metatarsalköpfchen.

Untereinander sind die plantaren Bindegewebeplatten über das Ligamentum intermetatarsale transversum profundum verbunden. Plantar ist die Sehnenscheide der Zehenbeuger an der Plantaraponeurose verankert. Die plantare Bindegewebeplatte ist auch die wichtigste distale Insertionsstelle für die vertikalen und longitudinalen Septen der Fascia plantaris. Dorsal dient sie als Ankerplatz der akzessorischen Kollateralbänder und der Mm. interossei.

Gemeinsam mit den Kollateralbändern bildet sie ein wichtiges Weichteilkissen an den Außenseiten der Metatarsalköpfchen.

Stellungsabnormitäten der Zehen in Höhe des Metatarsophalangealgelenks führen auf Dauer zu Läsionen der Kollateralbänder und der plantaren Bindegewebeplatte. Auf Grund dieser Verbindungen und wegen der engen Beziehung zu den Flexorsehnen ist ihre Funktion mit dem Sesamoidmechanismus des I. Metatarsophalangealgelenks zu vergleichen (Deland et al., 1995).

Ligamenta collateralia

Insertionen wie bei der Großzehe, Bänder sind lateral dicker und kräftiger als medial.

Ligamenta collateralia accessoria, metatarsoglenoidale und suspensoria. Diese dreieckig geformten Bänder ziehen vom proximalen und unteren Anteil des Tuberculum laterale zu den Seitenrändern der plantaren Bindegewebeplatte. Auch sie sind lateral dicker und kräftiger als medial.

Ligamentum intermetatarsale transversum profundum. Dieses besteht aus vier kurzen, breiten und platten Bändern, die die plantaren Bindegewebeplatten der benachbarten Metatarsophalangealgelenke, nicht aber deren Köpfchen, zusammenführen. Es entspringt lateral an der I. metatarsophalangealen Gelenkkapsel. McCarthy und Grode (1980) betrachten die fibröse Kapsel als ein eigenes, zum plantaren Kapselapparat gehörendes Band.

Dorsal stehen die Bänder mit den Mm. interossei und plantar mit den Mm. lumbricales, der Fascia plantaris und den interdigitalen Nerven und Gefäßen in Kontakt (Soames, 1995). Zwischen dem I. und II. Fußstrahl entspringt das Band an der medialen Kapsel des II. Metatarsophalangealgelenks und teilt sich dann in einen Zügel zur lateralen Kapsel des I. Metatarsophalangealgelenks und einen Zügel zum Sesamoidkomplex. Zwischen den beiden Zügeln hindurch ziehen die Sehnen des M. adductor hallucis zum medialen Sesambeinchen hin (Valvo et al., 1987).

Dorsal steht das Ligament mit einer Verdickung des losen Bindegewebes (Fascia plantaris profunda) in Verbindung, das die Muskeln der mittleren Loge umgibt. Diese Faszie inseriert an den Mittelfußknochen. Distal wird sie von den Mm. interossei und proximal von den Bändern des Tarsus bedeckt (Tillmann, 1987).

Ligamentum metatarsale transversum superficiale. Das Band besteht aus Fasern, die auf der Plantarseite der Metatarsalköpfchen quer in der Haut verlaufen (Tillmann, 1987). Es bildet die Querverbindung zwischen den Fasciculi longitudinales der Fascia plantaris.

Bänder der Interphalangealgelenke

Auch hier findet man plantarseitig kleine Platten aus fibrösem Knorpelgewebe, die mit den Basen der Mittelphalangen (proximale Interphalangealgelenke) und Endphalangen (distale Interphalangealgelenke) verbunden sind (Tillmann, 1987).

Articulatio interphalangealis proximalis I

Ligamenta collateralia. Diese verbinden die Seitenwand des Köpfchens der proximalen Phalanx mit der Seitenwand der Basis der distalen Phalanx.

Os sesamoideum. Das I. proximale Interphalangealgelenk besitzt gelegentlich ein in Längsrichtung gelagertes Sesambeinchen, das dorsal der Flexor-hallucis-Sehne in die plantare Bindegewebeplatte eingebettet ist.

Dieses steht über zwei Bänder mit den Rändern der proximalen Phalanx in Verbindung. An der Gelenkseite besitzt es zwei Fazetten, die durch einen querstehenden Sims getrennt sind. Die distale Fazette artikuliert mit der distalen Phalanx und die proximale Fazette mit dem Köpfchen der proximalen Phalanx.

Articulationes interphalangeales proximales und distales II, III, IV und V

Ligamenta collateralia. Diese verbinden die Seitenwände der Köpfchen der proximalen und Mittelphalangen mit den Seitenwänden der Basen der mittleren und distalen Phalangen.

Auch hier kommen gelegentlich Sesambeinchen vor, die allesamt in der plantaren Bindegewebeplatte eingebettet sind.

Osteokinematik

Articulationes metatarsophalangeales I, II, III, IV, V

Die Metatarsophalangealgelenke erlauben vorwiegend Extensionen und in etwas geringerem Maße Flexionen, gefolgt von Abduktion und Adduktion (Sarrafian, 1993a), was ihrer wichtigen Seilwindenfunktion (*engl.* windlass mechanism) während Belastung entspricht (☞ *Abb. 8.63*). Zur Vorbereitung der Propulsion und bedingt durch die Anspannung der Fascia plantaris, versteift sich der Fuß dabei in Längs- und Querrichtung. Der Vorderfuß führt eine Pronation, der Hinterfuß eine Inversion-Supination-Varus durch (Sarrafian, 1987), wodurch die Fascia plantaris von distal und proximal unter Spannung gerät. Die distale Spannungszunahme entsteht durch die Extension der Großzehe. Eine Extension des I. Metatarsophalangealgelenks von 45° führte zu einer durchschnittlichen Dehnung von 0,009 mm pro mm und einer durchschnittlichen Zunahme der Zugbelastung von 146 N.

Proximal steigt die Spannung auf Grund der Wirkung der Achillessehne, die mit einer Zugkraft von 500 N eine durchschnittliche Dehnung von 0,023 mm pro mm und eine durchschnittliche Zunahme der Zugbelastung von 314 N erzielt. Zusammengenommen verursachten 45° Großzehenextension und eine gleichzeitige Zugkraft von 500 N eine Dehnung der Plantarfaszie von 0,036 mm pro mm bei einer durchschnittlichen Zunahme der Zugbelastung um 511 N (Carlson et al., 2000). Der direkte Einfluss der Achillessehne auf den Spannungszustand der Plantarfaszie rührt wahrscheinlich von einer direkten anatomischen Verbindung zwischen den beiden Strukturen her, allerdings soll diese hauptsächlich bei Jugendlichen vorkommen (Snow et al., 1995). Ein anderer Grund ist, dass die Achillessehne eine Flexion des Calcaneus bewirkt, während die Plantarfaszie gleichzeitig eine Extension erreichen will. Unter Extension und Flexion verstehen wir hier absolute Bewegungen des distalen Abschnitts des belasteten Calcaneus entweder vom Fußboden weg oder zum Fußboden hin. Auf diese Weise entsteht eine kine(ma)tische Koppelung zwischen denjenigen Knochenelementen, die direkt oder indirekt die Kinematik des Calcaneus und der Metatarsophalangealgelenke beeinflussen.

Da diese Gelenke während der Streckung ein Beugemoment aufbauen müssen, absorbieren sie insbesondere während des Sprintens große Mengen an Kompressionsenergie (Stefanyshyn und Nigg, 1998).

Articulatio metatarsophalangealis I

Auf Grund verschiedener Besonderheiten besitzt das Grundgelenk der Großzehe mehr Extension-Flexion und auch mehr Abduktion-Adduktion als die übrigen Metatarsophalangealgelenke. Die Gründe sind im Einzelnen:

- Da dass Gelenk sich fast immer in Extension befindet, ist sein Extensionsausmaß größer als sein Flexionsausmaß (Yoshioka et al., 1988).
- Distal besitzt es ein Köpfchen, das Bewegungen in allen Ebenen zulässt. Plantar besitzt es ein Sattelgelenk (Yoshioka et al., 1988).
- In aufrechter Körperhaltung und während des Gehens wirkt die maximale Belastung zwischen der Trochlea und dem tibialseitigen Sesambeinchen lotrecht auf die Längsachse des Köpfchens ein (Yoshioka et al., 1988).
- Etwa ein Drittel des auf dem Vorderfuß ruhenden Gewichts lastet auf dem I. Metatarsalköpfchen (Soames, 1995).
- Während des Gehens passiert der Körperschwerpunkt das I. Metatarsalgelenk (Sarrafian, 1993a).

Das I. Metatarsophalangealgelenk ist mit dem Patellofemoralgelenk zu vergleichen (Yoshioka et al., 1988), wobei

- die Sesambeinchen der Patella entsprechen,
- der phalangosesamoideale Kapsel-Band-Apparat dem Retinaculum extensorum entspricht,

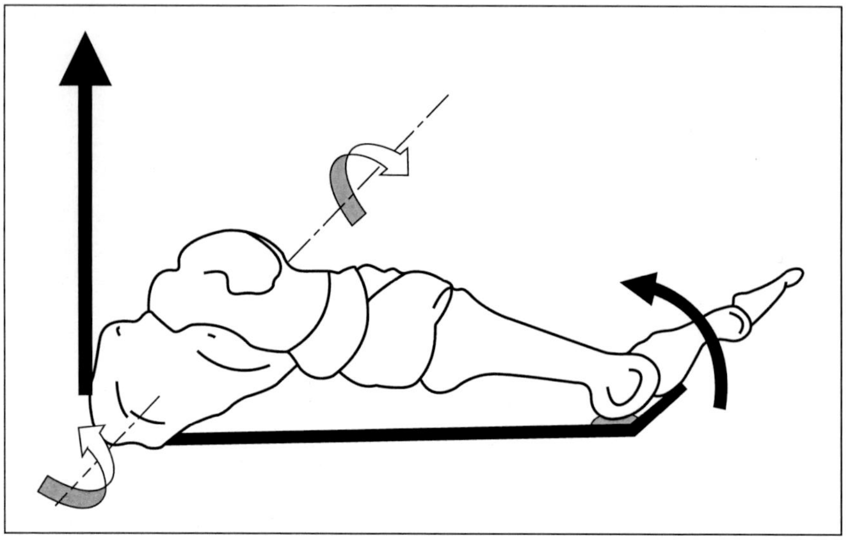

Abb. 8.63: Seilwindenmechanismus der Plantarfaszie. Während der Abstoßphase wird die Steifigkeit des Fußes durch die gleichzeitige Extension der Großzehe und eine Anspannung der Achillessehne gesichert (nach: Snow et al., 1995)

- die Sehnen des M. flexor hallucis brevis dem M. quadriceps entsprechen, und
- die Zehenbeugung der Kniestreckung entspricht.

Während der Extension besteht der größte Gelenkflächenkontakt zwischen dem konvexen Metatarsalköpfchen und der elliptisch-konkaven Gelenkfazette der Phalanx. Dadurch, dass die beiden Sesambeinchen die plantare Bindegewebeplatte zu beiden Seiten nach dorsal verdrängen, entsteht in der Mitte eine Spalte für die Crista intersesamoidea, wodurch die Ebene der Gelenkkontaktfläche nicht unterbrochen wird. Die Crista erhält damit die Funktion einer Schiene zur Erhaltung der lateralen Stabilität während Flexion und Extension. In den Gelenkstellungen zwischen 0° und 10° verschmilzt die Crista mit der konvexen Außenkrümmung der distalen Gelenkfläche vor der Phalanx. Geht die Extension über 10° hinaus, dann schmiegen sich die Sesambeinchen der Konvexität an, jetzt allerdings ohne laterale Stabilitätssicherung. Die Sesambeinchen lassen sich jetzt passiv zur Seite hin verschieben.

Analog zum Patellofemoralgelenk kommen die Sesambeinchen demnach sowohl mit dem Sesamoidealgelenk (Facies patellaris femoris) als auch mit dem Phalangealgelenk (Condylus femoris) in Kontakt, die Phalanx (Tibia) dagegen nur mit der phalangealen Gelenkfläche (Condylus femoris).

Während der Flexion verliert die Gelenkfläche auf beiden Seiten der Crista den Kontakt mit der gegenüberliegenden Gelenkfläche, wonach sich die Phalanx leicht zur Seite bewegen lässt. Möglicherweise erklärt dies das Auftreten von Subluxationen während Valgus.

Die seitlichen Bewegungen der Phalanx (Translation und Rotation), die nur während Hyperextension und Flexion möglich sind, werden also unmittelbar von der Lage der Crista, den Winkeln der beiden sesamoidealen Gelenkflächen auf dem I. Metatarsalen und der Kongruenz des Sesamoideometatarsalgelenks bestimmt.

Die momentanen Rotationsachsen der Flexion und Extension verlaufen durch den Mittelpunkt des I. Metatarsalköpfchens (Sammarco, 1980). In aufrechter Körperhaltung ist das Gelenk 20-25° und am Ende der Abstoßphase 40° gestreckt (Joseph, 1954; Hoppenfeld, 1976; Soames, 1995). Das Ausmaß der Extension hängt von der Höhe des medialen Fußgewölbes ab.

Deutlich ist, dass die Extension ausgeprägter ist als die Flexion. Diese Dominanz nimmt nach lateral hin ab. Im V. Metatarsophalangealgelenk ist die Flexion sogar stärker ausgeprägt als die Extension (Sarrafian, 1993a).

In der Ruhestellung bestehen 16° Extension (zwischen 5° Flexion und 45° Extension).

Die aktive Extension im I. Metatarsophalangealgelenk beträgt im Durchschnitt 51° (0-90°), die passive Extension 70° (Joseph, 1954; Hoppenfeld, 1976), kann aber sogar 90° (40-100°) erreichen (Soames, 1995). Das passive Extensionsausmaß ist etwa 22° größer (0-60°) als das aktive. Je größer die aktive Extension ist, umso geringer ist die Zunahme bei passiver Bewegung.

Die passive und aktive Flexion sollen jeweils 45° und 21° (3-43°) betragen (Joseph, 1954).

Debrunner (1982) gibt Werte von 60-70° Extension und 40-45° Flexion an. Hopson et al. (1995) berichten, dass für normales Gehen 65° notwendig ist. Hetherington et al. (1989) bestimmten radiologisch sowohl den Bewegungsumfang als auch den Bewegungsverlauf des belasteten Fußes während des Anhebens der Ferse. Die Extension betrug im Schnitt 34°, die Flexion 26°, die Abduktion 4° und die Adduktion 7,5°.

Die Metatarsophalangealgelenke sind Kopf-Pfannen-Gelenke. Die Interphalangealgelenke bestehen dagegen aus einer länglichen Erhebung und einer Rinne, die nur geringe Möglichkeiten zur Abduktion-Adduktion erlauben (McCarthy und Grode, 1980).

Articulationes metatarsophalangeales II-V

Das Abstoßen während des Gehens findet um eine durch die Metatarsalköpfchen II-V verlaufende Achse mit einer lateralen Abweichung von etwa 62° (53,5-72,5°) statt (Inman et al., 1981). In der Endphase des Abstoßens verläuft die Bewegung um eine transversale Achse durch die Metatarsalköpfchen I und II.

Während der Flexion der Metatarsophalangealgelenke entsteht eine Adduktion, während der Extension eine Abduktion. Im V. Metatarsophalangealgelenk geht die Abduktion mit einer Extension einher.

Articulatio metatarsosesamoidealis

Während der Flexion und Extension verschieben sich die beiden Sesambeinchen in proximaler und distaler Richtung. Rosenbaum de Britto (1982) meint, dass das Metatarsosesamoidealgelenk vollkommen unabhängig vom Metatarsophalangealgelenk der Großzehe ist. Daher könne – insbesondere bei Extensionen im Metatarsophalangealgelenk – eine Beweglichkeitsminderung der Sesambeinchen gegenüber dem I. Mittelfußknochen die Beweglichkeit der Großzehe beeinträchtigen. Die mittlere Verschiebung der Sesambeinchen findet über eine Fläche von 72° statt, was nahezu den gesamten plantaren Durchmesser des I. Metatarsalköpfchens umfasst.

Sussman und Piccora (1985) beschreiben einen Patienten, bei dem das mediale Sesambeinchen bindegewebig und knöchern vollständig mit dem Os metatarsale verwachsen war. Nach Entfernung des Sesambeinchens nahm die Extension um 50° zu.

In der Transversalebene scheint das I. Metatarsalköpfchen zwischen den beiden Sesambeinchen eingeklemmt zu sein. Beide sind während des Abstoßens des Fußes die letzten Kontaktpunkte des Körpers mit dem Fußboden, womit die Vorwärtsbewegung des Körpers am Schluss ganz auf ihnen ruht. Während die beiden Sesambeinchen auf der Unterlage ruhen und das Metatarsalköpfchen in Extension gleitet, werden der Tarsus, der Metatarsus und der Calcaneus über die von den Sesambeinchen ausgehenden Mm. abductor hallucis, flexor hallucis brevis und adductor hallucis angesteuert.

Die Osteo- und Arthrokinematik der belasteten Zehengelenke wird zum Teil von der Fußwurzel bestimmt. Im Vergleich zu einer gesunden Kontrollgruppe standen der Talus und der Calcaneus einer Gruppe mit Hallux valgus signifikant stärker in Eversion-Pronation-Valgus (Tanaka et al., 1999). In der Gruppe mit Hallux valgus betrug der Winkel zwischen der Tibialängsachse und einer Linie entlang der hinteren kalkanearen Gelenkflächen in der Frontalebene und in aufrechter Körperhaltung 95,3°, in der Kontrollgruppe 87,9°.

Articulationes interphalangeales

Articulatio interphalangealis I

Im Gegensatz zum Metatarsophalangealgelenk ist in den Interphalangealgelenken die Flexion stärker ausgeprägt als die Extension. In manchen Gelenken sind sogar nur 70-80° Flexion möglich *(☞ Abb. 8.64)*.

Die durchschnittliche Extension beträgt 11,9° (von 20° Flexion bis 50° Extension), nimmt aber passiv noch einmal um 19° (0-45°) zu (Sarrafian, 1993a). Die durchschnittliche aktive Flexion beträgt 46° (0-90°).

Beim Gehen vollzieht das Gelenk während der ersten 80 % Propulsion eine geringe Extension, die zum Bewegungsende hin leicht zunimmt (Phillips et al., 1996).

Articulationes interphalangeales proximales II-V

Flexionsmöglichkeit nur bis 35°, dabei von medial (II) bis lateral (V) abnehmend (Sarrafian, 1993a).

Articulationes interphalangeales distales II-V

Flexionsmöglichkeit bis 60°, Extension bis 30°. Das Bewegungsausmaß ist in allen Gelenken gleich verteilt (Sarrafian, 1993a).

Arthrokinematik

Die Gelenkkontaktfläche beträgt in Neutralstellung etwa 0,38 cm^2 und nimmt während der Extension bis auf 0,04 cm^2 ab. Die Kontaktfläche der proximalen Phalanx verharrt dabei mehr oder weniger auf der Stelle, während sich die Kontaktfläche des Köpfchens nach dorsal bewegt. Bei Flexion-Extension schaukeln und gleiten die konkaven Fazetten der proximalen Phalangen demnach auf den Köpfchen, wobei diese gegenüber den proximalen Phalangen zentriert bleiben (Ahn et al., 1977).

Da sich die momentane Bewegungsachse nach dorsal verlagert, findet während Hyperextension eine Schaukelbewegung ohne Gleitkomponente statt, wodurch die Kompression der dorsalen Gelenkflächen zunimmt (Inman et al., 1981).

Hetherington et al. (1989) schlagen vor, dass die während belasteter Extension auftretende Schaukelgleitbewegung der proximalen Phalanx von einer Flexion des I. Metatarsalen ausgelöst wird. Außerdem leiteten sie aus der Position der momentanen Rotationsachsen ab, dass am Ende der Extension dorsal eine Kompression entsteht.

Sussman und Piccora (1985) bestätigen die Flexion des I. Metatarsalen, die ihrer Meinung nach während der Abstoßphase beim Gehen entsteht. Dabei soll sich das I. Metatarsale beugen, während sein Köpfchen über die Sesambeinchen hinweg nach proximal gleitet. Die proximale Phalanx lässt diese Flexion zu, um besser die dorsale Schaukelgleitbewegung machen zu können, die ihr die zum normalen Gehen notwendige Streckung um 65-90° ermöglicht.

Klinische Bedeutung

Zur Prüfung der passiven Beweglichkeit des Metatarsophalangealgelenks muss man das I. Metatarsale gegenüber der Fußwurzel beugen, da es keinen anderen Weg gibt, in diesem Gelenk eine maximale Extension zu erzielen.

Abb. 8.64: Schematische Darstellung der Bewegungsausmaße der II., III, IV. und V. Zehe (nach: Sarrafian, 1993a)

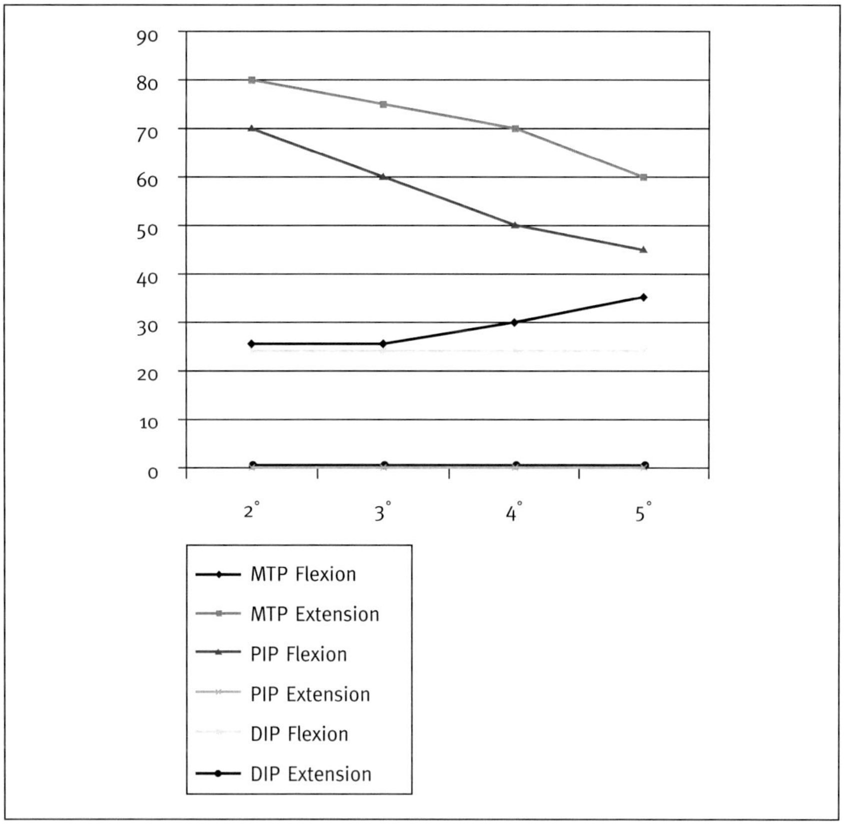

Die Neutralstellung des belasteten Fußes, insbesondere der Metatarsophalangealgelenke und in etwas geringerem Maße auch der Interphalangealgelenke, ist von der Neigung der I.-V. Mittelfußknochen abhängig.

Das I. Metatarsale bildet gegenüber dem Fußboden mit 18-25° den größten Winkel, gefolgt vom Os metatarsale II mit 15°, dem Os metatarsale III mit 10°, dem Os metatarsale IV mit 8° und dem Os metatarsale V mit 5° (Sarrafian, 1993a). Das I. Metatarsophalangealgelenk findet seine Ruhestellung darum bei mehr Extension als das V. Metatarsophalangealgelenk. Die Extension des I. Metatarsophalangealgelenks beträgt 16° (zwischen 5° Flexion und 40° Extension) und des I. Interphalangealgelenks 11° (zwischen 35° Flexion und 40° Extension) (Joseph, 1954). Im Alter zwischen 20 und 30 Jahren und in aufrechter Körperhaltung befindet sich das II. Metatarsophalangealgelenk bei 23,5° Extension in Neutralstellung. Im Alter zwischen 50 und 70 Jahren nimmt die Extension um etwa 10° zu (Scheck, 1977).

8.8 Schlussbemerkungen

8.8.1 Verriegelte Stellung, versteifte Stellung, Ruhestellung und flexible Stellung des Tarsus (Hinterfuß) und des Metatarsus (Vorderfuß)

In Anlehnung an MacConnaill und Basmajan (1945) beschreibt Sarrafian (1993a) die verriegelte Stellung arthrokinematisch als diejenige Gelenkstellung, in der ein Gelenk bei maximaler Kongruenz, maximaler Bandspannung und maximalem Gelenkflächenkontakt praktisch eine Fuge bildet (hohe Belastbarkeit bei geringem Druck).

In der klassischen Biomechanik wird der Fuß als ein plattes Gebilde beschrieben, dessen eines Ende (der Vorderfuß) flach auf der Unterlage liegt, während das andere Ende (die Ferse) vertikal auf der Unterlage steht. Die Lamina pedis oder Fußplatte besteht demnach aus dem gesamten Fuß ohne Talus und ist spiralförmig gewunden. Ihr hinterer Abschnitt steht in der Parasagittalebene, der vordere Abschnitt in der Transversalebene, wodurch an der Medialseite ein longitudinales und proximal ein transversales Fußgewölbe entstehen kann.

Infolge der gleichzeitig durch Außenrotation des Unterschenkels entstehenden axialen Belastung wird der Tarsus in der Neutralstellung supinieren und der Metatarsus pronieren. Dadurch nimmt die Torsion zu, die plantare Bindegewebeplatte wird kürzer, die Krümmung der Fußgewölbe nimmt zu, und die Fascia plantaris entspannt sich. Gerade Letzteres macht den Fuß in der Ruhestellung flexibler (*engl.* loose-packed position, MacConaill) (Sarrafian, 1987).

Infolge der gleichzeitig durch Innenrotation des Unterschenkels entstehenden axialen Belastung wird der Tarsus in der Neutralstellung pronieren und der Metatarsus supinieren. Dadurch nimmt die Torsion ab, die plantare Bindegewebeplatte wird länger, die Krümmung der Fußgewölbe nimmt ab, und die Fascia plantaris spannt sich an. Letzteres macht den Fuß in der verriegelten Stellung steifer (engl. close-packed position, MacConaill) (Sarrafian, 1987).

In der normalen Situation ist der Fuß immer pronatorisch tordiert (Huson, 1985).

8.8.2 Pronation des belasteten Fußes

Infolge des Körpergewichts und durch die mediale Projektion der Lotlinie des Unterschenkels auf den Calcaneus wird dieser während Belastung eine Eversion-Pronation-Valgus vollziehen. Daraufhin wird der Talus gegenüber dem Calcaneus eine Flexion-Innenrotation-Supination machen und auf diesem nach distal und plantar absinken. Dabei senkt sich der Processus lateralis in den Übergang zwischen Sinus tarsi und Facies articularis calcanei posterior. Der Taluskopf senkt sich auf das Acetabulum pedis. Gleichzeitig bewegen sich die Ossa naviculare und cuboideum nach dorsal und lateral und pronieren, was die talusbedingte, distale Verlängerung des Fußes ein Stück weit ausgleicht. Infolge der Innenrotation des Talus innenrotiert auch der Unterschenkel, wonach der Vorderfuß zur Kompensation der tarsalen Pronation supiniert.

Die Ligamenta calcaneonaviculare plantare, calcaneonaviculare superiormediale, cervicale, interosseum und calcaneocuboideum sowie die Fascia plantaris sind jetzt angespannt. Der Fuß ist damit versteift und bildet einen effektiven Hebel zur Auslösung des Abstoßens am Beginn der Standphase.

8.8.3 Supination des belasteten Fußes

Eine Außenrotation der Tibia wird den Talus vorwiegend außenrotieren und weniger strecken oder pronieren, wobei er ein Stück weit am Calcaneus emporklettert. Dabei verkürzt sich der Fuß, was durch eine Adduktion, Flexion und Supination der Ossa naviculare und cuboideum kompensiert wird. Der Vorderfuß proniert, und die Ligamente sind weniger angespannt. Sarrafian meint jedoch, dass sich die entspannte Lamina pedis in dieser Stellung in der loose-packed position befindet (Sarrafian, 1993a).

Dadurch, dass MacConaill hier das arthrokinematische Prinzip der verriegelten Stellung verwendet, entsteht ein Widerspruch zum funktionellen Prinzip der verriegelten Stellung, nach dem in der Supinationsstellung des Subtalarkomplexes wegen des Auseinanderweichens der subtalaren Achsen (Root et al., 1977) und wegen der Inkongruenz der Gelenkfazetten (Huson, 2000) und trotz entspannter Ligamente keine midtarsalen Bewegungen möglich sind.

Zusammenfassend lässt sich feststellen, dass die Gelenke der Fußplatte während der Standphase und der Abstoßphase zunehmend die Ruhestellung einnehmen, was sie in Vorbereitung der explosiven Abstoßbewegung flexibler macht. Gleichzeitig behält der Fuß durch ein Auseinanderweichen der Gelenkflächen und die zunehmende Spannung der Fascia plantaris eine gewisse Hebelfunktion.

Im Augenblick des Fersenkontaktes sind die Gelenke zur Anpassung des Fußes an den Untergrund flexibel, versteifen sich dann aber zunehmend, da die Bewegung in Richtung der verriegelten Gelenkstellungen verläuft und die Plantarfaszie sich anspannt. Durch die ansteigende Spannung im Kapsel-Band-Apparat baut sich die für das Abstoßen notwendige, kinetische Energie auf.

Zusammenfassung

- Ende der Schwungphase und Beginn der Landung (M.-tibialis-anterior-Position oder Supination des Tarsus): Dieser Typ von Ruhestellung erlaubt eine rasche Anpassung an den Fußboden.
- Ende der Landung und Beginn der Standphase (Hinterfuß maximal proniert): Auffangen der Schwerkraft mittels Bandspannung und Gelenkkongruenz führen zur Verriegelung des Fußes.
- Ende der Standphase und Beginn des Abstoßens (beginnende Supination des Hinterfußes): Der Fuß befindet sich in Ruhestellung, aber durch Muskelaktivität entsteht während der Supination eine zunehmende Inkongruenz der Gelenkfazetten, wodurch der Fuß versteift.
- Beginn und Ende des Abstoßens (Ende der Hinterfußsupination, Vorderfußpronation und Faszienspannung): Der Fuß bleibt steif, ist aber nicht verriegelt.

8.8.4 Die Mär von den Fußgewölben

Das mediale Fußgewölbe

Zwei kürzlich erschienene Studien konnten keinen Zusammenhang zwischen der Höhe des medialen Fußgewölbes und dem Risiko einer Überlastung feststellen (Cowan et al., 1993; Hogan und Staheli, 2002).

Das distale transversale Fußgewölbe

Huson (1990) ist der Auffassung, dass beim Auffangen der Vorderfußbelastung nicht nur die Metatarsalköpfchen I und V, sondern alle Köpfchen mitwirken. Allerdings besteht proximal ein von den Ossa cuneiformia und dem Os cuboideum geformtes Fußgewölbe, in dem alle intrinsischen Fußmuskeln zusammenkommen.

8.8.5 Polyartikuläre Verbindungen

Diese Bandstrukturen überspannen mehrere Gelenke. Obwohl sie nicht mit mehreren Gelenkkapseln verbunden sind, beeinflussen sie dennoch Gelenke und Gelenkkomplexe. Insbesondere stellen sie die funktionelle Verbindung zwischen Hinter- und Vorderfuß her und sorgen dafür, dass unter Belastung der tarsale, tarsometatarsale und metatarsophalangeale Bewegungskomplex die zur Landung und zum Abstoßen des Fußes notwendige Einheit bilden. Zur Erhaltung des medialen Fußgewölbes sind die folgenden Strukturen in abnehmender Bedeutung wichtig: Fascia plantaris, Ligamentum plantare longum, Ligamentum calcaneonaviculare inferius, Ligamentum calcaneonaviculare superior-mediale (Huang et al., 1993).

Tarsaler und metatarsaler Bewegungskomplex

Ligamentum plantare longum

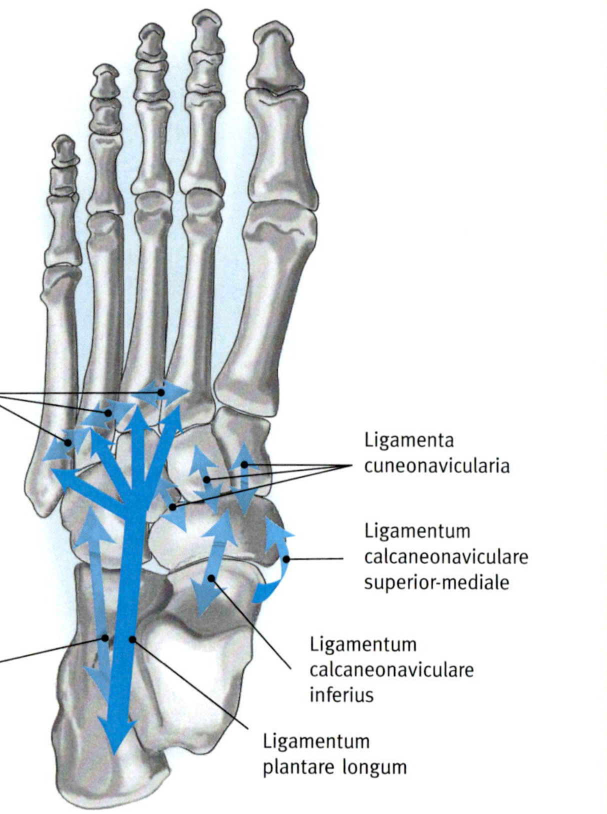

Abb. 8.65: Schematische Darstellung der wichtigsten intertarsalen und tarsometatarsalen Bänder der Plantarseite. Ausgenommen: Fascia plantaris

1 Ligamentum plantare breve oder calcaneocuboideum breve
2 Ligamentum plantare longum
3 Ligamenta metatarsales plantares
4 Ligamenta cuneonavicularia
5 Ligamentum calcaneonaviculare inferius
6 Ligamentum calcaneonaviculare superior-mediale

Das Ligamentum plantare longum beginnt mit vier Zügeln an den Basen der Metatarsalen II-V. Es verläuft über die Sehne des M. peroneus longus hinweg und inseriert an den Processus medialis und lateralis des Tuber calcanei, im Raum dazwischen sowie an der plantaren Wand des Calcaneus. Proximal und dorsal wird es vom Ligamentum calcaneocuboideum plantare verstärkt. Da beide Bänder eine gemeinsame Insertion besitzen, wird Letzteres gelegentlich auch als Ligamentum plantare breve bezeichnet (Tillmann, 1987).

Paturet (1951) beschreibt einen rechteckigen Zügel, der am V. Metatarsalen entspringt und 20-25 mm breit ist (Ligamentum cuboideometatarsale V).

Das Band hat Einfluss auf sämtliche Gelenke zwischen dem Calcaneus und den Metatarsalen.

In der Parasagittalebene scheint das Band auf den ersten Blick das Fußgewölbe zu unterstützen. Da es aber in der Transversalebene lateral der Bewegungsachse des Subtalarkomplexes und des Os naviculare verläuft, ist die Unterstützung des Fußgewölbes wohl nicht seine Hauptfunktion. Es verläuft in der Verlängerung des dritten Intermetatarsalraums direkt unterhalb des Kuboideonavikular- und Kuneokuboidealgelenks. Da es bei Extension der Metatarsalen III, IV und V unter Spannung gerät, wird es die während des Abstoßens stattfindende Inversion-Supination der beiden oben genannten Gelenke nicht behindern, gleichzeitig jedoch die kompensatorische Pronation des tarsometatarsalen Bewegungsmechanismus unterstützen.

Tarsaler, tarsometatarsaler und metatarsophalangealer Bewegungskomplex

Fascia oder Aponeurosis plantaris

Diese besteht aus einer Faszie, die erst von den Sehnen der mit ihr verbundenen, intrinsischen Fußmuskulatur zu einer Aponeurose geformt wird (M. abductor hallucis brevis, M. flexor digitorum brevis, M. abductor digiti minimi).

Die Aponeurose besteht aus einem kräftigen, dicken Mittelabschnitt und zwei schwächeren, dünneren Gebieten an beiden Seiten. Ihre Steifigkeit versetzt sie in die Lage, insbesondere durch Eversion-Pronation-Valgus bedingten Deh-

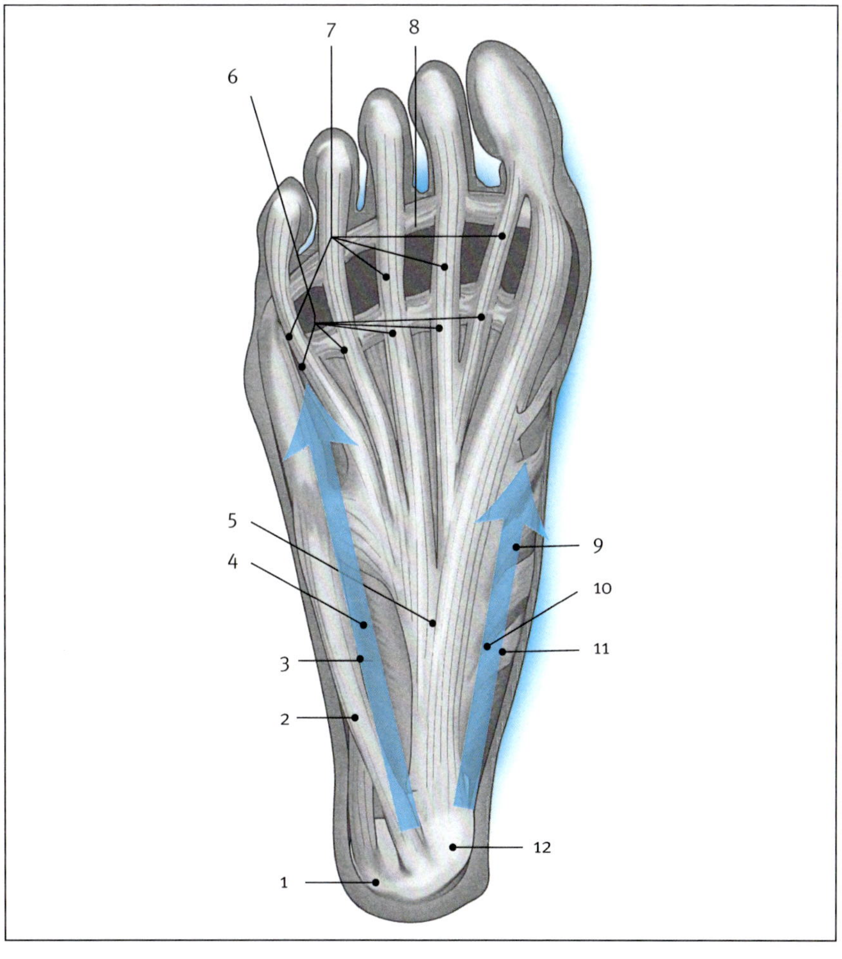

Abb. 8.66: Rechter Fuß. Schematische Darstellung der Fascia plantaris
1 Processus lateralis tuberis calcanei
2 Lateraler Abschnitt der Fascia plantaris
3 Sulcus plantaris lateralis
4 M. abductor digiti minimi
5 Mittelabschnitt der Fascia plantaris
6 Fasciculi transversi
7 Fasciculi longitudinales
8 Ligamentum metatarsale transversum superficiale
9 M. abductor hallucis
10 Sulcus plantaris medialis
11 Medialer Abschnitt der Fascia plantaris
12 Processus medialis tuberis calcanei

nungen der Gelenke entgegenzuwirken. Erst bei 1189 N (Standardabweichung: 244 N) reißt sie ab. Bei 203,7 N wird eine Dehnung von einem Millimeter erreicht. Die Steifigkeit der Aponeurose ist unabhängig von der Geschwindigkeit der einwirkenden Dehnung (Kitaoka, 1994).

Der biomechanisch wichtigste, mediale Abschnitt ist vorwiegend am Processus medialis tuberis calcanei und in geringerem Maße am Processus lateralis tuberis calcanei befestigt (Sarrafian, 1993a). Seine Insertion erhält Fasern von der Achillessehne (Snow et al., 1995) und vom M. plantaris. Die Faszie befindet sich auf der Plantarseite der oberflächlichen Muskelloge (M. flexor digitorum brevis), von der die Aponeurose ausgeht. In Längsrichtung ist sie leicht spiralförmig gedreht.

Etwa in der Mitte der Metatarsalia wird das Band breiter und bekommt die Form eines „V", das wiederum aus fünf Strängen – den sogenannten Fasciculi longitudinales – besteht. Diese sind direkt proximal der Metatarsalköpfchen über quer verlaufende Fasern miteinander verbunden (Fasciculi transversi). Die longitudinalen Fasern bestehen aus einer oberflächlichen, einer mittleren und einer tiefen Schicht.

Die Fascia plantaris ist mit den Metatarsalen nur lose, aber mit den Basen der proximalen Phalangen eng verbunden. Ihre Ränder verlaufen parallel zum tiefen Ligamentum transversum profundum. Auf ihrer Plantarseite befinden sich Mulden für die Flexorsehnen. Der tiefe Abschnitt ist Teil der Gelenkfläche für die Metatarsalköpfchen (Soames, 1995).

Mit ihren tiefen, dorsalen Ausläufern ankern die longitudinalen Fasern am plantarseitigen Kapsel-Band-Apparat, also an der plantaren Bindegewebeplatte der Metatarsophalangealgelenke. Die Zwischenschicht inseriert an den Sehnenscheiden der Zehenflexoren, und das oberflächliche Ligamentum metatarsale transversum profundum ist nahe dem Zehenursprung in der Haut befestigt.

Der dünne, mediale Anteil verstärkt die Faszie und bedeckt den M. abductor hallucis. Der laterale Anteil verstärkt ebenfalls die Faszie und bedeckt den M. abductor digiti minimi.

Zwischen dem mittleren Abschnitt und den beiden seitlichen Verstärkungen befinden sich zwei Gruben (Sulcus plantaris medialis, Sulcus plantaris lateralis). Durch diese verlaufen in der Sagittalebene des Fußes zwei Bindegewebeplatten in dorsaler Richtung (Septum plantare mediale und laterale), die den dicken Mittelteil der Faszie mit den Ossa metatarsale I, cuneiforme mediale, naviculare, mit der medialen Wand des Calcaneus, dem V. Metatarsalen und dem Ligamentum plantare longum laterale verbinden. Dadurch bilden sich drei Kammern. In der medialen Kammer befinden sich der M. abductor hallucis longus, der M. flexor hallucis brevis und die Sehne des M. flexor hallucis longus. Die mittlere Kammer steht mit der tiefen, hinteren Unterschenkelloge in Verbindung. In ihr befinden sich der M. flexor digitorum brevis, der M. quadratus plantae, der M. adductor hallucis, die Mm. lumbricales und die Sehne des M. flexor digitorum longus. Die laterale Kammer schließlich enthält die Mm. abductor digiti minimi, flexor digiti minimi und den M. opponens digiti minimi.

Über kräftige Kollagenstränge ist die Faszie mit dem Unterhautbindegewebe und der Lederhaut verbunden.

Die etwas ausführlichere Besprechung der Faszie ist gerechtfertigt, da sie im *passiven* Bewegungsverhalten der Fußgelenke eine wichtige Funktion erfüllt.

Nach der klassischen Lehre bildet sie während Anspannung einen zuverlässigen Ankerplatz für die Mm. abductor hallucis, flexor digitorum brevis und abductor digiti minimi.

Die drei parallel verlaufenden, medialen Strukturen, die das Fußgewölbe unterstützen, sind dorsal das Ligamentum calcaneonaviculare plantare, in der Mitte das Ligamentum plantare longum und plantar, meist peripher die Fascia plantaris. Von diesen unterstützt die Faszie das Fußgewölbe am besten. In entspannt aufrechter Körperhaltung führt eine Durchtrennung der Faszie zu einem Absinken des Fußgewölbes um durchschnittlich 7,4 mm (Kitaoka, 1997a).

Die Faszie bildet auch eine Verbindung zwischen den Zehen und dem Calcaneus, wodurch sie die weiter oben beschriebene Funktion einer Seilwinde bekommt (*engl.* windlass mechanism) (☞ *Abb. 8.67*). Während der Abstoßphase erzeugen die erste und zweite Zehe bei zunehmender Extension die stärkste Hebelwirkung, wodurch sich die Fascia plantaris immer stärker anspannt, was den Calcaneus dazu zwingt, in gebeugter Stellung zu verharren. Auch sehr starke Eversion-Pronation-Valgus hat offensichtlich auf diese Funktion keinen nachteiligen Einfluss (Aquino und Payne, 2001).

Kappelbargas et al. (1998) entdeckten eine direkte und eine verzögert auftretende Variante des Seilwindenmechanismus. Im ersten Fall reagierte der Calcaneus auf Streckungen der Großzehe unmittelbar, im zweiten Fall nur mit Verzögerung. Die Gruppe mit einem verzögerten Seilwindenmechanismus hatte im Augenblick des Fersenkontakts mit dem Fußboden eine verstärkte Inversion-Supination-Varus und während der anschließenden Landung eine verstärkte Eversion-Pronation-Valgus, was auf eine geringere Stabilität des Mittelfußes und eine größere Spannung der lokalen Midtarsalbänder hinweist.

Hamel et al. (2001) beschrieben nach Fasziotomie zwischen Zehen und Unterlage während des Abstoßens eine verkleinerte Kontaktfläche, wodurch diese verstärkt über die laterale Fußseite verlief (*engl.* low gear push off) und der größte Druck nicht unter den Zehen, sondern unter den Metatarsalköpfchen entstand.

Kehrt man das Prinzip von Ursprung und Insertion um, dann müsste man diese Auffassung ein Stück weit revidieren.

Während des Abstoßens wird die Spannung der Fascia plantaris noch zusätzlich durch die exzentrische Aktivität der Mm. abductor hallucis und flexor digitorum brevis verstärkt. Dabei wirkt die Kontraktion vor allem in Längsrichtung, da die Anwesenheit des Septum plantare mediale und des Septum plantare laterale für eine Begrenzung der extensionsbedingten Dehnung sorgt.

Über die Fasciculi transversi, das Ligamentum transversum superficiale und die beiden Septen hat die Faszie auch Einfluss auf die Gestalt des Quergewölbes.

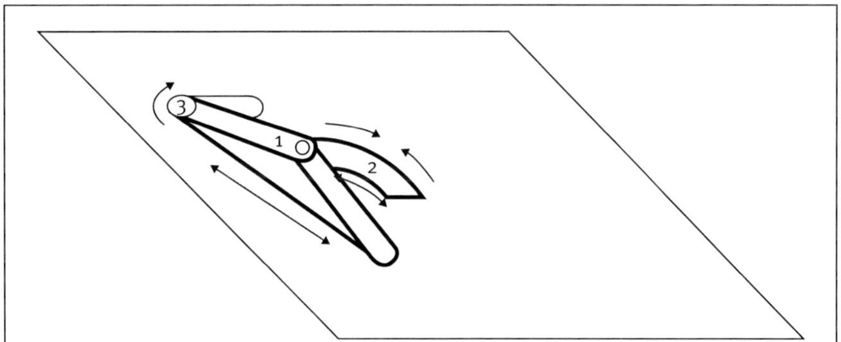

Abb. 8.67: Aus kinetischer Sicht besteht der Fuß aus einem Dach (1), einem Bogen (2) und einer Seilwinde (3) (nach: Hicks, in: Evans, 1961; Sarrafian, 1993)

1 Das mediale Längsgewölbe lässt sich mit einem Dach vergleichen, wobei die Fascia plantaris der Träger ist, der ein Auseinanderweichen der Dachbalken verhindert

2 Das proximale Quergewölbe (Os naviculare, Ossa cuneiformia, Os cuboideum) lässt sich mit einem Bogen vergleichen, der dorsal komprimiert und plantar gedehnt wird und der an der Medialseite auf der Dachkonstruktion ruht

3 Eine distale Seilwinde (erste und zweite Zehe) wird die jetzt frei hängende Dachkonstruktion während der Abstoßphase über die Fascia plantaris modulieren

Ein Quergewölbe wird nur infolge einer erhöhten Längsspannung während der Abstoßphase, nicht aber in entspannter, aufrechter Körperhaltung entstehen. Möchte man also die Stützfunktion der Plantarfaszie am Ende der Abstoßphase verbessern, dann kann man versuchen, die quer verlaufenden Strukturen mit Hilfe einer Einlage für den I. und V. Fußstrahl aufzuspannen. Wenn allerdings die Weichteile der Intermetatarsalräume komprimiert sind, dann kann man die insuffizienten Querstrukturen mit einem Druckpolster unter dem II. und III. Metatarsale in entspannter, aufrechter Körperhaltung zwar entlasten, nicht aber unterstützen.

So ähnlich muss man auch die Funktion des Caput transversum m. adductoris hallucis interpretieren. Durch die Extension der Großzehe wird während der Abstoßphase das laterale Sesambeinchen stabilisiert, wonach der M. adductor, der ja auch am Ligamentum metatarsale transversum profundum inseriert, ein stärkeres Absinken des Quergewölbes verhindert.

Klinische Bedeutung

Für alle manuellen Mobilisierungstechniken der Fußgelenke gilt, dass die Faszie zu jeder Zeit entspannt bleiben muss. Gelingt dies nicht, dann wird immer eine beträchtliche Anzahl der Gelenke versteift sein.

Auch Kitaoka et al. (1997a) konnten zeigen, dass die Faszie auf fast alle tarsalen Gelenke Einfluss hat. An Füßen, die mit 222 N belastet waren, fanden sie nach Entfernung der Faszie bei Eversion-Pronation-Valgus sehr unterschiedliche Fußgelenkstellungen. In statischer Grundhaltung entsteht eine dreidimensionale Rotation der Tibia gegenüber dem Talus von durchschnittlich 5,5°, des Talus gegenüber dem Calcaneus von durchschnittlich 6,1° und des Talus gegenüber den Metatarsalen von durchschnittlich 9,3°. In der Sagittalebene verstärkte sich die Extension zwischen Talus und Tibia, gefolgt von der Extension zwischen den Metatarsalen und dem Os naviculare sowie zwischen dem Os naviculare und dem Talus. Die größte Veränderung in der Frontalebene war eine Pronation zwischen den Metatarsalen und dem Os naviculare, gefolgt von einer Pronation zwischen dem Os naviculare und dem Talus sowie zwischen Calcaneus und Talus. In der Transversalebene (Abduktion) betraf die veränderte Gelenkstellung insbesondere das Os naviculare und den Talus, gefolgt von Calcaneus und Talus.

Die *Insertion* des M. abductor hallucis longus befindet sich plantar und medial des Tuberculum mediale calcanei, dorsal an der Fascia plantaris, am Septum intermusculare und am Retinaculum flexorum. Sein *Ursprung* liegt am medialen Sesambeinchen, an den Fasern des M. flexor hallucis brevis und am Tuberculum mediale plantare der proximalen Großzehenphalanx.

Nach der klassischen Lehre zieht der Muskel die Großzehe nach medial und erzeugt eine Beugung im Metatarsophalangealgelenk, wodurch das mediale Fußgewölbe unterstützt wird. Seine wirkliche Funktion besteht jedoch darin, während des letzten Abschnitts der Abstoßphase, wenn die Großzehe sich in einer vom Körpergewicht erzwungenen Adduktion und Extension befindet und damit eine idealtypische exzentrische Belastung erzeugt, ein Abknicken des Calcaneus in Eversion-Pronation-Valgus zu verhindern oder ihn zumindest medialseitig gegenüber Kuboid und Talus gebeugt zu stabilisieren. Gleichzeitig spannt er auch die Plantaraponeurose an und unterstützt damit bis zuletzt das mediale Fußgewölbe.

Literatur

Ahl T, Dalén N, Lundberg A, Selvik G. Mobility of the ankle mortise. A roentgen stereophotogrammetric analysis. Acta Orthop Scand 1987;58:401-2.

Ahn TK, Kitaoka HB, Luo ZP, An KN. Kinematics and contact characteristics of the first metatarsophalangeal joInt Foot Ankle Int 1997;18:170-4.

Akçali Ö, Tiner M, Özaksoy D. Effects of lower extremity rotation on flexible flatfoot in children. Foot Ankle Int 2000;21:772-4.

Albert J, Reiman P, Njus G, Kay DB, Theken R. Ligament strain and ankle joint opening during ankle distraction. Arthroscopy 1992;8:469-73.

Alonso A, Khoury L, Adams R. Clinical tests for ankle syndesmosis injury: reliability and prediction of return to function. J Orthop Sports Phys Ther 1998;27:276-84.

Ambagtsheer JBT. The function of the muscles of the lower leg in relation to movements of the tarsus. Samenvatting. Acta Orthop Scand 1978;S172:1-196.

Ananthakrisnan D, Ching R, Tencer A, Hansen ST Jr, Sangeorzan BJ. Subluxation of the talocalcaneal joint in adults who have symptomatic flatFoot J Bone Joint Surg 1999;81A:1147-54.

Andermahr J, Helling HJ, Maintz D, Monig S, Koebke J, Rehm KE. The injury of the calcaneocuboid ligaments. Foot Ankle Int 2000;21:379-84.

Aquino A, Payne C. Function of the windlass mechanism in excessively pronated feet. Samenvatting. J Am Podiatr Med Assoc 2001;91:245-50.

Arangio GA, Phillippy DC, Xiao D, Gu WK, Salathe EP. Subtalar pronation-relationship to the medial longitudinal arch loading in the normal Foot Foot Ankle Int 2000;21:216-20.

Arlinghaus E, Mayer F. Isolated rupture of the anterior distal syndesmosis. A diagnostic problem. Artikel in de Duitse taal, samenvatting in de Engelse taal. Aktuelle Traumatol 1990;20:184-7.

Attarian DE, McCrackin HJ, DeVito DP, McElhaney JH, Garrett WE Jr. Biomechanical characteristics of human ankle ligaments. Samenvatting. Foot & Ankle 1985;6:54-8.

Baggett BD, Young G. Ankle joint dorsiflexion. Establishment of a normal range. J Am Podiatr Med Assoc 1993;83:251-54.

Bahr R, Pena F, Shine J, Lew WD, Engebretsen L. Ligament force and joint motion in the intact ankle: a cadaveric study. Knee Surg Sports Traumatol Arthrosc 1998;6:115-21.

Barbaix E, Van Roy P, Clarys JP. Variations of anatomical elements contributing to subtalar joint stability: intrinsic risk factors for post-traumatic lateral instability of the ankle? Ergonomics 2000;43:1718-25.

Barnett CH, Napier JR. The axis of rotation at the ankle joint in man: its influence upont the form of the talus and the mobility of the fibula. J Anat 1952;86:1-9.

RoentgenolBarnett CH, Napier JR. The axis of rotation of the ankle joint in man. Its influence upon the form of the talus and mobility of the fibula. J Anat 1952;86:1.

Becker D. Function-related reconstruction of chronic syndesmosis ruptures by implantation of a Dacron ligament. Artikel in de Duitse taal, samenvatting in de Engelse taal. Beitr Orthop Traumatol 1990;37:551-61.

Bellchamber TL, Van den Bogert AJ. Contributions of proximal and distal moments to axial tibial rotation during walking and running. Samenvatting. J Biomech 2000;33:1397-403.

Benink RJ. The constraint mechanism of the human tarsus. Thesis, Universiteit Leiden. Acta Orthop Scand 1985;215S: 1-135.

Beumer A, van Hemert WLW, Swierstra BA, Jasper LE, Belkoff SM. A biomechanical evaluation of clinical stress tests for syndesmotic ankle instability. Foot Ankle Int 2003;24:358-63.

Bevans JS. Biomechanics: a review of foot function in gait. Foot 1992;2:79-84.

Boardman DL, Liu SH. Contribution of the anterolateral joint capsule to the mechanical stability of the Ankle Clin Orthop 1997;341:224-32.

Boden SD, Labropoulos PA, McCowin P, Lestini WF, Hurwitz SR. Mechanical considerations for the syndesmosis screw. A cadaver study. J Bone Joint Surg 1989;71A:1548-55.

Bogert AJ van den, Smith GD, Nigg BM. In vivo determination of the anatomical axes of the ankle joint complex: an optimization approach. J Biomech 1994;27:1477-88.

Bojsen-Møller F, Lamoreux L. Significance of free dorsiflexion of the toes in walking. Acta Orthop Scand 1979;50:471-9.

Bojsen-Møller F.Calcaneocuboid joint and stability of the longitudinal arch of the foot at high and low gear push off. J Anat 1979a;129:165-76.

Bojsen-Møller F. Anatomy of the forefoot, normal and pathologic. Clin Orthop 1979b;142:10-8.

Boruta PM, Bishop JO, Braly WG, Tullos HS. Acute lateral ankle ligament injuries: a literature review. Foot & Ankle 1990;11:107-13.

Boss AP, Hintermann B. Anatomical study of the medial ankle ligament complex. Foot Ankle Int 2002;23:547-53.

Boytim MJ, Fischer DA, Neumann L. Syndesmotic ankle sprains. Am J Sports Med 1991;19:294-8.

Bozkurt M, Yilmaz E, Atlihan D, Tekdemir I, Havitcioglu H, Gunal I. The proximal tibiofibular joint: an anatomic study. Clin Orthop 2003;406:136-40.

Brantigan JW, Pedegana LR, Lippert FG. Instability of the subtalar joInt J Bone Joint Surg 1977;59A:321-4.

Brage ME, Bennett CR, Whitehurst JB, Getty PJ, Toledano A. Observer reliability in ankle radiographic measurements. Foot Ankle Int 1997;18:324-9.

Bremer SW. The unstable ankle mortise – functional ankle varus. Samenvatting. J Foot Surg 1985;24:313-7.

Brosky T, Nyland J, Nitz A, Caborn DN. The ankle ligaments: consideration of syndesmotic injury and implications for rehabilitation.J Orthop Sports Phys Ther 1995;21:197-205.

Brukner FJ. Variation in the human subtalar joInt J Orthop Sports Phys Ther 1987;8:489-94.

Bruns J, Rehder U. Ligament kinematics of the ankle joInt An experimental study. Artikel in de Duitse taal, samenvatting in de Engelse taal. Z Orthop Ihre Grenzgeb 1993;131:363-9.

Burdett RG. Forces predicted at the ankle during running. Med Sci Sports Exerc 1982;14:308-16.

Burks RT, Morgan J. Anatomy of the lateral ankle ligaments. Am J Sports Med 1994;22:72-7.

Burns WC 2nd, Prakash K, Adelaar R, Beaudoin A, Krause W. Tibiotalar joint dynamics: indications for the syndesmotic screw: a cadaver study. Samenvatting. Foot & Ankle 1993; 14:153-8.

Buzzi R, Todescan G, Brenner E, Segoni F, Inderster A, Aglietti P. Reconstruction of the lateral ligaments of the ankle: an anatomic study with evaluation of isometry. J Sports Traum Rel Res 1993;15:55-74.

Cahill DR. The anatomy and function of the contents of the human tarsal sinus and canal. Anat Rec 1965;153:1-18.

Carlson RE, Fleming LL, Hutton WC. The biomechanical relationship between the tendoachilles, plantar fascia and metatarsophalangeal joint dorsiflexion angle. Foot Ankle Int 2000;21:18-25.

Cass JR, Morrey BF, Chao EY. Three-dimensional kinematics of ankle instability following serial sectioning of lateral collateral ligaments. Foot & Ankle 1984;5:142-149

Cass JR, Settles H. Ankle instability: in vitro kinematics in response to axial load. Foot Ankle Int 1994;15:134-40.

Cawley PW, France EP. Biomechanics of the lateral ligaments of the ankle: an evaluation of the effects of axial load and single plane motions on ligament strain patterns. Foot & Ankle 1991;12:92-9.

Christensen JC, Campbell N, DiNucci K. Closed kinetic chain tarsal mechanics of subtalar joint arthroereisis. J Am Podiatr Med Assoc 1996;86:467-73.

Close JR, Inman VT, Poor PM, Todd FN. The function of the subtalar joInt Samenvatting. Clin Orthop 1967;50:159-79.

Close JR. Some applications of the functional anatomy of the ankle joInt J Bone Joint Surg 1956;38A:761-8.

Colville MR, Marder RA, Boyle JJ, Zarins B. Strain measurement in lateral ankle ligaments. Am J Sports Med 1990;18:196-200.

Cornwall MW, McPoil TG. The influence of tibilais anterior muscle activity on rearfoot motion during walking. Foot Ankle Int 1994;15:75-9.

Cornwall MW, McPoil TG. Footwear and foot orthotic effectiveness research: a new approach. J Orthop Sports Phys Ther 1995;21:337-44.

Cornwall MW, McPoil TG. Effect of ankle dorsiflexion range of motion on rearfoot motion during walking. J Am Pod Med Assoc 1999;89:272-7.

Cowan DN, Jones BH, Robinson JR. Foot morphologic characteristics and risk of exercise-related Injury Arch Fam Med 1993;2:773-7.

Crosby LA, Fitzgibbons T. Computerized tomography scanning of acute intraarticular fractures of the calcaneus. J Bone Joint Surg 1990;72A:852-9.

Cwikla PS, Hetherington VJ, Petek JM. Morphologic considerations of the first metatarsophalangeal joInt J Foot Surg 1992;31:3-9.

Davis WH, Sobel M, Dicarlo EF, Torzilli PA, Deng XH, Geppert MJ, Patel MB, Deland J. Gross, histological, and microvascular anatomy and biomechanical testing of the spring ligament complex. Foot Ankle Int 1996;17:95-102.

Debrunner HU. Orthopädisches Diagnostikum, 4. Aufl. Stuttgart: Georg Thieme Verlag, 1982.

Declercq DLR. Ankle Bracing in Running – The Effect of a Push® Type Medium Ankle Brace upon Movements of the Foot and Ankle During the Stance Phase. Int J Sports Med 1997;18:222-8.

De Palma L, Santucci A, Sabetta SP, Rapali S. Anatomy of the Lisfranc joint complex. Foot Ankle Int 1997;18:56-64.

Deland JT, Lee KT, Sobel M, DiCarlo EF. Anatomy of the plantar plate and its attachments in the lesser metatarsal phalangeal joInt Foot Ankle Int 1995;16:480-6.

Devred P, Longin-Magnan D, Borrione F, Panuel M, Du-Lac P, Girard N, et al. X-ray computed tomography of fractures of the calcaneum: a propos of 30 cases. J Radiol 1989;70:55-63.

Dittmer H, Huf R. Die Sprengung der distalen tibiofibularen Syndesmose ohne Knöchelfraktur. Aktuelle Traumatol 1987;17:179-81.

Dolzynski M, Latosiewicz R. Rotatory instability of the ankle: an experimental investigation of tibio-fibular syndesmosis function. Artikel in de Poolse taal, samenvatting in de Engelse taal. Chir Narzadow Ruchu Ortop Pol 1998;63:451-4.
Dorenberg KO. Contact surfaces and anatomical joint surfaces of the upper ankle joint–methods for the determination of facet size and case representation. Article in German. Artikel in de Duitse taal, samenvatting in de Engelse taal. Morphol Med 1983;3:97-108.
Draenert K, Muller ME. Morphology and clinical aspect of the lateral ligaments of the ankle joint (author's transl). Artikel in de Duitse taal, samenvatting in de Engelse taal. Anat Anz 1980;147:188-200.
Dujarier CH. Anatomie des Membres: dissection - anatomie topographique, 2me ed. Samenvatting. Paris: Masson, 1924.
Earll M, Wayne J, Brodrick C, Vokshoor A, Adelaar R. Contribution of the deltoid ligament to ankle joint contact characteristics: a cadaver study.Foot Ankle Int 1996;17:317-24.
Ebraheim NA, Lu J, Yang H, Mekhail AO, Yeasting RA. Radiographic and CT evaluation of tibiofibular syndesmotic diastasis: a cadaver study. Foot Ankle Int 1997;18:693-8.
Ebraheim NA, Lu J, Yang H, Rollins J. The fibular incisure of the tibia on CT Scan - A cadaver study. Foot Ankle Int 1998;19:318-21.
Elveru RA, Rothstein JM, Lamb RL. Goniometric reliability in clinical setting: subtalar and ankle joint measurements. Samenvatting. Phys Ther 1988a;68:672-7.
Elveru RA, Rothstein JM, Lamb RL. Methods of taking subtalar joint measurements. Phys Ther Samenvating. 1988b;68:678-82.
Fallat L, Grimm DJ, Saracco JA. Sprained ankle syndrome: prevalence and analysis of 639 acute injuries. J Foot Ankle Surg 1998;37:280-5.
Ent FW van der. Letsels van het laterale kapselbandapparaat. Ned Tijdschr Geneeskd 1988;132:1128-32.
Farabeuf LH. Précis de Manuel Opératoire, Nouvelle (ed). Samenvatting. Paris, France: Masson, 1889.
Fellmann J, Zollinger H. Surgical fusion of the subtalar joint–changing concepts in changing times. Artikel in de Duitse taal, samenvatting in de Engelse taal. Z Orthop Ihre Grenzgeb 1996;134:341-5.
Fick RA. Handbuch der Anatomie und Mechanik der Gelenke unter Berücksichtigung der bewegenden Muskeln. Jena: Fisher Verlag, 1911. In: Lundberg, 1989e.
Forst J, Heller KD, Prescher A, Forst R. Effect of upper tibial osteotomy on fibula movement and ankle joint motion. Arch Orthop Trauma Surg 1993;112:239-42.
Fryer GA, Mudge JM, McLaughlin PA. The effect of joint manipulation on range of motion at the Ankle J Manipulative Physiol Ther 2002;25:384-90.
Gamble FO, Yale I. Clinical Foot Roentgenonology. Baltimore, Maryland: Williams and Wilkins, 1966.
Gerber JP, Williams GN, Scoville CR, Arciero RA, Taylor DC. Persistent disability associated with ankle sprains: a prospective examination of an athletic population. Foot Ankle Int 1998;19:653-60.
Gilette -. Des os sesamoides chez l'homme. Samenvatting. J Anat Physiol Normal Pathol 1872;8:506-38. In: Sarrafian, 1993a.
Goh JC, Mech AM, Lee EH, Ang EJ, Bayon P, Pho RW. Biomechanical study on the load -bearing characteristics of the fibula and the effects of fibular resection. Clin Orthop 1992;279:223-8.
Grass R, Herzmann K, Biewener A, Zwipp H.Verletzungen der unteren tibiofibularen Syndesmose. Unfallchirurg 2000;103:520-32.
Gray H. Gray's Anatomy, 1901 uitg. Pickering P, Howden R (eds). New York, New York: Barnes & Noble Books, 1995.
Hal ME van, Keene JS, Lange TA, Clancy WG Jr. Stress fractures of the the great toe sesamoids. Am J Sports Med 1982:10:122-8.
Hardy AE. Assessment of foot movement. Samenvatting. J Bone Joint Surg 1987;69A:838-9.
Harper MC, Keller TS. A radiographic evaluation of the tibiofibular syndesmosis. 106: Foot & Ankle 1989;10:156-60.
Harper MC. An anatomic and radiographic investigation of the tibiofibular clear space. Foot & Ankle 1993;14:455-8.
Harper MC. Deltoid ligament: an anatomical evaluation of function. Samenvatting. Foot & Ankle 1987;8:19-22.
Harper MC. The lateral ligamentous support of the subtalar joInt Foot Ankle Int 1991;11:354-8.
Hashimoto T, Inokuchi S. A kinematic study of ankle joint instability due to rupture of the lateral ligaments. Samenvatting. Foot Ankle Int 1997;18:729-34.
Hawe W, Lippert MJ, Bernett P. Funktionelle Anatomie des oberen Sprunggelenks. Sportverletz Sportschaden 1989;3:1-5.
Heger L, Wuff K. Computer tomography of the calcaneus: normal anatomy. Am J Roentgenol 1985:145:123-9.

Hellemondt FJ van, Lowerens JWK, Sijbrandij ES, Gils APG van. Stress radiography and stress examination of the talocrural and subtalar joint on helical computed tomography. Foot Ankle Int 1997;18:482-8.

Hetherington VJ, Carnett J, Patterson BA. Motion of the first metatarsophalangeal jolnt J Foot Surg 1989;28:13-9.

Hindman BW, Ross SDK, Sowerby MRR. Fractures of the talus and calcaneus : evaluation by computed tomography. J Comp Tomogr 1986;10:191-6.

Hicks JH. The mechanics of the foot I. The joints. Samenvatting. J Anat 1953;87:345-57.

Hicks JH. The mechanics of the foot III. The foot as a support. Samenvatting. Acta Anat 1955;25:34-45.

Hintermann B, Gachter A. The first metatarsal rise sign: a simple, sensitive sign of tibialis posterior tendon dysfunction. Foot Ankle Int 1996;17:236-41.

Hintermann B, Nigg BM. In-vitro kinematics of the axially loaded ankle complex in response to dorsiflexion and plantarflexion. Foot Ankle Int 1995;16:514-8.

Hintermann B, Nigg BM. Pronation from the viewpoint of the transfer of movement between the calcaneus en the tibia. Artikel in de Duitse taal, , samenvatting in de Engelse taal. Schweiz Z SportMed 1993;41:151-6.

Hintermann B, Sommer C, Nigg BM. Influence of ligament transection on tibial and calcaneal rotation with loading and dorsi-plantarflexion. Foot Ankle Int 1995;16:567-71.

Hintermann B. Biomechanik der Bänder des instabilen Sprunggelenks. Samenvatting. Sportverletz Sportschaden 1996;10:48-54.

Hintermann B. Die rotationsinstabilität des oberen Sprunggelenkes. Sport Orthop Traumatol 2000;16:127-31.

Hocker K, Pachucki A. The fibular incisure of the tibia. The cross-sectional position of the fibula in distal syndesmosis. Artikel in de Duitse taal, samenvatting in de Engelse taal. Unfallchirurg 1989;92:401-6.

Hocker K. The skeletal radiology of the distal tibiofibular jolnt Arch Orthop Trauma Surg 1994;113:345-6.

Hogan MT, Staheli LT. Arch height and lower limb pain: an adult civilian study. Foot Ankle Int 2002;23:43-7.

Hollis JM, Blasier RD, Flahiff CM. Simulted lateral ankle ligamentous injury: change in ankle stabiliy. Am J Sports Med 1995;23:672-7.

Hopkinson WJ, St Pierre P, Ryan JB, Wheeler JH. Syndesmois sprains of the Ankle Foot & Ankle 1990;10:325-30.

Hoppenfeld S. Physical examination of the spine and extremities. New York: Appleton-Century-Crofts, 1976.

Hopson MM, McPoil TG, Cornwall MW. Motion of the first metatarsophalangeal jolnt Reliability and validity of four measurement techniques. J Am Podiatr Med Assoc 1995;85:198-204.

Huang CK, Kitaoka HB, An KN, Chao EY. Biomechanical evaluation of longitudinal arch stability. Foot & Ankle 1993;14:353-7.

Hunt AE, Smith RM, Torode M. Extrinsic muscle activity, foot motion and ankle joint moments during the stance phase of walking. Foor Ankle Int 2001a;31-41.

Hunt AE, Smith RM, Torode M, Keenan AM. Inter-segment foot motion and ground reaction forces over the stance phase of walking. Clin Biomech 2001b;16:592-600.

Huson A, van Langelaan EJ, Spoor C. The talocrural and tarsal mechanism and tibiotalar delay. Acto Morphol Neerl Scand 1986;24:296-301.

Huson A. Bewegingen van de voet: namen en gewrichten. In: Huson A, Winkel D, uitg. Voetenwerk. Alphen aan den Rijn: Samsom Stafleu, 1985.

Huson A. Biomechanics of the tarsal mechanism. A key to the function of the normal human Foot J Am Podiatr Assoc 2000;90:12-7.

Huson A. Functionele anatomie. In: Mourik JB van, Patka P (eds). Letsels van de enkel en de voet. Haren, Nederland: Symposiumcommissie Chirurgie Nederland, 1990.

Huson A. Een ontleedkundig - functioneel onderzoek van de voetwortel. Samenvatting. Thesis, Universiteit Leiden. Leiden: Luctor et Emergo, 1961.

Inman VT, Ralston HJ, Todd F. Human walking. Baltimore, Maryland: Williams and Wilkins, 1981.

Inman VT. Joints of the Ankle Baltimore, Maryland: Williams and Wilkins;1976. In: Stiehl, 1991.

Isman RE, Inman VT. Anthropometric studies of the human foot and Ankle Biomechanics Laboratory, University of California, San Francisco and Berkeley. Technical Report 58, The Laboratory, San Francisco, 1968. In: Stiehl, 1991.

Isman RE, Inman VT. Anthropometric studies of the human foot and Ankle Samenvatting. Bull Prosth Res 1969;10-11:97-129.

Jahss MH. The Subtalar Complex. In: Jahss MH, uitg. Disorders of the Foot and Ankle, 2nd ed vol 1. Philadelphia: WB Saunders Company, 1991.

Janzen DL, Conell DG, Munk PL, Buckely RE, Meek RN, Schechter MT. Intraarticular fracturesof the calcaneus: value of CT findings in determining prognosis. Am J Roentgenol 1992;158:1271-4.

Jend HH, Ney R, Heller M. Evaluation of tibiofibular motion under load conditions by computed tomography. Samenvatting. J Orthop Res 1985;3:418-23.

Johnson EE, Markolf KL. The contribution of the anterior talofibular ligament to ankle laxity. J Bone Joint Surg 1983;65A:81-8.

Johnson JE. Functional morphology of the trochlea. In: Stiehl JB, uitg. Inman's joints of the ankle, 2nd ed. Baltimore, Maryland: Williams & Wilkins, 1991.

Jones FW. Structure and function as seen in the foot, 2nd ed. Samenvatting. London, England: Baillière, Tindall & Cox, 1949.

Joseph J. Range of movement of the great toe in men. J Bone Joint Surg 1954;36B: 452.

Kadletz R, Benedetto KP. Die isolierte Verletzung der distalen tibiofibularen Syndesmose. Praktische Sport-Traumatol Sportverletz 1990;2:27-31.

Kadletz R, Benedetto KP. Syndesmosis transfixation screw. Artikel in de Duitse taal, samenvatting in de Engelse taal. Aktuelle Traumatol 1990;20:188-93.

Kamada K, Watanabe S, Yamamoto H. Chronic subtalar instability due to insufficiency of the calcaneofibular ligament: a case report. Foot Ankle Int 2002;23:1135-7.

Kanbe K, Hasegawa A, Nakajima Y, Takagishi K. The relationship of the anterior drawer sign to the shape of the tibial plafond in chronic lateral instability of the Ankle Foot Ankle Int 2002;23:118-22.

Kappelbargas A, Woolf RD, Cornwall MW, Mcpoil TG. The windlass mechanism during normal walking and passive first metatarsophalangeal joint extension. Clin Biomech 1998;13:109-4.

Karlsson J, Eriksson BI, Renström P. Subtalar instability of the Foot Scand J Med Sci Sports 1998;8:191-7.

Karlsson J, Eriksson BI, Renström PA. Subtalar ankle instability. Sports Med 1997;24:337-46.

Kärrholm J, Hansson LI, Selvik G. Mobility of the lateral malleolus. A roentgen stereophotogrammetric analysis. Acta Orthop Scand 1985;56:479-83.

Kato T. The diagnosis and treatment of instability of the subtalar jolnt J Bone Joint Surg 1995;77:400-6.

Katoh Y, Chao EYS, Laughmann RK, Schneider E, Morrey BF. Biomechanical analysis of foot function during gait and clinical applications. Clin Orthop 1983;177:23-33.

Kelikian H. Hallux valgus allied deformities of the forefoot and metatarsalgia. Samenvatting. Philadelphia, Pennsylvania: WB Saunders:1965.

Kewenter U. Die Sesambeine des 1 Metarsophalangealgelenkes des Menschen. Acta Orth Scand 1963;2S:43.

Kitaoka HB, Lundberg A, Luo ZP, An KN. Kinematics of the normal arch of the foot and ankle under physiologic loading. Foot Ankle Int 1995;16:492-9.

Kitaoka HB, Luo ZP, An KN. Effect of plantar fasciotomy on stability of arch of Foot Clin Orthop 1997a;344:307-12.

Kitaoka HB, Luo ZP, An KN. Effect of the posterior tibial tendon on the arch of the foot during simulated weigthbearing: biomechanical analysis. Samenvatting. Foot Ankle Int 1977b;18:43-6.

Kitaoka HB, Luo ZP, An KN. Three-dimensional analysis of normal ankle and foot mobility. Am J Sport Med 1997c;25:238-42.

Kitaoka HB, Luo ZP, Growney ES, Berglund LJ, An KN. Material properties of the plantar aponeurosis. Foot Ankle Int 1994;15:557-60.

Kjaersgaard-Andersen P, Wethelund JO, Nielsen S. Lateral talocalcaneal instability following section of the calcaneofibular ligament : a kinesiologic study. Foot & Ankle 1987;7:355-61.

Kjaersgaard-Andersen P, Wethelund JO, Helmig P, Nielsen S. Effect of the calcaneofibular ligament on hindfoot rotation in amputation specimens. Acta Orthop Scand 1987;58:135-8.

Kjaersgaard-Andersen P, Wethelund JO, Helmig P, Soballe K. Stabilizing effect of the tibiocalcaneal fascicle of the deltoid ligament on hindfoot joint movements: an experimental study. Foot & Ankle 1989;10:3-35.

Kjaersgaard-Andersen P, Wethelund JO, Helmig P, Soballe K. The stabilizing effect of the ligamentous structures in the sinus and canalis tarsi on movements in the hindFoot An experimental study. Am J Sports Med 1988;16:512-6.

Klein MA. MR imaging of the ankle: normal and abnormal findings in the medial collateral ligament. Samenvatting. AJR Am J Roentgenol 1994;162:377-83.

Knudson GA, Kitaoka HB, Lu CL, Luo ZP, An KN. Subtalar joint stability. Talocalcaneal interosseous ligament function studied in cadaver specimens. Acta Orthop Scand 1997;68:442-6.

Kristiansen LP, Gunderson RB, Steen H, Reikeras O. The normal development of tibial torsion. Skeletal Radiol 2001;30:519-22.

Kura H, Luo ZP, Kitaoka HB, Smutz WP, An KN. Mechanical behavior of the Lisfranc and dorsal cuneometatarsal ligaments: in vitro biomechanical study. J Orthop Trauma 2001;15:107-10.

Kuster HH, Springorum HW. Contribution to stress X-ray visualization of the fibular ligaments. Arch Orthop Trauma Surg 1983;101:287-90.

Langelaan EJ van. A kinematical analysis of the tarsal joints: an X-ray photogrammetric study. Acta Orthopedica Scand 1983;204S:1-269.

Langelaan EJ van. De bewegingen van de tarsale beenderen. In: Huson A, Winkel D, uitg. Voetenwerk. Alphen aan den Rijn: Samsom Stafleu, 1985.
Lapidus PW. Kinesiology and mechanical anatomy of the tarsal joints. Clin Orthop 1963;30:20-36.
Lapointe SJ, Siegler S, Hillstrom H, Nobilini RR, Mlodzienski A, Techner L. Changes in the flexibility characteristics of the ankle complex due to damage to the lateral collateral ligaments: an in vitro and in vivo study. Samenvatting. J Orthop Res 1997;15:331-41.
Last RJ. Specimens from the Hunterial Collections. The subtalar joInt Samenvatting. J Bone Joint Surg 1952;34:116-25.
Leardini A, O'Connor JJ, Catani F, Giannini S. Kinematics of the human ankle complex in passive flexion: a single degree of freedom system. J Biomech 1999;32:111-8.
Leardini A, O'Connor JJ, Catani F, Giannini S. The role of the passive structures in the mobility and stability of the human ankle joint: a literature review. Foot Ankle Int 2000;21:602-15.
Leardini A, Stagni R, O'Connor JJ. Mobility of the subtalar joint in the intact ankle complex. J Biomech 2001;34:805-9.
Lee SH, Jacobson J, Trudell D, Resnick D. Ligaments of the ankle: normal anatomy with MR arthrography. J Comput Assist Tomogr 1998;22:807-13.
Leland RH, Marymont JV, Trevino SG, Varner KE, Noble PC. Calcaneocuboid stability: a clinical and anatomic study. Foot Ankle Int 2001;22:880-4.
Liu W, Maitland ME, Nigg BM. The effect of axial load on the in vivo anterior drawer test of the ankle joint complex. Foot Ankle Int 2000;21:420-6.
Lowrie IG, Finlay DB, Brenkel IJ, Gregg PJ. Computerized tomography assessment of the subtalar joint in calcaneal fractuRes J Bone Joint Surg 1988;70B:247-50.
Löfvenberg R, Kärrholm J, Selvik G. Fibular mobility in chronic lateral instability of the Ankle Foot & Ankle 1990;11:22-9.
Lundberg A, Goldie I, Kalin B, Selvik G. The kinematics of the ankle/foot complex. Plantarflexion and dorsiflexion. Foot & Ankle 1989a;9:194-200.
Lundberg A, Svensson OK, Bylund C, Goldie I, Selvik G. Kinematics of the ankle/foot complex. Part 2: pronation and supination. Foot & Ankle 1989b;9:248-53.
Lundberg A, Svensson OK, Bylund C, Selvik G. The kinematics of the ankle/foot complex. Part 3: influence of leg rotation. Foot & Ankle 1989c;9:304-9.
Lundberg A, Svensson OK, Németh G, Selvik G. The axis of rotation of the ankle joInt J Bone Joint Surg 1989d;71B:94-9.
Lundberg A. Kinematics of the ankle and foot in vivo roentgen stereophotogrammetry. Acta Orthop Scan. 1989e;S233;1-23.
Mac Connaill MA, Basmajian JV. Muscles and Movements. A basis vor human kinesiology. Baltimore, Maryland: Williams & Wilkins, 1969.
Mann RA, Coughlin MJ. Hallux valgus – Etiology, antomy, treatment and surgical considerations. Clin Orthop 1981;157:31-41.
Mann RA. Biomechanics. In: Jahss MH, uitg. Disorders of the Foot and Ankle Vol. 1. Philadelphia, Pennsylvania: WB Saunders Company, 1982.
Manners-Smith T. A study of the cuboid and os peroneum in the primate Foot Samenvatting. J Anat Physiol 1908;42:392.
Manners-Smith T. A study of the navicular in the human and anthropoid Foot Samenvatting. J Anat Physiol 1907;41:261.
Mannon K, Anderson T, Cheetham P, Cornwall MW, McPoil TG. Comparison of two motion analysis systems for the measurement of two dimensional rearfoot motion during walking. Foot and Ankle 1997;18:427-31.
Manter JT. Movements of the subtalar and transverse tarsal joints Samenvatting. Anat Rec 1941;80:397-409.
Mao BY. The change of intraosseous pressure in the femur and tibia near knee and knee pain. Artikel in de Chinese taal, samenvatting in de Engelse taal. Zhonghua Wai Ke Za Zhi 1993;31:593-5.
Martin LP, Wayne JS, Monahan TH, Adelaar RS. Elongation behavior of calcaneofibular and cervical ligaments during inversion loads applied in an open kinetic chain. Foot Ankle Int 1998;19:232-9.
Martin LP, Wayne JS, Owen JR, Smith RT, Martin SN, Adelaar RS. Elongation behavior of calcaneofibular and cervical ligaments in a closed kinetic chain: pathomechanics of lateral hindfoot instability. Foot Ankle Int 2002;23:519-20.
McCarthy DJ, Grode SE. The anatomical relationship of the first metatarsophalangeal joInt A cryomicrotomy study. J Am Podiatr Assoc 1980;70:493-502.
McCullough CJ, Burge PD. Rotatory stability of the load-bearing Ankle An experimental study. Samenvatting. J Bone Joint Surg 1980;62B:460-4.
McMaster M. Disability of the hindfoot after fracture of the tibial shaft. Samenvatting. J Bone Joint Surg 1976;58B:90-3.
Michelson JD, Ahn UM, Helgemo SL. Motion of the ankle in a simulated supination-external rotation fracture model. J Bone Joint Surg 1996a;78:1024-31.

Michelson JD, Waldman B. An axially loaded model of the ankle after pronation external rotation Injury Clin Orthop 1996b;328:285-93.

Michelson JD. Intra-articular load distribution in the human ankle joint during motion. Foot Ankle Int 2001;22:226-33.

Milgrom C, Giladi M, Simkin A, Stein M, Kashtan H, Margulies J, et al. The normal range of subtalar inversion and eversion in young males measured by three different technologies. Samenvatting. Foot & Ankle 1985;6:143-5.

Miller CD, Shelton WR, Barrett GR, Savoie FH, Dukes AD. Deltoid and syndesmosis ligament injury of the ankle without fracture. Am J Sports Med 1995;23:746-50.

Miller SD. Controversies in ankle fracture treatment. Indications for fixation of stable Weber type B fractures and indications for syndesmosis stabilization. Foot Ankle Clin. 2000;5:841-51.

Milner CE, Soames RW. The Medial Collateral Ligaments of the Human Ankle Joint - Anatomical Variations. Foot Ankle Int 1998;19:289-92.

Milz P, Milz S, Steinborn M, Mittlmeier T, Putz R, Reiser M. Lateral ankle ligaments and tibiofibular syndesmosis. 13-MHz high-frequency sonography and MRI compared in 20 patients. Acta Orthop Scand 1998;69:51-5.

Müller-Gerbl M. Anatomie und Biomechanik des oberen Sprunggelenkes. Der Orthopäde. 2001;30:3-11.

Nawoczenski DA, Saltzman CL, Cook TM. The effect of foot structure on the 3-dimensional kinematic coupling behavior of the leg and rear Foot Phys Ther 1998;78:404-16.

Neri M, Querin R. CT scan in a study of the normal anatomy of the hindfoot and midFoot Ital J Orthop Traumatol 1989;15:507-20.

Nester CJ. Rearfoot complex: a review of its interdependent components, axis orientation and functional model. Foot 1997;7:86-96.

Nester CJ, Findlow AF, Bowker P, Bowden PD. Transverse plane motion at the ankle joInt Foor Ankle Int 2003;24:164-8.

Nester CJ, Hutchins S, Bowker P. Shank rotation: A measure of rearfoot motion during normal walking. Foot Ankle Int 2000;21:578-83.

Nigg BM, Fisher V, Allinger TL, Ronsky JR, Engsberg JR. Randge of motion of the foot as a function of age. Foot & Ankle 1992;13:336-43.

Nigg BM, Skarvan G, Frank CB, Yeadon MR. Elongation and forces of ankle ligaments in a physiological range of motion. Samenvatting. Foot & Ankle 1990;11:30-40.

Ogden JA. The anatomy and function of the proximal tibiofibular joInt Clin Orthop 1974;101:186-191.

Ogilvie-Harris DJ, Reed SC, Hedman TP. Disruption of the ankle syndesmosis: biomechanical study of the ligamentous restraints. Arthroscopy 1994;10:558-60.

Olerud C. The effect of the syndesmotic screw on the extension capacity of the ankle joInt Samenvatting. Arch Orthop Trauma Surg 1985;104:299-302.

Olexa TA, Ebraheim NA, Haman SP. The sustentaculum tali: anatomic, radiographic, and surgical considerations. Foot Ankle Int 2000;21:400-3.

Oonk HHN. Osteo- en arthrokinematika. Weert, Nederland: Henric Graaff van IJssel, 1988.

Ostrum RF, De Meo P, Subramanian R. A critical analysis of the anterior-posterior radiographic anatomy of the ankle syndesmosis. Foot Ankle Int 1995;16:128-31.

Ouzounian TJ, Shereff MJ. In vitro determination of midfoot motion. Foot & Ankle 1989;10:140-6.

Ozeki S, Yasuda K, Kaneda K, Yamakoshi K, Yamanoi T. Simultaneous strain measurement with determination of a zero strain reference for the medial and lateral ligaments of the Ankle Foot Ankle Int 2002;23:825-32.

Ozeki S, Yasuda K, Kaneda K, Yamakoshi Y, Yamonoi T. A biomechanical study on isometry of grafts in lateral ankle ligament reconstruction. Orthop Trans. 1991;15:559.

Pankovich AM, Shivaram MS. Anatomical basis of variability in injuries of the medial malleolus and the deltoid ligament: I. Anatomical studies. Acta Orthop Scand 1979;50:217-23.

Parfenchuck TA, Frix JM, Bertrand SL, Corpe RS. Clinical use of a syndesmosis screw in stage IV pronation-external rotation ankle fractuRes Orthop Rev. 1994;Suppl:23-8.

Paturet G. Traité d'anatomie humaine, vol. 2. Samenvatting. Paris, Frankrijk: Masson, 1951.

Pearce TJ, Buckley RE. Subtalar joint movement: clinical and computed tomography scan correlation. Foot Ankle Int 1999;20:428-32.

Pereira DS, Koval KJ, Resnick RB, Sheskier SC, Kummer F, Zuckerman JD. Tibiotalar contact area and pressure distribution: the effect of mortise widening and syndesmosis fixation. Samenvatting. Foot Ankle Int 1996;17:269-74.

Peter RE, Harrington RM, Henley MB, Tencer AF. Biomechanical effects of internal fixation of the distal tibiofibular syndesmotic joint: comparison of two fixation techniques. J Orthop Trauma 1994;8:215-9.

Phillips RD, Law EA, Ward (ed). Functional motion of the medial column joints of the foot during propulsion. J Am Podiatr Med Assoc 1996;86:474-86.

Phillips RD, Lidtke RH. Clinical determination of the linear equation for the subtalar joint axis. J Am Podiatr Med Assoc 1992;82:1-20.

Pneumaticos SG, Noble PC, Chatziioannou SN, Trevino SG. The effects of rotation on radiographic evaluation of the tibiofibular syndesmosis. Foot Ankle Int 2002;23:107-11.

Poirier P, Charpy A. Traité d'anatomie humaine, vol 1. Samenvatting. Paris, Frankrijk: Masson, 1899.

Pretterklieber ML. Anatomie und Kinematik der Sprunggelenke des Menschen. Radiologe 1999;39:1-7.

Prins JG. Diagnosis and treatment of injury to the lateral ligament of the Ankle A comparative clinical study. Acta Chir Scand 1978;486S:3-149.

Procter P, Paul JP. Ankle joint biomechanics. J Biomech 1982;15:627-34.

Quiles M, Requena F, Gomez L, Garcia-Sancho L. Functional anatomy of the medial collateral ligament of the ankle joInt Samenvatting. Foot & Ankle 1983;4:73-82.

Rasmussen O. Stability of the ankle joInt Analysis of the function and traumatology of the ankle ligaments. Acta Orthop Scand 1985;211S:1-75.

Rasmussen O, Jensen IT, Hedeboe J. An analysis of the function of the posterior talofibular ligament. Samenvatting. Int Orthop 1983a;7:41-8.

Rasmussen O, Kromann-Andersen C, Boe S. Deltoid ligament. Functional analysis of the medial collateral ligamentous apparatus of the ankle joInt Samenvatting. Acta Orthop Scand 1983b;54:36-44.

Rasmussen O, Tovborg-Jensen. Mobility of the ankle joint: recording of rotatory movements with and without the lateral collateral ligaments of the Ankle Samenvatting. Acta Orthop Scand 1982;53:155-160.

Rasmussen O, Tovborg-Jensen I, Boe S. Distal tibiofibular ligaments. Analysis of function. Samenvatting. Acta Orthop Scand 1982;53:681-6.

Reimann R, Anderhuber F. Compensatory movements of the fibula necessitated by the wedge shape of the trochlea tali. Artikel in de Duitse taal, , samenvatting in de Engelse taal. Acta Anat (Basel). 1980;108:60-7.

Renstrom P, Wertz M, Incavo S, Pope M, Ostgaard HC, Arms S, Haugh L. Strain in the lateral ligaments of the Ankle Foot & Ankle 1988;9:59-63.

Rhoads JG, Trinkaus E. Morphometrics of the Neandertal talus. Am J Phys AnthroPol 1977;46:29-44.

Romash MM, Fugate D, Yanklowit B. Passive motion of the first metatarso-cuneiform joInt: preoperative assessment. Samenvatting. Foot & Ankle 1990:10:293-8.

Root ML, Orien WP, Weed JH, Hughes RJ. Normal en abnormal function of the Foot, vol. 2. Los Angeles, Clinical Biomechanics Corporation: 1977.

Rose JD, Flanigan KP, Mlodzienski A. Tibiofibular diastasis without ankle fracture: a review and report of two cases. J Foot Ankle Surg 2002;41:44-51.

Rosenbaum de Britto S. The first metatarso-sesamoid joInt Int Orthop 1982;6:61-7.

Rosenberg ZS, Cheung YY, Beltran J, Sheskier S, Leong M, Jahss M. Posterior intermalleolar ligament of the ankle: normal anatomy and MR imaging featuRes Am J Roentgenol 1995;165:87-390.

Ruf W, Friedl P, Frobenius H. Rupture of the tibiofibular syndesmosis without osseous fibular Injury Artikel in de Duitse taal, samenvatting in de Engelse taal. Aktuelle Traumatol 1987;17:153-6.

Ruth CJ. The surgical treatment of injuries of the fibular collateral ligaments of the Ankle J Bone Joint Surg 1961;43:229-34.

Salutario M, Herzenberg JE, Apple JS. Computed tomography of the hindFoot Orthop Clin North Am. 1985;16:481-96.

Sammarco GJ. Biomechanics of the Foot In. Frankel VH, Nordin V, (ed). Basic biomechanics of the skeletal system. Philadelphia, Pennsylvania: Lea end Ferbiger, 1980.

Sammarco GJ, Burnstein AH, Frankel VH. Biomechanics of the ankle: a kinematic study. Orthop Clin North Am. 1973;4:75-95.

Sappey PC. Traité d'anatomie descriptive, 4me ed vol 1. Samenvatting. Paris, Frankrijk: Delahaye, Lecrosnier, 1888.

Sarrafian SK. Functional characteristics of the foot and plantar aponeurosis under tibiotalar loading. Foot & Ankle 1987;8:4-18.

Sarrafian SK. Anatomy of the foot and ankle, 2nd ed. Philadelphia, Pennsylvania: Lippincott, 1993a.

Sarrafian SK. Biomechanics of the subtalar joint complex. Clin Orthop 1993b; 290:17-26.

Sarsam IM, Hughes SP. The role of the anterior tibio-fibular ligament in talar rotation: an anatomical study. Samenvatting. Injury 1988;19:62-4.

Savory KM, Wulker N, Stukenborg C, Alfke D. Biomechanics of the hindfoot joints in response to degerative hindfoot arthrodeses. Clin Biomech 1998;13:62-70.

Scheck M. Etiology of acquired hammer toe deformity. Clin Orthop 1977;123:63-9.

Scott SH, Winter DA. Talocrural and talocalcaneal joint kinematics and kinetics during the stance phase of walking. J Biomech 1991;24:743-52.

Scranton PE, McMaster JH, Kelly E. Dynamic fibular function: a new concept. Clin Orthop 1976;118:76-81.

Scranton PE, McDermott JE, Rogers JV. The relationship between chronic ankle instability and variations in mortise anatomy and impingement spurs. Foot Ankle Int 2000;21:657-64.

Seiler H. The upper ankle joInt Biomechanics and functional anatomy. Artikel in de Duitse taal, samenvatting in de Engelse taal. Orthopad 1999;28:460-8.

Seitz WH Jr, Bachner EJ, Abram LJ, Postak P, Polando G, Brooks DB, Greenwald AS. Repair of the tibiofibular syndesmosis with a flexible implant. J Orthop Trauma 1991;5:78-82.

Siegler S, Block J, Schneck CD. The mechanical characteristics of the collateral ligaments of the human ankle joInt Samenvatting. Foot & Ankle 1988;8:234-42.

Siegler S, Chen J, Scheck CD. The three-dimensional kinematics and flexibility characteristics of the human ankle and subtalar joints. Part I: kinematics. J Biomech Eng. 1988:110:364-73.

Siegler S, Lapointe S, Nobilini R, Berman AT. A six-degrees-of-freedom instrumented linkage for measuring the flexibility characteristics of the ankle joint complex. J Biomech 1996;29:943-7.

Simonsen EB, Dyhre-Poulsen P, voigt M, Aagaard P, Sjogaard G, F. Bone-on-bone forces during loaded and unloaded walking. Samenvatting. Acta Anat 1995;152:133-42

Singh I. Variations in the metatarsal bones. Samenvatting. J Anat 1960;94:345.

Skraba JS, Greenwald AS. The role of the interosseous membrane on tibiofibular weightbearing. Foot & Ankle 1984;4:301-4.

Smith JW. The ligamentous structures in the canalis and sinus tarsi. J Anat 1958;92:616-20.

Smith R, Rattanaprasert U, O'Dwyer N. Coordination of the ankle joint complex during walking. Hum Mov Sci 2001;20:447-60.

Smith RW, Staple TW. Computerized tomography (CT) scanning of the hindFoot Clin Orthop 1983;177:34-8.

Snedden MH, Shea JP. Diastasis with low distal fibula fractures: an anatomic rationale. Clin Orthop 2001;382:197-205.

Snow SW, Bohne WH, DiCarlo E, Chang VK. Anatomy of the Achilles tendon and plantar fascia in relation to the calcaneus in various age groups. Samenvatting. Foot Ankle Int 1995;16:418-21.

Soames RW. Skeletal system. In: Bannister LH, Berry MM, Collins P, Dyson M, Dussek JE, Ferguson MWJ (eds). Gray's Anatomy, 38e uitg. London: Churchill Livingstone;1995.

Soavi R, Girolami M, Loreti I, Bragonzoni L, Monti C, Visani A, Marcacci M. The mobility of the proximal tibio-fibular joInt A Roentgen Stereophotogrammetric Analysis on six cadaver specimens. Foot Ankle Int 2000;21:336-42.

Solan MC, Moorman CT 3rd, Miyamoto RG, Jasper LE, Belkoff SM. Ligamentous restraints of the second tarsometatarsal joint: a biomechanical evaluation. Foot Ankle Int 2001;22:637-41.

Sommer C, Hintermann B, Nigg BM, van den Bogert AJ. Influence of ankle ligaments on tibial rotation: an in vitro study. Foot Ankle Int 1996;17:79-84.

Spalteholz W. Hand atlas of human anatomy, vol 1. Philadelphia, Pennsylvania: JB Lippincott, 1903.

Spaulding SJ. Monitoring recovery following syndesmosis sprain: a case report. Foot Ankle Int 1995;16:655-60.

St Pierre RK, Rosen J, Whitesides TE, Szczukowski M, Fleming LL, Hutton WC. The tensile strength of the anterior talofibular ligament. Samenvatting. Foot & Ankle 1983;4:83-5.

Stacoff A, Nigg BM, Reinschmidt C, van den Bogert AJ, Lundberg A, Stüssi E, Denoth J. Movement coupling at the ankle during the stance phase of running. Foot Ankle Int 2000;21:232-9.

Stauffer RN, Chao EY, Brewster RC. Force and motion analysis of the normal, diseased, and prosthetic ankle joInt Clin Orthop 1977;127:189-96.

Stefanyshyn DJ, Engsberg JR. Right to left differences in the ankle joint complex range of motion. Med Sci Sports Exerc 1994;26:551-5.

Stefanyshyn DJ, Nigg BM. Dynamic angular stiffness of the ankle joint during running and sprinting. J Appl Biomech 1998;14:292-9.

Stefanyshyn DJ, Nigg BM. Mechanical energy contribution of the metatarsophalangeal joint to running and sprinting. J Biomech 1997;30:1081-5.

Steindler A. Kinesiology of the human body, 3rd ed. Springfield, Illinois: Charles C Thomas, 1970.

Stephens MM, Sammarco GJ. The stabilizing role of the lateral ligament complex around the ankle and subtalar joints. Foot & Ankle 1992;13:130-136.

Stiehl JB, Skrade DA, Needleman RL, Scheidt KB. Effect of axial load and ankle position on ankle stability. Samenvatting. J Orthop Trauma 1993;7:72-7.

Stiehl JB. Anthropometric studies of the ankle joInt In: Stiehl JB, uitg. Inman's joints of the ankle, 2nd ed. Baltimore, Maryland: Williams & Wilkins, 1991.

Stormont DM, Morrey BF, An KN, Cass JR. Stability of the loaded Ankle Relation between articular restraint and primary and secondary static restraints. Am J Sports Med 1985;13:295-300.

Sussman RE, Piccora R. The metatarsal sesamoid articulation en first metatarsophalangeal joint function. J Am Podiatr Assoc 1985;75:327-30.

Sutro CJ, Sutro WH. The clinical importance of articulations of the fibula. Bull Hosp Jt Dis Orthop Inst. Samenvatting. 1982;42:68-79.

Takao M, Ochi M, Naito K, Iwata A, Kawasaki K, Tobita M, Miyamoto W, Oae K. Arthroscopic diagnosis of tibiofibular syndesmosis disruption. Arthroscopy 2001a;17:836-43.

Takao M, Ochi M, Naito K, Iwata A, Uchio Y, Oae K, Kono T, Kawasaki K. Computed tomographic evaluation of the position of the leg for mortise radiographs. Foot Ankle Int 2001b;22:828-31.

Tanaka Y, Takakura Y, Fujii T, Kumai T, Sugimoto K. Hindfoot alignment of hallux valgus evaluated by a weightbearing subtalar x-ray view. Foot Ankle Int 1999;20:640-5.

Taylor DC, Englehardt DL, Bassett FH 3rd. Syndesmosis sprains of the Ankle The influence of heterotopic ossification. Am J Sports Med 1992;20:146-50.

Taylor KF, Bojescul JA, Howard RS, Mizel MS, McHale KA. Measurement of isolated subtalar range of motion: a cadaver study. Foot Ankle Int 2001;22:426-32.

Teitz CC, Harrington RM. A biomechanical analysis of the squeeze test for sprains of the syndesmotic ligaments of the Ankle Foot Ankle Int 1998;19:489-92.

Testut L. Traitè d'anatomie humaine, vol 1. Samenvatting. Paris, Frankrijk: Doin, 1921.

Tillmann B. Untere Extremität. In: Leonhardt H, Tillmann B, Töndury G, Zilles K (eds). Rauber/Kopsch. Anatomie des Menschen. Band I. Bewegungsapparat. Stuttgart: Georg Thieme Verlag, 1987.

Tochigi Y, Takahashi K, Yamagata M, Tamaki T. Influence of the interosseous talocalcaneal ligament injury on stability of the ankle-subtalar joint complex–a cadaveric experimental study. Foot Ankle Int 2000;21:486-91.

Toldt C. Anatomischer Atlas für Studierende und Ärzte, 2. Aufl. Berlin, Duitsland: Urban und Schwarzenberg, 1900.

Tomaro JE, Burdett RG, Chadran AM. Subtalar joint motion and the relationship to lower extremity overuse injuries. J Am Podiatr Med Assoc 1996;86:427-32.

Tornetta P 3rd, Spoo JE, Reynolds FA, Lee C. Overtightening of the ankle syndesmosis: is it really possible? J Bone Joint Surg 2001;83A:489-92.

Trouilloud P, Dia A, Grammont P, Gelle MC, Autissier JM. [Variations in the calcaneo-fibular ligament (lig. Calcaneofibulare). Application to the kinematics of the Ankle Artikel in de Franse taal, samenvatting in de Engelse taal. Bull Assoc Anat 1988;72:31-55.

Valburg AA van, Roermund PM van, Marijnissen ACA, Melkebeek J van, Lammens J, Verbout AJ, Lafeber FPJG, Bijlsma JWJ. Joint distraction in treatment of osteoarhritis: a two-year follow-up of the Ankle Osteoarthritis Cart 1999;7:474-9.

Vertullo C. Unresolved lateral ankle pain. It's not always 'just a sprain'. Aust Fam Physician 2002;31:247-53.

Viladot A, Lorenzo JC, Salazar J, Rodriguez A. The subtalar joint: embryology and morphology. Foot & Ankle 1984;5:54-66.

Vogl TJ, Hochmuth K, Diebold T, Lubrich J, Hofmann R, Stockle U, Sollner O, Bisson S, Sudkamp N, Maeurer J, Haas N, Felix R. Magnetic resonance imaging in the diagnosis of acute injured distal tibiofibular syndesmosis. Invest Radiol 1997;32:401-9.

Vogler HW, Bojsen-Møller F. Tarsal functions, movement, and stabilization mechanisms in foot, ankle, and leg performance. J Am Podiatr Med Assoc 2000;90:112-125.

Vukicevic S, Stern-Padovan R, Vukicevic D, Keros P. Holographic investigations of the human tibiofibular interosseous membrane. Samenvatting. Clin Orthop 1980;151:210-4.

Wagner UA, Sangeorzan BJ, Harrington RM, Tencer AF. Contact characteristics of the subtalar joint: load distribution between the anterior and posterior facets. J Orthop Res 1992;10:535-43.

Wang Q, Whittle M, Cunnigham J, Kenwright J. Fibula and its ligaments in load transmission and ankle joint stability. Clin Orthop 1996;330:261-70.

Wanivenhaus A, Pretterklieber M. First tarsometatarsal joint: anatomical biomechanical study. Foot & Ankle 1989;9:153-7.

Weinert CR Jr, Mc Master JH, Ferguson RJ. Dynamic function of the human fibula. Am J Anat 1973;138:145-9.

White AA, Panjabi MM. Clinical biomechanics of the spine. Philadelphia, Pennsylvania: JB Lippincott, 1978.

Williams PL, Warwick R, Dyson M, Bannister LH, uitg. Gray's anatomy, 37e uitg. New York, NY: Churchill Livingstone, 1989.

Winter DA. Biomechanics and motor control of human movement, 2nd ed. New York: John Wiley and Sons, Inc, 1990.

Winter DA. The biomechanics and motor control of human gait: normal, elderly and pathological, 2nd ed. Waterloo, Canada: University of Waterloo Press, 1991.

Wood l, Ferrell WR, Baxendale RH. Pressures in normal and acutely distended human knee joints an deffects on quadriceps maximal voluntary contractions. Samenvatting. Q J Exp Physiol 1988;73:305-14.

Wruhs O, Habernek H, Franek F. Static stress of tibiofibular syndesmosis. Artikel in de Duitse taal, samenvatting in de Engelse taal. UnfallChir 1987;3:129-34.

Wuest TK. Injuries to the distal lower extremity syndesmosis. J Am Acad Orthop Surg 1997;5:172-81.

Xenos JS, Hopkinson WJ, Mulligan ME, Olson EJ, Popovic NA. The tibiofibular syndesmosis. Evaluation of the ligamentous structures, methods of fixation, and radiographic assessment. J Bone Joint Surg 1995;77A:847-56.

Yamaguchi K, Martin CH, Boden SD, Labropoulos PA.Operative treatment of syndesmotic disruptions without use of a syndesmotic screw: a prospective clinical study. Samenvatting. Foot Ankle Int 1994;15:407-14.
Yashar J. Contribution à l'étude des ligaments des articulations tibiotarsienne et médiotarsienne. Samenvatting. Arch Anat Histol Embryol Normal Exp 1961;44:25-36.
Yoshioka Y, Siu DW, Cooke TDV, Bryant JT, Wyss U. Geometry of the first metarsophalangeal joInt J Orthop Res 1988;6:878-85.
Zwipp H. Biomechanics of the ankle joInt Artikel in de Duitse taal, samenvatting in de Engelse taal. Unfallchirurg 1989;92:98-102.

8.9 Diagnostik und Therapie von Schmerzen und Bewegungseinschränkungen an Sprunggelenk und Fuß

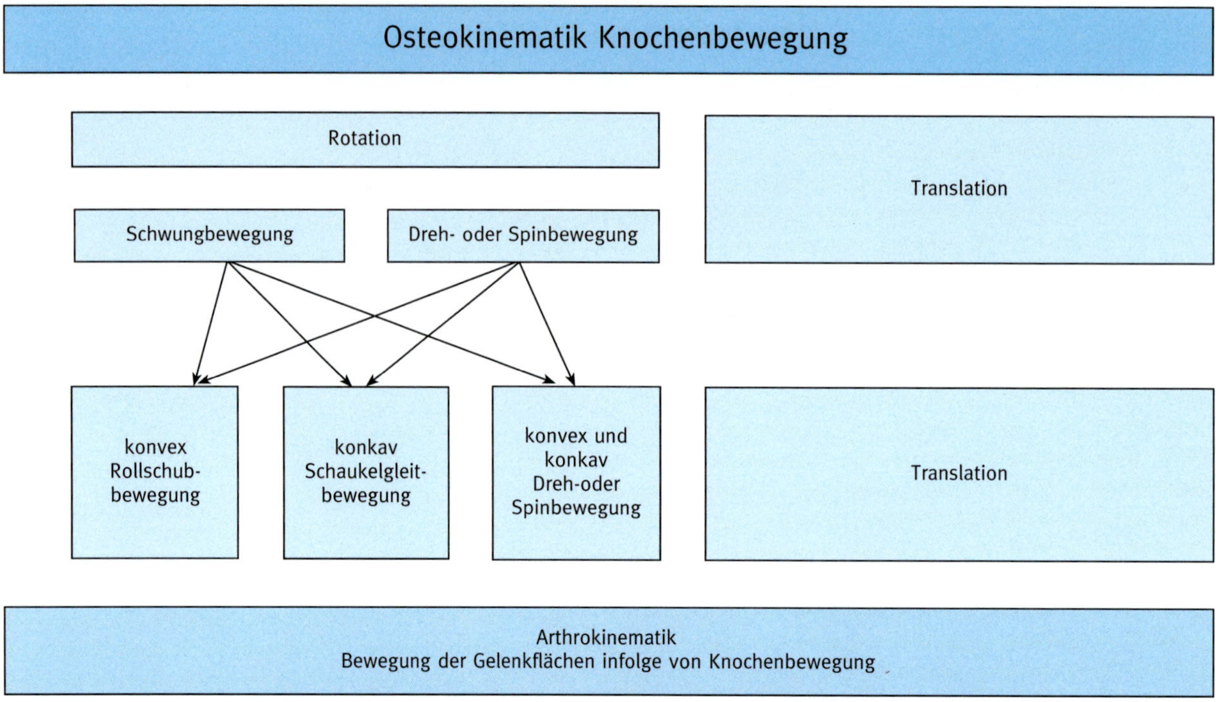

Gelenkspezifische Knochenbewegung

Schmerzhafte Bewegungseinschränkung

Schmerzbekämpfung
- Traktion aus Ruhestellung
- Manuelle kinematische Re-Edukation

Dehnung mittels Traktion (nicht bei allen Gelenken), Rollschubbewegung, Schaukelgleitbewegung, Translation aus:

- maximaler gewebespezifischer Vorpositionierung
- nicht-maximaler einschränkungsspezifischer Vorpositionierung

Manuelle kinematische Re-Edukation

Übungen zu Hause

Schmerzlose Bewegungseinschränkung

Aufwärmen
- Traktion aus Ruhestellung (nicht bei allen Gelenken)
- Manuelle kinematische Re-Edukation

Dehnung mittels Traktion (nicht bei allen Gelenken), Rollschubbewegung, Schaukelgleitbewegung, Translation aus:

- maximaler gelenkspezifischer Vorpositionierung
- maximaler gewebespezifischer Vorpositionierung

Manuelle kinematische Re-Edukation

Übungen zu Hause

Vorpositionieren

Einschränkungsspezifisch	**Kapselanteilspezifisch**
Das Gelenk wird zunächst in der eingeschränkten Stellung vorpositioniert	Das Gelenk wird in einer Stellung vorpositioniert, in welcher der für die Bewegungseinschränkung verantwortliche Kapselanteil optimal vorgespannt ist, mit oder ohne Vorpositionierung in der eingeschränkten Stellung

Dehnen

Einschränkungsspezifisch

Osteokinematisch spezifisch:

Roll-, Schaukel- oder Drehbewegung

Bewegung wird in Richtung der zu verbessernden Einschränkung ausgeführt

↓

Arthrokinematisch spezifisch:

Schub- oder Gleitrichtung wird bestimmt nach Konvex-Konkav-Regel

Die Drehbewegung wird in Richtung der zu verbessernden Einschränkung ausgeführt

Kapselanteilspezifisch:

Translation

Bewegung wird in Richtung der maximal möglichen Dehnung ausgeführt

↓

Kapselanteilspezifisch:

Translation

Bewegung wird in Richtung der maximal möglichen Dehnung ausgeführt

Kapselanteilspezifisch

Kapselanteilspezifisch:

Roll-. Schaukel-, Drehbewegung oder Translation

Bewegung wird in Richtung der maximal möglichen Dehnung ausgeführt

↓

Schub-. Gleit-, Drehbewegung oder Translation

Bewegung wird in Richtung der maximal möglichen Dehnung ausgeführt

8.9.1 Articulatio tibiofibularis

Gelenkspezifische Untersuchung

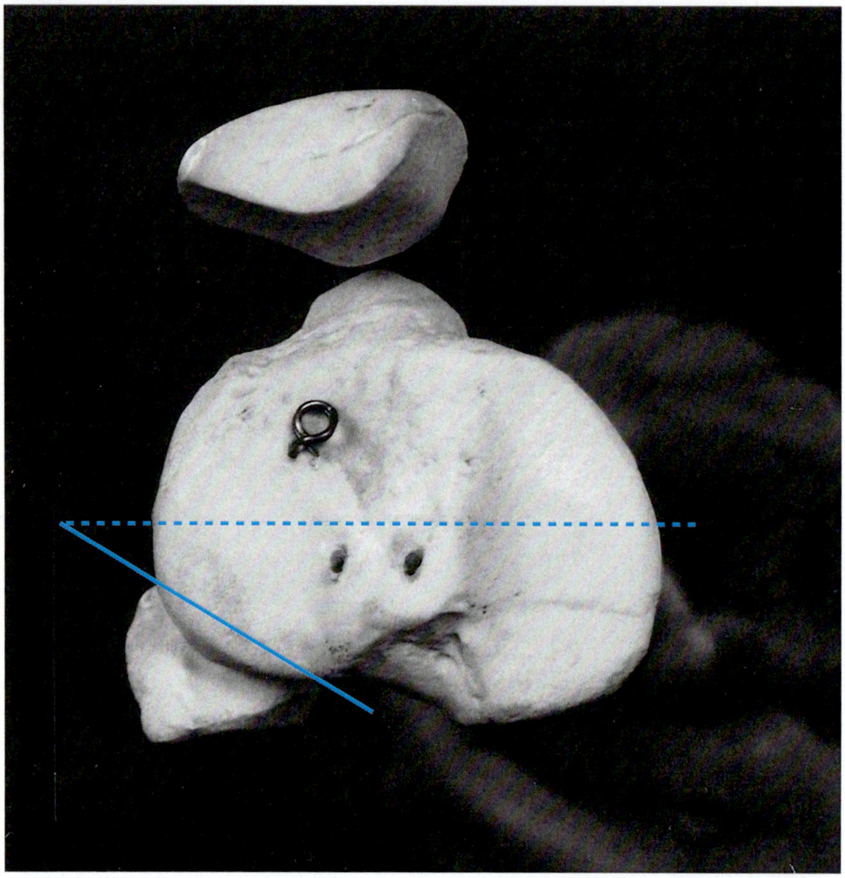

Abb. 8.68: Die Neigung des Gelenkspalts in der Transversalebene beträgt von posterior und medial nach anterior und lateral 45-60°

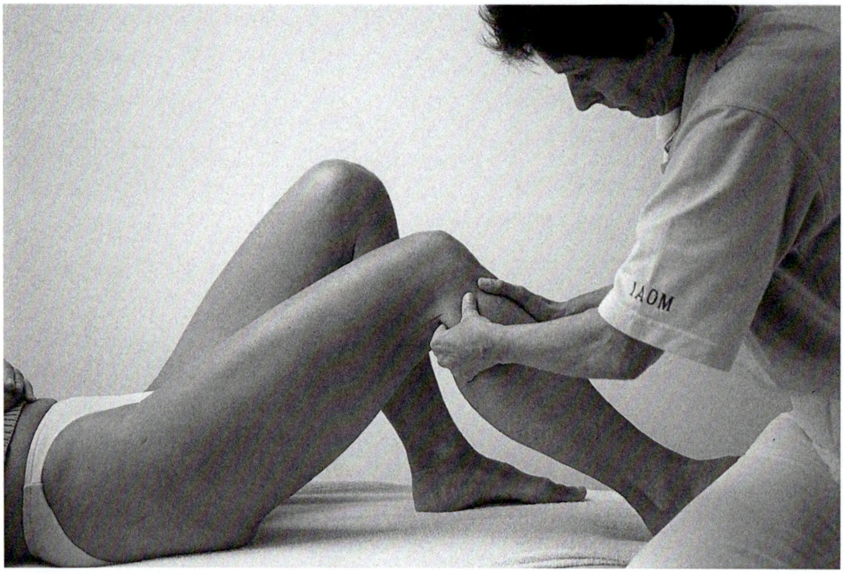

Abb. 8.69: Gleiten der Fibula aus der Ruhestellung des Gelenks von posterior und medial nach anterior und lateral

Ausgangshaltung des Patienten
Rückenlage. Das Knie ist etwa 80° gebeugt. Der Fuß wird bei etwa 10° Plantarflexion unterstützt.

Ausgangshaltung des Therapeuten
Neben dem Fuß des Patienten sitzend. Die medial des Unterschenkels befindliche Hand fixiert die Tibia direkt unterhalb des Kniegelenks. Die andere Hand ergreift zwischen Daumen und Fingern das Fibulaköpfchen von anterior-lateral und posterior-medial. Dabei ist der Unterarm in Bezug zu einer Geraden durch die beiden Femurkondylen von anterior-lateral nach posterior-medial um 45-60° abgewinkelt.

Durchführung
Während Sie mit der medialen Hand die Tibia fixieren, führt Ihre laterale Hand mittels abwechselndem Druck und Zug in der Verlängerung des vorpositionierten Unterarms eine Gleitbewegung der Fibula durch. Beurteilen Sie zunächst das Bewegungsausmaß und dann die Bewegungsqualität, in dem Sie an beiden Bewegungsgrenzen einmalig Überdruck oder Überzug geben.

Abb. 8.70: Durchführung des gleichen Tests in Seitenlage. Der Fuß des Patienten ruht auf dem Oberschenkel der Therapeutin. Zu Ausgangshaltung und Durchführung: ☞ *Abb. 8.69*

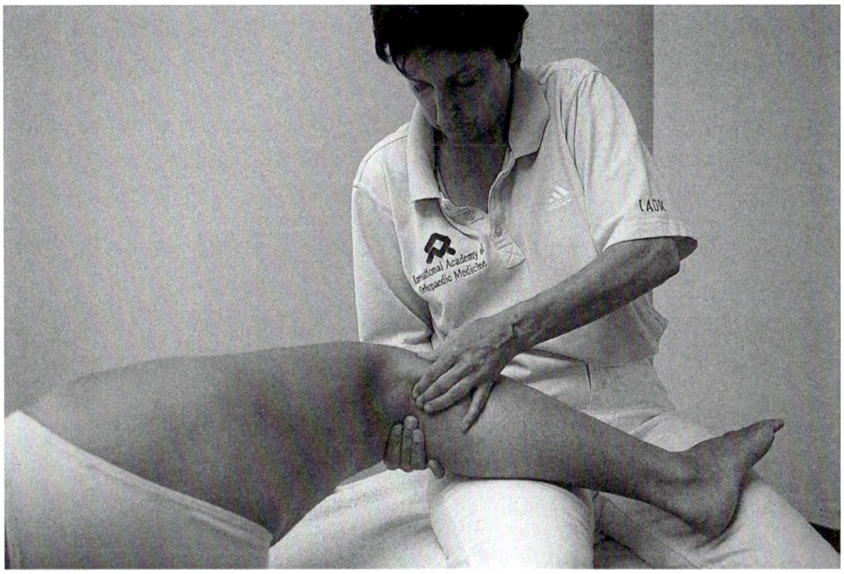

Gelenkspezifische Behandlung

Kapseldehnung zur Verbesserung der anterior-lateralen Beweglichkeit des Fibulaköpfchens mittels einer durch Eversion des Fußes erzeugten Schaukelgleitbewegung

Ausgangshaltung des Patienten
Auf der Untersuchungsliege kniend. Das betroffene Knie ist 80° gebeugt. Der Fuß schwebt frei *(☞ Abb. 8.71)*.

Ausgangshaltung des Therapeuten
An der Innenseite des betroffenen Beins stehend. Die Handwurzel der körpernahen Hand ruht hinten und medial auf dem Caput fibulae. Die Finger umschließen die Fibula vorne. Der Unterarm steht zum Unterschenkel des Patienten lotrecht und ist von posterior-medial nach anterior-lateral um 45-60° abgewinkelt. Die andere Hand ergreift den Fuß von plantar.

Abb. 8.71: Vorbereitung, Aufwärmung

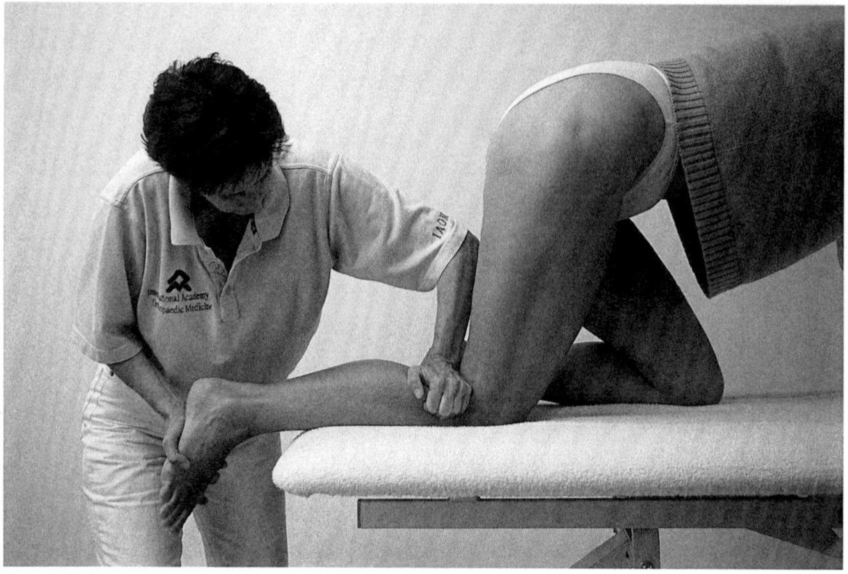

Durchführung
Zur Aufwärmung wird innerhalb der Bewegungsgrenzen mehrmals die folgende Bewegung durchgeführt: Bringen Sie mit der körperfernen Hand den Fuß des Patienten aus der Inversion in die Nullstellung, wodurch eine vordere Schaukelbewegung des Fibulaköpfchens entsteht. Während dessen üben Sie mit der körpernahen Hand Druck in der Verlängerung des vorpositionierten Unterarms aus, wodurch der Bewegung des Fibulaköpfchens eine Gleitkomponente hinzugefügt wird.

Kapseldehnung

Abb. 8.72: Ausgangsstellung

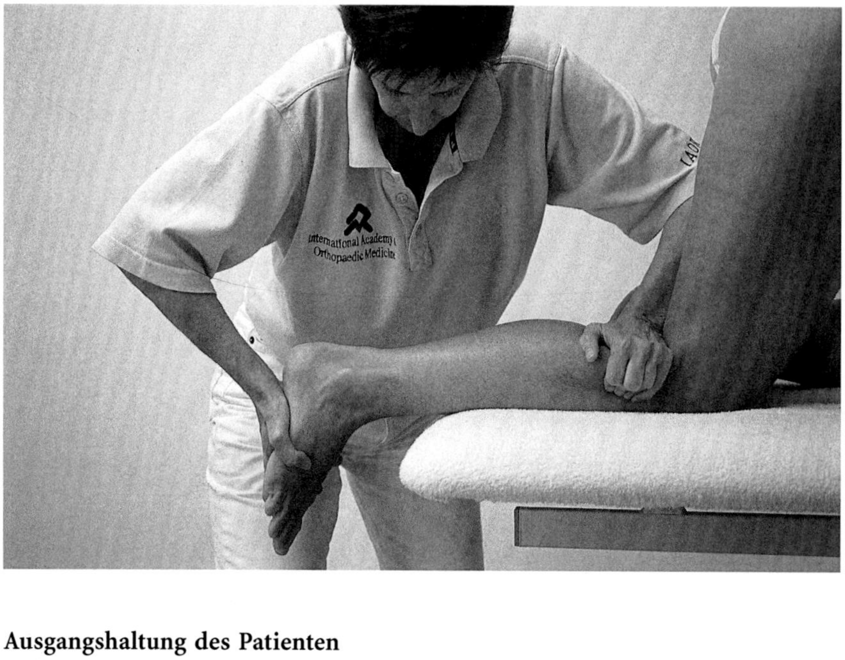

Ausgangshaltung des Patienten
Auf der Untersuchungsliege kniend. Das betroffene Knie ist 80° gebeugt. Der Fuß schwebt frei.

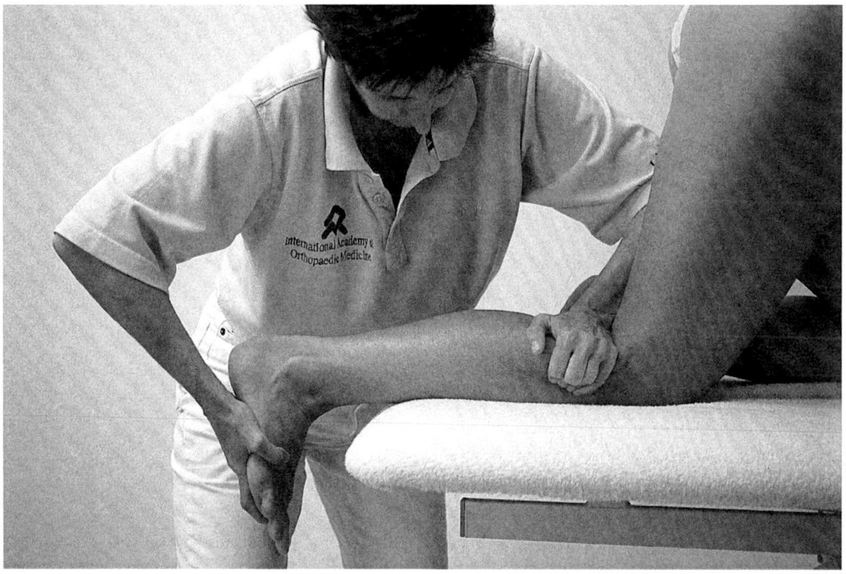

Abb. 8.73: Endstellung

Ausgangshaltung des Therapeuten

An der Innenseite des betroffenen Beins stehend. Die Handwurzel der körpernahen Hand ruht hinten und medial auf dem Caput fibulae. Die Finger umschließen die Fibula vorne. Um zu verhindern, dass während der Dehnung eine Kompression mit der Tibia auftritt, steht der Unterarm zum Unterschenkel des Patienten in einem Winkel von 95-100°. Von posterior-medial nach anterior-lateral ist er um 45-60° abgewinkelt. Die andere Hand ergreift den Fuß von plantar.

Durchführung

Suchen Sie zunächst durch Eversionsbewegungen des Fußes die Bewegungsgrenzen auf. Bewegen Sie dann rhythmisch-dynamisch über die Bewegungsgrenze hinaus, wobei Ihre patientnahe Hand durch Druck in der Verlängerung des Unterarms die Gleitkomponente der Bewegung erzeugt. Während dessen führt die patientferne Hand mit einer weiteren Eversion des Fußes die Schaukelkomponente der Bewegung herbei.

Anschließend wird die Bewegung mit den gleichen Handgriffen eingespielt wie bei der Dehnungstechnik (manuelle kinematische Re-Edukation, MKR). Allerdings beschreibt der Fuß jetzt eine große Bewegung, ohne die Bewegungsgrenze zu überschreiten.

8.9.2 Der tarsokrurale Bewegungskomplex – Talokruralgelenk

Gelenkspezifische Untersuchung

Ruhestellung
- Etwa 10° Flexion und leichte Inversion

Verriegelte Stellung
- Neutrale Fußbelastung

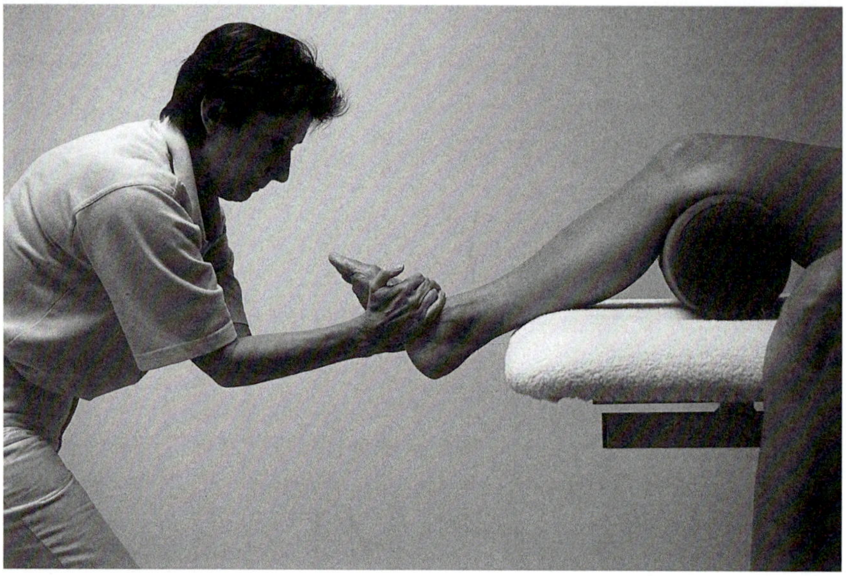

Abb. 8.74: Talokruralgelenk. Traktion in Ruhestellung (10° Flexion)

Ausgangshaltung des Patienten
Rückenlage. Das Knie ruht auf einer Rolle. Der Fuß ragt so weit über den Rand der Untersuchungsliege hinaus, dass die Achillessehne frei ist.

Ausgangshaltung des Therapeuten
Schrittstellung gegenüber der Fußsohle und in der Verlängerung des Unterschenkels des Patienten. Verschieben Sie die Haut ein wenig in Richtung der Tibia und umfassen dann mit beiden Händen und geschlossenen Daumen den gesamten Fußrücken. Bringen Sie den Fuß in Ruhestellung und erhalten dabei sein Profil. Ihre Unterarme befinden sich lotrecht zur Konkavität der Tibia in der Transversalebene.

Durchführung
Überprüfen Sie das Gelenkspiel mit einer raschen, rhythmisch-dynamischen Bewegung in der Verlängerung Ihrer Unterarme. Wenn Sie ein „Anstoßen" des Talus an der Tibia spüren, ist das Gelenkspiel optimal.

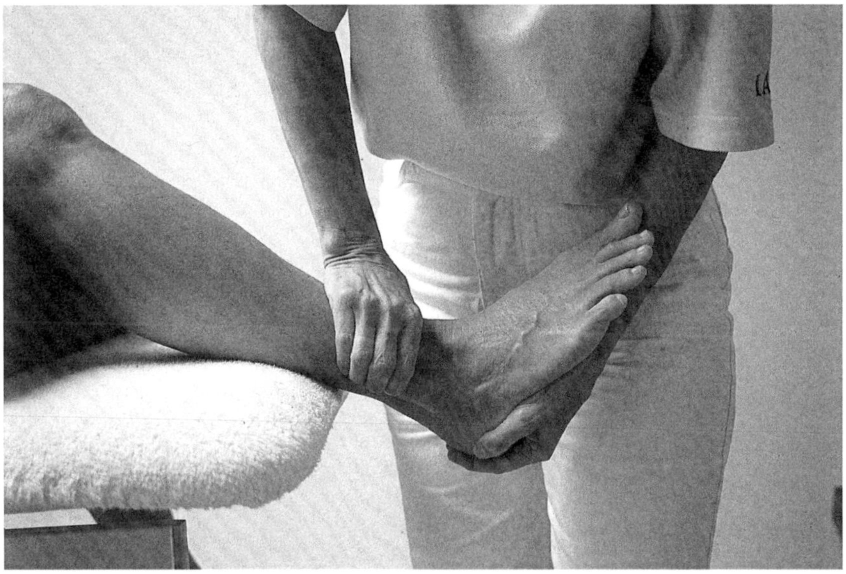

Abb. 8.75: Talokruralgelenk. Rollschubbewegung des Talus aus der Ruhestellung nach vorne

Ausgangshaltung des Patienten
Rückenlage. Das Knie ruht auf einer Rolle. Der Fuß ragt so weit über den Rand der Untersuchungsliege hinaus, dass die Achillessehne frei ist.

Ausgangshaltung des Therapeuten
An der Innenseite des betroffenen Fußes stehend. Die patientnahe Hand ruht distal auf der Vorderseite des Unterschenkels, wobei die Fingerspitzen die Fibula und der Daumen die Tibia umschließen, ohne dabei Druck auf den Unterschenkel auszuüben. Die andere Hand erfasst den Calcaneus von plantar, ohne dabei die Achillessehne zu berühren. Der Unterarm des Therapeuten unterstützt dabei die Fußsohle und hält den Fuß ohne Veränderung des Profils in der Ruhestellung.

Durchführung
Während Ihre patientnahe Hand den Unterschenkel fixiert, bewegen Sie den Talus mit der anderen Hand in einer Schubbewegung über den Calcaneus hinweg nach vorne, wobei Sie den Fuß ein wenig beugen (Rollbewegung). Zur Bestimmung des Bewegungsausmaßes wird die Bewegung mehrmals durchgeführt. Testen Sie das Endgefühl, indem Sie zum Abschluss einmalig Überdruck geben.

Ausgangshaltung des Patienten
Rückenlage. Das Knie ruht auf einer Rolle. Der Fuß ragt so weit über den Rand der Untersuchungsliege hinaus, dass die Achillessehne frei ist *(☞ Abb. 8.76)*.

Ausgangshaltung des Therapeuten
An der Innenseite des betroffenen Fußes stehend. Die patientnahe Hand ruht distal auf der Vorderseite des Unterschenkels, wobei die Fingerspitzen die Fibula bis zur Rückseite umschließen, ohne dabei Druck auf den Unterschenkel auszuüben. Die andere Hand liegt auf dem Fußrücken, wobei Daumen und Zeigefinger den Talus direkt distal der Tibia umschließen. Ringfinger und kleiner Finger haken den lateralen Fußrand an, um den Fuß in der Ruhestellung zu halten.

Abb. 8.76

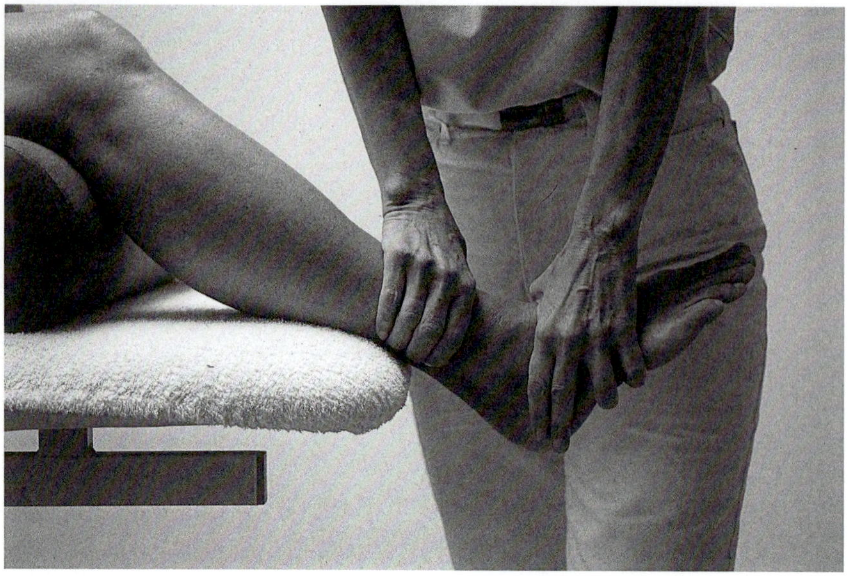

Durchführung

Während Ihre patientnahe Hand den Unterschenkel fixiert, bewegen Sie den Talus und damit den gesamten Fuß mit der anderen Hand in einer Schubbewegung nach hinten, wobei Sie den Fuß ein wenig strecken (Rollbewegung). Zur Bestimmung des Bewegungsausmaßes wird die Bewegung mehrmals durchgeführt. Testen Sie das Endgefühl, indem Sie zum Abschluss einmalig Überdruck geben.

Gelenkspezifische Behandlung

Nach dem Ausschluss von Kontraindikationen können verschiedene Techniken mit Kompression durchgeführt werden.

Kontraindikationen bei belasteter Mobilisierung

- Mobilisierung ist schmerzhaft
- Starke Bewegungseinschränkung
- Laute und schmerzhafte Krepitationen
- Unmittelbar nach dem Ende einer Phase mit Immobilisierung
- Kurz nach Ende einer Kortisonbehandlung (einige Zeit abwarten)
- Die ersten Wochen nach einer Gelenkspülung (Arthroskopie)

Verbesserung der Extension im tarsokruralen Gelenkkomplex mit Betonung des Talokruralgelenks
Schmerzbehandlung und Aufwärmung durch Traktion des Talokruralgelenks aus der Ruhestellung (10° Flexion).

Abb. 8.77

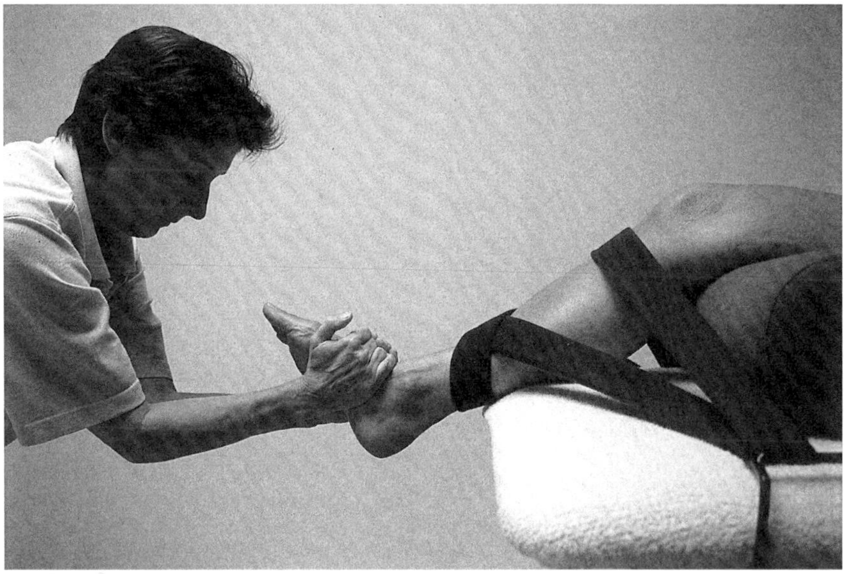

Ausgangshaltung des Patienten
Rückenlage. Das Knie ruht auf einer Rolle. Der Fuß ragt so weit über den Rand der Untersuchungsliege hinaus, dass die Achillessehne frei ist. Der Unterschenkel wird mit einem Gurt nach proximal und hinten fixiert.

Ausgangshaltung des Therapeuten
Schrittstellung gegenüber der Fußsohle und in der Verlängerung des Unterschenkels des Patienten. Verschieben Sie die Haut ein wenig in Richtung der Tibia und umfassen dann mit beiden Händen und geschlossenen Daumen den gesamten Fußrücken. Bringen Sie den Fuß in Ruhestellung und erhalten dabei sein Profil. Ihre Unterarme befinden sich lotrecht zur Konkavität der Tibia in der Transversalebene.

Durchführung
Führen Sie zur Schmerzbehandlung und zur Aufwärmung in der Verlängerung Ihrer Unterarme eine rhythmisch-dynamische Bewegung aus. Die Bewegung kann unterschiedlich groß sein, darf aber die Bewegungsgrenze nicht überschreiten.

Laterale Kapseldehnung des Talokruralgelenks durch Traktion aus vorpositionierter, talokruraler Extension und Eversion des Tarsus

Ausgangshaltung des Patienten
Rückenlage. Das Knie ruht auf einer Rolle. Der Fuß ragt so weit über den Rand der Untersuchungsliege hinaus, dass die Achillessehne frei ist. Der Unterschenkel wird mit einem Gurt nach proximal und hinten fixiert *(☞ Abb. 8.78)*.

Ausgangshaltung des Therapeuten
Schrittstellung gegenüber der Fußsohle und in der Verlängerung des Unterschenkels des Patienten. Ihre Unterarme befinden sich in der Transversalebene. Ergreifen Sie den Fuß mit beiden Händen von lateral und medial und bringen ihn in Eversion. Nun ist das Kalkaneofibularband entspannt und kann die laterale Gelenkkapsel des Talokruralgelenks erreicht werden.

Abb. 8.78

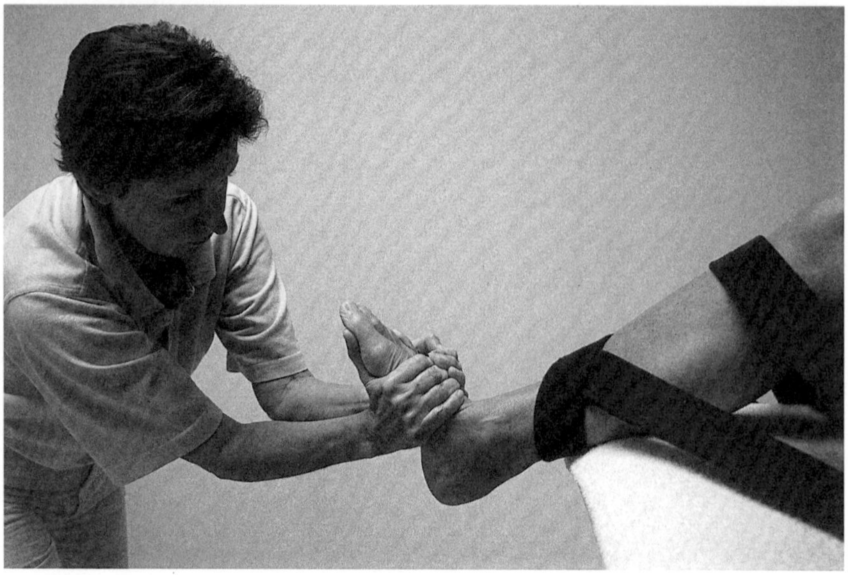

Durchführung

Nehmen Sie nun über einen Zug der Unterarme das Gelenkspiel auf. Zur Dehnung wiederholen Sie die Traktion eine Zeitlang statisch oder rhythmisch-dynamisch.

Abb. 8.79: Mediale Kapseldehnung des Talokruralgelenks durch Traktion aus vorpositionierter, talokruraler Extension und Inversion des Tarsus

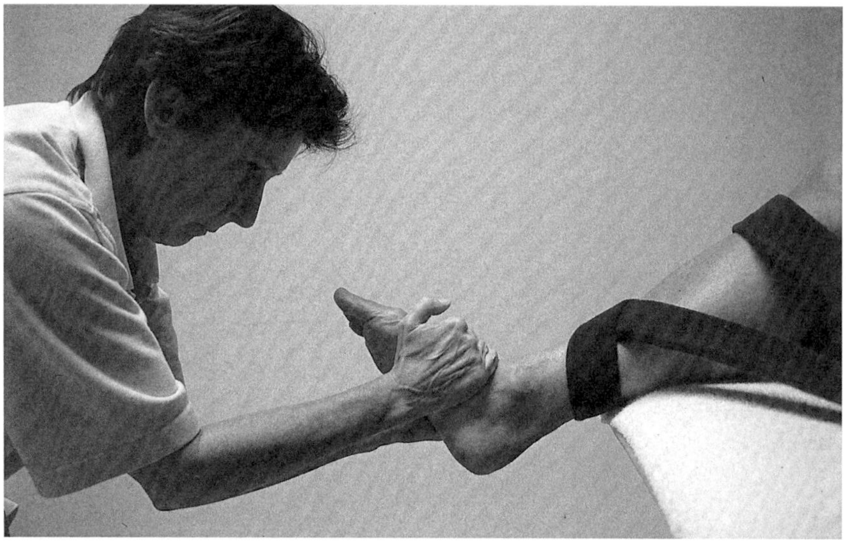

Ausgangshaltung des Patienten

Rückenlage. Das Knie ruht auf einer Rolle. Der Fuß ragt so weit über den Rand der Untersuchungsliege hinaus, dass die Achillessehne frei ist. Der Unterschenkel wird mit einem Gurt nach proximal und hinten fixiert.

Ausgangshaltung des Therapeuten

Schrittstellung gegenüber der Fußsohle und in der Verlängerung des Unterschenkels des Patienten. Ihre Unterarme befinden sich in der Transversalebene. Ergreifen Sie den Fuß mit beiden Händen von lateral und medial. Bringen Sie das Talokruralgelenk in Extension bei gleichzeitigem Varus des Calcaneus und Inversion des übrigen Fußes. Nun ist das Tibiokalkanearband entspannt und kann die mediale Gelenkkapsel des Talokruralgelenks erreicht werden.

Durchführung
Nehmen Sie nun über einen Zug der Unterarme das Gelenkspiel auf. Zur Dehnung wiederholen Sie die Traktion eine Zeitlang statisch oder rhythmisch-dynamisch.

Vorbereitung von Kapseldehnungen, Aufwärmung durch eine Rollschubbewegung im Talokruralgelenk nach hinten

Abb. 8.80

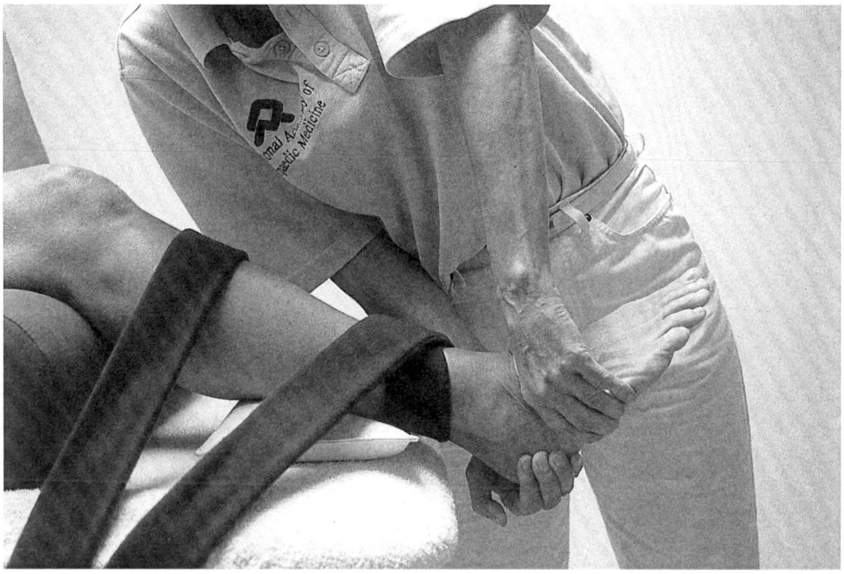

Ausgangshaltung des Patienten
Rückenlage. Das Knie ruht auf einer Rolle. Der Fuß ragt so weit über den Rand der Untersuchungsliege hinaus, dass die Achillessehne frei ist. Der Unterschenkel wird mit einem Gurt nach proximal und hinten fixiert.

Ausgangshaltung des Therapeuten
An der Innenseite des betroffenen Fußes stehend. Die plantare Hand ergreift den Calcaneus. Die patientferne Hand umfasst den Fuß vom Fußrücken her. Beide Hände gemeinsam erhalten den Fuß in Ruhestellung. Der patientferne Unterarm steht nahezu parallel zur distalen Gelenkfläche der Tibia, mit der er einen Winkel von etwa 80° bildet.

Durchführung
Lösen Sie durch Druck in der Verlängerung des Unterarms mit der patientfernen Hand die Schubbewegung nach hinten aus und fügen Sie mit beiden Händen eine geringe Extension (Rollbewegung) des Fußes hinzu. Wiederholen Sie die Bewegung eine Zeitlang rhythmisch-dynamisch.

Laterale Kapseldehnung des Talokruralgelenks durch eine Rollschubbewegung aus talokruraler Extension und Eversion des Tarsus nach hinten

Ausgangshaltung des Patienten
Rückenlage. Das Knie ruht auf einer Rolle. Der Fuß ragt so weit über den Rand der Untersuchungsliege hinaus, dass die Achillessehne frei ist.

Der auf einem Sandsack ruhende Unterschenkel wird mit einem Gurt nach proximal und hinten fixiert *(☞ Abb. 8.81)*.

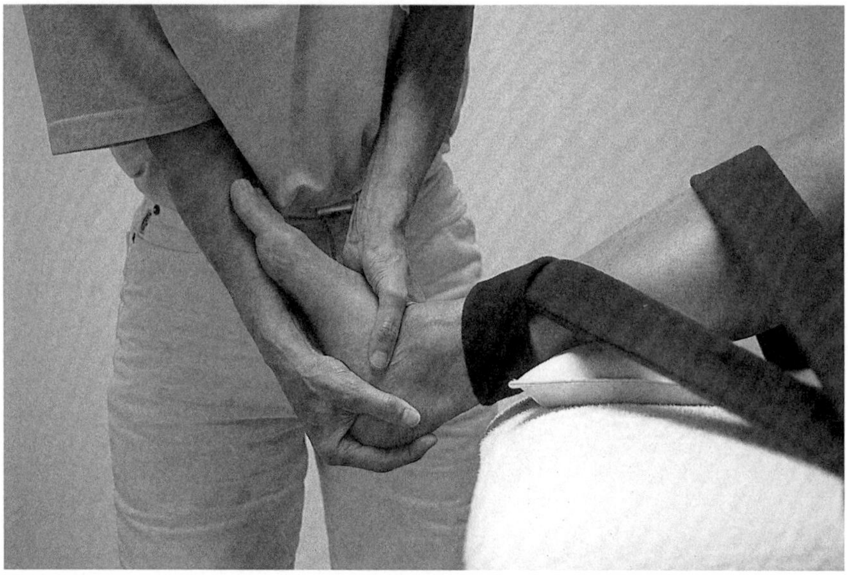

Abb. 8.81: Ausgangsstellung

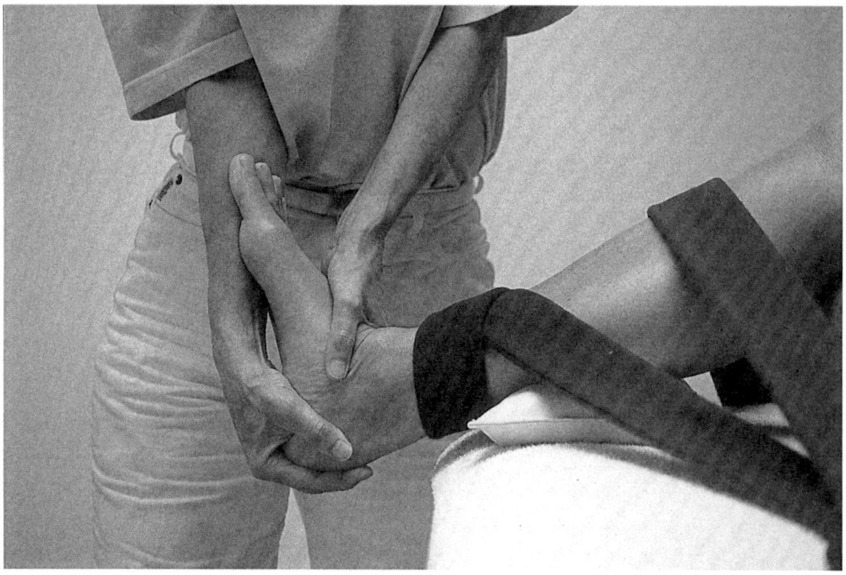

Abb. 8.82: Endstellung

Ausgangshaltung des Therapeuten

Leicht versetzt an der Außenseite des Fußes stehend. Die patientnahe Hand umfasst den Fußrücken unmittelbar distal der Tibia mit Daumen und Zeigefinger. Der Unterarm steht parallel zur distalen Gelenkfläche der Tibia, mit der er einen Winkel von 80° bildet. Die andere Hand erfasst den Calcaneus. Der andere Unterarm berührt die Fußsohle. Bringen Sie den Fuß vor der Dehnung mittels einer Extension bis an die Bewegungsgrenze. Mit der Eversion entspannen Sie das Kalkaneofibularband, wonach die laterale Gelenkkapsel erreichbar ist.

Durchführung

Zur Vorpositionierung bringt die patientferne Hand den Calcaneus in Valgus, während der patientnahe Unterarm den Fuß streckt und proniert. Die patientnahe Hand unterstützt bei der Erreichung der Pronations- und Abduktionsstellung. Zur Dehnung übt die patientnahe Hand nach Erreichen der Bewegungsgrenze in Verlängerung des Unterarms Druck aus und erzielt damit eine Schubbewegung nach hinten. Anschließend führen beide Hände gemeinsam mit einer Rollbewegung die Eversion durch, wobei alle Bewegungskomponenten einzeln betont werden. Zur Dehnung wird die Bewegung eine Zeitlang rhythmisch-dynamisch wiederholt.

Zur Darstellung der wesentlichen Elemente dieser Technik ist die auf den Illustrationen dargestellte Bewegung größer als in Wirklichkeit.

Mediale Kapseldehnung des Talokruralgelenks durch eine Rollschubbewegung aus talokruraler Extension und Inversion des Tarsus nach hinten

Zur Darstellung der Technik haben wir bewusst auf die Illustrationen zum Einspielen der Bewegung (MKR) zurückgegriffen, weil die dabei verwendeten Handgriffe mit den zur Dehnung verwendeten Handgriffen identisch, aber ausladender sind.

Abb. 8.83: Ausgangsstellung

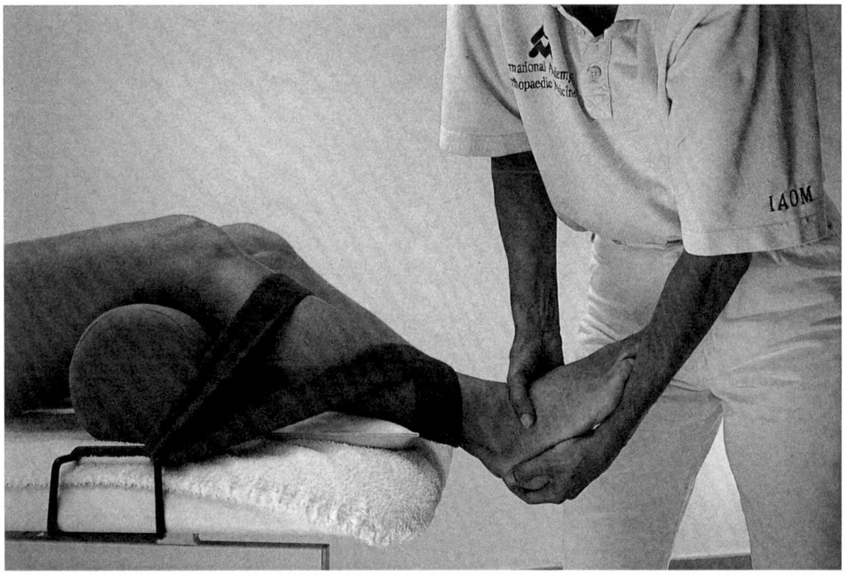

Ausgangshaltung des Patienten

Rückenlage. Das Knie ruht auf einer Rolle. Der Fuß ragt so weit über den Rand der Untersuchungsliege hinaus, dass die Achillessehne frei ist.

Der auf einem Sandsack ruhende Unterschenkel wird mit einem Gurt nach proximal und hinten fixiert.

Ausgangshaltung des Therapeuten

Leicht versetzt an der Innenseite des Fußes stehend. Die patientnahe Hand umfasst den Fußrücken von medial unmittelbar distal der Tibia, wobei der Daumen auf dem Fußrücken ruht. Der Unterarm steht parallel zur distalen Gelenkfläche der Tibia, mit der er einen Winkel von 80° bildet. Die andere Hand erfasst den Calcaneus von proximal, plantar und lateral. Der andere Unterarm berührt Sohle und Außenseite des Fußes. Bringen Sie den Fuß vor der Dehnung mittels einer Extension im Talokruralgelenk und einer Inversion des übrigen Fußes bis an die Bewegungsgrenze. Mit der Inversion entspannen Sie das Tibiokalkanearband, wonach die mediale Gelenkkapsel erreichbar ist.

Abb. 8.84: Endstellung

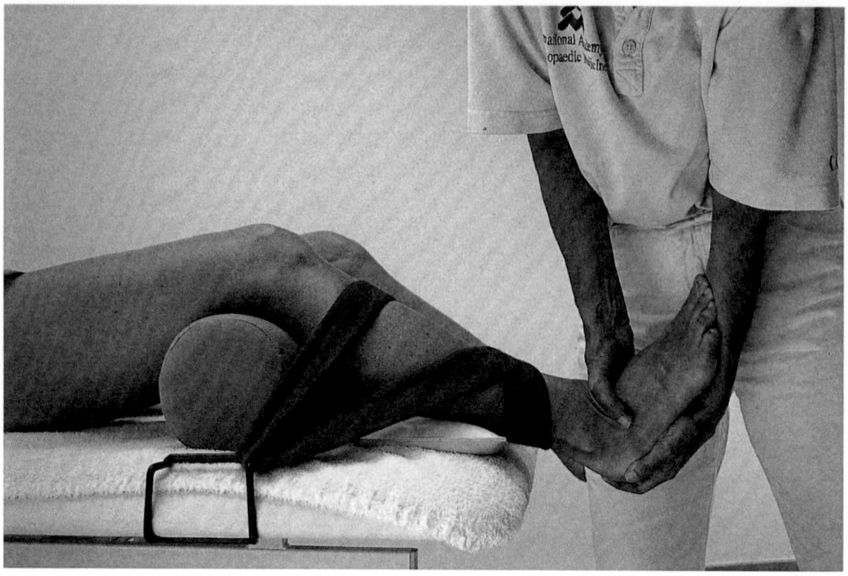

Durchführung

Zur Vorpositionierung bringt die patientferne Hand mittels Supination des Unterarms den Calcaneus in Varus, während der patientnahe Unterarm den Fuß supiniert und adduziert. Die patientnahe Hand unterstützt bei der Erreichung der Supinations- und Adduktionsstellung. Zur Dehnung übt die patientnahe Hand nach Erreichen der Bewegungsgrenze in Verlängerung des Unterarms Druck aus und erzielt damit eine Schubbewegung nach hinten. Anschließend führen beide Hände gemeinsam mit einer Rollbewegung die Extension durch und betonen dabei auch die Supination und die Adduktion. Zur Dehnung wird die Bewegung eine Zeitlang rhythmisch-dynamisch wiederholt.

Manuelle kinematische Re-Edukation (MKR) der Streckung im Talokruralgelenk mit Betonung der lateralen Gelenkkapsel

Abb. 8.85: Ausgangsstellung

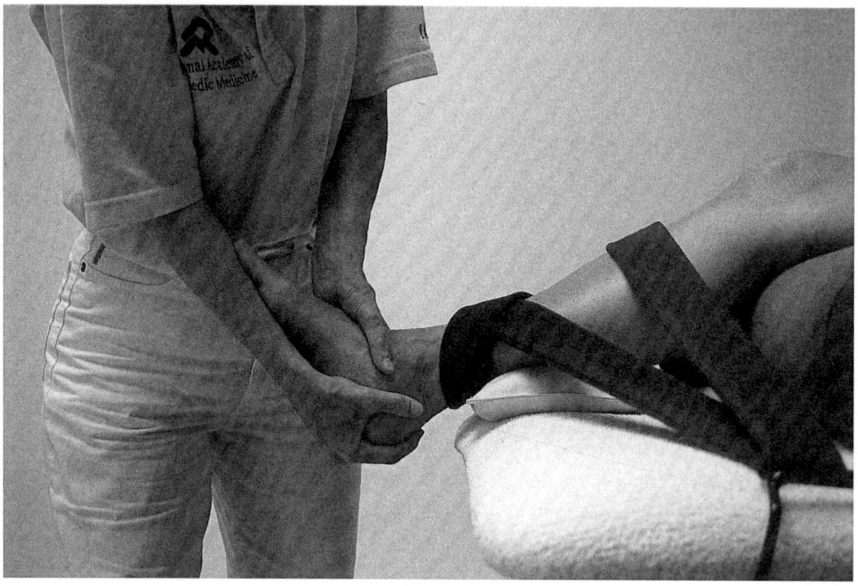

Abb. 8.86: Endstellung

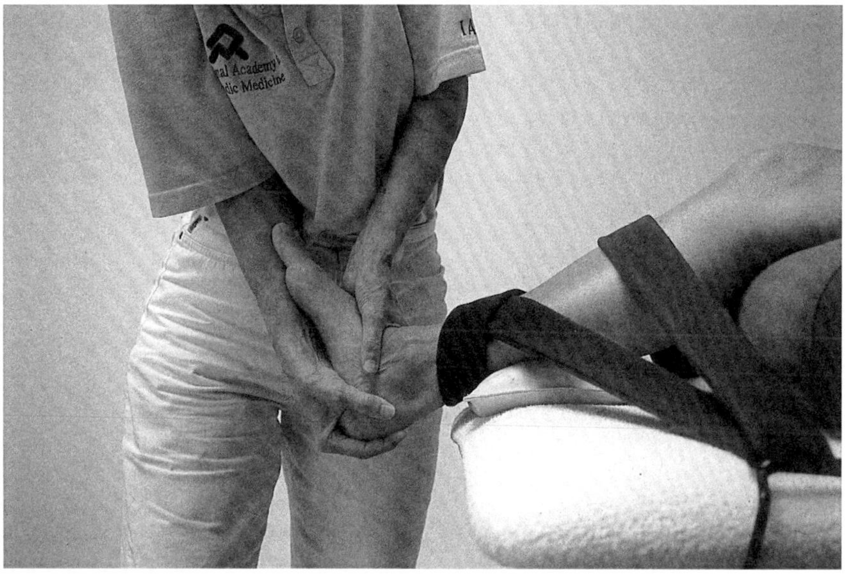

Das Einspielen der Bewegung findet praktisch auf die gleiche Weise statt wie die Dehnungstechnik. Der einzige Unterschied besteht darin, dass die Bewegung jetzt lange vor dem Erreichen der Bewegungsgrenze mit eine leichten Eversion beginnt und bis zum Erreichen der Bewegungsgrenze in eine Eversion übergeht. Der Daumen der patientnahen Hand hakt das Os naviculare an und betont während der Bewegung die Außenrotation. Bei zunehmender Extension ist der Talus nicht mehr erreichbar. Bringen Sie den Fuß des Patienten nun in Eversion (Osteokinematik) und erzeugen Sie durch Druck der patientnahen Hand gleichzeitig die Schubbewegung nach hinten (Arthrokinematik). Lassen Sie die Bewegung anschließend aktiv, aber unterstützt durchführen. Das heißt, der Patient selbst bringt den Fuß in Eversion, und der Therapeut gibt am Ende von Extension und Flexion Widerstand.

Die Durchführung der manuellen kinematischen Re-Edukation der Streckung im Talokruralgelenk mit Betonung der medialen Gelenkkapsel ist mit der Dehnungstechnik identisch. Allerdings beginnt die Bewegung bereits vor dem Erreichen der Bewegungsgrenze. Die Bewegungsgrenze wird nicht überschritten.

Mediale Kapseldehnung des Talokruralgelenks während axialer Belastung durch eine Außenrotation des Unterschenkels aus talokruraler Extension und Inversion des Tarsus

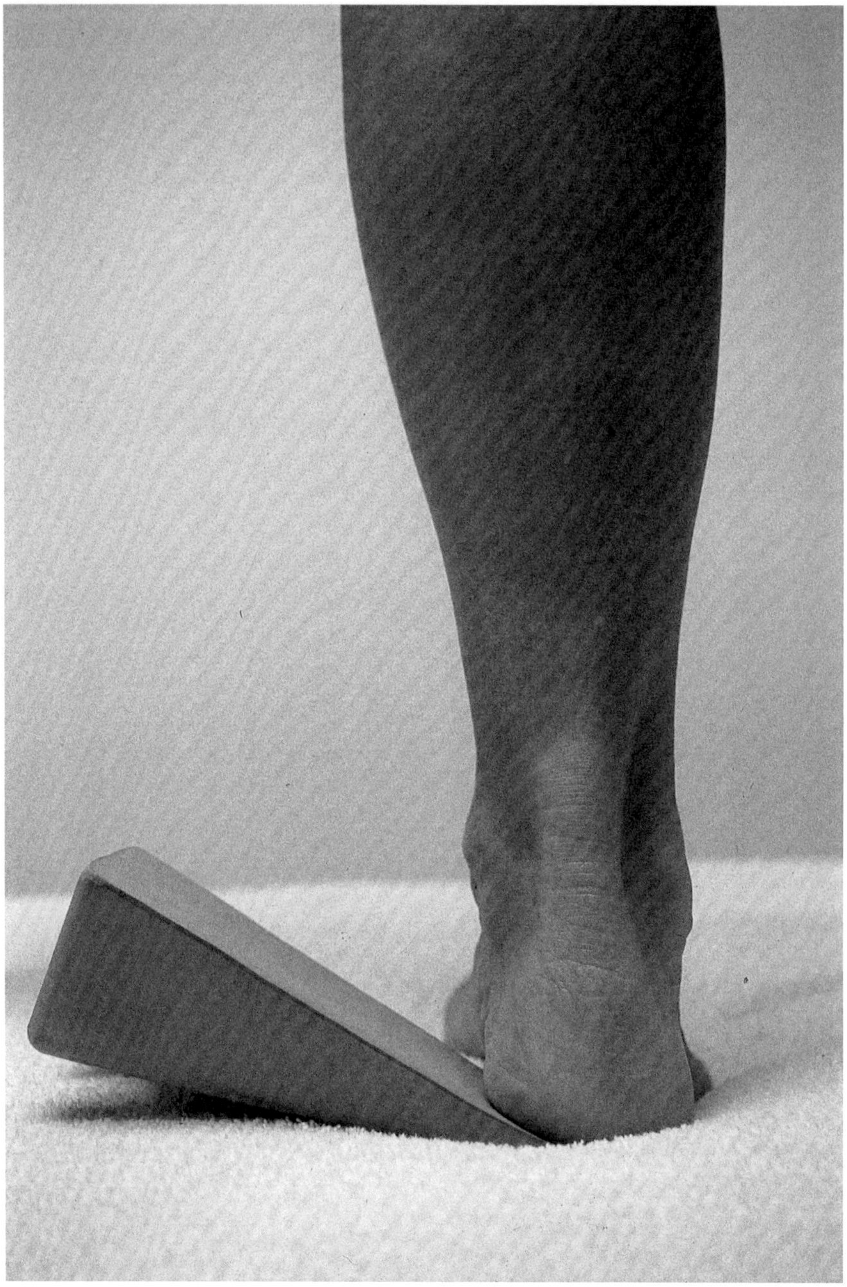

Abb. 8.87: Ausgangsstellung des Fußes

Abb. 8.88: Ausgangsstellung

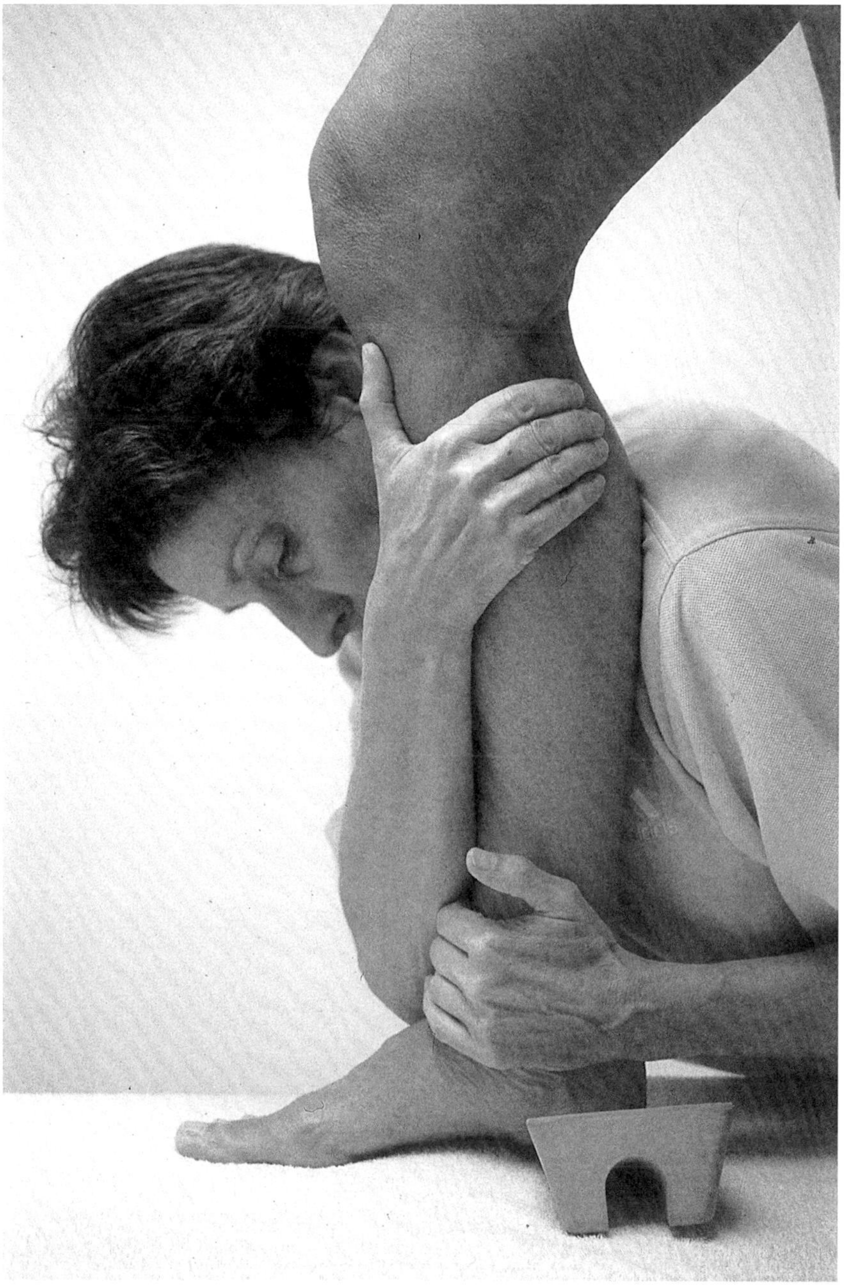

Ausgangshaltung des Patienten
Auf der Untersuchungsliege stehend und sich dabei mit den Händen irgendwo abstützend, beispielsweise an der Zimmerwand, der Zimmerdecke oder an einem auf der Untersuchungsliege platzierten Stuhl. Hüfte und Knie der betroffenen Seite sind leicht gebeugt. Zur Erhaltung der Inversionsstellung ruht der Calcaneus an der Medialseite auf einem Keil. Hierdurch entspannt sich das Tibiokalkanearband und wird die Gelenkkapsel zugänglich.

Ausgangshaltung des Therapeuten
Neben der Untersuchungsliege an der Außenseite des betroffenen Fußes stehend. Die patientnahe Hand hakt den Unterschenkel proximal und medial an. Die Handwurzel der patientfernen Hand ruht hinten und medial auf der Tibia,

Abb. 8.89: Endstellung

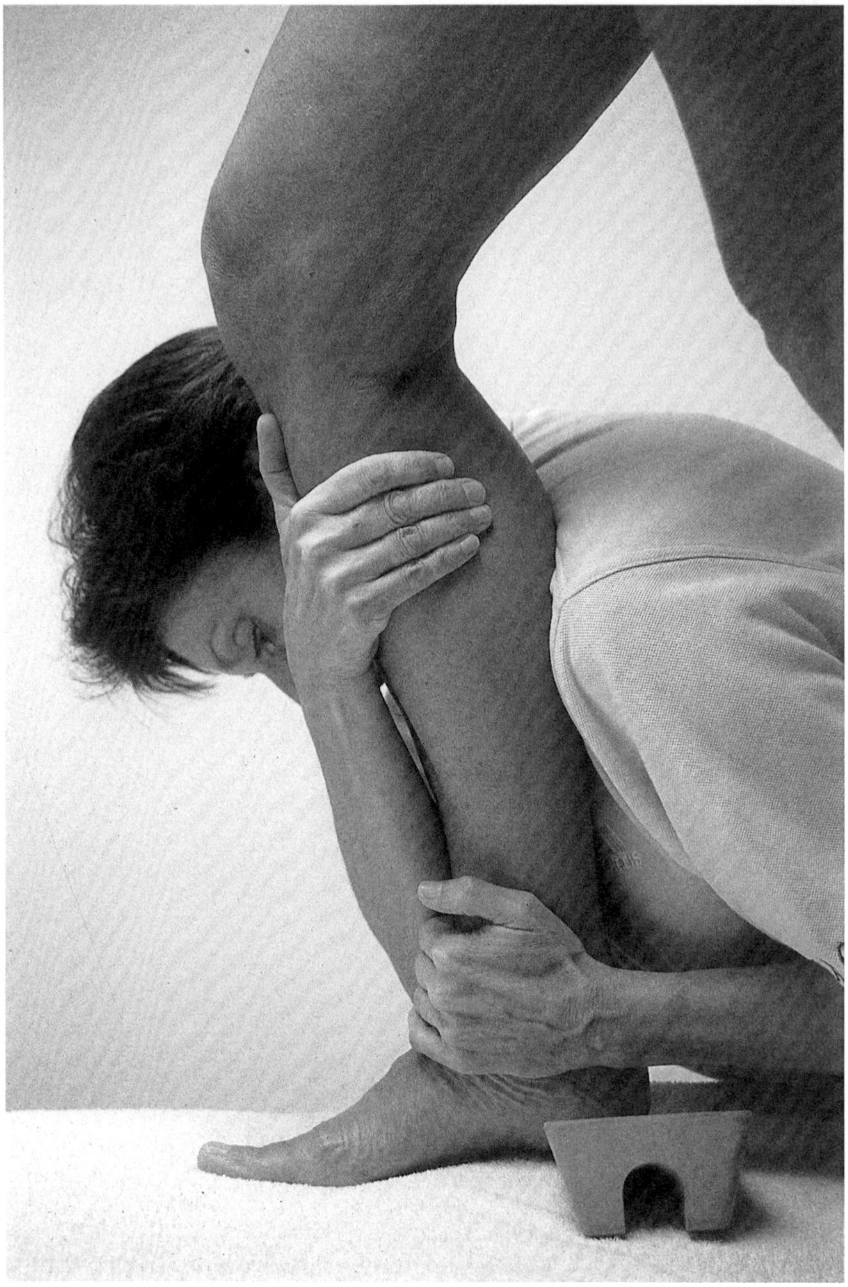

jedoch bleibt die Achillessehne frei. Der Unterarm steht parallel zur Untersuchungsliege in der Verlängerung des II. Fußstrahls.

Durchführung

Durch gleichzeitigen Zug mit der proximalen und Druck mit der distalen Hand in Verlängerung des Unterarms wird jetzt eine Außenrotation des Unterschenkels durchgeführt, die die mediale Gelenkkapsel in Spannung versetzt. Zur Dehnung üben beide Hände eine Zeitlang im Wechsel rhythmisch-dynamischen Zug (proximale Hand) oder Druck aus (distale Hand), wobei Sie mit beiden Armen der geringen Rotationsbewegung folgen. Bitten Sie den Patienten, jede Ihrer Zug- und Druckbewegungen mit einer Kniebeuge zu begleiten, wodurch eine Schaukelgleitbewegung der Tibia entsteht.

Laterale Kapseldehnung des Talokruralgelenks während axialer Belastung durch eine Innenrotation des Unterschenkels aus talokruraler Extension und Eversion des Tarsus

Abb. 8.90: Ausgangsstellung

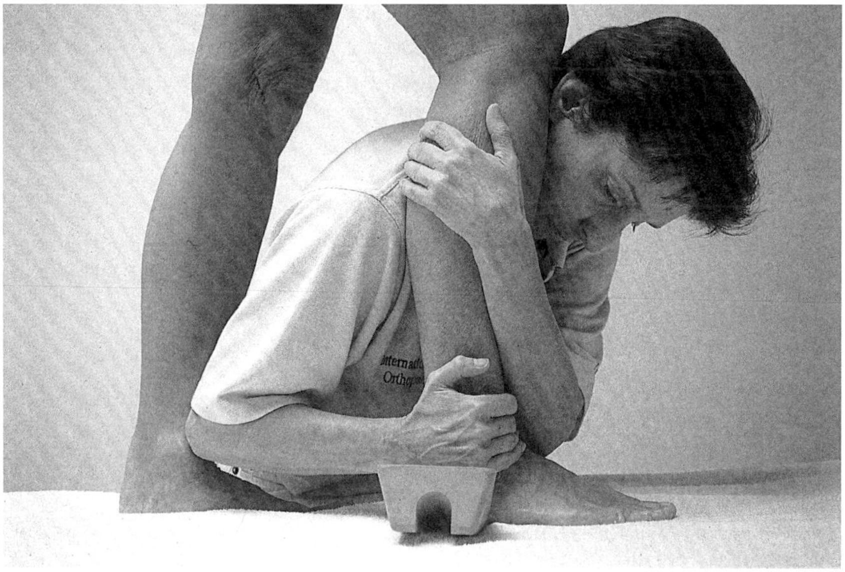

Abb. 8.91: Endstellung

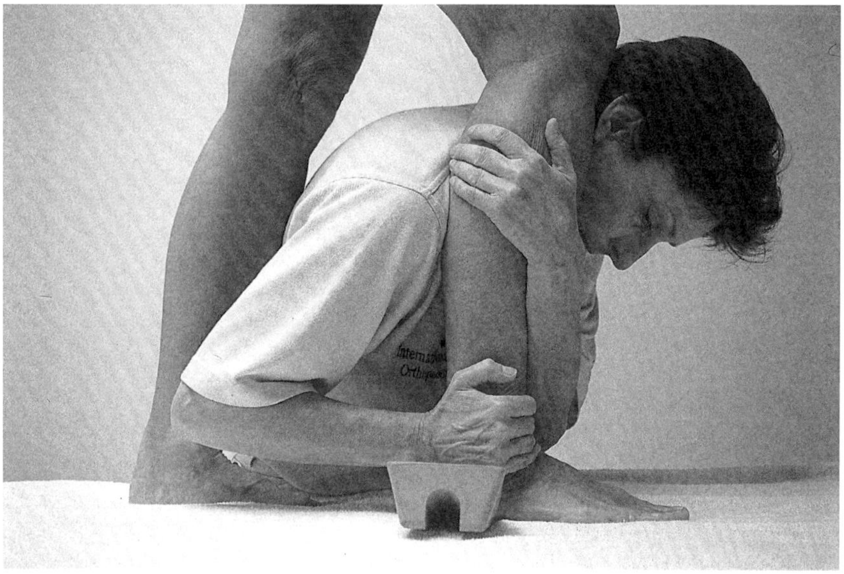

Ausgangshaltung des Patienten
Auf der Untersuchungsliege stehend und sich dabei mit den Händen irgendwo abstützend, beispielsweise an der Zimmerwand, der Zimmerdecke oder an einem auf der Untersuchungsliege platzierten Stuhl. Hüfte und Knie der betroffenen Seite sind leicht gebeugt. Zur Erhaltung der Eversionsstellung ruht der Calcaneus an der Lateralseite auf einem Keil. Hierdurch entspannt sich das Kalkaneofibularband und wird die Gelenkkapsel zugänglich.

Ausgangshaltung des Therapeuten
Neben der Untersuchungsliege an der Innenseite des betroffenen Fußes stehend. Die patientnahe Hand hakt den Unterschenkel proximal und lateral an. Die Handwurzel der patientfernen Hand ruht hinten auf der Fibula, jedoch

bleibt die Achillessehne frei. Der Unterarm steht parallel zur Untersuchungsliege und in Bezug zur Fibula schräg von posterior-medial nach anterior-lateral.

Durchführung

Durch gleichzeitigen Zug mit der proximalen und Druck mit der distalen Hand in Verlängerung des Unterarms wird jetzt eine Innenrotation des Unterschenkels durchgeführt, die die laterale Gelenkkapsel in Spannung versetzt. Zur Dehnung üben beide Hände eine Zeitlang im Wechsel rhythmisch-dynamischen Zug (proximale Hand) oder Druck aus (distale Hand), wobei Sie mit beiden Armen der geringen Rotationsbewegung folgen. Bitten Sie den Patienten, jede Ihrer Zug- und Druckbewegungen mit einer Kniebeuge zu begleiten, wodurch eine Schaukelgleitbewegung der Tibia entsteht.

Belastete manuelle kinematische Re-Edukation (MKR) der Streckung im Talokruralgelenk mit Betonung der medialen Gelenkkapsel

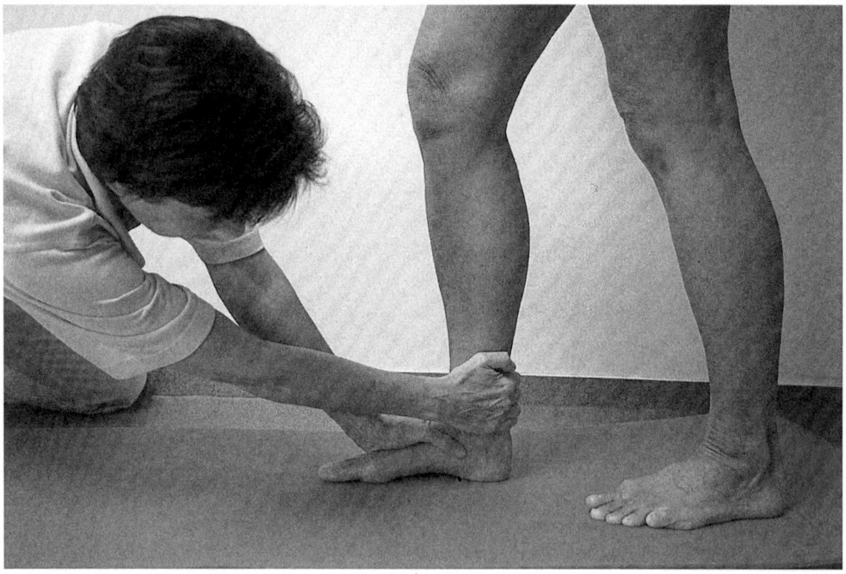

Abb. 8.92: Ausgangsstellung

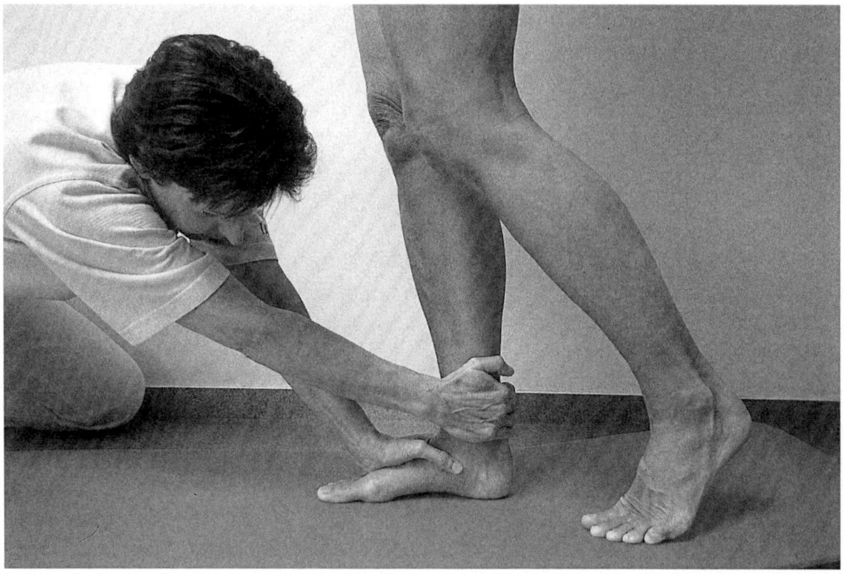

Abb. 8.93: Mittelstellung

Abb. 8.94: Endstellung

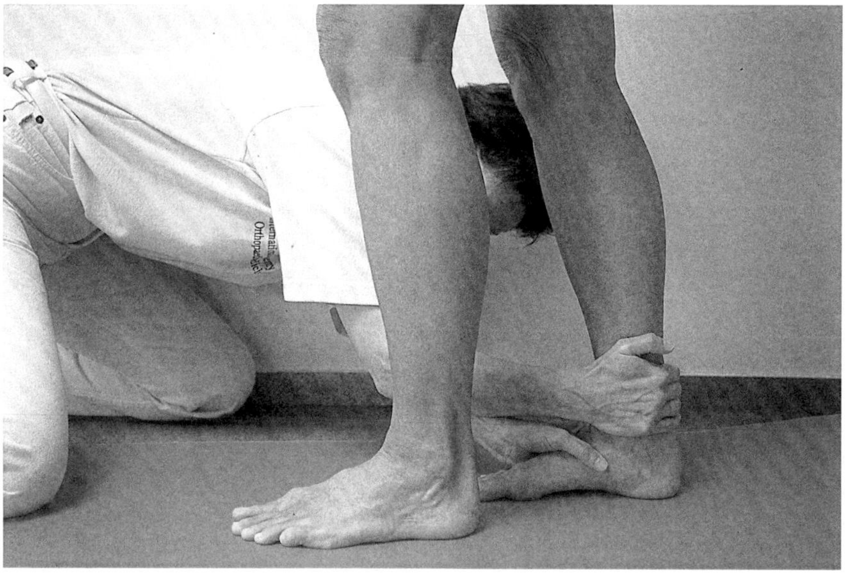

Ausgangshaltung des Patienten
Mit leicht gebeugtem Knie auf einer Fußmatte auf dem Fußboden stehend. Da die Ferse jetzt nicht mehr von extern gesteuert wird, steht der Patient auf einer festeren Unterlage.

Ausgangshaltung des Therapeuten
Vor und lateral des betroffenen Fußes kniend. Der Daumen der patientfernen Hand fixiert das Os naviculare vom Fußrücken her. Die patientnahe Hand hakt die Tibia an der Medialseite an, wobei der Unterarm fast parallel zum Fußboden steht.

Durchführung
Während wiederholter Schrittbewegungen des Patienten betonen Sie die dabei auftretende Außenrotation des Unterschenkels durch medialen Zug an der Tibia. Folgen Sie der Außenrotationsbewegung mit dem ganzen Körper. Wiederholen Sie diese Technik für mehrere Minuten.

Belastete manuelle kinematische Re-Edukation (MKR) der maximalen Streckung im Talokruralgelenk mit Betonung der lateralen Gelenkkapsel

Abb. 8.95: Ausgangsstellung

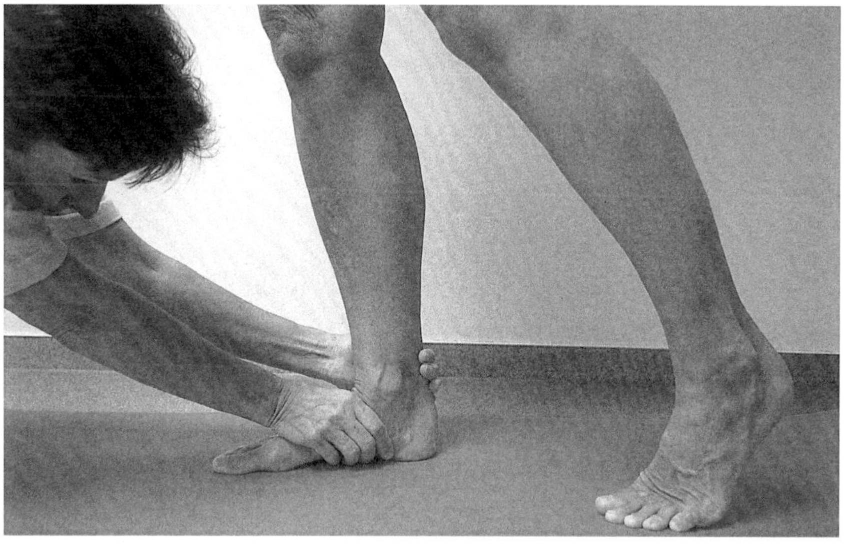

Ausgangshaltung des Patienten
Mit gestrecktem Knie auf einer Fußmatte auf dem Fußboden stehend. Da die Ferse jetzt nicht mehr von extern gesteuert wird, steht der Patient auf einer festeren Unterlage.

Ausgangshaltung des Therapeuten
Vor und medial des betroffenen Fußes kniend. Der Daumen der patientfernen Hand ruht zur Fixierung auf dem Fußrücken. Die patientnahe Hand hakt die Fibula an, wobei der Unterarm von posterior-medial nach anterior-lateral fast parallel zum Fußboden steht.

Durchführung
Während wiederholter Landungsbewegungen des Patienten, bei denen die Hüfte eine Flexion-Adduktion-Innenrotation vollzieht, betonen Sie die dabei auftretende Innenrotation des Unterschenkels durch Zug in Verlängerung des Unterarms an der Fibula. Folgen Sie der kleinen Innenrotationsbewegung mit dem ganzen Körper und wiederholen Sie die Technik einige Minuten lang.

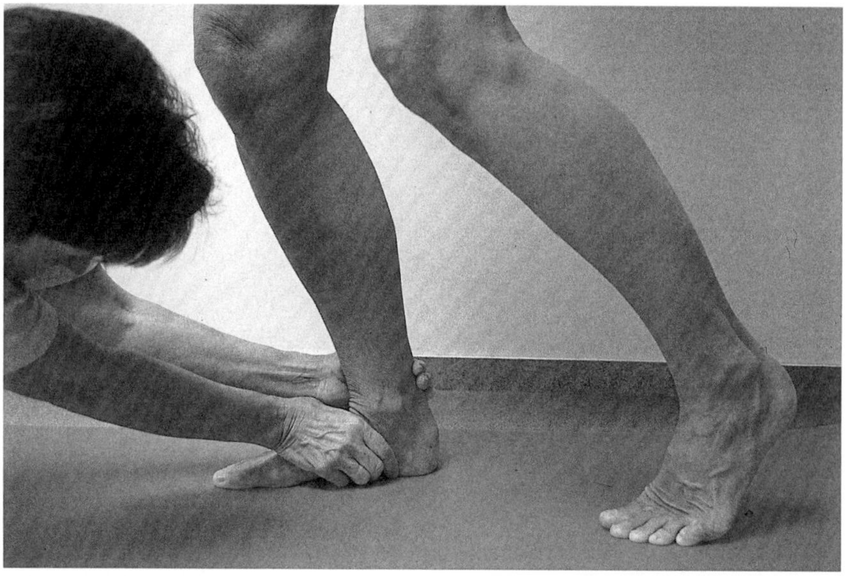

Abb. 8.96: Endstellung

Verbesserung der Flexion im tarsokruralen Bewegungskomplex mit Betonung des Talokruralgelenks

Schmerzbehandlung und Aufwärmung durch Traktion des Talokruralgelenks aus der Ruhestellung (10° Flexion) *(☞ Schmerzbehandlung und Aufwärmung zur Verbesserung der Extension, Abb. 8.77)*

Kapseldehnung zur Flexionsverbesserung mittels Traktion aus vorpositionierter Flexion

Ausgangshaltung des Patienten
Seitenlage. Die betroffene Seite oben *(☞ Abb. 8.97)*.

Ausgangshaltung des Therapeuten
An der Vorderseite des Patienten gegenüber den Knien stehend. Daumen und Zeigefinger der patientnahen Hand ergreifen den Calcaneus proximal. Dabei befindet sich der Daumen lateral und der Zeigefinger medial. Die Achilles-

Abb. 8.97

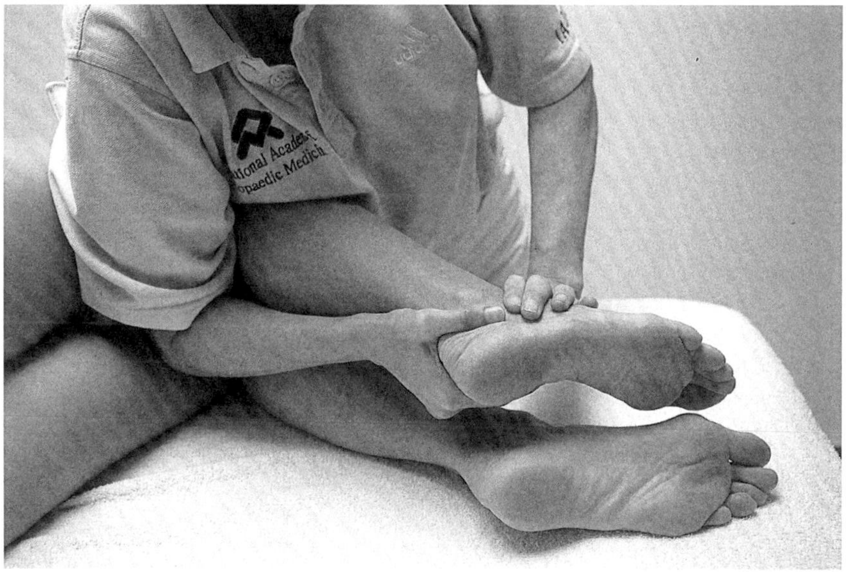

sehne bleibt frei. Der distale Anteil des patientnahen Oberarms nimmt entweder direkt oder über ein dazwischen liegendes, zusammengerolltes Handtuch direkt oberhalb der Kniekehle Kontakt mit der Rückseite des Patientenoberschenkels auf. Die proximale Phalanx des Zeigefingers der patientfernen Hand ruht dorsal auf dem Talushals.

Durchführung

Die patientferne Hand erhöht nun den Druck und beugt das Knie des Patienten, wodurch sich der Abstand zwischen Oberschenkel und Fuß verringert. Infolge der Unbeweglichkeit Ihres Unterarms erhöht sich der Druck zwischen der patientnahen Hand (Calcaneus) und der Druck ausübenden Hand (vorn), wodurch eine Zugwirkung entsteht. Zur Kapseldehnung bewegen Sie nach Aufnehmen der Vorspannung rhythmisch-dynamisch über die Bewegungsgrenze hinweg.

Laterale Kapseldehnung des Talokruralgelenks durch eine Schaukelgleitbewegung aus talokruraler Flexion und Eversion des Tarsus nach hinten

Abb. 8.98: Endstellung

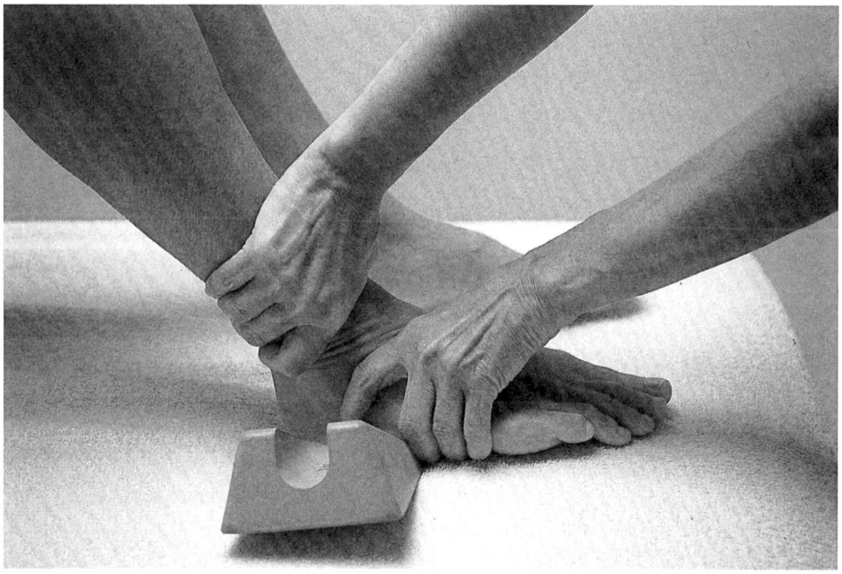

Ausgangshaltung des Patienten
Rückenlage. Das Knie ist gebeugt. Die Fußsohle ruht auf der Unterlage, wobei der Calcaneus zur Erhaltung der Eversionsstellung von lateral mit einem Keil unterstützt wird. Das Kalkaneofibularband ist somit entspannt, und die Gelenkkapsel ist zugänglich.

Ausgangshaltung des Therapeuten
Vor und leicht versetzt an der Außenseite des betroffenen Fußes stehend. Die patientnahe Hand umfasst den distalen Unterschenkel vorne, so dass sich die Finger lateral und der Daumen medial befinden. Der Unterarm bildet zum Unterschenkel des Patienten einen Winkel von 80°. Die distale Hand ergreift den Fußrücken des Patienten direkt distal der Tibia. Zur Erhaltung der Eversion haken dabei ein oder mehrere Finger den lateralen Fußrand an. Der Daumen umschließt den medialen Fußrand

Durchführung
Bringen Sie den Fuß zunächst an die Bewegungsgrenze und erzeugen Sie dann mit der patientnahen Hand durch Druck in der Verlängerung des Unterarms die Gleitbewegung der Tibia nach hinten über die Bewegungsgrenze hinaus. Die Bewegung geht mit einer Außenrotation des Unterschenkels einher. Gleichzeitig beugen Sie den Fuß ein wenig mit der anderen Hand. Zur Kapseldehnung führen Sie die Bewegung eine Zeitlang rhythmisch-dynamisch durch.

Mediale Kapseldehnung des Talokruralgelenks durch eine Schaukelgleitbewegung aus talokruraler Flexion und Inversion des Tarsus nach hinten

Abb. 8.99

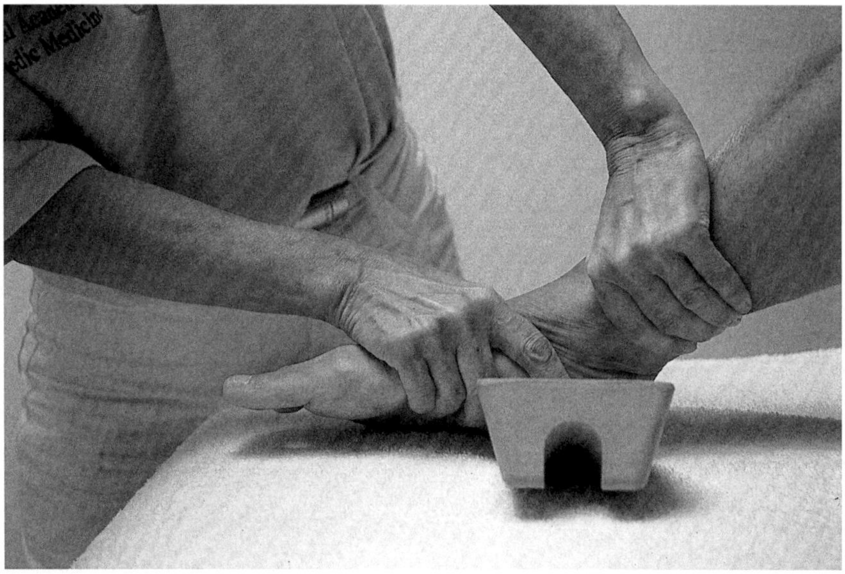

Ausgangshaltung des Patienten
Rückenlage. Das Knie ist gebeugt. Die Fußsohle ruht auf der Unterlage, wobei der Calcaneus zur Erhaltung der Inversionsstellung von medial mit einem Keil unterstützt wird. Das Tibiokalkanearband ist somit entspannt, und die Gelenkkapsel ist zugänglich.

Ausgangshaltung des Therapeuten
Vor und leicht versetzt an der Außenseite des betroffenen Fußes stehend. Die patientnahe Hand umfasst den distalen Unterschenkel vorne, so dass sich die

Finger medial befinden. Der Daumen umschließt die Fibula. Der Unterarm bildet zum Unterschenkel des Patienten einen Winkel von 80°. Die distale Hand ergreift den Fußrücken des Patienten direkt distal der Tibia. Zur Erhaltung der Inversion haken dabei ein oder mehrere Finger den medialen Fußrand an. Der Daumen umschließt den lateralen Fußrand.

Durchführung

Bringen Sie den Fuß zunächst an die Bewegungsgrenze und erzeugen Sie dann mit der patientnahen Hand durch Druck in der Verlängerung des Unterarms die Gleitbewegung der Tibia nach hinten über die Bewegungsgrenze hinaus. Die Bewegung geht mit einer Innenrotation des Unterschenkels einher. Gleichzeitig beugen Sie den Fuß ein wenig mit der anderen Hand. Zur Kapseldehnung führen Sie die Bewegung eine Zeitlang rhythmisch-dynamisch durch.

Manuelle kinematische Re-Edukation (MKR) zwischen Neutralstellung und 15° Flexion zur Verbesserung der Flexion im Talokruralgelenk

Abb. 8.100: Ausgangsstellung

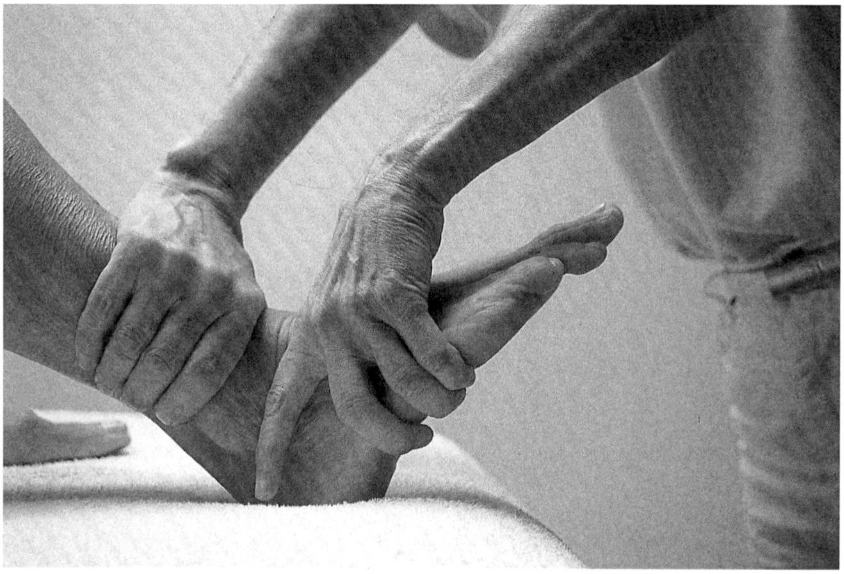

Abb. 8.101: Endstellung

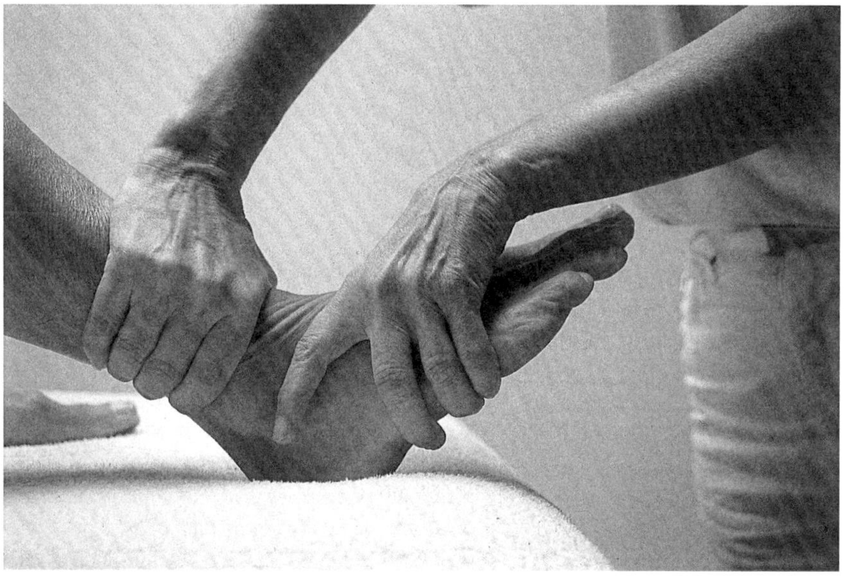

Ausgangshaltung des Patienten
Rückenlage. Das Knie der betroffenen Seite ist gebeugt. Die Ferse ruht auf der Unterlage.

Ausgangshaltung des Therapeuten
Am Fußende der Untersuchungsliege, vor und leicht versetzt an der Innenseite des betroffenen Fußes stehend. Die patientnahe Hand umfasst den distalen Unterschenkel vorne, so dass sich die Finger lateral und der Daumen medial befinden. Der Unterarm bildet zum Unterschenkel des Patienten einen Winkel von 80°. Die distale Hand ergreift den Fußrücken des Patienten direkt distal der Tibia. Das Metakarpophalangealgelenk des Zeigefingers ruht dabei lateral auf dem Caput tali.

Durchführung
Bringen Sie den Fuß aus der Nullstellung in Flexion, wobei Sie durch Zug des Zeigefingers die Innenrotation des Talus betonen. Die patientnahe Hand erzeugt gleichzeitig eine Gleitbewegung der Tibia nach hinten, die von einer Außenrotation der Tibia begleitet wird. Die Bewegung wird zunächst passiv und nicht über 15° Flexion hinaus und dann erst aktiv mit Unterstützung durchgeführt. Lassen Sie den Patienten zum Abschluss in Flexion und Extension Widerstand geben.

Manuelle kinematische Re-Edukation (MKR) zwischen 15° Flexion und maximaler Flexion zur Verbesserung der Flexion im Talokruralgelenk

Abb. 8.102: Ausgangsstellung

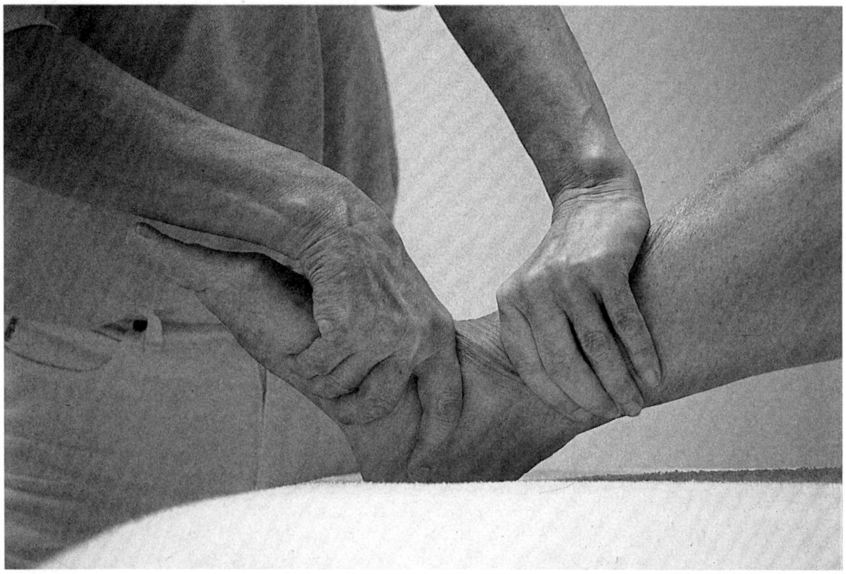

Ausgangshaltung des Patienten
Rückenlage. Das Knie der betroffenen Seite ist gebeugt. Die Ferse ruht auf der Unterlage.

Ausgangshaltung des Therapeuten
Am Fußende der Untersuchungsliege, vor und leicht versetzt an der Außenseite des betroffenen Fußes stehend. Die patientnahe Hand umfasst den distalen Unterschenkel vorne, so dass sich die Finger medial befinden. Lateral hakt der Daumen die Fibula an. Der Unterarm bildet zum Unterschenkel des Patienten einen Winkel von etwa 80°. Die distale Hand ergreift den Fußrücken des Pati-

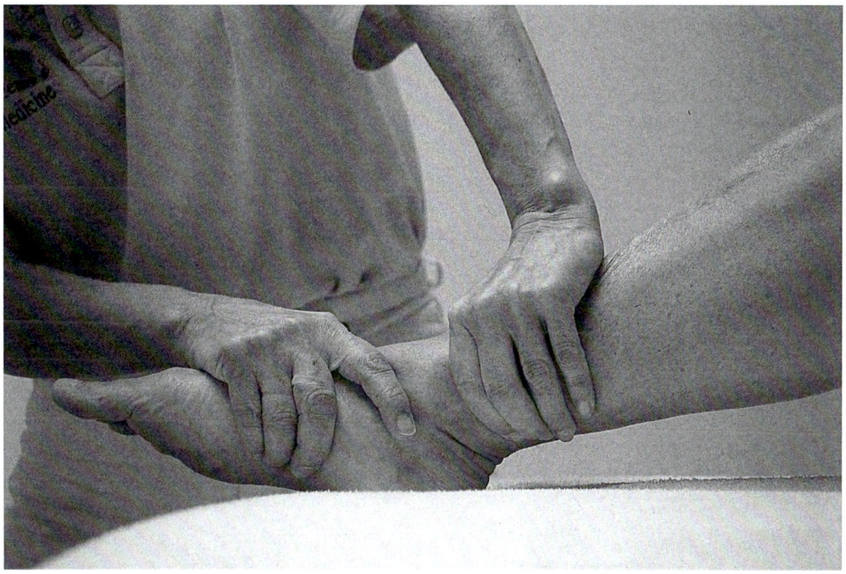

Abb. 8.103: Endstellung

enten direkt distal der Tibia. Das Metakarpophalangealgelenk des Zeigefingers ruht dabei medial auf dem Caput tali.

Durchführung
Bringen Sie den Fuß aus 15° Flexion in maximale Flexion, wobei Sie durch Zug des Zeigefingers die Außenrotation des Talus betonen. Die patientnahe Hand erzeugt gleichzeitig eine Gleitbewegung der Tibia nach hinten, die von einer Innenrotation der Tibia begleitet wird. Die Bewegung wird zunächst passiv und dann aktiv mit Unterstützung durchgeführt. Lassen Sie den Patienten zum Abschluss in Flexion und Extension Widerstand geben.

8.9.3 Der tarsokrurale Bewegungskomplex – Talokalkaneargelenk

Gelenkspezifische Untersuchung

Ruhestellung

- Etwa 10° Flexion und leichte Inversion

Verriegelte Stellung

- Neutrale Fußbelastung

Ausgangshaltung des Patienten
Bauchlage. Der Fuß ragt über den Rand der Untersuchungsliege hinaus (☞ *Abb. 8.104*).

Ausgangshaltung des Therapeuten
Neben der Untersuchungsliege an der Außenseite des betroffenen Unterschenkels stehend. Die Daumenspitze der von medial kommenden, patientnahen Hand berührt die Spitze des Tuberculum mediale des Talus. Die andere Hand ergreift den Calcaneus zwischen Daumen (lateral am Sinus tarsi) und Zeige- und Mittelfinger, die hinter dem Sustentaculum tali ansetzen.

Durchführung
Die patientferne Hand bringt den Calcaneus durch eine Zugbewegung des Daumens und eine Druckbewegung der Finger in Varus, wobei der Calcaneus nach proximal und medial kippt. Der Daumen der anderen Hand registriert

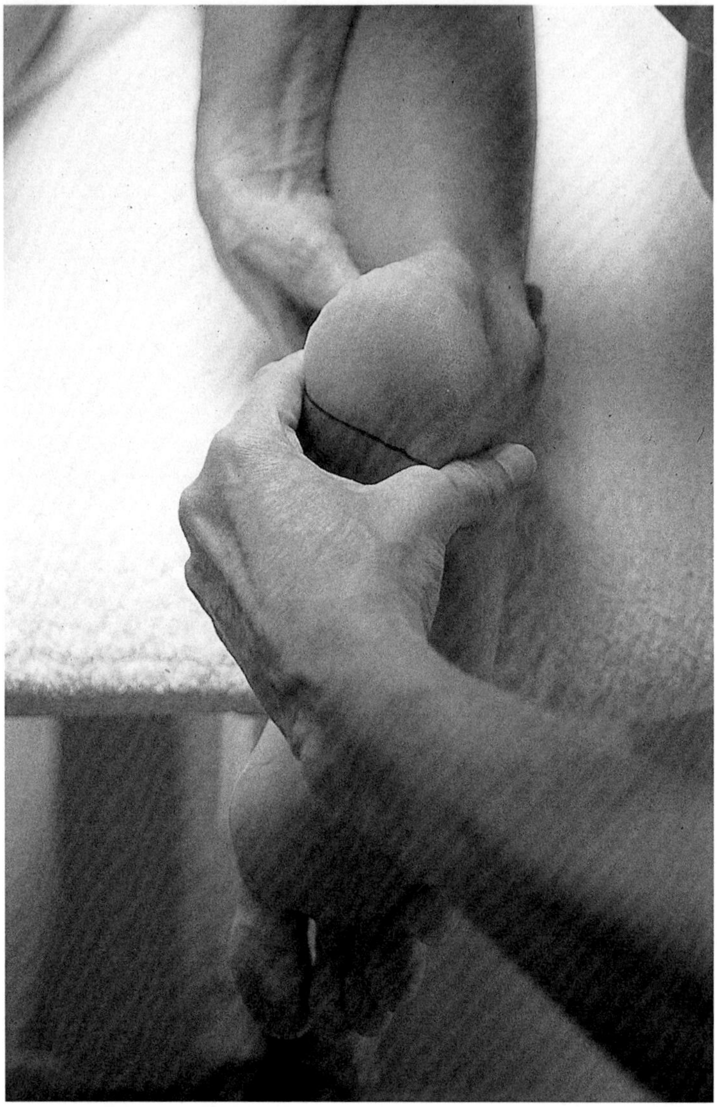

Abb. 8.104: Talokalkaneargelenk. Prüfung von Inversion und Eversion des Fußes aus der Ruhestellung unter Betonung der frontalen Bewegungskomponenten (Varus-Supination und Valgus-Pronation)

den Moment, in dem die Bewegung des Calcaneus beginnt, wonach sich der Talus in Bewegung setzt und den daumenseitigen Druck verstärkt. In diesem Augenblick endet die Varusbewegung. Wird der Calcaneus nach lateral und distal gekippt, dann entsteht eine – wenn auch geringe – Valgusbewegung. Bestimmen Sie durch mehrmalige Wiederholung das Ausmaß der Bewegung.

Ausgangshaltung des Patienten
Bauchlage.

Ausgangshaltung des Therapeuten
An der Außenseite des betroffenen Fußes stehend. Das patientnahe Knie ruht auf der Untersuchungsliege und unterstützt den Unterschenkel des Patienten. Die patientnahe Hand ergreift den Calcaneus zwischen Daumen und Fingern, wobei Ihr Unterarm lotrecht zur Verbindungslinie zwischen Sinus und Canalis tarsi steht. Der Winkel zwischen dem Ellenbogen und der Horizontalen beträgt dabei etwa 45°. Der Zeigefinger der anderen Hand hakt vom Fußrücken her das Caput tali an.

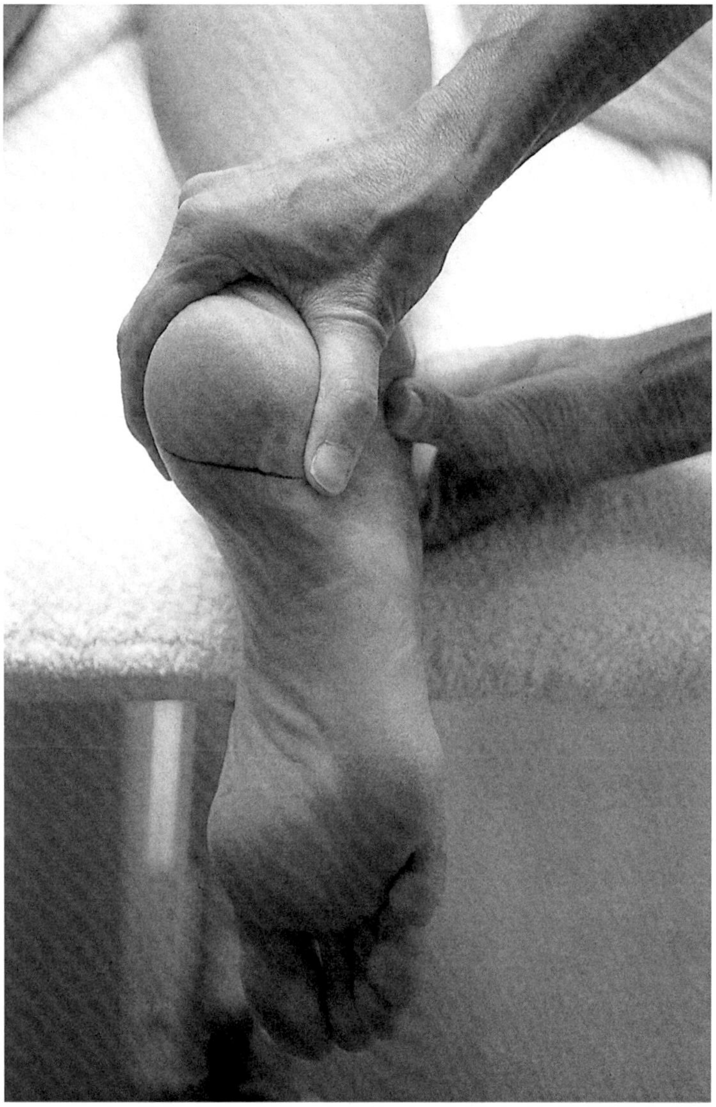

Abb. 8.105: Talokalkaneargelenk. Prüfung der Inversion unter Betonung der transversalen Bewegungskomponenten (Adduktion des Calcaneus und Außenrotation des Talus)

Durchführung

Durch Druck in der Verlängerung des Unterarms lösen Sie mit der patientnahen Hand eine Schubbewegung des Calcaneus aus. Gleichzeitig erzeugen Sie durch Supination des Unterarms einen Varus und durch Druck des Daumens eine Adduktion (Innenrotation) des Calcaneus. Ebenfalls gleichzeitig zieht der Zeigefinger der anderen Hand den Talus in Außenrotation.

Bestimmen Sie durch mehrmalige Wiederholung das Ausmaß der Bewegung.

Ausgangshaltung des Patienten

Bauchlage.

Ausgangshaltung des Therapeuten

An der Außenseite des betroffenen Fußes stehend. Das patientnahe Knie ruht auf der Untersuchungsliege und unterstützt den Unterschenkel des Patienten. Die patientnahe Hand ergreift den Calcaneus zwischen Daumen und Fingern, wobei Ihr Unterarm lotrecht zur Verbindungslinie zwischen Sinus und Canalis

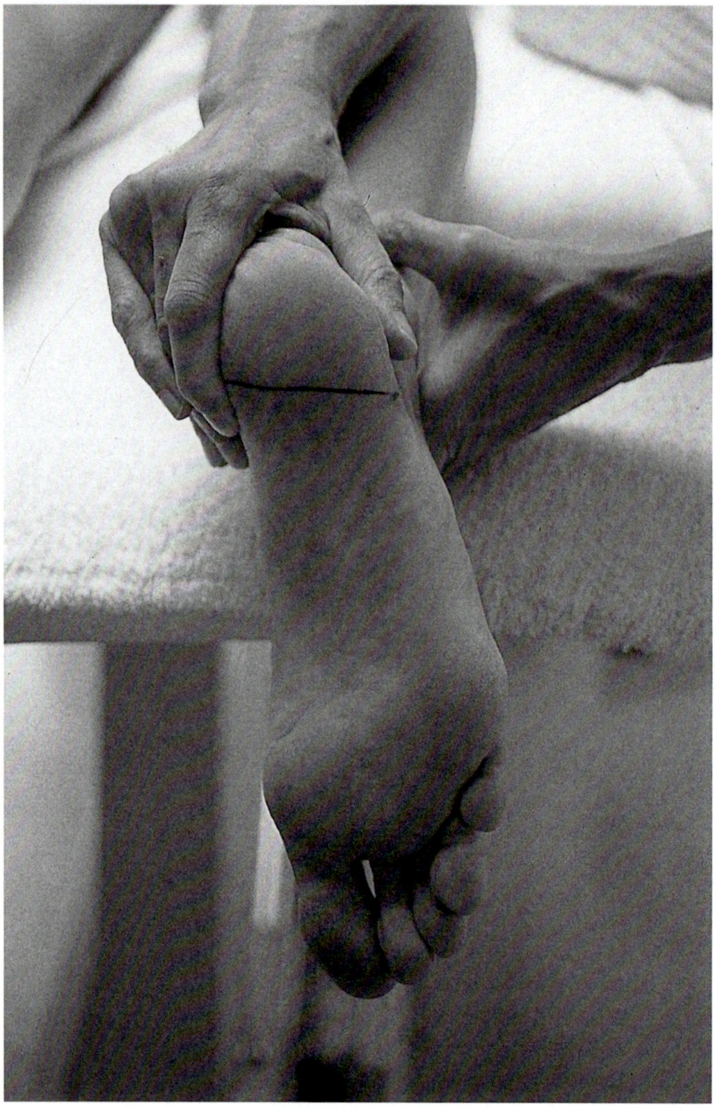

Abb. 8.106: Talokalkaneargelenk. Prüfung der Eversion unter Betonung der transversalen Bewegungskomponenten (Abduktion des Calcaneus und Innenrotation des Talus)

tarsi steht. Der Winkel zwischen dem Ellenbogen und der Horizontalen beträgt dabei etwa 45°. Das Metakarpophalangealgelenk des Zeigefingers der anderen Hand ruht lateral auf dem Caput tali.

Durchführung

Durch Druck in der Verlängerung des Unterarms lösen Sie mit der patientnahen Hand eine Schubbewegung des Calcaneus aus. Gleichzeitig erzeugen Sie durch Pronation des Unterarms einen Valgus und durch Druck der Finger eine Abduktion (Außenrotation) des Calcaneus. Ebenfalls gleichzeitig drückt das II. Metakarpophalangealgelenk der anderen Hand den Talus in Innenrotation. Bestimmen Sie durch mehrmalige Wiederholung das Ausmaß der Bewegung.

Gelenkspezifische Behandlung

Nach dem Ausschluss von Kontraindikationen können verschiedene Techniken mit Kompression durchgeführt werden.

Kontraindikationen bei belasteter Mobilisierung

- Mobilisierung ist schmerzhaft
- Starke Bewegungseinschränkung

- Laute und schmerzhafte Krepitationen
- Unmittelbar nach dem Ende einer Phase mit Immobilisierung
- Kurz nach Ende einer Kortisonbehandlung (einige Zeit abwarten)
- Die ersten Wochen nach einer Gelenkspülung (Arthroskopie)

Verbesserung der Inversion und Eversion im tarsokruralen Gelenkkomplex mit Betonung des Talokalkaneargelenks

Schmerzbehandlung durch Traktion der hinteren Gelenkabteilung aus der Ruhestellung (10° Flexion und leichte Inversion des Fußes)

Abb. 8.107

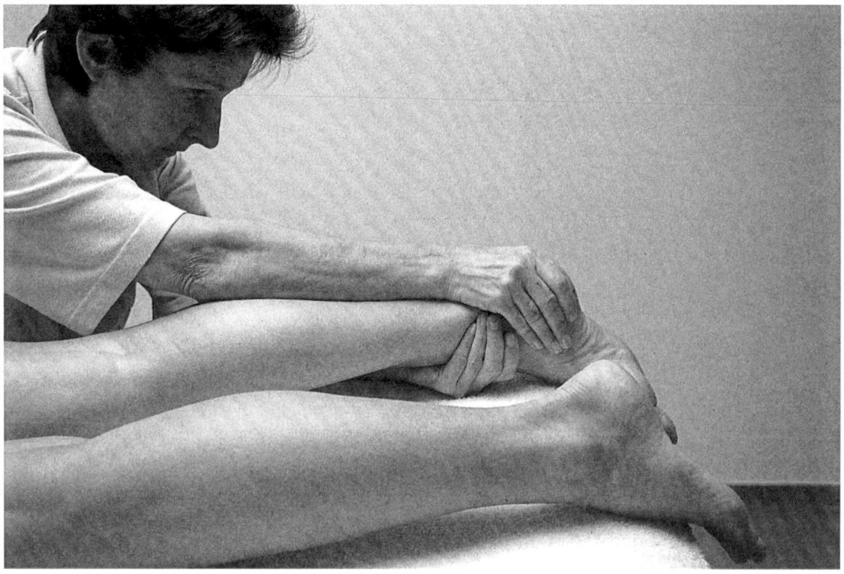

Ausgangshaltung des Patienten
Bauchlage. Der Fuß ruht bis zu den Metatarsalen auf der Untersuchungsliege.

Ausgangshaltung des Therapeuten
Neben dem Oberschenkel an der betroffenen Seite des Patienten stehend. Die patientferne Hand fixiert von lateral den Talushals zwischen Daumen und Zeigefinger. Die andere Hand ergreift den Calcaneus und lässt dabei die Achillessehne frei. Der Unterarm liegt dem Unterschenkel des Patienten in voller Länge an.

Durchführung
Während die fixierende Hand versucht, die Talusbewegung durch Zug in proximaler Richtung zu hemmen, erzeugt die andere Hand durch Druck in entgegengesetzter Richtung eine Traktion des Talus. Die Bewegung wird rhythmisch-dynamisch und innerhalb der Bewegungsgrenzen durchgeführt.

Schmerzbehandlung durch Traktion der mittleren und vorderen Gelenkabteilung aus der Ruhestellung (10° Flexion und leichte Inversion des Fußes)

Ausgangshaltung des Patienten
Seitenlage. Die betroffene Seite befindet sich oben *(☞ Abb. 8.109).*

Ausgangshaltung des Therapeuten
An der Vorderseite des Patienten gegenüber den Knien stehend. Daumen und Zeigefinger der patientnahen Hand ergreifen den Calcaneus proximal. Dabei

Abb. 8.108

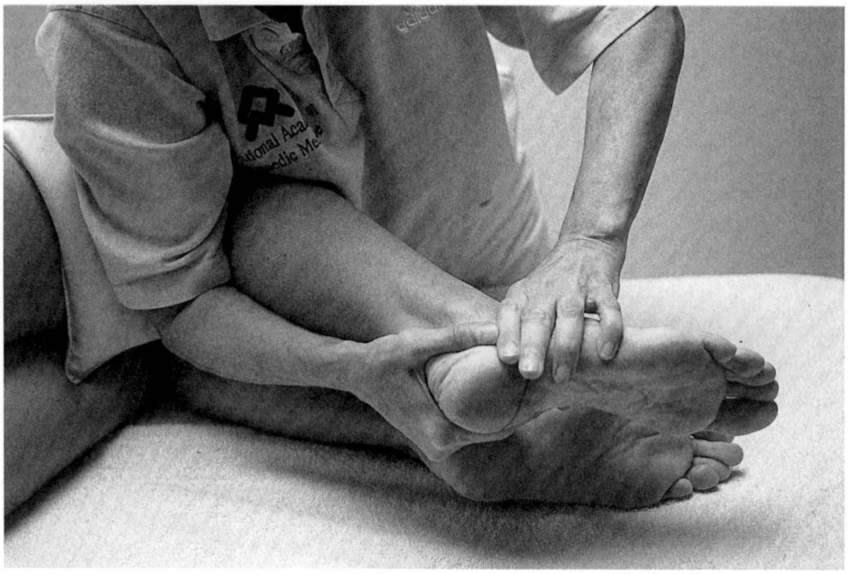

befindet sich der Daumen lateral und der Zeigefinger medial. Die Achillessehne bleibt frei. Der distale Anteil des patientnahen Oberarms nimmt entweder direkt oder über ein dazwischen liegendes, zusammengerolltes Handtuch direkt oberhalb der Kniekehle Kontakt mit der Rückseite des Patientenoberschenkels auf. Das II. Metakarpophalangealgelenk der patientfernen Hand ruht im Sinus tarsi auf dem Calcaneus, wobei Ihr Unterarm etwas überproniert ist.

Durchführung
Die patientferne Hand erhöht nun den Druck und beugt das Knie des Patienten, wodurch sich der Abstand zwischen Oberschenkel und Fuß verringert. Infolge der Unbeweglichkeit Ihres Unterarms erhöht sich der Druck zwischen der patientnahen Hand (Calcaneus) und der Druck ausübenden Hand (vorn), wodurch eine Zugwirkung entsteht.

Verbesserung der Inversion in der hinteren Abteilung des Talokalkaneargelenks durch eine Rollschubbewegung mit Betonung der frontalen Komponente (Varus-Supination des Calcaneus)
Zur Darstellung der verschiedenen Bewegungskomponenten haben wir bewusst auf die Illustrationen zum Einspielen der Bewegung (MKR) zurückgegriffen. Die Bewegung zur Mobilisierung ist so gering, dass sie auf einem Foto kaum darstellbar ist.

Ausgangshaltung des Patienten
Zur Behandlung des rechten Fußes liegt der Patient auf der rechten Körperseite. Der betroffene Fuß ragt über den Rand der Unterlage hinaus *(☞ Abb. 8.109)*.

Ausgangshaltung des Therapeuten
An der Rückseite des betroffenen Unterschenkels stehend. Ihr gebeugtes, patientnahes Bein ruht zur Fixierung auf dem Unterschenkel des Patienten, der mit einem Kissen oder aufgerollten Handtuch gepolstert ist. Mit der Handwurzel medial und den Fingern lateral ergreift ihre patientnahe Hand den Calcaneus des Patienten. Der Unterarm steht in der Verlängerung einer Geraden zwischen dem Sinus tarsi (lateral) und dem Canalis tarsi (medial). In proximaler Richtung weicht er um etwa 45° von der Längsachse des Calcaneus ab. Mit der patientfernen Hand ergreifen Sie den Fußrücken so, dass der Daumen plantar liegt.

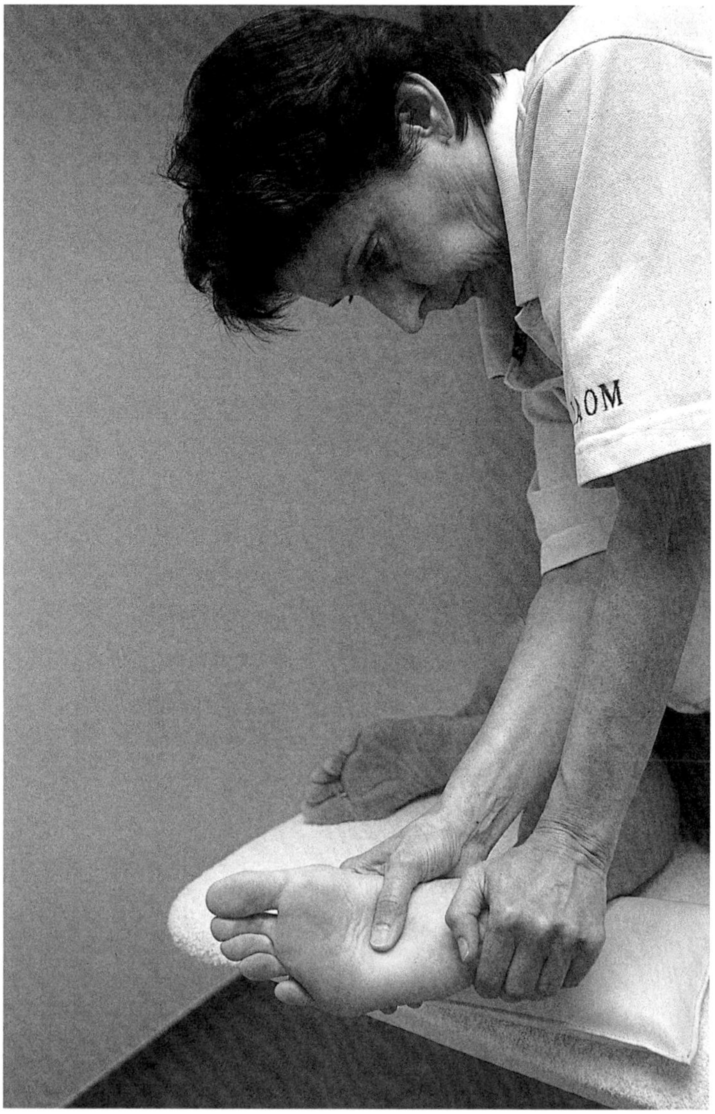

Abb. 8.109: Ausgangsstellung

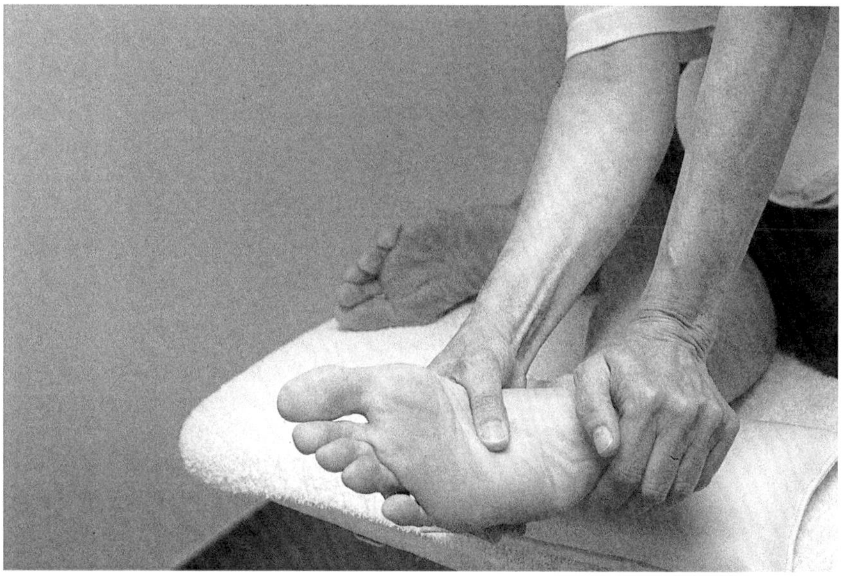

Abb. 8.110: Endstellung

Durchführung
Während die patientnahe Hand durch Druck in der Verlängerung des Unterarms eine Schubbewegung in lateraler und distaler Richtung erzwingt, erzeugen die Finger durch Zug eine Rollbewegung, die den Calcaneus in Varusstellung bringt. Die andere Hand sorgt dafür, dass der übrige Fuß der Bewegung des Calcaneus mit einer Inversionsbewegung folgt. Nehmen Sie zunächst die maximal mögliche Bewegung auf und führen Sie die Bewegung dann zur Mobilisierung und Kapseldehnung eine Zeitlang rhythmisch-dynamisch durch. Der Vorderfuß wird der kleinen Bewegung durch Inversion folgen.

Spielen Sie die Bewegung ein (MKR), indem Sie alle genannten Bewegungskomponenten in einer einzigen geräumigen Inversionsbewegung ausführen, ohne dabei die Bewegungsgrenze zu überschreiten. Führen Sie die Bewegung jetzt passiv und anschließend unterstützt aktiv durch. An der Bewegungsgrenze lassen Sie den Patienten in Inversions- und Eversionsrichtung jeweils Widerstand geben.

Verbesserung der Eversion in der mittleren und vorderen Abteilung des Talokalkaneargelenks durch eine laterale und distale Schaukelgleitbewegung mit Betonung der frontalen Komponente (Valgus-Pronation des Calcaneus)

Abb. 8.111: Ausgangsstellung

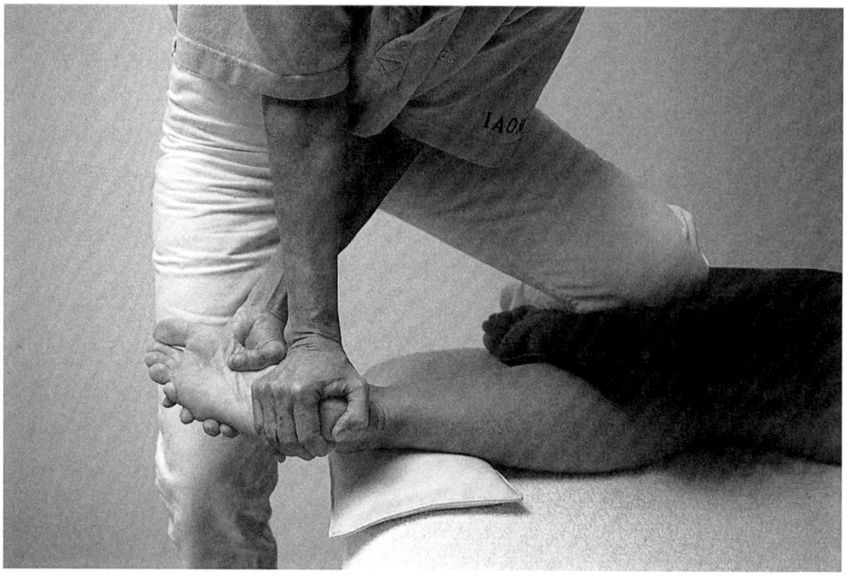

Zur Darstellung der verschiedenen Bewegungskomponenten haben wir auch hier auf die Illustrationen zum Einspielen der Bewegung (MKR) zurückgegriffen. Die Bewegung zur Mobilisierung ist so gering, dass sie auf einem Foto kaum darstellbar ist.

Ausgangshaltung des Patienten
Zur Behandlung des rechten Fußes liegt der Patient auf der rechten Körperseite. Der betroffene Fuß ragt über den Rand der Unterlage hinaus.

Ausgangshaltung des Therapeuten
In der Verlängerung des betroffenen Fußes stehend. Ihr gebeugtes, patientnahes Bein ruht zur Fixierung auf dem Unterschenkel des Patienten, der mit einem Kissen oder aufgerollten Handtuch gepolstert ist. Mit der Handwurzel medial und den Fingern lateral ergreift ihre patientferne Hand den Calcaneus des Patienten. Der Unterarm steht in der Verlängerung einer Geraden zwischen

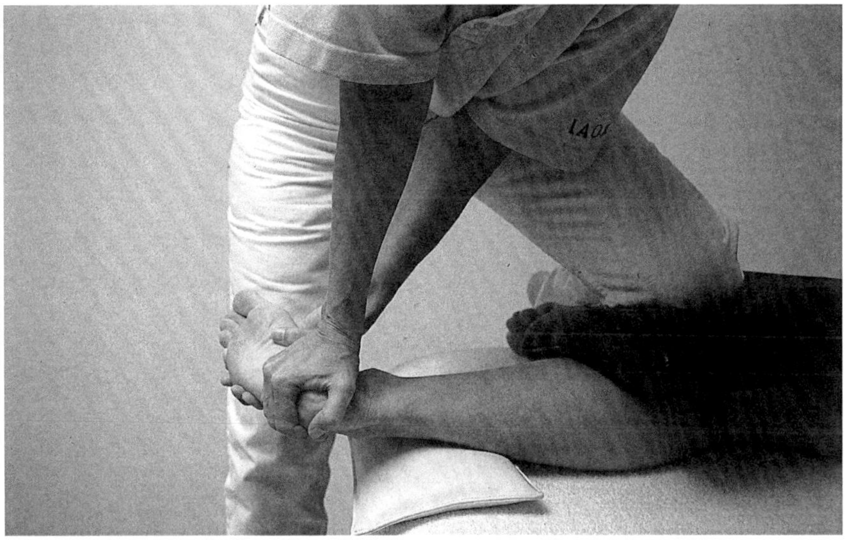

Abb. 8.112: Endstellung

dem Sinus tarsi (lateral) und dem Canalis tarsi (medial). Mit der patientnahen Hand ergreifen Sie den Fußrücken so, dass die Finger plantar liegen.

Durchführung

Während die patientferne Hand durch Druck in der Verlängerung des Unterarms eine Schubbewegung (Translation) in lateraler und distaler Richtung erzwingt, beugen Sie das Handgelenk und bringen den Calcaneus mittels einer Schaukelbewegung in Valgus. Die andere Hand sorgt dafür, dass der übrige Fuß der Bewegung des Calcaneus mit einer Eversionsbewegung folgt. Nehmen Sie die Bewegung zunächst bis zur Bewegungsgrenze auf und führen Sie die Bewegung dann zur Mobilisierung und Kapseldehnung eine Zeitlang rhythmisch-dynamisch durch. Der restliche Fuß folgt.

Spielen Sie die Bewegung ein (MKR), indem Sie alle genannten Bewegungskomponenten in einer einzigen geräumigen Eversionsbewegung ausführen, ohne die Bewegungsgrenze zu überschreiten. Führen Sie die Bewegung jetzt passiv und anschließend unterstützt aktiv durch. An der Bewegungsgrenze lassen Sie den Patienten in Eversions- und Inversionsrichtung jeweils Widerstand geben.

Verbesserung der Eversion in der hinteren Abteilung des Talokalkaneargelenks durch eine Rollschubbewegung mit Betonung der frontalen Komponente (Valgus-Pronation des Calcaneus)

Zur Darstellung der verschiedenen Bewegungskomponenten haben wir auch hier auf die Illustrationen zum Einspielen der Bewegung (MKR) zurückgegriffen. Die Bewegung zur Mobilisierung ist so gering, dass sie auf einem Foto kaum darstellbar ist.

Ausgangshaltung des Patienten

Zur Behandlung des rechten Fußes liegt der Patient auf der linken Körperseite. Der betroffene Fuß ragt über den Rand der Unterlage hinaus *(☞ Abb. 8.113)*.

Ausgangshaltung des Therapeuten

Hinter dem betroffenen Fuß stehend. Ihr gebeugtes, patientnahes Bein ruht zur Fixierung auf dem Unterschenkel des Patienten, der mit einem Kissen oder aufgerollten Handtuch gepolstert ist. Mit der Handwurzel lateral und den Fingern medial ergreift ihre patientferne Hand den Calcaneus des Patienten. Der Unter-

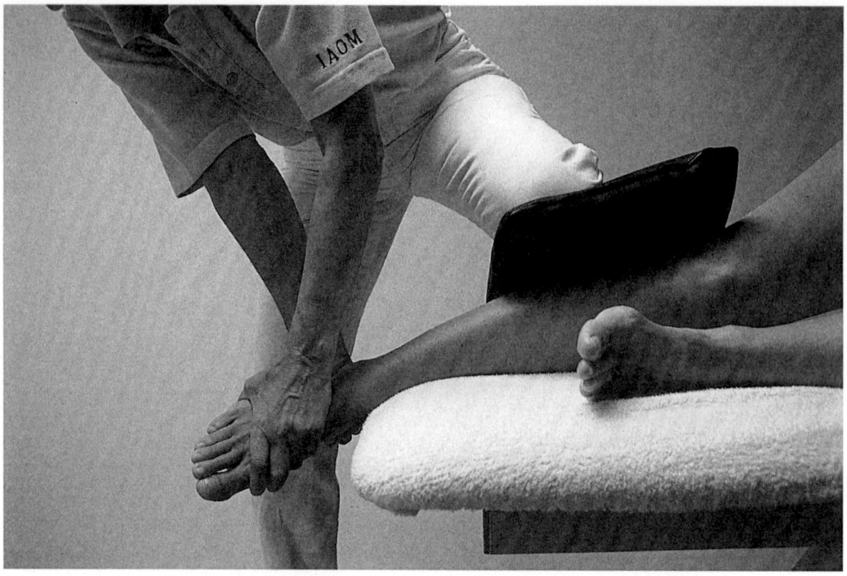

Abb. 8.113: Ausgangsstellung

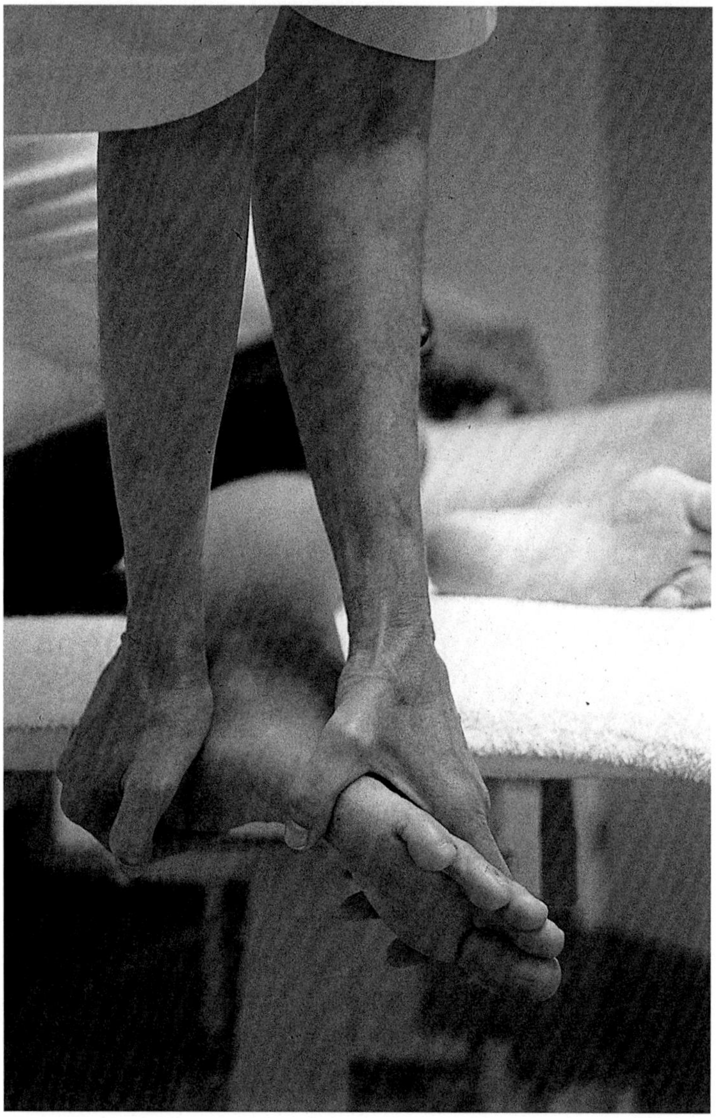

Abb. 8.114: Manuelle Technik. Nahaufnahme

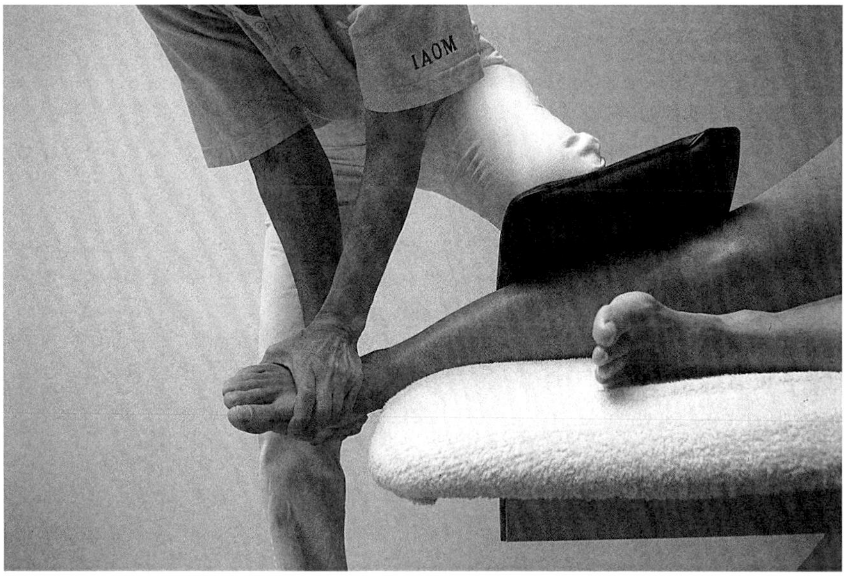

Abb. 8.115: Endstellung

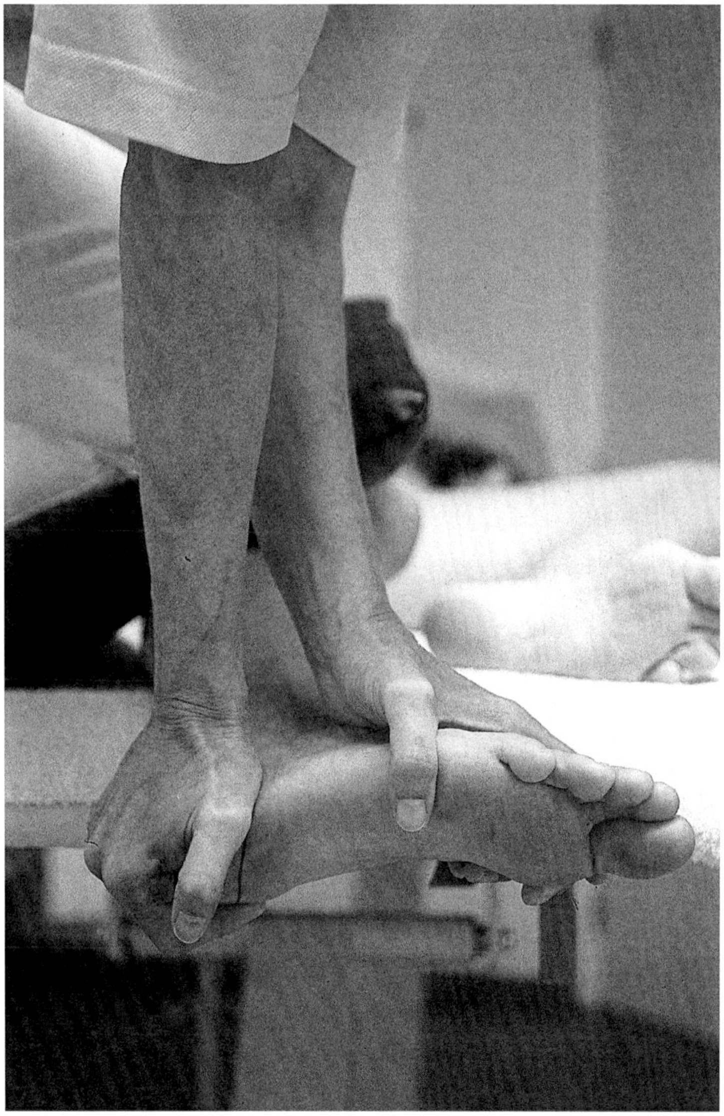

Abb. 8.116: Manuelle Technik. Nahaufnahme

arm steht in der Verlängerung einer Geraden zwischen dem Sinus tarsi und dem medialen Beginnpunkt des Canalis tarsi. Mit der patientnahen Hand ergreifen Sie den Vorderfuß so, dass der Daumen lateral und die Finger medial liegen.

Durchführung
Während die patientferne Hand durch Druck in der Verlängerung des Unterarms eine Schubbewegung in medialer und proximaler Richtung erzwingt, strecken Sie das Handgelenk und bringen den Calcaneus mittels einer Rollbewegung in Valgus. Die andere Hand sorgt dafür, dass der übrige Fuß der Bewegung des Calcaneus mit einer Eversionsbewegung folgt. Nehmen Sie die Bewegung zunächst bis zur Bewegungsgrenze auf und führen Sie sie zur Mobilisierung eine Zeitlang rhythmisch-dynamisch über die Bewegungsgrenze hinaus durch. Der Vorderfuß folgt der geringen Eversion.

Spielen Sie die Bewegung ein (MKR), indem Sie alle genannten Bewegungskomponenten in einer einzigen geräumigen Eversionsbewegung ausführen, ohne die Bewegungsgrenze zu überschreiten. Führen Sie die Bewegung jetzt passiv und anschließend unterstützt aktiv durch. An der Bewegungsgrenze lassen Sie den Patienten in Eversions- und Inversionsrichtung jeweils Widerstand geben.

Verbesserung der Inversion in der mittleren und vorderen Abteilung des Talokalkaneargelenks durch eine mediale und proximale Schaukelgleitbewegung mit Betonung der frontalen Komponente (Varus-Supination des Calcaneus)

Abb. 8.117: Ausgangsstellung

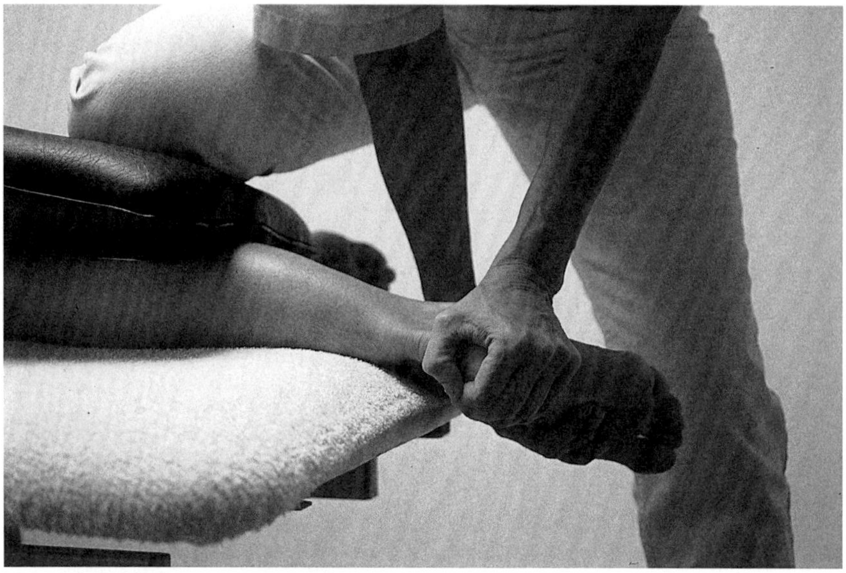

Zur Darstellung der verschiedenen Bewegungskomponenten haben wir auch hier auf die Illustrationen zum Einspielen der Bewegung (MKR) zurückgegriffen. Die Bewegung zur Mobilisierung ist so gering, dass sie auf einem Foto kaum darstellbar ist.

Ausgangshaltung des Patienten
Zur Behandlung des rechten Fußes liegt der Patient auf der linken Körperseite. Der betroffene Fuß ragt über den Rand der Unterlage hinaus.

Ausgangshaltung des Therapeuten
In der Verlängerung des betroffenen Fußes stehend. Ihr gebeugtes, patientnahes Bein ruht zur Fixierung auf dem Unterschenkel des Patienten, der mit

Abb. 8.118: Endstellung

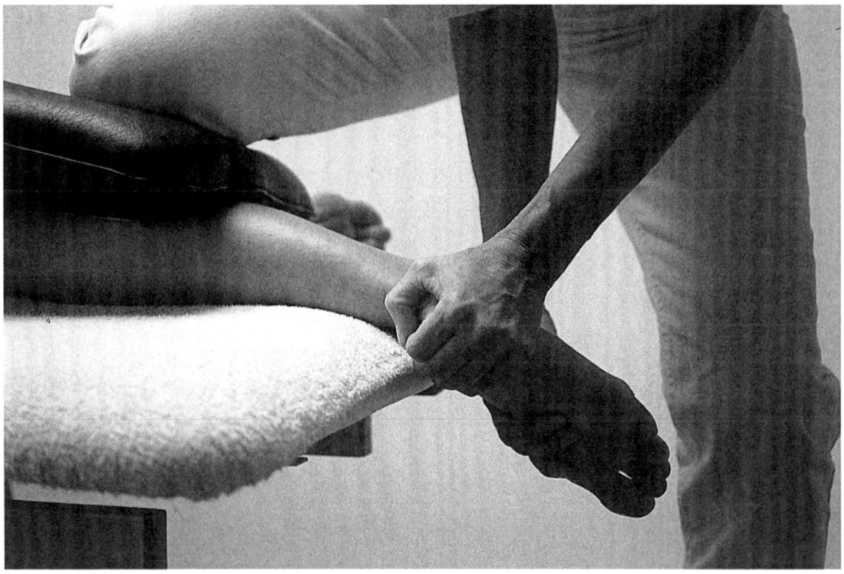

einem Kissen oder aufgerollten Handtuch gepolstert ist. Mit der Handwurzel lateral und den Fingern medial ergreift ihre patientferne Hand den Calcaneus des Patienten. Der Unterarm steht in der Verlängerung einer Geraden zwischen dem Sinus tarsi und dem medialen Beginnpunkt des Canalis tarsi. Mit der patientnahen Hand ergreifen Sie den Vorderfuß von medial so, dass der Daumen auf dem Fußrücken und die Finger auf der Fußsohle liegen.

Durchführung

Bringen Sie den Calcaneus bis zur Bewegungsgrenze in Varus, während der übrige Fuß mit einer Inversionsbewegung (Flexion-Adduktion-Supination) folgt. An der Bewegungsgrenze übt die patientferne Hand durch Druck in der Verlängerung des Unterarms eine Gleitbewegung in medialer und proximaler Richtung aus, während eine Flexion des Handgelenks den Calcaneus mittels einer Schaukelbewegung in Varus bringt. Die andere Hand sorgt dafür, dass der übrige Fuß der Bewegung des Calcaneus mit einer Inversionsbewegung folgt. Zur Mobilisierung wird die Bewegung eine Zeitlang rhythmisch-dynamisch durchgeführt.

Spielen Sie die Bewegung ein (MKR), indem Sie alle genannten Bewegungskomponenten in einer einzigen geräumigen Inversionsbewegung ausführen, ohne die Bewegungsgrenze zu überschreiten. Führen Sie die Bewegung jetzt passiv und anschließend unterstützt aktiv durch. An der Bewegungsgrenze lassen Sie den Patienten jeweils in Inversions- und Eversionsrichtung Widerstand geben.

Verbesserung der Inversion in der hinteren Abteilung des Talokalkaneargelenks durch eine Rollschubbewegung mit Betonung der transversalen Komponente (Adduktion des Calcaneus und Außenrotation des Talus)

Zur Darstellung der verschiedenen Bewegungskomponenten haben wir auch hier auf die Illustrationen zum Einspielen der Bewegung (MKR) zurückgegriffen. Die Bewegung zur Mobilisierung ist so gering, dass sie auf einem Foto kaum darstellbar ist.

Ausgangshaltung des Patienten

Zur Behandlung des rechten Fußes liegt der Patient auf der linken Körperseite. Der Unterschenkel ruht auf der Behandlungsliege. Der in Ruhestellung befindliche Fuß ragt über den Rand der Unterlage hinaus *(☞ Abb. 8.119)*.

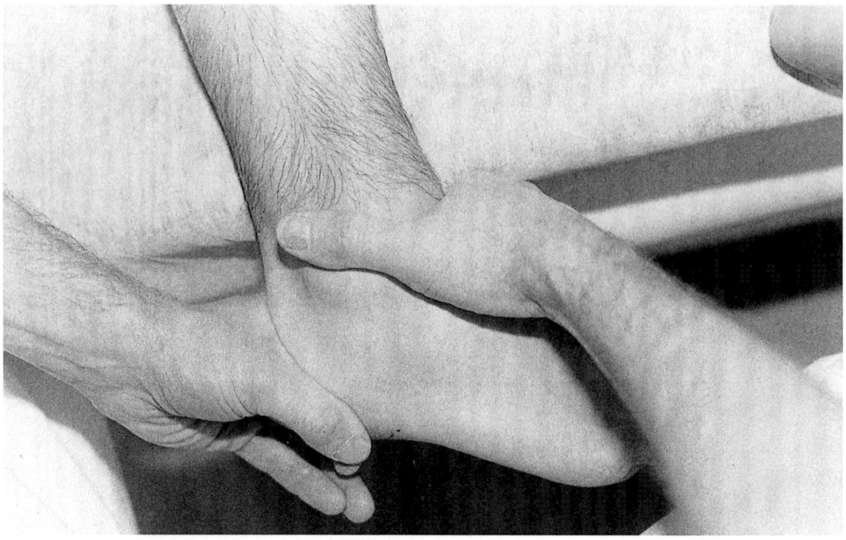

Abb. 8.119: Ausgangsstellung

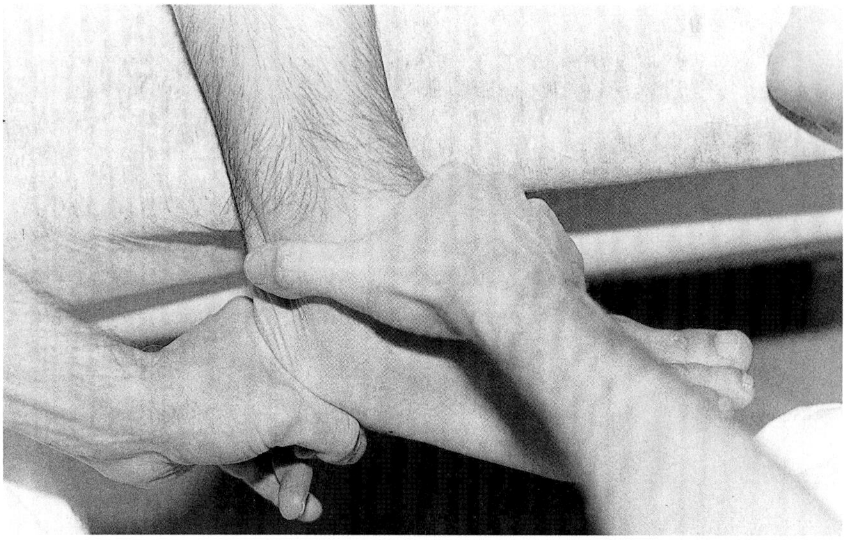

Abb. 8.120: Endstellung

Ausgangshaltung des Therapeuten

Sitzend, zur Außenseite des Fußes gewandt. Der Zeigefinger der zehenseitigen (distalen) Hand liegt medial auf dem Caput tali. Der Daumen ruht auf der Fibula. Die andere Hand ergreift mit Daumen (lateral) und Fingern (medial) von proximal den Calcaneus. Dabei steht der Unterarm in der Verlängerung der Bewegungsachse lotrecht auf der Verbindungsgeraden zwischen Canalis tarsi (medial) und Sinus tarsi (lateral). Von plantar aus gesehen, bildet er zur Längsachse der Fußsohle und parallel zur Neigung der hinteren Gelenkfläche einen Winkel von 45°, was ihm eine Ausrichtung von dorsal, proximal und lateral nach plantar, distal und medial verleiht.

Durchführung

Führen Sie die Schubbewegung des Calcaneus nach distal und medial aus, indem Sie Druck in der Verlängerung des vorpositionierten Unterarms geben. Durch eine gleichzeitige Pronation des Unterarms und geringe Extension der Hand leiten Sie die Varusbewegung des Calcaneus ein, die mit einer durch Erhöhung des Daumendrucks erzeugten Adduktion (Innenrotation) einher-

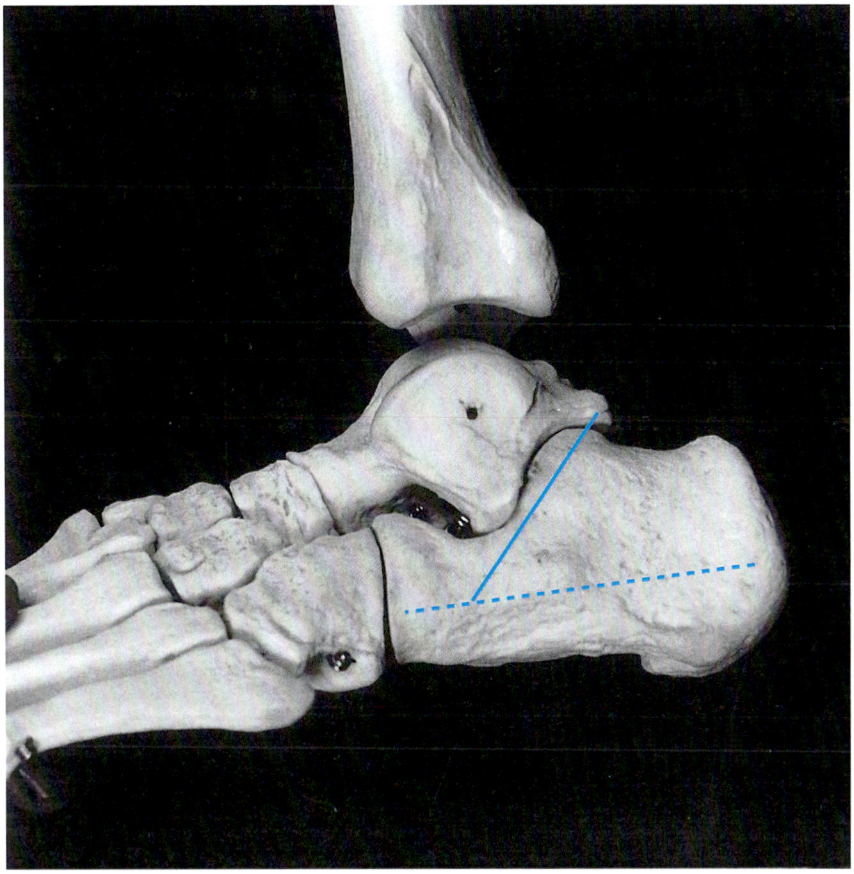

Abb. 8.121: Die hintere Gelenkfläche des Calcaneus ist etwa 65° (55-75°) geneigt. Gegenüber der Fußsohle beträgt die Neigung jedoch nur 45°

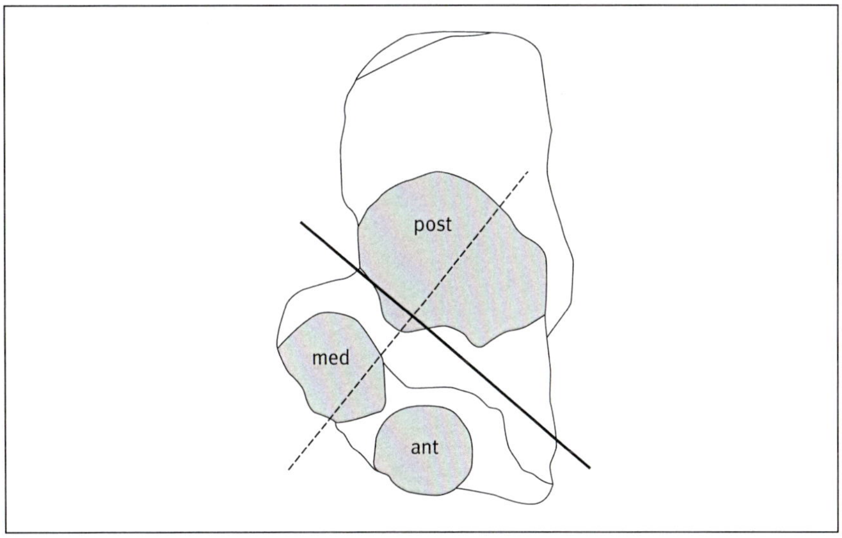

Abb. 8.122: Canalis und Sinus tarsi verlaufen von proximal und medial nach distal und lateral

geht. Zur gleichen Zeit zieht die andere Hand am Caput tali, um den Talus nach außen rotieren zu lassen. Zur Mobilisierung wird die Bewegung rhythmisch-dynamisch eine Zeitlang über die Bewegungsgrenze hinaus durchgeführt.

Spielen Sie die Bewegung ein (MKR), indem Sie alle genannten Bewegungskomponenten in einer einzigen geräumigen Inversionsbewegung ausführen, ohne die Bewegungsgrenze zu überschreiten. Führen Sie die Bewegung jetzt passiv und anschließend unterstützt aktiv durch. An der Bewegungsgrenze lassen Sie den Patienten jeweils in Inversions- und Eversionsrichtung Widerstand geben.

Verbesserung der Inversion in der hinteren Abteilung des Talokalkaneargelenks durch eine Rollschubbewegung mit Betonung der transversalen Komponente (Adduktion des Calcaneus und Außenrotation des Talus)

Alternative Technik

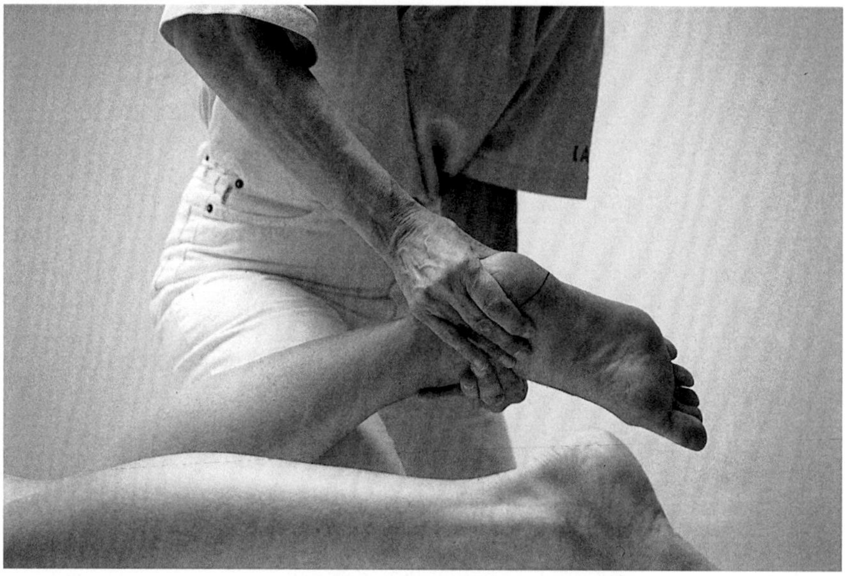

Abb. 8.123: Ausgangsstellung

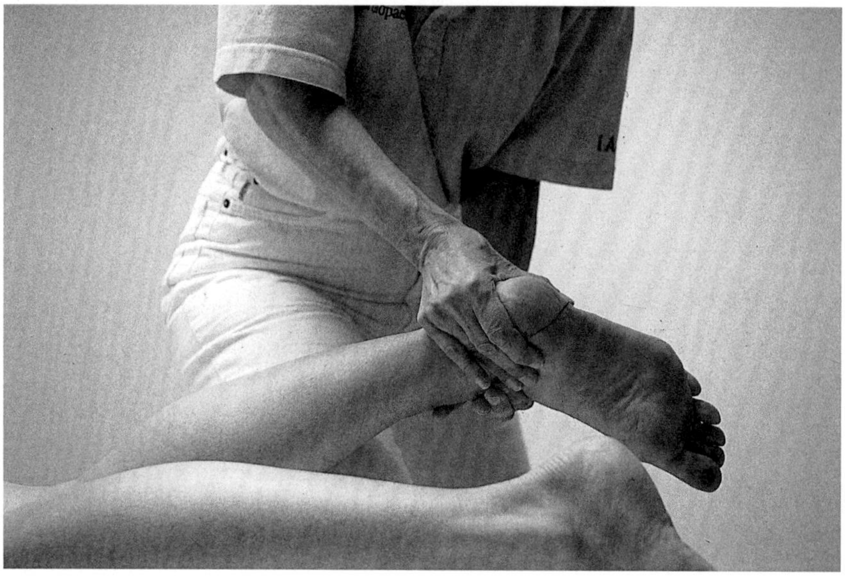

Abb. 8.124: Endstellung

Zur Darstellung der verschiedenen Bewegungskomponenten haben wir auch hier auf die Illustrationen zum Einspielen der Bewegung (MKR) zurückgegriffen.

Ausgangshaltung des Patienten
Bauchlage.

Ausgangshaltung des Therapeuten
Stehend, zur Außenseite des Fußes gewandt. Ihr patientnahes Knie ruht auf der Untersuchungsliege und unterstützt den Unterschenkel des Patienten. Der Zeigefinger der patientfernen Hand hakt das Caput tali von medial an. Der Daumen ruht auf der Fibula. Die patientnahe Hand ergreift den Calcaneus zwischen Daumen (lateral) und Fingern (medial). Dabei steht der Unterarm in der Verlängerung der Bewegungsachse lotrecht auf der Verbindungsgeraden zwischen Canalis tarsi (medial) und Sinus tarsi (lateral). Von plantar aus gesehen, bildet er zur Längsachse der Fußsohle und parallel zur Neigung der hinteren Gelenkfläche einen Winkel von 45°, was ihm eine Ausrichtung von dorsal, proximal und lateral nach plantar, distal und medial verleiht.

Durchführung
Führen Sie die Schubbewegung des Calcaneus nach distal und medial aus, indem Sie Druck in der Verlängerung des Unterarms geben. Durch eine gleichzeitige Supination des Unterarms und geringe Extension der Hand leiten Sie die Varusbewegung des Calcaneus ein, die mit einer durch Erhöhung des Daumendrucks erzeugten Adduktion (Innenrotation) einhergeht. Zur gleichen Zeit strecken Sie das Knie des Patienten ein wenig, wodurch eine Flexionsbewegung des Fußes entsteht. Die andere Hand zieht medial am Caput tali, um den Talus nach außen rotieren zu lassen. Nach Aufnahme der Bewegung wird sie zur Mobilisierung und Kapseldehnung eine Zeitlang rhythmisch-dynamisch über die Bewegungsgrenze hinaus durchgeführt.

Spielen Sie die Bewegung ein (MKR), indem Sie alle genannten Bewegungskomponenten in einer einzigen geräumigen Inversionsbewegung ausführen, ohne die Bewegungsgrenze zu überschreiten. Führen Sie die Bewegung jetzt passiv und anschließend unterstützt aktiv durch. An der Bewegungsgrenze lassen Sie den Patienten jeweils in Inversions- und Eversionsrichtung Widerstand geben.

Verbesserung der Eversion in der hinteren Abteilung des Talokalkaneargelenks durch eine Rollschubbewegung mit Betonung der transversalen Komponente (Abduktion des Calcaneus und Innenrotation des Talus)

Abb. 8.125: Ausgangsstellung

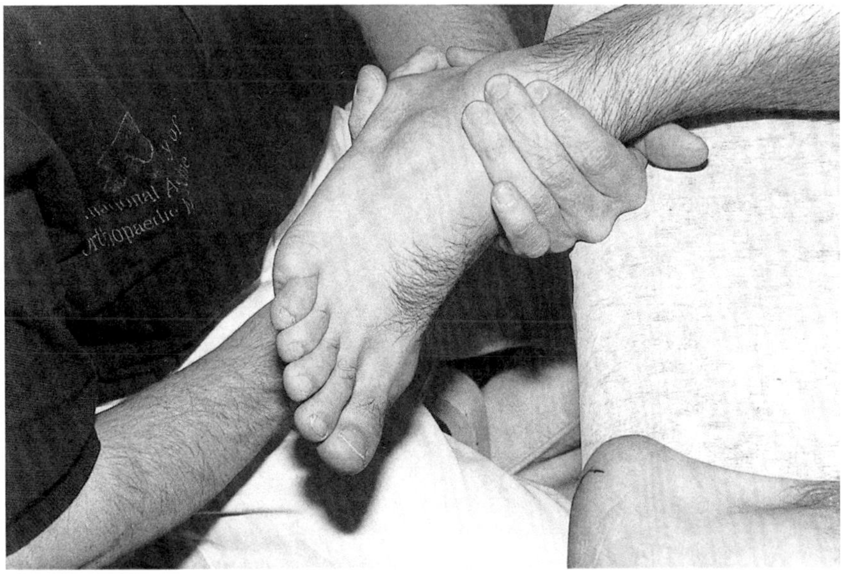

Zur Darstellung der verschiedenen Bewegungskomponenten haben wir auch hier auf die Illustrationen zum Einspielen der Bewegung (MKR) zurückgegriffen.

Abb. 8.126: Endstellung

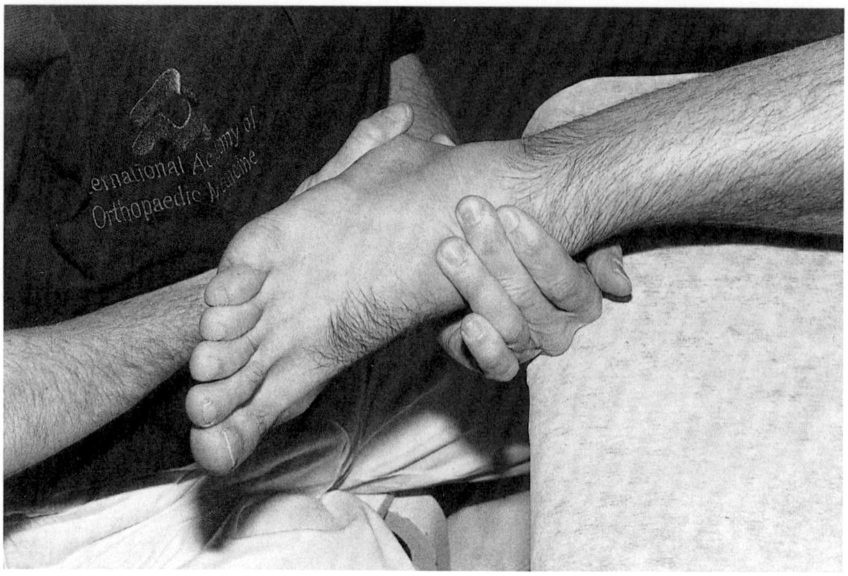

Ausgangshaltung des Patienten
Zur Behandlung des rechten Fußes liegt der Patient auf der linken Körperseite. Der Unterschenkel ruht auf der Behandlungsliege. Der Fuß ragt über den Rand der Unterlage hinaus.

Ausgangshaltung des Therapeuten
Sitzend. Zur Fußsohle des Patienten gewandt. Die patientferne Hand ergreift den Calcaneus so, dass der Daumen außen liegt und der Zeigefinger die mediale und Rückseite umschließt. Der von distal und plantar nach proximal und dorsal ausgerichtete Unterarm steht dabei zur Längsachse der Fußsohle in einem Winkel von 45°. Gleichzeitig steht er lotrecht auf der Verbindungsgraden zwischen dem Sinus tarsi (lateral) und dem Canalis tarsi (medial). Die andere Hand ruht auf der Untersuchungsliege und hakt mit dem Mittelfinger die laterale und dorsale Wand des Caput tali von medial her an.

Durchführung
Durch Druck in der Verlängerung des vorpositionierten Unterarms und durch Supination des Unterarms erzeugen Sie eine Schubbewegung, die den Calcaneus in Valgus bringt. Eine Extension der Hand bringt den Calcaneus in Abduktion (Außenrotation). Eine Zugbewegung der anderen Hand bewirkt eine Innenrotation des Talus. Nach Aufnahme der Bewegung wird sie zur Mobilisierung und Kapseldehnung eine Zeitlang rhythmisch-dynamisch über die Bewegungsgrenze hinaus durchgeführt.

Spielen Sie die Bewegung ein (MKR), indem Sie alle genannten Bewegungskomponenten in einer einzigen geräumigen Eversionsbewegung ausführen, ohne die Bewegungsgrenze zu überschreiten. Führen Sie die Bewegung jetzt passiv und anschließend unterstützt aktiv durch. An der Bewegungsgrenze lassen Sie den Patienten jeweils in Eversions- und Inversionsrichtung Widerstand geben.

Die soeben beschriebene Technik kann auch angewendet werden, wenn der Patient auf der anderen Körperseite liegt

Ausgangshaltung des Patienten
Zur Behandlung des rechten Fußes liegt der Patient auf der rechten Körperseite. Der Unterschenkel ruht auf der Behandlungsliege. Der Fuß ragt über den Rand der Unterlage hinaus *(☞ Abb. 8.127)*.

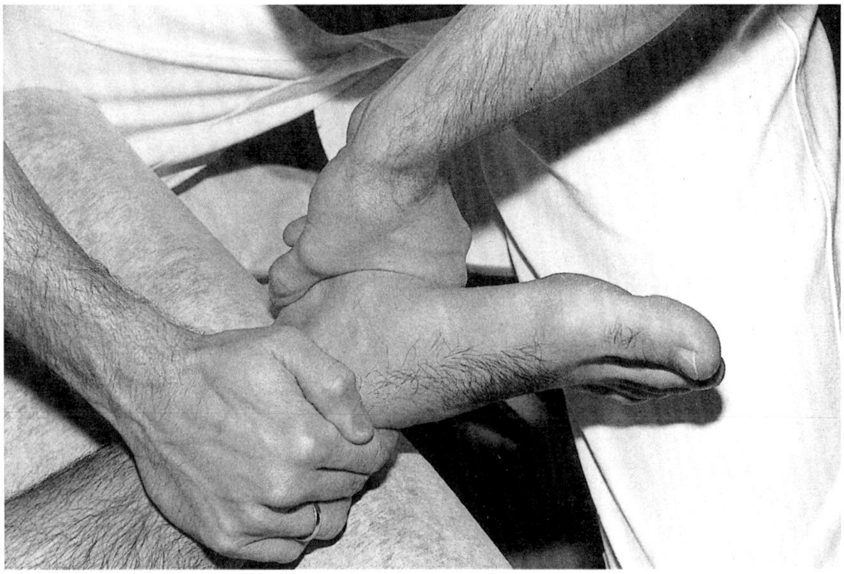

Abb. 8.127: Ausgangsstellung

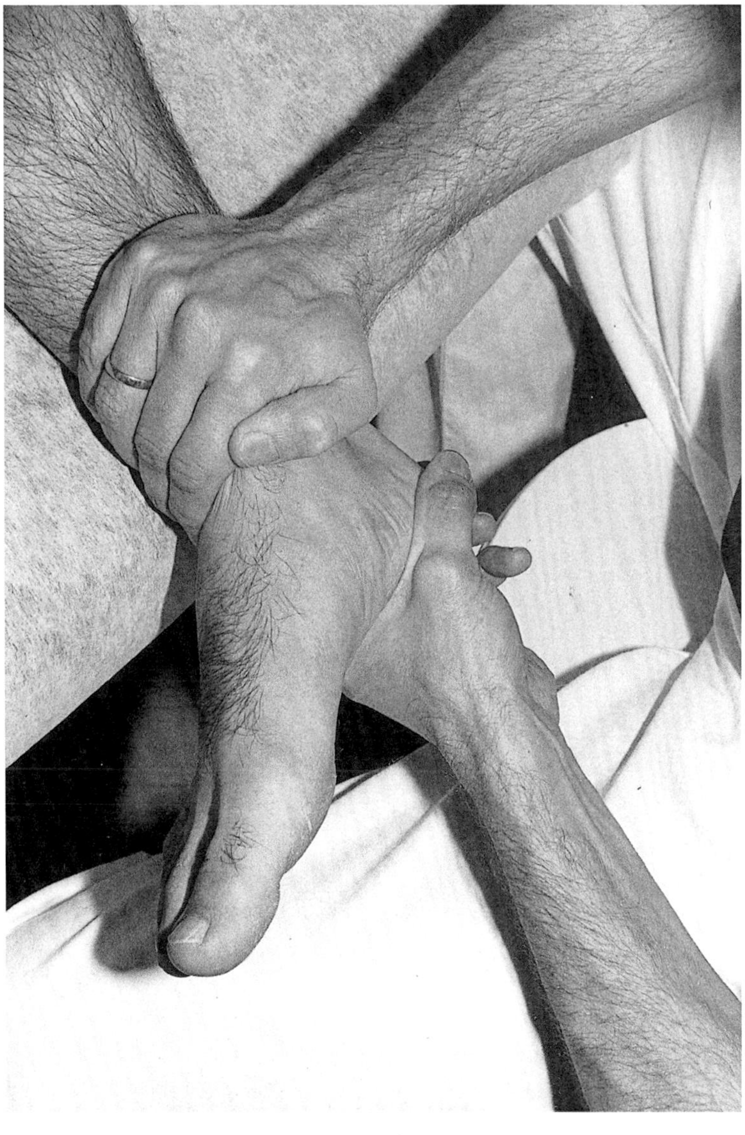

Abb. 8.128: Endstellung

Ausgangshaltung des Therapeuten
Sitzend. Zur Fußsohle des Patienten gewandt. Die patientferne Hand ergreift den Calcaneus so, dass der Daumen innen und der Zeigefinger außen liegt. Der von distal und plantar nach proximal und dorsal ausgerichtete Unterarm steht dabei in einem Winkel von 45° zur Längsachse der Fußsohle. Gleichzeitig steht er lotrecht auf der Verbindungsgraden zwischen dem Sinus tarsi (lateral) und dem Canalis tarsi (medial). Die andere Hand ruht medial auf dem Unterschenkel des Patienten. Der Zeigefinger hakt das Caput tali an. Die übrigen Finger ruhen auf der Untersuchungsliege.

Durchführung
Durch Druck in der Verlängerung des vorpositionierten Unterarms und durch Pronation des Unterarms erzeugen Sie eine Schubbewegung, die den Calcaneus in Valgus bringt. Eine Flexion der Hand bringt den Calcaneus in Abduktion (Außenrotation). Eine Zugbewegung des anderen Zeigefingers bewirkt eine Innenrotation des Talus. Insgesamt findet somit eine Eversion des Calcaneus statt. Nach Aufnahme der Eversion wird die Gesamtbewegung zur Mobilisierung und Kapseldehnung eine Zeitlang rhythmisch-dynamisch über die Bewegungsgrenze hinaus durchgeführt.

Spielen Sie die Bewegung ein (MKR), indem Sie alle genannten Bewegungskomponenten in einer einzigen geräumigen Eversionsbewegung ausführen, ohne die Bewegungsgrenze zu überschreiten. Führen Sie die Bewegung jetzt passiv und anschließend unterstützt aktiv durch. An der Bewegungsgrenze lassen Sie den Patienten jeweils in Eversions- und Inversionsrichtung Widerstand geben.

Verbesserung der Eversion in der hinteren Abteilung des Talokalkaneargelenks durch eine Rollschubbewegung mit Betonung der transversalen Komponente (Abduktion des Calcaneus und Innenrotation des Talus)

Alternative Technik

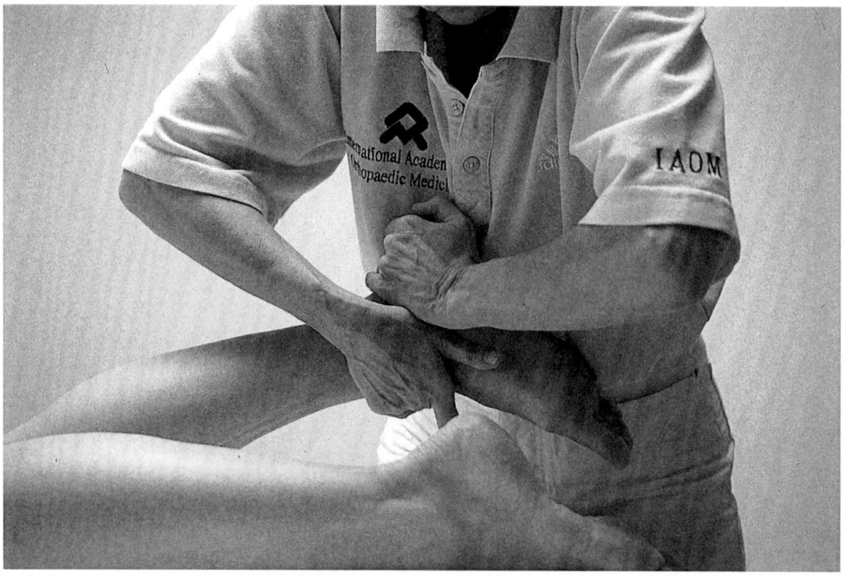

Abb. 8.129: Ausgangsstellung

Zur Darstellung der verschiedenen Bewegungskomponenten haben wir auch hier auf die Illustrationen zum Einspielen der Bewegung (MKR) zurückgegriffen. Die Bewegung zur Mobilisierung ist so gering, dass sie auf einem Foto kaum darstellbar ist.

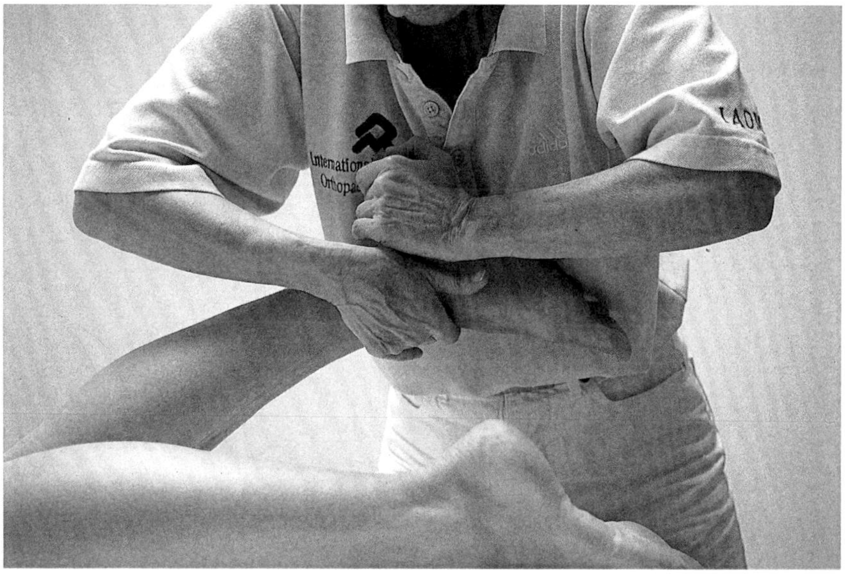

Abb. 8.130: Endstellung

Ausgangshaltung des Patienten
Bauchlage. Das Knie ist durch Zutun des Therapeuten leicht gebeugt.

Ausgangshaltung des Therapeuten
An der Außenseite des betroffenen Unterschenkels stehend. Die patientferne Hand ergreift den Calcaneus so, dass die ulnare Seite auf seiner Innen- und die Finger auf der Außen- und Hinterwand liegen. Der von distal und plantar nach proximal und dorsal ausgerichtete Unterarm steht dabei zur Längsachse der Fußsohle in einem Winkel von 45°. Gleichzeitig steht er lotrecht auf der Verbindungsgraden zwischen dem Sinus tarsi (lateral) und dem Canalis tarsi (medial). Die andere Hand hakt mit dem Mittelfinger die laterale und dorsale Wand des Caput tali von medial her an.

Durchführung
Durch Druck in der Verlängerung des vorpositionierten Unterarms erzeugen Sie eine proximal-dorsale Schubbewegung und durch Pronation des Unterarms eine Valgusbewegung des Calcaneus. Eine Extension der Hand bringt den Calcaneus in Abduktion (Außenrotation). Eine Zugbewegung des anderen Mittelfingers bewirkt eine Innenrotation des Talus. Durch das gleichzeitige Ausführen aller Teilbewegungen wird die Gesamtbewegung aufgenommen und zur Mobilisierung und Kapseldehnung eine Zeitlang rhythmisch-dynamisch über die Bewegungsgrenze hinaus durchgeführt.

Spielen Sie die Bewegung ein (MKR), indem Sie alle genannten Bewegungskomponenten in einer einzigen geräumigen Eversionsbewegung ausführen, ohne die Bewegungsgrenze zu überschreiten. Führen Sie die Bewegung jetzt passiv und anschließend unterstützt aktiv durch. An der Bewegungsgrenze lassen Sie den Patienten jeweils in Eversions- und Inversionsrichtung Widerstand geben.

Verbesserung der Inversion in der mittleren und vorderen Abteilung des Talokalkaneargelenks durch eine Schaukelgleitbewegung mit Betonung der transversalen Komponente (Adduktion des Calcaneus und Außenrotation des Talus)

Zur besseren Darstellung der verschiedenen Bewegungskomponenten haben wir bewusst auf die Illustrationen zum Einspielen der Bewegung (MKR) zurückgegriffen.

Abb. 8.131: Ausgangsstellung

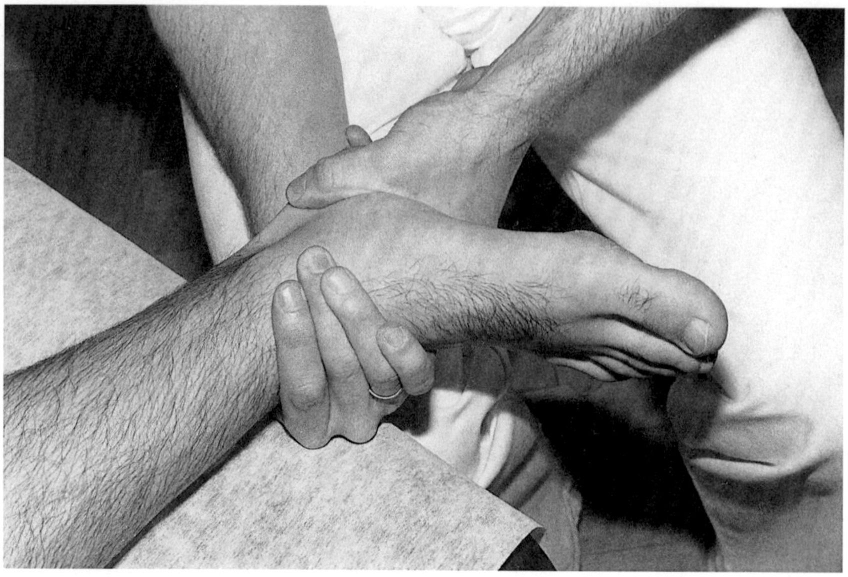

Abb. 8.132: Endstellung

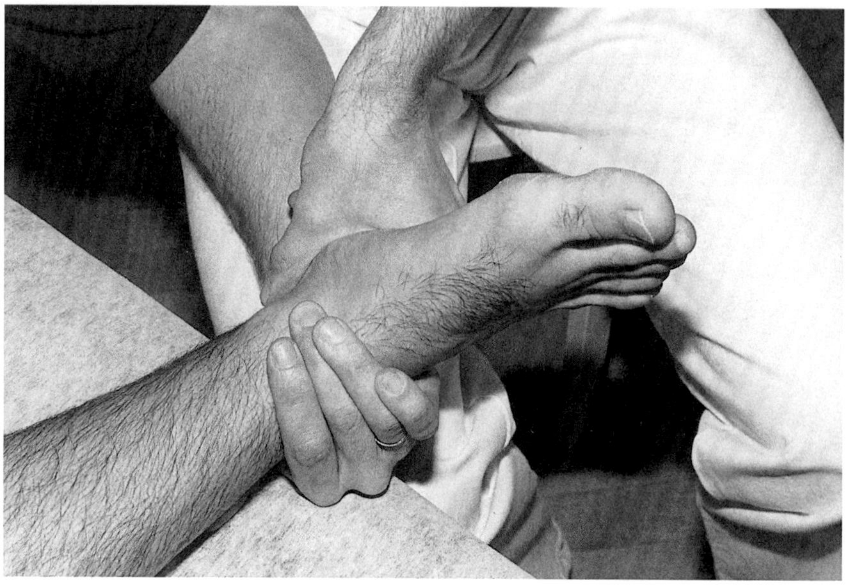

Ausgangshaltung des Patienten
Zur Behandlung des rechten Fußes liegt der Patient auf der linken Körperseite. Der Unterschenkel ruht auf der Behandlungsliege. Der Fuß ragt über den Rand der Unterlage hinaus.

Ausgangshaltung des Therapeuten
Sitzend. Zur Fußsohle des Patienten gewandt. Die von distal kommende Hand ergreift den Calcaneus so, dass der Daumen medial liegt und der Zeigefinger die laterale Wand umschließt. Der von plantar und distal nach dorsal und proximal ausgerichtete Unterarm steht dabei zur Längsachse der Fußsohle in einem Winkel von 45°. Gleichzeitig steht er parallel zur Konkavität der mittleren und vorderen Gelenkabteilung und lotrecht (parallel zur Bewegungsachse) auf der Verbindungsgraden zwischen dem Sinus tarsi (lateral) und dem Canalis tarsi (medial). Die andere, von lateral kommende Hand hakt mit dem Mittelfinger die mediale Wand des Caput tali an.

Durchführung
Durch Druck in der Verlängerung des vorpositionierten Unterarms erzeugt die patientferne Hand eine Gleitbewegung. Durch Supination des Unterarms entsteht eine Varusbewegung und durch Streckung der Hand eine Adduktion (Innenrotation) des Calcaneus. Eine Zugbewegung des anderen Mittelfingers bewirkt eine Außenrotation des Talus. Nehmen Sie durch gleichzeitiges Ausführen aller Teilbewegungen die Gesamtbewegung auf und führen Sie diese zur Mobilisierung und Kapseldehnung eine Zeitlang rhythmisch-dynamisch über die Bewegungsgrenze hinaus durch. Der übrige Fuß folgt der Bewegung.

Spielen Sie die Bewegung ein (MKR), indem Sie alle genannten Bewegungskomponenten in einer einzigen geräumigen Inversionsbewegung ausführen, ohne die Bewegungsgrenze zu überschreiten. Führen Sie die Bewegung jetzt passiv und anschließend unterstützt aktiv durch. An der Bewegungsgrenze lassen Sie den Patienten jeweils in Inversions- und Eversionsrichtung Widerstand geben.

Verbesserung der Inversion in der mittleren und vorderen Abteilung des Talokalkaneargelenks durch eine Schaukelgleitbewegung mit Betonung der transversalen Komponente (Adduktion des Calcaneus und Außenrotation des Talus)
Alternative Technik

Abb. 8.133: Ausgangsstellung

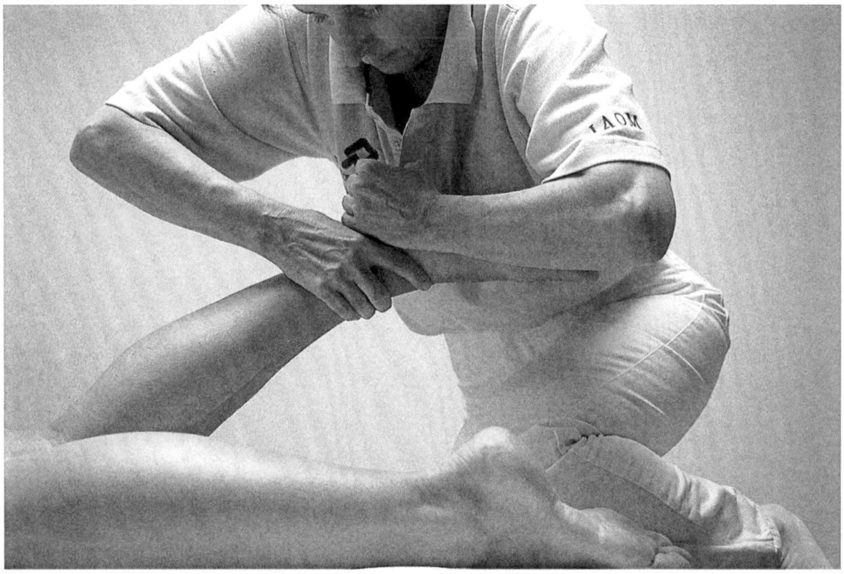

Zur besseren Darstellung der verschiedenen Bewegungskomponenten haben wir auch hier auf die Illustrationen zum Einspielen der Bewegung (MKR) zurückgegriffen.

Ausgangshaltung des Patienten
Bauchlage.

Ausgangshaltung des Therapeuten
An der Außenseite des betroffenen Fußes stehend. Die patientferne Hand ergreift den Calcaneus von medial, wobei die Finger auf der Außen- und Hinterwand liegen. Der von plantar und distal nach dorsal und proximal ausgerichtete Unterarm steht dabei zur Längsachse der Fußsohle in einem Winkel von 45°. Gleichzeitig steht er parallel zur Konkavität der mittleren und vor-

Abb. 8.134: Endstellung

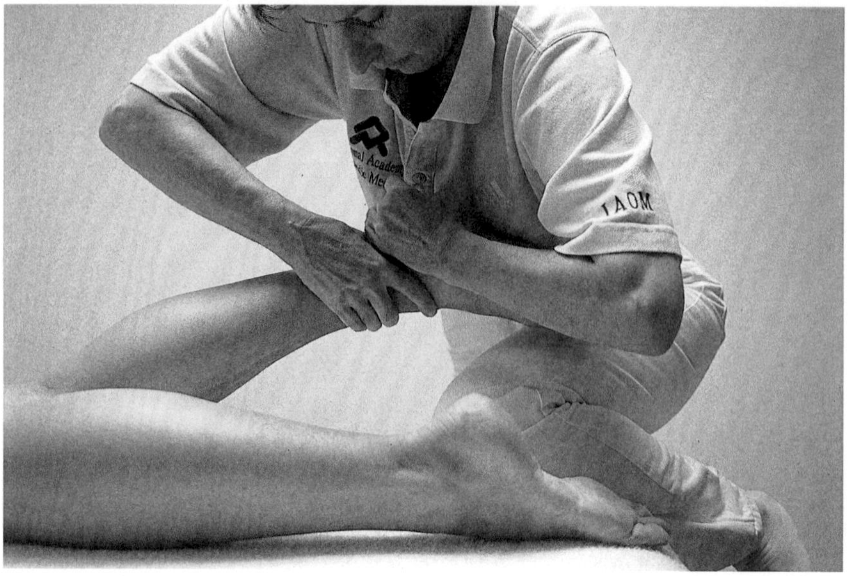

deren Gelenkabteilung und lotrecht (parallel zur Bewegungsachse) auf der Verbindungsgraden zwischen dem Sinus tarsi (lateral) und dem Canalis tarsi (medial). Der Zeigefinger der anderen Hand ruht medial auf dem Caput tali.

Durchführung

Durch Druck in der Verlängerung des vorpositionierten Unterarms erzeugen Sie mit der patientfernen Hand eine dorsal-proximale Gleitbewegung. Eine Supination des Unterarms bringt den Calcaneus in Varus, eine Flexion der Hand in Adduktion (Innenrotation). Druck des Zeigefingers gegen die Medialseite des Caput tali bewirkt eine Außenrotation des Talus. Durch das gleichzeitige Ausführen aller Teilbewegungen wird die Gesamtbewegung aufgenommen und zur Mobilisierung und Kapseldehnung eine Zeitlang rhythmisch-dynamisch über die Bewegungsgrenze hinaus durchgeführt.

Spielen Sie die Bewegung ein (MKR), indem Sie alle genannten Bewegungskomponenten in einer einzigen geräumigen Inversionsbewegung ausführen, ohne die Bewegungsgrenze zu überschreiten. Führen Sie die Bewegung jetzt passiv und anschließend unterstützt aktiv durch. An der Bewegungsgrenze lassen Sie den Patienten jeweils in Inversions- und Eversionsrichtung Widerstand geben.

Verbesserung der Eversion in der mittleren und vorderen Abteilung des Talokalkaneargelenks durch eine Schaukelgleitbewegung mit Betonung der transversalen Komponente (Abduktion des Calcaneus und Innenrotation des Talus)

Zur besseren Darstellung der verschiedenen Bewegungskomponenten haben wir bewusst auf die Illustrationen zum Einspielen der Bewegung (MKR) zurückgegriffen. Die Bewegung zur Mobilisierung ist so gering, dass sie auf einem Foto kaum darstellbar ist.

Ausgangshaltung des Patienten

Zur Behandlung des rechten Fußes liegt der Patient auf der linken Körperseite. Der Fuß ragt über den Rand der Unterlage hinaus *(☞ Abb. 8.135).*

Ausgangshaltung des Therapeuten

Sitzend. Zur Fußsohle des Patienten gewandt. Die von proximal kommende Hand ergreift den Calcaneus so, dass der Daumen lateral und Zeige- und Mittelfinger medial liegen. Der von proximal und dorsal nach distal und plantar

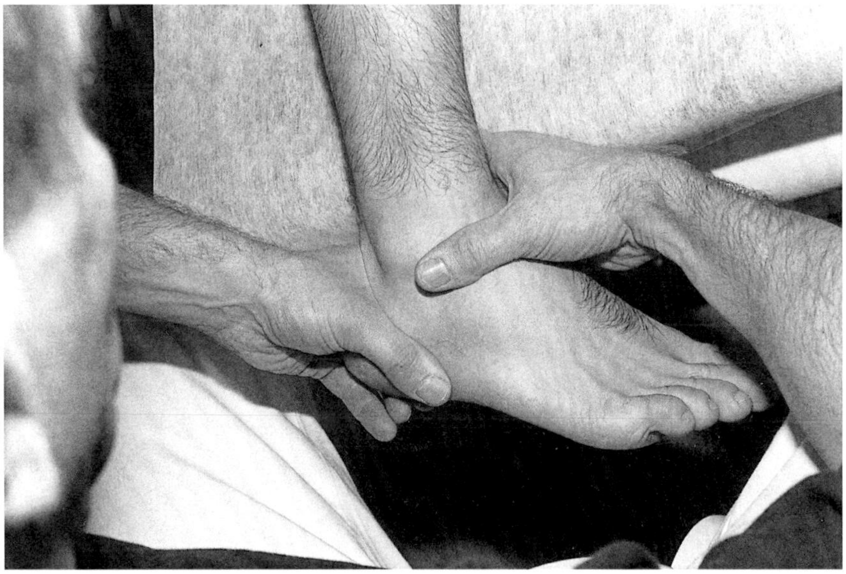

Abb. 8.135: Ausgangsstellung

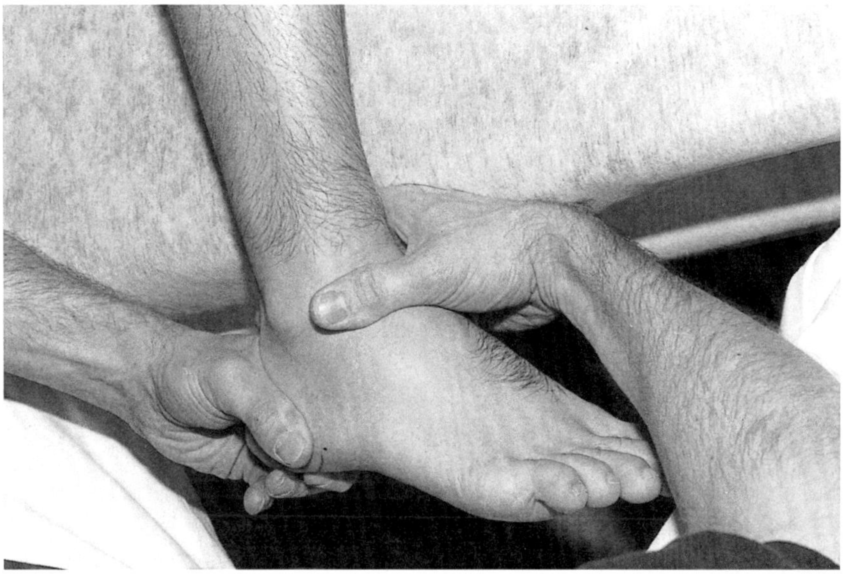

Abb. 8.136: Endstellung

ausgerichtete Unterarm steht dabei zur Längsachse der Fußsohle in einem Winkel von 45°. Gleichzeitig steht er lotrecht auf der Verbindungsgraden zwischen dem Sinus tarsi (lateral) und dem Canalis tarsi (medial). Die andere, von distal kommende Hand nimmt über den Daumen Kontakt mit der Außenwand des Caput tali auf. Die übrigen Finger ruhen auf dem Rand der Untersuchungsliege.

Durchführung

Durch eine Supination des patientnahen Unterarms erzeugen Sie eine Valgusbewegung und durch Flexion der Hand eine Abduktion (Außenrotation) des Calcaneus. Durch Druck in der Verlängerung des vorpositionierten Unterarms entsteht eine Gleitbewegung in distaler, plantarer und medialer Richtung. Der Daumen der anderen Hand zieht den Talus in Innenrotation. Gleichzeitig supinieren Sie den Unterarm und beugen die Hand, wodurch Sie insgesamt die Eversion des Calcaneus aufnehmen.

Zur Mobilisierung und Kapseldehnung führen Sie die Bewegung eine Zeitlang rhythmisch-dynamisch über die Bewegungsgrenze hinaus durch.

Spielen Sie die Bewegung ein (MKR), indem Sie alle genannten Bewegungskomponenten in einer einzigen geräumigen Eversionsbewegung ausführen, ohne die Bewegungsgrenze zu überschreiten. Führen Sie die Bewegung jetzt passiv und anschließend unterstützt aktiv durch. An der Bewegungsgrenze lassen Sie den Patienten jeweils in Eversions- und Inversionsrichtung Widerstand geben.

Verbesserung der Eversion in der mittleren und vorderen Abteilung des Talokalkaneargelenks durch eine Schaukelgleitbewegung mit Betonung der transversalen Komponente (Abduktion des Calcaneus und Innenrotation des Talus)

Alternative Technik

Abb. 8.137: Ausgangsstellung

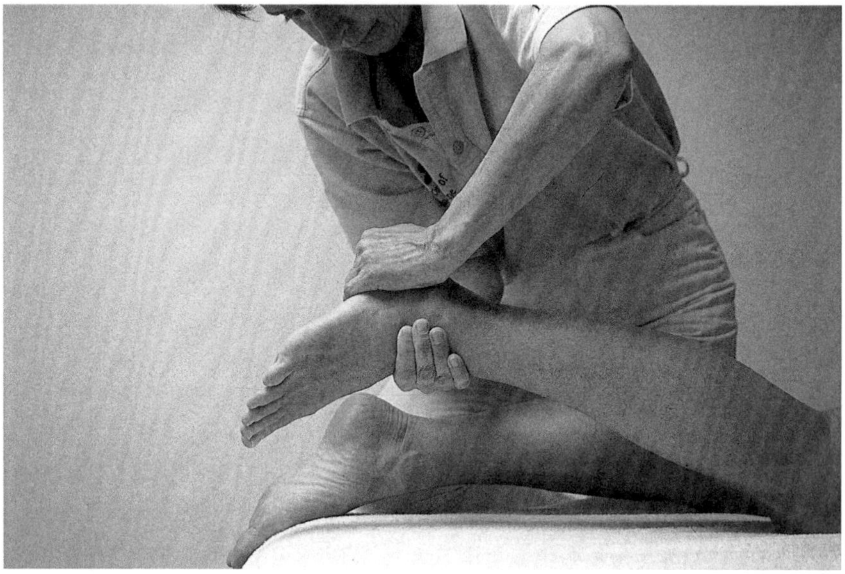

Abb. 8.138: Endstellung

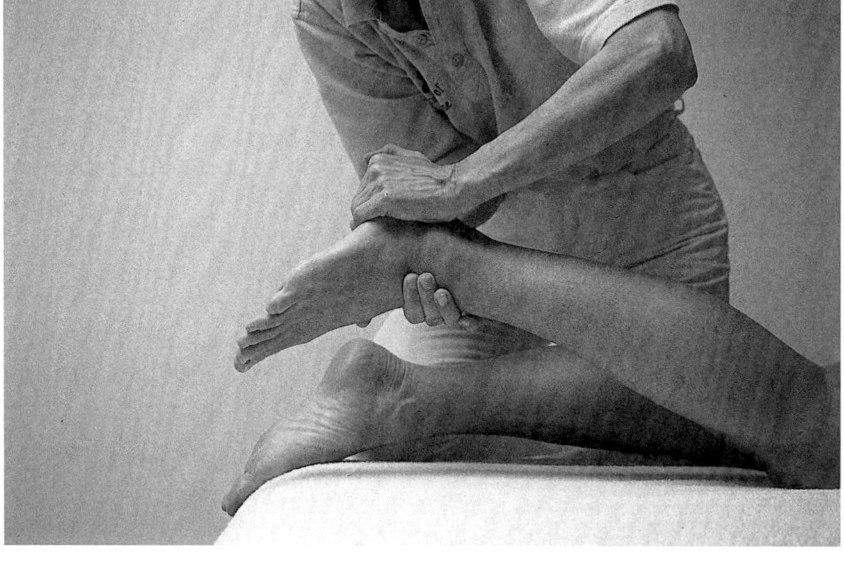

Ausgangshaltung des Patienten
Bauchlage. Das Knie ist durch Zutun des Therapeuten leicht gebeugt.

Ausgangshaltung des Therapeuten
An der Innenseite und dem betroffenen Fuß gegenüber stehend. Die patientnahe Hand ergreift den Calcaneus so, dass die Handwurzel lateral und etwas proximal und die Finger plantar und medial liegen. Der von proximal und dorsal nach distal und plantar (parallel zur Konkavität der mittleren und vorderen Gelenkabteilung) ausgerichtete Unterarm steht dabei in einem Winkel von 45° zur Längsachse der Fußsohle und lotrecht (parallel zur Bewegungsachse) auf der Verbindungsgraden zwischen dem Sinus tarsi (lateral) und dem Canalis tarsi (medial). Die andere, von medial kommende Hand hakt das Caput tali vorwiegend mit dem Zeigefinger von lateral her an.

Durchführung
Durch eine Supination des patientnahen Unterarms erzeugen Sie eine Valgusbewegung und durch Extension der Hand eine Abduktion (Außenrotation) des Calcaneus. Durch Druck in der Verlängerung des vorpositionierten Unterarms entsteht eine Gleitbewegung in distaler, plantarer und medialer Richtung. Der Zeigefinger der anderen Hand zieht den Talus in Innenrotation.

Gleichzeitig supinieren Sie den Unterarm und strecken die Hand, wodurch Sie insgesamt die Eversion des Calcaneus aufnehmen und den Talus in Innenrotation ziehen.

Zur Mobilisierung und Kapseldehnung führen Sie die Bewegung eine Zeitlang rhythmisch-dynamisch über die Bewegungsgrenze hinaus durch.

Spielen Sie die Bewegung ein (MKR), indem Sie alle genannten Bewegungskomponenten in einer einzigen geräumigen Eversionsbewegung ausführen, ohne die Bewegungsgrenze zu überschreiten. Führen Sie die Bewegung jetzt passiv und anschließend unterstützt aktiv durch. An der Bewegungsgrenze lassen Sie den Patienten jeweils in Eversions- und Inversionsrichtung Widerstand geben.

Verbesserung der Inversion in der hinteren Abteilung des Talokalkaneargelenks durch eine hintere Schaukelgleitbewegung des Talus unter axiale Belastung

Zur besseren Darstellung der verschiedenen Bewegungskomponenten haben wir auf die Illustrationen zum Einspielen der Bewegung (MKR) zurückgegriffen *(☞ Abb. 8.139, 140, 141).*

Ausgangshaltung des Patienten
Auf der Untersuchungsliege stehend. Die Hüfte der betroffenen Seite ist leicht gebeugt. Das Knie ist gestreckt. Zur Erhaltung des Gleichgewichts kann der Patient sich beispielsweise mit einer Hand an der Zimmerwand abstützen. Der Calcaneus wird innen und hinten mit einem Keil unterstützt, wodurch die Möglichkeit zur Flexion erhalten bleibt.

Ausgangshaltung des Therapeuten
An der Innenseite des betroffenen Beines stehend. Die patientnahe Hand ergreift den Unterschenkel proximal von hinten, wobei die von lateral kommenden Fingerspitzen auf der anterior-medialen Fläche der Tibia ruhen. Der Kleinfingerballen der anderen Hand berührt vorne und medial den Talus. Die übrige Hand umgreift den Unterschenkel. Dabei steht der Unterarm lotrecht zur Verbindungsgraden zwischen dem Sinus tarsi (lateral) und dem Canalis tarsi (medial). Von plantar und medial nach dorsal und lateral bildet er mit der Längsachse der Fußsohle einen Winkel von etwa 45°.

Abb. 8.139: Ausgangsstellung

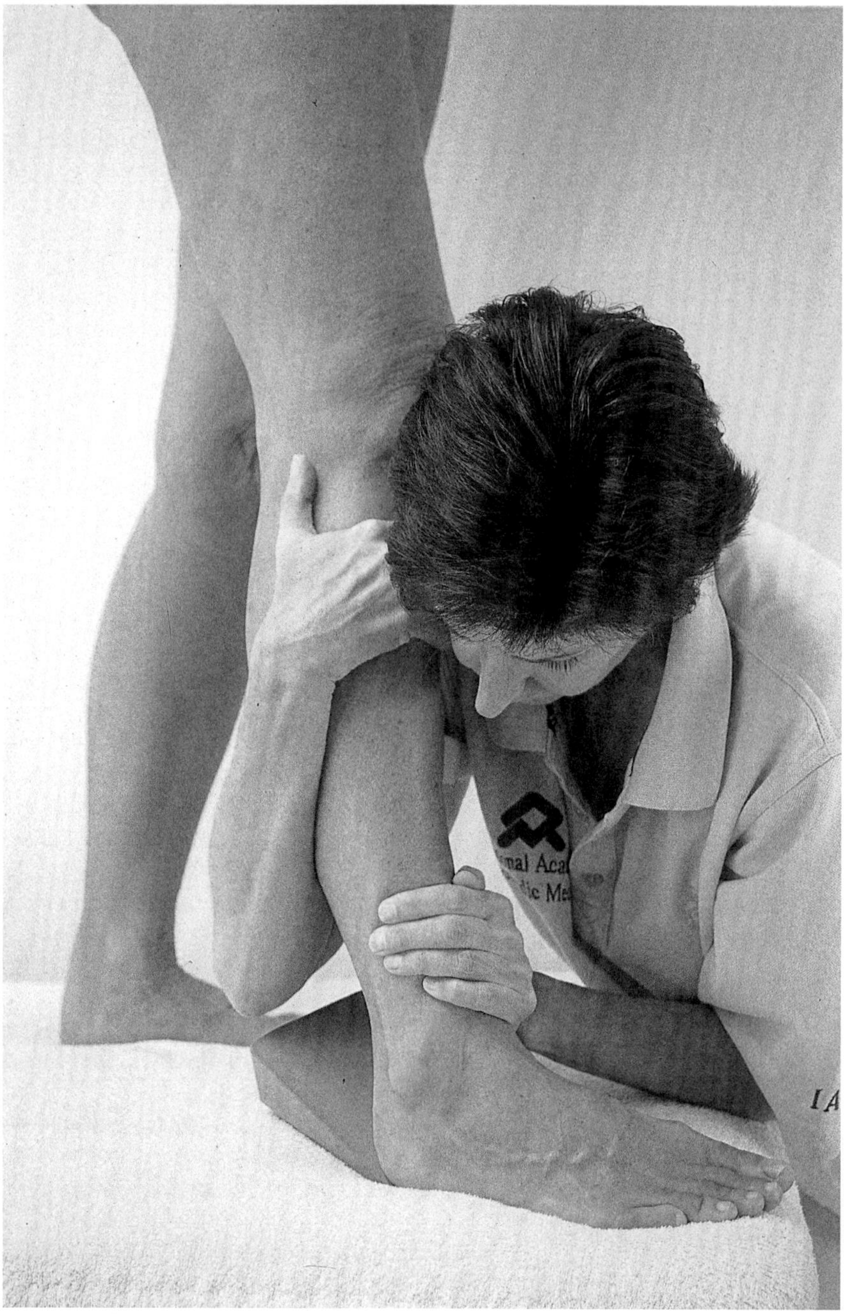

Durchführung

Durch Druck in Verlängerung des vorpositionierten Unterarms wird jetzt die Gleitkomponente der Bewegung erzeugt. Verstärkt durch Zug der patientnahen Hand, rotieren Talus und Unterschenkel nach außen. Nachdem Sie auf diese Weise und mit der Unterstützung Ihres Oberkörpers die Vorspannung aufgenommen haben, bewegen Sie zur Mobilisierung und Kapseldehnung eine Zeitlang rhythmisch-dynamisch über die Bewegungsgrenze hinaus. Dabei kann der Patient das Bein ein wenig nach außen rotieren.

Spielen Sie die Bewegung ein (MKR), indem Sie alle genannten Bewegungskomponenten in einer einzigen geräumigen Inversionsbewegung ausführen, ohne die Bewegungsgrenze zu überschreiten. Führen Sie die Bewegung direkt unterstützt aktiv durch und lassen Sie den Patienten jetzt die Außenrotation des Beins etwas stärker betonen.

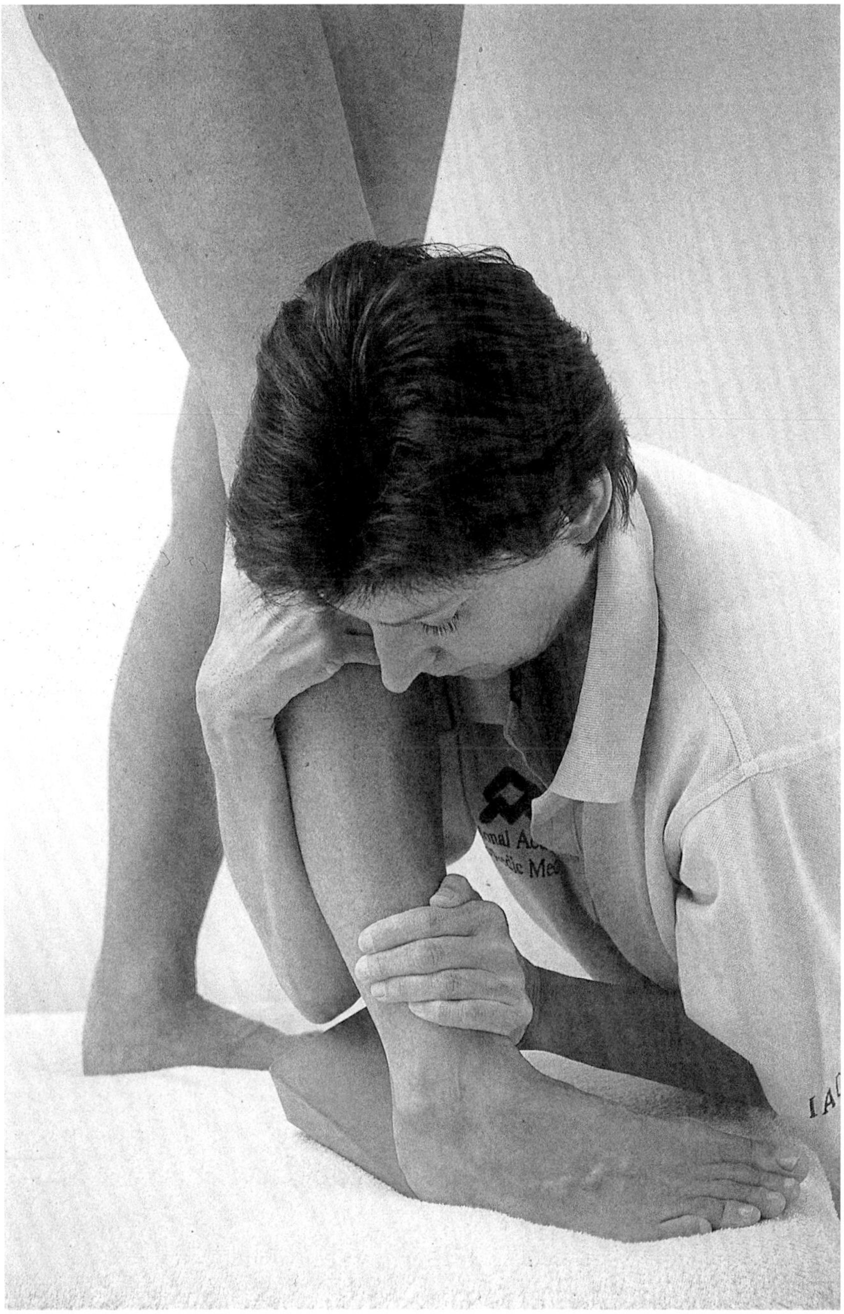

Abb. 8.140: Endstellung

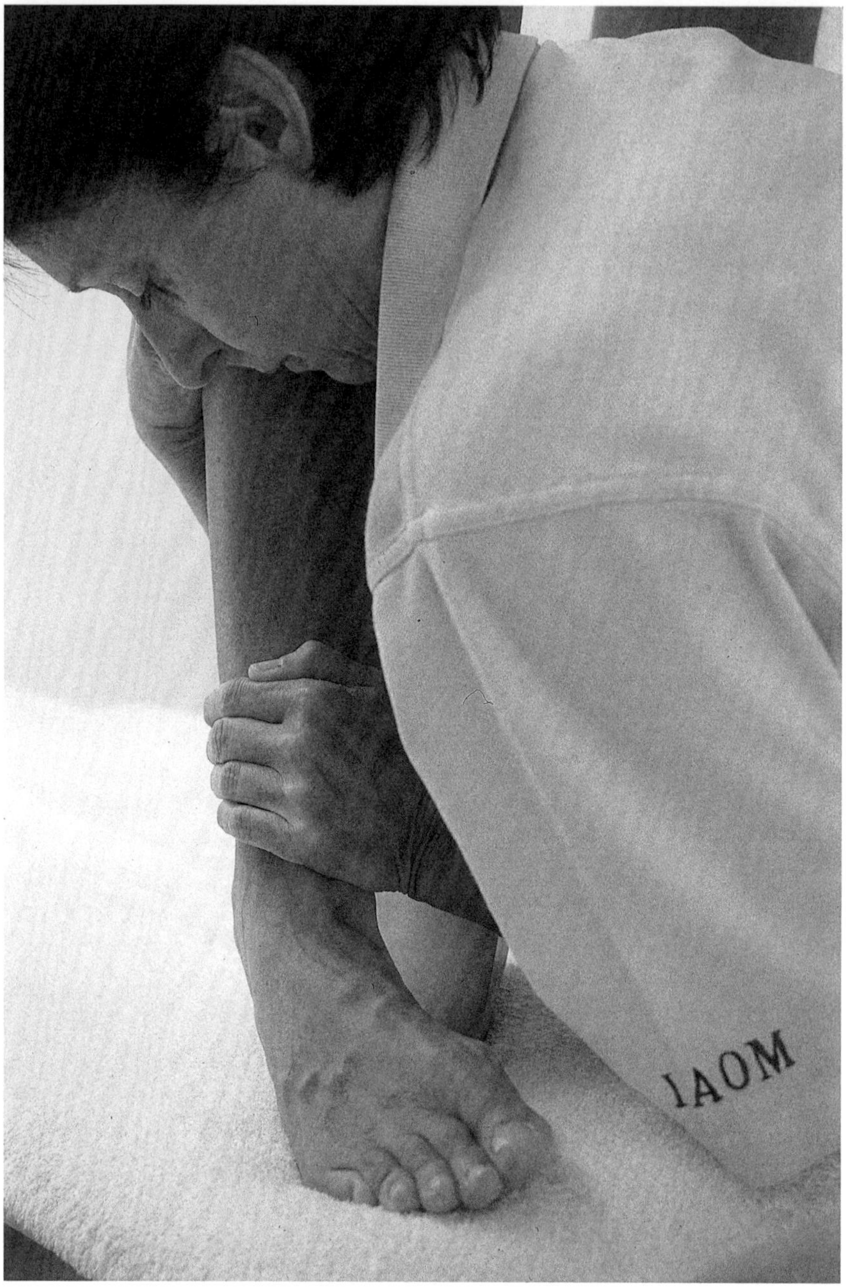

Abb. 8.141: Gleiche Bewegung. Sicht von vorne

Verbesserung der Eversion in der mittleren und vorderen Abteilung des Talokalkaneargelenks durch eine hintere Rollschubbewegung des Talus unter axialer Belastung

Zur besseren Darstellung der verschiedenen Bewegungskomponenten haben wir auf die Illustrationen zum Einspielen der Bewegung (MKR) zurückgegriffen.

Ausgangshaltung des Patienten

Auf der Untersuchungsliege stehend. Hüfte und Knie der betroffenen Seite sind leicht gebeugt. Zur Erhaltung des Gleichgewichts kann der Patient sich an der Zimmerwand oder einem Wandregal abstützen. Der Fuß wird vorne und außen mit einem Keil unterstützt *(☞ Abb. 8.142, 143)*.

Abb. 8.142: Ausgangsstellung

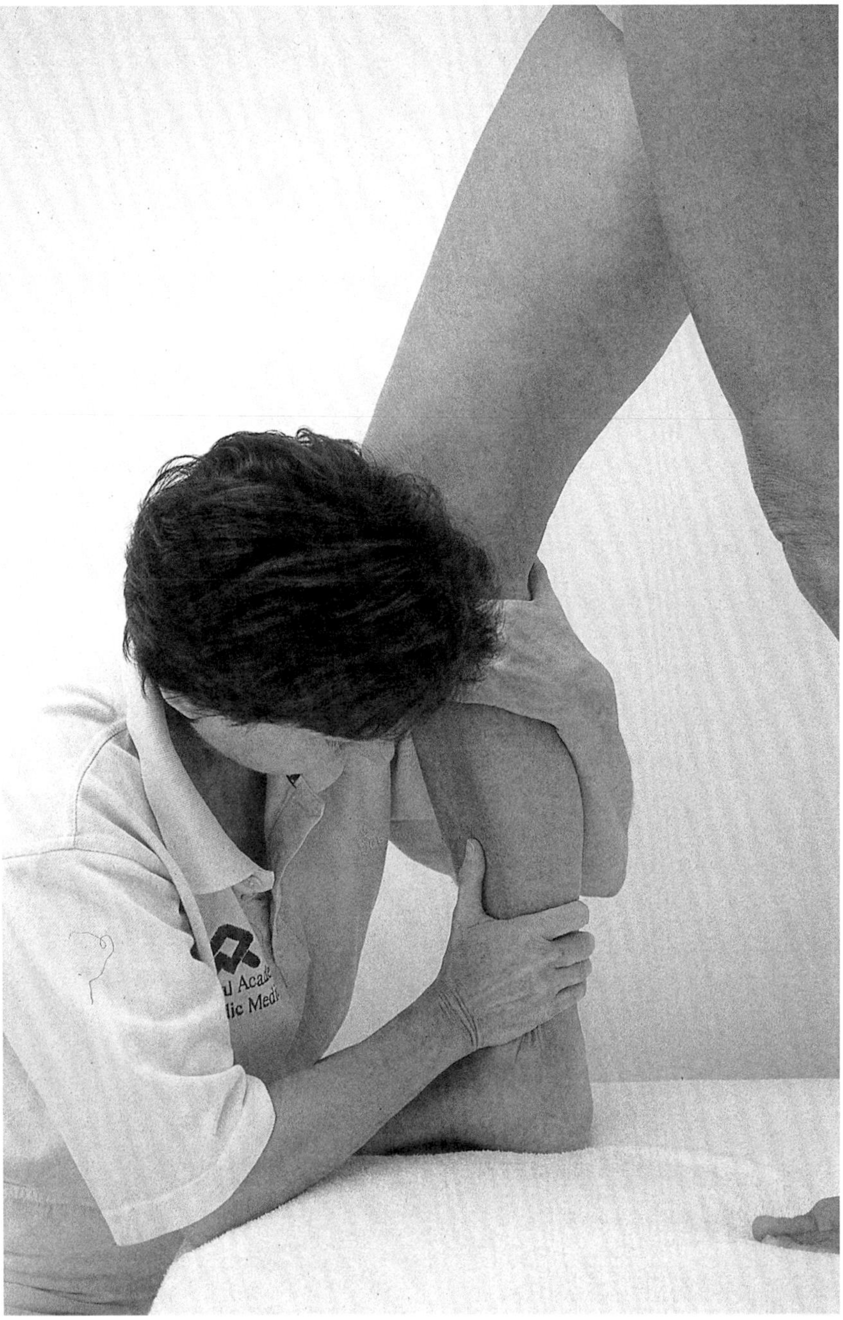

Ausgangshaltung des Therapeuten

An der Vorderseite des betroffenen Beines stehend. Die patientnahe Hand ergreift den Unterschenkel von lateral, wobei die von medial kommenden Fingerspitzen vorne die Tibia ergreifen. Der Kleinfingerballen der anderen Hand ruht vorne und medial auf der Tibia. Dabei steht der Unterarm lotrecht zur Verbindungsgraden zwischen dem Sinus tarsi und Canalis tarsi (medial), wobei er von plantar und medial nach dorsal und lateral mit der Längsachse der Fußsohle einen Winkel von etwa 45° bildet.

Durchführung

Durch Druck in der Verlängerung des vorpositionierten, patientfernen Unterarms wird jetzt die Schubkomponente der Bewegung erzeugt. Verstärkt durch

Abb. 8.143: Endstellung

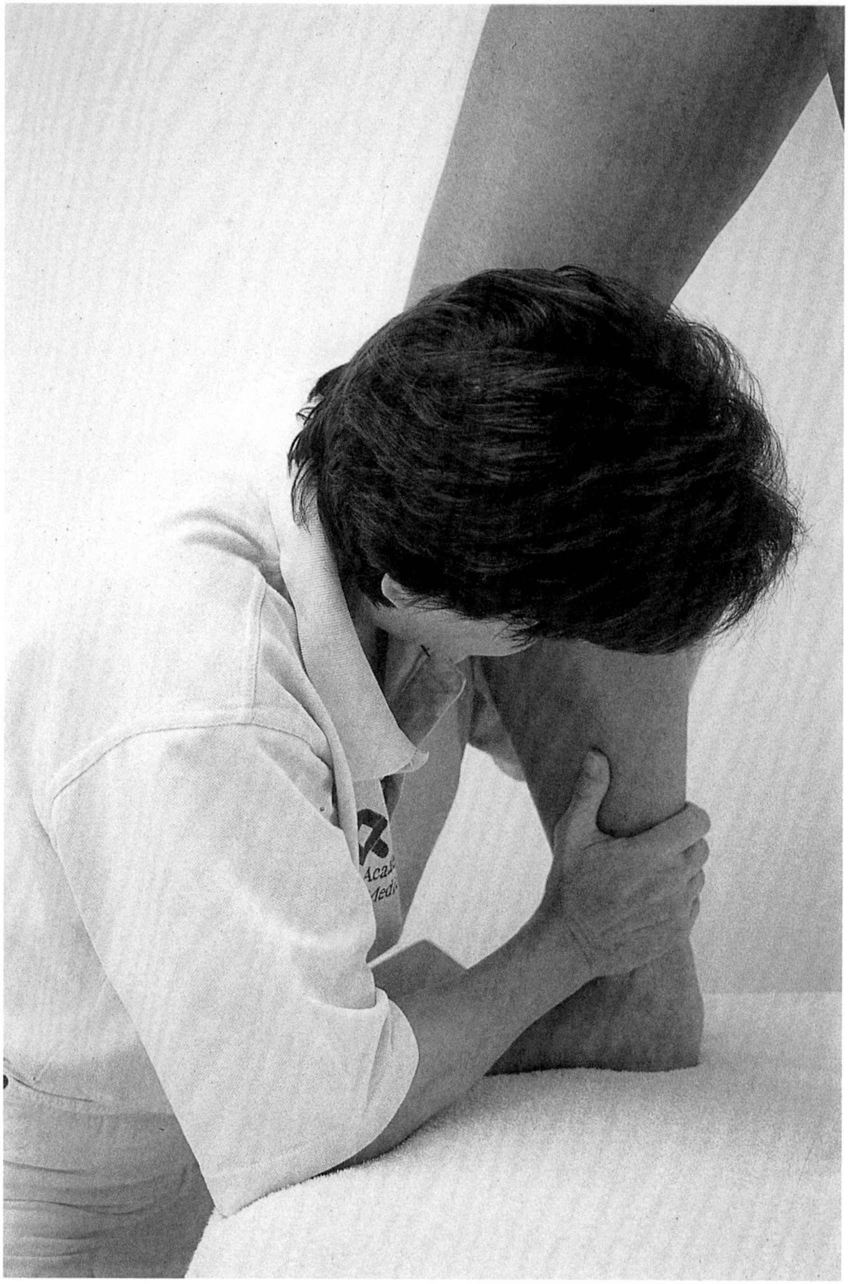

Zug der patientnahen Hand, rotieren Talus und Unterschenkel nach innen. Nachdem Sie auf diese Weise und mit der Unterstützung Ihres Oberkörpers die Vorspannung aufgenommen haben, bewegen Sie zur Mobilisierung und Kapseldehnung eine Zeitlang rhythmisch-dynamisch über die Bewegungsgrenze hinaus. Dabei kann der Patient das Bein ein wenig nach innen rotieren.

Spielen Sie die Bewegung ein (MKR), indem Sie alle genannten Bewegungskomponenten in einer einzigen geräumigen Eversionsbewegung ausführen, ohne die Bewegungsgrenze zu überschreiten. Führen Sie die Bewegung direkt unterstützt aktiv durch und lassen Sie den Patienten jetzt die Innenrotation des Beins etwas stärker betonen.

Verbesserung der Inversion in der mittleren und vorderen Abteilung des Talokalkaneargelenks durch eine vordere Rollschubbewegung des Talus unter axialer Belastung

Abb. 8.144: Ausgangsstellung

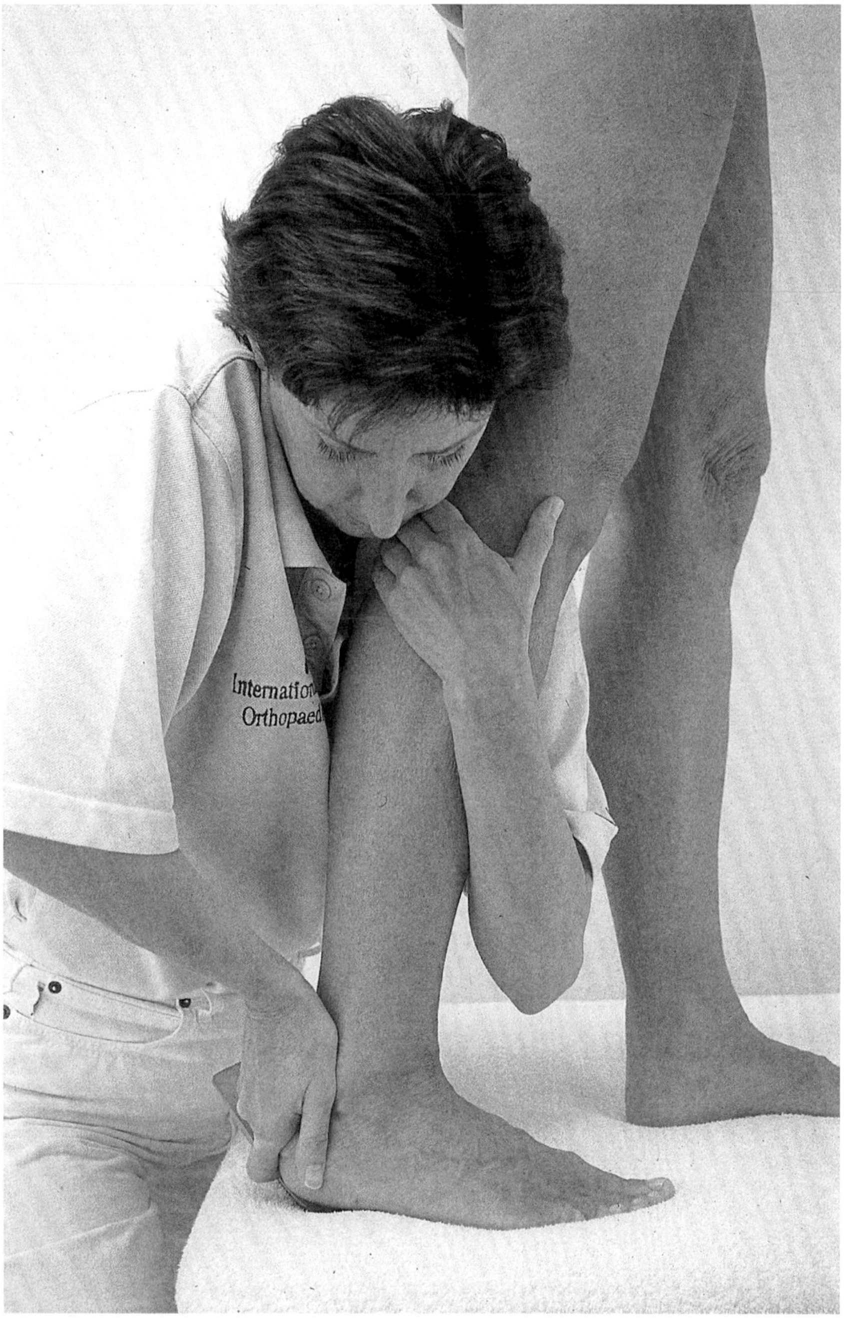

Zur besseren Darstellung der verschiedenen Bewegungskomponenten haben wir auf die Illustrationen zum Einspielen der Bewegung (MKR) zurückgegriffen.

Ausgangshaltung des Patienten
Auf der Untersuchungsliege stehend. Hüfte und Knie der betroffenen Seite sind leicht gestreckt. Der Calcaneus wird innen und hinten mit einem Keil unterstützt.

Abb. 8.145: Endstellung

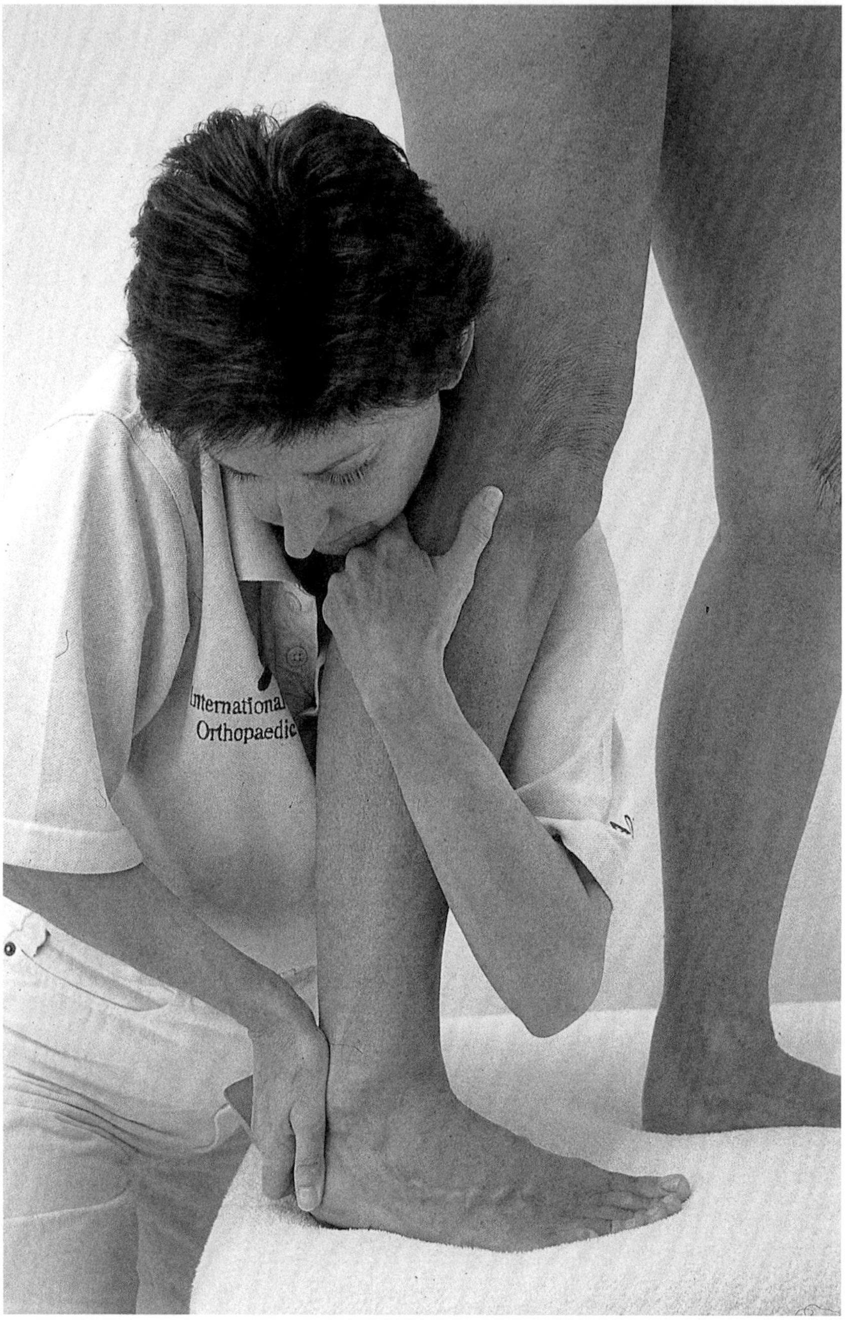

Ausgangshaltung des Therapeuten

Schräg hinter und medial des betroffenen Beines stehend. Die patientnahe Hand ergreift den Unterschenkel von vorne, wobei die von lateral kommenden Fingerspitzen hinten und medial die Tibia ergreifen. Ihre patientnahe Schulter unterstützt den Unterschenkel. Der Daumenballen der anderen Hand ruht auf dem hinteren, unteren Ende der Fibula, wobei die Achillessehne frei bleibt. Dabei bildet der Unterarm von proximal und dorsal nach distal und plantar mit der Längsachse der Fußsohle einen Winkel von etwa 45°.

Durchführung

Während Sie durch Druck in der Verlängerung des patientfernen Unterarms die Schubbewegung der Fibula zum Talus hin erzeugen, setzen Sie mit einer

Drehung Ihres Oberkörpers die Außenrotation des Unterschenkels und damit die Inversionsbewegung in Gang. Nachdem Sie auf diese Weise die Vorspannung aufgenommen haben, bewegen Sie zur Mobilisierung und Kapseldehnung eine Zeitlang rhythmisch-dynamisch über die Bewegungsgrenze hinaus. Dabei kann der Patient das Bein ein wenig nach außen rotieren.

Spielen Sie die Bewegung ein (MKR), indem Sie alle genannten Bewegungskomponenten in einer einzigen geräumigen Inversionsbewegung ausführen, ohne die Bewegungsgrenze zu überschreiten. Führen Sie die Bewegung direkt unterstützt aktiv durch und lassen Sie den Patienten jetzt die Außenrotation des Beins etwas stärker betonen.

Verbesserung der Eversion in der hinteren Abteilung des Talokalkaneargelenks durch eine vordere Schaukelgleitbewegung des Talus unter axialer Belastung

Abb. 8.146: Ausgangsstellung

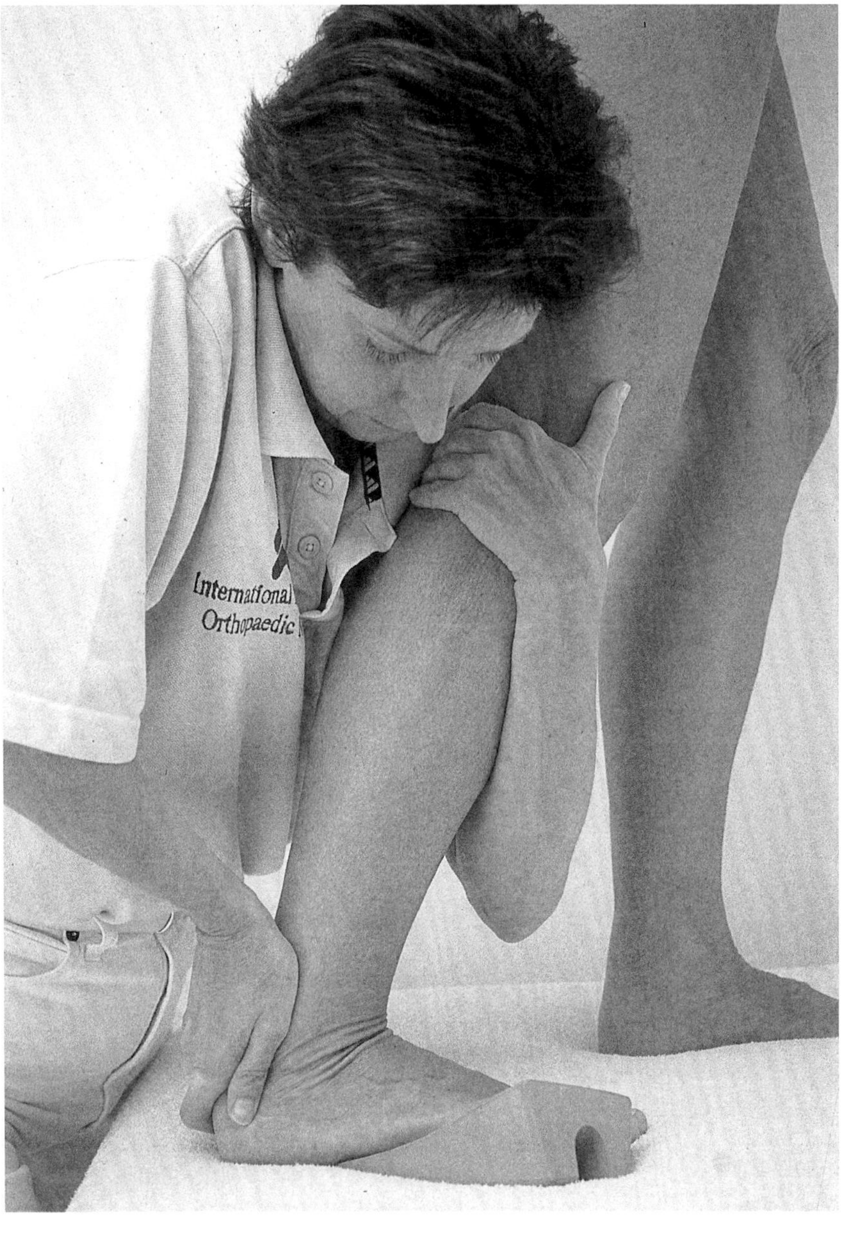

Abb. 8.147: Endstellung

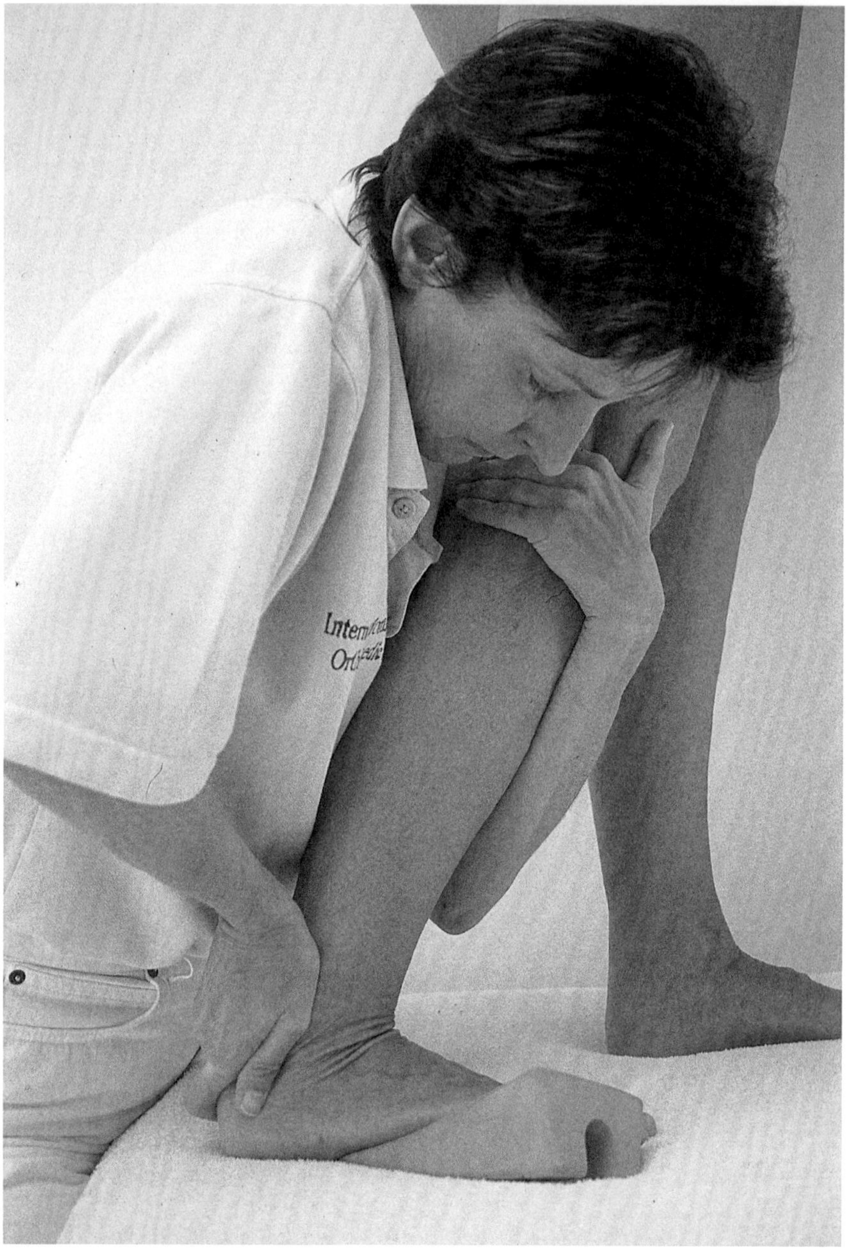

Zur besseren Darstellung der verschiedenen Bewegungskomponenten haben wir auf die Illustrationen zum Einspielen der Bewegung (MKR) zurückgegriffen.

Ausgangshaltung des Patienten
Auf der Untersuchungsliege stehend. Die Hüfte der betroffenen Seite ist leicht gestreckt, das Knie ist leicht gebeugt. Zur Erhaltung des Gleichgewichts kann der Patient sich an der Zimmerwand oder an einem Wandregal abstützen. Der Fuß wird vorne und außen mit einem Keil unterstützt.

Ausgangshaltung des Therapeuten
Schräg hinter und medial des betroffenen Beines stehend. Die patientnahe Hand ergreift den proximalen Unterschenkel von vorne und medial, wobei die von lateral kommenden Fingerspitzen hinten auf dem Unterschenkel ruhen.

Der Daumenballen der anderen Hand ruht auf dem hinteren, unteren Ende der Fibula. Dabei steht der Unterarm lotrecht zur Verbindungsgraden zwischen dem Sinus tarsi und dem Canalis tarsi (medial), wobei er mit der Längsachse der Fußsohle von proximal und lateral nach distal und medial einen Winkel von etwa 45° bildet.

Durchführung

Während Sie durch Druck in der Verlängerung des vorpositionierten, patientfernen Unterarms die Gleitkomponente der Bewegung erzeugen, setzen Sie durch Zug der patientnahen Hand und einer gleichzeitigen Drehung des Oberkörpers eine Innenrotation von Unterschenkel und Talus in Gang. Nachdem Sie auf diese Weise die Vorspannung aufgenommen haben, bewegen Sie zur Mobilisierung und Kapseldehnung eine Zeitlang rhythmisch-dynamisch über die Bewegungsgrenze hinaus. Dabei kann der Patient das Bein ein wenig nach innen rotieren.

Spielen Sie die Bewegung ein (MKR), indem Sie alle genannten Bewegungskomponenten in einer einzigen geräumigen Eversionsbewegung ausführen, ohne die Bewegungsgrenze zu überschreiten. Führen Sie die Bewegung direkt unterstützt aktiv durch und lassen Sie den Patienten jetzt die Innenrotation des Beins etwas stärker betonen.

Hausaufgabe des Patienten

Zur Erhaltung der wiedererlangten Beweglichkeit soll der Patient fortan alle zwei Stunden die folgende Übung durchführen *(☞ Abb. 8.148, 149)*.

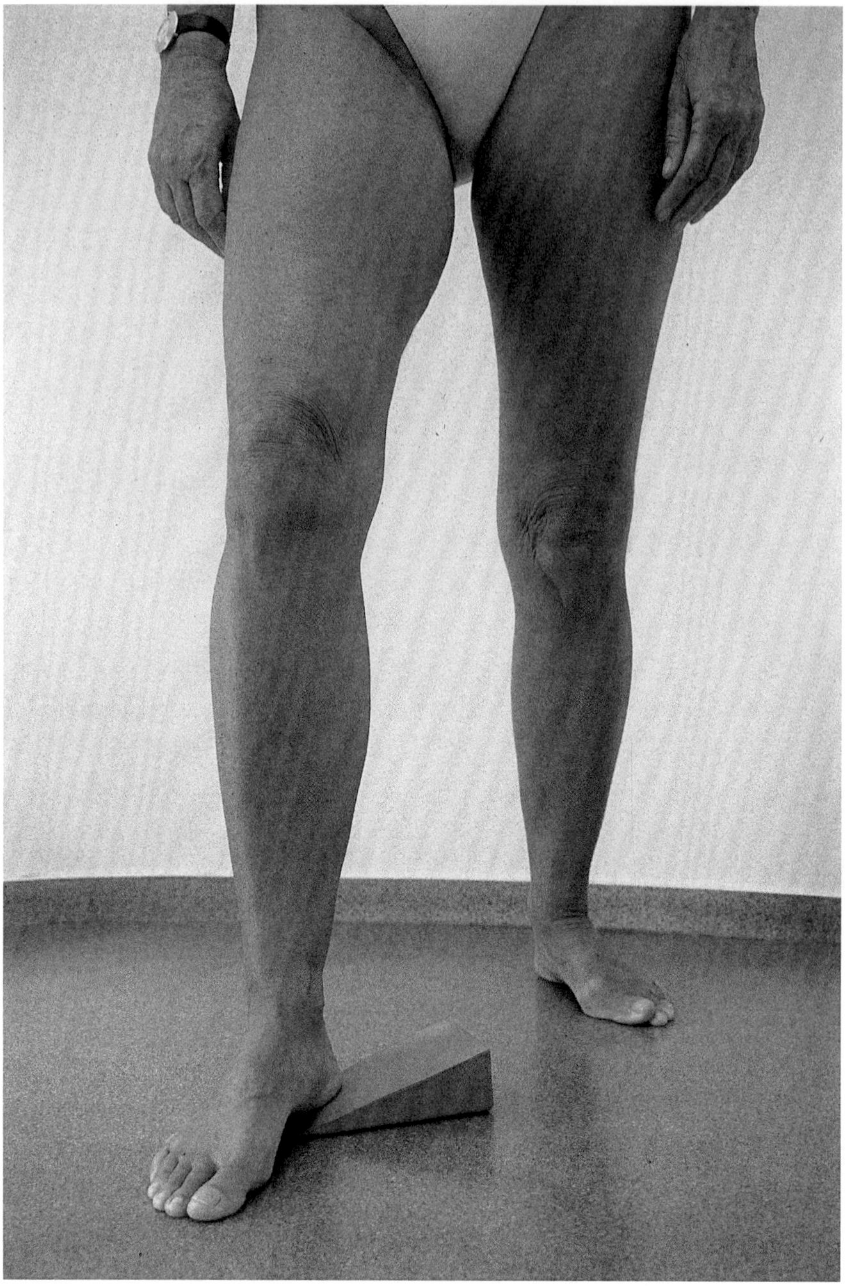

Abb. 8.148: Ausgangsstellung

Erhaltung der Inversion

Das betroffene Bein ist gebeugt. Die Ferse wird medial mit einem flachen Gegenstand unterlegt. Das andere Bein macht jetzt einen Schritt nach vorne, wobei es zunächst beugt, dann adduziert und schließlich wieder mit dem Fuß auf dem Boden landet.

Abb. 8.149: Endstellung

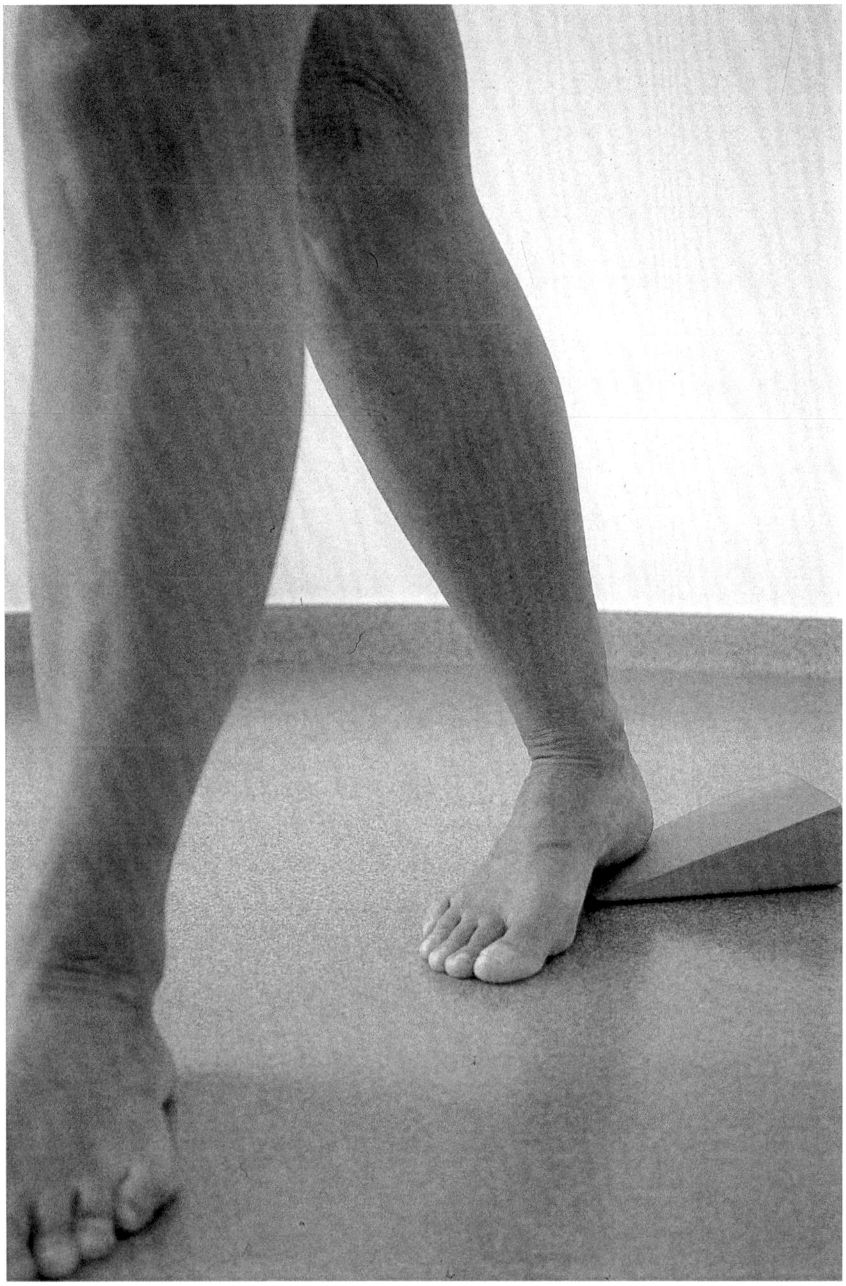

Erhaltung der Eversion

Abb. 8.150: Ausgangsstellung

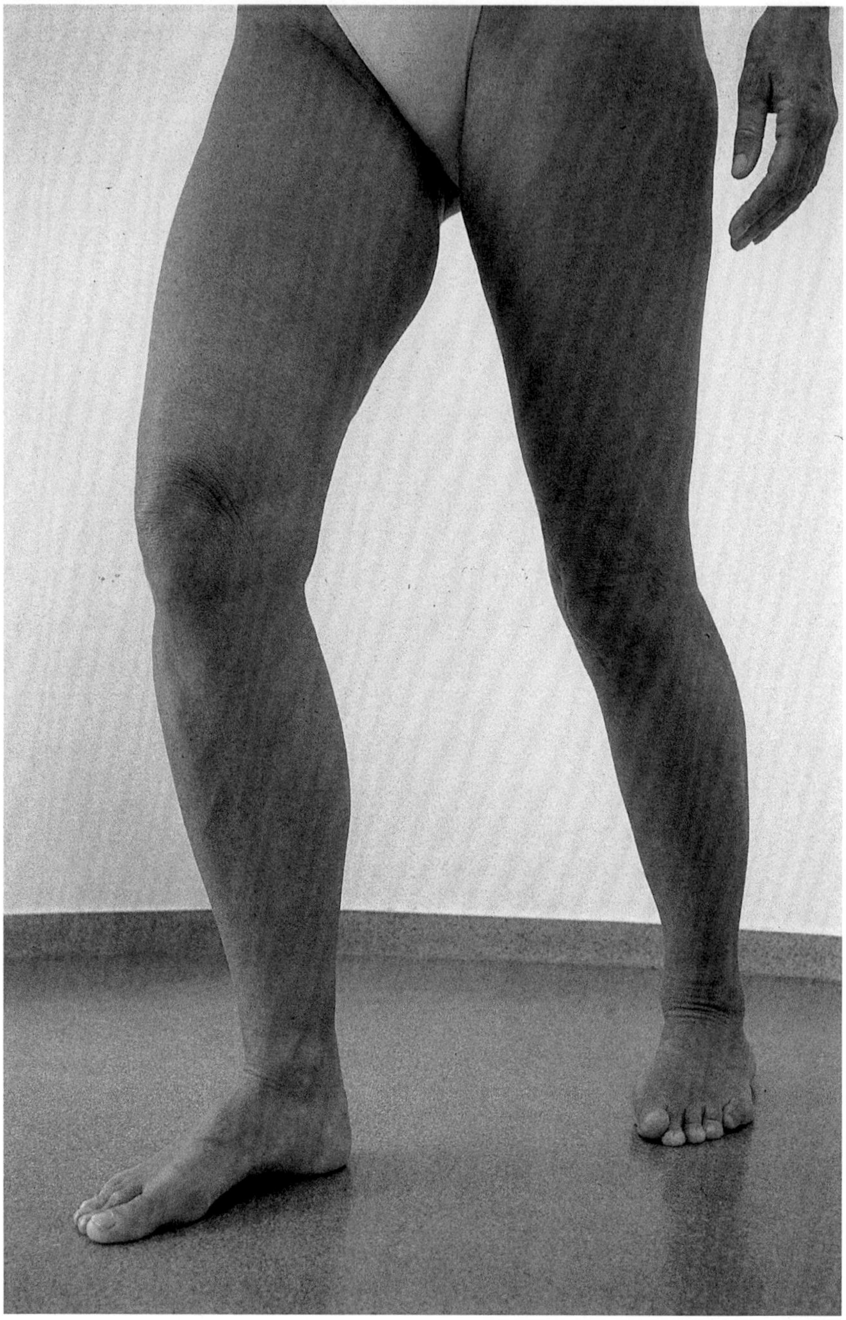

Der Patient macht einen Schritt nach vorne, wobei er die Landung übertreibt. Dadurch entsteht in der Hüfte eine Flexion-Adduktion-Innenrotation.

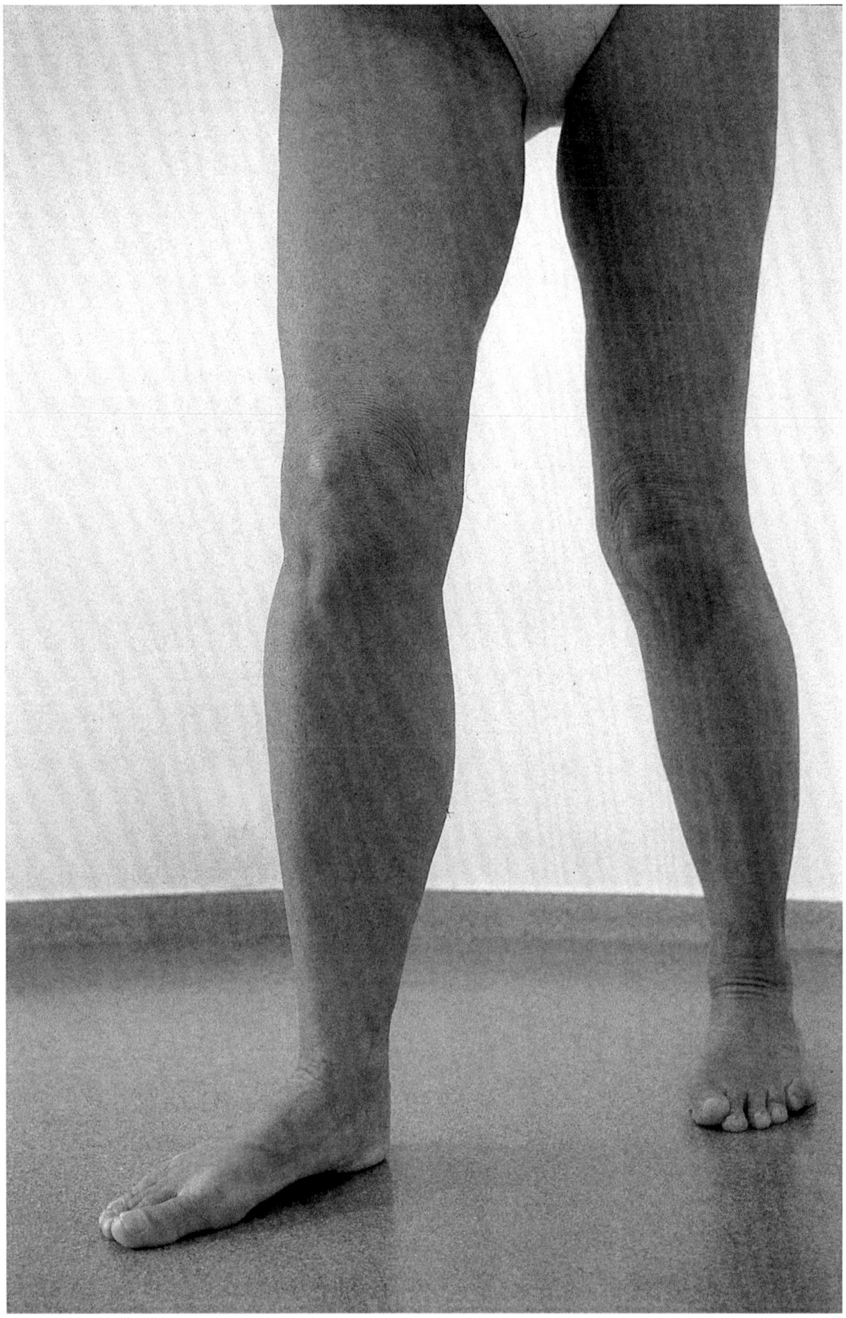

Abb. 8.151: Endstellung

8.9.4 Articulatio tarsi transversa

Articulatio talonavicularis

Gelenkspezifische Untersuchung

Ruhestellung

- Etwa 10° Flexion und leichte Inversion

Verriegelte Stellung

- Neutrale Fußbelastung

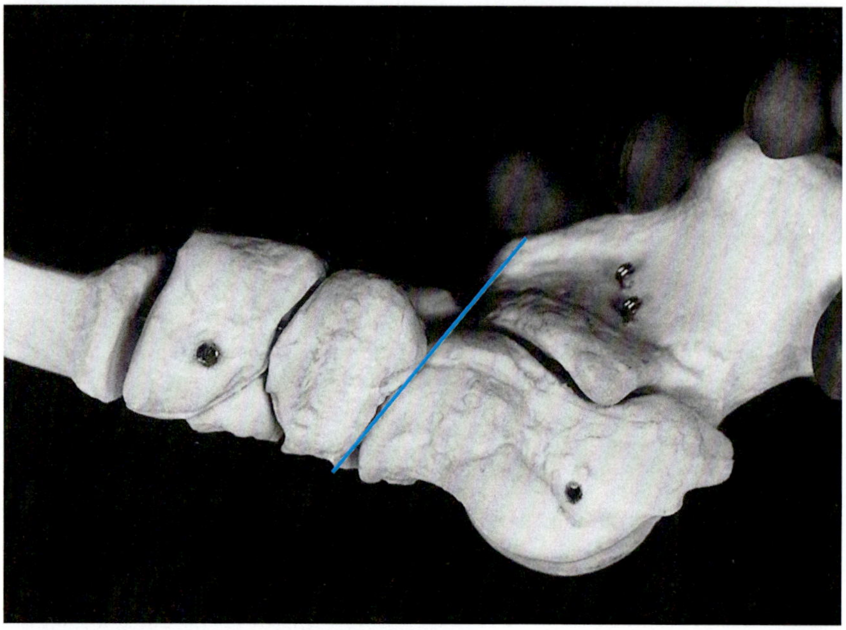

Abb. 8.152: In der parasagittalen Ansicht verläuft der talonavikulare Gelenkspalt von plantar und proximal nach dorsal und distal

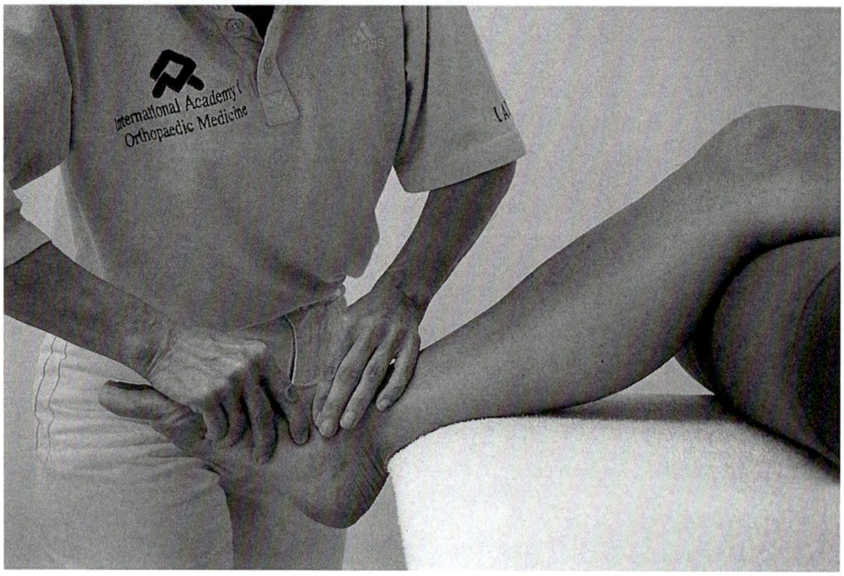

Abb. 8.153: Articulatio talonavicularis. Schaukelgleitbewegung des Os naviculare von plantar, medial und proximal nach dorsal, lateral und distal

Ausgangshaltung des Patienten
Rückenlage. Das unterstützte Knie ist leicht gebeugt. Der Fuß ragt über den Rand der Untersuchungsliege hinaus.

Ausgangshaltung des Therapeuten
An der Außenseite des betroffenen Fußes stehend. Daumen und Zeigefinger der patientnahen Hand erfassen das Caput tali von plantar und medial sowie von dorsal und lateral. Die patientferne Hand ergreift den Fuß von medial. Dabei ruht die Zeigefingerspitze auf der plantaren und medialen Wand des Os naviculare. Der Zeigefinger selbst steht parallel zum Gelenkspalt. Der Daumen liegt auf dem dorsalen und lateralen Aspekt des Os naviculare.

Durchführung
Während Sie mit der patientnahen Hand den Talus fixieren, bewegen Sie das Os naviculare mit der anderen Hand wiederholt von plantar, medial und proximal nach dorsal, lateral und distal und umgekehrt. Lassen Sie den Vorderfuß an der Bewegung teilnehmen und betonen Sie die entstehende Drehung des Os naviculare, die parallel zum Gelenkspalt und lotrecht zum Fußrücken verläuft.

Ermitteln Sie durch wiederholtes Bewegen das Bewegungsausmaß und bestimmen Sie das Endgefühl, indem Sie an beiden Bewegungsgrenzen einmalig Überdruck geben.

Articulatio calcaneocuboidea

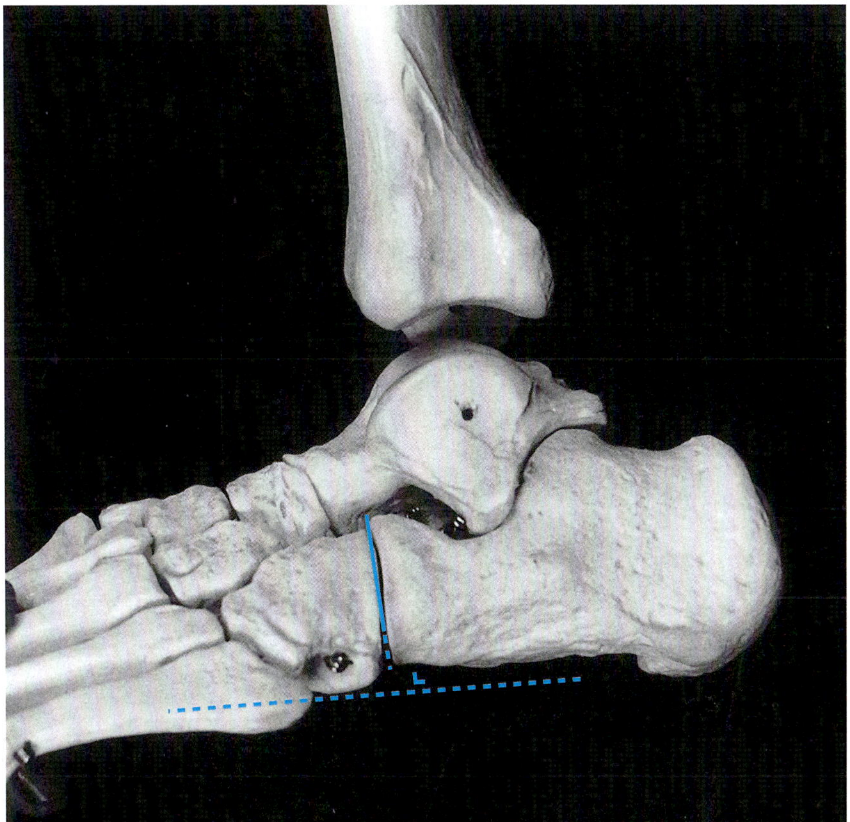

Abb. 8.154: In der Parasagittalsicht verläuft der kalkaneokuboideale Gelenkspalt etwa lotrecht zum lateralen Fußrand

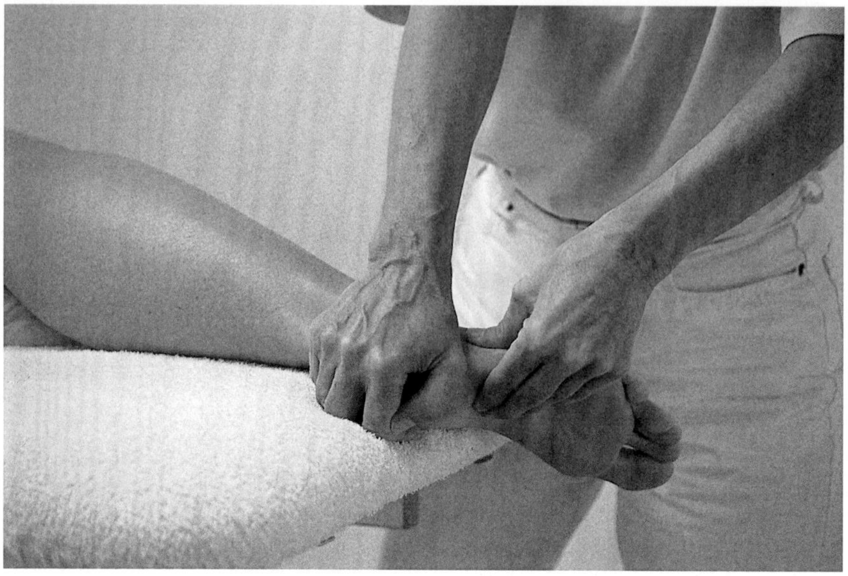

Abb. 8.155: Kalkaneokuboidealgelenk. Schaukelgleitbewegung des Os cuboideum von plantar und medial nach dorsal und lateral

Ausgangshaltung des Patienten
Seitenlage. Die mediale Seite des Unterschenkels ruht auf der Untersuchungsliege. Die vordere Hälfte des leicht invertierten Fußes ragt über den Rand der Liege hinaus.

Ausgangshaltung des Therapeuten
Zum Fußrücken des Patienten gewandt stehend. Die patientnahe Hand erfasst den Calcaneus von lateral und proximal, wobei der Daumenballen parallel zum Gelenkspalt steht und die Finger auf der Untersuchungsliege ruhen. Die patientferne Hand ergreift den Fuß lateral. Dabei steht der Daumen auf dem Rücken und der Zeigefinger auf dem Boden des Os cuboideum, ohne dabei den III. Fußstrahl zu überschreiten.

Durchführung
Während Sie mit der patientnahen Hand den Calcaneus fixieren, bewegen Sie das Os cuboideum mit der anderen Hand hin und her von plantar und medial nach dorsal und lateral. Lassen Sie den Vorderfuß an der Bewegung teilnehmen und erlauben Sie die entstehende Drehung des Os cuboideum, die parallel zum Gelenkspalt und lotrecht zum Fußrücken verläuft.

Ermitteln Sie durch wiederholtes Bewegen das Bewegungsausmaß und bestimmen Sie das Endgefühl, indem Sie an beiden Bewegungsgrenzen einmalig Überdruck geben.

Articulatio cuboideocuneonavicularis

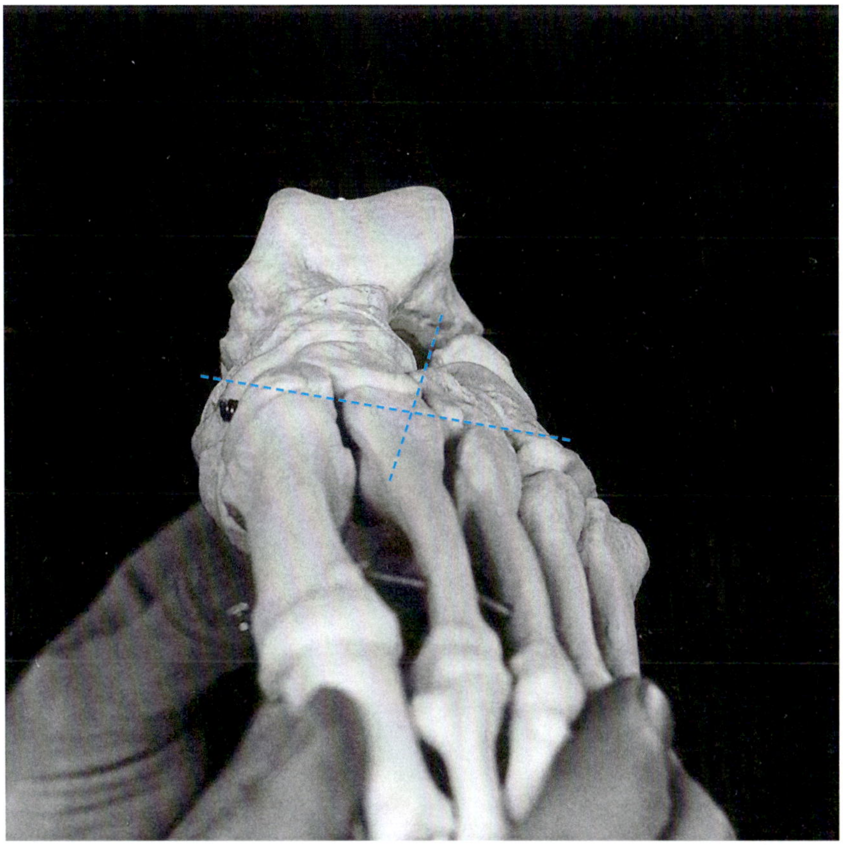

Abb. 8.156: Der Gelenkspalt zwischen den Ossa cuboideum und naviculare verläuft lotrecht zum Fußrücken

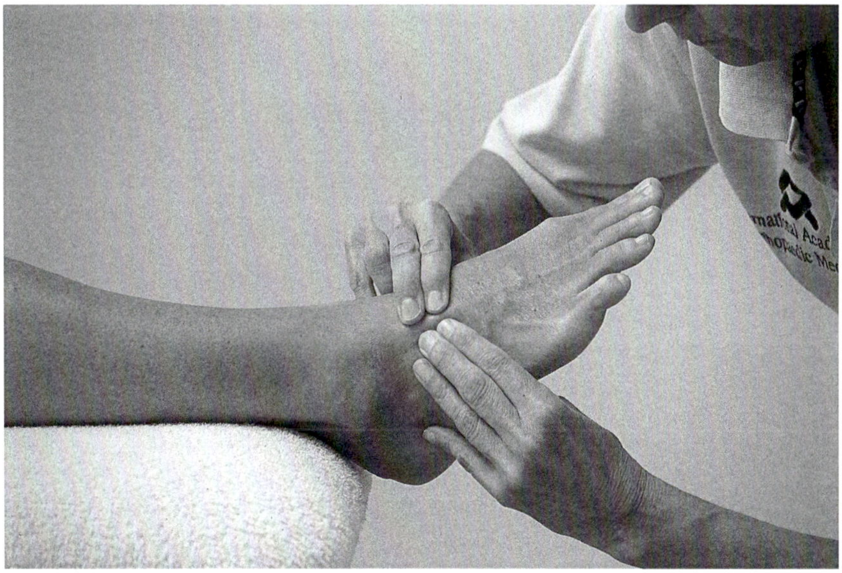

Abb. 8.157: Kuboideokuneonavikulargelenk. Schaukelgleitbewegung des Os cuboideum von plantar und medial nach dorsal und lateral

Ausgangshaltung des Patienten
Rückenlage. Der leicht invertierte Fuß ruht auf dem Rand der Untersuchungsliege.

Ausgangshaltung des Therapeuten
Sitzend oder stehend. Zur Fußsohle des Patienten hin gewandt.

Zeige- und Mittelfinger der medialen Hand ruhen auf dem Rücken des Os naviculare, überschreiten aber nicht den III. Fußstrahl. Der Daumen liegt auf der Plantarseite, ohne den II. Fußstrahl zu überschreiten. Die Finger der lateralen Hand ruhen auf dem Rücken des Os cuboideum und bleiben diesseits des IV. Fußstrahls. Der plantarseitige Daumen überschreitet den III. Fußstrahl nicht.

Durchführung
Während Sie mit der medialen Hand das Os naviculare fixieren, bewegen Sie zur Feststellung des Bewegungsausmaßes das Os cuboideum von plantar und medial nach dorsal und lateral senkrecht zum Fußrücken. Erlauben Sie die entstehende Supination und Pronation des Os cuboideum. Bestimmen Sie das Endgefühl, indem Sie an beiden Bewegungsgrenzen einmalig Überdruck geben.

Gelenkspezifische Behandlung

Verbesserung der Inversion der Midtarsalgelenke (Articulationes tarsi transversae)

Kapseldehnung zur Verbesserung der Inversion im Talonavikulargelenk durch eine Schaukelgleitbewegung des Os naviculare nach plantar, proximal und medial sowie eine supinatorische Drehung

Abb. 8.158: Ausgangsstellung

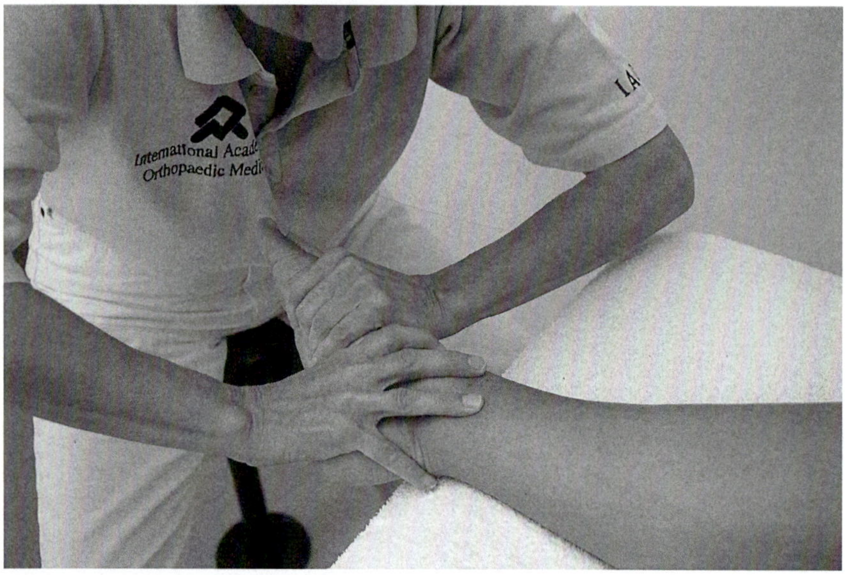

Ausgangshaltung des Patienten
Seitenlage. Das gebeugte Knie und die Außenseite des Unterschenkels ruhen auf der Unterlage. Der Fuß befindet sich in Ruhestellung.

Ausgangshaltung des Therapeuten
Dem Fußende zugewandt sitzend. Fixieren Sie das Caput tali zwischen dem II. Metakarpophalangealgelenk plantar und medial und dem Zeigefinger der patientnahen Hand, der sich medial dem Gelenkspalt anschmiegt. Der Kleinfingerballen der anderen Hand ruht auf dem Rücken des Os naviculare. Der Unterarm steht parallel zum Gelenkspalt und lotrecht zum Fußrücken. Die Finger haken den medialen Fußrand an.

Abb. 8.159: Endstellung

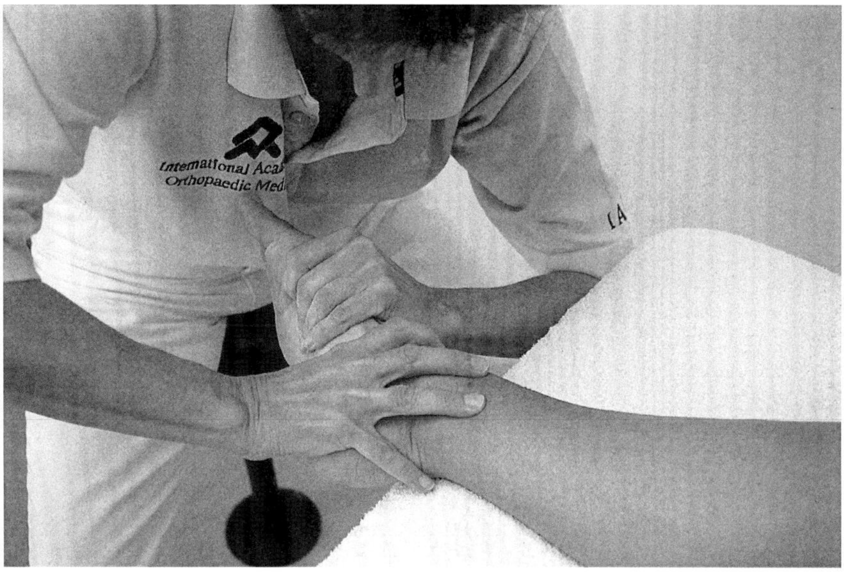

Durchführung

Während Ihre patientnahe Hand den Talus des Patienten fixiert, erzeugen Sie durch Druck der patientfernen Hand in der Verlängerung des vorpositionierten Unterarms eine Translation in plantarer und proximaler Richtung. Nach Aufnahme der kapsulären Vorspannung setzen Sie die Bewegung rhythmisch-dynamisch über die Bewegungsgrenze hinweg fort. Jetzt entsteht eine supinatorische Drehung des Os naviculare, wodurch sich die zur Kapseldehnung notwendige Inversion verstärkt.

Zur Dehnung des Kapselgebietes, das sich medial des Os naviculare und auch medial der Rotationsachse befindet, betont man die Translation in dorsaler, lateraler und distaler Richtung.

Manuelle kinematische Re-Edukation (MKR) der Inversion des Fußes mit Betonung des Talonavikulargelenks

Abb. 8.160: Ausgangsstellung

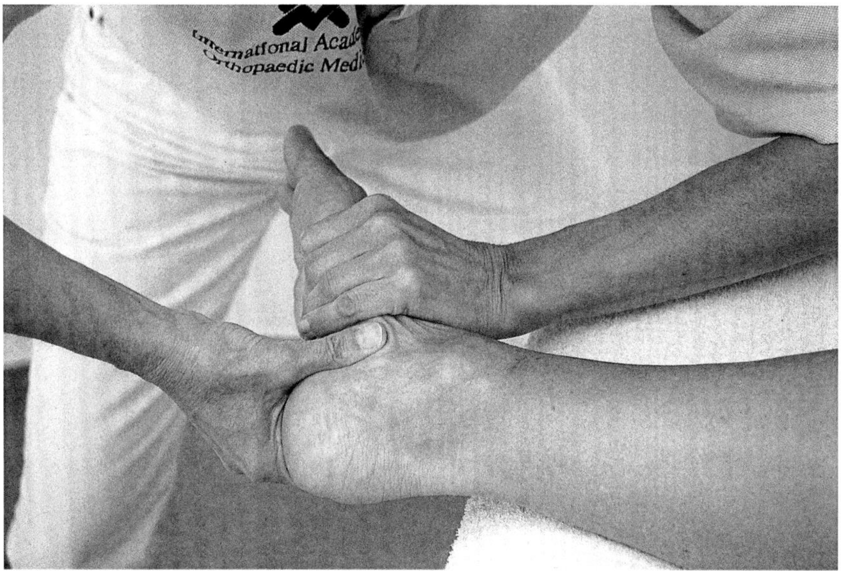

Abb. 8.161: Endstellung

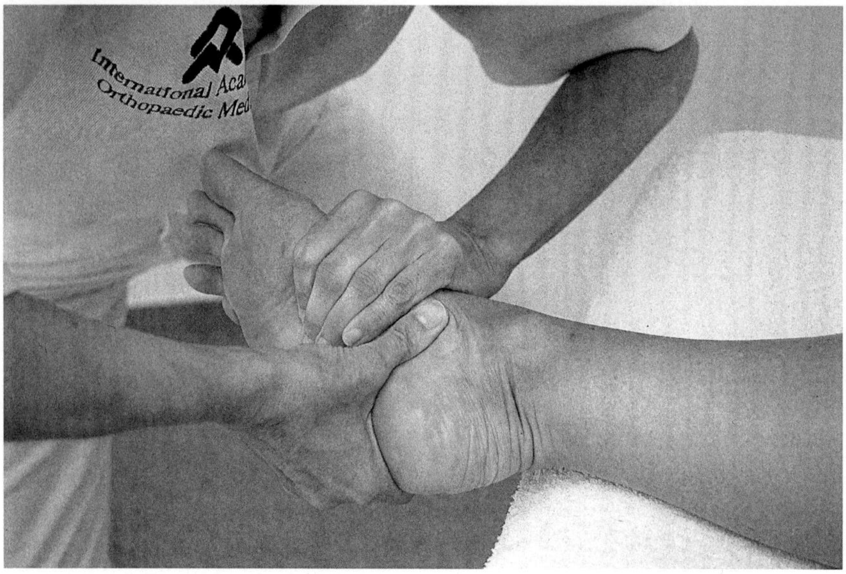

Ausgangshaltung des Patienten
Seitenlage. Die Außenseite des Unterschenkels ruht auf der Unterlage. Der Fuß ragt über den Rand der Untersuchungsliege hinaus.

Ausgangshaltung des Therapeuten
Dem Fußende zugewandt sitzend. Die Ulnarseite der distalen Hand steht auf der dorsalen und medialen Wand des Os naviculare, wobei sich der kleine Finger dem Gelenkspalt anschmiegt. Der Daumen der anderen Hand ruht plantar und medial auf dem Caput tali.

Durchführung
Während einer Inversionsbewegung des Fußes führt Ihre distale Hand gleichzeitig die Gleitbewegung des Os naviculare nach plantar, medial und proximal sowie mittels Streckung die Supinationskomponente durch. Der Daumen der anderen Hand übt dabei leichten Gegendruck auf das Talusköpfchen aus. Die Bewegung geht nicht über die Bewegungsgrenze hinaus. Sie wird zunächst passiv und dann aktiv unterstützt durchgeführt, wobei der Patient den Fuß beugt. Zum Abschluss geben Sie in Inversion und in Eversion Widerstand.

Kapseldehnung zur Verbesserung der Inversion im Kalkaneokuboidealgelenk durch eine Schaukelgleitbewegung des Os cuboideum nach plantar und medial sowie eine supinatorische Drehung

Ausgangshaltung des Patienten
Seitenlage. Die Innenseite des Unterschenkels ruht auf der Unterlage. Der Fuß ragt knapp über den Rand der Untersuchungsliege hinaus *(☞ Abb. 8.162).*

Ausgangshaltung des Therapeuten
Zum Fußende des Patienten gewandt sitzend. Die laterale Hand fixiert den Calcaneus zwischen dem Daumen (plantar) und dem II. Mittelhandknochen, der sich dem Gelenkspalt anschmiegt.

Die Ulnarseite der anderen Hand steht – ebenfalls parallel zum Gelenkspalt – auf dem Rücken des Os cuboideum. Die Finger haken den lateralen Fußrand an. Der Unterarm steht lotrecht zum Fußrücken.

Durchführung
Während Sie mit der proximal, plantar und lateral befindlichen Hand den Calcaneus fixieren, löst die distale Hand durch Druck in der Verlängerung des vor-

Abb. 8.162: Ausgangsstellung

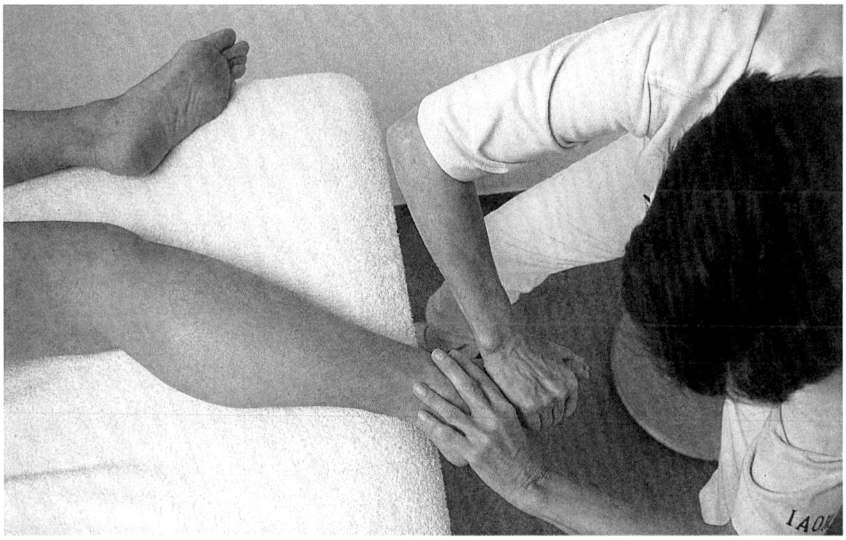

Abb. 8.163: Endstellung

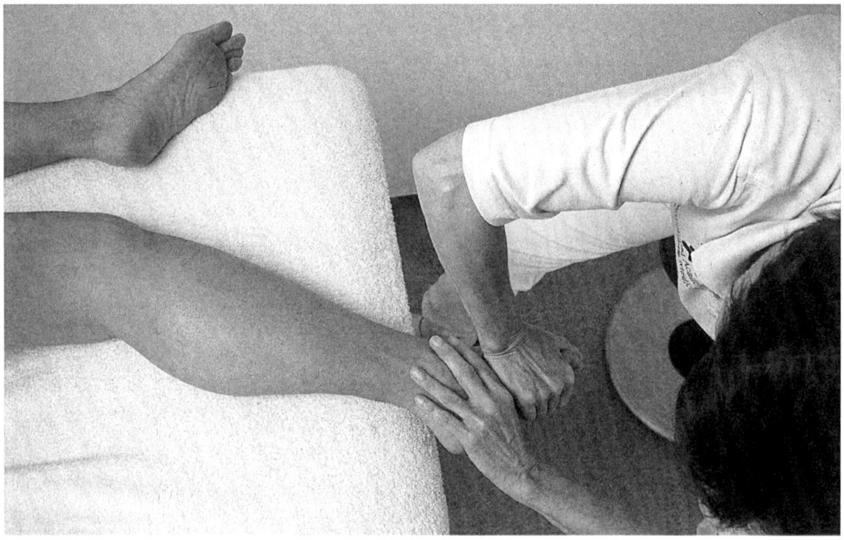

positionierten Unterarms eine plantare und mediale Translation des Os cuboideum aus. Nach Aufnahme der kapsulären Vorspannung setzen Sie die Bewegung rhythmisch-dynamisch über die Bewegungsgrenze hinweg fort. Jetzt entsteht eine supinatorische Drehung des Os cuboideum, wodurch sich die zur Kapseldehnung notwendige Inversion verstärkt.

Manuelle kinematische Re-Edukation (MKR) der Inversion des Fußes mit Betonung des Kalkaneokuboidealgelenks

Ausgangshaltung des Patienten

Seitenlage. Die Innenseite des Unterschenkels ruht auf einem Sandsack oder aufgerollten Handtuch. Der Fuß ragt über den Rand der Untersuchungsliege hinaus *(☞ Abb. 8.164, 165).*

Ausgangshaltung des Therapeuten

Dem Fußende des Patienten zugewandt stehend. Die distale Hand umfasst den Fuß von dorsal und lateral, wobei der Kleinfingerballen parallel zum Gelenkspalt und der Unterarm senkrecht zum Fußrücken steht. Die andere Hand ergreift die Ferse von der Fußsohle her zwischen Daumen (lateral) und Fingern (medial).

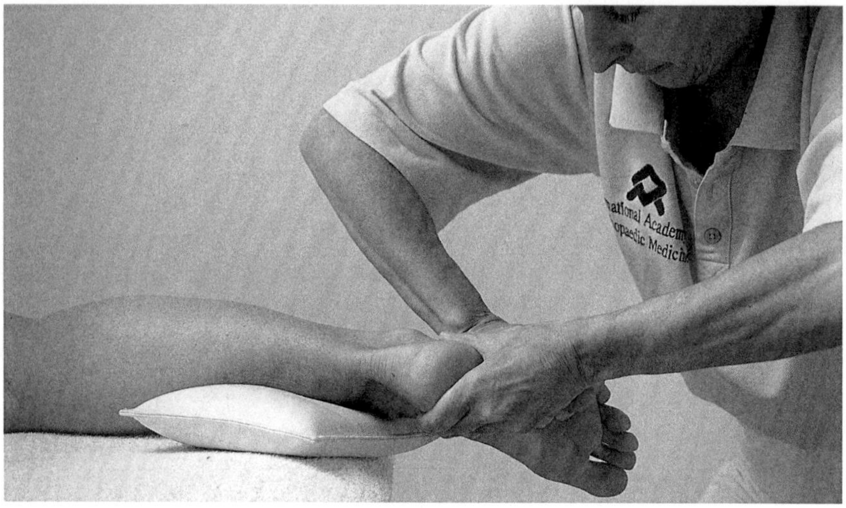

Abb. 8.164: Ausgangsstellung

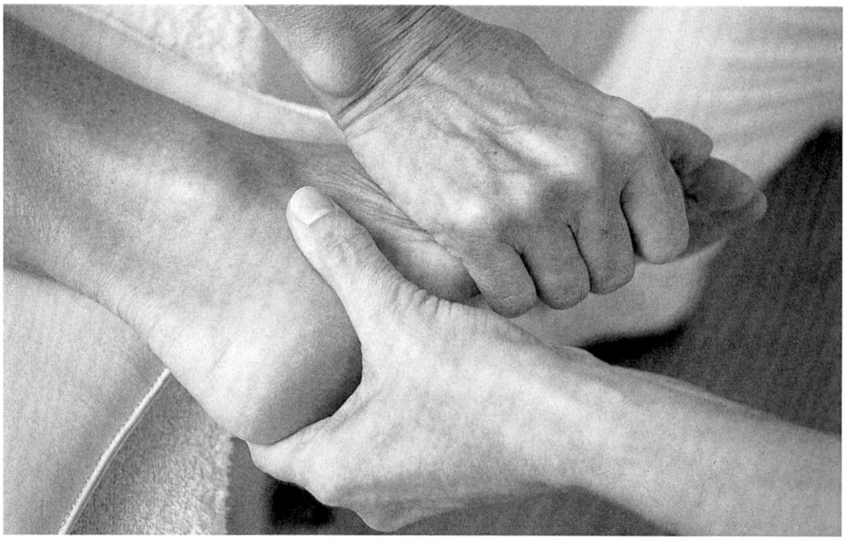

Abb. 8.165: Position der Hand

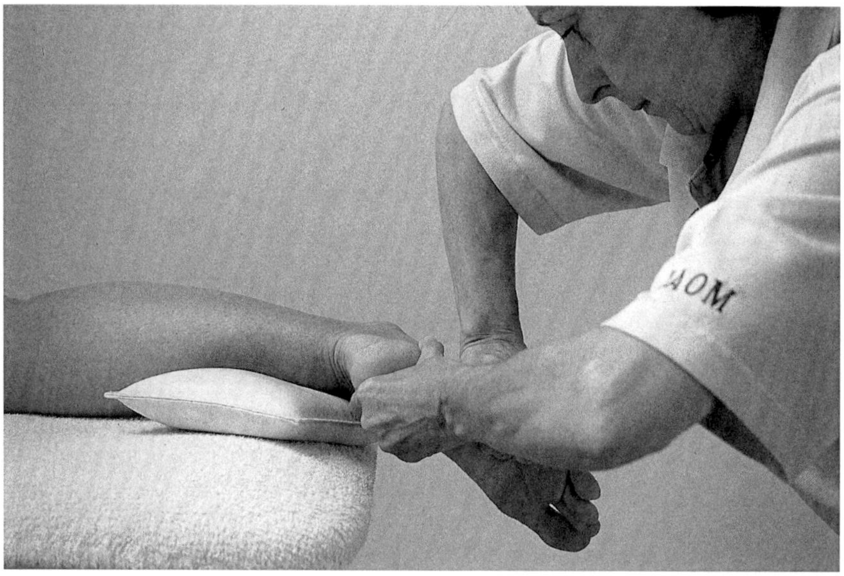

Abb. 8.166: Endstellung

Durchführung

Während einer Inversionsbewegung des Fußes führt Ihre distale Hand die Gleitbewegung des Os cuboideum nach plantar und medial durch. Der Daumenballen der anderen Hand übt dabei leichten Gegendruck auf den Calcaneus aus. Die Bewegung geht nicht über die Bewegungsgrenze hinaus. Sie wird zunächst passiv und dann aktiv unterstützt durchgeführt, wobei der Patient den Fuß beugt. Zum Abschluss geben Sie in Inversion und in Eversion Widerstand.

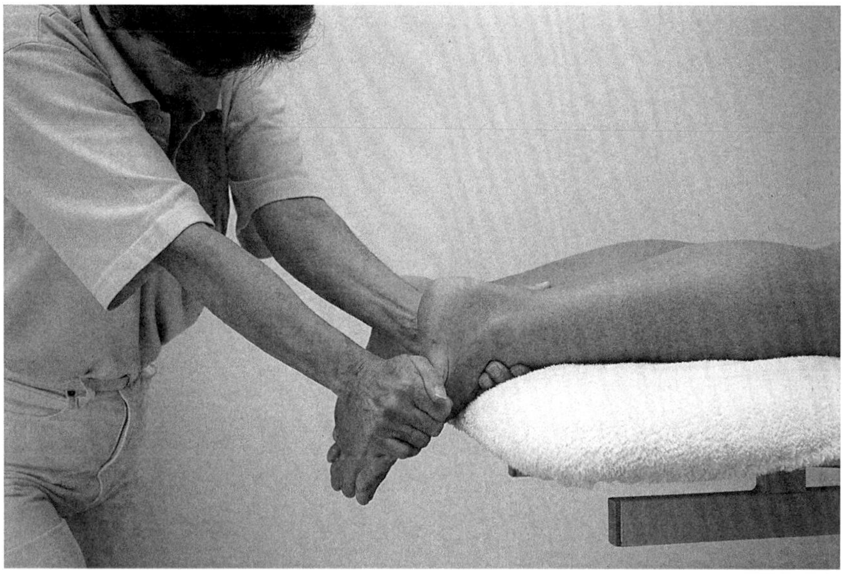

Abb. 8.167: Kapseldehnung zur Verbesserung der Inversion durch eine Translationsbewegung des Os cuboideum gegenüber den Ossa naviculare und cuneiforme laterale nach dorsal und lateral

Ausgangshaltung des Patienten

Bauchlage. Der Unterschenkel ist nach innen rotiert, der Fuß geringfügig invertiert. Über die Hand des Therapeuten besteht ein indirekter Kontakt zwischen dem Os naviculare und der Untersuchungsliege. Das Os cuboideum ist frei.

Ausgangshaltung des Therapeuten

Der Fußsohle des Patienten zugewandt stehend. Die auf der Untersuchungsliege lehnende, patientnahe Hand umfasst von vorn das Os naviculare und das Os cuneiforme mediale. Der Daumenballen der anderen Hand ruht auf der plantaren Wand des Os cuboideum, überquert aber nicht den III. Fußstrahl, während die Finger parallel zum kalkanearen Gelenkspalt den Rücken des Os cuboideum anhaken. Der Unterarm steht lotrecht zum Fußrücken und damit parallel zum Gelenkspalt mit dem Os naviculare und dem Os cuneiforme mediale.

Durchführung

Fixieren Sie das Os naviculare und das Os cuneiforme mediale, indem Sie den Druck in der Verlängerung des vorpositionierten Unterarms durch eine Verlagerung des Körpergewichts nach vorne erhöhen. Nehmen Sie die Kapselspannung zwischen dem Os cuboideum und den beiden anderen Knochenelementen auf und dehnen Sie die Gelenkkapsel durch eine weitere Druckerhöhung mit der patientfernen Hand. Führen Sie die Bewegung eine Zeitlang rhythmisch-dynamisch durch. Diese Technik ist auch zur Manipulation geeignet.

Verbesserung der Eversion der Midtarsalgelenke (Articulationes tarsi transversae)
Kapseldehnung zur Verbesserung der Eversion im Talonavikulargelenk durch eine Schaukelgleitbewegung des Os naviculare nach dorsal, lateral und distal sowie eine pronatorische Drehung

Abb. 8.168: Ausgangsstellung

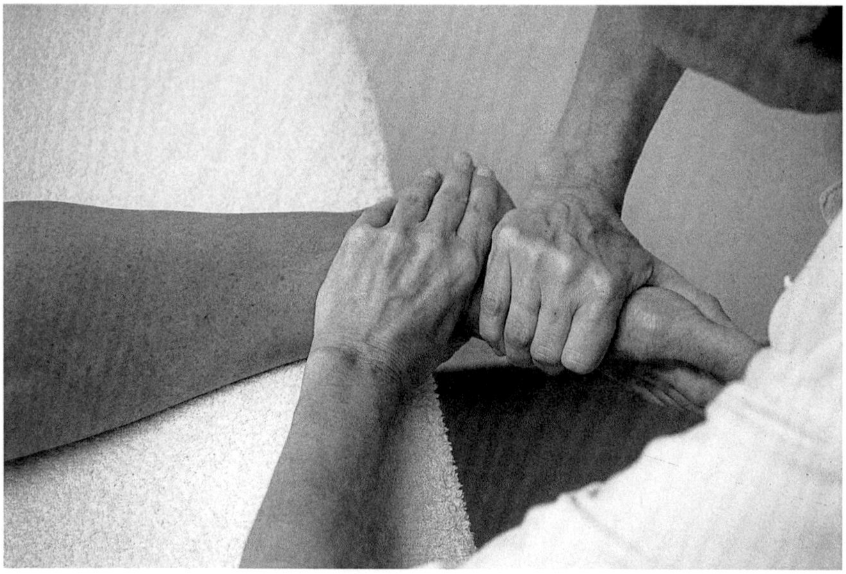

Abb. 8.169: Endstellung

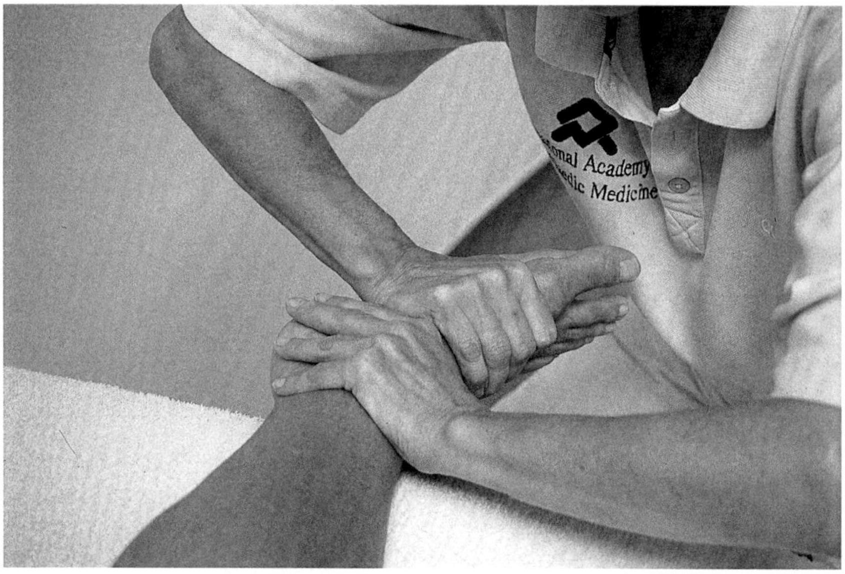

Ausgangshaltung des Patienten
Seitenlage. Das gebeugte Knie und die Außenseite des Unterschenkels ruhen auf der Unterlage. Der Fuß ragt über den Rand der Untersuchungsliege hinaus.

Ausgangshaltung des Therapeuten
Dem Fußende zugewandt sitzend. Der Kleinfingerballen der patientfernen Hand ruht auf der plantaren Wand des Os naviculare. Die ulnare Handkante verläuft parallel zum Gelenkspalt. Die Finger haken den Fußrücken an. Der Unterarm steht dabei lotrecht zum Fußrücken. Der II. Mittelhandknochen der anderen Hand fixiert vom Fußrücken her das Caput tali.

Durchführung

Während Ihre patientnahe Hand den Talus fixiert, erzeugen Sie durch Druck der patientfernen Hand in der Verlängerung des vorpositionierten Unterarms eine Translation des Os naviculare in dorsaler, lateraler und distaler Richtung. Nach Aufnahme der kapsulären Vorspannung setzen Sie die Bewegung rhythmisch-dynamisch über die Bewegungsgrenze hinweg fort. Jetzt entsteht eine pronatorische Drehung des Os naviculare, wodurch die zur Kapseldehnung notwendige Eversion auftritt.

Zur Dehnung des Kapselgebietes, das sich medial des Os naviculare und auch medial der Rotationsachse befindet, betont man die Translation in plantarer, medialer und proximaler Richtung.

Manuelle kinematische Re-Edukation (MKR) der Eversion des Fußes mit Betonung des Talonavikulargelenks

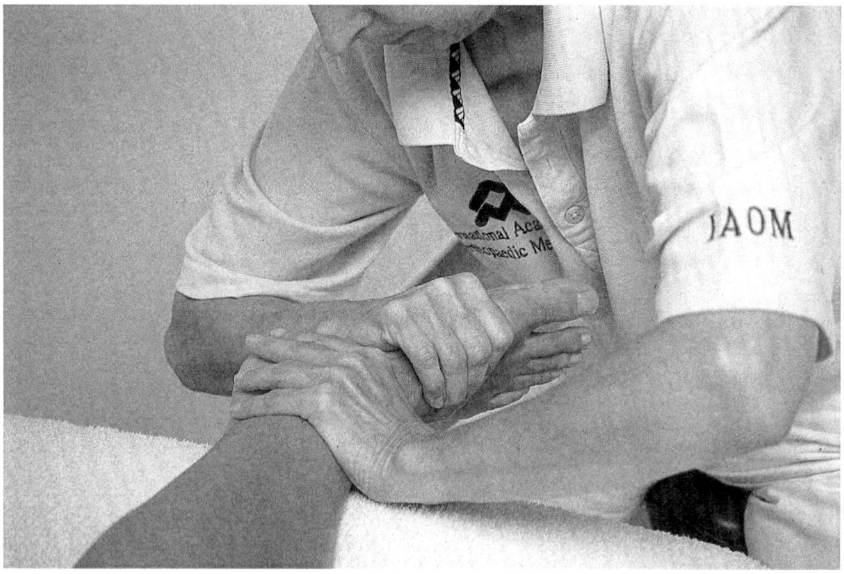

Abb. 8.170: Ausgangsstellung

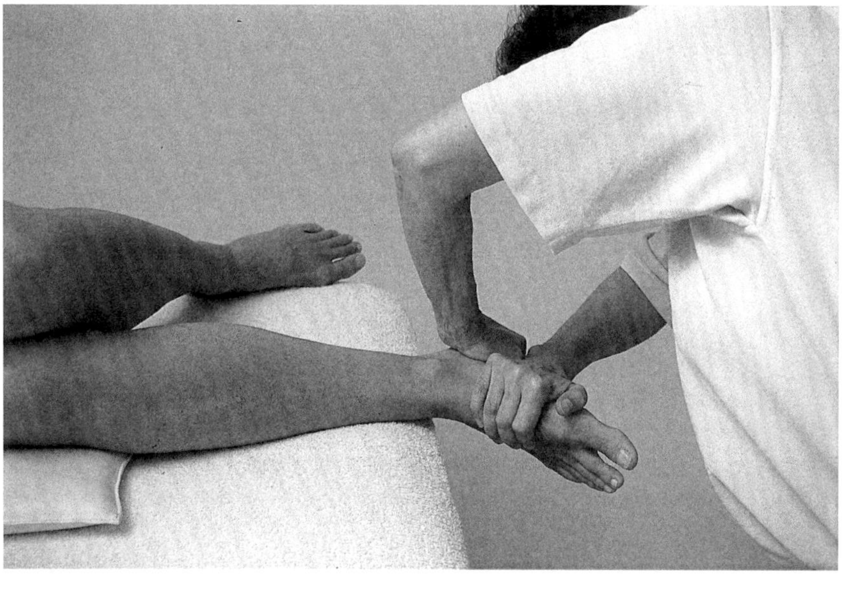

Abb. 8.171: Endstellung

Ausgangshaltung des Patienten
Seitenlage. Das gebeugte Knie und die Außenseite des Unterschenkels ruhen auf der Untersuchungsliege. Der leicht gebeugte Fuß ragt über den Rand der Untersuchungsliege hinaus.

Ausgangshaltung des Therapeuten
Dem Fußende des Patienten zugewandt stehend. Die proximale Hand umfasst den Calcaneus von medial, wobei die Finger auf seiner lateralen und plantaren Wand ruhen. Die andere Hand ergreift den Vorderfuß, wobei der Kleinfingerballen eine Position auf der plantaren Seite des Os naviculare, die ulnare Handkante eine Position parallel zum Gelenkspalt und der Unterarm eine Position lotrecht zum Fußrücken einnimmt.

Durchführung
Bringen Sie den Fuß des Patienten mit beiden Händen aus leichter Flexion in die Eversion (Extension-Abduktion-Pronation). Durch Druck des Kleinfingerballens in Richtung des vorpositionierten Unterarms betonen Sie während der Fußbewegung das Gleiten des Os naviculare nach dorsal. Durch eine gleichzeitige Streckung Ihrer Hand fügen Sie der Bewegung eine pronatorische Komponente hinzu.

Die Bewegung wird zunächst passiv und dann aktiv unterstützt durchgeführt. Zum Abschluss geben Sie in Eversions- und Inversionsrichtung Widerstand.

Kapseldehnung zur Verbesserung der Eversion im Kalkaneokuboidealgelenk durch eine Schaukelgleitbewegung des Os cuboideum nach dorsal und lateral sowie eine pronatorische Drehung

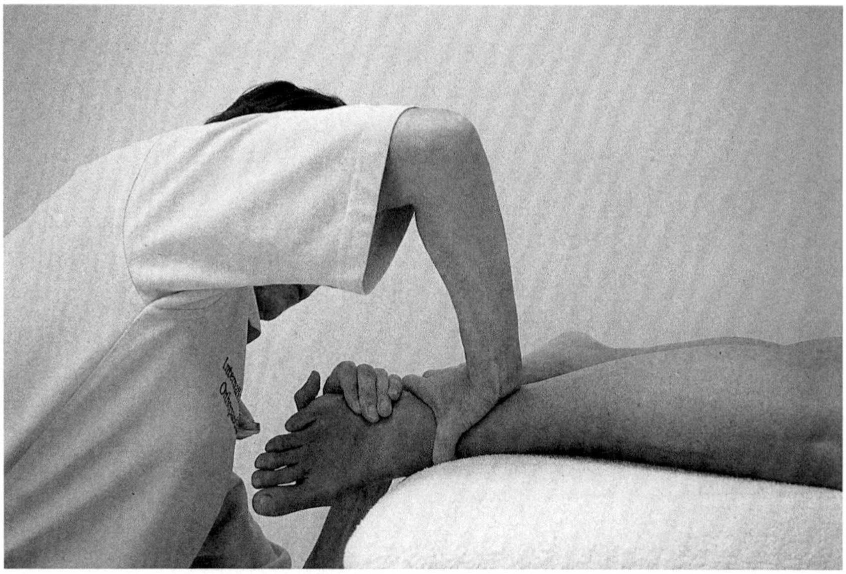

Abb. 8.172: Ausgangsstellung

Ausgangshaltung des Patienten
Seitenlage. Das gebeugte Knie, der Unterschenkel und der Fuß ruhen auf der Unterlage.

Ausgangshaltung des Therapeuten
Dem Fußende zugewandt sitzend. Die patientnahe Hand ergreift den Calcaneus von lateral her, so dass das II. Metakarpophalangealgelenk auf dem Sinus tarsi ruht. Der Zeigefinger liegt parallel zum Gelenkspalt, und die übrigen Fin-

Abb. 8.173: Endstellung

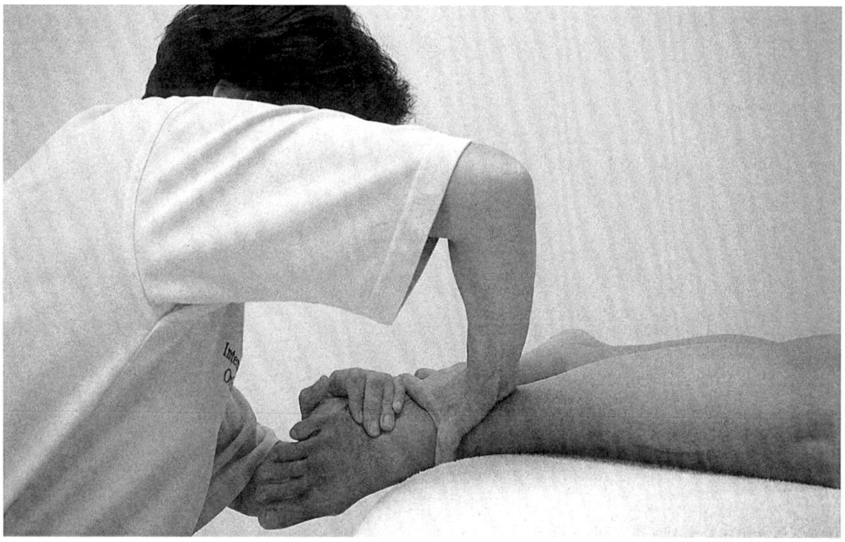

ger umfassen die Ferse. Der Kleinfingerballen der patientfernen Hand ruht auf der plantaren Wand des Os cuboideum. Der kleine Finger verläuft parallel zum Gelenkspalt, und alle Finger haken von lateral her den Fußrücken an. Der Unterarm steht dabei lotrecht zum Fußrücken.

Durchführung
Während Ihre patientnahe Hand den Calcaneus fixiert, lösen Sie durch Druck der patientfernen Hand in der Verlängerung des Unterarms eine Gleitbewegung des Os cuboideum in dorsaler und lateraler Richtung und durch gleichzeitige Beugung der Hand eine Pronation aus. Zur Mobilisierung setzen Sie die gesamte Schaukelgleitdrehbewegung eine Zeitlang rhythmisch-dynamisch über die Bewegungsgrenze hinweg fort.

Manuelle kinematische Re-Edukation (MKR) der Eversion des Fußes mit Betonung des Kalkaneokuboidealgelenks

Abb. 8.174: Ausgangsstellung

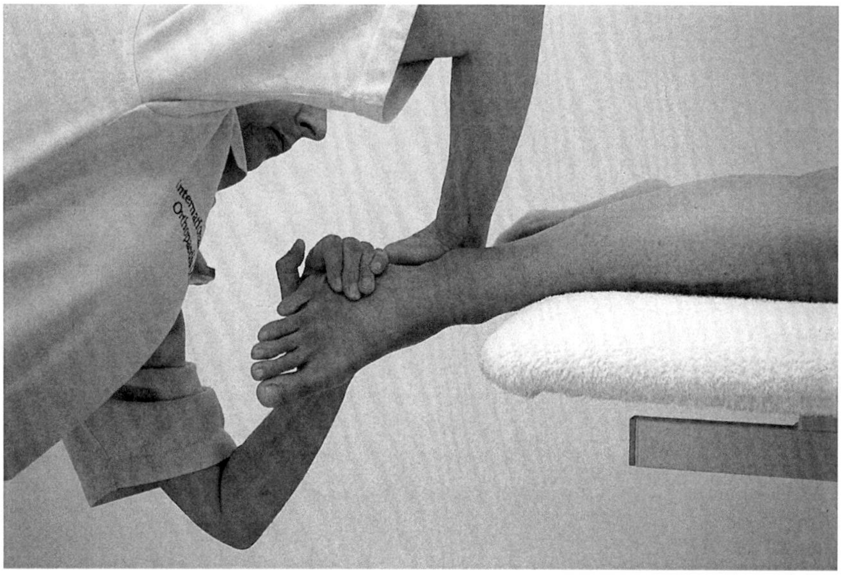

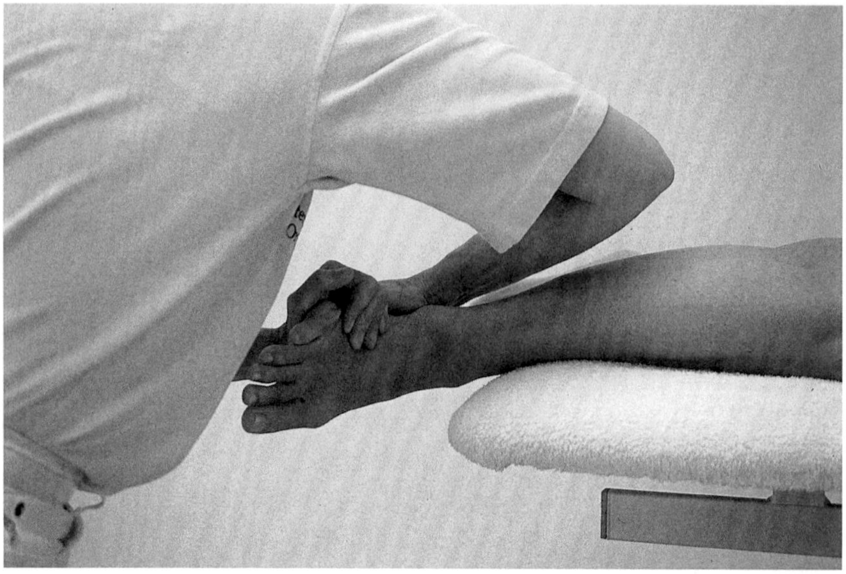

Abb. 8.175: Endstellung

Ausgangshaltung des Patienten
Seitenlage. Die Innenseite des Unterschenkels ruht auf der Untersuchungsliege. Der leicht invertierte Fuß ragt über den Rand der Untersuchungsliege hinaus.

Ausgangshaltung des Therapeuten
Dem Fußende des Patienten zugewandt stehend. Die proximale Hand umfasst den Calcaneus von lateral, wobei die Finger auf seiner medialen und plantaren Wand ruhen. Auch die andere Hand ergreift den Fuß von lateral, wobei der Kleinfingerballen eine Position auf der plantaren Seite und der kleine Finger eine Position auf der lateralen und dorsalen Wand des Os cuboideum einnehmen. Der kleine Finger liegt parallel zum Gelenkspalt. Der Unterarm steht lotrecht zum Fußrücken.

Durchführung
Bringen Sie den Fuß des Patienten mit beiden Händen aus leichter Inversion in die Eversion, ohne dabei die Bewegungsgrenze zu überschreiten. Durch Druck der patientfernen Hand in Richtung des vorpositionierten Unterarms und gleichzeitige Flexion betonen Sie während der Fußbewegung die Gleitbewegung des Os cuboideum nach dorsal und lateral sowie die pronatorische Drehbewegung. Die Bewegung wird zunächst passiv und dann aktiv unterstützt durchgeführt, wobei der Patient den Fuß selbstständig evertiert. Zum Abschluss geben Sie in Eversions- und Inversionsrichtung Widerstand.

Ausgangshaltung des Patienten
Halbe Seitenlage. Das Bein ist leicht innenrotiert. Die Innenseite des Unterschenkels ruht auf dem Oberschenkel des Therapeuten. Zwischen Fuß und Unterlage befindet sich die fixierende Hand des Therapeuten *(☞ Abb. 8.176)*.

Ausgangshaltung des Therapeuten
An der Innenseite des betroffenen Beins stehend. Das homolaterale Knie stützt sich auf der Untersuchungsliege ab. Die patientferne Hand liegt zwischen Fuß und Unterlage und erfasst von medial die Ossa naviculare und cuneiformia. Die andere Hand ergreift den Fuß, wobei sich die Ulnarseite parallel zum kalkanearen Gelenkspalt dem Os cuboideum anschmiegt, den IV. Fußstrahl jedoch nicht überschreitet. Der Unterarm steht lotrecht zum Fußrücken und parallel zum Gelenkspalt mit den Ossa naviculare und cuneiforme mediale.

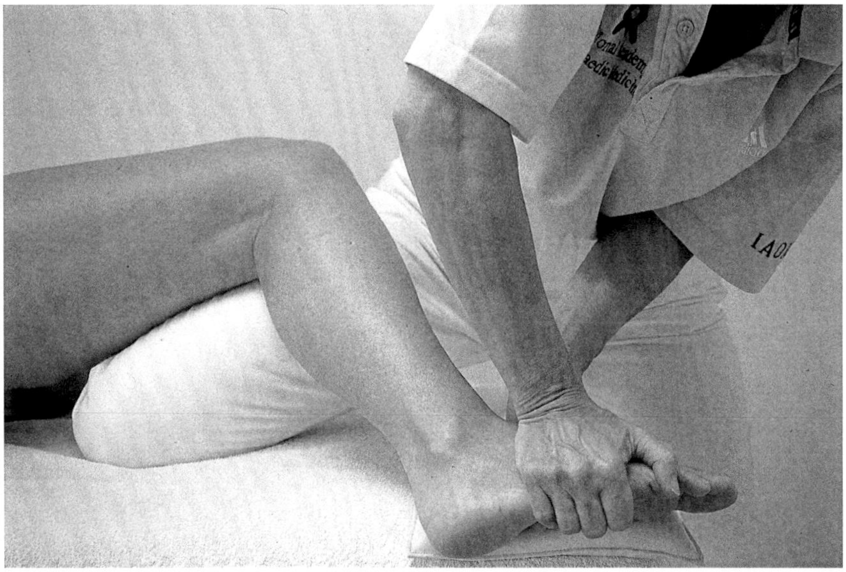

Abb. 8.176: Kapseldehnung zur Verbesserung der Eversion durch eine plantare und mediale Translation des Os cuboideum gegenüber den Ossa naviculare und cuneiforme laterale

Durchführung

Während Ihre mediale Hand den Mittelfuß des Patienten auf der Unterlage fixiert, bewegen Sie das Os cuboideum mit der anderen Hand in der Verlängerung des Unterarms nach plantar und medial. Nach Aufnahme des Gelenkspiels setzen Sie die Bewegung rhythmisch-dynamisch über die Bewegungsgrenze hinweg fort. Diese Technik ist auch zur Manipulation geeignet.

8.9.5 Articulationes tarsometatarsales Articulationes intermetatarsales proximales I-V Articulationes intermetatarsales distales I-V Articulatio metatarsophalangealis I Articulationes interphalangeales

Gelenkspezifische Untersuchung

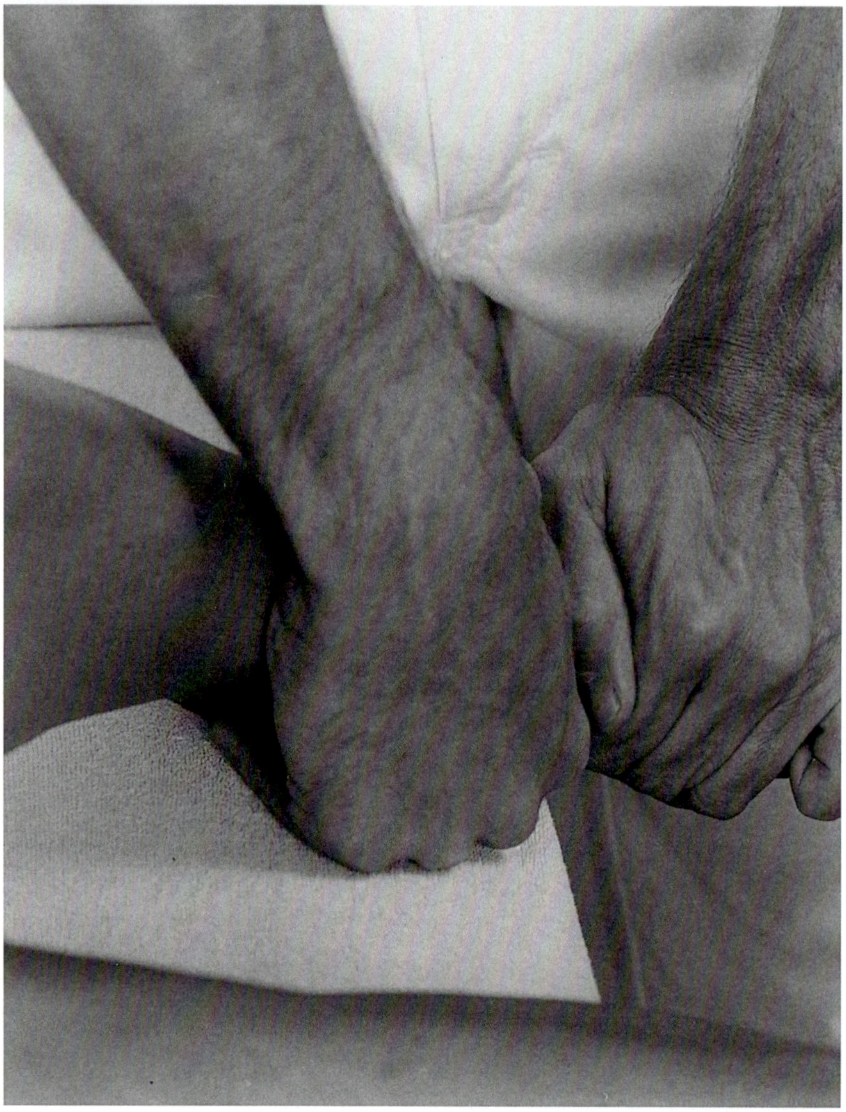

Abb. 8.177: Bestimmung der Mobilität der Ossa cuneiformia gegenüber dem Os naviculare durch eine lotrecht zum Fußrücken verlaufende dorsale und plantare Translationsbewegung aus Ruhestellung des Fußes

Ausgangshaltung des Patienten
Rückenlage. Die Ferse ruht auf der Untersuchungsliege. Die Ossa cuneiformia ragen über den Rand der Untersuchungsliege hinaus.

Ausgangshaltung des Therapeuten
An der Außenseite des betroffenen Fußes stehend. Die patientnahe Hand erfasst den Fußrücken, wobei der Daumen das Os naviculare umschließt. Daumen und Zeigefinger der patientfernen Hand liegen auf den Ossa cuneiformia.

Durchführung
Während Ihre patientnahe Hand das Os naviculare fixiert, bewegen Sie mit der anderen Hand die Ossa cuneiformia und den übrigen Fuß lotrecht zum Fußrücken in plantarer und dorsaler Richtung. Nach der Bestimmung des Bewegungsausmaßes geben Sie zur Beurteilung des Endgefühls an beiden Bewegungsgrenzen jeweils einmal Überdruck.

Abb. 8.178: Bestimmung der Mobilität der Tarsometatarsalgelenke durch eine Schaukelgleit- und eine Rollschubbewegung aus Ruhestellung des Fußes nach dorsal und plantar

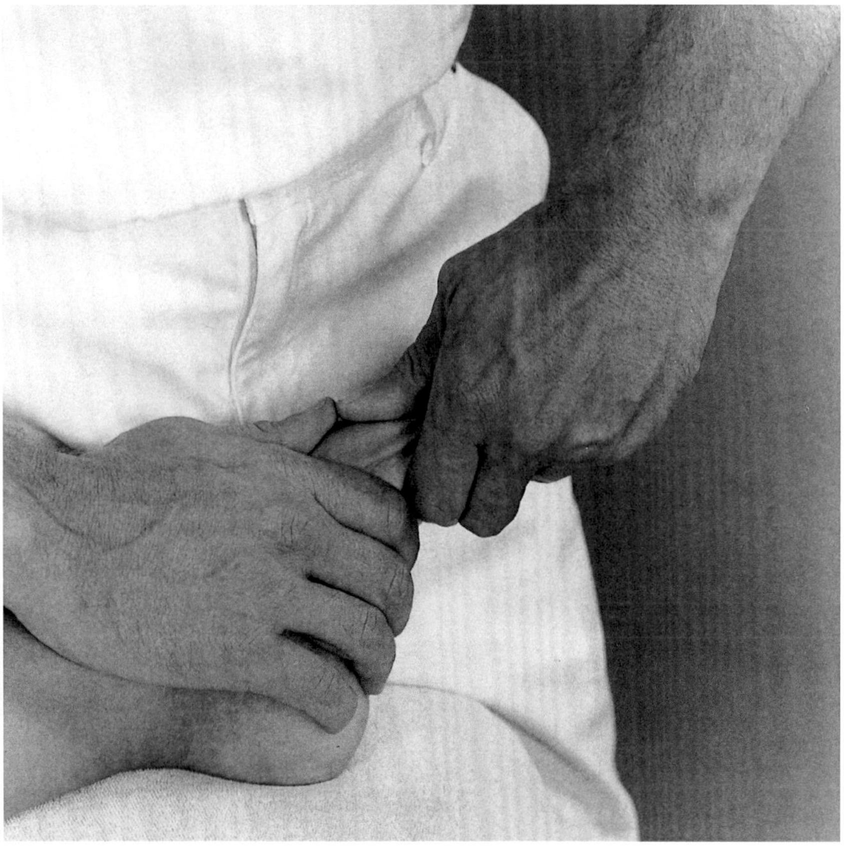

Beispiel: Os metatarsale I

Ausgangshaltung des Patienten
Rückenlage. Die Ferse ruht auf der Untersuchungsliege.

Ausgangshaltung des Therapeuten
An der Außenseite des betroffenen Fußes stehend. Die patientnahe Hand erfasst von medial das Os cuneiforme mediale, wobei der Daumen auf dem Rücken und der Zeigefinger auf der medialen und plantaren Wand des Knochens ruhen. Nach einem geringen Aufschieben der Haut in proximaler Richtung erfasst die patientferne Hand das I. Metatarsale und die Großzehe. Dabei

liegt der Daumen auf dem Rücken und der Zeigefinger auf dem Boden der Metatarsalbasis.

Durchführung
Während Sie mit der patientnahen Hand das Os cuneiforme mediale fixieren, bewegen Sie mit der anderen Hand und senkrecht dazu das Os metatarsale I in plantarer und dorsaler Richtung. Nach der Bestimmung des Bewegungsausmaßes geben Sie zur Beurteilung des Endgefühls an beiden Bewegungsgrenzen jeweils einmal Überdruck.

Bemerkung: Die Basen der Metatarsalen I, II und III sind konkav gekrümmt.

Abb. 8.179

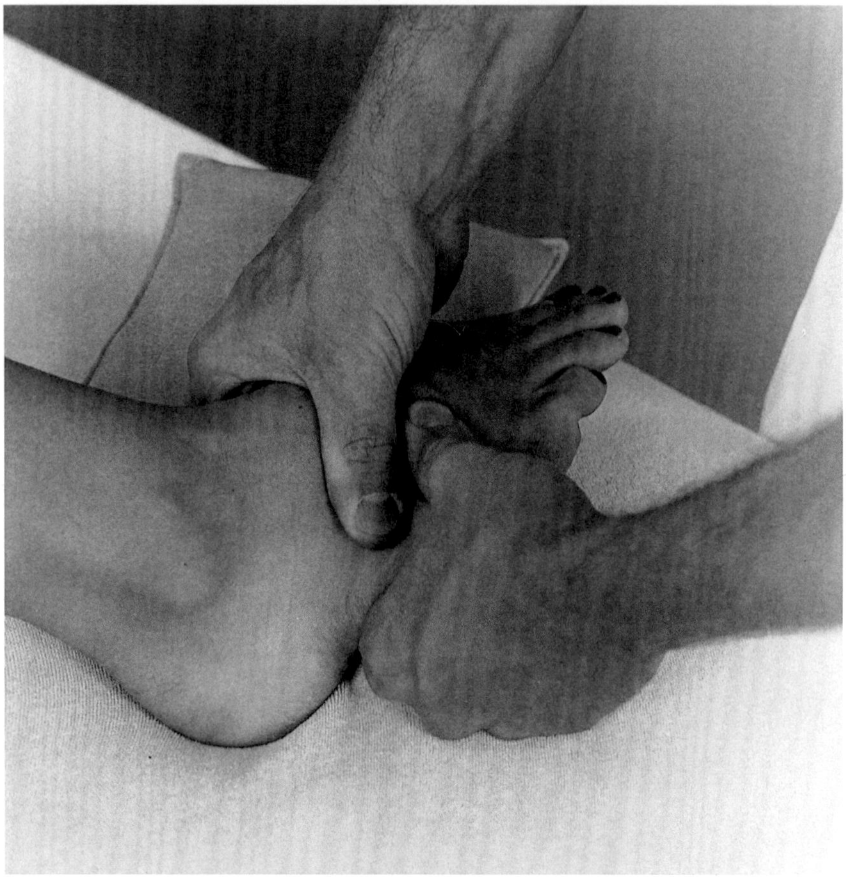

Beispiel: Os metatarsale IV

Ausgangshaltung des Patienten
Rückenlage. Das Knie ist gebeugt, die Hüfte leicht adduziert. Die Ferse ruht auf der Untersuchungsliege. Zwischen der Medialseite des Fußes und der Unterlage befindet sich die auf einem Sandsack ruhende Hand des Therapeuten.

Ausgangshaltung des Therapeuten
Stehend. Dem betroffenen Fuß zugewandt. Die patientnahe Hand erfasst von medial das Os cuboideum, wobei der Daumen auf dem Rücken und der Mittelfinger auf der plantaren Wand des Knochens ruhen. Die Hand wird von einem Sandsack unterstützt.

Nach einem geringen Aufschieben der Haut in proximaler Richtung erfassen Daumen und Zeigefinger der patientfernen Hand die Basis des IV. Metatarsalen.

Durchführung
Während Sie mit der patientnahen Hand das Os cuboideum fixieren, bewegen Sie mit der anderen Hand das Os metatarsale IV zwischen dorsal-medial und plantar-lateral hin und her. Nach der Bestimmung des Bewegungsausmaßes geben Sie zur Beurteilung des Endgefühls an beiden Bewegungsgrenzen jeweils einmal Überdruck.

Bemerkung
- Die Basen der Metatarsalen IV und V sind in der Parasagittalebene leicht konvex gekrümmt.
- Die Basis des V. Metatarsalen bewegt sich gegenüber der lateralen Gelenkfazette des Os cuboideum von dorsal, distal und medial nach plantar, proximal und lateral.

Abb. 8.180: Bestimmung der plantar-dorsalen Mobilität der proximalen Intermetatarsalgelenke I-V in Ruhestellung des Fußes

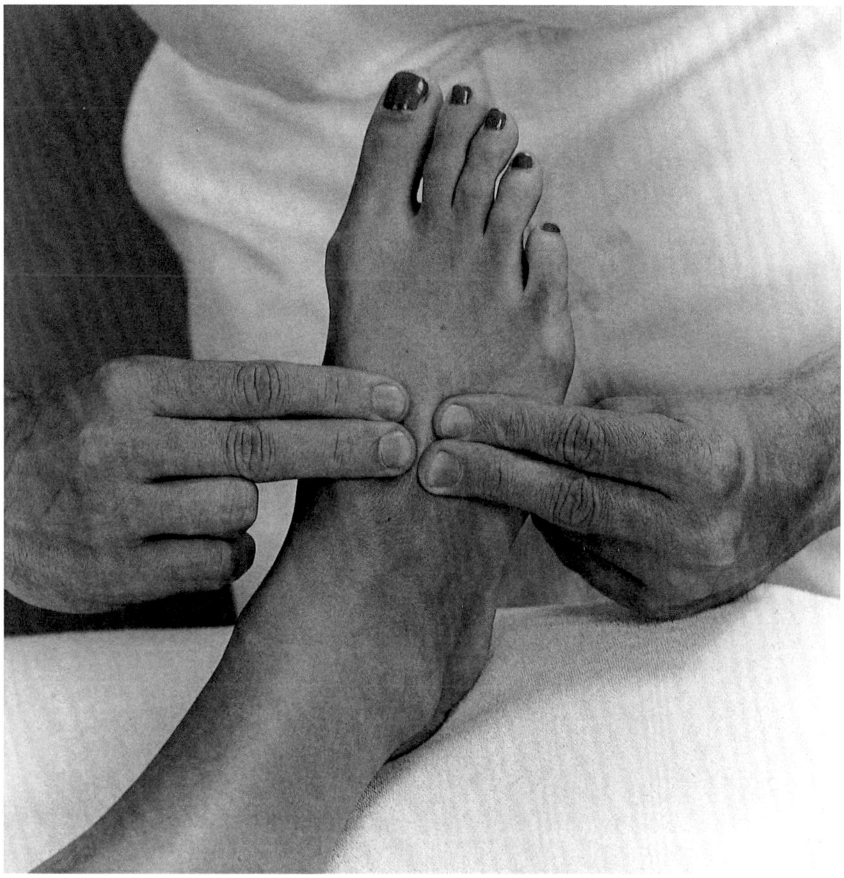

Bemerkung: Zwischen den Metatarsalen I und II fehlt häufig das Gelenk.

Ausgangshaltung des Patienten
Rückenlage. Die Ferse ruht auf der Unterlage. Der Fuß ist leicht invertiert.

Ausgangshaltung des Therapeuten
Der Fußsohle des betroffenen Fußes zugewandt stehend. Erfassen Sie den Fuß in Höhe der Metatarsalbasen mit beiden Händen von lateral und medial. Dabei ruhen die Zeige- und Mittelfinger auf dem Rücken des I. und III. und die Daumen auf dem Boden des II. Metatarsalen.

Durchführung
Während Sie mit den Daumen Druck auf den Boden des II. Metatarsalen ausüben, beugen Sie die beiden anderen Metatarsalen mit den Fingern so weit wie möglich nach plantar. Nach der Bestimmung des Bewegungsausmaßes geben Sie zur Beurteilung des Endgefühls Überdruck.

Diese Bewegung kann auch durch Druck der Zeige- und Mittelfinger und Nachgeben des Daumens erzeugt werden.

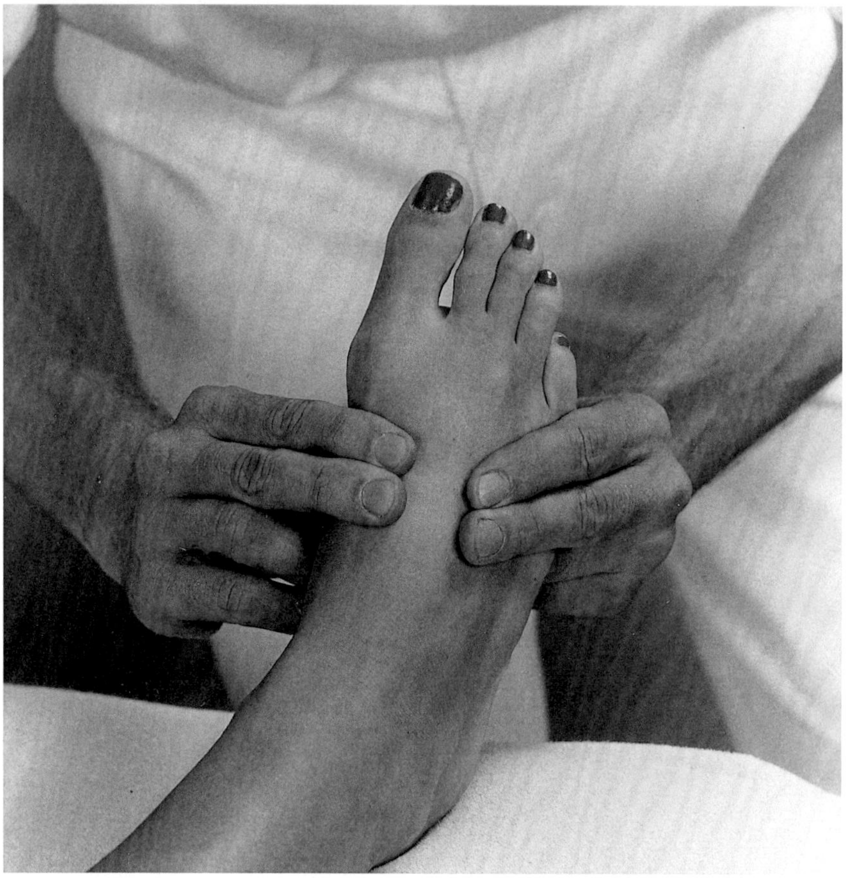

Abb. 8.181: Bestimmung der Mobilität des quer verlaufenden Fußgewölbes

Ausgangshaltung des Patienten
Rückenlage. Die Ferse ruht auf der Unterlage. Der Fuß ist leicht invertiert.

Ausgangshaltung des Therapeuten
Der Fußsohle des betroffenen Fußes zugewandt stehend oder sitzend. Erfassen Sie den Fuß in Höhe der Metatarsalmitte mit beiden Händen von lateral und medial. Dabei ruhen die Zeige- und Mittelfinger auf dem Rücken des I. und III. und die Daumen auf dem Boden des II. Metatarsalen.

Durchführung
Während Sie mit den Daumen Druck auf den Boden des II. Metatarsalen ausüben, beugen Sie die beiden anderen Metatarsalen mit den Fingern so weit wie möglich nach plantar. Nach der Bestimmung des Bewegungsausmaßes geben Sie zur Beurteilung des Endgefühls Überdruck.

Bestimmung der plantar-dorsalen Mobilität der distalen Intermetatarsalgelenke I-V in Ruhestellung des Fußes

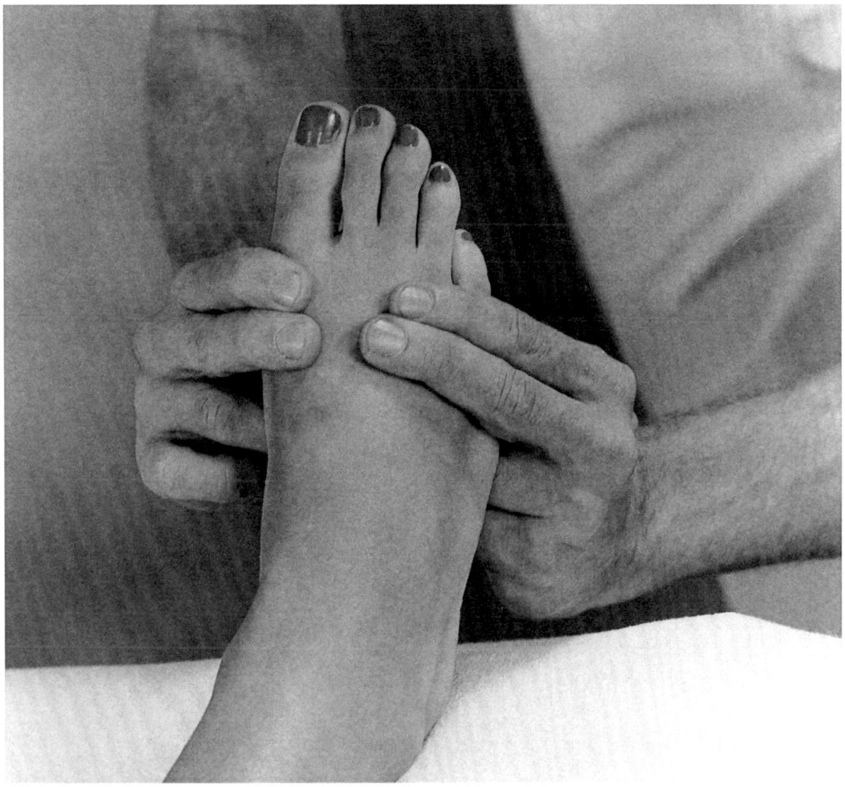

Abb. 8.182: Plantare Mobilitätsbestimmung

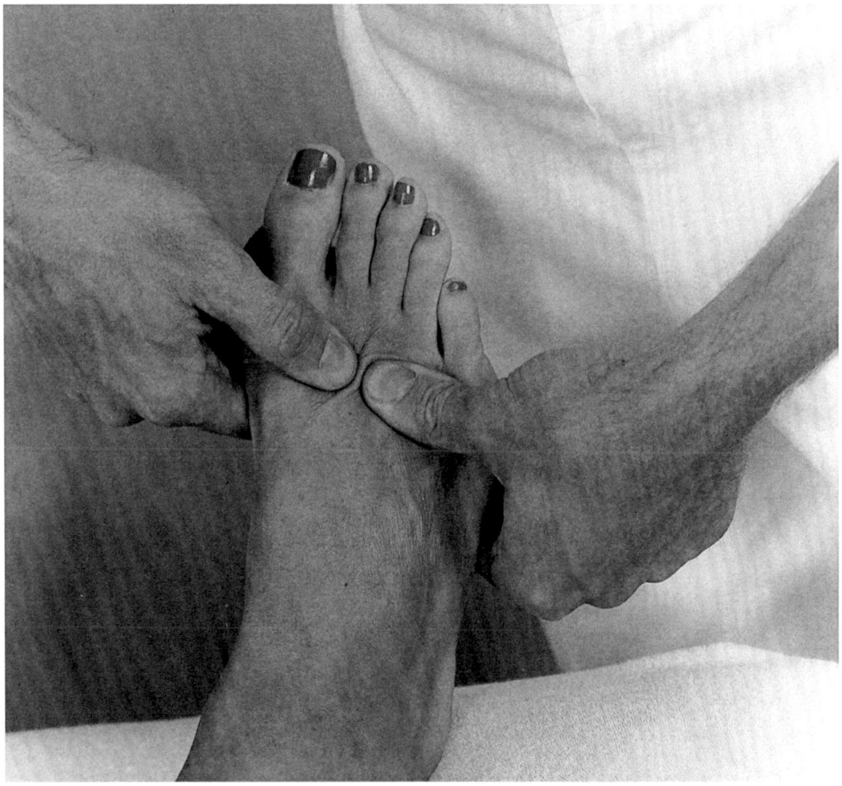

Abb. 8.183: Dorsale Mobilitätsbestimmung

Ausgangshaltung des Patienten
Rückenlage. Die Ferse ruht auf der Unterlage. Der Fuß ist leicht invertiert.

Ausgangshaltung des Therapeuten
Stehend oder sitzend. Der Fußsohle des betroffenen Fußes zugewandt. Erfassen Sie den Fuß in Höhe der Metatarsalköpfchen mit beiden Händen von lateral und medial. Zur plantaren Mobilitätsprüfung ruhen Zeige- und Mittelfinger auf dem Rücken des I. und III. und die Daumen auf dem Boden des II. Metatarsalen. Zur dorsalen Mobilitätsprüfung stehen die Daumen auf dem Rücken des II. und III. Metatarsalköpfchens und ruhen Zeige- und Mittelfinger auf dem Boden des I. und IV. Metatarsalen.

Durchführung
Während Sie mit den Daumen Druck auf den Boden des II. Metatarsalen ausüben, beugen Sie die beiden anderen Metatarsalen mit den Fingern so weit wie möglich nach plantar. Nach der Bestimmung des Bewegungsausmaßes geben Sie zur Beurteilung des Endgefühls Überdruck.

Zur dorsalen Prüfung üben die Daumen Druck aus und geben Zeige- und Mittelfinger nach.

Bestimmung der Mobilität der proximalen Intermetatarsalgelenke I und II (soweit vorhanden) in Ruhestellung des Fußes durch Translationsbewegungen in plantarer und dorsaler Richtung

Ausgangshaltung des Patienten
Rückenlage. Die Ferse ruht auf der Unterlage. Der Fuß ist leicht invertiert *(☞ Abb. 8.184, 185)*.

Ausgangshaltung des Therapeuten
Stehend oder sitzend. Der Fußsohle des betroffenen Fußes zugewandt. Erfassen Sie den Fuß in Höhe der Metatarsalbasen mit beiden Händen von lateral und medial. Die Zeige- und Mittelfinger ruhen auf dem Rücken und die Daumen auf dem Boden des II. und III. Metatarsalen.

Durchführung
Während Sie mit der von lateral kommenden Hand die Basis des II. Metatarsalen fixieren, bewegt die andere Hand die Basis des I. Metatarsalen von plantar nach dorsal und lotrecht zum Fußrücken hin und her. Nach wiederholter Bewegung zur Bestimmung des Bewegungsausmaßes geben Sie zur Beurteilung des Endgefühls in dorsaler und plantarer Richtung Überdruck.

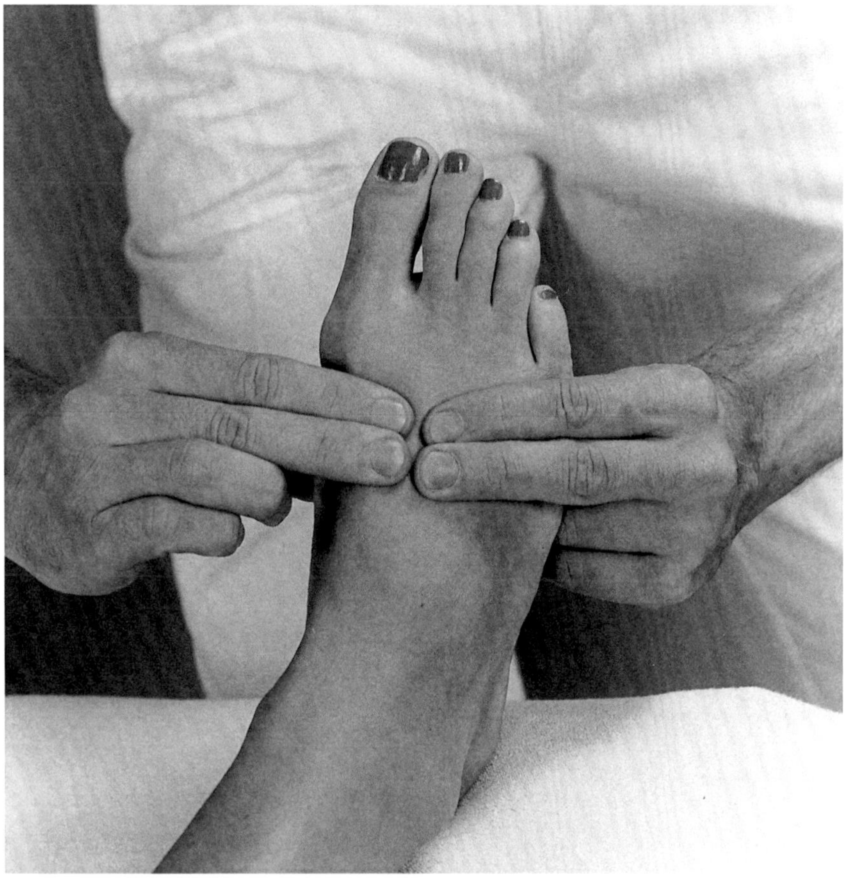

Abb. 8.184: Plantare Mobilitätsbestimmung

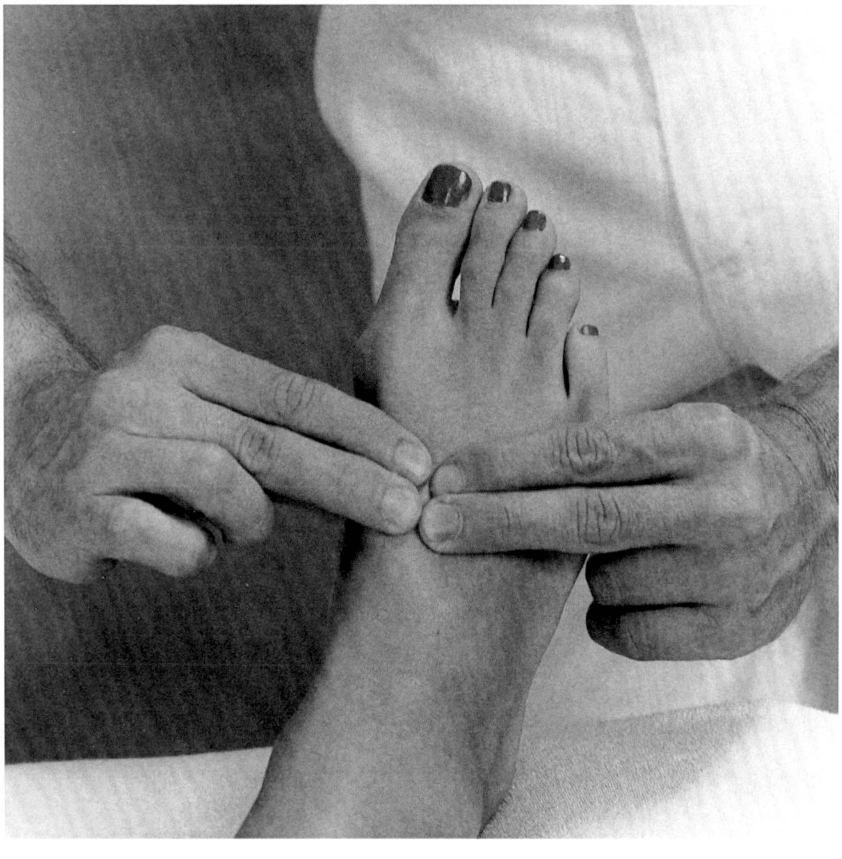

Abb. 8.185: Dorsale Mobilitätsbestimmung

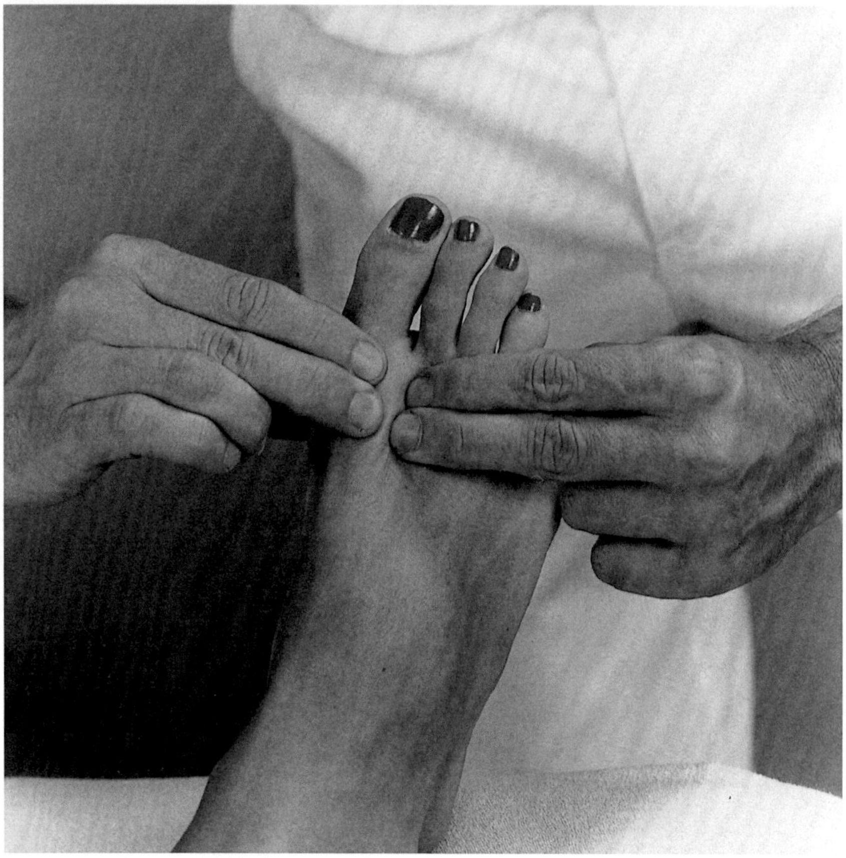

Abb. 8.186: Bestimmung der Mobilität der distalen Intermetatarsalgelenke I und II in Ruhestellung des Fußes durch Translationsbewegungen in plantarer und dorsaler Richtung

Ausgangshaltung des Patienten
Rückenlage. Die Ferse ruht auf der Unterlage. Der Fuß ist leicht invertiert.

Ausgangshaltung des Therapeuten
Stehend oder sitzend. Der Fußsohle des betroffenen Fußes zugewandt. Erfassen Sie den Fuß in Höhe der Metatarsalköpfchen mit beiden Händen von lateral und medial. Die Zeige- und Mittelfinger ruhen auf dem Fußrücken, die Daumen auf der Fußsohle.

Durchführung
Während Sie mit einer Hand das II. Metatarsale fixieren, bewegt die andere Hand das Köpfchen des I. Metatarsalen zwischen plantar und dorsal hin und her. Nach Bestimmung des Bewegungsausmaßes geben Sie zur Beurteilung des Endgefühls an beiden Bewegungsgrenzen Überdruck.

8.9.6 Articulatio metatarsophalangealis I

Gelenkspezifische Untersuchung

Ruhestellung

- Etwa 10° Extension

Verriegelte Stellung

- Maximale Extension

Abb. 8.187: I. Metatarsophalangealgelenk. Traktion in Ruhestellung

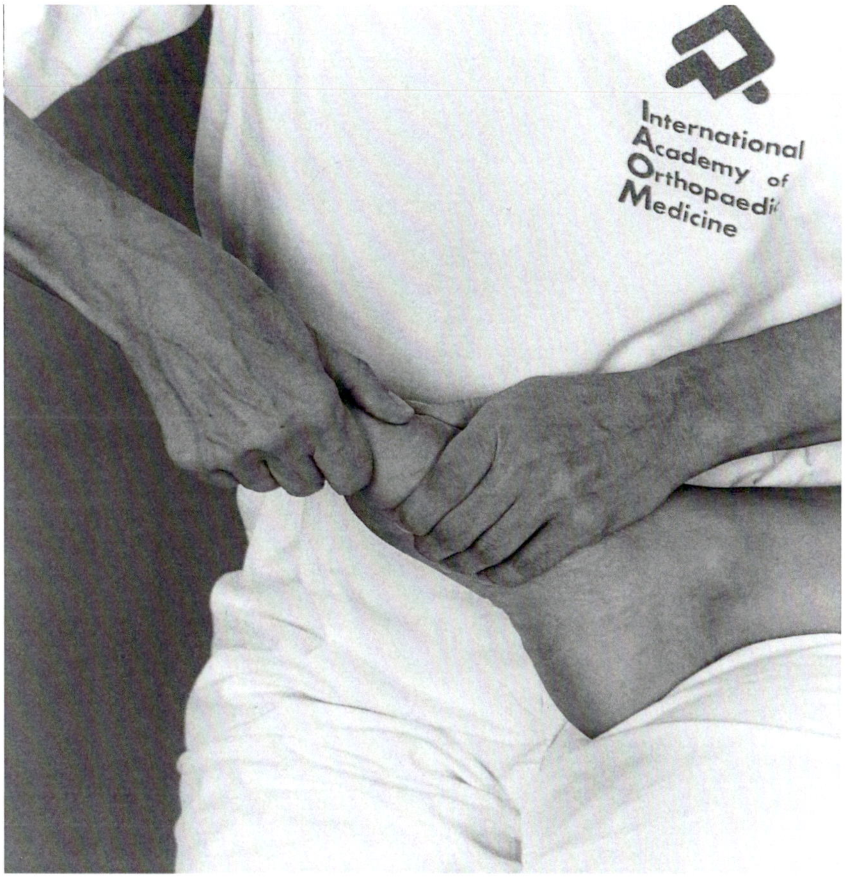

Ausgangshaltung des Patienten
Rückenlage. Das Knie ist gebeugt. Der leicht invertierte Fuß ruht auf dem Oberschenkel des Therapeuten.

Ausgangshaltung des Therapeuten
Auf der Untersuchungsliege sitzend. Der leicht invertierte Fuß des Patienten ruht auf Ihrem patientnahen Oberschenkel. Fixieren Sie das I. Metatarsale mit der patientnahen Hand, wobei Daumen und Finger den Fuß dorsal und plantar direkt proximal des betroffenen Gelenks umfassen. Nach einem geringen Aufschieben der Haut in proximaler Richtung erfasst die patientferne Hand die proximale Phalanx direkt distal des Gelenkspalts zwischen Daumen und Zeigefinger. Die übrige Hand ergreift die Großzehe und streckt sie geringfügig.

Durchführung
Während Ihre patientnahe Hand das I. Metatarsale fixiert, bestimmen Sie das Bewegungsausmaß durch wiederholtes Ziehen in der Verlängerung der proximalen Phalanx. Bestimmen Sie das Endgefühl, indem Sie an der Bewegungsgrenze einmalig Traktion ausüben.

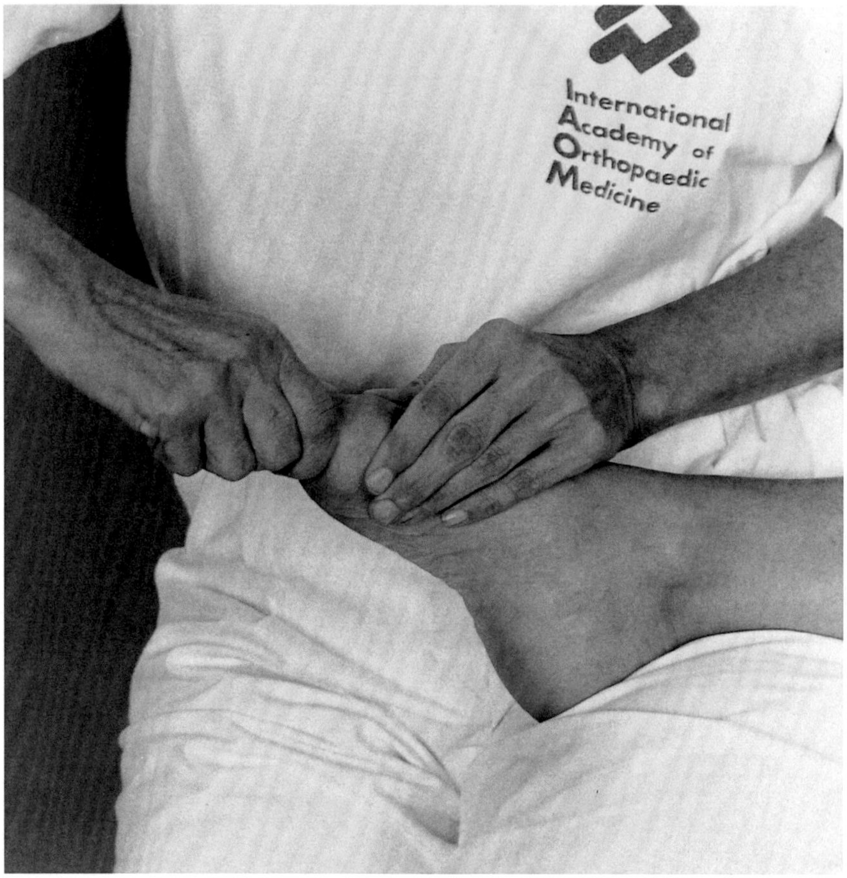

Abb. 8.188: I. Metatarsophalangealgelenk. Mediale und laterale Schaukelgleitbewegung der proximalen Phalanx in Ruhestellung

Ausgangshaltung des Patienten
Rückenlage. Das Knie ist gebeugt. Der leicht invertierte Fuß ruht auf dem Oberschenkel des Therapeuten.

Ausgangshaltung des Therapeuten
Auf der Untersuchungsliege sitzend. Der leicht invertierte Fuß des Patienten ruht auf Ihrem patientnahen Oberschenkel. Fixieren Sie das I. Metatarsale mit der patientnahen Hand, wobei Daumen und Finger den Knochen weiter lateral und medial und direkt proximal des betroffenen Gelenks umfassen. Nach einem geringen Aufschieben der Haut in proximaler Richtung erfasst die patientferne Hand die proximale Phalanx direkt distal des Gelenkspalts zwischen dem Daumen (lateral) und dem gebeugten Zeigefinger (medial). Die Großzehe wird leicht gestreckt.

Durchführung
Während Ihre patientnahe Hand das I. Metatarsale fixiert, bestimmen Sie das Bewegungsausmaß durch wiederholte Abduktion und Adduktion (Schaukelbewegung) der proximalen Phalanx und der übrigen Großzehe. Gleichzeitig führen Sie eine Gleitbewegung von medial nach lateral durch. Bestimmen Sie das Endgefühl, indem Sie an beiden Bewegungsgrenzen einmalig Überdruck geben.

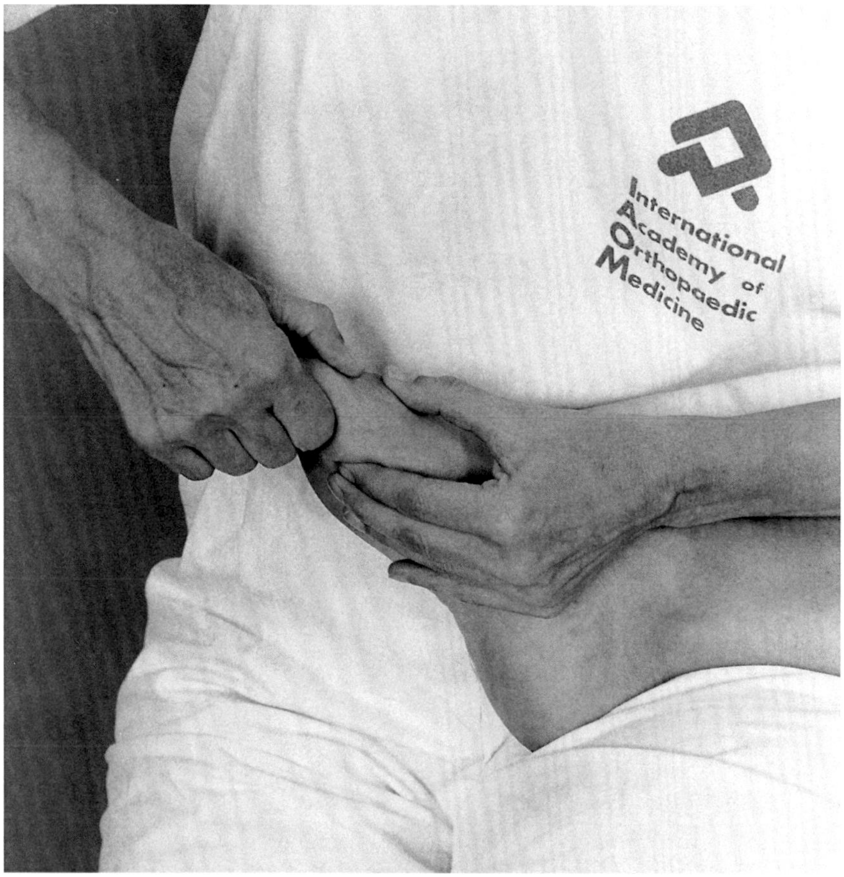

Abb. 8.189: I. Metatarsophalangealgelenk. Dorsale und plantare Schaukelgleitbewegung der proximalen Phalanx in Ruhestellung

Ausgangshaltung des Patienten
Rückenlage. Das Knie ist gebeugt. Der leicht invertierte Fuß ruht auf dem Oberschenkel des Therapeuten.

Ausgangshaltung des Therapeuten
Auf der Untersuchungsliege sitzend. Der leicht invertierte Fuß des Patienten ruht auf Ihrem patientnahen Oberschenkel. Fixieren Sie das I. Metatarsale mit der patientnahen Hand, wobei Daumen und Finger den Knochen dorsal und plantar sowie direkt proximal des betroffenen Gelenks umfassen. Nach einem geringen Aufschieben der Haut in proximaler Richtung erfasst die patientferne Hand die proximale Phalanx direkt distal des Gelenkspalts zwischen dem Daumen (dorsal) und dem gebeugten Zeigefinger (plantar). Die Großzehe wird leicht gestreckt.

Durchführung
Während Ihre patientnahe Hand das I. Metatarsale fixiert, bestimmen Sie das Bewegungsausmaß durch wiederholte Extension und Flexion (Schaukelbewegung) der proximalen Phalanx und der übrigen Großzehe. Gleichzeitig führen Sie eine Gleitbewegung von dorsal nach plantar durch. Bestimmen Sie das Endgefühl, indem Sie an beiden Bewegungsgrenzen einmalig Überdruck geben.

8.9.7 Articulationes metatarsophalangeales II-V

Gelenkspezifische Untersuchung

Ruhestellung
- Leichte Flexion

Verriegelte Stellung
- Maximale Extension

☞ **Gelenkspezifische Untersuchung des I. Metatarsophalangealgelenks**

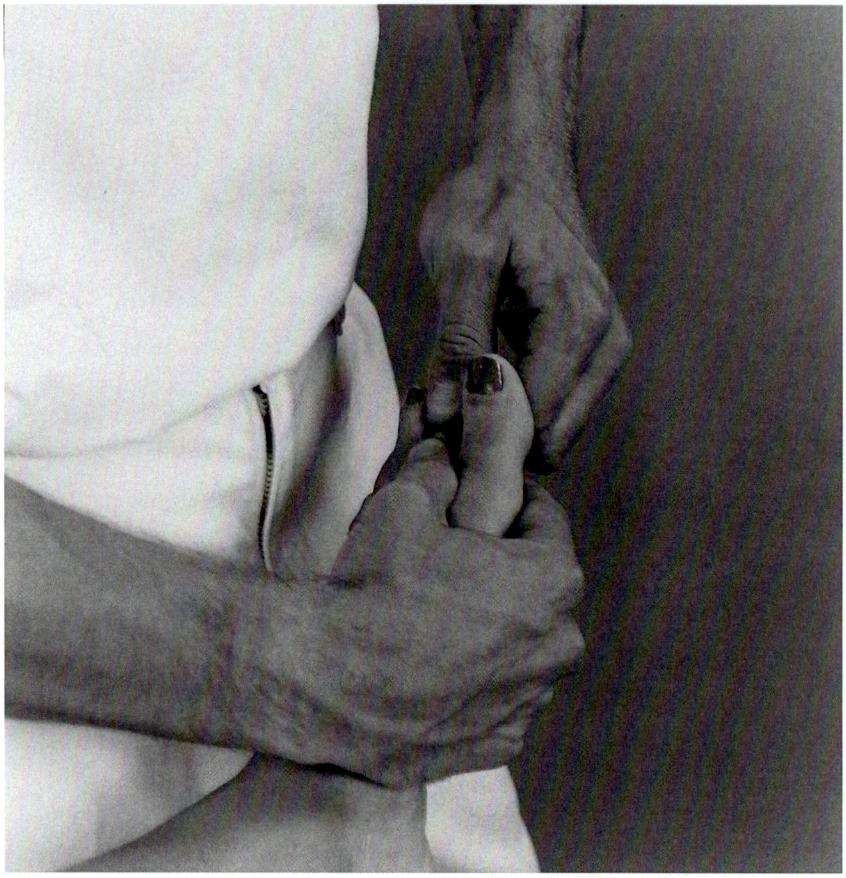

Abb. 8.190: Bestimmung der Mobilität der proximalen Interphalangealgelenke durch plantare und dorsale Schaukelgleitbewegungen in Ruhestellung (geringer Flexion) des Fußes

Bemerkung: Im I. proximalen Interphalangealgelenk sind sowohl Flexion als auch Extension möglich. Das II. bis V. Gelenk besitzen nur die Möglichkeit zur Flexion.
Beispiel: II. proximales Interphalangealgelenk

Ausgangshaltung des Patienten
Rückenlage. Die Ferse ruht auf der Untersuchungsliege.

Ausgangshaltung des Therapeuten
Die patientnahe Hand ergreift die proximale Phalanx der II. Zehe mit Daumen und Zeigefinger. Die andere Hand ergreift die mittlere (und distale) Phalanx zwischen Daumen (dorsal) und Zeigefinger (plantar). Das Gelenk ist leicht gebeugt.

Durchführung

Während Ihre patientnahe Hand die proximale Phalanx fixiert, führt die andere Hand durch abwechselnden Druck und Zug eine lotrechte Gleitbewegung der mittleren und distalen Phalanx nach plantar und dorsal aus. Gleichzeitig machen Sie eine Schaukelbewegung in Flexions- und Extensionsrichtung. Ermitteln Sie durch mehrmaliges Wiederholen der Bewegung das Bewegungsausmaß. Bestimmen Sie das Endgefühl, indem Sie an beiden Bewegungsgrenzen einmalig Überdruck geben.

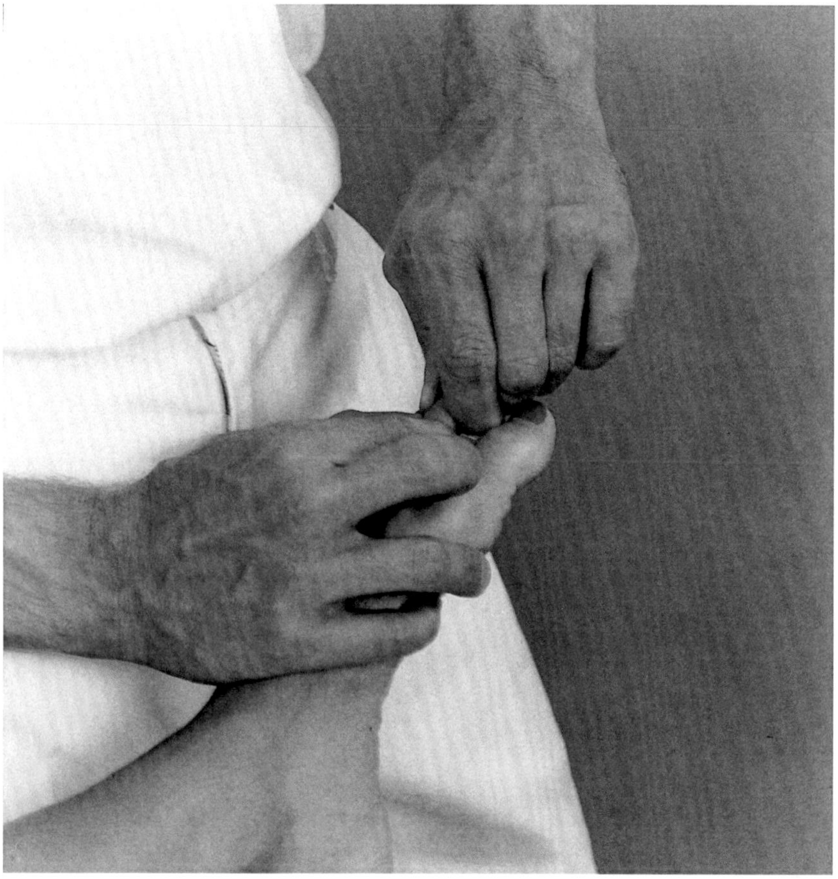

Abb. 8.191: Bestimmung der Mobilität der proximalen Interphalangealgelenke durch medial-distale und lateral-distale Translationsbewegungen in Ruhestellung (geringer Flexion) des Fußes

Bemerkung: Alle Gelenke erlauben Beugung und Streckung.
Beispiel: II. proximales Interphalangealgelenk

Ausgangshaltung des Patienten

Rückenlage. Die Ferse ruht auf der Untersuchungsliege.

Ausgangshaltung des Therapeuten

Die patientnahe Hand ergreift die proximale Phalanx der II. Zehe mit Daumen und Zeigefinger. Die andere Hand ergreift die mittlere (und distale) Phalanx zwischen Daumen (lateral) und Zeigefinger (medial). Das Gelenk ist leicht gebeugt.

Durchführung

Während Ihre patientnahe Hand die proximale Phalanx fixiert, bewegt die andere Hand die mittlere und distale Phalanx abwechselnd von lateral-distal nach medial-distal. Ermitteln Sie durch mehrmaliges Wiederholen der Bewegung das Bewegungsausmaß. Bestimmen Sie das Endgefühl, indem Sie an beiden Bewegungsgrenzen einmalig Überdruck geben.

Bestimmung der Mobilität der distalen Interphalangealgelenke durch medial-distale und lateral-distale Translationen in Ruhestellung (geringer Flexion) des Fußes, ☞ ***Proximale Interphalangealgelenke.*** Nun wird jedoch die distale Phalanx gegenüber der fixierten mittleren Phalanx bewegt.

Gelenkspezifische Behandlung

Verbesserung der Extension im Kuneonavikulargelenk durch eine dorsale Translation des Os cuneiforme mediale

Abb. 8.192

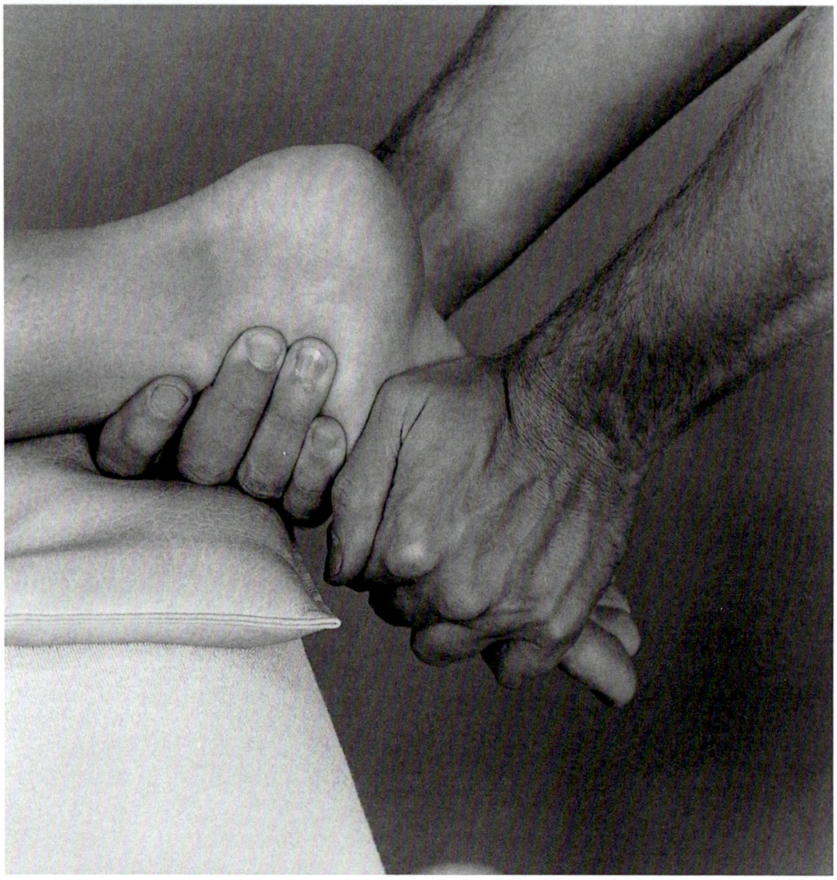

Ausgangshaltung des Patienten
Bauchlage. Der betroffene Fuß ruht mit dem Os naviculare auf der Hand des Therapeuten, die von einem Sandsack unterstützt wird. Der übrige Fuß ragt über den Rand der Untersuchungsliege hinaus.

Ausgangshaltung des Therapeuten
Der Fußsohle des betroffenen Fußes zugewandt stehend. Die patientnahe Hand ergreift das distale Tibiaende und den Talus von vorn. Ringfinger und kleiner Finger ruhen auf dem Os naviculare und stützen sich dabei auf dem Sandsack ab. Der Daumenballen der körperfernen Hand steht plantarseitig auf der Basis des Os cuneiforme mediale. Der Unterarm steht in der Parasagittalebene lotrecht dazu.

Durchführung
Während Sie mit der patientnahen Hand das Os naviculare fixieren, führen Sie durch Verlagerung Ihres Körpergewichts nach vorn mit der patientfernen Hand in der Verlängerung des vorpositionierten Unterarms eine Translation des Os cuneiforme mediale nach dorsal aus. Zur Kapseldehnung wiederholen Sie die Bewegung eine Zeitlang rhythmisch-dynamisch.

Verbesserung der Extension im I. Kuneometatarsalgelenk durch eine dorsale Schaukelgleitbewegung des Os metatarsale I

Abb. 8.193

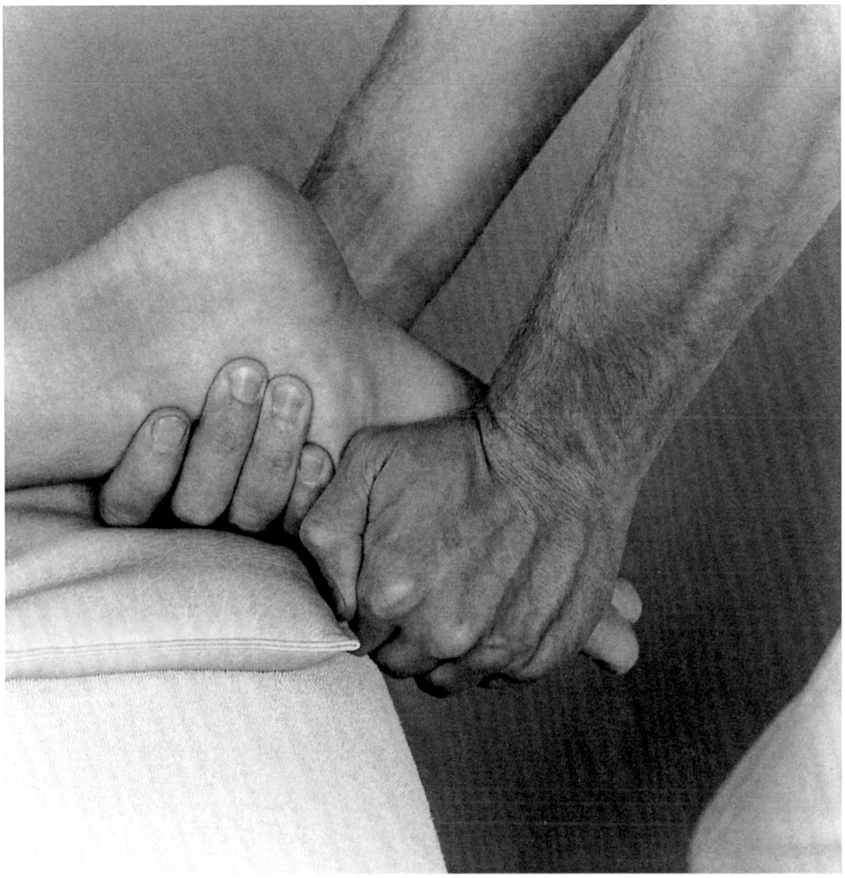

Ausgangshaltung des Patienten
Bauchlage. Die betroffene Fußwurzel ruht auf der Hand des Therapeuten, die von einem Sandsack unterstützt wird. Der übrige Fuß ragt über den Rand der Untersuchungsliege hinaus.

Ausgangshaltung des Therapeuten
Der Fußsohle des betroffenen Fußes zugewandt stehend. Die patientnahe Hand ergreift das distale Tibiaende und den Talus von vorn. Der kleine Finger ruht auf dem Os cuneiforme mediale und stützt sich dabei auf dem Sandsack ab. Der Daumenballen der körperfernen Hand steht plantarseitig auf der Basis und der Unterarm in der Parasagittalebene lotrecht zum Corpus des I. Metatarsalen.

Durchführung
Während Sie mit der patientnahen Hand die Fußwurzel und insbesondere das Os cuneiforme mediale von vorn fixieren, führen Sie durch Verlagerung Ihres

Körpergewichts mit der patientfernen Hand in der Verlängerung des vorpositionierten Unterarms eine Gleitbewegung und die dazu gehörende, kleine Schaukelbewegung des Os metatarsale I nach dorsal aus. Zur Kapseldehnung wiederholen Sie die Bewegung eine Zeitlang rhythmisch-dynamisch.

Verbesserung der dorsalen Bewegung der proximalen Intermetatarsalgelenke I- V durch dorsale Translationsbewegungen aus der Ruhestellung des Fußes

Beispiel: Metatarsalen I und II

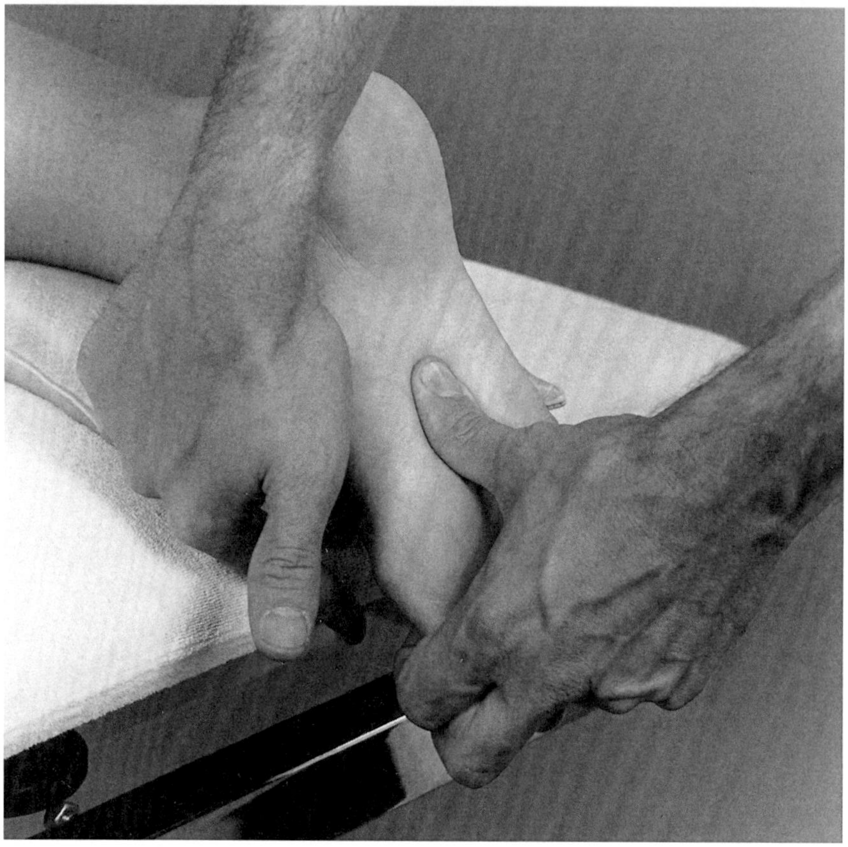

Abb. 8.194: Ausgangsstellung

Ausgangshaltung des Patienten
Bauchlage. Die betroffene Fußwurzel und die Basis des I. Metatarsalen ruhen auf der Hand des Therapeuten, die von einem Sandsack unterstützt wird. Der übrige Fuß ragt über den Rand der Untersuchungsliege hinaus.

Ausgangshaltung des Therapeuten
Distal und lateral des betroffenen Fußes stehend. Die patientnahe Hand ergreift die Fußwurzel und die Basis des I. Metatarsalen insbesondere mit dem Mittelfinger von medial und vorne. Die Finger stützen sich auf dem Sandsack ab. Der Daumen der körperfernen Hand steht plantarseitig auf der Basis des II. Metatarsalen. Die übrige Hand umgreift die Zehen. Der Daumen steht in Längsrichtung des II. Metatarsalen.

Durchführung
Vor der Dehnung bringen Sie den Daumenballen der patientnahen Hand auf die distale Phalanx des Daumens der anderen Hand. Dabei steht der Unterarm

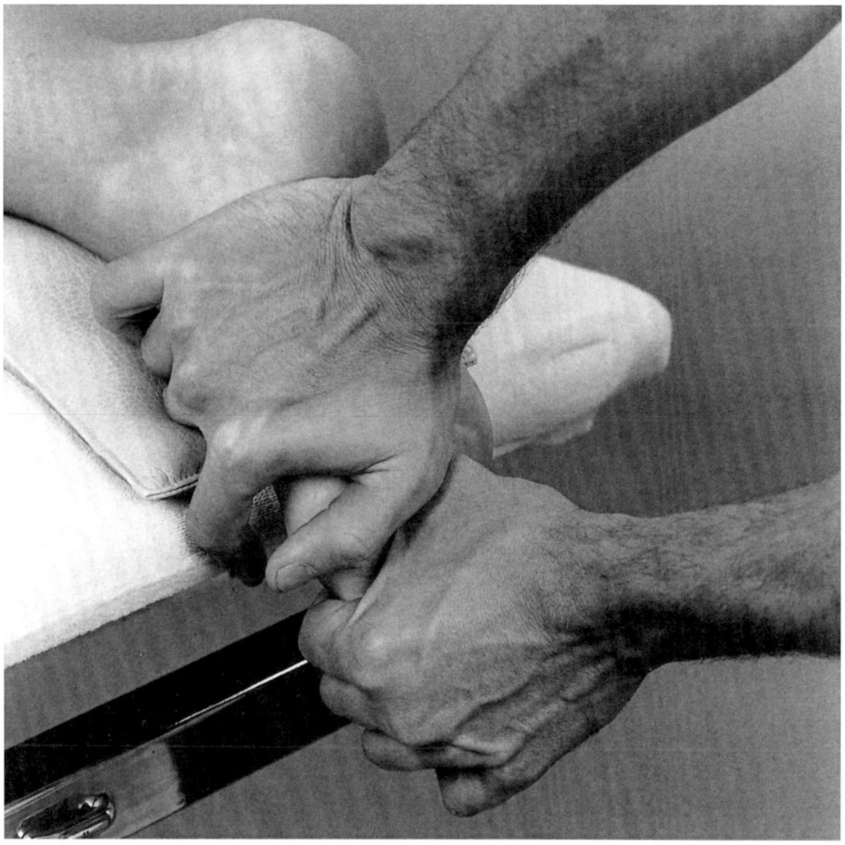

Abb. 8.195: Endstellung

sowohl zum II. Metatarsalen als auch zum Fußrücken lotrecht. Nehmen Sie durch Verlagerung Ihres Körpergewichts mit beiden Händen die Vorspannung der Gelenkkapsel auf und setzen Sie die Bewegung zur Dehnung statisch oder rhythmisch-dynamisch fort. Diese Technik ist auch zur Manipulation geeignet. *Beispiel:* Metatarsalen I und II

Ausgangshaltung des Patienten
Rückenlage. Hüfte und Knie sind gebeugt. Die Ferse ruht auf der Untersuchungsliege. Der übrige Fuß mit Ausnahme des I. Fußstrahls ruht auf der Hand des Therapeuten, die von einem Sandsack unterstützt wird.

Ausgangshaltung des Therapeuten
Am Fußende der Untersuchungsliege, dem betroffenen Fuß zugewandt stehend. Die von lateral kommende Hand umfasst die Metatarsalen V-II und die vier Zehen, wobei der Daumenballen auf dem Rücken des II. Metatarsalen ruht. Die Finger stützen sich auf dem Sandsack ab. Der Daumenballen der von medial kommenden Hand steht auf dem I. Metatarsale. Die Finger ergreifen den Knochen von plantar. In der Parasagittalebene steht der Unterarm lotrecht auf dem I. Metatarsalen.

Durchführung
Während Sie den betroffenen Fuß mit der lateralen Hand bis einschließlich des II. Metatarsalen auf dem Sandsack fixieren, führen Sie mit der anderen Hand durch eine Verlagerung Ihres Körpergewichts in der Verlängerung des vorpositionierten Unterarms die Translationsbewegung nach plantar aus. Zur Dehnung wird die Bewegung eine Zeitlang statisch oder rhythmisch-dynamisch über die Bewegungsgrenze hinweg durchgeführt.

Abb. 8.196: Verbesserung der plantaren Bewegung der proximalen Intermetatarsalgelenke durch plantare Translationsbewegungen aus der Ruhestellung des Fußes

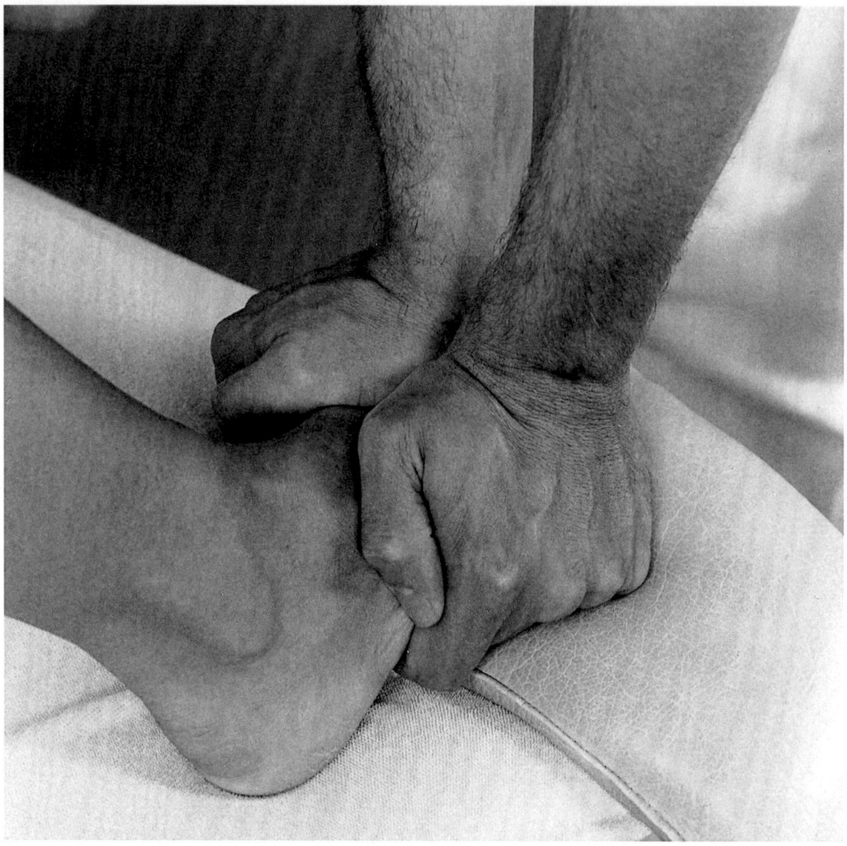

Abb. 8.197: Verbesserung der dorsalen Bewegung der proximalen Intermetatarsalgelenke durch plantare Translationsbewegungen des jeweils benachbarten Mittelfußknochens aus der Ruhestellung des Fußes

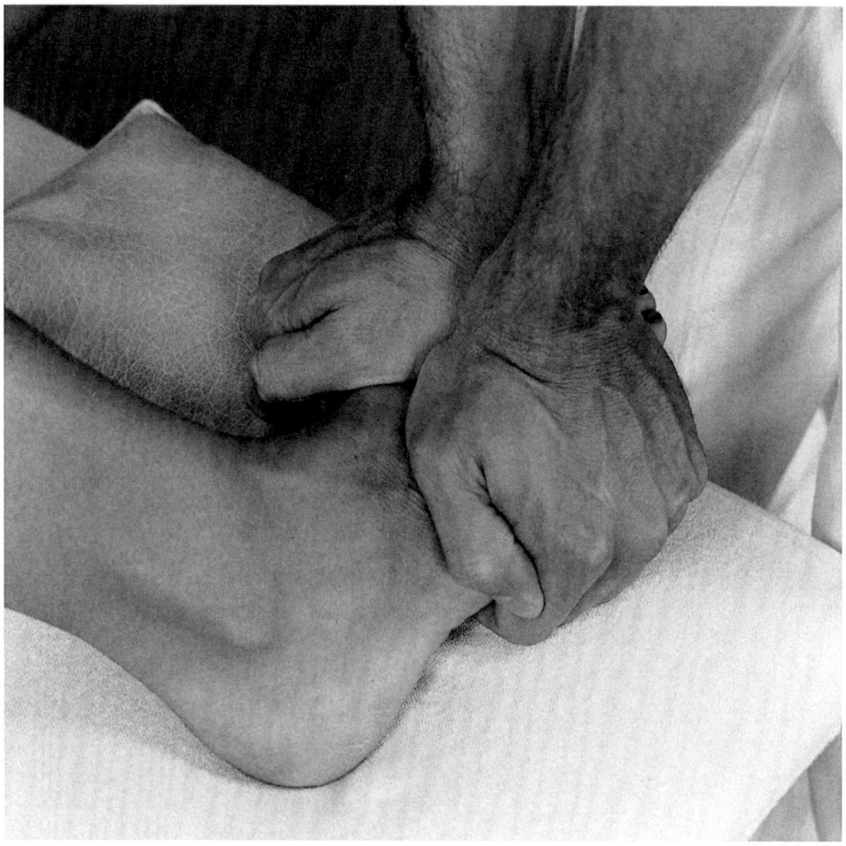

Beispiel: Metatarsalen I und II

Ausgangshaltung des Patienten
Rückenlage. Hüfte und Knie sind gebeugt. Die Ferse ruht auf der Untersuchungsliege. Das I. Metatarsale und die Großzehe ruhen in der Hand des Therapeuten, die von einem Sandsack unterstützt wird.

Ausgangshaltung des Therapeuten
Am Fußende der Untersuchungsliege, dem betroffenen Fuß zugewandt stehend. Der Daumenballen der von medial kommenden Hand steht auf dem Rücken des I. Metatarsalen. Die auf dem Sandsack ruhenden Finger unterstützen das I. Metatarsale an der Plantarseite. Der Daumenballen der von lateral kommenden Hand steht auf dem Rücken des II. Metatarsalen. Die Hand ergreift die Metatarsalen V-II und die Zehen. Der Unterarm steht lotrecht auf dem II. Metatarsalen und auf dem Fußrücken.

Durchführung
Während Sie mit der medialen Hand das I. Metatarsale auf dem Sandsack fixieren, führen Sie mit der anderen Hand durch eine Verlagerung des Körpergewichts in der Verlängerung des vorpositionierten Unterarms die Translationsbewegung des II. Metatarsalen nach plantar aus. Zur Dehnung wird die Bewegung eine Zeitlang statisch oder rhythmisch-dynamisch über die Bewegungsgrenze hinweg durchgeführt.

Abb. 8.198: Verbesserung der plantaren Bewegung der distalen Intermetatarsalgelenke durch plantare Translationsbewegungen des Metatarsalköpfchens aus der Ruhestellung des Fußes

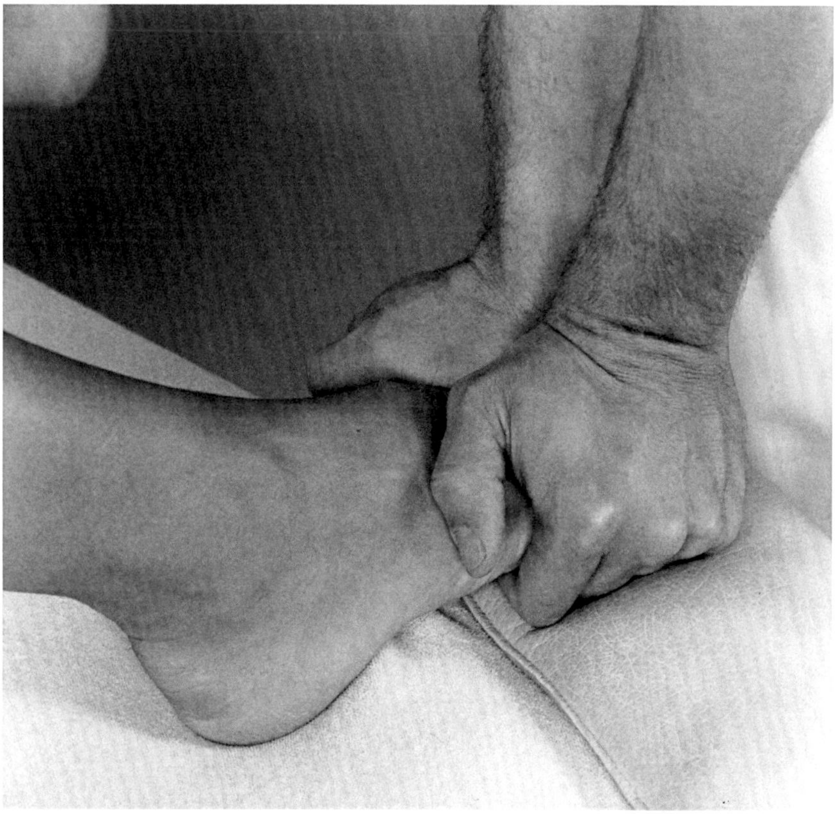

Beispiel: Metatarsalen I und II

Ausgangshaltung des Patienten
Rückenlage. Hüfte und Knie sind gebeugt. Die Ferse ruht auf der Untersuchungsliege. Die Metatarsalköpfchen I-V ruhen in der Hand des Therapeuten, die von einem Sandsack unterstützt wird.

Ausgangshaltung des Therapeuten

Am Fußende der Untersuchungsliege, dem betroffenen Fuß zugewandt stehend. Die von lateral kommende Hand ergreift die Metatarsalköpfchen V-II und die vier Zehen. Der Daumenballen steht auf dem Rücken des II. Metatarsalköpfchens. Die Finger ruhen auf dem Sandsack. Der Daumenballen der von medial kommenden Hand steht auf dem I. Metatarsalköpfchen. Die Finger ergreifen das Köpfchen und den Rest der Großzehe von plantar. Der Unterarm steht lotrecht zum Körper des Metatarsalen.

Durchführung

Während Sie mit der lateralen Hand die Metatarsalköpfchen V-II auf dem Sandsack fixieren, führen Sie mit der anderen Hand durch eine Verlagerung des Körpergewichts in der Verlängerung des vorpositionierten Unterarms die Translationsbewegung nach plantar aus. Zur Dehnung wird die Bewegung eine Zeitlang statisch oder rhythmisch-dynamisch über die Bewegungsgrenze hinweg durchgeführt.

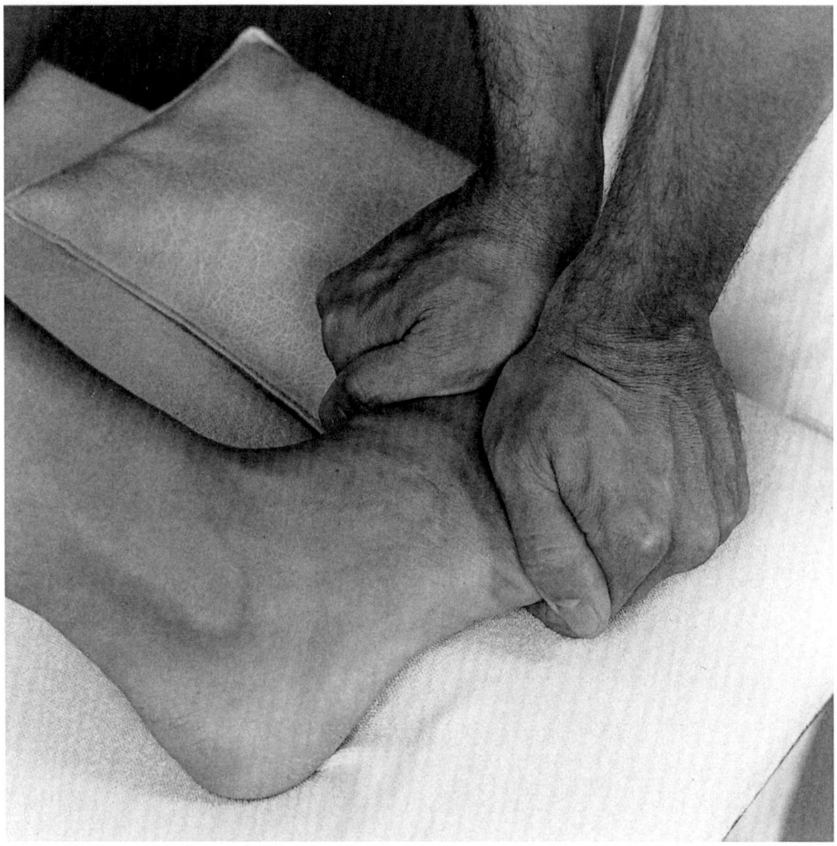

Abb. 8.199: Verbesserung der dorsalen Bewegung der distalen Intermetatarsalgelenke durch plantare Translationsbewegungen des benachbarten Metatarsalköpfchens aus der Ruhestellung des Fußes

Beispiel: Metatarsalen I und II

Ausgangshaltung des Patienten

Rückenlage. Hüfte und Knie sind gebeugt. Die Ferse ruht auf der Untersuchungsliege. Das I. Metatarsale und die Großzehe ruhen in der Hand des Therapeuten, die von einem Sandsack unterstützt wird.

Ausgangshaltung des Therapeuten

Am Fußende der Untersuchungsliege, dem betroffenen Fuß zugewandt stehend. Der Daumenballen der von medial kommende Hand steht auf dem

Rücken des I. Metatarsalköpfchens. Die plantar liegenden Finger ruhen auf dem Sandsack. Die von lateral kommende Hand ergreift die Metatarsalköpfchen V-II und die vier Zehen, wobei der Daumenballen auf dem Rücken des II. Metatarsalköpfchens ruht. Der Unterarm steht zum Knochen und zum Fußrücken lotrecht.

Durchführung

Während Sie mit der medialen Hand das I. Metatarsalköpfchen auf dem Sandsack fixieren, führen Sie mit der anderen Hand durch eine Verlagerung des Körpergewichts in der Verlängerung des vorpositionierten Unterarms die Translationsbewegung des II. und der übrigen Metatarsalen nach plantar aus. Zur Dehnung wird die Bewegung eine Zeitlang statisch oder rhythmisch-dynamisch über die Bewegungsgrenze hinweg durchgeführt.

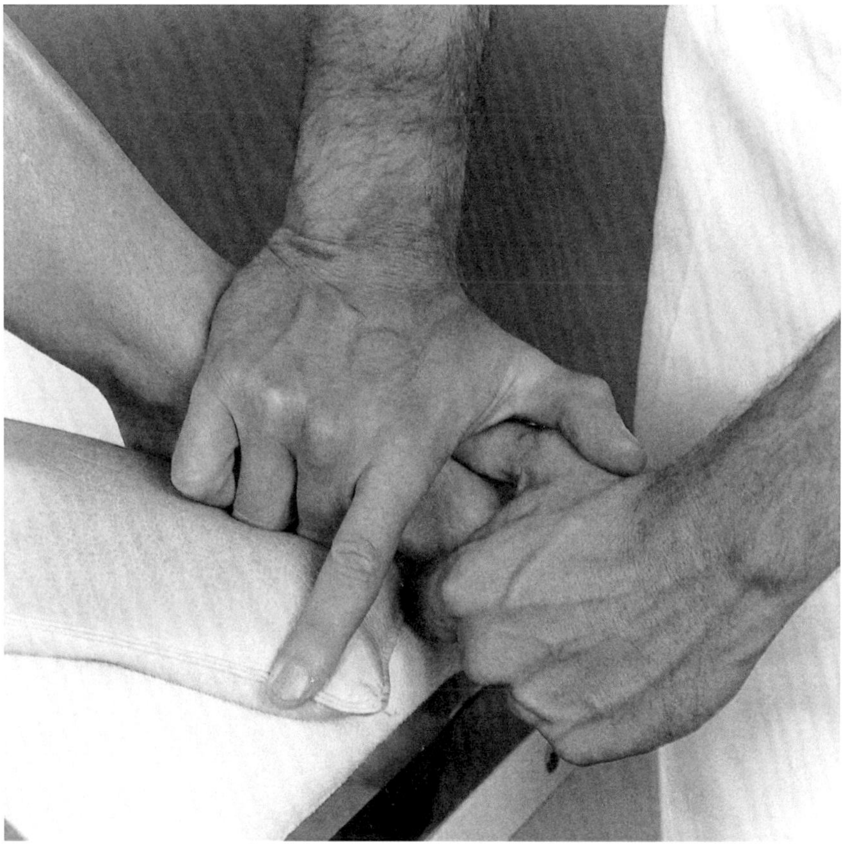

Abb. 8.200: Verbesserung der dorsalen Bewegung der distalen Intermetatarsalgelenke durch eine plantare Manipulation des benachbarten Metatarsalköpfchens in Ruhestellung des Fußes

Beispiel: Metatarsalköpfchen I und II

Ausgangshaltung des Patienten

Rückenlage. Das Knie ist gebeugt. Die mediale Fußseite ruht bis zum I. Metatarsalen in der Hand des Therapeuten, die von einem Sandsack unterstützt wird. Das II. Metatarsale liegt außerhalb des Sandsacks.

Ausgangshaltung des Therapeuten

Am Fußende und lateral des betroffenen Fußes stehend. Zeige- und Mittelfinger der patientnahen, von medial kommende Hand ergreifen das I. Metatarsale von plantar. Die Finger ruhen auf dem Sandsack. Der Daumen der patientfernen Hand nimmt mit dem Rücken des II. Metatarsalköpfchens Kontakt auf. Die übrige Hand umfasst die Zehen. Der Daumen steht in Längsrichtung des II. Metatarsalen.

Durchführung
Bringen Sie den Daumenballen der patientnahen Hand auf die distale Phalanx des anderen Daumens. Dabei steht der Unterarm lotrecht zum II. Metatarsalen und zum Fußrücken. Nehmen Sie durch eine Verlagerung des Körpergewichts in der Verlängerung der beiden Hände die Vorspannung auf und geben Sie anschließend einmal manipulativ Überdruck.

Verbesserung der Extension im I. Metatarsophalangealgelenk

Beispiel: I. Metatarsophalangealgelenk

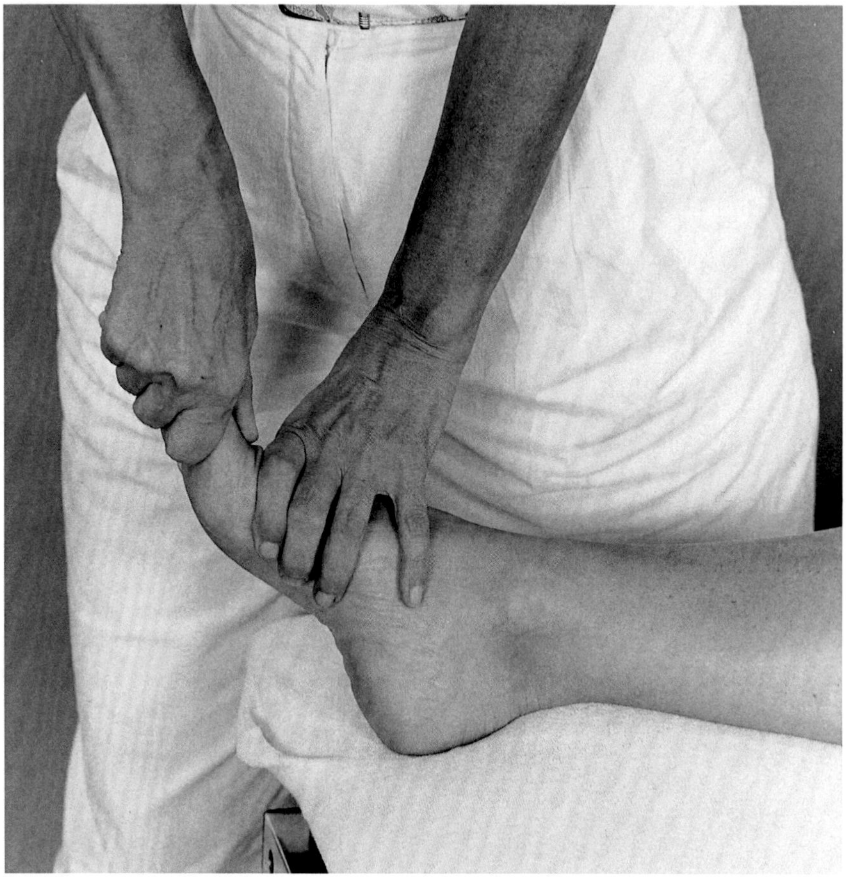

Abb. 8.201: Kapseldehnung durch Traktion aus vorpositionierter Extension zur Verbesserung der Extension im I. Metatarsophalangealgelenk

Ausgangshaltung des Patienten
Rückenlage. Der leicht invertierte Fuß ruht auf der Untersuchungsliege.

Ausgangshaltung des Therapeuten
In Höhe des betroffenen Fußes neben der Untersuchungsliege stehend. Die patientnahe Hand steht zur Fixierung auf dem Rücken des I. Metatarsalköpfchens, wobei sich die proximale Zeigefingerphalanx direkt proximal des Gelenkspalts befindet. Die andere Hand ergreift mit Daumen und gekrümmtem Zeigefinger von dorsal und plantar die proximale Phalanx der Großzehe und hält diese in maximaler Streckung.

Durchführung

Während Sie das I. Metatarsale mit der patientnahen Hand plantar fixieren, üben Sie mit der anderen Hand in der Verlängerung der proximalen Phalanx eine Traktion aus. Zur Dehnung kann die Bewegung eine Zeitlang statisch oder rhythmisch-dynamisch durchgeführt werden.

Bemerkung: Zum Erreichen der endgradigen Extension ist das I. Metatarsale in Flexion zu halten.

Abb. 8.202: Kapseldehnung durch eine Schaukelgleitbewegung aus vorpositionierter Extension zur Verbesserung der Extension im I. Metatarsophalangealgelenk

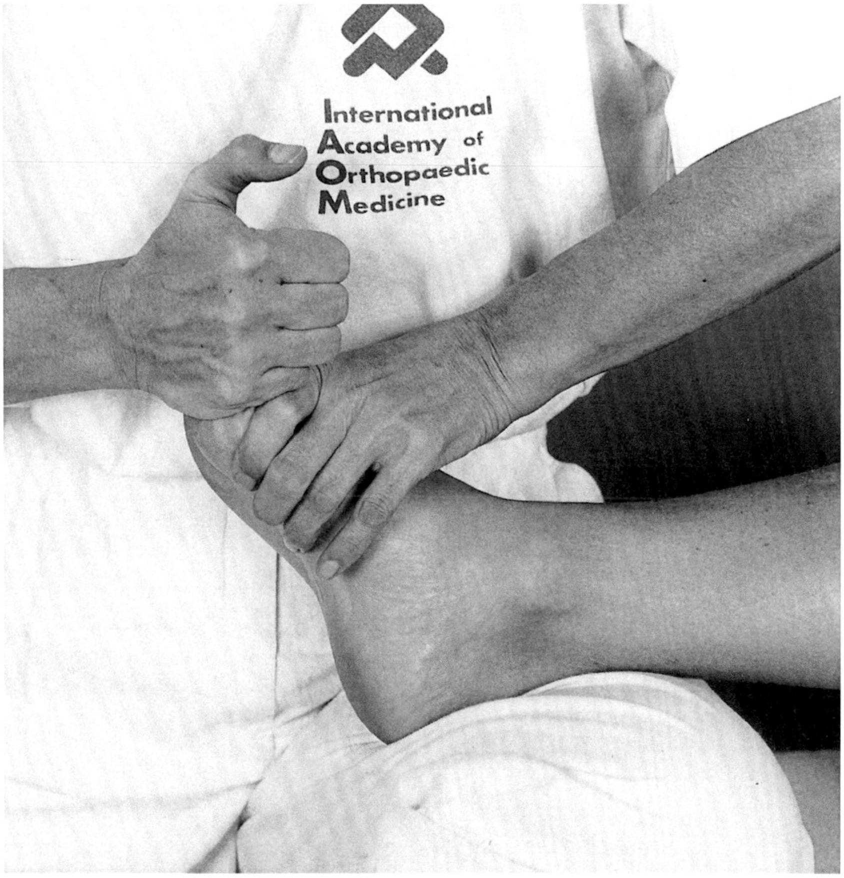

Ausgangshaltung des Patienten

Rückenlage. Der leicht invertierte Fuß ruht auf dem Oberschenkel des Therapeuten.

Ausgangshaltung des Therapeuten

Auf der Untersuchungsliege sitzend. Der Fuß des Patienten ruht auf dem Oberschenkel. Die patientnahe Hand steht zur Fixierung auf dem Rücken des I. Metatarsalköpfchens, wobei sich die proximale Zeigefingerphalanx direkt proximal des Gelenkspalts befindet. Die andere Hand ergreift die Großzehe, wobei der Kleinfingerballen plantarseitig auf der Basis der proximalen Phalanx liegt und der kleine Finger diese umgreift. Der Unterarm steht lotrecht zur und in Verlängerung der proximalen Phalanx.

Durchführung

Bringen Sie zunächst mit der patientfernen Hand die Großzehe des Patienten in maximale Extension und setzen Sie diese Schaukelbewegung über die Bewegungsgrenze hinaus rhythmisch-dynamisch fort. Führen Sie die dazu gehörende Gleitbewegung in dorsaler Richtung durch Druck in der Verlängerung des vorpositionierten Unterarms aus.

Verstärken Sie die Kapseldehnung an der Medialseite, indem Sie der Bewegung während der dynamischen Dehnung jeweils eine supinatorische Drehkomponente hinzufügen

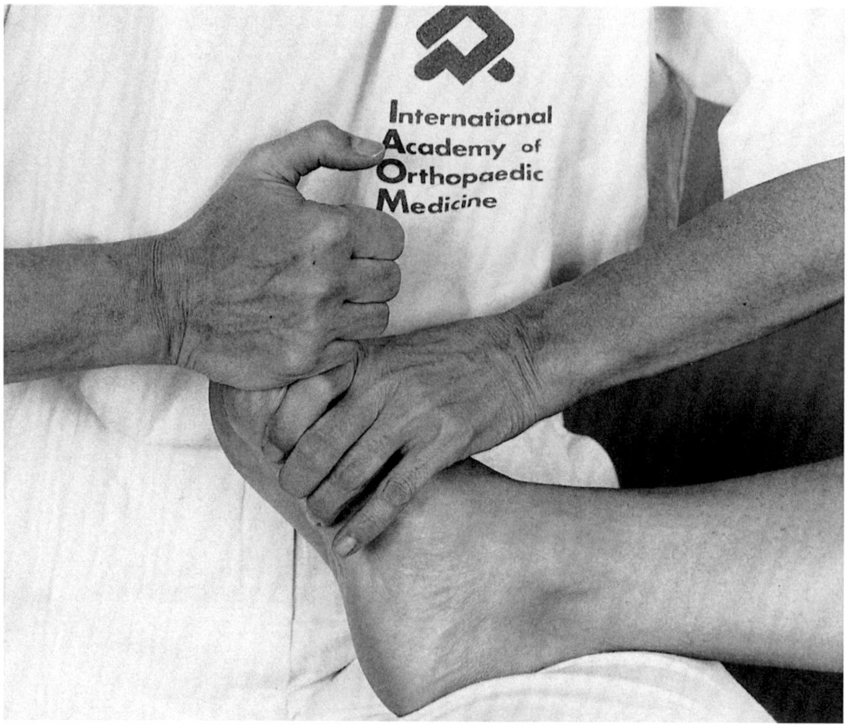

Abb. 8.203: Endstellung

Verstärken Sie die Kapseldehnung an der Lateralseite, indem Sie der Bewegung während der dynamischen Dehnung jeweils eine pronatorische Drehkomponente hinzufügen

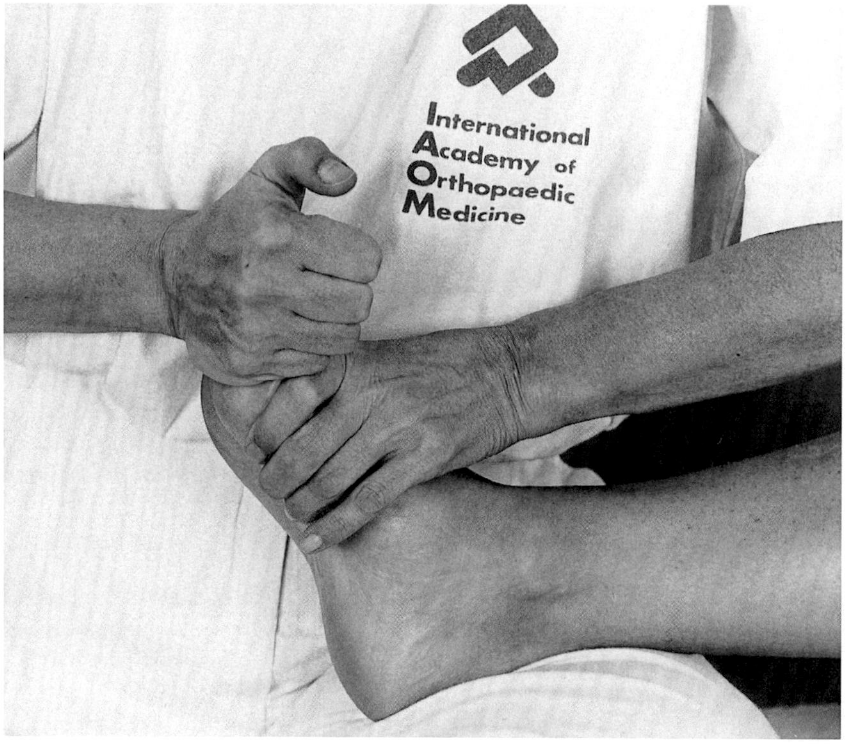

Abb. 8.204: Endstellung

Verbesserung der Abduktion und Adduktion im I. Metatarsophalangealgelenk

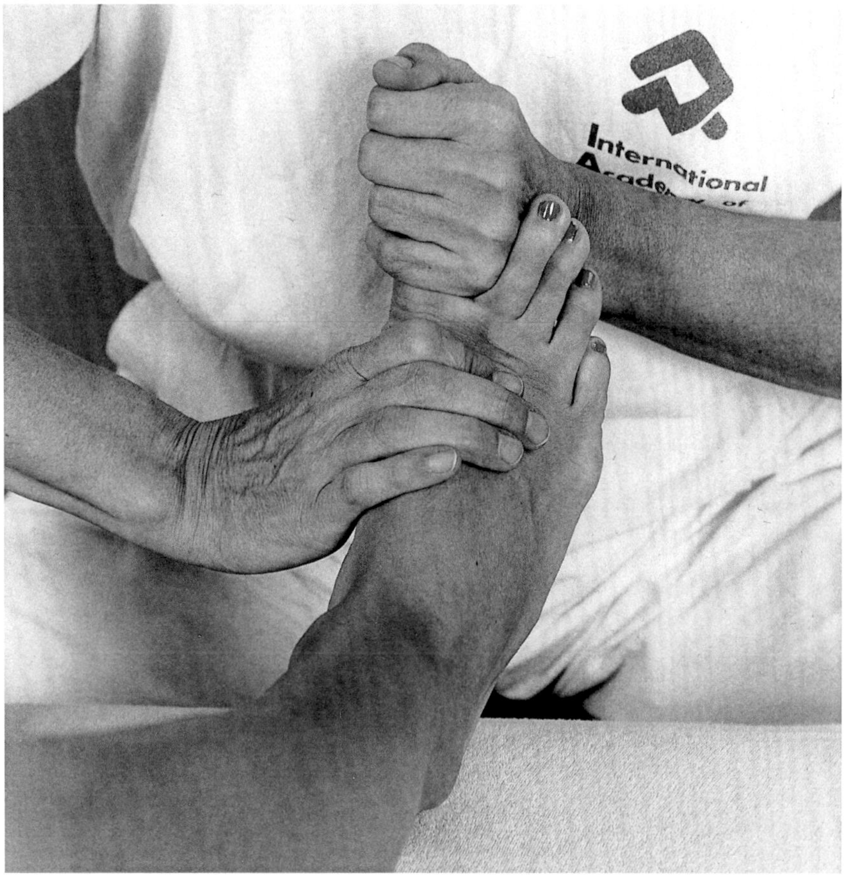

Abb. 8.205: Kapseldehnung durch eine Schaukelgleitbewegung aus vorpositionierter Abduktion zur Verbesserung der Abduktion im I. Metatarsophalangealgelenk

Ausgangshaltung des Patienten
Rückenlage. Die Ferse ruht auf der Untersuchungsliege.

Ausgangshaltung des Therapeuten
Dem Fuß des Patienten zugewandt sitzend. Die patientnahe Hand ergreift den Fuß von medial, wobei das II. Metakarpophalangealgelenk medial auf dem I. Metatarsalköpfchen ruht. Die patientferne Hand erfasst die Großzehe von lateral. Dabei liegt der distale Teil des V. Metakarpalen lateral auf der Basis der proximalen Phalanx, die vom kleinen Finger umschlossen wird. Der Unterarm steht lotrecht zur Phalanxbasis.

Durchführung
Während Sie mit der patientnahen Hand das I. Metatarsale des Patienten fixieren, bringen Sie die Großzehe durch eine Pronationsbewegung der anderen Hand bis an die Grenze der Abdukion. Jetzt führen Sie diese Schaukelbewegung rhythmisch-dynamisch über die Bewegungsgrenze hinweg fort. Gleichzeitig führen Sie mittels Druck der gleichen Hand die dazu gehörige Gleitbewegung parallel zur Phalanxbasis nach medial aus. Zur Kapseldehnung wird die Bewegung eine Zeitlang rhythmisch-dynamisch über die Bewegungsgrenze hinweg durchgeführt.

Ausgangshaltung des Patienten
Rückenlage. Die Ferse ruht auf der Untersuchungsliege.

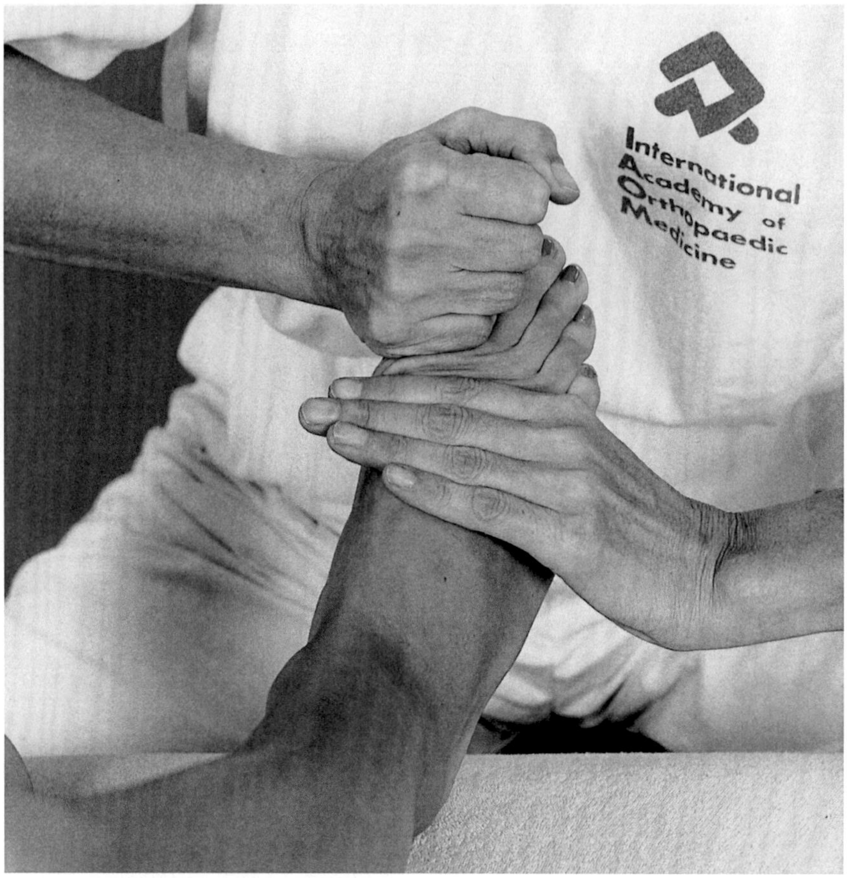

Abb. 8.206: Kapseldehnung durch eine Schaukelgleitbewegung aus vorpositionierter Adduktion zur Verbesserung der Adduktion im I. Metatarsophalangealgelenk

Ausgangshaltung des Therapeuten
Dem Fuß des Patienten zugewandt sitzend. Die patientnahe Hand ergreift den Fuß von lateral, wobei Daumen und Zeigefinger plantar und dorsal auf dem I. Metatarsalköpfchen ruhen. Die patientferne Hand erfasst die Großzehe von medial. Dabei liegt der distale Teil des V. Metakarpalen medial auf der Basis der proximalen Phalanx, die vom kleinen Finger umschlossen wird. Der Unterarm steht lotrecht zur Phalanxbasis.

Durchführung
Während Sie mit der patientnahen Hand das I. Metatarsale des Patienten fixieren, bringen Sie die Großzehe durch eine ulnare Abduktion der anderen Hand bis an die Grenze der Adduktion. Führen Sie diese Schaukelbewegung jetzt eine Zeitlang rhythmisch-dynamisch über die Bewegungsgrenze hinweg fort. Gleichzeitig führen Sie mittels Druck der gleichen Hand in der Verlängerung des Unterarms die dazu gehörige Gleitbewegung nach lateral aus. Zur Kapseldehnung wird die Bewegung eine Zeitlang rhythmisch-dynamisch durchgeführt.

Verbesserung der Flexion in den proximalen und/oder distalen Interphalangealgelenken

Abb. 8.207: Schmerzbehandlung, Aufwärmung oder Kapseldehnung der proximalen und/oder distalen Interphalangealgelenke durch Traktion aus der Ruhestellung (leichte Flexion) des Gelenks

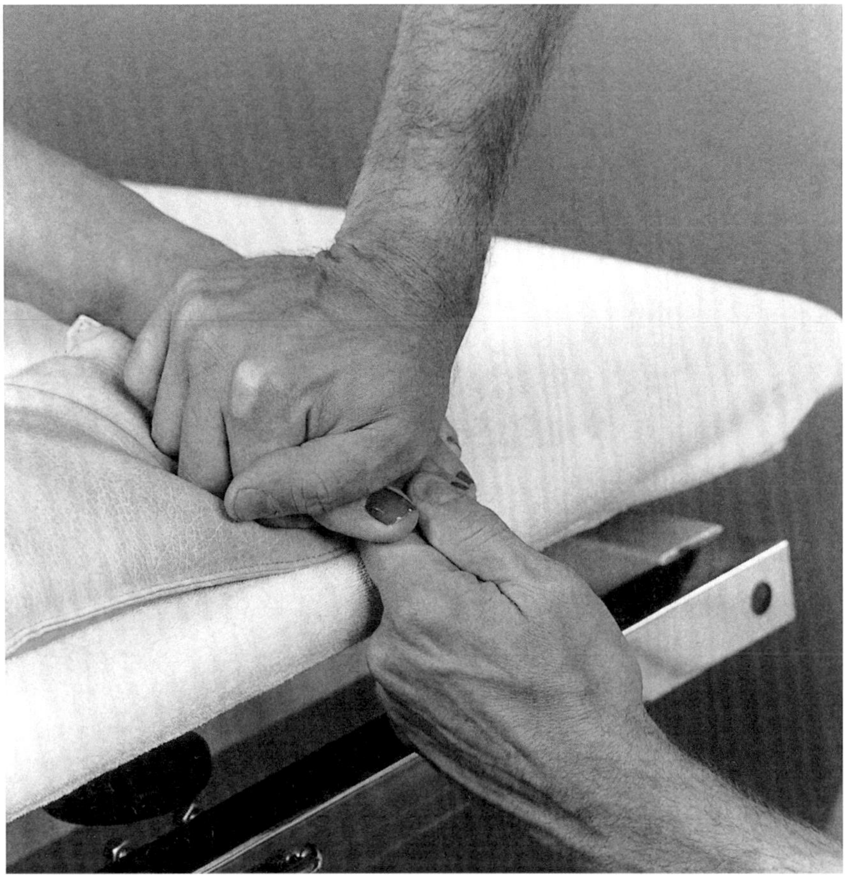

Beispiel: II. distales Interphalangealgelenk

Ausgangshaltung des Patienten
Rückenlage. Die Medialseite des Fußes ruht in der Hand des Therapeuten, die von einem Sandsack unterstützt wird. Die leicht gebeugte distale Phalanx der II. Zehe bleibt frei.

Ausgangshaltung des Therapeuten
Dem betroffenen Fuß zugewandt stehend. Die patientnahe Hand ergreift von medial den Vorderfuß, wobei der Daumen auf dem Rücken und der Zeigefinger auf dem Boden der mittleren Phalanx der II. Zehe liegt. Alle Finger ruhen auf dem Sandsack. Ergreifen Sie die distale Phalanx zwischen Daumen (dorsal) und gekrümmtem Zeigefinger (plantar) der anderen Hand.

Durchführung
Während Ihre patientnahe Hand die mittlere Phalanx der II. Zehe durch Druck auf der Unterlage fixiert, führt die andere Hand durch Zug in der Verlängerung der leicht gebeugten Phalanx die Traktion durch. Führen Sie die Bewegung zur Schmerzbehandlung oder Aufwärmung innerhalb der Bewegungsgrenzen intermittierend aus. Zur Kapseldehnung werden die Traktionsbewegungen nach Aufnehmen der Vorspannung eine Zeitlang statisch oder rhythmisch-dynamisch fortgesetzt.

Abb. 8.208: Kapseldehnung der proximalen und/oder distalen Interphalangealgelenke durch Traktion aus vorpositionierter Flexion des Gelenks

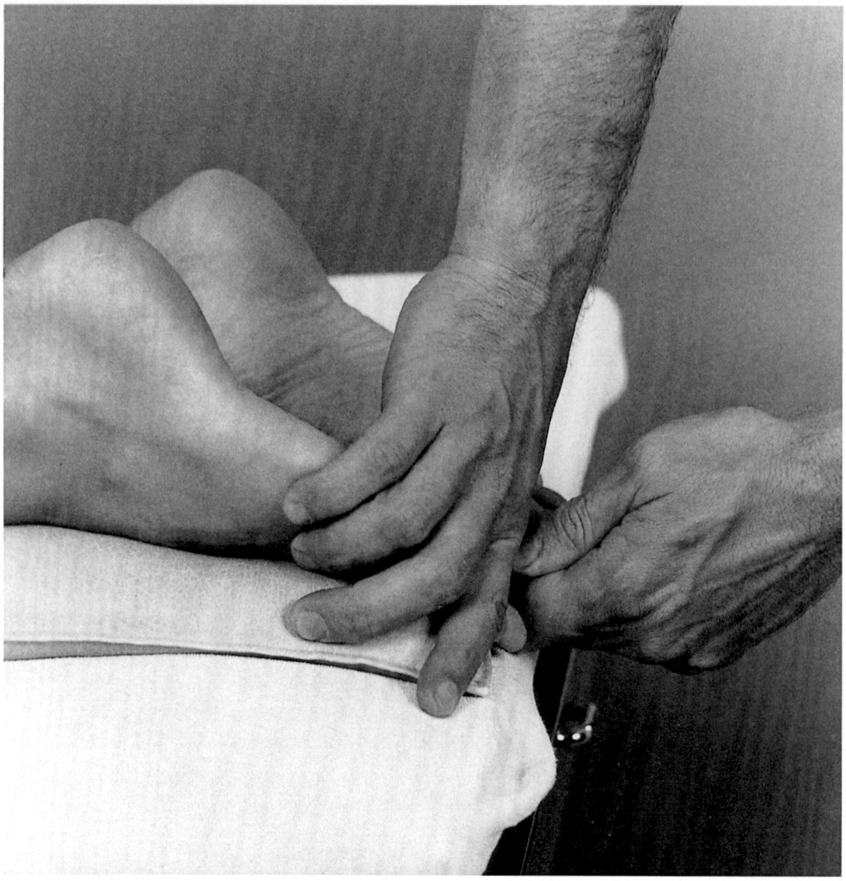

Beispiel: II. proximales Interphalangealgelenk

Ausgangshaltung des Patienten
Bauchlage. Der Fußrücken ruht auf einem Sandsack. Die distale Phalanx der II. Zehe ist frei.

Ausgangshaltung des Therapeuten
Distal und medial des betroffenen Fußes stehend. Das II. Metakarpophalangealgelenk der patientnahen Hand steht plantar auf der mittleren Phalanx der II. Zehe. Ergreifen Sie die maximal gebeugte distale Phalanx zwischen Daumen (plantar) und gekrümmtem Zeigefinger (dorsal) der anderen Hand.

Durchführung
Während Sie durch Druck des II. Metakarpophalangealgelenks die mittlere Phalanx der II. Zehe auf der Unterlage fixieren, führt die andere Hand durch Zug in der Verlängerung der gebeugten distalen Phalanx die Traktion durch. Zur Kapseldehnung werden die Traktionsbewegungen nach Aufnehmen der Vorspannung eine Zeitlang statisch oder rhythmisch-dynamisch fortgesetzt.

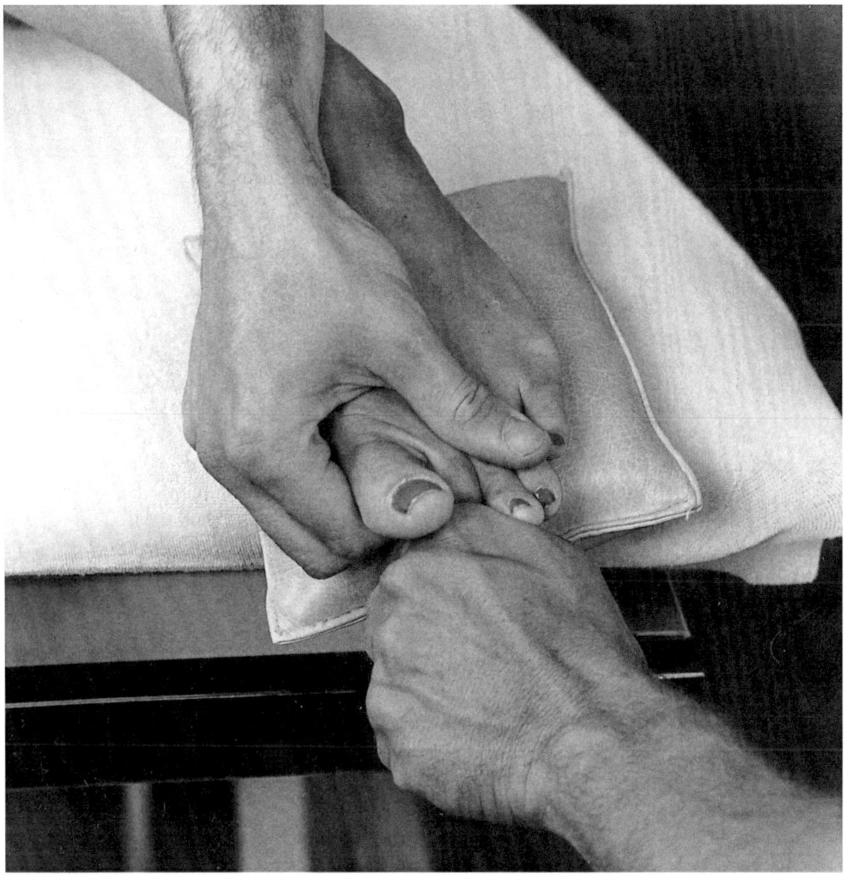

Abb. 8.209: Kapseldehnung der proximalen und/oder distalen Interphalangealgelenke durch eine plantare Schaukelgleitbewegung aus vorpositionierter Flexion des Gelenks

Ausgangshaltung des Patienten
Rückenlage. Hüfte und Knie sind gebeugt. Der Fuß ruht auf einem Sandsack. Die distalen Phalangen I, II und III bleiben frei.

Ausgangshaltung des Therapeuten
Distal und lateral des betroffenen Fußes stehend. Der Daumen der von medial kommenden, patientnahen Hand steht auf dem Rücken des II. und III. Metatarsophalangealgelenks sowie auf den proximalen Phalangen der II. und III. Zehe. Der die Medialseite umgreifende Zeigefinger steht mit dem II. und III. Metatarsalgelenk in Kontakt. Ergreifen Sie den Rücken der mittleren Phalanx der II. Zehe mit Daumen und gekrümmtem Zeigefinger der anderen Hand. Der Unterarm steht lotrecht zu dieser Phalanx in der Verlängerung des II. Metatarsalen.

Durchführung
Beugen Sie das Gelenk zunächst maximal und führen Sie dann mittels Druck von Daumen und Zeigefinger die Gleitbewegung in plantarer und proximaler Richtung durch. Gleichzeitig vollziehen Sie eine kleine Beugebewegung (Schaukelbewegung) über die Bewegungsgrenze hinweg. Zur Kapseldehnung wird die Schaukelgleitbewegung eine Zeitlang rhythmisch-dynamisch fortgesetzt.

Verbesserung der (relativen) Extension in den proximalen und distalen Interphalangealgelenken

Schmerzbehandlung, Aufwärmung oder Kapseldehnung der proximalen und/oder distalen Interphalangealgelenke durch Traktion aus Ruhestellung (leichte Flexion) des Gelenks (☞ *Verbesserung der Flexion, Abb. 8.207*)

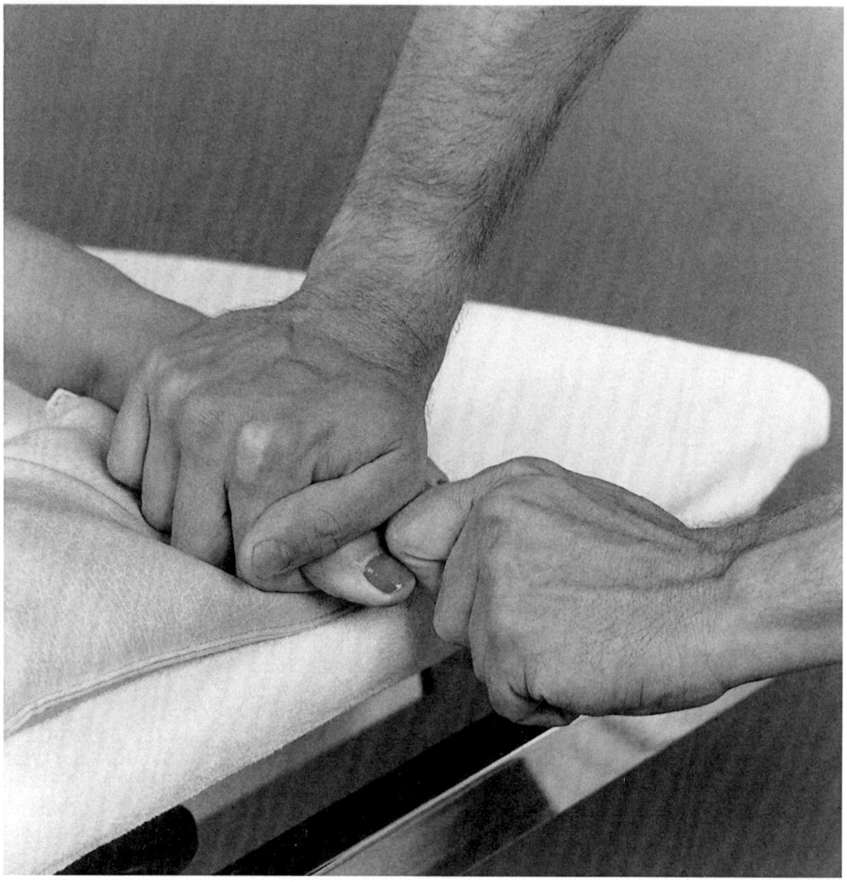

Abb. 8.210: Kapseldehnung der proximalen und/oder distalen Interphalangealgelenke durch Traktion aus vorpositionierter Extension des Gelenks

Beispiel: II. distales Interphalangealgelenk

Ausgangshaltung des Patienten
Rückenlage. Der Fuß ruht auf einem Sandsack. Die II. und III. distale Phalanx bleiben frei.

Ausgangshaltung des Therapeuten
Distal und lateral des betroffenen Fußes stehend. Die patientnahe Hand ergreift den Vorderfuß von dorsal und medial, wobei der Daumen auf dem Rücken und der Zeigefinger auf dem Boden der mittleren Phalanx der II. Zehe und der proximalen Phalanx der Großzehe liegen. Die Hand ruht auf einem Sandsack. Ergreifen Sie die maximal gestreckte distale Phalanx zwischen Daumen (lateral) und gekrümmtem Zeigefinger (medial) der anderen Hand.

Durchführung
Während Ihre patientnahe Hand insbesondere die proximale und mittlere Phalanx der II. Zehe durch Druck auf der Unterlage fixiert, führt die andere Hand durch Zug in der Verlängerung der gestreckten distalen Phalanx die Traktion durch. Zur Kapseldehnung werden die Traktionsbewegungen nach Aufnahme der Vorspannung eine Zeitlang statisch oder rhythmisch-dynamisch fortgesetzt.

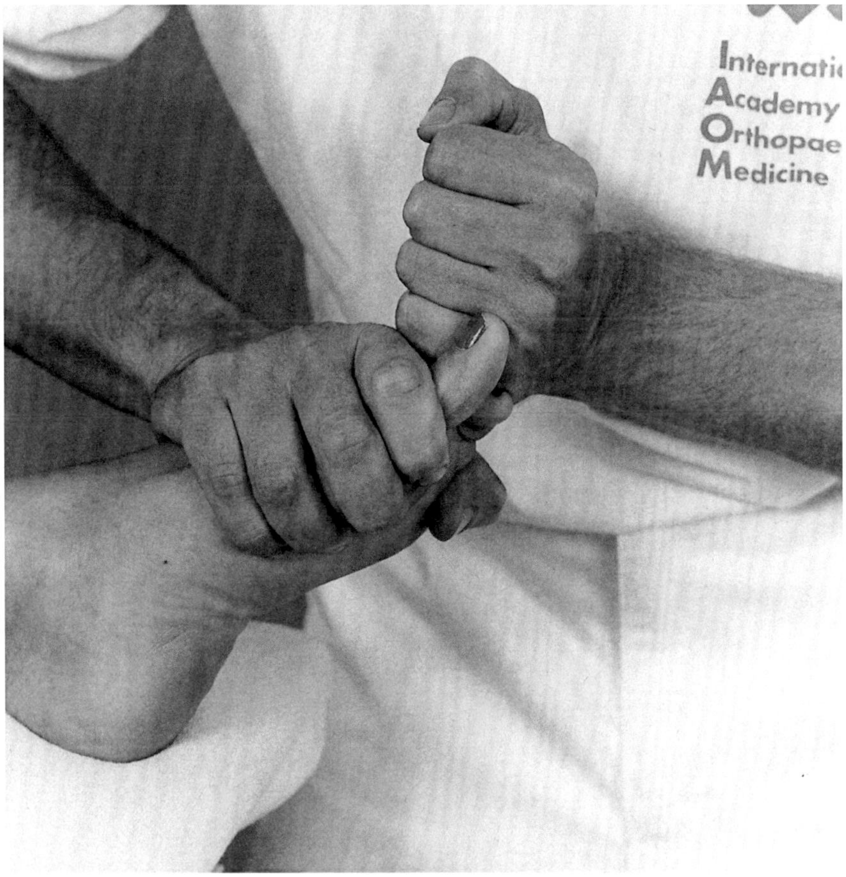

Abb. 8.211: Kapseldehnung der proximalen und/oder distalen Interphalangealgelenke durch eine dorsale Schaukelgleitbewegung aus vorpositionierter Extension

Beispiel: II. proximales Interphalangealgelenk (aus Flexion)

Ausgangshaltung des Patienten
Rückenlage. Die Ferse ruht auf der Untersuchungsliege.

Ausgangshaltung des Therapeuten
Seitlich des betroffenen Fußes stehend. Die patientnahe Hand ergreift von dorsal alle Metatarsalen und die proximalen Phalangen, wobei Ihr II. Metakarpophalangealgelenk auf der proximalen Phalanx der II. Zehe des Patienten ruht.

Das V. Metakarpalköpfchen der anderen Hand liegt auf der plantaren Wand der mittleren Phalanx der II. Zehe, die vom kleinen Finger umschlossen wird. Der Unterarm steht lotrecht zur Phalanx in der Verlängerung des II. Metatarsalen.

Durchführung
Während Sie mit der patientnahen Hand den Fuß des Patienten und insbesondere die proximale Phalanx der II. Zehe fixieren, führt die andere Hand mittels Druck in der Verlängerung des vorpositionierten Unterarms die dorsale Gleitbewegung aus. Gleichzeitig vollziehen Sie in Extensionsrichtung die kleine Schaukelbewegung über die Bewegungsgrenze hinweg. Zur Kapseldehnung wird die Bewegung eine Zeitlang rhythmisch-dynamisch durchgeführt.

9 Knorpelgewebe

9.1 Anatomie

Die meisten Gelenkflächen sind mit einer Schicht aus hyalinem Knorpel (von *griech.* hyalos: Glas, Spiegel) bekleidet, dessen Eigenschaften von allen Knorpeltypen am besten erforscht sind. Seine Elastizität und seine Fähigkeit zur Verteilung von Belastungen führen zu einer Minimierung des Drucks auf die darunter befindliche Knochensubstanz. Die vom Gelenkknorpel produzierte Gelenkflüssigkeit dient dazu, Reibungen zwischen den Gelenkpartnern auf ein Minimum zu beschränken (Mandelbaum, 1998).

Die Reibung zwischen zwei Knorpeloberflächen ist sehr gering und beträgt nur 12,5% der Reibung, die zwischen zwei Eiswürfeln auftritt (Mankin, 1993). Nach Brandt (2003) beträgt die Reibung nur ein Fünfzehntel selbst dieses Wertes.

Entsprechend den übrigen Bindegewebetypen (Sehne, Ligament, Meniscus), so besitzt auch Knorpelgewebe Zellen, eine Grundsubstanz und eine Interzellulärsubstanz.

Knorpelgewebe ist nicht durchblutet und besitzt weder Nerven noch Lymphgefäße (Huber, 2000). Die wenigen Chondrozyten sind eingebettet in ein Geflecht aus Typ-II-Kollagenfasern, Chondroitinsulfat und einer großen Menge Grundsubstanz.

Knorpel fällt auch dadurch auf, dass sich seine Struktur, seine Zusammensetzung und sein Stoffwechsel von Lebensform zu Lebensform stark unterscheidet. Dies betrifft sowohl die Gelenke als auch deren Bestandteile und die Tiefe der Knorpelschicht (Mankin, 1993).

9.1.1 Histologie des Gelenkknorpels

Die Zelle

Die Knorpelzelle (Chondroblast oder Chondrozyt) liegt normalerweise in einer schmalen Mulde der Interzellulärsubstanz. Die jüngeren Chondroblasten sind kleiner, platter und unregelmäßiger geformt. An ihrer Oberfläche befinden sich zahlreiche Filopodien. Der reife Chondrozyt ist größer und runder. Er teilt sich nicht mehr und ist metabolisch inaktiv. Da beide Zelltypen den gleichen Zellinhalt haben, werden sie in der Fachliteratur meist als Chondrozyt bezeichnet (Soames, 1995). Chondrozyten stammen von mesenchymalen Stammzellen ab. Ihre Hauptaufgabe ist die Produktion der Interzellulärsubstanz.

Im Inneren der Knorpelzelle befindet sich ein System kräftiger Membranen, das das Grundplasma der Zelle (Zytosol) vor den Folgen starker Umgebungsfluktuationen schützt (Wilkins et al., 2000).

Manche Knorpelzellen besitzen auf ihrer Oberfläche Zilien, mit denen sie Veränderungen der sie umgebenden Interzellulärsubstanz „fühlen" können (Buckwalter, 1997a).

Infolge ihrer isolierten Lage stehen Chondrozyten fast nie miteinander in Verbindung. Interzelluläre Kommunikation kommt nur bei kugelförmigen oder in Gruppen angeordneten Zellen vor, beispielsweise im Rahmen von Reparaturvorgängen (Zhang et al., 2002) oder in Zellkulturen (D'Andrea und Vittur, 1996). Angeblich entsteht bei rheumatoider Arthritis eine Kommunikation zwischen Synovia- und Knorpelzellen, die der Pannusbildung Vorschub leistet (D'Andrea et al., 1998). Die Anzahl, die Größe und die Form von Knorpelzellen hängen von der Beschaffenheit der sie umgebenden Knorpelschicht ab (Aydelotte, 1988).

Während der Fetalperiode besteht eine hohe Konzentration an Chondrozyten, die sich nach der Geburt schnell verringert. Die Zelldichte im erwachsenen

Knorpel ist gering, reicht aber zur Erhaltung des Knorpelgewebes aus (Li et al., 2000). Nach der Geburt beschädigtes Knorpelgewebe ist auf Grund der geringen Chondrozytenzahl kaum zu einer vollständigen Selbstheilung in der Lage (Mankin, 1982; Buckwalter und Mankin, 1997b).

Da ein großes Volumen an Interzellulärsubstanz von nur wenigen Chondrozyten instand gehalten wird, ist ihr Stoffwechsel hoch. Ihre glykolytische Aktivität entspricht der von Zellen in durchblutetem Gewebe. Die Interzellulärsubstanz erfüllt ihrerseits eine wichtige Funktion bei der Instandhaltung der Chondrozytenfunktion (Van der Kraan et al., 2002). In ihr befinden sich große Strukturmoleküle wie Kollagen und Hyaluronsäure, aber auch andere Substanzen wie der Insulin-ähnliche Wachstumsfaktor I (IGF-I) und der transformierende Wachstumsfaktor (TGF), die unter bestimmten Umständen aktiv werden und über Membranrezeptoren und teilweise intensiven Informationsaustausch Veränderungen in den Knorpelzellen auslösen (Van der Kraan et al., 2002).

Normalerweise können Chondrozyten Veränderungen in ihrer Umgebung erspüren und auf sie mit einer Anpassung der metabolischen Aktivität reagieren. Chondroblasten ersetzen fortwährend die in der Interzellulärmatrix verloren gegangenen Makromoleküle, wodurch sich das Knorpelgewebe ständig erneuert (Huber, 2000).

Die größte Zellaktivität findet während des Skelettwachstums statt. Nach dem Abschluss der Wachstumsphase wird der Stoffwechsel stark reduziert. Zellteilungen treten nur noch selten auf, und die Synthese von Kollagen, Proteoglykan und anderen Eiweißen wird nur noch auf einem niedrigen Niveau aufrecht erhalten (Mankin, 1993).

Die Aktivität der Chondrozyten hängt vom Ergebnis eines Wechselspiels zwischen Erbfaktoren und Umgebungsfaktoren ab. Zu diesen zählen wasserlösliche Mediatoren wie die Wachstumsfaktoren und Zytokine, aber auch die Zusammensetzung der Interzellulärsubstanz (Proteoglykankonzentration) und mechanische Faktoren wie Traktion, Kompression und Flüssigkeitsdruck sowie elektrokinetische Effekte (Guilak und Mow, 2000).

Interzellulärsubstanz

Knorpel besteht grundsätzlich aus Zellen in einer wässrigen Proteoglykanlösung, die von einem dichten Netz von Kollagenfasern stabilisiert wird (Kääb et al., 2000).

Die Interzellulärsubstanz gewährleistet die Elastizität, die Lebensdauer, die Reibungseigenschaften und die Fähigkeit des Knorpelgewebes zur Druckverteilung.

Sie besteht zu 60 %-80 % aus Wasser und nimmt 90 % des Knorpelvolumens in Beschlag.

Sie schützt die Chondrozyten vor Beschädigungen und Formveränderungen.

Interzellulärflüssigkeit

Die Knorpeleigenschaften werden zum größten Teil von den Wechselwirkungen des Wassers (80 % der Knorpelmasse) mit der Interzellulärsubstanz bestimmt.

Ferner enthält die Flüssigkeit Gase, kleinere Eiweiße, Stoffwechselprodukte und eine hohe Konzentration von Kationen zur Pufferung der negativ geladenen Proteoglykane (Buckwalter und Mankin, 1997a).

Deren hohe Konzentration sorgt unter anderem dafür, dass das Wasser bei Belastungen des Gelenks nicht gleich in die Umgebung ausgepresst wird. Würde das Knorpelgewebe seine Fähigkeit Wasser festzuhalten, maximal entfalten, dann würde sein Volumen bis zu 800 % zunehmen.

Die Proteoglykane sind jedoch in einem recht steifen, dreidimensionalen Netzwerk von Kollagenfasern gefangen, das dem Expansionsdrang des Proteoglykan-Gels widersteht.

Ähnlich wie bei der Zwischenwirbelscheibe erhält auch hier ein sehr hoher Schwellungsdruck die Spannung des oberflächlichen Kollagennetzes (vergleichbar dem Annulus fibrosus). Der Ruhedruck, also die Summe aus osmotischem Druck und Schwellungsdruck, beträgt 0,2-0,3 Mpa (0,2-0,3 N/mm^2) (Hunziker, 1990).

Mit 89 % ist der Wassergehalt in der oberflächlichen Zone am höchsten. Von dort aus nimmt er stetig bis zu 65 % in der tiefsten Schicht ab. Nur ein kleiner Teil des Wassers befindet sich intrazellulär, und ein Drittel ist an Kollagenfasern gebunden. Etwa 70 % ist ungebundenes Wasser, das sich bei Kompression und ungleichmäßiger Druckverteilung frei in der Interzellulärsubstanz hin und her bewegen kann.

Makromoleküle

Die größten Moleküle sind Kollagen und Proteoglykan. Sie bilden mit 20 %-40 % Trockenmasse den Hauptbestandteil des Knorpels. Kleinere Moleküle sind beispielsweise die Glykoproteine (Hunziker, 1990).

Die Makromoleküle verteilen sich über die gesamte Interzellulärflüssigkeit, mit der sie durch kovalente Ionen- und Wasserstoffverbindungen vernetzt sind. Die dadurch entstehenden Mikroporen verleihen dem Knorpel eine geringe Wasserdurchlässigkeit, wodurch kaum Flüssigkeit von außen in den Knorpel eindringen kann. Da geringe Durchlässigkeit jedoch hohe Reibung bedeutet, sind die während Bewegungen der Flüssigkeit auftretenden Reibungskräfte hoch (*engl.* drag).

Die mechanischen Eigenschaften des Knorpels werden nicht allein von seinem Kollagengehalt, sondern vor allem vom Mengenverhältnis zwischen Kollagen und Proteoglykan bestimmt (Akizuki et al., 1986).

Dabei spielt nicht nur die Menge der Makromoleküle (Kollagen, Proteoglykan, Glykoprotein), sondern auch ihre „Organisation" eine wichtige Rolle. Ihr Zusammenwirken macht den Knorpel zu einem porösen Gemisch verschiedener Makromoleküle, das von einem Fasergerüst zusammen gehalten wird. Dadurch erhält der Knorpel die Eigenschaften eines festen Materials, das sich mit Wasser vollgesaugt hat (Mow und Rosenwasser, 1991. Dieses Zusammenwirken ist vor allem wichtig für die Heilung nach Knorpelverletzungen, die jedoch nie vollständig sein wird (Buckwalter, 2002).

Kollagen

Bis zu 60 % des Trockengewichts von Knorpel besteht aus Kollagen. Der Knorpeltyp wird von Dichte und Typ der Kollagenfasern bestimmt.

Die Belastbarkeit des Kollagennetzes hängt von den intra- und intermolekularen Querverbindungen zwischen den Fibrillen ab. Gemeinsam mit den mechanisch angekoppelten, in Wasser gebundenen Proteoglykanen widerstehen die Querverbindungen Kompressionskräften, wodurch sich die Spannung im Netzwerk erhöht. Die wichtigste Eigenschaft von Kollagenfasern ist ihre Zugfestigkeit, wohingegen sie bei Kompression abknicken. Das Kollagen ist für die äußere Form und die Zugfestigkeit des Knorpels verantwortlich. Die Wasser-Proteoglykanverbindungen verleihen ihm Druckfestigkeit, Elastizität und Lebensdauer (Buckwalter, 2002).

Das Kollagen der Interzellulärsubstanz besteht zu 80 %-90 % aus Typ-II-Fasern.

Alle Kollagentypen besitzen eine Dreifachhelix und große inter- und intramolekulare Querverbindungen, die ihrer Strukturfestigkeit zugute kommen (Hunziker, 1990; Mankin, 1993).

Typ-II-Kollagen ist dem in Sehnen und Bändern vorkommenden Typ-I-Kollagen sehr ähnlich. Letzteres besteht aus zwei unterschiedlichen Alpha-Ketten (Alpha-I und Alpha-II). Knorpelkollagen besitzt dagegen drei. Daher besteht nur ein Gen für die Kollagensynthese.

Im Knorpel kommen auch Kollagene vom Typ I, V, VI, IX, X und XI vor (Mankin, 1993; Mandelbaum, 1998).

Die Typen II, IX und XI kommen sogar ausschließlich in Knorpel vor, wo sie miteinander über Querverbindungen ein extrazelluläres Netzwerk bilden, das zur äußeren Form und Zugfestigkeit des Knorpels beiträgt (Van der Rest, 1988).

Typ-I-Kollagen findet sich hauptsächlich in der oberflächlichen Schicht. Typ-V-Kollagen ist eine Untergruppe des sehr ähnlichen Typ-IX-Kollagens. Die Mikrofibrillen des Typ-VI-Kollagens befinden sich in unmittelbarer Nähe der Chondrozyten, die sie bei der Verankerung an den Makromolekülen der Interzellulärsubstanz unterstützen (Poole et al., 1988).

Typ-IX macht 1 % des gesamten Kollagens aus. Es bildet selbst keine Fibrillen, sondern verbindet sich kovalent mit der Oberfläche der Typ-II-Fibrillen. Es befindet sich nahe der Zellen und nimmt an Interaktionen sowohl zwischen Fibrillen als auch zwischen Proteoglykanen und Fibrillen Teil (Poole et al., 1997). Zwar hat es die Form einer Dreifachhelix, ist aber mit 180 nm kürzer als Typ-II-Kollagen (300 nm).

Das Molekül besitzt drei Zonen mit und zwei Zonen ohne Helixstruktur. An der dritten Zone ohne Helix ist das Molekül geknickt. Dort besteht eine kovalente Verbindung mit einem Chondroitinsulfat-Glykosaminoglykan, das zur Längsachse des Moleküls quer steht. Dadurch wird es sowohl den Kollagenen als auch den Proteoglykanen zugeordnet.

In der Nähe von Fibrillenkreuzungen ist vermehrt Typ-IX-Kollagen vorhanden. Seine Bindung an die Fibrillenoberfläche ist so beschaffen, dass das in der Nähe des C-Endes befindliche helikale Segment parallel zur Fibrillenachse liegt, während das letzte, in der Nähe des N-Endes liegende Segment quer zu ihr steht. Die Glykankette ist dabei entweder von der Fibrille weg oder zu ihr hin ausgerichtet (Hunziker, 1990).

Kollagen vom Typ-X befindet sich vorwiegend nahe der Chondrozyten in der hypertrophischen Zone des Wachstumskerns und in der Umgebung von Zellen der Zona calcificata (Schmid, 1985). Vermutlich spielt es eine Rolle bei der Versorgung des Knorpels mit Mineralstoffen (Buckwalter und Mankin, 1997a).

Typ-XI-Kollagen gehört zum Typ-II-Kollagen, mit dem es kovalent verbunden ist (Mendler, 1989; Buckwalter und Mankin, 1997a). Auch seine Fibrillen setzen sich nicht nur aus einem, sondern aus mehreren Kollagentypen zusammen. So kommt beispielsweise in der Mitte einer Knorpelfaser auch Kollagen vom Typ-XI vor, das wahrscheinlich für die Dicke der Fibrille verantwortlich ist. Die Kollagentypen IX und XI sind demnach mitbestimmend für die Form und die Stabilität von Fibrillen, die aus Typ-II-Kollagen bestehen.

Proteoglykane

Die Halbwertzeit der Proteoglykane ist im Gegensatz zum Kollagen recht kurz (Mankin und Lippiello, 1969).

Die Proteoglykane des Knorpelgewebes sind erheblich größer als in Bindegewebe, Sehnen und Bändern und repräsentieren 25 %-35 % seines Trockengewichts (Buckwalter und Mankin, 1997a).

90 % der Proteoglykane im Knorpel sind groß und aggregiert (Aggrekane). Die übrigen 10 % bestehen aus nicht-aggregierten Proteoglykanmonomeren und kleineren Proteoglykanen wie Dekorin, Biglykan und Fibromodulin (etwa 3 %) (Rosenberg und Buckwalter, 1986; Rosenberg, 1992; Roughley und Lee, 1994; Sandell et al., 1995; Poole et al., 1996).

Je größer die Proteoglykankonzentration ist (bis zu 50 mg/ml in Knorpel), umso größer ist der Widerstand gegen Scherkräfte. Am höchsten ist die Konzentration in den mittleren Schichten, geringer in der oberflächlichen und tiefen Schicht. Proteoglykan und Kollagen beeinflussen sich wechselseitig. Manche überbrücken die Distanz zwischen Kollagenfibrillen, indem sie Querverbindungen bilden und leisten damit einen Beitrag zur gleichmäßigen Anordnung der Fibrillen.

Ungebundene Proteoglykane kommen in der Interzellulärmatrix nur selten vor. Ihre Achse besteht aus Hyaluronsäure, an die sich Proteine mit langen Seitenketten aus Glykosaminoglykanen (Keratansulfat, Chondroitinsulfat) anlagern. Die meisten Proteoglykane sind aggregiert und besitzen ein hohes Molekülgewicht. Aufgrund ihrer hohen Zahl negativer Ladungen binden sie große Mengen an Wasser und haben raumfüllende Wirkung. Die negativen Ladungen der dicht aufeinander gepackten Sulfat- und Carboxylgruppen führen einerseits zu einer starken gegenseitigen Abstoßung, ziehen andererseits aber auch zahlreiche Kationen an, wodurch sich der Raum zwischen den Fibrillen ausdehnt, was den Knorpel dauerhaft druckbeständig macht. Proteoglykanaggregate füllen den interfibrillären Raum auf, wodurch die Kollagenfibrillen auf ihrem Platz bleiben und das Gewebe insgesamt steifer wird (Mow und Rosenwasser, 1991). Durch die Aggregate kann im Gewebe eine höhere Energie gespeichert werden, als bei ausschließlich Proteoglykanmonomeren der Fall wäre. Auch die Reißfestigkeit des Gewebes nimmt zu.

Die auch als Aggrekane bezeichneten, komplexen Makromoleküle besitzen einen länglichen Eiweißkern, an den sich lange Glykosaminoglykanketten binden. Diese tragen zahlreiche Negativladungen und sind über Chondroitin-4-Sulfat, Chondroitin-6-Sulfat und Keratansulfat kovalent mit der Aggrekankette verbunden.

Die Länge des Kerneiweißes kann im Proteoglykan des Knorpels 200-400 nm betragen. Es hat drei Zonen. Die G1-Zone befindet sich in Höhe des N-Endes. Sie besitzt einen Bindungsplatz für Hyaluronsäure und ist damit wichtig für den Aggregationsprozess. Das G2-Segment ist 260 nm lang und bindet Oligosaccharide, kurze Ketten (Keratansulfat) und lange Ketten (Chondroitinsulfat). Die G3-Zone entspricht dem C-Ende.

Glykosaminoglykane

In Knorpel verbinden sich mit dem Kerneiweiß etwa 100 Glykane kovalent, in anderen Geweben manchmal nur zwei bis drei. Mit 55%-90% kommt Chondroitinsulfat-Glykosaminoglykan am häufigsten vor, das bei einer Länge von 40-60 nm an festen Stellen und gleichmäßig über seine Länge verteilt eine große Zahl dicht aufeinander gepackter Negativladungen trägt, deren Konzentration am C-Ende noch etwas zunimmt. Die negative Ladung des Chondroitinsulfats wird durch eine entsprechende Zahl von Kationen gepuffert (Mankin, 1993). Am H-Ende kommt mehr Keratansulfat-Glykosaminoglykan vor.

Auf seiner gesamten Länge steht das Molekül über Sauerstoff- und Stickstoffbrücken mit Oligosacchariden in Verbindung.

Aggregate

Proteoglykanmoleküle können sich demnach nicht-kovalent mit Hyaluronsäure verbinden, wodurch sich sehr große Aggregate mit bis zu 10.000 nm Länge bilden (Hunziker, 1990), die aus mehr als 300 Aggrekanen bestehen (Buckwalter und Rosenberg, 1982; Buckwalter und Rosenberg, 1983; Buckwalter et al., 1985).

Der wichtigste Aggregator ist die vom Chondrozyten gebildete Hyaluronsäure, die die Achse des Aggregates bildet. Sie besteht aus einer langen, unverzweigten Kette, die an der G1-Zone mehrere hundert Proteoglykane binden kann, zwischen denen sich jeweils ein Zwischenraum von 2.400 bis 2.600 nm befindet. Glykoproteinverbindungen stabilisieren das Ganze.

Von allen Bindegewebstypen enthält die Interzellulärsubstanz des Knorpels die meisten und größten aggregierten Proteoglykane, die auch als Proteoglykanaggregate oder Aggrekane bezeichnet werden. Diese zählen zu den größten, von Zellen produzierten Makromolekülen und bilden 90 % des gesamten Proteoglykans im Knorpel.

Durch ihre enorme Wasserbindungsfähigkeit neigen sie dazu, sich auszudehnen, wodurch ihre Elastizität und Druckfestigkeit zunimmt. Die hohe Viskosität und die Wasserbindungsfähigkeit gewährleisten die Geschmeidigkeit und Lebensdauer des Knorpels, die für eine ungestörte Gelenkfunktion von großer Bedeutung sind.

Proteoglykane binden sich an Kollagenfasern. Dadurch bleiben sie während der Gewebeverformung auf ihrem Platz, wo sie die Position der Kollagenfasern und ihre Ausrichtung im Raum absichern.

Bei Aggregaten mit einem niedrigen Verhältnis von Chondroitin zu Hyaluronsäure kommen auf jedes Aggregat weniger Monomere als bei Aggregaten mit einem hohen Verhältnis von Chondroitin zu Hyaluronsäure. Aggregate mit wenig Monomeren befinden sich in allen Knorpelschichten. Aggregate mit vielen Monomeren kommen vorwiegend in den tiefen Schichten vor. Bei Osteoarthropathien, Immobilisierung und hohem Alter scheint zunächst immer ein Verlust an monomerreichen Aggregaten aufzutreten (Buckwalter und Mankin, 1997a).

Volumen, Konzentration und Verhalten von Gewebeflüssigkeiten hängen insbesondere von ihrer Interaktion mit den vorhandenen Makromolekülen ab – in diesem Fall also den großen Proteoglykanaggregaten. Diese werden immer bestrebt sein, die Elektrolytkonzentration und das Flüssigkeitsvolumen in ihrer Umgebung konstant zu halten. Ihre zahlreichen negativ geladenen Sulfat- und Carboxylgruppen bewirken eine Zunahme positiver Ionen wie beispielsweise Natrium und eine Verminderung negativer Ionen wie beispielsweise Chlorid. Durch die höhere Konzentration nicht-organischer Ionen nimmt die Osmolarität und damit der osmotische Druck im Knorpel zu, was wiederum von dem Kollagenetzwerk ausgeglichen wird (Buckwalter und Mankin, 1997a; ☞ *Abb. 9.1*).

Die Kerneiweiße der kleineren, nicht-aggregierenden Proteoglykane sind kürzer. Diese binden sich an die übrigen Makromoleküle und beeinflussen wahrscheinlich die Zellfunktion. Wichtig ist, dass sie den transformierenden Wachstumsfaktor β binden, der bei Knorpelverletzungen aktiv wird und die Chondrozytenfunktion beeinflusst (Hildebrand et al., 1994).

Dekorin besitzt eine Dermatansulfatkette und bindet sich an Typ-II-Kollagen.

Biglykan besitzt zwei Dermatansulfatketten. Es befindet sich in Zellnähe und bindet Typ-V-Kollagen.

Fibromodulin besitzt mehrere Keratansulfatketten und bindet sich an Typ-II-Kollagen.

15 %-20 % des Trockengewichts besteht aus Nicht-Kollageneiweißen (Buckwalter und Mankin, 1997a).

Abb. 9.1: Domäne eines Aggregats (nach: Mow und Rosenwasser, 1991)
Oben
Die Domäne des Proteoglykans im Gleichgewicht in der Interzellulärflüssigkeit:
- Sulfat- und Carboxylgruppen sind ionisiert,
- die Negativladungen der Glykosaminoglykanketten stoßen sich gegenseitig ab.

Mitte
Kleinere Domäne infolge von Kompression:
- Die Ketten nähern sich an,
- die Dichte des Moleküls nimmt zu,
- der osmotische Druck steigt,
- die abstoßende Kraft nimmt zu.

Unten
Infolge eines sinkenden pH-Wertes und/oder zunehmender Ionenkonzentration der Gewebeflüssigkeit nehmen der osmotische Druck und die abstoßende Kraft gleichermaßen wieder ab

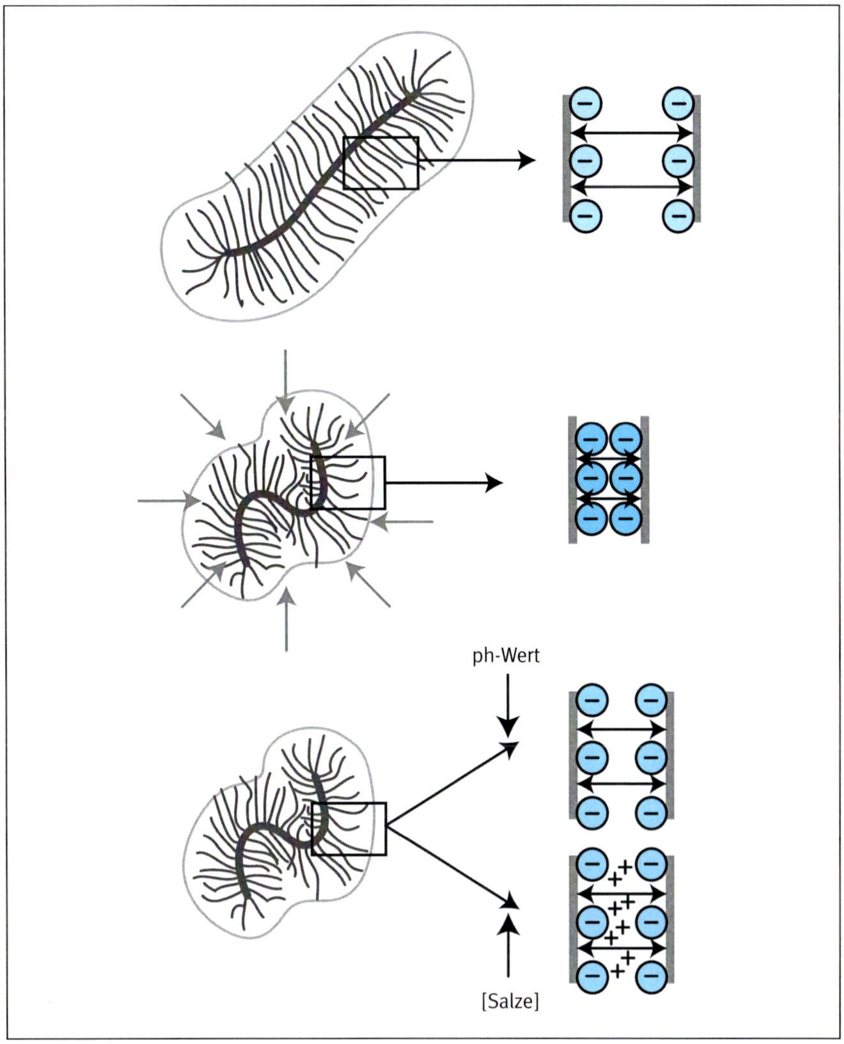

Glykoproteine

Von diesen sind die Verbindungsproteine zur Stabilisierung der Proteoglykanaggregate am wichtigsten. An spezifischen Bindungsstellen reagieren sie sowohl mit den Hyaluronsäureketten wie auch mit den Kerneiweißen der Proteoglykane.

Das Eiweiß Chondronektin sorgt für Adhäsion zwischen Chondrozyten und Kollagenfibrillen.

Fibronektin findet sich vermehrt im Knorpel arthrotischer Gelenke. Anchorin hat die gleiche Funktion, aber eine andere Molekularstruktur als Fibronektin.

Eiweiße der Interzellulärsubstanz

Adhäsin ist wichtig für die Interaktion zwischen Zellmembran und Kollagenfibrillen.

Chondrokalkinin ist für die Mineralisierung des Knorpels von Bedeutung. Das Eiweiß Integrin dient der Knorpelzelle als Mechanorezeptor. Verschiedene Integrine fungieren als primäre Fibronektinrezeptoren. Sie vermitteln bei der Zelldifferenzierung, bei der Neuformierung der Interzellulärsubstanz, bei der Reaktion der Zelle auf mechanische Reize und bei ihrem Überleben (Loeser,

2002). Außerdem regulieren sie die Bildung des knorpelschützenden Wachstumsfaktors Interleukin-4 (Millward-Sadler et al., 1999). Knorpelgewebe besitzt praktisch kein Elastin.

Wachstumsfaktoren

Wachstumsfaktoren sind kleine Eiweiße, die eine Signalwirkung auf Zellen haben und damit deren Verhalten beeinflussen können (Trippel et al., 1996). Sie gehören zur übergeordneten Gruppe der Zytokine und regulieren das Zusammenspiel von Zellaufbau und Zellabbau.

Ihr niedriges Molekülgewicht ermöglicht eine rasche Fortbewegung in der Interzellulärsubstanz, wodurch sie in der Lage sind, über spezielle Rezeptoren verblüffend starke Syntheseaktivitäten der Chondrozyten auszulösen (Mankin et al., 1997).

In Blutplasma und Gewebe befinden sich nur sehr geringe Mengen an Wachstumsfaktoren (1^{-9} g). Ihre Bezeichnung rührt denn auch von den wahrgenommen Aktivitäten zum Zeitpunkt ihrer Entdeckung her, deckt jedoch nicht das ganze Spektrum ihrer Aktivitäten ab, die je nach Gewebe sehr unterschiedlich sein können. Am wichtigsten sind die Insulin-ähnlichen Wachstumsfaktoren IGF-I und IGF-II, der basale Fibroblastenwachstumsfaktor (BGF), der transformierende Wachstumsfaktor β (TGF-β), der Blutplättchenwachstumsfaktor (PDGF) und das knochenmorphogenetische Protein (BMP). Mit Hilfe von Rezeptoren übersetzt die Zelle die Signale der Wachstumsfaktoren in nützliche Information. Die Übersicht weiter unten beruht auf den Arbeiten von Trippel et al. (1996).

Der basale Fibroblastenwachstumsfaktor (BGF) ist ein kräftiger Stimulator der Zellteilung (Mitose). So stimuliert bereits eine niedrige Dosierung FGF-2 die Synthese von Interzelluläreiweißen. Hohe Dosierungen dagegen bewirken Zellabbau. Der Blutplättchenwachstumsfaktor (PDGF) hat auf normales Knorpelgewebe nur geringen Einfluss.

Insulin-ähnliche Wachstumsfaktoren (IGF) sind wichtig für die Instandhaltung der Interzellulärsubstanz. Ein Mangel an diesem Faktor wird mit der Entstehung von Arthrose in Verbindung gebracht.

IGF-I und IGF-II sind bedeutende Stimulatoren der DNA-Synthese. IGF-I verstärkt die Aktivität mitogener Substanzen und verstärkt und reguliert die Proteoglykansynthese. Er fördert die Zellteilung im Allgemeinen und die von Chondrozyten im Besonderen (Xu et al., 2000). Seiner zellaufbauenden Funktion steht die zellabbauende Funktion des Interleukin-1 gegenüber.

Der basale Fibroblastenwachstumsfaktor (BGF) stimuliert die DNA-Synthese, aber auch die Produktion anderer Proteine. Bei Kaninchen soll er die Heilung oberflächlicher Knorpelverletzungen beschleunigen.

Transformierender Wachstumsfaktor β (TGF-β) wird vom Chondrozyten hergestellt und in die Interzellulärsubstanz ausgeschüttet. Er kann die Synthese von Kollagen und Proteoglykan sowie den Zellauf und -abbau stimulieren oder hemmen. Seine genaue Funktion hängt jeweils von der Dosierung und vom Stadium der Zelldifferenzierung ab. Im Alter lässt die mitogene Wirkung des Faktors nach. Zellen in arthrotischem Knorpel sollen infolge TGF-β mehr Proteoglykane produzieren als Zellen in gesundem Knorpel.

Die Interleukine, von denen inzwischen achtzehn bekannt sind, bilden eine gesonderte Gruppe von Wachstumsfaktoren.

Interleukin-1 löst die Produktion von Matrixmetalloproteinase-1 und -3 aus (MMP-1, MMP-3), die zum Abbau von Makromolekülen der Interzellulärsubstanz dienen. Bei der Synthese von Proteoglykan unterstützt es die Transkription.

Interleukin-4 schützt gesundes Knorpelgewebe. Es spielt eine wichtige Rolle bei der Umsetzung mechanischer Signale in biochemische Prozesse, und es hemmt die von Interleukin-1 stimulierte Produktion von MMP-1 und MMP-3.

Die Halbwertzeit, insbesondere von Knorpelkollagen, beträgt normalerweise drei bis vier Jahre. Dahingegen findet die Proteoglykansynthese ständig statt. Proteoglykan hat eine sehr kurze Halbwertzeit.

Tab. 9.1: Aufbau des Knorpelgewebes

Aufbau	Angaben in Prozent
Wasser	65–80 %
Feste Stoffe:	–
- anorganisch	5–6 %
Organisch:	–
- Kollagen	48–62 %
Proteoglykan	30–38 %
Hyaluronsäure	1–2 %
Lipide	1–2 %
Chondronektin	<1 %
Anchorin	<1 %
andere Kollagene	2–3 %
Proteine der Interzellulärsubstanz	15 %

9.1.2 Anatomie des Gelenkknorpels

Zonen

Hyaliner Knorpel wird meist in vier Zonen eingeteilt, die sich nach Knorpelzelltyp, Kollagentyp, Wassergehalt und Interzellulärraum unterscheiden. Wahrscheinlich sind die Zonen eine Folge unterschiedlicher Beanspruchungen im Knorpelgewebe. Von außen nach innen unterscheidet man:

- Zona superficialis oder tangentialis,
- Zona intermedia,
- Zona radiata,
- Zona calcificata.

Die Zonae intermedia und radiata sind etwa gleich dick und beanspruchen jeweils 40 %-45 % des Gesamtdurchmessers für sich, die Zonae superficialis und calcificata jeweils 5 %-10 %. Dieses Verhältnis gilt übrigens für Femurkondylen und kann von Gelenk zu Gelenk variieren. Je nach Zone besitzen die Chondrozyten unterschiedliche Größe, Form und Stoffwechselaktivität. Im

Knorpel Erwachsener ist die Zelldichte in der oberflächlichen Schicht am größten und lässt in den tieferen Schichten nach (Stockwell, 1967).

Die typischen Merkmale der Knorpelzonen stellen sich wie folgt dar (Mankin und Radin, 1979) (☞ *Abb. 9.2, 9.3 und 9.4*).

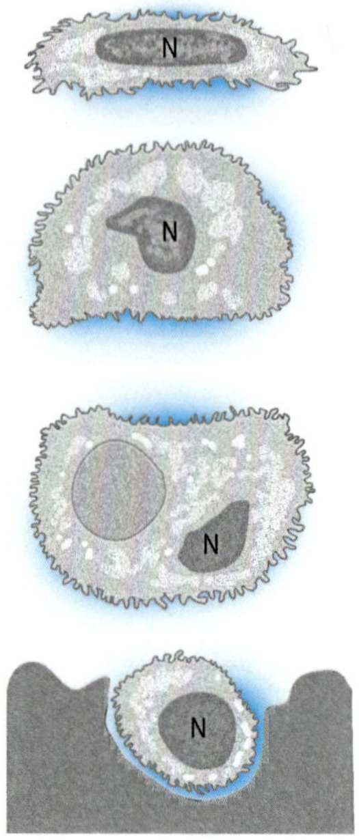

Abb. 9.2: Die Form der Chondrozyten in den vier Knorpelzonen von oben nach unten: Zona superficialis, Zona intermedia, Zona radiata, Zona calcificata. Die dunkle Fläche entspricht dem mineralisierten, die helle Fläche dem nicht-mineralisierten Gebiet (nach: Buckwalter et al., 1991)

Lamina splendens

Als Teil eines sogenannten *augmented boundary lubrication mechanism* beschrieben Weiss et al. (1968) eine schmale Faserschicht, die sie als Lamina splendens bezeichneten.

Die Verteilung der Kollagenmoleküle in der Interzellulärsubstanz des Knorpels (nach: Hunziker, 1990).

Dabei geht es um die dünne, äußere Schicht der Zona superficialis, die auch Facies articularis genannt wird. Diese enthält kleine Zellen und nicht-quergestreifte, willkürlich angeordnete, aber kompakte dünne Filamente (4-12 nm), die in der Grundsubstanz eingebettet sind. Die gesamte Schicht ist etwa 3 μ dick. Ihre Glykosaminoglykane enthalten viel Chondroitinsulfat und wenig Keratansulfat, was dieser Schicht ein dichtes Netzwerk dünner Fasern verleiht.

Zona superficialis oder tangentialis (Gleitschicht)

Diese schmale Zone bildet die Gleitschicht des Knorpels (Buckwalter et al., 1991a). Sie enthält kleine, längliche und abgeplattete Chondrozyten, die parallel zur Oberfläche angeordnet sind. Die relativ dünnen Kollagenfasern liegen in zwei kompakten Schichten und ebenfalls parallel zur Gelenkfläche übereinander. Man bezeichnet diese auch als „Knorpelhaut" (Lane und Weiss, 1975). Die Zone besitzt viel Kollagen und nur wenig Proteoglykanaggregate.

Die in dieser Zone mit dem Kollagen assoziierten Proteoglykane besitzen eine hohe Zugfestigkeit, was das Auffangen von Scherkräften erleichtert.

Die Zona superficialis besitzt das meiste Wasser und nur wenig Proteoglykan. Im Allgemeinen sind die Zellen wenig aktiv, was auf einen geringen Verschleiß hindeutet. Die Zone kann auch als eine Barriere gegen große Moleküle, beispielsweise Antikörper, fungieren, die aus der Synovia in den Knorpel eindringen wollen.

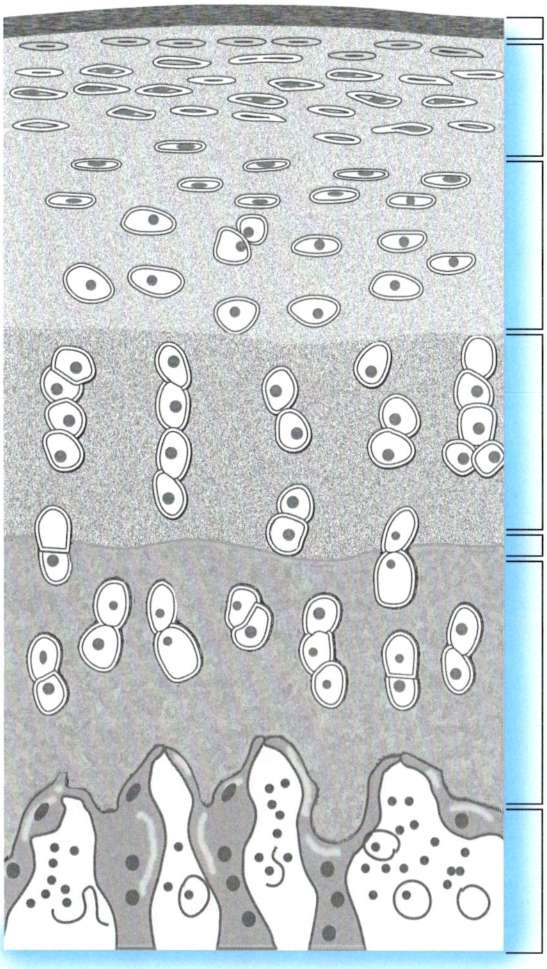

Abb. 9.3: Die Chondrozyten der vier Knorpelzonen (nach: Buckwalter et al., 1991; De Morree, 1993; Hippèli und Heine, 1981; Soames, 1995)

Die Oberfläche hyalinen Knorpels ist makroskopisch glatt. Elektronenmikroskopische Befunde aus den siebziger Jahren ließen eher eine raue und gewellte Oberfläche vermuten (Ghadially, 1978). Dabei ging es jedoch um isoliertes, vom Knochen abgelöstes Knorpelgewebe, das beschädigt war. Inzwischen wird allgemein anerkannt, dass lebendes Knorpelgewebe ruhig als glatt bezeichnet werden kann (Ghadially, 1982; Bloebaum, 1995). Mankin (1993) erwähnt kleine, wellenförmige Unebenheiten, die auf das Vorhandensein von Zellen hinweisen sollen.

Die Zona superficialis ist für das Verhalten des Knorpels unter Belastung von Bedeutung. Sie verformt sich dabei stärker und ist demnach weniger rigide als die darunter liegenden Zonen (Guilak et al., 1995b). Bei Störungen dieser Zone nimmt die Gewebedurchlässigkeit zu, was zu einem größeren Flüssigkeitsaustausch des Knorpels mit seiner Umgebung und während Kompression zu einer größeren mechanischen Belastung des makromolekularen Netzwerks führt. Pathologische Veränderungen dieser Schicht begünstigen die Entstehung von Osteoarthropathien. Die Funktion einer Außenhaut hindert normalerweise große Moleküle und Antikörper am Eindringen ins Gewebe. Verletzungen dieser Haut können die Entstehung von Immun- und Entzündungsreaktionen begünstigen (Buckwalter und Mankin, 1997a).

Meachim und Stockwell (1979) bezeichneten die Schicht als ein dehnungsresistentes Diaphragma.

Abb. 9.4: Kollagenzonen

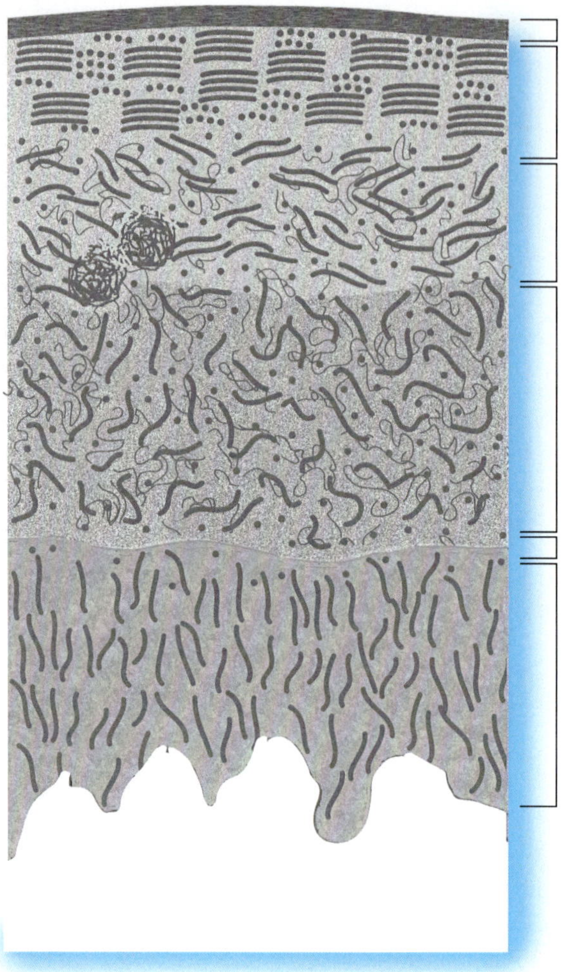

Zona intermedia oder transitoria (Mittelschicht)

Diese Schicht ist erheblich umfangreicher als die Gleitschicht. Sie enthält runde, größere Zellen, die weniger streng angeordnet sind und isoliert oder in Gruppen vorkommen. Die Kollagenfasern sind mit 30-80 nm dicker und bilden ein dreidimensionales Gitterwerk, dessen Masern größer sind als in der Zona superficialis. Ihr Gehalt an Chondroitinsulfat beträgt das Fünffache der oberflächlichen Schicht. Auch besitzt sie mehr und gleichmäßig verteilte Proteoglykanaggregate.

Die Fasern sind hier lotrecht zur Gelenkoberfläche ausgerichtet. Obwohl die Fasern kreuzweise miteinander verflochten sind, kann man dennoch eine bestimmte bevorzugte Ausrichtung erkennen. Bereits 1948 wurde bekannt, dass bei Anbohren des Knorpels mit einem gekrümmten Priem nicht ein Loch, sondern eher ein Riss entsteht, dessen Verlauf für jedes Gelenk charakteristisch ist. Die typische Rissbildung ist wahrscheinlich auf unsichtbare Spannungslinien infolge typischer Gelenkbelastung zurückzuführen.

Zona radiata (tiefe Schicht)

Die runden Zellen dieser Schicht sind klein und in Säulen angeordnet, die lotrecht zum darunter liegenden Knochen stehen. Die Kollagenfasern haben den gleichen Umfang wie die Fasern der Mittelschicht. Wie die Chondrozyten sind auch sie vorwiegend lotrecht zum darunter liegenden Knochen angeordnet und reichen bis in das Grenzgebiet zwischen der dritten und vierten Schicht hinein (*engl.* tidemark). Dadurch entsteht eine Formation, die Van Benninghof als Arkade bezeichnete. Diese Arkaden sollen durch den Versuch entstehen, das anfängliche Fibrillennetzwerk in eine höhere Ordnung zu überführen, wodurch die bogenförmige Struktur zum Träger der darüber befindlichen belasteten Plattform wird. Dieses Modell ist jedoch überholt, da die Lastenverteilung in Wirklichkeit von der Durchlässigkeit, dem osmotischen Druck und der Elektrolytbilanz des Gewebes bestimmt wird, also vor allem von den Eigenschaften, die von der Wasserbindungskapazität der großen Proteoglykanaggregate abhängen (Lane Smith, 2000).

Die Schicht hat einen hohen Gehalt an Proteoglykan, das jedoch inhomogen verteilt ist und relativ wenig Wasser bindet. Die Fasern der Zonae intermedia und radiata sind in Bündeln, die einen Durchmesser von 55 µ haben, zur Oberfläche hin ausgerichtet.

Hier gibt es auch mehr chondrale, territoriale und weniger interterritoriale Gebiete (☞ *unten*) (Mankin, 1993).

Nun folgt der Übergang von der tiefen Zona radiata zur Zona calcificata beziehungsweise der Übergang vom nicht-mineralisierten zum mineralisierten Knorpel und Knochen (*engl.* tidemark).

Diese unregelmäßig verlaufende, salzreiche Schicht liegt zwischen den Zonae radiata und calcificata und trennt damit den kalkarmen vom kalkreichen Knorpel. Sie besteht aus einem Band aus Fibrillen, an denen die Kollagenfasern der kalkarmen Schicht verankert sind und verhindert damit ein Abreißen des Knorpels vom Knochen (Redler et al., 1975). Nach Mankin (1993) entsteht diese Schicht dadurch, dass die Kollagenbündel tordieren, bevor sie tiefer in die Zona calcificata und das Knochengewebe eindringen.

O'Connor (1997) bezeichnet dieses Gebiet als Mineralisationsfront des Knorpels.

Zona calcificata

Diese direkte Nachbarin des subchondralen Knochens hat sehr unregelmäßige Konturen. Sie besitzt zahlreiche Vorsprünge, Mulden und Verflechtungen, wodurch sie ausgezeichnet Scherkräften widerstehen kann, die den Knorpel vom Knochen lösen wollen.

Kleine, runde Chondrozyten liegen in kalkarmen Taschen. Die Abwesenheit von Proteoglykan weist auf einen sehr niedrigen Chondrozytenstoffwechsel hin. Auch hier liegen die am Kalkskelett verankerten Fasern lotrecht zur Oberfläche.

Die Zonae radiata und calcificata besitzen die Kollagenfasern mit dem größten Durchmesser.

Das subchondrale Knochengewebe erstreckt sich parallel zur Gelenkoberfläche. Außerhalb der unmittelbaren Zellumgebung sind die Fasern plötzlich viel weniger eng aufeinander gepackt (territoriale Matrix). Ihre Konzentration nimmt dann aber wieder zu (interterritoriale Matrix).

Die Kollagenfasern des Knorpelgewebes haben auch einen wellenförmigen Verlauf (*engl.* crimp), der sich unter Belastung glättet und dem Knorpel damit elastische Eigenschaften gibt. Die Fasern der territorialen Matrix entspannen sch dagegen während Belastung – wahrscheinlich zum Schutz der Zellen gegen mechanische Kompression.

Gebiete der Interzellulärsubstanz

Die Zellen sind ganz von Interzellulärsubstanz umgeben und haben miteinander keinen direkten Kontakt (Buckwalter und Mankin, 1997a). Im Übrigen befinden sich an keiner Stelle Kollagenfasern in direkter Nähe von Chondrozyten.

Die perizellulären, territorialen und interterritorialen Gebiete der Interzellulärsubstanz unterscheiden sich durch ihre Distanz zum Chondrozyten, durch ihre Kollagenkonzentration, durch den Durchmesser und die Ausrichtung ihrer Fibrillen, durch die Verteilung der Proteoglykane sowie durch ihren Gehalt an nicht-kollagenen Eiweißen und Hyaluronsäure (Huber, 2000).

Perizelluläre Substanz

Die Außenwand der Zelle haftet direkt an der sie umgebenden dünnen Schicht der Interzellulärsubstanz (Perizellulärsubstanz). Dieses kleinste unterscheidbare Gebiet der Interzellulärsubstanz besitzt wenige bis keine Kollagenfibrillen.

Dahingegen kommen etliche Makromoleküle wie Proteoglykansulfate, Hyaluronsäure, nicht-kollagene Eiweiße (Biglykane), Glykoproteine (Anchorin, Chondronektin) vor (Buckwalter et al., 1991a).

Die Perizellulärsubstanz ist erheblich zäher als der Chondrozyt selbst, jedoch weniger steif als die Interzellulärsubstanz. Ihre elastischen Eigenschaften bestimmen den Einfluss mechanischer Belastungen auf den Chondrozyten (Guilak et al., 1999), was für den Alterungsprozess und für die Entstehung von Arthrose wichtig sein kann.

Um die Perizellulärsubstanz herum und in sicherer Entfernung von den Zellen gibt es ein Gebiet, in dem sich zahlreiche, miteinander verflochtene Kollagenfasern befinden. Dieses enge Faserfilzwerk bildet eine Art äußere Umhüllung der Zellen und wird darum auch als perizelluläre Kapsel bezeichnet. Es bildet einen hydrodynamischen Schutz der Zellen gegen physiologische Belastungen und den Übergang zur territorialen Matrix (☞ *Abb. 9.5*).

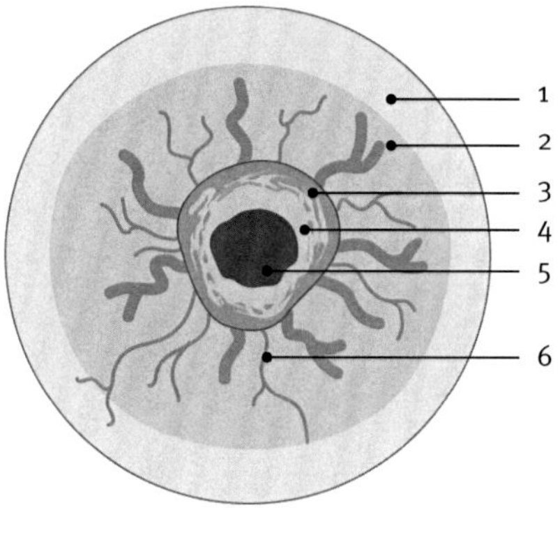

Abb. 9.5: Das Chondron im Transversalschnitt (nach: Pool, 1997)
1 Interterritoriale Matrix
2 Territoriale Matrix
3 Perizelluläre Kapsel
4 Perizelluläre Matrix (Glykokalyx)
5 Chondrozyt
6 Radiär angeordnete Bündel aus quergestreiften Kollagenfasern

Das Chondron

Die perizelluläre Matrix, die Kapsel und der Chondrozyt zusammen werden auch als Chondron bezeichnet (Pool, 1997), das einen eigenen Mikrokosmos des Chondrozyten darstellt (Benninghoff, 1925).

Anatomisch besteht jedes Chondron aus einem Chondrozyten, dessen Oberfläche mit der durchsichtigen Glykokalyx verhaftet ist (*griech.* calyx = Kelch, Hülse, Kapsel), die ihrerseits von einer aus Fibrillen bestehenden perizellulären Kapsel umschlossen wird. Je nach Anzahl der Chondrozyten im Chondron gibt es einzelne, doppelte und multiple Chondrone (aufrechte Säulen). Mehrzellige Chondrone kommen vor allem in den mittleren und tiefen Knorpelschichten vor.

Einzelne Chondrone besitzen einen zur Knorpeloberfläche weisenden, artikulären Pol aus dichterem Gewebe und einen basalen Pol aus lockerem Gewebe.

Die basalen Enden doppelter und multipler Chondrone verbinden sich mit dem nächsten Chondron und garantieren damit eine gradlinige Kontinuität mehrerer Chondrozyten.

Aus mechanischer Sicht gleicht das Chondron einem Sack voller Wasser, der Stöße auffängt und dem Chondrozyten hydrodynamisch Schutz bietet. Jede mechanische Knorpelbelastung wird zunächst also immer zu einer Zunahme des hydrostatischen Drucks führen. Steigt dieser weiter an, wird die Zelle deformiert. In letzter Zeit hat sich gezeigt, dass kranke Chondrozyten hydrostatische Drucksteigerungen ohne physische Deformierung am besten vertragen (Van Valburg et al., 2000).

Durch das Chondron, die Perizellulärmatrix und die territoriale und interterritoriale Matrix lässt sich die Interzellulärsubstanz des Knorpels in verschiedene Mikrowelten einteilen.

Territoriale Matrix

Diese besitzt radiär vom Chondron oder von der Chondronsäule fortstrebende Typ-II-Kollagenfasern, die mit den Makromolekülen der Kapsel scherkraftbeständige Verbindungen herstellen und ihr damit mechanische Widerstandskraft verleihen.

Die territoriale Matrix enthält auch zahlreiche Proteoglykane, die reich an Chondroitinsulfat sind (Meachim und Stockwell, 1979).

Die territoriale Matrix umgibt die Perizellulärmatrix einzelner, aber auch doppelter und multipler Chondrozyten wie eine Hülle.

Sie ist eine Übergangssubstanz. Zellseitig heften sich die schlanken Fibrillen an die Perizellulärmatrix und bilden das den Chondrozyten umgebende Körbchen der Perizellulärkapsel, die ihn gegen mechanische Einflüsse beschützt. In etwas größerer Entfernung von der Zelle nimmt der Fibrillendurchmesser dann auf einmal zu, und ihre verfilzte Struktur weicht einer parallelen Ordnung. Hier befindet sich der Übergang zur Interterritorialmatrix, die durch zahlreiche Fibrillen mit der Territorialmatrix verbunden bleibt.

Interterritorialmatrix

Dieses größte Teilgebiet der Interzellulärsubstanz bestimmt die mechanischen Gewebeeigenschaften (Buckwalter und Mankin, 1997a). In ihr befinden sich Proteoglykane mit hoher Keratansulfatkonzentration (Meachim und Stockwell, 1979). Insbesondere hier finden sich die Fasern mit dem größten Durchmesser, die Benninghoff (1925) zu seinem oben erwähnten Arkadenmodell inspirierten.

Die dicken Fibrillen der oberflächlichen Schichten sind tangential ausgerichtet. In der mittleren Schicht sind sie gespalten oder geknickt und in den tiefen Schichten radiär angeordnet.

Im Bereich der perizellulären und territorialen Matrix entsteht der Schutz der Zelle gegen Belastung und Deformation, indem sich die Makromoleküle der Interzellulärsubstanz mit den Zellmembranen verbinden. Offensichtlich werden in diesen Gebieten auch die infolge der Verformung der Interzellulärsubstanz auftretenden Signale an die Chondrozyten weitergeleitet.

9.1.3 Einteilung des Gelenkknorpels

Knorpelgewebe kann weiß oder gelb, faserreich, hyalin, zellreich oder kalkreich sein.

Weißer Faserknorpel

Weißer Faserknorpel oder einfach Faserknorpel zeichnet sich durch einen hohen Gehalt an Kollagenfasern aus. Er widersteht starken Zugkräften, aber auch Kompression und Reibung.

Im Gegensatz zu anderen Knorpelarten enthält er viel Typ-I-Kollagen. Oftmals vermischt er sich mit kompressionsbeständigem Knorpelgewebe.

Beispiele: Zwischenwirbelscheiben, intraartikuläre Disci (Articulatio sternoclavicularis), unvollständige Disken und Menisken, Labrum acetabulare, Labrum glenoidale, Übergangszonen der Sehnen- und Bänderinsertionen.

Gelber Faserknorpel

Dieses Gewebe, das auch elastischer Knorpel genannt wird, enthält außer den typischen Chondrozyten viel Elastin. Es kommt vorwiegend in Körperteilen vor, die von Vibrationen betroffenen sind, wie die Ohrmuschel und der Kehlkopf (Cartilago corniculata).

Hyaliner Knorpel

Die meisten Gelenkflächen werden von hyalinem Knorpel (*griech.* hyalos = durchsichtiger Stein) bedeckt, der Belastungen verteilt und Spitzenbelastungen des darunter liegenden Knochengewebes abfedert. Durch seine Elastizität lässt er Verformungen zu, kehrt aber immer wieder zu seiner Ausgangsform zurück. Er verbindet eine auffallend hohe Lebensdauer mit auffallend geringer Reibung.

Bei dynamischen Belastungen entsteht eine Art Pumpwirkung, in deren Verlauf sich die Proteoglykane in der Umgebung der Zellen verteilen. Die hierdurch entstehende Volumenzunahme führt zu einem Ansteigen der Spannung in den Kollagenfasern, was die Elastizität des Gewebes erhöht.

Wenn die Arkaden der Kollagenfasern das Gewebe erkrankungsbedingt nicht mehr zusammenhalten können, schwillt der Knorpel an, da die Proteoglykane jetzt ungehindert Wasser anziehen können, während die Spannung der Fasern nachlässt. Dieses Phänomen ist beispielsweise im Anfangsstadium einer Chondromalazie zu beobachten, in der das Knorpelgewebe weicher wird und anschwillt. Durch den Wegfall der Faserspannung, die das Zunehmen der Wasseransammlung normalerweise hemmt, können die Proteoglykane mehr Wasser festhalten. Allerdings führt die Volumenzunahme dazu, dass die Spannung benachbarter Fasern ansteigt, was die Volumenzunahme wiederum begrenzt.

Während statischer Belastungen wird das Wasser der Interzellulärsubstanz teilweise ausgepresst, wodurch der Knorpel dünner wird und seine ursprüngliche Form nicht wiederfindet. Solche plastischen Deformationen führen bei gesunden Gelenken nicht zu bleibenden Formveränderungen. Durch das Auspressen des Wassers kommen sich die Proteoglykane nämlich näher, stoßen sich aber aufgrund der gleichen elektrischen Ladung auch umso stärker wieder ab, wodurch Anziehung und Abstoßung ins Gleichgewicht kommen. Nimmt die Proteoglykansynthese beispielsweise infolge Immobilisierung ab, dann wird dieser Mechanismus gestört und können Läsionen entstehen.

Elektronenmikroskopische Untersuchungen haben ergeben, dass die Knorpeloberfläche nicht makellos glatt ist. Der Eindruck von Glätte entsteht dadurch, dass sich eine Schicht von Hyaluronsäure chemisch mit der Knorpeloberfläche verbindet.

Bei genauem Hinsehen erweist sich die Knorpeloberfläche als wellenförmig und übersäht mit kleinen Unregelmäßigkeiten, die möglicherweise auf darunter liegende Zellansammlungen hinweisen. Die Höhe der Wellen, die sich unter Belastung glätten, beträgt 0,15-0,5 mm. Die unregelmäßigen Grübchen sind 20-30 μ breit und 1-3 μ tief. Außerdem findet man noch kleine Wölbungen, die von tiefer gelegenen Kollagenfasern herrühren und 1-4 μ breit und 0,1-0,3 μ tief sind. Die zuletzt erwähnten Unebenheiten glätten sich unter Belastung nicht.

Mankin und Radin (1979) beziehen sich auf Clark (1971) und beschreiben kleine Dellen mit einem Durchmesser von 20-40 μ und einer Frequenz von 430 je mm^2.

9.2 Physiologie des Gelenkknorpels

9.2.1 Nahrung

Während der embryonalen Entwicklung ernährt sich das Knorpelgewebes zum Teil über Diffusion aus dem darunter liegenden Knochen und dem Wachstumskern. Beim Erwachsenen ist die Diffusion infolge des Vorhandenseins der oben beschriebenen Tidemark und der Zona calcificata erschwert.

Nach der Analyse von Kontrastmittelperfusionen subchondraler Risse, die sich bis in die tieferen Knorpelzonen erstreckten, waren Berry et al. (1986) dennoch der Auffassung, dass die Ernährung des Knorpels auch eine vaskuläre Komponente besitzt. Auch Imhoff et al. (1999) konnten den Austausch von Nährstoffen durch Diffusion zwischen Knochen und Knorpel nicht ausschließen.

Nach wie vor ist jedoch die wichtigste Nahrungsquelle des Chondrozyten die Gelenkflüssigkeit (Bora und Miller, 1987; Mankin, 1993). Das bedeutet, dass die Nährstoffe einen beträchtlichen Weg durch die Interzellulärsubstanz zurücklegen müssen, bevor sie ihr Ziel erreichen. Der Nährstofftransport geschieht mittels Diffusion, Konvektion oder über eine Kombination. Als Konvektion bezeichnet man die die Bewegungen der Interzellulärsubstanz, die durch belastungsbedingte Knorpelverformungen entstehen (Mow und Rosenwasser, 1991).

Somit vollzieht sich das Leben von Knorpelgewebe relativ unabhängig vom übrigen Körper. Der Knorpel wird über ein System zweifacher Diffusion aus dem Gelenkinneren ernährt. Um die Zelle zu erreichen, diffundieren Nährstoffe zunächst durch die Gelenkflüssigkeit und dann durch die Interzellulärsubstanz.

Die Zusammensetzung der Gelenkflüssigkeit ist ebenfalls das Ergebnis von Diffusion aus dem synovialen Gefäßnetz und seinem Plasma (ohne Fibrinogen und mit nur geringen Mengen Harnstoff, Glukose und Plasmaproteinen), das die Synoviazellen mit Hyaluronsäure und Eiweißen angereichert haben. Zwischen den Chondrozyten und der Gelenkflüssigkeit diffundieren sowohl Gase (Sauerstoff) wie auch Nähr- und Abfallstoffe. Die Diffusionsfähigkeit des Knorpels hängt weniger von Größe und elektrischer Ladung der diffundierenden Stoffe ab als beispielsweise in der Zwischenwirbelscheibe. Es hat den Anschein, dass sogar in der Gelenkflüssigkeit vorhandene Zytokine wie Interleukin-1, bestimmte Prostaglandine und einige Wachstumsfaktoren die Knorpelzellen via Diffusion erreichen können (Maroudas, 1976). Dies könnte bedeuten, dass Gelenkentzündungen zur Entstehung von Arthrosen und anderen Knorpelerkrankungen beitragen (Mankin, 1993).

Allerdings sind die Möglichkeiten der Diffusion nicht unbegrenzt. So können beispielsweise Hormone infolge ihrer Größe nicht oder nur verzögert die Diffusionsbarriere überwinden. Auch Antigen-Antikörper-Reaktionen finden in gesundem Knorpel nicht statt, da die entsprechenden Immuneiweiße einfach zu groß sind.

Die Knorpelzelle kann nur auf dem Wege der mechanischen Verformung mit ihrer Umgebung kommunizieren. Belastungen und Entlastungen des Knorpels sowie Gelenkbewegungen verändern die Form des Knorpels und führen damit zu Veränderungen der Zellmembranen, wodurch schlussendlich biochemische Veränderungen und Anpassungen der Knorpelzusammensetzung ausgelöst werden (Lippiello et al., 1985). Der Vorgang, wobei die Zelle einen mechanischen Reiz mit einer chemischen Reaktion beantwortet, wird auch als zelluläre Mechanotransduktion bezeichnet.

9.2.2 Funktion

Die Funktionsfähigkeit des Gelenkknorpels ist abhängig vom Zusammenwirken der Interzellulärsubstanz mit den Proteoglykanen (Eckstein et al., 1999), die seine Schleißfestigkeit, seine Glätte, seine Reibung und seine Tragkraft bestimmen.

Mankin (1993) meint, dass Knorpel auf dem Blutweg nur wenige hormonale Signale empfängt und vermutlich von den übrigen Körperflüssigkeiten relativ stark isoliert ist. Trotz ihrer geringen Anzahl und ihrer offensichtlichen Passivität gibt es zahlreiche Hinweise dafür, dass die Chondrozyten bei der Instandhaltung der Interzellulärsubstanz eine wichtige Rolle spielen. Obwohl nur wenig Sauerstoff vorhanden ist, werden manche Bestandteile der Interzellulärsubstanz von den Chondrozyten rasch abgebaut und neu synthetisiert (Mankin, 1993).

Verschiedene Prozesse beeinflussen den Aufbau und Abbau der Interzellulärsubstanz im mechanisch belasteten Knorpel.

Sowohl direkte mechanische Belastungen der Zelle als auch indirekte Beeinflussungen ihrer Genexpression können zu Veränderungen in der Synthese von Interzellulärkomponenten führen.

Mechanische Belastung unterdrückt beispielsweise den Einbau von Sulfat und die Proteinsynthese, was wiederum die Sauerstoffaufnahme und die Milchsäureproduktion hemmen kann.

Ein hoher hydrostatischer Druck hemmt den Glukosetransport. Außerdem führt Belastung zum Auspressen von Wasser, wodurch sich intrazellulär der pH-Wert und die Ionendichte verändern, die beide über eine Verminderung der Glykolyse, des intrazellulären ATPs und des Sulfateinbaus die Wirkung glykolytischer Enzyme hemmen. Intrazelluläres ATP beeinflusst den Einbau von Schwefel in Proteoglykanen (Lee, 2002).

Knorpel wird als ein durchlässiges, viskös-elastisches Material angesehen, dessen Interzellulärsubstanz je nach Belastung und Vorschädigung zu 65 %-85 % aus Wasser besteht. Das Wasser bewegt sich zwischen dem Knorpel und der Gelenkflüssigkeit hin und her (Mankin, 1993), wodurch Nährstoffe die Knorpelzelle und neu synthetisiertes Material die Interzellulärsubstanz erreichen können. Durch seine Bewegung (*engl.* fluid flow) erhält das Wasser poro-elastische Eigenschaften, das heißt es besteht phasenweise aus einem flüssigen und einem festen Teil, wobei sich die interzelluläre Flüssigkeit innerhalb der durchlässigen Interzellulärsubstanz bewegen kann. Beim Verlust von Interzellulärbestandteilen nimmt die Durchlässigkeit zu und die Festigkeit ab. Zur Vorhersage von Knorpelschwellungen ist dieses Zwei-Phasenmodell noch um die Wirkung osmotischer und elektrostatischer Effekte zu ergänzen. Nach Huber (2000) und Lai et al. (1991) unterscheidet man im Knorpel drei Phasen: eine solide Phase mit einem dichtgepackten Kollagennetz und einer hohen Konzentration an Proteoglykanaggregaten, einer flüssigen Phase mit hohem Wassergehalt und einer Ionenphase, in der die Umgebung zur Gewährleistung der elektrischen Neutralität von gelösten Elektrolyten (Anionen, Kationen) dominiert wird.

Nach diesem Modell ist Knorpel zum Teil ein poröser, aber fester Stoff und zum Teil eine nicht-komprimierbare Flüssigkeit. Der Porendurchmesser beträgt zwischen 2,5 nm und 6,5 nm (Mow und Rosenwasser, 1991), wodurch seine Durchlässigkeit (Gesamtgewicht minus Trockengewicht/Gesamtgewicht) zwischen 60 % und 85 % liegt. Die Mikroporen stellen sicher, dass Moleküle nur bis zu einer Größe von 20.000 Dalton passieren können. Es findet also ein Ausleseprozess gemäß räumlicher Moleküleigenschaften statt (*engl.* steric exclusion) (Mow und Rosenwasser, 1991). Bei Kompression nimmt der Durchmesser der Poren ab, wodurch sich die Durchlässigkeit des Knorpels verringert.

Äußere Druckbelastungen führen zu einer Verschiebung des Gleichgewichts mit einer Verringerung des Gebietes, das von den Proteoglykanen eingenommen wird. Hierdurch rücken die elektrischen Ladungen näher zusammen. Die abstoßenden Kräfte und der osmotische Druck nehmen zu (☞ *Abb. 9.6*).

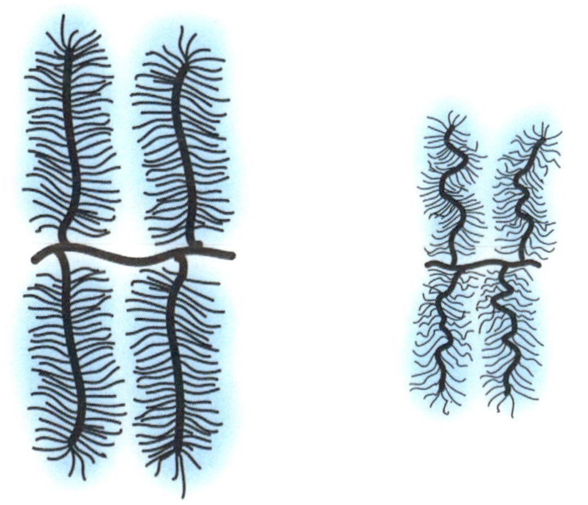

Abb. 9.6: Ausdehnung der Proteoglykane (nach: Buckwalter et al., 1991)
Osmolarität und elektrische Ladung führen links zur Bindung von Wasser und zur gegenseitigen Abstoßung der Moleküle. Je mehr Wasser, umso geringer die Osmose und umso geringer der Anlass zur weiteren Ausdehnung, da die Distanz zwischen den Molekülen zunimmt. Wegen der großen Menge an Proteoglykanen wird die Ausdehnung jedoch ausschließlich vom Netz der Kollagenfasern begrenzt.
Bei Kompression wird anfänglich so lange Wasser ausgepresst, bis die zunehmende Osmolarität und elektrische Abstoßung der Moleküle den Kompressionsdruck ausgleicht

Während einer Belastung wird Wasser ausgepresst, wodurch der Knorpel zunehmend hydrophil wird, was die weitere Abgabe von Wasser zunehmend erschwert und den Widerstand des Knorpelgewebes gegen den Druck erhöht.

Ist die Belastung groß genug, dann übersteigt der hydrostatische Druck den osmotischen Druck und beginnt der Austritt von Flüssigkeit.

Infolge des Flüssigkeitsverlustes bewegen sich die jetzt stärker negativ geladenen Proteoglykane aufeinander zu, was ihre gegenseitige Abstoßung verstärkt. Der Knorpel wird zäher. Gleichzeitig steigt die Konzentration positiv geladener Ionen steil an, wodurch auch der osmotische Druck zunimmt, was weitere Wasserverluste erschwert. Ein neues Gleichgewicht entsteht dann, wenn der osmotische Druck und die Steifigkeit der im Kollagennetz gefangenen Proteoglykane gemeinsam, und zwar jeweils zur Hälfte, den Umfang der von außen einwirkenden Kompressionskraft erreichen.

Die Interaktion des Wassers mit den großen, aggregierenden Proteoglykanmolekülen bestimmt Umfang und Menge des Wassers und damit die mechanischen Eigenschaften des Knorpels (Mankin, 1993).

9.2.3 Mechanische Eigenschaften

Visko-Elastizität

Mit Visko-Elastizität bezeichnen wir die Eigenschaft eines Gewebes, sich unter einer gleichbleibenden äußeren Belastung (Druck, Zug oder Scherkraft) entweder zu verformen oder sein Verhalten zu ändern. Auch Knorpel besitzt viskoelastische Eigenschaften.

Knorpelgewebe verändert während einer konstanten Belastung seine Form (*engl.* creep). Diese Deformation verläuft aber nicht linear, sondern anfänglich rasch und dann abflachend und endet beim Erreichen eines Gleichgewichtszustands in einem konstanten Verhältnis zwischen Spannung und Relaxation.

Eigentlich geht es hier um zwei visko-elastische Eigenschaften infolge der inneren Reibung durch die Gegeneinanderbewegung der Polymere in der homogenen Flüssigkeit. Die beiden Eigenschaften beruhen allerdings auf dem weiteren und ganz unterschiedlichen biophysikalischen Phänomen der reibungsbedingt verzögerten Wanderung von Flüssigkeit in und aus der porösen Interzellulärsubstanz (*engl.* drag) (Mow und Rosenwasser, 1991).

Creep

Wie bei der Zwischenwirbelscheibe, so wird das Ausmaß des Creeps auch im Knorpel von der anfänglich starken und später nachlassenden Bewegung und dem Austritt interzellulärer Flüssigkeit aus dem Gewebe bestimmt. Zwischen der Oberflächenbelastung und der Druckspannung im Kollagen-Proteoglykannetz sowie der reibungsbedingten Verzögerung der Flüssigkeitsbewegung (*engl.* frictional drag) entsteht ein Gleichgewicht, wonach die Flüssigkeitsverschiebung zum Stehen kommt. Dieses dauerte bei 4 mm dickem Knorpel von Hunden sechzehn Stunden und bei 1 mm dickem Knorpel von Kaninchen eine Stunde (Mow und Rosenwasser, 1991; ☞ *Abb. 9.7*).

Spannung-Relaxation

Wie beim Creep, wird die Deformation zu einer erhöhten Spannung infolge Flüssigkeitsverschiebung führen, wonach Relaxation auftritt. Die Gewebespannung infolge einer physiologischen Druckeinwirkung wird also wegen der einsetzenden Relaxation niemals lange vorhalten, wodurch sich der Druck über eine größere Fläche verteilt. Die meisten Gelenkmodelle arbeiten denn auch mit komprimierbaren Gelenkkontaktflächen.

Bei der Entwicklung von Methoden zur Behandlung von Knorpelschäden ist unbedingt zu berücksichtigen, dass bestimmte physische Eigenschaften des Knorpels nicht für die gesamte Knorpeloberfläche gleichzeitig gelten.

Einfluss mechanischer Belastung: Mechanotransduktion

In seiner Übersicht der Mechanobiologie von Zellen beschreibt Unger (2000) die Ergebnisse von Forschungen, die sch mit dem Einfluss mechanischer Belastungen auf Knorpelgewebe befassen. Da Zellen sich in isolierten Kulturen anders verhalten als in ihrer natürlichen Umgebung, wurden die anfänglichen In-vitro-Untersuchungen zunehmend von In-vivo-Studien verdrängt.

Bis heute existieren jedoch nur wenige Forschungsergebnisse zum Verhaltens von Knorpel als Teil eines Gewebesystems und noch weniger zum Einfluss, den die Synovia und der subchondrale Knochen dabei haben. Auch die Unterschiede zwischen Knorpelzellen sind noch wenig erforscht. Zu bemängeln ist außerdem, dass die Forschungsarbeiten sich meist mit den Effekten von Belastung und Entlastung befassen, während angesichts der in normalem Knorpel immer anwesenden Belastung die Effekte von Belastungswechseln eigentlich eine bessere Wiedergabe des Chondrozytenverhaltens erwarten ließen.

Mechanische Kräfte beeinflussen die Differenzierung von mesenchymalen Stammzellen zu Chondrozyten (Elder et al., 2000), regulieren die Expressivität des Chondrozyt-Gens (Ragan et al., 1999) und modulieren das Knorpelwachstum (Heegaard et al., 1999). Die mechanische Umgebung des Chondrozyten ist für die Gesundheit des Gelenks von großer Bedeutung (Guilak et al., 2000).

Abb. 9.7: Creep-Belastung (nach: Mow und Rosenwasser, 1991)

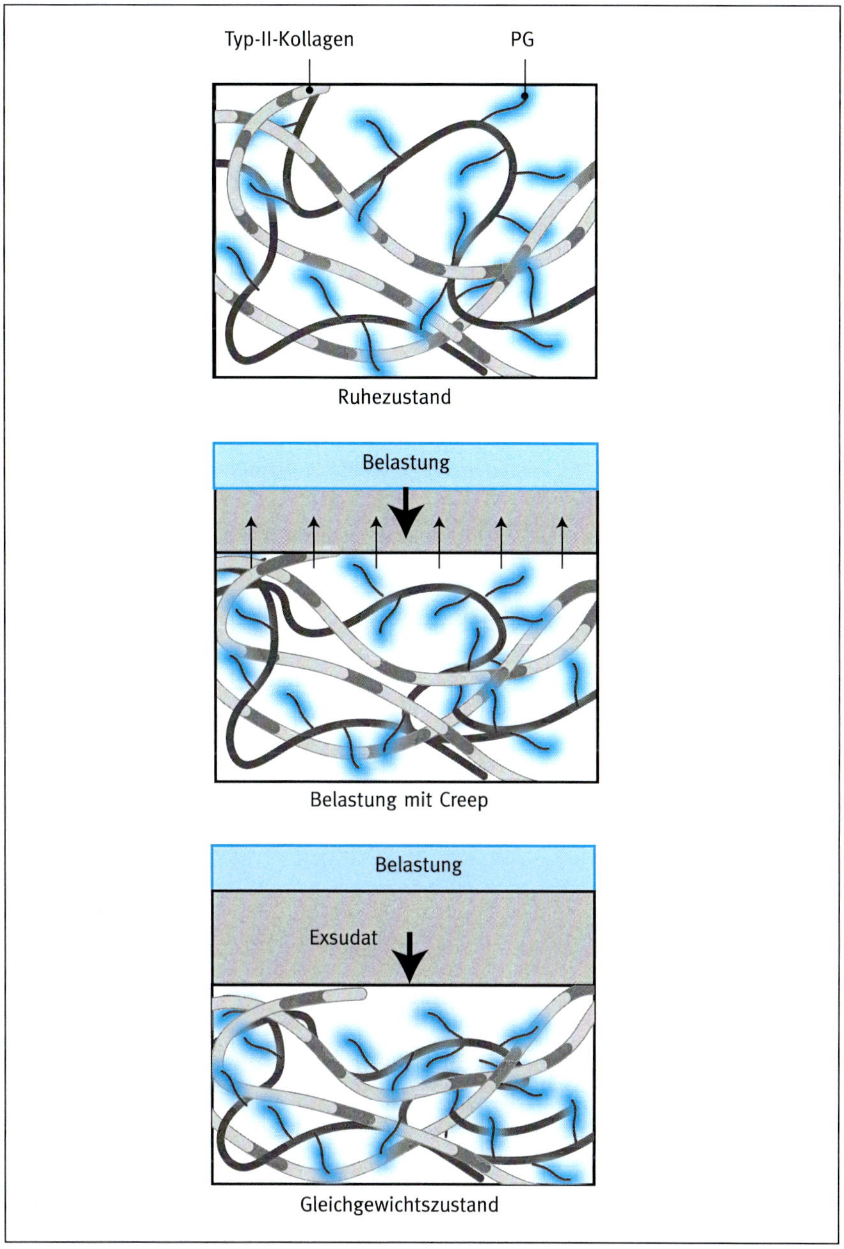

Mechanische Spannung ist mitbestimmend für die Zusammensetzung des Gelenkknorpels, dessen Aggrekane und Kollagene beim Neugeborenen noch überall gleich, beim Erwachsenen jedoch ungleichmäßig verteilt sind. Die Unterschiede entstehen infolge der postnatalen Belastungen des Proteoglykanstoffwechsels (Wilkins et al., 2000)

Im Allgemeinen lässt sich feststellen, dass in gesundem Knorpel die Synthese von Interzellulärsubstanz durch zyklische, mechanische Belastungen stimuliert wird (Jones et al., 1982; Palmoski und Brandt, 1984). Zyklische Belastungen führen nämlich zu raschen Veränderungen in der Umgebung der Knorpelzelle, wie beispielsweise einer raschen Zunahme des hydrostatischen Drucks, einer Deformierung der Interzellulärsubstanz und zu Flüssigkeitsverschiebungen (Hall et al, 1991; Mohtai et al., 1996; Wong et al., 1996). Auch die Frequenz der Belastungen ist von Bedeutung. Bei zyklischen Kompressionen mit einer Dauer von 60 Sekunden und einer Relaxation von 60 Sekunden nimmt die Proteoglykansynthese ab, bei einer Kompression von 4 Sekunden und einer Relaxation von 11 Sekunden nimmt sie zu (Palmoski und Brandt, 1984).

Eine Erhöhung des hydrostatischen Drucks für zwanzig Sekunden bis fünf Minuten führt eher zu einer Zunahme der Syntheseaktivität als längere hydrostatische Druckerhöhungen (Hall, 1991). Auch eine geringe (5-15 Mpa) Dauerkompression von zwei Stunden führte zu einer Zunahme der Syntheseaktivität (Hall, 1991).

Nimmt die Belastung zu, dann führt der steigende hydrostatische Druck eher zur Hemmung der Synthese (Hall, 1991; Parkkinen et al., 1993; Tanaka et al., 1998). Auch Kompression unterhalb von 2,5 Mpa soll die Synthese hemmen (Lippiello et al., 1985). Kurze, statische Kompressionen im physiologischen Bereich zwischen 5 Mpa und 15 Mpa stimulieren, Dauerkompressionen von mehr als 20 Mpa hemmen (Hall et al., 1991).

In gesundem Knorpel wird die Synthese von Interzellulärsubstanz durch Dauerbelastungen eher gehemmt (Jones et al., 1982; Palmoski und Brandt, 1984), da hierbei Flüssigkeit ausgepresst wird, was zur Zunahme der Ionenkonzentration und des osmotischen Drucks führt und zu einer Abnahme des pH-Wertes führt (Schneiderman et al., 1986; Gray et al., 1988).

Lane Smith et al. (2000) beschreiben eine intermittierende Belastung von 10 Mpa (10 N/mm^2) mit einer Frequenz von einem Hertz sowie einer statischen Belastung während vier Stunden. Ohne Serum in der Umgebung wurde nach intermittierender Kompression Aggrekan-mRNA 14% häufiger und nach Dauerkompression Kollagen-II-mRNA 16% weniger häufig wahrgenommen. Nach Hinzufügen von Serum nahmen diese Konzentrationen nach intermittierender Kompression um 31% und 36% zu. Die Glykosaminoglykansynthese nahm nach intermittierender und statischer Kompression jeweils um 65% und 32% zu.

Lammi et al. (1994) behandelten Kulturen von Rinderchondrozyten statisch mit 5 Mpa und 30 Mpa hydrostatischem Druck und intermittierend mit 5 Mpa bei Frequenzen von 0,017, 0,25 und 0,5 Hz. Hydrostatische Kompressionen von 30 Mpa waren angeblich schädlich (Lammi et al., 1994; Takahashi et al., 1997). Bei einem kontinuierlichen Druck von 30 Mpa nahm die Proteoglykansynthese um 37% ab, während 5 Mpa keinen Effekt hatte. Bei intermittierenden Kompressionen von 0,5 Hz nahm die Proteoglykansynthese um 11% zu, bei 0,017 Hz (einmal pro Minute) um 17% ab.

Dauerhafter hydrostatischer Druck mit 5 Mpa führte zu einer Zunahme und mit 50 Mpa zu einer Abnahme der Synthese von transformierender Wachstumsfaktor β. Bei 50 Mpa erschien auch ein Hitzeschockprotein, das von Zellen bei erhöhtem Umgebungsstress synthetisiert wird (Takahashi et al., 1997).

Einfluss mechanischer Belastung

Der Einfluss mechanischer Belastung auf die Knorpel- und Skelettentwicklung während des Wachstums ist enorm.

Im Knorpel Erwachsener hängt die Reaktion auf mechanische Belastung von den äußeren Merkmalen des Chondrozyten ab, die ihrerseits von seiner Position im Gewebe und seinem Reifegrad abhängen. Außerdem wird der Chondrozyt von der Zusammensetzung der umgebenden Interzellulärsubstanz und von der auf ihn einwirkenden Belastung geprägt (statisch, intermittierend, niedrige oder hohe Frequenz; Li et al., 2001).

Li et al. untersuchten daher die Reaktion der verschiedenen Knorpelzonen bei Rinderfeten, bei Kälbern und bei erwachsenen Rindern auf eine statische Belastung von 84 Kpa und auf eine intermittierende Belastung zwischen 0,01 Hz und 0,5 Hz, die zunächst von 2 Kpa auf 286 Kpa (286.000 N/m^2 oder etwa 0,03 kg/mm^2) gesteigert und dann wieder auf 2 Kpa reduziert wurde.

Zusammenhang zwischen Biosynthese und Position des Chondrozyten

Die mittleren und tiefen Schichten des erwachsenen Rinderknorpels enthalten 60 % und 44 % weniger DNA als die mittleren und tiefen Schichten des fetalen und des jugendlichen Rinderknorpels. Die oberflächlichen Schichten des Knorpels von Rinderfeten und Kälbern enthalten 48 % und 74 % mehr DNA als die mittleren und tiefen Zonen.

Die Zellen an der Oberfläche des fetalen Knorpelgewebes produzierten 35 % mehr Glykosaminoglykan als die Zellen der mittleren und tiefen Schichten. Insgesamt war diese Aktivität deutlich geringer als im erwachsenen und im Kälberknorpel. Die Zellteilungsrate verhielt sich zur Biosyntheseaktivität umgekehrt proportional.

Zusammenhang zwischen Biosynthese und mechanischer Belastung

Unabhängig vom Kompressionstyp führt mechanische Belastung in den oberflächlichen Knorpelschichten von Rinderfeten zu einer stärkeren Hemmung der Biosynthese als beim Kalb.

In den mittleren und tiefen Zonen hat die Gewebereife keinen Einfluss, wogegen mechanische Belastung außer bei einigen sehr alten Rindern eine veränderte Biosynthese zur Folge hatte.

Die mittleren und tiefen Zonen von Kälberknorpel reagierten auf intermittierende Belastungen mit einer gegenüber statischer Belastung um 20 % erhöhten Glykosaminoglykansynthese.

Für die mittleren und tiefen Zonen fetalen und erwachsenen Knorpels hat die Art der Belastung keine Bedeutung. Die Chondrozytenposition hat im erwachsenen Knorpel keinen Einfluss auf die Biosynthese, die beim Rinderfetus dagegen oberflächlich stärker gehemmt wird als in der Mittelzone.

Zusammenhang zwischen Zellteilungsrate und mechanischer Belastung

Der Kompressionstyp, die Position der Zelle und ihre Reife beeinflussen ihr Teilungsverhalten. Während intermittierender Belastung teilen sich die Knorpelzellen der oberflächlichen Schicht beim Rinderfetus weniger häufig als bei Kälbern. Diese Hemmung ist bei intermittierender Belastung stärker ausgeprägt als während statischer Belastung.

Die Zellteilungsrate der mittleren und tiefe Zonen sind unter Kompression bei Feten und Kälbern gleich. Bei intermittierender Kompression ist die Zellteilungsrate in der oberflächlichen Zone um 50 % geringer als bei Dauerkompression.

In den mittleren und tiefen Zonen des Kälberknorpels tritt sowohl bei intermittierender als auch bei statischer Kompression weniger Hemmung auf als im fetalen und im erwachsenen Knorpel.

Anschwellen von 1 mm dicken Knorpelscheiben innerhalb von drei bis acht Tagen und mechanische Belastung

Zwischen Reife und Position von Knorpelzellen und dem Anschwellen des Knorpelgewebes besteht ein Zusammenhang. Die oberflächlichen und tiefen Schichten des erwachsenen Knorpels schwellen um etwa 9 % an, Kälberknorpel um 37 % und 21 %, fetaler Knorpel um 32 % und 8 %.

Nach fünf Stunden einer intermittierenden Belastung stellte sich Gleichgewicht (*engl.* steady state) ein. Die Verformung betrug etwa 1,3 % pro Stunde. Bei einer Dauerbelastung mit 4 Kpa wurde nach fünf Stunden und einer Gesamtverformung zwischen 29 % und 60 % Gleichgewicht erreicht. Insbesondere die oberflächliche Zone des fetalen Knorpels verdoppelte sich dabei fast.

Die oberflächlichen Zonen des fetalen und des Kälberknorpels zeigten die geringste Steifigkeit.

Statische Belastungen hemmten die Biosynthese in allen untersuchten Geweben. Fügte man der statischen Belastung eine intermittierende Belastung hinzu, dann nahm die Biosynthese nur in der mittleren Zone des Kälberknorpels zu.

Eine relative Zunahme der Verformung soll die Biosynthese stärker stimulieren als eine relative Zunahme der Belastung. Aber auch Gebiete mit gleicher mechanischer Verformung reagieren, je nach Reifegrad, unterschiedlich auf mechanische Reize, was auf unterschiedliche mechanotransduktorische Vorgänge im Inneren schließen lässt.

Da oberflächliche Zellen bei intermittierender Belastung zwar eine höhere Zellteilungsrate, nicht aber eine erhöhte Biosynthese haben, ist die Position hier von Bedeutung. Vermutlich aufgrund einer anderen Interzellulärsubstanz ist das Verhältnis bei den Chondrozyten der mittleren und tiefen Schicht umgekehrt. Hinzu kommt jeweils die Bedeutung der Vorgeschichte: Handelt es sich um belasteten Knorpel oder nicht.

Die beschriebenen Zusammenhänge können dazu beitragen, die unterschiedlichen Untersuchungsergebnisse zur Mechanotransduktion zu erklären. Sie begrenzen aber auch die Suche nach einem universalen Reaktionsmodell des Knorpels auf Belastungen.

Extrazelluläre Mechanotransduktion

Die folgenden Ergebnisse beruhen zum Teil auf den ausgezeichneten Übersichten von Wilkins et al. (2000), auf deren Arbeiten wir in diesem Zusammenhang verweisen.

Bereits in den neunziger Jahren war bekannt, dass intermittierende und statische Belastungen Chondrozyten sowohl stimulieren als auch hemmen können. Jedoch lassen sich die Ergebnisse von In-vitro-Studien nicht ohne Weiteres auf die Situation in Vivo übertragen.

In vivo liegt der Chondrozyt inmitten der Interzellulärsubstanz und reagiert anders als in vitro, da die Interzellulärsubstanz auf mechanische Belastung eigenständig reagiert (Urban, 2000).

Unter Belastung verformt sich sowohl der Chondrozyt wie auch die Interzellulärsubstanz. Der hydrostatische Druck steigt an, und die Flüssigkeit verschiebt sich. Die Aggrekane in der sich verdichtenden Interzellulärsubstanz nähern sich an.

Das Zusammenspiel zwischen der Interzellulärsubstanz, den Integrinen und dem Zellskelett entscheidet darüber, auf welche Weise mechanische Signale zu einer veränderten Umsetzung von Makromolekülen beitragen (Wilkins et al., 2000; Loeser, 2002).

Da die Umgebung des Chondrozyten die Mechanotransduktion bestimmt, ist die Interzellulärsubstanz von großer Bedeutung. Diese entscheidet darüber, in welchem Ausmaß der Chondrozyt mechanische Signale „spüren" soll. Entscheidend dabei ist die Menge der Aggrekane, die den Schwellungsdruck kontrollieren, und das Kollagen, das die Gewebeverformung begrenzt. Die Konzentration dieser Moleküle ist in jedem Gelenk (Hüfte, Knie, Sprunggelenk) und darüber hinaus für jede Kontaktfläche, jede Gewebeschicht und Altersklasse sowie für jeden Gesundheitszustand unterschiedlich (Wilkins et al., 2000).

Oberflächliche Schichten deformieren stärker als tiefe Schichten, da sie mehr Aggrekane besitzen. Junger Knorpel hat einen höheren Schwellungsdruck als älterer Knorpel. Arthrotischer Knorpel ist bereits vor Einsetzen der Proteoglykanverluste weicher als gesunder Knorpel.

Bei gleicher Belastung findet man also unterschiedliche Knorpelverformungen, Flüssigkeitsverschiebungen, hydrostatische Drucke und Flüssigkeitsmengen, die sich auch noch einmal je nach Kontaktfläche, Lebensalter und Gesundheitszustand unterscheiden (Wilkins et al., 2000). Intermittierende Belastungen werden die Proteoglykansynthese im Knorpel eines Dreißigjährigen stimulieren, im Knorpel eines Siebzigjährigen dagegen nicht (Maroudas et al., 1999).

Transzelluläre Mechanotransduktion

Außer dem Einfluss der Interzellulärsubstanz auf das Zellverhalten spielen auch die dehnungssensiblen Ionenkanäle für Ca^{2+} bei der Zusammensetzung des Zellplasmas eine Rolle (Urban, 2000; Wilkins et al, 2000). Ferner G-Proteine, die als Glied der Signaltransduktion intrazellulär zwischen Rezeptor und Proteinsynthese stehen (Yellowley et al., 1999) und Phospholipase C, die beide den Einfluss von Kalziumionen fördern (D'Andrea et al., 2000). Das Vorhandensein von Wachstumsfaktoren wie IGF-I, beispielsweise infolge Knorpelschädigung (Martin und Buckwalter, 2000), bei gleichzeitigen intermittierenden Belastungen führen zu einer von Integrinen gesteuerten Ausschüttung des knorpelschützenden Immunregulators Interleukin-4 (Millward-Sadler et al., 1999).

Kompression von Knorpelgewebe mit einer relativen Spannungszunahme von 15% führt zu einer Reduzierung der Höhe und des Chondrozytenvolumens von 15% und 12% und des Zellkerns um 9% und 10% (Guilak, 1995a). Die oberflächliche Schicht, deren Spannung infolge einer 15%igen Druckerhöhung um 19% zunimmt, ist weicher als die tiefe Schicht, wodurch sich die in ihr befindlichen Zellen stärker verformen als die Zellen der tiefer gelegenen Schichten (Zellhöhe um 26%, 19% und 20% reduziert, Zellvolumen um 22%, 16% und 17% reduziert) (Guilak et al., 1995b). War die Zellstruktur zerstört, dann veränderte sich das Verhältnis zwischen der Verformung von Interzellulärsubstanz und Zellkern sowie die Höhe und Form des Knorpels (Guilak, 1995a).

Je nach ihrer Position innerhalb des Knorpels besitzen auch die Chondrozyten unterschiedliche Formen und Maße. Oberflächlich gelegene Zellen produzieren eine andere Interzellulärsubstanz als tiefer gelegene Zellen. Mechanische Belastungen hemmen und stimulieren die Synthese der Interzellulärsubstanz in Chondrozyten sowohl oberflächlicher als auch tiefer Schichten (Aydelotte et al., 1990; Lee et al., 1998).

Intrazelluläre Mechanotransduktion (☞ *S. 606*)

Das Zellvolumen, der pH-Wert und die Ionenkonzentration innerhalb der Zelle beeinflussen die Stoffwechselbilanz der Interzellulärsubstanz (Hall et al., 1996). Da die Durchlässigkeit und die Transportfähigkeit der Zellmembran mit dem Ausmaß der mechanischen Belastung schwanken, verändern sich auch die intrazellulären Natrium-, Kalzium- und Wasserstoffkonzentrationen. Die damit einhergehenden Veränderungen des Zellplasmas haben Veränderungen der Makromolekülsynthese zur Folge (Wilkins et al., 2000).

Die Hemmung der Synthese von Interzellulärsubstanz bei statischer Belastung ist einerseits mit einer Zunahme der Kationenkonzentration und damit der Osmolarität im Extrazellulärraum zu erklären. Allerdings steigt infolge des Schrumpfens der Zelle auch die Konzentration von Natrium- und Kaliumionen im Zellinneren an, wodurch Membrantransportprozesse ausgelöst werden, die schlussendlich zu einer Übersäuerung des Zellinhalts und damit zur Hemmung der Eiweißsynthese führen.

Durch die Zunahme des hydrostatischen Drucks verändert sich das Membranpotential, wodurch die intrazelluläre Kationenkonzentration ansteigt und sich die Leistung der verschiedenen Transportsysteme verändert. Statische Belastung führt intrazellulär zu einer stärkeren Anhäufung von Natriumionen als intermittierende Belastung, wodurch die Zellmembran depolarisiert. Intermittierender Druck führt zum Abfluss von Kalziumionen aus der Zelle und damit zur Polarisierung der Zellmembran. Hall (1999) konnte nachweisen, dass die Natrium-Kalium-Pumpe der Chondrozytenmembran unmittelbar auf hydrostatische Druckveränderungen reagiert.

Auch Dehnungs- und Scherbelastungen verändern die Durchlässigkeit von Chondrozytenmembranen. Mechanische Dehnung, Schwellung und Flüssig-

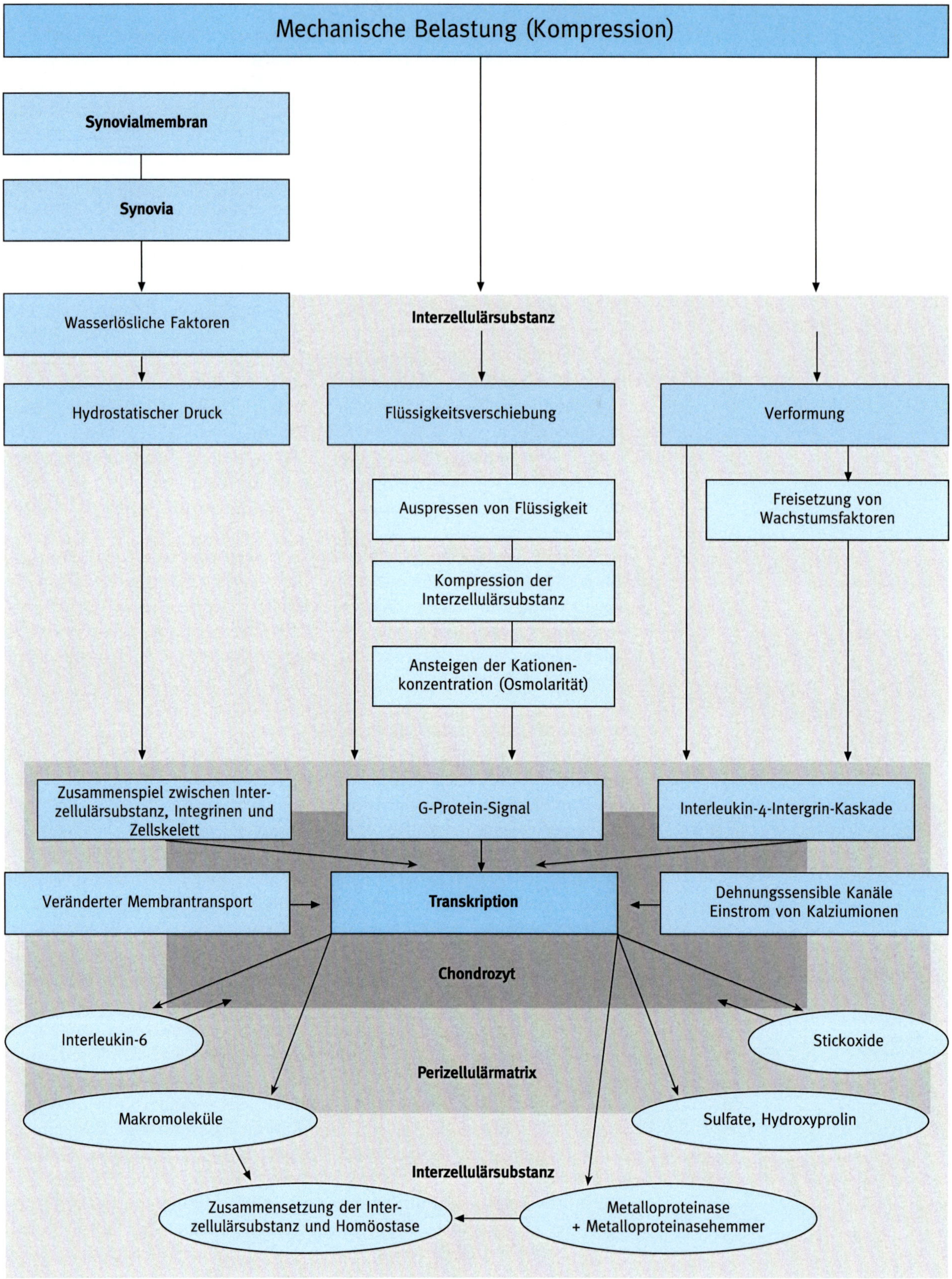
Mechanische Belastung (Kompression)
Synovialmembran
Synovia
Wasserlösliche Faktoren
Interzellulärsubstanz
Hydrostatischer Druck
Flüssigkeitsverschiebung
Verformung
Auspressen von Flüssigkeit
Freisetzung von Wachstumsfaktoren
Kompression der Interzellulärsubstanz
Ansteigen der Kationenkonzentration (Osmolarität)
Zusammenspiel zwischen Interzellulärsubstanz, Integrinen und Zellskelett
G-Protein-Signal
Interleukin-4-Intergrin-Kaskade
Veränderter Membrantransport
Transkription
Dehnungssensible Kanäle Einstrom von Kalziumionen
Chondrozyt
Interleukin-6
Stickoxide
Perizellulärmatrix
Makromoleküle
Sulfate, Hydroxyprolin
Interzellulärsubstanz
Zusammensetzung der Interzellulärsubstanz und Homöostase
Metalloproteinase + Metalloproteinasehemmer

keitsverschiebungen führen zur Öffnung dehnungssensibler Ionenkanäle, wodurch sich die Kalziumionenkonzentration in der Zelle erhöht.

Auf welche Weise Veränderungen des Zellplasmas Anlass zu Veränderungen der Stoffwechselaktivität geben, ist noch weitgehend ungeklärt (Urban, 2000). Sicher ist nur, dass die Aktivierung der Transkription beeinflusst wird und dass beispielsweise die Gene für Interleukin-4, Interleukin-6, Stickoxid und Prostaglandin E2 durch mechanische Belastungen über- oder unterreguliert werden.

Intermittierende Kompressionen gesunder Knorpelzellen hemmen die Synthese von Stickoxid und Prostaglandin E(2), die beide die Aktivität von Interleukin-1-β verstärken, das seinerseits den Chondrozytenabbau beschleunigt (Chowdhury et al., 2001; ☞ *oben, Graphik Mechanotransduktion*).

Verhalten bei Zugbelastung

Das infolge inter- und intramolekulärer Querverbindungen der Kollagenfasern entstandene Netzwerk verleiht dem Knorpel eine Zugfestigkeit, die in der Zona superficialis zwar stärker ausgeprägt ist als in den darunter liegenden Schichten (Mow und Rosenwasser, 1991), insgesamt aber viel schwächer ist als beispielsweise in Sehnen und Bändern.

Dieses Kollagennetz, das sich auch unbelastet immer unter einer gewissen Spannung befindet, wird dem osmotischen Schwellungsdruck widerstehen, der durch die Verbindung beweglicher Kationen wie Na^+ und Ca^{2+} mit negativ geladenen Gruppen auf den Glykosaminoglykanen entsteht.

Akizuki et al. (1986) errechneten, dass bei 15% ein Gleichgewicht zwischen Dehnung und Verlagerung erreicht wird, wobei der innere Elastizitätsmodulus weniger als 30 Mpa betrug. Bestimmte, ständig belastete Abschnitte des Kniegelenkknorpels wie der distale Anteil des Femurkondylus, sind zäher als beispielsweise der hintere Anteil des Femurkondylus. Der Elastizitätsmodulus des Knorpels arthrotischer Gelenke ist kleiner als 2 Mpa.

Durchbohrt man Knorpelgewebe mit einem kleinen, gekrümmten Priem, dann entstehen im Gewebe schmale, längliche Risse (*engl.* split lines), die in unterschiedliche Richtungen ausstrahlen. Obwohl die Kollagenfasern der oberflächlichen Knorpelschicht nicht einheitlich ausgerichtet sind, könnten die Risse parallel zur Richtung der größten Zugfestigkeit verlaufen (☞ *Abb. 9.8*).

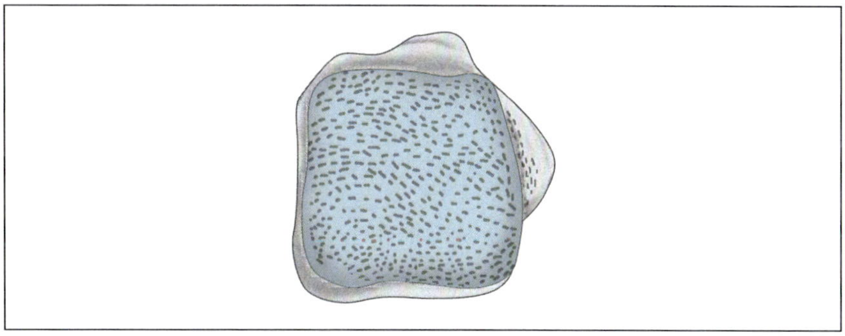

Abb. 9.8: Split Lines
Linke Trochlea tali von oben. Die Linien entstanden dort, wo der Knorpel mit einer mit Tinte versehenen, stumpfen Nadel angebohrt wurde (nach: Soames, 1995)

Die Belastungs-Deformations-Kurve von Knorpel hat die gleiche Form, jedoch andere Werte als andere kollagenreiche Strukturen (Sehnen, Ligamente). So treten Rupturen bei Dehnungen zwischen 30% und 120% auf, wobei in den tieferen Knorpelschichten die höheren Werte gemessen werden.

Verhalten bei Druckbelastung

Kompressionen verringern den Durchmesser der Poren. Bei zunehmendem Druck sinkt also die Durchlässigkeit des Gewebes und nimmt die Reibung zwischen Flüssigkeit und Poren zu. Da die austretende Flüssigkeit durch zunehmenden Druck zunehmend am Austritt gehindert wird, entsteht automatisch ein Feedbackmechanismus, und der Druckwiderstand nimmt zu.

Der hydrostatische Druck in der einer starken Reibung unterworfenen Flüssigkeit steigt bei Kompression an, wodurch der Knorpel vor dem Austritt von Wasser zunächst anschwillt (Carter und Wong, 1988).

Während normaler Druckbelastungen wird die Knorpeloberfläche durch die Bewegung der Flüssigkeit über die miteinander verbundenen Poren zusammengepresst, und ein Teil der Flüssigkeit wird zwischen den artikulierenden Gelenkflächen austreten. Durch rasche Wiederaufnahme des noch vorhandenen Wassers normalisiert sich die örtliche Knorpelspannung wieder (Spannung-Relaxation). Dieser Vorgang kann so rasch verlaufen, dass die Spannung innerhalb von zwei bis fünf Sekunden auf 63 % des Ausgangswertes absinkt.

Chondrozyten

Je nach Art der Belastung (statisch oder dynamisch) und je nach Häufigkeit der relativen Deformation reagieren die Chondrozyten unterschiedlich (Gray, 1988; Sah, 1989; Urban, 1994; Kim, 1995; Bachrach et al., 1995; Buschmann et al., 1996; Lee, 1998).

Einerseits werden die Zellen wirklich verformt, andererseits besitzen sie die Fähigkeit, mechanische Belastungen über chemische „Fühler“ zu spüren und in eine chemische Reaktion um zu setzen (Mechanotransduktion; Guilak, 1995; Buschmann et al., 1996; Guilak, 2000).

Bei Formveränderungen der Interzellulärsubstanz ändern sich auch die Höhe, das Volumen und die Form der Chondrozyten und ihrer Zellkerne. Die Knorpelzelle verhält sich dabei ähnlich wie eine viskös-elastische Substanz, deren Viskosität allerdings weit unter der der Perizellulärmatrix liegt. Die Formveränderungen der Zelle unterliegt der Kontrolle des Zellskeletts und der viskös-elastischen Eigenschaften des Zellkerns (Guilak, 2000).

Einfache Knorpelkompression führt zu Dehnungs-, Kompressions- und Scherbelastungen und zu einem Ansteigen des Flüssigkeitsdrucks in der Zelle (Guilak und Mow, 2000).

Stimuliert man Chondrozyten in vitro mittels intermittierender mechanischer Kompression (Druckkammer, Überdruck: 1 bar) und einer Verformung von 3.200 Mikrostrains (1 Mikrostrain = 1 Millionstel Strain, gibt das Ausmaß der Verformung wieder), dann verändert die Zelle ihr Membranpotential. Dabei ist wichtig, mit welcher Frequenz stimuliert wird. Eine zwanzigminütige Stimulation mit einer Frequenz von 0,33 Hz (zwei Sekunden Stimulation, eine Sekunde keine Stimulation) bei einer Temperatur von 37 °C führt in gesundem Knorpel zu einer Hyperpolarisation der Chondrozytenmembran. Diese entsteht infolge der Wirkung von Integrin, wobei das Aktinskelett der Zelle, die dehnungssensiblen Ionenkanäle der Zellmembran sowie eine Aktivierung der Tyrosinkinase ins Spiel kommen. Tyrosinkinase phosphoryliert die Aminosäure Tyrosin zu ATP und einem Restmolekül, wodurch Interleukin-4 freikommt, das anschließend Phospholipase C und Proteinkinase C aktiviert, was wiederum zur kalziumabhängigen Aktivierung von Kaliumkanälen führt. Letztere spielen eine wichtige Rolle bei der Polarisierbarkeit von Zellen und bei der Erzeugung länger anhaltender Hyperpolarisierung sowie langsamer Nachpolarisierung – beides entscheidende Teilprozesse der Nachrichtenübertragung zwischen Zellen. Die Bedeutung der Kanäle für die Chondrozytenfunktion ist jedoch noch ungeklärt. Auf jeden Fall reagiert die Zelle mit Stoffwechselveränderungen (☞ *unten, Extrazellulärraum*).

Chondrozyten in arthrotischem Knorpel depolarisieren (Millward-Sadler et al., 2000). Intermittierende Kompressionen einer künstlichen Interzellulärsubstanz mit 15% Spannungsanstieg und einer Frequenz von 0,3 Hz führten zu Zelldeformationen mit der gleichen Frequenz. Intermittierende Kompressionen bestehen aus einer komprimierenden, deformierenden und einer relaxierenden, reformierenden Phase. Während der Relaxationsphase dieses Zyklus waren die Zellen nicht in der Lage, ganz in ihre ursprüngliche Form zurück zu kehren. Bei intermittierender Kompression während zwanzig Minuten, nicht aber bei Dauerkompression passte sich die Zelle besser an und wurde das Ausmaß der Verformung geringer (Knight et al., 1998).

Extrazellulärraum

Normale tierische Knorpelzellen reagieren auf intermittierende mechanische Belastung und auf hydrostatische Druckveränderungen mit einer Zunahme von Aggrekan-mRNA und der Synthese von Proteoglykan (Steinmeyer et al., 1997; Vahlmu et al., 1998). Bei statischen Belastungen nimmt die Proteoglykansynthese dagegen ab (Guilak et al., 1994).

Eine Stunde nach dem Ende einer zwanzig Minuten währenden, intermittierenden Kompression mit 0,33 Hz hatte die relative Menge Aggrekan-mRNA um 124% zugenommen. Nach 24 Stunden war die Aggrekanmenge wieder auf dem Niveau von vor der Kompression. Gleichzeitig verringerte sich die Menge an Matrixmetalloproteinase-3 (MMP-3)-mRNA um 51%.

Im Gegensatz hierzu zeigen die Chondrozyten in arthrotischem Knorpel keine signifikanten Veränderungen der Aggrekan-mRNA- und MMP-3-mRNA-Konzentrationen. In diesem Vorgang der Mechanotransduktion spielen Integrine, dehnungssensible Ionenkanäle und Interleukin-4 eine Rolle, nicht aber kalziumaktivierte Kaliumkanäle wie bei der Hyperpolarisierung des Chondrozyten (Millward-Sadler, 2000).

Dies erlaubt den vorsichtigen Schluss, dass sich mechanische Kompressionen auf arthrotischen Knorpel anders auswirken als auf gesunden Knorpel. Natürlich geht es hier um In-vitro-Untersuchungen, in denen zwischen den Chondrozyten und der Interzellulärsubstanz keine Interaktionen stattfinden und auch die Organisation des Aktinskeletts der Knorpelzelle verändert sein kann.

In normalem Knorpel löst ein angemessener mechanischer Reiz eine anabolische, knorpelschützende Reaktion des Chondrozyten aus, bei der Integrine und Ionenkanäle einen Membrankomplex bilden und als Mechanotransduktoren fungieren. Unklar ist, ob Chondrozyten in geschädigtem Knorpel einen anderen Stimulus benötigen.

Unbekannt ist auch, bei welchen mechanischen Belastungen lebender Knorpel noch anpassungsfähig ist und wann Überlastung entsteht (Eckstein et al., 2000). Will man also einen Eindruck über das Ausmaß einer Deformierung und die Spannung innerhalb der Interzellulärsubstanz bekommen, dann sind während und nach einer Belastung unbedingt Daten zu erheben, und zwar über den Flüssigkeitsdruck und über die Gewebespannung (Eckstein et al., 2000).

Nach Ateshian et al. (1991) ist vor allem die Gewebespannung und weniger der hydrostatische Flüssigkeitsdruck des Interstitiums für Knorpelschädigungen bei mechanischer Überlastung verantwortlich.

Die entscheidende Frage ist, bei welcher Art von Kompression gleichzeitig der Knorpelstoffwechsel stimuliert und geschädigter Knorpel repariert wird.

Anhand von Experimenten mit Knorpelproben (Black et al., 1979; Mow et al., 1984; Mow et al., 1989; Athanansiou et al., 1991; Goldsmith et al., 1996) und an präparierten Gelenken (Herberhold et al., 1999) wurden zahlreiche Deformationsstudien erstellt.

Lyyra et al. (1999) untersuchten die Elastizität von menschlichem Knieknorpel in vivo. Zum Eindrücken der Knorpeloberfläche wurde dabei ein zylindrisches Messinstrument mit 1 mm Durchmesser verwendet, mit dessen Hilfe der für eine Eindellung von 300 μ notwendige Druck in Newton angegeben wurde. Am zähesten war der Knorpel auf dem lateralen Femurkondylus (5,6 N ±1,2 N), am weichsten auf dem medialen Tibiaplateau (2,4 N ±0,8 N). Im Allgemeinen war der Femurknorpel steifer als der Knorpel von Tibia und Patella.

Im lebenden Gelenk hängt das Ausmaß einer Knorpeldeformation auch von der Gelenkstellung und der Inkongruenz des Gelenks ab (Eckstein et al., 1994). Außerdem ist es wichtig, ob die Belastung statisch oder intermittierend stattfindet. Infolge von Inkongruenz wird sich bei intermittierenden Belastungen das Ausmaß jeder Knorpeldeformation beständig verändern. Bei Dauerbelastung wird nur ein bestimmter Knorpelabschnitt deformiert.

Bei intermittierenden Belastungen nimmt die Belastung stark zu, aber in sehr kurzer Zeit, wodurch sich der Knorpel jeweils regenerieren kann. Statische Belastungen verlaufen weniger steil, dauern aber länger.

Kollagen

Kääb et al. (2000) untersuchten Verformungen am Knorpel des Tibiaplateaus bei statischen Belastungen, die entweder fünf oder dreißig Minuten andauerten.

Während einer halbstündigen starken Belastung wurden die Kollagenfasern stark deformiert und nahm die oberflächliche Schicht der parallel gelagerten Kollagenfasern an Dicke zu. Die Dicke der Knorpelschicht sank auf 54 %. Die Kollagendeformation entstand vorwiegend in der oberflächlichen und der Übergangszone.

Flüssigkeit (Wasser)

Die Anwesenheit von Flüssigkeit im Knorpel bedingt die Existenz einer festen und einer flüssigen Phase. Die feste Phase besteht aus dem Gitterwerk der miteinander vernetzten Kollagenfasern und Proteoglykane.

Theoretisch kommt der flüssigen Phase die Aufgabe zu, die Anfangslast und die Beginnspannung aufzunehmen (Hou et al., 1989).

Während einer Belastung entsteht in der Flüssigkeit nicht sofort eine Bewegung, sondern steigt zunächst der Flüssigkeitsdruck im Interstitium an. Mit dem Beginn der Flüssigkeitsbewegung steigt die Spannung der Interzellulärsubstanz an und nimmt die Spannung der Flüssigkeit ab. Der Vorgang der Belastungsübertragung bildet die Grundlage des zweiphasischen Knorpelverhaltens. Wenn die flüssige Phase 75 % und die feste Phase 25 % der Anfangsbelastung aufnahm, entstand anschließend keine Belastungsübertragung, sondern stellte sich Gleichgewicht ein. In der Untersuchung von Wayne (1995) ist die zeitliche Komponente der Beginnphase und des anschließenden Creep jedoch sehr gering. Das biphasische Verhalten spielt sich innerhalb von 0,1 Sekunden ab, wobei die Anfangsbelastung 10^{-8} und der Creep bis zu 100 Millisekunden dauerte (Wayne, 1995). Das biphasische Verhalten hängt außerdem von der Schmierwirkung des zwischen den Gelenkpartnern befindlichen Gleitfilms (Mow und Rosenwasser, 1991) und der Gewebedurchlässigkeit ab. Je geringer die Gewebedurchlässigkeit ist, umso träger kommt die Flüssigkeitsbewegung in Gang, wodurch bei Belastung ein höherer Flüssigkeitsdruck und somit ein besser Schutz der festen Phase entsteht.

Zur Ermittlung der Knorpeldeformation wird vor und nach der mechanischen Belastung das Gesamtvolumen des Knorpels mittels Kernspintomographie festgelegt (Eckstein et al., 1998a).

Die Verformung des patellaren Knorpels betrug nach 50 Kniebeugen 2,4-8,6 % und nach 100 Kniebeugen 2,4-8,5 % (Eckstein et al., 1994). Außerdem zeigte sich, dass bereits nach 30 Kniebeugen die Deformation erreicht war, die auch nach 50 und 100 Kniebeugen ermittelt wurde (Eckstein et al., 1998b; Eckstein et al., 1999). Der Volumenverlust stabilisierte sich also sehr rasch. Die Knorpeldeformation nach mehrmaliger Wiederholung von 50 Kniebeugen mit jeweils 15 Minuten Pause betrug nicht mehr als 6 % (Eckstein et al., 1999).

Nach 100 Kniebeugen benötigte der Knorpel zur Wiederherstellung 90 Minuten. Während der Relaxationszeit betrug die Flüssigkeitsbewegung 1,1-3,5 mm^3 je Minute oder 0,08-0,22 mm^3 je Quadratzentimeter Gelenkoberfläche. Diese gefundenen Werte hängen signifikant mit dem Ausmaß an Knorpeldegeneration zusammen (Eckstein et al., 1994).

Eckstein et al. (1999) fanden zehn Minuten nach Beendigung intermittierender Kniebeugen noch keine Wiederherstellung der ursprünglichen Knorpeldicke. Auch hier fand der Knorpel erst nach 90 Minuten wieder zu seinem ursprünglichen Umfang zurück, wobei die Regenerierung konstant verlief.

In einer anderen Studie (Eckstein et al., 2000) mussten die Probanden zunächst eine Stunde ruhen und belasteten dann 60 Sekunden lang mit 30 Kniebeugen bis 120°. Nach einer weiteren Ruhestunde mussten de Teilnehmer 20 Sekunden lang in 90° Kniebeuge verharren, wobei der Rücken zur Erhaltung einer isometrischen Quadrizepsspannung an einer Wand lehnte. Nach weiteren 90 Sekunden wurde eine Kernspinaufnahme gemacht.

Die intermittierende Übung erzeugte eine Volumenreduktion des Patellarknorpels von 3,67-3,46 ml (5,9 %) mit einem Minimum von 2,9 % und einem Maximum von 9,6 %. Die Knorpeldicke nahm von 5,52 auf 5,36 mm (2,8 %) ab, mit einem Minimum von 0,8 % und einem Maximum von 7,4 %.

Die Dauerbelastung erzeugte eine Volumenabnahme von 3,68-3,51 ml (4,7 %), mit einem Minimum von 2,4 % und einem Maximum von 6,5 %. Die Knorpeldicke verringerte sich von 5,53 auf 5,26 mm (4,9 %), mit einem Minimum von 3,1 % und einem Maximum von 6,9 %.

Die stärkste Deformation entstand im zentralen Abschnitt der lateralen Knorpelfläche, wo der Knorpel am dicksten ist.

Wegen der Nichteindrückbarkeit der festen Phase (Mow et al., 1984; Mow et al., 1992, 1997; Bachrach et al., 1998) geht der Volumenverlust ganz zu Lasten der flüssigen Phase (70 % des Knorpels besteht aus Wasser) (Mow et al., 1992).

Der Volumenverlust ist nach einer intermittierenden Belastung stärker als nach einer statischen Belastung, jedoch ist der Unterschied in Knorpeldicke nach einer statischen Belastung größer als nach einer intermittierenden Belastung. Größere Verformung bedeutet schnellere Regeneration.

Das Ausmaß der Verformung wird also eher von den individuellen Knorpeleigenschaften als von der Art der Belastung bestimmt.

Verhalten bei Scherbelastung

Eine mögliche Ursache von Arthrosen ist ein unzureichender hydrostatischer Druckaufbau während intermittierender Kompressionen in Kombination mit erhöhter Einwirkung von Scherkräften, beispielsweise bei Schlaffheit des Kapsel-Band-Apparats (Lane Smith, 2000).

Scherbelastungen erzeugen im Knorpel keine Flüssigkeitsbewegung, wodurch seine Reaktion ganz von intrinsischen Eigenschaften abhängt. Reine Scherkräfte führen nicht zur Erhöhung des hydrostatischen Drucks (Lane Smith, 2000), wodurch das Knorpelvolumen schrumpft und an der Knorpeloberfläche eine Zugbelastung auftritt. Die Kollagenfibrillen bilden demnach die wichtigste Widerstandslinie gegen Scherkräfte.

Unkomprimiert erzeugt die Drehung eines kleinen Zylinders aus Knorpelgewebe gegen einen anderen Zylinder nur geringe Reibung.

Flüssigkeits- und druckbedingte Scherkräfte, die auf die Knorpelzelle einwirken, lösen eine Verdopplung der Glykosaminoglykansynthese und eine Verlängerung der Glykosaminoglykanketten aus. Nach 49 und 72 Stunden waren die Zellen schlanker geworden und hatten sich der Richtung der Scherkraft entsprechend ausgerichtet.

Nach 48 Stunden stieg jedoch die Synthese von Prostaglandin E2 um das Zehn- bis Zwanzigfache an. Ferner wurde eine neunfach erhöhte Konzentration an mRNA für Metalloproteinasen festgestellt.

Die Ausschüttung von Interleukin-6-mRNA durch Zellen in arthrotischen Knorpel (nicht in gesundem Knorpel) stieg nach einer vierstündigen Exposition an Scherkräfte um das Vierfache und nach 48 Stunden um das Neun- bis Zehnfache an. Die Produktion von Interleukin-6 in arthrotischen Knorpel hatte nach einer 48 Stunden dauernden Scherbelastung um das Neun- bis Zehnfache zugenommen (Lane Smith, 2000).

Scherkräfte lösen die Synthese von Stickoxide, Phospholipase C sowie eine G-Proteinaktivierung aus, womit die Synthese von Glykosaminoglykan anfänglich gehemmt wird.

Eine intermittierende Flüssigkeitsbewegung von 9,18 und 34 ml/min verursachte eine Zunahme von intrazellulärem Kalzium. Konstante Bewegungen hatten den gleichen Effekt. Die Zunahme der Kalziumkonzentration wurde durch eine Verringerung des extrazellulären Kalziums und die Wirkung eines Ionenkanalhemmers ausgeglichen (Lane Smith, 2000).

Die beschriebenen Zusammenhänge haben keine unmittelbare Konsequenz für die manualtherapeutische Arbeit, sind auch für Nichtbiochemiker nicht in aller Konsequenz verständlich, sondern dienen vor allem dazu, ein Gefühl für die enorme Komplexität des Mechanotransduktionsvorgangs zu vermitteln.

Mechanische Belastungen haben sowohl direkt als auch indirekt Einfluss auf die Membrantransportprozesse des Chondrozyten und damit auf die Ionenkonzentration und die Osmolarität seiner Umgebung. Dies wiederum beeinflusst seinen Stoffwechsel und damit die Zusammensetzung der Interzellulärsubstanz, die wiederum über die Belastbarkeit der in ihr liegenden Chondrozyten entscheidet.

Fest steht, dass mechanische Belastungen einen stark regulierenden Einfluss auf das Verhalten von Knorpelzellen ausüben. Der Chondrozyt unterliegt einer schwindelerregenden Menge mechanischer Signale unterschiedlicher Stärke, Frequenz und Dauer. Wie genau diese von der Zelle integriert werden, ist letztendlich immer noch ungeklärt (Urban, 2000). Auch die Frage, ob mechanische Belastungen das Entstehen von Arthrose begünstigen, kann bis heute nicht beantwortet werden. Sollte die Antwort „ja“ lauten, dann wäre die nächste Frage die nach der richtigen Prävention.

Einfache Aussagen wie „Knorpel dient der Abfederung von Druckkräften, also sind Druckkräfte gut für Knorpel“ rufen angesichts der zahlreichen Fehlerrisiken der Mechanotransduktion beim Biochemiker bestenfalls ein müdes Lächeln hervor.

9.3 Pathologie

Sowohl klinisch auffällige al auch unauffällige Knorpelschädigungen sind häufig. Curl et al. (1997) fanden bei 63 % von 31.516 Kniearthroskopien Knorpelläsionen.

Der natürliche Verlauf von Knorpelschädigungen ist ungeklärt. Herdförmige Läsionen bleiben oft unauffällig. Da es häufig um einen Zufallsbefund während eines diagnostischen Eingriffs geht, was prospektive Studien erschwert, ist nicht bekannt, ob aus einer solchen Läsion schließlich eine Arthrose entstehen kann (Minas, 1999b).

Bei der Hälfte einer Gruppe junger Sportler mit einer Knorpelläsion in einem Gebiet mit Alltagsbelastung hatte sich die Läsion nach 14 Jahren verschlimmert (Messner und Maletius, 1996).

Zur Einteilung von Knorpelschädigungen wird auch heute noch die klassische Einteilung nach Outerbridge (1961) verwendet:

Grad I: Erweichung und Schwellung
Grad II: Fragmentierung und Fissuren
Grad III: wie Grad II, aber Durchmesser größer als 1,27 cm (ein halber Zoll)
Grad IV: Knochengewebe sichtbar

Auf der Grundlage kniearthroskopischer Befunde unterscheiden wir sechs Läsionstypen: *1* linienförmige Fissur, *2* sternförmige Fissur, *3* flächenförmige Abrisse, *4* Krater, *5* Wellen, *6* Degeneration. Die ersten vier Läsionstypen entstehen vorwiegend traumatisch, der fünfte und sechste eher degenerativ (Bauer und Jackson, 1988).

9.3.1 Innere Faktoren

Wie schon beim kollagenhaltigen Gewebe von Gelenkkapsel und Haut entscheiden nicht nur äußere, mechanische Faktoren, sondern auch innere Faktoren über den Stoffwechsel und mögliche pathologische Veränderungen des Gewebes.

Wachstumsfaktoren

Knorpelgewebe befindet sich dann im Zustand der Homöostase, wenn Aufbau und Abbau sich im Gleichgewicht befinden. Einflussfaktoren sind dabei die oben besprochenen Wachstumsfaktoren IGF, FGF und TGF, die Zellteilungen und Synthese von Interzellulärsubstanz auslösen (Matthijs et al., 2000; Buckwalter und Rosenberg, 1982; Buckwalter et al., 1994b; Hildebrand et al., 1994; Hayashi et al., 1996).

In Knorpel ist vor allem das osteogene Protein oder Knochenprotein-2, ein Molekül aus der Gruppe der transformierenden Wachstumsfaktoren (TGF), für die Synthese von Proteoglykan und Typ-II-Kollagen verantwortlich (Sellers et al., 2000).

Eine Arthritis geht mit Knorpelerosionen und Entzündungen der Synovia einher, die heute dem komplexen Zusammenwirken proteolytischer Enzyme zugeschrieben werden, die die Makromoleküle des Knorpels abbrechen (Fernandes et al., 2002).

Von Synoviazellen, Monozyten und Knorpelzellen produzierte Zytokine wie Interleukin-1 und Tumor-Nekrose-Faktor-α lösen eine erhöhte Aktivität der Gene aus, die die Synthese von Metalloproteinase steuern.

Interleukin-1 spielt bei Knorpelzerstörungen im Zusammenhang mit Arthrose und rheumatoider Arthritis eine Schlüsselrolle.

Insbesondere Interleukin-1-α ist eines der wichtigsten katabolisch wirksamen Zytokine. Es ist verantwortlich für die Hemmung der Synthese von Interzellulärsubstanz, und es beschleunigt den Abbauprozess im Knorpel (Aydelotte, 1992; Hauselmann, 1996). Auch die Förderung des Abbaus und die Hemmung des Aufbaus von Proteoglykan geht auf seine Rechnung (Gray et al., 1988; Heinegård und Pimentel, 1992; Hedlund et al., 1994). In der Zwischenwirbelscheibe stimuliert es die Produktion von MMP-3 und Prostaglandin E2 (Buckwalter et al., 1994b).

Auch Interleukin-1-β löst katabolische Aktivitäten der Knorpelzelle aus, wodurch diese beginnt, Stickoxide (NO), Zyklooxygenase (COX-II) und Proteasen wie Stromelysin, Kollagenase und Plasminogenaktivator zu synthetisieren.

Gleichzeitig unterdrückt Interleukin-1 durch die Synthese von Stickoxid die Transkription von Alpha-1-Prokollagen-mRNA und die Synthese von Typ-II-Kollagen und Proteoglykan.

Auf der anderen Seite hemmen Zytokine Syntheseaktivitäten, die den Abbau der Interzellulärsubstanz verhindern sollen, indem sie katabolische Aktivitäten der Knorpelzelle fördern und anabolische Aktivitäten hemmen.

Synoviales Gewebe arthritischer Gelenke besitzt ein relatives Defizit in der Synthese natürlicher Interleukin-1-Rezeptorantagonisten (Il-Ra), was zu einer Überproduktion von Stickoxiden führen kann. Kommt eine erhöhte Synthese von Interleukin-1-Rezeptoren hinzu, wird der Katabolismus im Gewebe weiter verstärkt. Interleukin-1, aber auch TNF-α erhöhen die Konzentration von MMP-3 in humaner Synovia und in der Knorpelzelle.

Die Rolle von TNF-α bei der Entstehung von Arthritis gewinnt an Bedeutung, da Knorpelzellen arthritischer Gelenke signifikant mehr TNF-α-Rezeptoren besitzen und auch mehr TNF-α produziert wird, was den Knorpel für den degenerativen Einfluss des TNF-α besonders anfällig macht.

Darum erscheint es logisch, dass medikamentöse Therapien sich auf die Neutralisierung von Interleukin-1 und TNF-α konzentrieren müssten. Es ist bekannt, dass Interleukin-1-Rezeptorantagonisten und die Neutralisierung von TNF-α ein Fortschreiten des Knorpelabbaus bei Arthrose verhindern können.

Auch TNF-α-Rezeptorenhemmer können die katabolische Wirkung von MMP-3 vermindern. Ebenso die Hemmung des in arthritischem Knorpel vorkommenden Enzyms TNF-α-Konvertase (TACE), das die Aktivität von TNF-α reguliert.

TNF-β und IGF können die chondrozytäre Synthese von Interleukin-1 und TNF-α weiter hemmen.

Interleukin-4, Interleukin-10 und Interleukin-13 haben entzündungshemmende Eigenschaften. Interleukin-4 und Interleukin-10 haben in arthrotischem Gewebe auf die Synthese von TNF-α und Interleukin-β einen ähnlichen Effekt wie Dexamethason. Interleukin-13 hemmt die von Lipopolysacchariden und nicht von Zellen der entzündeten Synovia ausgelöste monozytäre TNF-α-Herstellung im Blut. Einerseits hemmt Interleukin-13 die Produktion der entzündungsfördernden Zytokine in Monozyten, Makrophagen, B-Zellen, Killerzellen und Endothelzellen. Andererseits beschleunigt es die Herstellung von Interleukin-1-Rezeptorantagonisten.

Medikamentöse Therapien können dort angreifen, wo Zytokine die MMP-3-Synthese anregen, und damit einen Beitrag zur Behandlung von Arthritiden leisten. Dabei haben die Hemmung der Interleukin-1-Aktivität und die Unterbrechung des arthrotischen Prozesses Vorrang. In mehreren Studien an Hunden und Kaninchen konnten Fernandes et al. (2002) zeigen, dass intraartikuläre Injektionen mit Interleukin-1-Rezeptorantagonisten-Gen das Tempo des arthritisbedingten Knorpelabbaus vermindern.

Genetische Faktoren

Durch die rasch zunehmende Kenntnis des menschlichen Erbguts, das aus fast drei Milliarden DNA-Basen besteht, wissen wir, dass die Entstehung von Gelenkerkrankungen von punktförmigen, chromosomalen Abweichungen und möglichen Interaktionen mit der Umgebung begünstigt und in ihrer Ausprägung bestimmt werden können. Insbesondere wurde untersucht, welche genetischen Einflüsse die Entstehung von Arthrosen begünstigen, die man bislang immer nur mechanischer Belastung zugeschrieben hatte (Lohmander, 2002).

9.3.2 Äußere Faktoren

Zwei Typen äußerer Einwirkung können zu Schädigungen des Knorpels und des Knochens führen. Dabei geht es zum Einen um den Verlust von Molekülen in der Interzellulärsubstanz ohne gleichzeitige mechanische Schädigung des Kollagennetzes und der Zellen und zum Anderen um Schäden am Kollagennetzwerk und den Zellen.

Schäden des ersten Typs treten vor allem infolge traumatischer oder chirurgischer Ereignisse auf, die die Synovialmembran beschädigen, aber auch nach Infektionen und anderen Entzündungen, langer Immobilisierung und bestimmten Entzündungshemmern. Medikamentöse Gelenkspülungen können den Abbau der Makromoleküle, insbesondere der Proteoglykane, beschleunigen oder deren Aufbau hemmen. Da der Chondrozyt beim Aufbau und Abbau der Proteoglykane sehr aktiv ist, lassen sich solche Schäden relativ schnell reparieren. Dabei dürfen die Proteoglykanverluste allerdings die rasche Proteoglykansynthese nicht übersteigen, und auch das Kollagennetz muss unversehrt sein (Buckwalter et al., 1991b).

Schäden des zweiten Typs entstehen infolge stumpfer Traumen, penetrierender Wunden, starker Reibung und sehr hohen Drucks. Sie führen zur mechanischen Zerstörung der Zellen und zum Zerbrechen der Interzellulärsubstanz. Dabei ist wichtig, wie groß und tief die Läsion ist und welche Knorpel- und Knochenschichten genau betroffen sind.

Das Lebensalter entscheidet mit darüber, ob Traumen eher zu Knorpel- oder zu Knochenschädigungen führen. Erwachsene erleiden eher Knorpelschäden, Jugendliche eher Knochenschäden.

Langsam setzt sich die Erkenntnis durch, dass auch Traumen ohne unmittelbare mechanische Schädigung längerfristig Knorpeldegenerationen auslösen können. Dabei schwillt das Knorpelgewebe an, die Kollagenfibrillen werden dicker und das Mengenverhältnis zwischen Kollagen und Proteoglykan verschiebt sich.

Bei Buckwalter et al. (1991a, 2002) finden wir eine Übersicht sport- und arbeitsbedingter Knorpelschäden infolge akuter und chronischer mechanischer Belastungen wie Kompressionen und Torsionen, die mit Schmerzen, Funktionsstörungen und Schwellung einhergehen. Dabei unterscheiden wir drei Kategorien:

Kategorie 1: Schädigung des Gewebes ohne sichtbare Unterbrechung der Gelenkoberfläche, jedoch mit Interzellulär- und Zellschäden, subchondralen Knochenschäden (Buckwalter, 2002) und horizontalen Rissen im Bereich der Tidemark (Franz et al., 2001) (☞ *dort*).

Vorausgesetzt die Gelenkoberfläche wird gegen weiteren Schaden geschützt, ist das Gelenk meist selbst in der Lage, die inneren Schäden bei intakter Gelenkoberfläche zu heilen. So lange genug lebende Zellen vorhanden sind, heilen Interzellulär- und Zellschäden spontan ab. Nicht bekannt ist, ob dabei auch Zellteilungen auftreten. Klinisch fällt höchstens Schmerz auf. Schädigungen dieser Art sind mit bildgebenden Verfahren nicht auszumachen, es sei denn, ein Knochenmarködem liegt vor. Arthroskopisch ist die Knorpeloberfläche intakt, der Knorpel ist jedoch weicher als gewöhnlich und möglicherweise weniger elastisch (Noyes und Stabler, 1989). Dieses Bild wird auch als Chondromalazie bezeichnet.

Kategorie 2: Sichtbare Unterbrechung der Gelenkoberfläche. Im Knorpel zeigen sich Fissuren und/oder größere Abrisse (*engl.* flaptears).

Die Unterbrechung der Gelenkoberfläche führt zwar zu einer Zunahme der chondrozytären Syntheseaktivität, jedoch selten zur Reparatur des Gewebes. Knorpelläsionen dieser Art gehen mit Schmerzen, Schwellung und anderen Entzündungszeichen einher. Die Entzündungsreaktion hat jedoch keine heilende Funktion. Es bildet sich kein Fibrinteppich. Statt dessen bestehen eine verstärkte Synthese von Makromolekülen und Zellteilungen. Die Unterbrechung der Oberfläche schließt sich jedoch nicht, und kurz nach der Verletzung geht die Gewebeaktivität zurück.

Kategorie 3: Sichtbare Unterbrechung der Gelenkoberfläche, die sich bis in den Knochen erstreckt.

Diese Art der Verletzung löst im Knorpel und im Knochen Reparaturaktivitäten aus, führt aber selten zur Wiederherstellung der ursprünglichen Situation. Die Symptome können denen bei Knorpelläsionen gleichen, jedoch entstehen auch Blutungen, und Fibrin lagert sich ab. Die Entzündungsreaktion führt zur Invasion von Zellen und zur Bildung neuen Knochen- und Knorpelgewebes. Wichtig ist, ob Blutplättchen und Knochenmark die Heilung fördernde Stoffe freisetzen, wobei auch Wachstumsfaktoren und Zytokine wieder eine Rolle spielen.

Zytokine sind kleine Eiweiße, die die Wanderung, die Teilung, die Differenzierung von Zellen und die Synthese von Interzellulärsubstanz beeinflussen.

TGF-β, PDGF, IGF-1 und IGF-2 aktivieren insbesondere undifferenzierte Mesenchymzellen im Gerinnungspfropfen, die ihrerseits neue Interzellulärsubstanz generieren. Zwei Wochen später sind diese zu erwachsenen Chondrozyten ausgereift, die fortan vorwiegend Typ-II-Kollagen und Proteoglykan synthetisieren. Nach etwa acht Wochen existiert wieder Knorpelgewebe, das sich vom ursprünglichen Knorpel jedoch in Typ und Konzentration der Makromoleküle unterscheidet. Rein hyaliner Knorpel oder reiner Faserknorpel entsteht jetzt nicht mehr. Statt dessen entsteht eine Interzellulärsubstanz, die reich an Proteoglykan, Typ-I-Kollagen, Typ-II-Kollagen und nicht-kollagenen Eiweißen ist und in der sich zahlreiche Zellen befinden, die Knorpelzellen ähnlich sind. Verletzungen des subchondralen Knochengewebes lösen also einen Reparationsvorgang aus, der nach sechs bis acht Wochen zur Schließung des Defekts zunächst mit Faserknorpel-ähnlichem Gewebe führt.

Nach einem Jahr ist dieses wieder verschwunden und hat einem Gewebe Platz gemacht, das hauptsächlich aus Fibroblasten besteht, die die Interzellulärsubstanz mit Typ-I-Kollagen versorgen. Dieses faserreiche Gewebe ist den Ansprüchen, die an gesundes Knorpelgewebe gestellt werden, nicht gewachsen.

In allen drei beschriebenen Varianten besteht das Risiko einer weiteren Knorpeldegeneration (Buckwalter, 2002). Patienten, bei denen anlässlich einer vorderen Kreuzbandoperation zwischen 0,5 cm^2 und 6,5 cm^2 große Knorpelschäden 3. oder 4. Grades festgestellt wurden (nach Outerbridge), waren anschließend zu normalen Belastungen in der Lage. Bei einer Befragung nach 8,7 Jahren von 80 % der Gruppe mit Knorpelschädigung ergab sich kein Zusammenhang zwischen der Größe der Knorpelläsion und möglichen Kniebeschwerden. Jedoch wurde ein subjektiv schlechterer Zustand des Knies angegeben als in einer Gruppe operierter Patienten ohne Knorpelläsion. In beiden Gruppen waren 80 % der Patienten in der Lage, während rekreativer Sportausübung Sprung-, Dreh- und Torsionsbewegungen auszuführen (Shelbourne et al., 2003).

Eine Operation macht nur dann Sinn, wenn der Typ der Schädigung feststeht und wenn ein natürlicher Verlauf eine schlechtere Prognose hätte als eine Operation.

Heute greift man immer häufiger zu Transplantationstechniken wie beispielsweise Weichteil- oder Zelltransplantaten, osteochondralen Autografts oder Allografts sowie Einpflanzen künstlicher Interzellulärsubstanz mit Wachstumsfaktoren (Buckwalter, 2002; ☞ *Behandlung*).

9.3.3 Schlussfolgerung

Gesunder Knorpel, aber auch erkrankter Knorpel brauchen mechanische Belastungen. Letzterer aber nur, so lange der Druck keine übermäßigen Deformationen des Knorpels und der Zellen verursacht.

9.3.4 Überlastung und verschleißbedingte Funktionsstörung

Unter Verschleiß versteht man einen Prozess, bei dem von der Oberfläche eines festen Stoffes, bedingt durch chemische oder mechanische Einwirkung, Material abgetragen wird. Mechanisch können Kompressions-, Scher- oder Torsionskräfte die Ursache sein.

Offensichtlich führen weder durchschnittliche noch extreme Langlaufbelastungen im gesunden Gelenk von Mensch und Tier zu Knorpeldegenerationen. Gesunde Gelenke zeichnen sich aus durch normale Gelenkflächen, Passform, Stabilität, Nervenversorgung und Muskelkontrolle (Buckwalter et al., 1994b; Buckwalter, 1995b; Buckwalter, 1996a).

Intermittierende Belastungen aktivieren die Synthese von Interzellulärsubstanz. Lang andauernde statische Belastung, aber auch das Fehlen von Belastung oder Bewegung scheint die Produktion von Interzellulärsubstanz zu hemmen (Buckwalter, 1995a).

Trotz der Bedeutung regelmäßiger Belastungen für die Gesundheit des Knorpelgewebes, scheinen bestimmte Formen arbeits- oder sportbedingter intermittierender Kompressionen zum Gewebeverschleiß beizutragen (Buckwalter und Lane, 1996).

Das Motto „Knorpel ist zur Abfederung von Druckkräften geschaffen und muss darum belastet werden“ wäre etwas zu einfach. Insbesondere rasch ansteigender Druck und Torsionskräfte können zu frühen Knorpelschäden führen (Radin und Paul, 1971; Radin et al., 1978; Radin et al., 1984; Radin et al., 1991; Buckwalter et al., 1995a; Radin et al., 1995; Buckwalter und Lane, 1996). Verschleiß entsteht sowohl infolge direkten Kontakts zwischen zwei Oberflächen als auch durch die Verformung einer Oberfläche allein.

Kompression mit Scherbelastung

Wenn sich zwei Oberflächen ohne Schmierung reiben oder gegeneinander gleiten, bleiben sie im Gebiet der größten Reibung aneinander haften. Setzt die Bewegung sich fort, dann können sich Teile der Oberfläche lösen.

Auch ist es möglich, dass die eine Oberfläche härter ist als die andere, oder dass sich zwischen den beiden Oberflächen härtere Partikel befinden, wodurch ein Sandpapiereffekt entsteht.

Kompressions- oder Torsionsbelastung

Immer noch liegen die Ursachen, der natürliche Verlauf und die klinischen Folgen von Schädigungen der Gelenkkontaktflächen teilweise im Dunkeln (Buckwalter, 2002), während gleich zwei Lehrmeinungen einen Erklärungsanspruch für sich einfordern. Zum einen sollen Druckbelastungen dem Gelenk schaden, zum anderen ihm nutzen. Das Gleiche gilt für Separationen. Nur undogmatische Kliniker erkennen jedoch, dass beide Situationen sowohl schädlich als auch nützlich sein können.

Koxarthrosepatienten mit einer lateralen und oberen Subluxation können die Hüfte unter Belastungen, die in Längsrichtung des Oberschenkelhalses einwirken, oft gut und schmerzfrei bewegen. Wendet man jedoch die gleiche Behandlung bei Patienten an, die auch einen Azetabulumvorfall haben, dann werden bei unveränderter Beweglichkeit auch noch Schmerzen auftreten. Mit der Frage, ob Kompressionen dem Knorpel schaden oder nutzen, hat dies nichts zu tun.

Hierbei spielt auch die Geschwindigkeit der Druckzunahme eine wichtige Rolle. Kompressionen verursachen in der Interzellulärsubstanz eine Flüssigkeitsverschiebung, wodurch der Druck auf Knorpel und subchondralen Knochen abgefedert wird (Mow und Rosenwasser 1991).

Bei langsam ansteigendem Druck erlaubt die Flüssigkeitsverschiebung eine Verformung des Knorpels, wodurch der Druck auf das molekulare Netzwerk nachlässt.

Rasch ansteigender Druck belastet die Interzellulärsubstanz stärker. Spitzenbelastungen können zum Einreißen des molekularen Netzwerks und zur Beschädigung von Knorpelzellen führen und die Fähigkeit des Gewebes zur knochenschonenden Abfederung und Druckverteilung übersteigen.

Übertrifft die Geschwindigkeit, mit der eine Belastung ansteigt, die Kontraktionsgeschwindigkeit der Muskulatur, dann fällt auch dieser Schutzfaktor weg. Plötzlich und unerwartet auftretende Kompressionen erzeugen also eine verstärkte Belastung der Gelenkkontaktflächen. Es kommt sogar vor, dass bei einem Unfall Knorpel und Knochen, nicht aber die Oberfläche beschädigt werden. Typ und Ausmaß solcher schädlicher Belastungen sind jedoch nach wie vor unbekannt oder anders ausgedrückt: Welche Belastung physiologisch ist und welche nicht, ist nicht leicht zu beantworten.

Die Kompression von Knorpelgewebe verursacht in der Mitte der belasteten Zone einen Druck, der auf den elektrochemischen Gegendruck der Aggrekane stößt. Gleichzeitig entsteht am Rand der belasteten Zone eine Ausbuchtung, die zur Dehnung des Kollagennetzes führt (Loening et al., 2000).

Einmalige akute Druckbelastung

Am Rande eines komprimierten Gebietes, der etwa ein Fünftel des Radius ausmacht, entsteht eine Dehnungsbelastung im Winkel von 45° zur Oberfläche. Gleichzeitig entstehen parallel und senkrecht zur Oberfläche starke Scherkräfte. Diesen Randbelastungen wird eine Rolle bei der Entstehung von Arthrosen zugeschrieben (Wayne, 1995).

Um die Zona calcificata des Patellarknorpels zu spalten und Fissuren bis in die Zona transitoria oder superficialis zu erzeugen, ist bei Hunden eine einzige plötzliche Belastung von mindestens 2.170 N notwendig. Bei Menschen werden 25 N/mm^2 (25 Mpa) erwähnt, ohne dass Knorpelläsionen auftreten (Repo et al., 1977).

Bei 90° Kniebeugung verursachen 50 % einer zur Patellasprengung notwendigen Kraft bereits eine größere Belastung in einer Zone, die etwa 20 % der gesamten Gelenkoberfläche beträgt. Demnach können Knorpelschädigungen durch Belastungen hervorgerufen werden, die noch keine Patellafraktur bewirken.

Knorpelläsionen entstehen häufig im Zusammenhang mit anderen Gelenkverletzungen. Indelicato und Bittar (1985) stellten fest, dass bei 23 % aller akuten vorderen Kreuzbandrupturen auch eine osteochondrale Schädigung bestand. In den letzten Jahren hat auch das kernspintomographisch sichtbare Phänomen der Knochenblutung (*engl.* bone bruise) eine größere Bedeutung erlangt, bei der Mikrofrakturen der Knochenbälkchen und später Osteozytennekrose auftreten. Fowler (1994) fand bei 70 %-80 % aller Kreuzbandrupturen solche Knochenläsionen (16 Patienten mit vorderer Kreuzbandruptur). Nach sechs Wochen waren die Mikrofrakturen verschwunden. Statt dessen war eine osteochondrale Fraktur zu sehen (Lahm et al., 1998). Johnson et al. (1998) fanden im Knorpel, der den beschädigten Knochen bedeckte, strukturelle Veränderungen wie Erweichung, Fissuren und Brüche. Auch konnten histologische Abweichungen wie Chondrozytenabbau und Proteoglykanverlust festgestellt werden.

Mechanische Knorpelverletzungen – entweder durch eine einzige Kompression (30 % Deformation während 500 ms), Dauerkompression (20 Mpa während 96 Stunden), direkten Schlag auf den Knochen (3 kg aus 50 cm Höhe) oder durch osteochondrale Penetration – führen allesamt zum Absterben von Zellen. In menschlichen Knorpelpräparaten betrug der Zellverlust 96 Stunden nach einer einzigen Kompression 32 % gegenüber 9,1 % in einer Kontrollgruppe. Dauerkompression bei intaktem Knochengewebe führte in menschlichem Knorpel zu 15 % und beim Kaninchen zu 11 % Zellverlust. War außer intaktem Knorpel auch intaktes Knochengewebe vorhanden, dann war der Zellverlust geringer als bei intaktem Knorpel allein. Nach Durchbohrung von Knorpel und Knochen betrug der Zellverlust in dem umringenden Knorpel 24 % gegenüber 9 % in der Kontrollgruppe und innerhalb eines Radius von 0,5 mm um die Bohröffnung sogar 55 %. Auch mehr als 2 mm entfernt fand noch Zelltod statt. Belastungen durch direkten Schlag auf den Knochen führten zu 11 % Zellverlust gegenüber weniger als 1 % in der Kontrollgruppe (D'Lima et al., 2001a). Außerdem wurde vermehrt Proteoglykan ausgeschüttet (Hinweis auf Schädigung der Interzellulärsubstanz). Beide Effekte korrelieren sowohl miteinander als auch mit der Schwere der Belastung, was einen Zusammenhang zwischen Zelltod und Verlust von Interzellulärsubstanz nach mechanischen Verletzungen vermuten lässt. Infolge der Abwesenheit von Makrophagen werden abgestorbene Zellen und Zelldebris nicht entfernt, was selbst wiederum zu einer Verschlimmerung der Knorpelschädigung führen und die Heilung nachteilig beeinflussen könnte. Der Umfang des Zellverlustes bei Arthrose hängt wahrscheinlich mit dem Ausmaß der arthrotischen Veränderungen zusammen.

Loening et al. (2000) setzen Knorpelscheiben von Kälbern mit einer Dicke von 1 mm und einem Durchmesser von 3 mm nach Entfernung der oberflächlichen Schicht sechs Zyklen mit zunehmender Kompression aus. Dabei stieg der Druck von 4 Mpa auf 25 Mpa (4 N/mm^2 – 25 N/mm^2) an, bis man eine maximale Deformation von 30 %-50 % erreicht wurde, die man fünf Minuten lang in Stand hielt. Anschließend konnte der Knorpel sich 25 Minuten lang erholen. Anschließend fiel eine große Anzahl abgestorbener Zellkerne auf (50 % bei 20 Mpa). Aber auch bereits ein Druck von 4,5 Mpa (4,5 N/mm^2 = etwa 480 g/mm^2) hatte im Vergleich zur Kontrollgruppe die doppelte Anzahl abgestorbener Zellkerne zur Folge. Das bedeutet, dass dieses Druckniveau für eine kleinere Gruppe von Chondrozyten schädlich war und den Beginn des Interzellulärschadens auslöste. Zelltod trat bereits nach drei Stunden auf, erreichte aber erst 24 Stunden nach dem Kompressionstest seinen Höhepunkt, was als Hinweis auf eine biochemische Ursache zu deuten ist.

Bei intermittierenden Kompressionen mit Frequenzen von 0,01 Hz, 0,03 Hz, 0,1 Hz, 0,3 Hz und 1 Hz fand sich bereits bei 7 Mpa eine verringerte Elastizität, die sich bis 24 Mpa um das Siebenfache verringerte. Kompression bis zu 8,5 Mpa erzeugte keine Schwellung. Kompressionen mit 13 Mpa und 17 Mpa führten innerhalb von 24 Stunden zu Schwellungen. Bei diesen Druckniveaus, aber auch bei 6 Mpa wurde innerhalb der ersten drei Tage jeweils sulfatidiertes Glykosaminoglykan ausgeschüttet, was auf interzelluläre Schädigung weist. Die Ausschüttung normalisierte sich nach vier Tagen wieder. Kompressionen von 20 Mpa führten vier Tage später zur Ausschüttung von Stickoxid.

Das Auftreten von Schäden im unmittelbaren Anschluss an Kompressionen von 7 Mpa und 12 Mpa beweist, dass hier eine direkte mechanische Kollagenschädigung und keine metabolische Störung vorliegt, die für eine schädliche Wirkung mehr Zeit benötigen würde. Da das Kollagen dem Schwellungsdruck der Proteoglykane nicht mehr widerstehen kann, sind hiermit auch die Schwellung und die Ausschüttung von Proteoglykan erklärt. Insgesamt erhöht sich die Durchlässigkeit, wodurch die Flüssigkeitsverschiebung zunimmt, was die Kaskade des Gewebeverfalls in Gang setzt. Ein erhöhtes Zellsterben begrenzt natürlich die Möglichkeit der restlichen Chondrozyten, das Gewebe zu reparieren.

Die genaue Ursache dieses Vorgangs, wenn er in gesundem Knorpel vorkommt, ist im Übrigen noch unklar, jedoch spielen offensichtlich Matrixmetalloproteinasen eine Rolle.

Es gibt erste Erfolge bei dem Versuch, den Zellverfall, der durch eine Kaskade aspartatspezifischer Cysteinproteasen entsteht, medikamentös aufzuhalten. Z-VAD.fmk ist ein zelldurchlässiger Fluoromethylketonkörper und ein Hemmer der aspartatspezifischen Cysteinproteasen. Er verringert in menschlichem und in Rinderknorpel den Zellverfall nach schädlichen Kompressionen sowie die Ausschüttung von Glykosaminoglykan. Ferner können IGF-1 und Dexamethason den Chondrozyten vor den Folgen einer mechanischen Läsion schützen (D'Lima et al., 2001b).

Wiederholte akute Kompressionen

Die kumulative Belastung des Knorpels hängt nicht nur von der Amplitude, sondern auch von der Frequenz der Kompressionen ab. Schädigungen fallen im Allgemeinen nach 100 Kompressionen geringer aus als nach 10.000 Kompressionen. Rasch aufeinander folgende, hohe Druckeinwirkungen führen zu einer unvollständigen Rückbewegung der sich verschiebenden Flüssigkeit, wodurch die Spannung im Knorpel chronisch ansteigt und auf die Dauer das Netzwerk der Makromoleküle schädigt. Da die Rückverlagerung der Flüssigkeit innerhalb von zwei bis fünf Sekunden stattfindet, führt ein erneuter Druckimpuls innerhalb dieser Zeit zu einer dauerhaften Spannungszunahme im Gewebe. Kurz gesagt, kann eine Frequenz zwischen 0,5 und 0,2 Hz die Spannung im Gewebe erhöhen.

Es hat den Anschein, dass diese Art von Belastung in der Lage ist, die Interzellulärsubstanz von der Oberfläche bis in die Zona calcificata senkrecht und schräg zu spalten. Die daraus folgende Degeneration schreitet fort, auch nachdem die Belastung beendet wird (Zimmerman et al., 1988). Chondrozyten gruppieren sich, die Anzahl der Fibrillen nimmt zu, das subchondrale Knochengewebe wird dicker und in die Zona calcificata schießen Gefäße ein (Dekel und Weismann, 1978).

Wiederholte Mikrokompressionen

Ein anderer Verschleißtyp entsteht infolge von Ermüdungsschäden an der Knorpeloberfläche, die nicht durch direkten Gelenkkontakt, sondern durch wiederholte Verformungen ausgelöst wird. Ermüdungsschäden können durch wiederholte kurz andauernde, starke oder durch wiederholte lang andauernde, schwache Belastungen entstehen. Diese werden beide Knorpelphasen belasten und einen wiederholten Spannungsanstieg im Makromolekülnetz sowie eine Hinundherbewegung der Flüssigkeit im belasteten Gebiet erzeugen. Ein hierdurch entstehender Riss des Netzes führt zum Abfließen von Proteoglykan und einem massiven Hinundherschwappen von Flüssigkeit. Ursache und Wirkung dieses Vorgangs können auch umgekehrt verlaufen.

Knorpelscheiben von Kaninchen wurden während 30 Minuten alle fünf Sekunden einer intermittierenden, akuten Belastung von 50 Mpa ausgesetzt. Der Knorpelstoffwechsel änderte sich entweder unmittelbar oder innerhalb von vier Stunden nach der Belastung, und die oberflächliche Schädigung war mit bloßem Auge zu erkennen. Die Schädigung durch akute Kompressionen mit 20 Mpa, 10 Mpa und sogar noch mit 5 Mpa im Sinne einer Knorpelschwellung und eines erhöhten Flüssigkeitseintritts war in den tieferen Schichten zwar geringer, jedoch bestand auch nach zehn Tagen noch ein erhöhtes Flüssigkeitsvolumen und eine erhöhte Konzentration von Fibronektin. Dies alles deutet auf eine Beschädigung des Kollagennetzwerks und der Proteoglykane auf der Ebene der Makromoleküle hin (Farquhar et al., 1996).

Buckwalter (2002) ist der Meinung, dass auch hochfrequent intermittierende, alltägliche Belastungen, die unterhalb der maximalen, schädlichen Belastung liegen, Veränderungen der Interzellulärsubstanz und der Knorpelzellen auslösen können.

Als erstes Anzeichen einer Schädigung kann dabei eine verringerte Anzahl von Aggregaten als Folge eines Ungleichgewichts zwischen Auf- und Abbau der Proteoglykane dienen. Der Aggregatverlust verringert die Elastizität des Knorpels und erhöht seine Durchlässigkeit, wodurch die übrig bleibenden Makromoleküle (Kollagenfasern) stärker belastet werden.

Es entstehen entweder eine Verdrehung der Kollagenfibrillen oder ein Bruch der Verbindungen zwischen den Fibrillen und dem Proteoglykan sowie Interzellulärschwellung und Chondrozytenschäden.

Bis heute ist es nicht möglich, verringerte Proteoglykankonzentrationen oder eine Zunahme des Wassergehalts von Knorpels klinisch zu erkennen. Erst bei der Arthroskopie fallen solche Gebiete bei der Berührung mit dem Haken durch größere Nachgiebigkeit auf.

9.3.5 Unterbelastung und Funktionsstörungen infolge Inaktivität

Geringe, aber auch selten auftretende Belastungen bergen für normalen Knorpel Risiken (Gu und Dai, 1995; Shvetsov und Asonova, 1995). Daher unterscheiden wir drei Formen der Funktionsstörung durch Inaktivität: *1* Immobilisierung ohne Belastung, *2* Immobilisierung mit Belastung, *3* Entlastung mit Mobilisierung.

Folgen von Unterbelastung

Weniger Chondrozytenaktivität bedeutet weniger Zellteilungen und zunehmender Knorpelabbau.

Folgen von Immobilisierung

Die Frage nach den Folgen von Immobilisierung ist für die alltägliche Orthopädie weniger vordringlich als früher, da der Fortschritt chirurgischer Techniken Phasen mit langer Immobilisierung zunehmend ausschließt. Man vergleiche beispielsweise einmal einen Reha-Bericht der achtziger Jahre mit einem heutigen Reha-Bericht.

Totalendoprothesen gehen häufig mit einer relativ abrupten Mobilisierung einher, durch die im benachbarten Knochengewebe zu Stressfrakturen führen kann. In der Fachliteratur sind nach Knie-TEP Fälle von Stressfrakturen des Femurs und der Tibia beschrieben (Hardy et al., 1992; Rawes et al., 1995; Kumm et al., 1997). Analysen der Effekte solcher Operationen auf den Knorpel benachbarter Gelenke gibt es bislang nicht.

Für diejenigen Manualtherapeuten, die dennoch dauerimmobilisierte Patienten behandeln müssen, haben wir die entsprechende Fachliteratur im Folgenden zusammengefasst.

Einer der ersten Übersichtsartikel (Akeson et al., 1987) betont die strukturellen Folgen von Immobilisierungen. Der Knorpel wird dünner (Atrophie) und dort, wo sich während der Immobilisierung Druckstellen befanden, entsteht Nekrose. Bindegewebe und Fettgewebe wachsen ein, was zu Verklebungen der Gelenkkontaktflächen und damit bei unbedachten Manipulationen zu einem erhöhten Risiko von Knorpelabrissen führen kann. Die Zell- und Faserstruktur des Gewebes zerfällt, regional entsteht Osteoporose und bei Bewegungen fällt zunehmende Reibung im Gelenk und Schlaffheit der Gelenkkapsel auf (Brandt, 2003).

Histologisch fällt am meisten die veränderte Proteoglykansynthese auf. Die Glykosaminoglykankonzentration der Interzellulärsubstanz nimmt um 20 %, die Hyaluronsäurekonzentration um 40 %, die Chondroitin-4- und Chondroitin-6-Konzentrationen um 20 %, die Dermatansulfatkonzentration um 8 % und die Wassermenge um 3-4 % ab.

Da die Interzellulärsubstanz bei mechanischen Belastungen als Informationsüberbringer der Zelle fungiert, wird ein anhaltendes Ausbleiben von Belastungen zu einer verminderten Proteoglykansynthese und damit zu einer geringeren Konzentration von Proteoglykanaggregaten führen. Die Gesamtmenge an Kollagen verringert sich um 10 %, und seine Halbwertzeit nimmt durch mehr Ab- als Aufbau und die Bildung unstabiler Querverbindungen ab.

Troyer (1975) konnte feststellen, dass sich die Färbungseigenschaften von Chondrozyten der oberflächlichen Schicht bereits nach ein bis zwei Tagen Immobilisierung verändert hatten und dass die Konzentration der Proteoglykane abnahm.

Gelenkknorpel zeigt schon nach einer Woche Anzeichen von Degenerierung in Form veränderter Färbungseigenschaften des Gewebes. Nach vier Wochen entstehen Fissuren und Chondrozytenhaufen, und nach sechs Wochen ein echter Knorpelverlust (Okazaki et al., 1996). Bei der Entstehung von Immobilisationsnekrosen spielt wahrscheinlich auch die Veranlagung mit. In Knien von Kaninchen, die das Zellwachstum hemmende Gen des Zellkernphosphoproteins p53 besaßen, entstanden nach zwölf Wochen Immobilisierung Knorpelverfall und Zelltod. In Knien ohne dieses Gen traten diese Veränderungen nicht auf (Okazaki et al., 2003).

Nach einer einwöchigen unbelasteten Immobilisierung mit 90° Hüft- und 90° Kniebeugung (Palmoski und Brandt, 1979) war die Knorpelschicht in allen Beingelenken um die Hälfte dünner geworden, und auch die Synthese und Konzentration der Proteoglykane hatte um 50 % abgenommen.

Nach elf Wochen Immobilisierung war der Knorpel um weitere 9 % dünner geworden und deformierte bei Belastung um 42 % mehr (Vanwanseele, 2002).

Vier Wochen Immobilisierung führten zu mehr Schwellung, einer geringeren bioelektrischen Ladung und geringerer Elastizität des Knorpels (Narmoneva et al., 2002). Eine vierwöchige Immobilisierung von 90° gebeugten Hundeknien ergab vor allem veränderte mechanische Eigenschaften bei Scherbelastungen (Leroux et al., 2001).

Die Elastizität des Knorpels von Hundeknien hatte sich nach acht Wochen Immobilisierung um 88 % verringert. Dieser Effekt bestand nach vier und acht Wochen Immobilisierung auch noch drei Wochen nach der Remobilisierung. Ein Eindrücktest ergab keine Veränderung der Kompressionseigenschaften. Der Wassergehalt im tibialen Knorpel hatte um 6 % zugenommen, nicht aber in der oberflächlichen Schicht des femoralen Knorpels. Auch das Verhältnis zwischen Proteoglykan und Kollagen und die Knorpeldicke hatten sich kaum verändert. Beide Faktoren hatten dagegen in der oberflächlichen Schicht des femoralen Knorpels um 23 % und 21 % abgenommen (Setton et al., 1997).

Hong und Henderson (1996) stellten bei zunehmender Immobilisierung eine Veränderung des Durchmessers der Kollagenfibrillen in der oberflächlichen Schicht fest.

Durch eine elfwöchige Immobilisierung junger Hundeknie verringerte sich die Konzentration von Hyaluronsäure und Aggrekanen in allen Knorpeloberflächen des Knies (Haapala, 1996) und insbesondere an den Stellen, wo infolge der Immobilisierung kein Gelenkflächenkontakt mehr bestand (Saamanen et al., 1990).

Makroskopisch waren an der Knorpeloberfläche von Hundeknien weder nach elf noch nach fünfzig Wochen Veränderungen festzustellen. Es bestand jedoch eine signifikante Erweichung des tibialen und femoralen Knorpels um 30 %. Auch fünfzig Wochen später war der Knorpel noch um 15 % weicher. Insbesondere in der oberflächlichen Schicht bestand ein geringer Verlust an Glykosaminoglykan (Haapala et al., 2000).

Auch 15 und 50 Wochen nach der Remobilisierung lagen die Proteoglykankonzentrationen bestimmter tibialer, femoraler und patellarer Knorpelgebiete noch um 8 %-26 % und um 14 %-28 % unter denen der nicht-immobilisierten Seite (Kiviranta et al., 1994; Jortikka et al., 1997). Nach 15 Wochen waren die kalkarmen Knorpelschichten noch 15 % dünner als in den Knien der gleichaltrigen Kontrollgruppe (Kiviranta et al., 1994).

Infolge Immobilisierung nahmen die synovialen Konzentrationen von Interleukin-1-α, Metalloproteinasehemmer und Chondroitinsulfat auf 38 % gleichaltriger Vergleichsknie ab. Nicht-immobilisierte Knie zeigten keinen Anstieg dieser Konzentrationen, was möglicherweise ein Überlastungseffekt ist. Die Werte für Phospholipase A2, MMP-3 und Hyaluronsäure in der Synovia blieben gleich (Haapala et al., 2001). Nach 50 Wochen hatten sich alle Werte wieder normalisiert.

Das Verhalten dieser synovialen Markersubstanzen zeigt, dass bei Arthrose und Arthritis unterschiedliche immobilitätsbedingte Veränderungen auftreten.

Die Befundunterschiede hängen mit Dauer und Ort der Immobilisierung, der Dauer der Remobilisierung und mit der gewählten Untersuchungsmethode zusammen. Beispielsweise ist die gegenüberliegende Seite wegen zwangsläufig auftretender Mehrbelastungseffekte nicht immer als Kontrollgruppe geeignet. Bei Pferden fand sich nach 30 Tagen belasteter Immobilisierung eine verminderte Glykosaminoglykankonzentration an der immobilisierten Seite. Jedoch hatte die Glykosaminoglykankonzentration an der nicht-immobilisierte Seite um den gleichen Betrag zugenommen (Richardson und Clark, 1993). Bestimmte Befunde lassen sich damit erklären, dass einerseits mit oder ohne Belastung immobilisiert und dann wieder mit Bewegung entlastet wurde.

Immobilisierung in einer unbelasteten Beugestellung führt in der Knorpeloberfläche bereits nach einer Woche zum Auftreten von Fissuren und nekrotischen Knorpelzellen. Nach zwei Wochen waren die Unterschiede zwischen belasteter und unbelasteter Immobilisierung geringer geworden, jedoch waren die Läsionen in der unbelasteten Gruppe noch immer größer. In beiden Gruppen fielen Eindellungen der Knorpeloberfläche an Stellen vermehrten Chondrozytenabsterbens auf. In diesen Gebieten sank auch die Zahl intakter Kollagenfasern. Die belastete Gruppe hatte im Bereich der belasteten Gelenkfläche mehr begrenzte, punktförmige Läsionen, die unbelastete Gruppe mehr diffuse Läsionen. Dies kann mit Gelenkhypoxie infolge Synoviamangels, Gelenkflächenkompression oder erhöhtem intraartikulärem Druck zusammenhängen. Die Gelenkflächenkompression war in beiden Gruppen konstant vorhanden – einmal infolge der Beugestellung und einmal intermittierend in Streckstellung (Jozsa et al., 1987).

Eine vierwöchige Entlastung von Rattenknien ohne Immobilisierung verursachte eine Verdoppelung der Mineralablagerungen, wodurch die nicht-kalzifizierte Knorpelschicht dünner und die kalzifizierte Knorpelschicht dicker wurde. Bei Entlastung mit Immobilisierung trat dieses Phänomen nicht auf, da Gefäße von unten in den verkalkenden Knorpel einwuchsen.

Möglicherweise bedeutet dies, dass das Schmälerwerden des Knorpels bei Entlastung eine Folge noch unbekannter biologischer Prozesse, nicht aber eine Folge der Immobilisierung ist. Immobilisierung erzeugt vermehrt oberflächliche und unmineralisierte Knorpelveränderungen, Entlastung mehr tiefe und subchondrale, mineralisierte Knorpelveränderungen (Gu und Dai, 1995; O'Connor, 1997).

Anders als bei der Arthrose, sind die pathologischen Folgen von Immobilisierung meistens reversibel (Palmoski und Brandt, 1979). Nach kurzzeitigen Immobilisierungen erfolgt die Regenerierung meist schnell. Innerhalb weniger Wochen normalisieren sich alle Werte (Brandt, 2003). Die Reversibilität hängt wahrscheinlich davon ab, ob das Kollagengerippe der Interzellulärsubstanz durch die Immobilisierung beschädigt wurde oder nicht.

Fu et al. (2001) sind der Auffassung, dass Remobilisierung von sechs Wochen zur kompletten Wiederherstellung nach einer Immobilisierung nicht ausreicht. Auch andere Autoren sind der Meinung, dass Immobilisierung auch langfristige Folgen haben kann.

Zwingt man Hunde nach einer Phase der Immobilisierung zu rennen anstatt normal zu gehen (Laufband, 6,5 km/Std, fünf Tage hintereinander, jeweils 30 min), dann wird im Überfluss synthetisiertes Proteoglykan nicht effektiv eingebaut, sondern bleiben Knorpelschädigungen bis zu achtzehn Monaten nach der Immobilisierung bestehen (Palmoski und Brandt, 1981). Brandt (2003) deutet an, dass ein Teil der sogenannten posttraumatischen Arthrosen möglicherweise auf unbedachte Remobilisierung zurückzuführen sein könnte. Hundeknie mit normaler Beweglichkeit, die nicht belastet wurden, wiesen die gleichen Veränderungen des Knorpels und des subchondralen Knochengewebes auf wie Knie nach Immobilisierung (Palmoski und Brandt, 1980).

Burr et al. (1984) konnten die Bedeutung von Muskelkontraktionen nachweisen, indem sie zeigten, dass der Knorpel immobilisierter Kaninchenknie immer dann nicht atrophierte, wenn gleichzeitig der M. quadriceps elektrisch stimuliert wurde.

Der maximale Bewegungsumfang scheint denn auch nicht der entscheidende Faktor *für die Gesunderhaltung des Knorpels* zu sein. Um Fehlinterpretationen vorzubeugen, wollen wir noch einmal festhalten, dass es hier um die Erhaltung gesunden Knorpels und nicht um die Heilung von erkranktem Knorpel geht.

Eine Heilung erkrankten Knorpels mittels physiologischer Belastungen kann nur dann gelingen, wenn das Kollagennetz des Gewebes noch intakt ist. Wir verweisen in diesem Zusammenhang auf den Abschnitt über Gelenkkapseln, wonach Kollagen nach sechs Wochen deutlich histochemisch verändert ist. Demnach müssten Gelenke, die länger als sechs Wochen immobilisiert waren, immer im Rahmen eines speziellen Remobilisierungsprogramms wieder aufgebaut werden.

Klinische Bedeutung

Sowohl nach belasteten, aber auch nach unbelasteten Phasen der Immobilisierung sind wegen der auftretenden Scherkräfte gelenkspezifische Mobilisierungen mittels belasteter Schub- oder Gleitbewegungen zur Dehnung bei Bewegungseinschränkung nur mit Vorsicht auszuüben. Wir meinen, dass nach Immobilisierungen mit einer Dauer zwischen einem Tag und sechs Wochen eine Remobilisierungsphase von zwei bis sechs Wochen erlaubt werden sollte, bevor man mit belasteten Mobilisierungen beginnt. Dies bezieht sich auch auf Sportausübung (Finsterbusch und Friedman, 1975). Nach sehr langer Immobilisierung sollte man die Belastung des Gelenks im Lauf eines Jahres schrittweise aufbauen (Haapala et al., 1999).

9.3.6 Innere und äußere Faktoren

Arthrose

Arthrosen sind von einem fortschreitenden Verlust der normalen Knorpelstruktur und Knorpelfunktion geprägt. Bei dem Versuch den progressiven Knorpelverlust zu behandeln, wird der subchondrale Knochen remodelliert und sklerosiert, wobei Knochenzysten und Randosteophyten entstehen (Kuettner, 1992; Poole et al., 1993; Dieppe, 1995; Felson, 1995; Oddis, 1996; Buckwalter und Mankin, 1997b; Reimann et al., 1997).

Arthrose ist jedoch keine Erkrankung des Knorpels allein, sondern des gesamten Organsystems Synovialgelenk. An diesem Prozess sind alle Gewebe beteiligt, und zwar der subchondrale Knochen, die Gelenkkapsel, die Membrana fibrosa, die Synovia, die im Bereich des Gelenks ansetzenden Muskeln sowie die sensiblen und sympathischen Nervenbahnen (Brandt, 2003).

Klinisch entstehen Gelenkschmerz und eine zunehmende Produktion von Gelenkflüssigkeit, was sich durch Gelenkschwellung und eingeschränkten Bewegungsumfang bemerkbar macht. Die bewegungshemmenden Kapsel-Band-Strukturen büßen an Flexibilität ein, was sich als Kapselmuster bemerkbar macht, das als spezifischer, aber nicht sensitiver Indikator zu werten ist. Infolge einer durch Knorpelschrumpfung entstehenden, relativen Verlängerung der Kapsel-Band-Strukturen kann der Umfang bestimmter Bewegungskomponenten auch zunehmen, und es entsteht ein pathologisches Endgefühl mit einem verminderten Crimp der bewegungshemmenden Kapsel-Band-Strukturen und Knirschgeräuschen während des Bewegens. Die zunehmenden Formveränderungen führen schließlich zum sogenannten Malalignment.

Eine Arthrose kann mit einer Synovitis und der Anhäufung von Knorpelresten im Gelenk einhergehen (Buckwalter und Mankin, 1997b), kann aber auch ohne Entzündung verlaufen (Arnoldi et al., 1980b). Kommt eine Synovitis hinzu, dann spricht man von einer sekundären Arthrose.

Das Ausmaß der Progression einer Arthrose ist von Person zu Person und von Gelenk zu Gelenk verschieden. Gewöhnlich schreitet die Erkrankung im Lauf von Jahren nur langsam fort und kann auch zum Stillstand kommen. Selbst spontane Verbesserungen des klinischen Bildes kommen vor (Buckwalter und Mankin, 1997b). Manchmal führen bereits geringe Veränderungen zu starken Beschwerden, es gibt aber auch Patienten mit fortgeschrittener Arthrose und nur geringen Beschwerden.

Primäre Arthrose und Lebensalter hängen eng miteinander zusammen (Peyron, 1988; Lawrence et al., 1989). Bei weniger als 5% aller Personen unter 45

Jahren, aber bei mehr als 40% der über 75jährigen findet man in mindestens einem Gelenk röntgenologische Hinweise auf Degeneration (Praemer et al., 1992).

Da sich Knorpelgewebe älterer Menschen histologisch von arthrotischem Knorpel unterscheidet, ist die Schlussfolgerung einer altersbedingten Verschleißarthrose nicht erlaubt (Martin und Buckwalter, 1996a).

Sekundäre Arthrosen, beispielsweise infolge Gelenktrauma, Entwicklungsdefekten, Systemerkrankungen, Entzündungen oder neurologischer Erkrankungen können in jedem Alter entstehen.

Palmoski und Brandt (1982) untersuchten den Einfluss einer vorderen Kreuzbandinsuffizienz an einem Kniepräparat des Hundes. Nach zwölf Wochen mit normaler Belastung entstanden Osteophyten und Fibrillation (Auffaserung). Die Proteoglykankonzentration nahm ab, und die Proteoglykansynthese nahm zu (Adams und Brandt, 1991). Wurde das Knie immobilisiert, entstanden weder Osteophyten noch Kollagenfibrillen. Dagegen wurde der Knorpel atrophisch, und sowohl die Proteoglykankonzentration als auch die Proteoglykansynthese nahmen ab – letztere um 40%. In immobilisierten Knien mit und ohne Kreuzband fanden sich keine Unterschiede des Knorpelgewebes. In diesem Fall verhindert Immobilisierung also die Entstehung von Arthrose.

Auch Varus- oder Valguslaxität kann die Entstehung einer Arthrose begünstigen (Sharma et al., 1999).

Lohmander (2002) ist der Meinung, dass die Arthrose nicht zu den degenerativen Gelenkerkrankungen zählt. Eine Arthrose ist eine komplexe Erkrankung, die infolge von Wechselwirkungen zahlreicher Faktoren entsteht. Bei erblicher Vorbelastung kann sich der Einfluss externer Faktoren verstärken und eine Arthrose auslösen, die sich zu einem bestimmten Arthrosetyp weiterentwickelt. Klinisch unterscheiden sich Arthrosen durch das Bewegungsmuster des betroffenen Gelenks und durch die An- oder Abwesenheit von Entzündungszeichen (Lohmander, 2002).

Arthrosen entstehen oder verschlimmern sich sowohl durch genetische Veränderungen der betroffenen Zellen als auch durch mechanische Veränderungen des Knorpelgewebes. Außergewöhnliche, beruflich bedingte Belastungen, Gelenktraumen und Übergewicht erhöhen die Wahrscheinlichkeit ihres Auftretens (Lohmander, 2002).

In diesem Zusammenhang verweisen wir auf die Arbeiten von Millward-Sadler et al. (1999, 2000), die zeigen konnten, dass Chondrozyten in arthrotischem Knorpel eine andere Mechanotransduktion besitzen als Chondrozyten in gesundem Knorpel. Arthrotische Chondrozyten synthetisieren beispielsweise andere Konzentrationen von Integrin, Zytokin, Wachstumsfaktor und Interzellulärsubstanz. Insbesondere Veränderungen der adhäsiv wirkenden Integrine führen zu veränderten Interaktionen zwischen Fibronektin und Tenaskin, die die mechanotransduktorische Funktion der Integrine beeinflussen (Jones et al., 1987; Salter, 1993a; Lapadula et al., 1998; Ostergaard et al., 1998a; Ostergaard et al., 1998b). Außerdem synthetisieren Chondrozyten in arthrotischem Gewebe Interleukin-1, Tumor-Nekrose-Faktor und Stickoxid, das die Produktion von Proteoglykan hemmt. Insgesamt bewirken die von der Knorpelzelle hergestellten Stoffe eine Verschiebung des Stoffwechselniveaus zur katabolischen Seite hin (Millward-Sadler, 2000).

Bush und Hall (2003) stellten am Knorpel des Tibiaplateaus fest, dass das Volumen der Knorpelzellen in den oberflächlichen und mittleren Schichten bei Arthrose gegenüber den tiefen Schichten zunimmt. Das Anschwellen der Zellen bis zu 90% übertraf die relative Volumenzunahme des Knorpels infolge der Schrumpfung des subchondralen Knochens, die weniger als 15% betrug. Diese Beobachtung könnte eine Erklärung für die veränderte Mechanotransduktion des Chondrozyten liefern.

Der Verlauf einer Arthrose ist im Knorpel, aber auch in den anderen beteiligten Geweben von Veränderungen des Gleichgewichts zwischen Aufbau (Anabolismus) und Abbau (Katabolismus) geprägt. Im Endstadium der Erkrankung nehmen alle Gelenkstrukturen an dem Prozess teil. Das Anfangsstadium ist durch biochemische Analyse von Gelenkflüssigkeit, Blut und Urin festzustellen.

Die veränderte Stoffwechsellage führt zu makroskopischen Veränderungen wie Fibrillenbildung und Knorpelverlust. Gleichzeitig erscheinen im Knochengewebe und anderen Gelenkstrukturen erste Krankheitszeichen. Schreitet die Erkrankung weiter fort, dann verschmälert sich der Gelenkspalt und erscheinen Osteophyten (Lohmander, 2002).

Die Arthrose entwickelt sich im Laufe eines progressiv fortschreitenden Verfallprozesses der Zellen und der Interzellulärsubstanz, in dessen Verlauf Struktur und Funktion des Knorpels zerstört werden, aber auch Phasen zwischenzeitlicher Wiederherstellung und Remodellierung vorkommen (Buckwalter, 1995b; Sams und Nixon, 1995b). Die genaue Ursache der Arthrose liegt noch größtenteils im Dunkeln, jedoch lassen sich drei Phasen des Verfallsprozesses unterscheiden. Einmal die Unterbrechung oder Veränderung der Interzellulärsubstanz, auf die die Knorpelzellen mit einer verringerten Syntheseaktivität reagieren und deren letzte Konsequenz der Knorpelverlust ist (Mankin und Lippiello, 1970; Mankin et al., 1971; Mankin, 1974a; Mankin, 1974b; Mankin und Thrasher, 1975; Livesley et al., 1991). Schon vor dem Auftauchen von Kollagenfibrillen in bestimmten Gewebeabschnitten treten während dieser Phase Veränderungen im Makromolekülgerüst der Interzellulärsubstanz auf, was bei unveränderter Kollagen-II-Konzentration zu einer verringerten Aggregation von Proteoglykanen, einer Verkürzung der Glykosaminoglykanketten und zu einem Anstieg des Wassergehalts im Gewebe führt (Mankin, 1974a; Mankin, 1974b; Mankin und Thrasher, 1975; Eyre, 1995; Farquhar et al., 1996). Durch den Verlust von Querverbindungen ist das Kollagennetz nicht mehr in der Lage, dem Schwellungsdruck der Aggrekane zu widerstehen, und der Knorpel schwillt an. Schließlich nimmt auch die Durchlässigkeit des Gewebes zu, wodurch sich Wasser zwischen dem Knorpel und seiner Umgebung rascher hin und her verschiebt. Das Gewebe verliert also an Elastizität, was auf mechanische Ursachen wie hochfrequente und rasch ansteigende Kompression oder Torsion zurückzuführen sein kann. Die Wiederherstellung des Knorpels kann aber auch durch den beschleunigten Abbau interzellulärer Moleküle infolge Entzündung oder Stoffwechselvorgängen behindert werden. Ausgehend von der oberflächlichen Schicht breitet sich die Fibrillenbildung jetzt bis in die Übergangszone hinein aus, wo Fissuren entstehen, die sich bis in den subchondralen Knochen ausdehnen können. Je tiefer diese Fissuren reichen, umso leichter löst sich die bedeckende Knorpelschicht von ihrer Unterlage , wodurch freie Gelenkkörper entstehen und das Knorpelvolumen schrumpft. Zu letzterem trägt auch die Wirkung bestimmter Enzyme bei (Ehrlich et al., 1987; Martel-Pelletier et al., 1994; Testa et al., 1994; Baici et al., 1995).

Die zweite Phase beginnt, wenn der Chondrozyt bemerkt, dass sich seine Umgebung verändert. Gewebeschäden, Veränderungen der Osmolarität und der bioelektrischen Spannung, Verformung des Knorpels und die Ausschüttung von Mediatoren führen häufig zu einer verblüffend schnellen Zellreaktion in Form von zunehmender anabolischer und katabolischer Aktivität und Zellteilungen (Mankin und Lippiello, 1970; Mankin et al., 1971; Mankin, 1974a; Mankin, 1974b; Mankin et al., 1981; Poole et al., 1993; Ces-Szabo et al., 1995; Martin und Buckwalter, 1996b). Die Entstehung proliferierender Zellhaufen wird von Mediatorstoffen oder Wachstumsfaktoren ausgelöst, die die Zellteilung (Mitose) aktivieren und die Synthese von Makromolekülen anstoßen (Mankin und Lippiello, 1970; Mankin et al., 1971; Mankin, 1974a; Mankin, 1974b; Mankin et al., 1981; Middleton und Tyler, 1992; Trippel, 1995; Martin und Buckwalter, 1996b). Stickoxide lösen katabolische Reaktionen aus, die die Produktion von Interleukin-1 aktivieren, das seinerseits die Ausschüttung von Matrixmetalloproteinasen verursacht, die die Makromoleküle abbrechen. Der Abbau von Typ-IX- und Typ-XI-Kollagen schwächt das aus Typ-II-Kollagen bestehende Netzwerk. Aggrekane können sich ausbreiten und vermehrt Wasser anziehen.

Durch die Unterbrechung der oberflächlichen Schicht, die verminderte Aggregation und den Verlust von Aggregaten nimmt die mechanische Belastung des restlichen Kollagennetzes und der Chondrozyten weiter zu. Dadurch kommen bislang isolierte, anabolisch wirksame Zytokine frei, die die Synthese der Makromoleküle und die Vermehrung der Chondrozyten fördern. In dieser Phase beginnt das Gewebe also mit Reparaturaktivitäten. Die Makromolekülsynthese und die Chondrozytenvermehrung nehmen den Kampf gegen die eiweißabbrechende Wirkung verschiedener Proteasen auf. Unterstützt man in dieser Phase die Bemühungen des Gewebes, indem man die mechanische Belastung beispielsweise mittels Osteotomie verringert, dann kann die Reparation erfolgreich sein (Weisl, 1980; Buckwalter und Mow, 1992; Odenbring et al., 1992; Buckwalter und Lohmander, 1994).

Scheitert Phase 2, dann beginnt Phase 3, in der die Aufbauarbeit der Knorpelzellen mit dem gleichzeitig fortschreitenden Knorpelverlust einhergehen (Mankin et al., 1971; Mankin, 1974a; Mankin, 1974b; Mankin et al., 1981). Die Zerstörung hat also mechanische und biochemische Ursachen. Wegen der Verminderung der Makromoleküle (Proteoglykane) in den oberflächlichen und Übergangsschichten (Buckwalter und Mankin, 1997b) entfällt die mechanische Stabilisierung der Chondrozyten. Die zerfallende Interzellulärsubstanz kann sie nicht länger schützen, was zu einer mechanischen Schädigung und schließlich zum Absterben der Knorpelzellen führt. Da die Zytokine nun von Molekülen wie Dekorin und anderen, Insulin-ähnlichen, die Wachstumsfaktoren verbindenden Eiweißen gebunden werden, ist ihr Einfluss auf das Reparaturgeschehen nur noch gering.

Da die anabolische Reizantwort des Chondrozyten und die Veränderungen der Interzellulärsubstanz den Reparationsprozess begrenzen, gibt es einen Zusammenhang zwischen Alter und Arthrose (Buckwalter et al., 1993; Martin und Buckwalter, 1996a; Martin und Buckwalter, 1996b).

Verbruggen et al. (2000) untersuchten in verschiedenen Altersgruppen die Chondrozytensynthese in menschlichem Knorpel. Dabei zeigte sich, dass der Einbau von Sulfat in Proteoglykan umgekehrt proportional zum Alter verlief. Der Einbau bei 45jährigen betrug 50 % und bei 65jährigen nur noch 20 % der Aktivität in 20 Jahre alten Knorpelzellen. Auch die Aggrekane und Aggregate der älteren Knorpelzellen waren signifikant kleiner. Jüngere Aggregate besaßen doppelt so viele Aggrekane wie ältere. Ältere Knorpelzellen synthetisieren demnach kleinere Aggregate.

Kennzeichnend für diese Phase sind die Neumodellierung des subchondralen Knochens (Buckwalter und Mankin, 1997b) und das Einschießen von Gefäßen aus dem subchondralen Knochengewebe in die Tidemark (Buckwalter und Mankin, 1997b).

Die sichtbaren Veränderungen des subchondralen Knochengewebes entstehen dadurch, dass sich auf den bestehenden Knochenbälkchen neue Knochenschichten bilden, wodurch das Gewebe kompakter wird (Sklerose). Anschließend bilden sich Zysten, die sich mit Schleim, Bindegewebe oder Knorpel füllen.

Noch nicht ganz deutlich ist, ob Neubildungen Ursache oder Folge des Knorpelabbaus sind. Im letzteren Fall würde der Elastizitätsverlust des subchondralen Knochens zu einer stärkeren Knorpelbelastung führen, weil der subchondrale Knochen nicht mehr nachgibt (Dequeker et al., 1995). Umgekehrt wird sich die Belastung infolge des Knorpelabbaus weniger gleichmäßig verteilen, wodurch lokale Kompressionsspitzen den subchondralen Knochen zu Neubildungen und Versteifungen zwingen (Radin und Rose, 1986; Buckwalter und Mankin, 1997b). Klinisch fällt zunächst der Knorpelabbau auf, jedoch können Neubildungen das Fortschreiten des Degenerationsprozesses verstärken.

Tanaka et al. (1998) konnten zeigen, dass Kompressionen arthrotischer Gelenke den Gelenkknorpel beschädigen und dass eine einmal begonnene Arthrose sich dadurch verschlimmerte. Dies rührt daher, dass bestimmte, arthrosebedingt vorhandene Moleküle eine normalerweise physiologische Kompression zu einem schädlichen Einflussfaktor machen.

Chondrozyten arthrotischer Gelenke besitzen Anti-α-Proteinkinasen, die die Wirkung von α-Proteinkinase unterdrücken. Proteinkinasen sind Enzyme, die das γ-Phosphat des ATP an Aminosäureketten von Eiweißen transferieren. Bei intermittierenden mechanischen Zugbelastungen nehmen die Proteoglykansynthese und die Aktivität von Proteinkinase-C ab. Die Proteinkinase spielt also bei spannungsbedingten Formen von Knorpelabbau eine Rolle. Knorpeldefekte führen auch zu einer erhöhten Synthese von Stickoxid, das wiederum die Aktivität von Interleukin-1 beeinflusst. Außerdem wurde im Knorpel arthrotischer Gelenke eine verstärkte Synthese von MMP-3 wahrgenommen.

9.4 Behandlung

9.4.1 Einleitung

In der Einleitung eines Übersichtsartikels aus dem Jahre 1991 (Buckwalter et al., 1991b) stellt Buckwalter fest, dass die Heilung von Knorpelgewebe trotz zahlreicher Studien immer noch eine Gleichung mit vielen Unbekannten ist. Die Frage, ob Knorpel heilen kann, beantwortete Buckwalter in 2003 mit den Worten: „Es gibt Anlass zu der Vermutung, dass die Antwort ja ist" (Buckwalter, 2003). Hieraus lässt sich ableiten, dass unser Wissen um die Physiologie und Pathologie von Knorpelgewebe in den letzten Jahren deutlich zugenommen ist.

Heute (2003) gelingt es besser, die Art von Läsionen festzustellen. Da jedoch jede Person einen einzigartigen genetischen Code besitzt, wird auch die Abheilung von Knorpelgewebe individuell unterschiedlich verlaufen. Individuelle Kasuistik und empirische Beobachtungen von Therapeuten und Patienten werden auch in Zukunft weitestgehend die Behandlungsstrategie bei Knorpelläsionen bestimmen. Erst wenn das menschliche Genom auch in Bezug zur Knorpelphysiologie vollständig bekannt ist, wird es möglich sein, individuell angepasste Therapien durchzuführen. Ob Behandlungen von Knorpelschäden in einer immer älter werdenden Bevölkerung auch wirtschaftlich sinnvoll sind, bleibt dahin gestellt. Ein allgemein akzeptiertes Behandlungskonzept gibt es jedenfalls nicht.

Bei der Behandlung von Knorpelschäden ist es ganz besonders wichtig, die Art der Schädigung zu erkennen. Zu unterscheiden sind Fibrillationen, degenerative Herde und Arthrose (Mankin und Buckwalter, 1996; Alleyne und Galloway, 2001), bei denen jeweils andere Behandlungstechniken anzuwenden sind.

Als Fibrillationen bezeichnet man altersabhängige, nicht-fortschreitende und oberflächliche Unterbrechungen der Knorpeloberfläche, die keine klinische Bedeutung haben.

Ausgedehnte Unterbrechungen oder degenerative Herde im Knorpel oder Knochen sind meist auf ein stattgehabtes mechanisches Trauma zurückzuführen (Buckwalter, 1992) und kommen in jedem Alter, insbesondere jedoch bei aktiven Sportlern, vor. Ihr natürlicher Verlauf ist unbekannt (Malletius et al., 1996; Messner und Gillquist, 1996; Messner und Malletius, 1996). Spontanheilungen kommen wahrscheinlich nicht vor, und je nach Größe können sie das Beginnstadium einer Knorpeldegenerierung formen.

Schließlich gibt es noch den generalisierten Knorpelabbau infolge Arthrose und systemisch oder traumatisch bedingter Arthritis, bei dem die Interaktion zwischen inneren und äußeren Faktoren eine wichtige Rolle spielt.

Knorpel zu behandeln bedeutet eher zu reparieren als zu regenerieren. Die beschädigte Gelenkkontaktfläche bedeckt sich zwar wieder mit Gewebe, das den verloren gegangenen Knorpel ersetzt, unterscheidet sich von diesem jedoch durch Struktur, Zusammenstellung, Eigenschaften und Funktion (Hendrickson et al., 1994; Buckwalter et al., 1994a; Buckwalter et al., 1996).

Zur Heilung von Knorpelgewebe stehen unterschiedliche Methoden zur Verfügung. Zum einen kann man versuchen, lokale Regenerierungsprozesse im Knorpel anzustoßen. Andererseits kann man gesunden Knorpel aus weniger belasteten Gebieten auf die Beschädigung transplantieren.

Die folgende Zusammenfassung beruht im Wesentlichen auf der ausgezeichneten Übersicht von Buckwalter (2002).

9.4.2 Spontanheilung der Oberfläche

Mechanisches Vorgehen

Kontinuierliche passive Bewegung

(Buckwalter, 1995c; Buckwalter, 1996b; Buckwalter et al., 1996)

Das Prinzip der kontinuierlichen passiven Bewegung wurde 1978 von Salter und Saringer entwickelt. Salter hat sich insbesondere um Methoden zur Knorpelheilung in Knie (Salter, 1989; Salter, 1994; O'Driscoll et al., 1986), Ellenbogen, Fingergelenken (Salter, 1981) und im Kiefergelenk verdient gemacht (Poremba und Moffet, 1989).

In lebendem Gewebe bewirken kontinuierliche, passive Bewegungen einen raschen Entzündungsrückgang und eine Induktion der Proteoglykansynthese, was mit der verstärkten Zirkulation und Streuung von Entzündungsmediatoren zu erklären ist (Von Schroeder et al., 1991; Koob et al., 1992; Williams et al., 1994; Salter, 1994).

Die intermittierende Zunahme mechanischer Dehnung, aber auch leichte Kompression, erzeugt in der Zelle eine Hemmung der Stickoxid- und COX-II-Synthese, die für die katabolische Wirkung des Knorpelvernichters Interleukin-1-β verantwortlich sind (Gassner et al., 1999). Xu et al. (2000) konnten an Präparaten zeigen, dass intermittierende Dehnungen der Knorpelzelle auf Interleukin-1-β stark antagonierend wirken (Von Schroeder et al., 1991; Koob et al., 1992; McCarty en Darnell, 1993; Kim et al., 1995).

Während dieser Bewegungen wird die oberflächliche Schicht des Gelenkknorpels Dehnungsspannungen ausgesetzt, wodurch insbesondere die Knorpelzellen dieser Gebiete mit Molekülen aus der Synovia in Berührung kommen (Hauselman et al., 1996). Rodrigo et al. (1995) fanden jedoch, dass die Synovia vor allem bei akuten Knorpelschädigungen einen positiven Einfluss hatte, während sie die Heilung chronischer Schäden eher verzögerte.

Salter et al. (1989) verglichen die Effekte kontinuierlicher, passiver Bewegungen mit denen von Immobilisierung und intermittierender aktiver Bewegung während der Nachbehandlung osteochondraler Penetrationsverletzungen an den Knien junger und erwachsener Kaninchen. In beiden Altersgruppen war drei Wochen nach dem Trauma hyaliner Knorpel entstanden, und zwar bei 3 %

der immobilisierten Gruppe, bei 5% der intermittierend aktiv bewegenden Gruppe und bei 44% der kontinuierlich passiv bewegenden Gruppe. Inzwischen besteht ausreichende Evidenz dafür, dass kontinuierliche passive Bewegungen die Knorpelheilung nach allen Arten von Trauma verbessern (O'Driscoll und Salter, 1984; O'Driscoll und Salter, 1986; Shimizu et al., 1987; Zarnett et al., 1987; O'Driscoll et al., 1988).

Eine Studie der Wirkung kontinuierlich passiver Bewegung nach Mikrofrakturen zeigte eine signifikante Verbesserung der Knorpelheilung (Rodrigo et al., 1994).

Intermittierende Kompressionen

Anhand einer In-vitro-Studie an gesundem Kalbsknorpel war es möglich, den Einfluss der Frequenz intermittierender Kompressionen auf den interstitiellen Flüssigkeitsgehalt zu ermitteln. Elastizitätsmessungen an Knorpelscheibchen mit einer Dicke von 3 mm ergaben, dass die kritische Frequenz bei 0,001 Hz liegt. Bei niedrigeren Frequenzen, beispielsweise 0,0001 Hz wurde die Flüssigkeit ausgepresst, und bei Frequenzen zwischen 0,1 Hz und 1 Hz stieg der hydrostatische Druck im Knorpel an. Höhere Frequenzen mit Verformungen zwischen 1% und 5% führten zu einer um 20-40% erhöhten Aufnahme von Hydroxyprolin und Sulfat. Niedrigere Frequenzen führten ebenfalls zu Verformungen, hatten aber ansonsten keinen solchen Effekt. Ihre Wirkung entspricht eher der Wirkung von Dauerkompressionen, die die Biosynthese des Gewebes hemmen. Eine Verformung von 25% hemmt die Biosynthese um etwa 20%. Jedoch stimulierten niedrige Frequenzen mit höherer Verformung, wobei die Dicke der Knorpelscheibchen zwischen 1,25 mm und 0,88-1,00 mm variierte, ebenfalls die Sulfataufnahme, was im Übrigen dem Effekt einer einmaligen, zweistündigen Dauerkompression entsprach. Keine der Versuchsreihen beeinflusste die Glykosaminoglykankonzentration (Sah et al., 1989).

Lafeber et al. (1992) wussten zu berichten, dass ein intermittierender hydrostatischer Druck zwischen 0 ±2 Kpa und 13 ±2 Kpa und einer Frequenz von 0,33 Hz bei niedriger Amplitude und ohne mechanische Verformungen eine zu einer gegenüber normalem Knorpel 50% höheren Proteoglykansynthese führte. Zum Verständnis der Größenordnung weisen wir darauf hin, dass bei belasteter aktiver Flexion oder Extension des Knies zwischen 20° und 30° im Patellofemoralgelenk ein Druck von 2,0 Mpa herrscht (Fu et al., 1993). Im Rahmen dieser Studie entstand der Effekt vorwiegend in vivo, nicht aber in vitro.

Van Valburg et al. (1998) stellten unter den gleichen Bedingungen auch in vitro eine Zunahme der Synthese, aber keine Austritte von Proteoglykan fest. Eine solche Reaktion zeigten nur Chondrozyten in arthrotischem Knorpel, während gerade dort eine geringe Synthese und hohe Proteoglykanverluste zu erwarten wären. Die Ursache könnte in einer erhöhten Sensibilität des Knorpels für hydrostatischen Druck liegen.

Fakt ist, dass intermittierende mechanische Belastungen die Knorpelzellen zu anabolischer Aktivität anregen. Die Stimulation kann, muss aber nicht mit einer physischen Verformung des Gewebes einhergehen. Der hydrostatische Gewebedruck kann also auch ohne äußere Druckeinwirkung ansteigen. Sah's In-vitro-Untersuchung ergibt Hinweise auf anabolische Effekte in gesundem Knorpel. Lafebers In-vivo-Studie zeigt die anabolischen Effekte eines intermittierenden hydrostatischen Drucks in erkranktem Knorpelgewebe, jedoch ohne die bei mechanischer Kompression auftretende Verformung.

Der hydrostatische Druck, der ja von einer Flüssigkeit auf einen in sie eingetauchten Körper ausgeübt wird, kann schwanken, wenn der Druck an der Flüssigkeitsoberfläche ansteigt – beispielsweise indem zwei Gelenkflächen gegeneinander gepresst werden. Einerseits können sich hierdurch das interzelluläre Molekülnetz und die Chondrozyten verformen. Andererseits wird sicherlich bei erkranktem Knorpel Wasser ausgepresst, wodurch der hydrostatische Druck ab- und die Verformung zunimmt.

Außer der hypothetisch heilsamen Wirkung intermittierender Kompressionen auf erkrankten Knorpel sind uns keine weiteren klinischen Effektstudien bekannt, wobei die positiven Effekte dieser Methode teilweise auch mit der Abwesenheit von Scherkräften erklärt werden können.

Knorpelgewebe besitzt keine Schmerzfasern. Die empirisch gewonnene Erkenntnis, dass intermittierende Kompressionen bei bestimmten Gelenkerkrankungen eine Schmerzlinderung bewirken, wäre demnach auf eine Anpassung von Schmerzrezeptoren im subchondralen Gewebe zurückzuführen.

Distraktion (Entlastung) und aktive Bewegung

(Salter et al., 1980; Moran et al., 1992; Salter, 1993b; Buckwalter et al., 1996)

Beweglichkeit ist auch für die Ernährung von Knorpelgewebe wichtig. Die infolge von Bewegung entstehende Pumpwirkung erzeugt intraartikuläre Druckveränderungen, die Verschiebungen der Synovia auf der Gelenkoberfläche erleichtern (Machan, 1983).

Offensichtlich führt Bewegung bei gleichzeitiger Entlastung regelmäßig zu klinischen Verbesserungen und einer Stimulierung regenerativer Prozesse im Bereich der Kontaktfläche.

Anders als bei Immobilisierung und Kompression führt die Entfernung von arthrotischem Knorpel- und Knochengewebe mit nachfolgender Entlastung und Bewegung zur Bildung von Faserknorpel. Unter Verwendung von externen Fixateuren nach Ilizarov hat diese Methode in den letzten Jahren immer stärkere Beachtung gefunden.

Aldegheri (1994) verwendete sie bei 80 Patienten mit verschiedenen Hüftererkrankungen. Bei 42 von 59 Patienten unter 45 Jahren mit Arthrose, Dysplasie, Knochennekrose oder Chondrolyse waren die Ergebnisse gut. Bei 4 von 21 Patienten über 45 Jahren trat überhaupt kein Effekt auf, was die Vermutung nahelegt, dass Entlastung mit Bewegung bei jüngeren Patienten eher zu positiven Ergebnissen führt.

Van Valbug et al. (1995, 1999) führten zunächst eine retrospektive Studie an elf Patienten und dann eine prospektive Studie an 17 Patienten durch. Bei den jüngeren Personen im Alter zwischen 19 und 53 Jahren mit posttraumatischer Arthrose des Talokruralgelenks wurden mit Distraktionen nach Ilizarov als Alternative zur Sprunggelenksarthrodese gute Ergebnisse erzielt. Bei 13 von 17 Patienten (Van Valburg et al., 1999) wurde das Gelenk zunächst arthroskopisch ausgeschabt. Dann wurde zweimal täglich um 0,5 mm distrahiert, womit der Gelenkspalt nach 5 Tagen 5 mm betrug. Nach frühestens sechs und spätestens zwölf Wochen konnten alle Patienten wieder normal gehen und ihr Sprunggelenk bewegen. Nach 12-22 Wochen wurde der Distraktor entfernt, wonach der Patient sich noch einen Monat lang auf Krücken fortbewegen musste.

22 Monate später hatten alle Patienten weniger Schmerzen. Fünf Patienten waren schmerzfrei. Bei sechs Patienten hatte die Beweglichkeit um durchschnittlich 55 % zugenommen, bei einem Patient war sie vermindert. Drei von sechs röntgenologisch überprüfte Patienten hatten auch zwei Jahre nach dem Eingriff einen erweiterten Gelenkspalt. Die Erweiterung korrelierte mit der klinischen Verbesserung. In weiteren Folgeuntersuchungen war die Situation bei drei Patienten nach vier Jahren und bei zwei Patienten fünf und acht Jahre nach dem Eingriff immer noch besser als vorher (Van Valburg et al., 1999). Mit einem intraartikulären Sensor wurde der hydrostatische Druck im Gelenk eine Minute lang unter voller Belastung und eine Minute lang während Entlastung gemessen, ohne dass sich die Gelenkflächen dabei berührten. In den fünf Tagen nach Entfernung des externen Fixateurs sank der Druck. Bei Belastung stieg der hydrostatische Druck ohne Kompression an und nahm bei Relaxation

wieder ab. Die Durchschnittswerte betrugen 10,3 Kpa (10,3 N/m^2) und 3,0 Kpa.

Nach Lafeber et al. (1992) bestand das Ziel dieser Behandlung darin, dem Knorpelgewebe einen kompressionsfreien hydrostatischen Druck anzubieten und damit einen Reparationsvorgang mit verstärkter Proteoglykansynthese und verringertem Proteoglykanaustritt auszulösen.

Während Gehens entstand im Gelenk eine intermittierende hydrostatische Druckerhöhung ohne Gelenkflächenkontakt. Die dabei entstehenden hydrostatischen Druckschwankungen entsprachen fast genau Lafebers Ergebnissen (3-10 Kpa gegenüber 0-13 Kpa bei Lafeber). Dies würde bedeuten, dass Knorpelregeneration möglich ist, und auch die Erweiterung des Gelenkspalts wäre erklärt. Nicht kontrolliert wurde jedoch die Qualität des Knorpels (Faserknorpel gegenüber hyalinem Knorpel). Eine weitere mögliche Erklärung wäre, dass die arthrotischen Chondrozyten wieder ihre Funktion aufnehmen und sich zwischen ihrer anabolischen und katabolischen Aktivität ein Gleichgewicht einstellt.

Van Roermund et al. (2002) sind der Meinung, dass bei fortgeschrittener Arthrose von Sprunggelenk, Knie und Hüfte Distraktionen eine vielversprechende Behandlungsmöglichkeit sind. Anders als bei manueller Traktion geht es hier um eine apparative Distraktion mit Hilfe eines externen Fixateurs, der eine konstante Trennung der Gelenkflächen garantieren kann. Ilizarov-Distraktionen des Daumens, des Patellofemoralgelenks und des Sprunggelenks bewirkten eine zwei Jahre anhaltende Reduktion der Schmerzen und eine verbesserte Beweglichkeit (Van Roermund et al., 1998; Van Roermund und Lafeber, 1999).

An Knien von Hunden verglichen Van Valburg et al. (2000) den Effekt einer beweglichen Ilizarov-Distraktion und den Effekt einer starren Distraktion mit einer Kontrollgruppe, bei der durch Entfernung des vorderen Kreuzbands künstlich eine Arthrose erzeugt wurde. Nach 16 Wochen wurde distrahiert, und nach 25 Wochen wurden die Ergebnisse ermittelt. In beiden distrahierten Gruppen fand sich signifikant weniger Synovitis. In der Gruppe mit starrer Distraktion war die Proteoglykansynthese am geringsten, in der nicht-behandelten Gruppe am größten. Dies ist keine Bestätigung der Beobachtung zunehmender Syntheseaktivität bei menschlichen Chondrozyten – möglicherweise weil das Bewegungsverhalten der jungen Hunde besonders stark von dem externen Fixateur beeinflusst wurde.

Bezüglich anderer, hypothetisch positiver Effekte von Traktionen verweisen wir auf die Kapitel zur Traktion bei Hüfte und Knie.

Ausschabung

Ausräumungen werden oft im Rahmen von Gelenkspülungen durchgeführt und können nach Ansicht verschiedener Autoren eine deutliche Verbesserung der klinischen Situation bewirken, obwohl damit die zugrunde liegende Erkrankung nicht behandelt wird (Alleyne und Galloway, 2002). Das Verfahren ist daher nicht geeignet für junge Sportler, die ihre Gelenke noch für geraume Zeit allen möglichen Stoß- und Drehbelastungen aussetzen wollen. Indiziert sind dagegen Patienten mit degenerativen Knorpelerkrankungen bei geringer klinischer Symptomatik und nur leichten Abweichungen im Röntgenbild.

Sahlstrom (1997) konnte zeigen, dass die Erkrankung bei 57 % einer Gruppe mit ausschließlich subchondraler Sklerose ohne Verschmälerung des Gelenkspalts weiter fortschritt. Bei fast 60 % einer Gruppe mit posttraumatischer Chondromalazie der Patella führte Ausschabung zu guten Ergebnissen. Bei nicht-traumatischer Chondromalazie waren dies nur 41 %.

Osteotomie

Bei örtlich begrenzten, degenerativen Veränderungen der Hüfte, des Knies und manchmal des Sprunggelenks (Takakura et al., 1995) ist eine Osteotomie zu erwägen, wobei der Grund für die klinische Verbesserung noch nicht geklärt ist. Bei kompressionsbedingten Schädigungen dient eine Osteotomie der Entlastung der beschädigten Gelenkkontaktfläche. Durch die Operation werden gesunde Knorpelflächen des einen Gelenkpartners mit erkrankten oder knorpelfreien Flächen des anderen Gelenkpartners in Kontakt gebracht, was gelegentlich auch der Korrektur einer Achsenabweichung dient (Buckwalter et al., 1994a). Die dabei oft festgestellte Verringerung der Schmerzen rührt wahrscheinlich daher, dass die vorgeschädigte Kontaktfläche geringer belastet wird und eine geringere Spannung aufbaut, der Druck im Knochen nachlässt und dass neuer Knorpel gebildet wird (Byers, 1974; Campanacci et al., 1985). Anlässlich einer Nachuntersuchung achtzehn Monate nach Osteotomie des Hüftgelenks fand Weisl (1980) in allen Gebieten mit veränderter Belastung eine neue Knorpelschicht. Osteotomien werden am häufigsten zur Azetabulumkorrektur der Hüfte in drei Ebenen und zur Varisierung des Femurs angewandt. In beiden Fällen sind die Ergebnisse gut.

An dieser Stelle könnte man schlussfolgern, dass das gestörte Stoffwechselgleichgewicht der Knorpelzelle ohne Verletzung des subchondralen Knochens wiederherzustellen ist, indem man den hydrostatischen Druck bei gleichzeitiger Entlastung und unter Vermeidung mechanischer Knorpeldeformierung intermittierend erhöht.

Im Gegensatz zum erkrankten Knorpel ist gesunder Knorpel auch bei relativ großen mechanischen Druckbelastungen zur Erhaltung der Homöostase fähig.

Chemische Verfahren

Gelenkspülung

Nach Alleyne und Galloway (2001) hat Burman bereits im Jahr 1935 während Arthroskopie zufällig die heilende Wirkung der Gelenkspülung entdeckt. Bauer und Jackson (1988) stellten insbesondere bei Patienten mit nur oberflächlichen Knorpelschäden nach Gelenkspülung klinische Verbesserungen fest.

Dies kann zwar die Folge eines Plazebo-Effektes sein (Moseley et al., 1996), aber Spülung erzielt bessere Resultate als medikamentöse Behandlung, Plazebo (Scott, 1999), die Entfernung der Entzündungsmediatoren oder die Entfernung freier oder gestielter Gelenkkörper (Bauer und Jackson, 1988). Noch dreieinhalb Jahre nach einer arthroskopischen Spülung gaben 45 % der Patienten eine Verbesserung gegenüber der ursprünglichen Situation an. Selbst akupunkturunterstützte Spülungen ergaben positive Ergebnisse (Chang et al., 1993).

Hiermit mag deutlich geworden sein, dass Gelenkspülungen das Ergebnis invasiv-arthroskopischer Behandlungstechniken positiv verstärken können.

Nahrungsergänzungen

Bisher ist nur sehr wenig über das Verhältnis zwischen Ernährungsgewohnheiten und dem Stoffwechsel von Knorpel und Knochen bekannt. Wir wissen also auch nicht, ob und in welchem Maße Ernährungsgewohnheiten zukünftigen Gelenkerkrankungen vorbeugen oder bestehende Gelenkerkrankungen lindern können (Wilhelmi, 1993).

Der Mikrokosmos der Nahrungsergänzungsmittel zeichnet sich durch zahlreiche Anekdoten und Hypothesen, aber weniger durch kontrollierte klinische Studien aus.

Im Jahre 1975 berichteten Stuart und Lazarus, dass die Serumkonzentration von IGF, der unter hypophysärer Steuerung in Leber und Niere synthetisiert wird, für die Aufnahme von Sulfat in den knorpeleigenen Proteoglykanen verantwortlich ist. IGF ist ein Aktivator des Wachstumshormons (Elders et al., 1975; Vetter und Teller, 1985).

Außerdem spielt er eine Rolle bei Zellteilung und Knorpelreifung. Zwergwüchsige Kinder hatten einen Mangel, Patienten mit Akromegalie einen krankhaften Überschuss an IGF (Fekete et al., 1983). Niedrige IGF-Konzentrationen und einen veränderten Knorpelstoffwechsel findet man bei unterernährten Kindern, Erwachsenen mit Leberzirrhose und bei Patienten mit chronischer Niereninsuffizienz oder Diabetes mellitus (Phillips und Young, 1976; Phillips et al., 1979; Axelsson et al., 1983; Phillips et al., 1983, 1988; Umpierrez et al., 1989), aber auch bei Personen, die intensiv fasten (Price et al., 1979). Chronische Mangelernährung beeinflusst auch die biochemischen Eigenschaften des Knorpels – allerdings nicht über IGF (Price et al., 1979). Andere Autoren sind der Meinung, dass chronische Mangelernährung keinen Einfluss auf den Knorpelstoffwechsel hat.

Glukokortikoide bewirken eine Erhöhung der Konzentrationen IGF-hemmender Substanzen (Unterman und Phillips, 1985) und hemmen damit das Knochen- und Muskelwachstum (Tirapegui et al., 1994).

Auch Mangan- und Proteinmangel verursachten einen Rückgang der Proteoglykansynthese und der Aufnahme von Sulfat in den Aggrekanen. Hier bestand aber kein Zusammenhang mit der IGF-Konzentration (Bolze et al., 1985a/b; Woodard et al., 1987; Yyhya et al., 1994).

Im Knorpel von Ratten wurde während einer kupferarmen Diät 100 % mehr Sulfat und während einer zinkarmen Diät 400 % mehr Sulfat aufgenommen (Denko et al., 1981). Eine zinkfreie Diät führte dagegen zu einer Hemmung des Knorpelstoffwechsels (Bolze et al., 1987). Die Kollagen- und Proteoglykansynthese im Rippenknorpel von Ratten nahm sowohl während einer vierwöchigen Hungerperiode als auch während einer vierwöchigen Vitamin-C-armen Diät um 30 % ab (Bird et al., 1986). Man sollte also die Bedeutung von Vitamin C für den Stoffwechsel des Knorpels nicht überschätzen.

Das chemische Element Bor beeinflusst die Membraneigenschaften der Zelle und die Informationsübertragung an der Zellmembran, Silikon die Zusammensetzung und Kalzifizierung des Knorpels. Einige Mikrogramm beider Substanzen, die nicht im Körper hergestellt werden, könnten den Knorpelstoffwechsel positiv stimulieren (Hunt, 1994; Hunt et al., 1994; Nielsen, 1991).

Bei Ratten verringert eine niedrigkalorische Diät die spontane Entstehung von Arthrose, während eine hochkalorische Diät – nicht nur infolge des Faktors Übergewicht, sondern auch metabolisch bedingt – den entgegengesetzten Effekt hat.

Allgemeiner Vitaminmangel, Vitamin E, Vitamin B2 und Vitamin C (Alcain und Buron, 1994) scheinen bei Versuchstieren die Entstehung von Arthrosen zu hemmen. Bei einer Gruppe Patienten entstand nach einer Nahrungsbeimischung von Vitamin E und einer Kombination der Vitamine B1, B6 (Masse et al., 1994) und B12 eine klinische Verbesserung von Arthrose und Arthritis. Vitamin D kann zwar nicht die Entstehung, wohl aber das Fortschreiten einer Arthrose verhindern (McAlindon et al., 1996).

Ein Mangel an Kalzium, Zink, Selen (McCarty und Rusell, 1999; Combs, 2001) und Magnesium (Stahlman et al., 1995; Stahlman et al., 2000) kann bei Mensch und Tier für die Entstehung von Gelenkerkrankungen mitverantwortlich sein. Kalzium, Eisen und Kupfer im Übermaß kommen bei Speicherkrankheiten vor, an denen fast immer auch Knorpelgewebe beteiligt ist (Wilhelmi, 1993; Lagman und Walsch, 2003).

Bereits in den vierziger Jahren wurde berichtet, dass Arthritiden gut auf Niacinamid reagieren. Eine neuere Doppelblindstudie bestätigt diesen Befund, wobei als wichtigster Effekt die Hemmung der von Interleukin-1 kontrollierten Stickoxidsynthese genannt wird.

Erwartungsgemäß unterstützt Glykosamin die Synthese von Hyaluronsäure. Sein Effekt auf die Aktivität von Interleukin wurde durch eine Studie mit intraartikulären Injektionen bewiesen.

Angeblich hemmt die übermäßige Einnahme von Lebertran (Cleland et al., 2003) die Herstellung von synovialem Interleukin-1 (McCarty und Russell, 1999). Die Effekte der meisten Nahrungsergänzungsstoffe müssten noch in randomisierten, kontrollierten klinischen Studien erforscht werden.

Einige kontrollierte, prospektive Studien haben sich in den letzten Jahren mit dem Effekt beschäftigt, den Chondroitin (Michel et al., 2001) und Glukosamin (Reginster et al., 2001) auf Arthrose haben. In einer Zusammenfassung der Ergebnisse von 15 der 37 veröffentlichten klinischen Studien konnten McAlindon et al. (2000) die positive Wirkung von Glukosamin- und Chondroitinpräparaten bestätigen. Ergänzende Informationen sind zu finden unter www.drtheo.com/index.html.

Lippiello (2003) konnte feststellen, dass Glukosamin und Chondroitinsulfat in vivo die metabolische Reizantwort tierischer Knorpelzellen auf mechanische Kompressionen verbesserten. Insbesondere der Knorpel älterer Tiere reagierte unter mechanischem Stress auf die Gabe dieser knorpelschützenden Stoffe mit einer erhöhten Proteoglykansynthese. Die Reaktion verstärkte sich bei Hinzufügung von Glukosamin von 85 % auf 191 % und bei Chondroitinsulfat von 40 % auf 1000 %.

Injektionen

In Knien, die während der Remobilisierung einmal wöchentlich mit Hyaluronsäure injiziert wurden, war der Umfang degenerierter Knorpelgebiete auf dem distalen Femur nach sechs Wochen Immobilisierung und weiteren sechs Wochen Remobilisierung kleiner, und war die Proteoglykansynthese größer als bei Knien ohne Injektion. In beiden Gruppen wurde eine Zunahme der interstitiellen Flüssigkeitsmenge festgestellt (Fu et al., 2001).

Bei 20 Kaninchen konnten Injektionen vor Beginn einer sechs Wochen andauernden Immobilisierung die Geschehnisse im Knorpel nicht beeinflussen, hemmten aber die Genesung nach Aufhebung der Immobilisierung (Olsen et al., 1991).

Natriumpentosanpolysulfat und Kalziumpentosanpolysulfat gehören wahrscheinlich zu den sogenannten SMOAD's (*engl.* symptom modifying osteoarthritis drugs). Da sie die Transkription von MMPs im Zellkern des Chondrozyten hemmen, unterstützen sie seine anabolische Aktivität und hemmen teilweise auch seine katabolische Aktivität. Außerdem wirken sie entwässernd. Die Synthese von Hyaluronsäure normalisierte sich nach einer intraartikulären Injektion mit Natriumpentosanpolysulfat. Kontrollierte Effektstudien über einen längeren Zeitraum fehlen allerdings noch (Ghosh, 1999).

9.4.3 Forcierte Oberflächenheilung

Subchondrale Penetration

Mankin (1993) stellt die Behauptung auf, dass oberflächliche Läsionen nie, tiefe Läsionen dagegen häufiger abheilen. Dies würde bedeuten, dass die Tiefe einer Knorpelverletzung mit darüber entscheidet, ob und wie schnell das Gewebe abheilt. Die Ursache dieses Phänomens ist darin zu suchen, dass die für eine Abheilung notwendigen mesenchymalen Stammzellen, Hormone und der Fibrinpfropf nur unterhalb der Tidemark im subchondralen Knochen auftauchen. Eine künstlich herbeigeführte Verletzung des subchondralen Knochens provoziert die erwünschte Blutung, wonach ein effektiver Reparaturprozess in

Gang gesetzt wird. So lang die Gelenkkontaktfläche gegen Kompressionen geschützt wird, können undifferenzierte Stammzellen in den Pfropfen einwandern und weiter zu chondrozytähnlichen Zellen ausreifen (Shapiro et al., 1993). Unvorhersehbar ist jedoch, ob sich vorwiegend Knorpel mit Typ-II-Kollagen oder Bindegewebe bildet (Johnson, 1986, 1990).

Zur Frage, wie tief die künstliche Verletzung sein muss und ob die Kompakta oder besser die Spongiosa zu penetrieren ist, gehen die Meinungen auseinander (Alleyne und Galloway, 2001).

Angeblich entsteht reifes Knorpelgewebe vor allem dann, wenn die Kompakta unversehrt bleibt. Nach Penetration der Spongiosa soll sich unreifes Bindegewebe entwickeln (Hjertquist und Lemperg, 1971; Richmond et al., 1985).

Bohrungen

Noch immer werden zur Erzeugung künstlicher Verletzungen häufig Bohrungen des subchondralen Knochengewebes angewendet (Buckwalter und Lohmander, 1994). Diese Bohrungen wurden von Pridie (1959) zunächst im Rahmen von Arthrotomien, später von Sprague (1981) auch unter arthroskopischer Kontrolle durchgeführt.

Abrasio

Als erster berichtete Magnusson (1946) über Ausschabungen von Gelenken, mit denen übrigens nicht immer nur Erfolge erzielt wurden. Eine Studie erwähnt bei 47 % von 49 Patienten über 50 Jahre schlechte Ergebnisse (Johnson, 1986). Ausschabung mit anschließender Entlastung führte zu einer Verbreiterung des Gelenkspalts (Johnson, 1986), was nicht automatisch Heilung bedeutet. Bei der Hälfte von 59 Patienten mit einer Arthrose hatte sich der Gelenkspalt nach zwei Jahren verbreitert, während sich die Symptomatik bei Zweidritteln verbessert hatte (Bert und Maschka, 1989).

Alleyne und Galloway (2001) erwähnen eine Studie von Johnson, nach der sich die Situation bei 75 % der Patienten nach zwei Jahren verbessert hatte, insbesondere bei Personen mit relativ niedriger Belastung und normaler tibiofemoraler Ausrichtung. Rand (1991) berichtet, dass die Hälfte derjenigen Patienten, bei denen zum Zeitpunkt der Penetration Knochengewebe zu sehen war, innerhalb der folgenden drei Jahre eine Endoprothese erhielten.

Akizuki et al. (1997) konnten bei 40 % der Patienten nach einem Jahr die Bildung von hyalinem Knorpel feststellen. Nach zwei bis fünf Jahren waren gegenüber Patienten, die zum Zeitpunkt der Ausschabung eine korrigierende Tibia-Osteotomie erhalten hatten, keine Unterschiede mehr festzustellen. Die Prognose älterer Patienten mit Gelenkspaltverschmälerung und fokalen Defekten ist generell ungünstiger.

Mikrofrakturen

Da die bei Bohrungen entstehende Hitze möglicherweise den benachbarten gesunden Knorpel beschädigt, wird anstelle von Bohrungen gelegentlich die Mikrofraktur-Technik eingesetzt (Blevins et al., 1998; Steadman, 2001). Während einer durchschnittlichen Nachuntersuchungszeit von elf Jahren (7-17 Jahre) zeigten 80 % von 71 Patienten jünger als 45 Jahre mit einer traumatischen Knorpelverletzung, aber ohne Meniskus- oder Bandschädigung, eine signifikante Verbesserung (Steadman et al., 2003).

Die erwähnten Methoden dienen allesamt einer Form der Knorpelheilung, bei der der Knorpel seine ursprünglichen Eigenschaften nicht wiedererlangt. Trotz der nachgewiesenen Reaktion des Knorpel-Knochen-Komplexes bleibt insbesondere der Zusammenhang zwischen der verbesserten Symptomatik und der Qualität des Knorpelgewebes umstritten. Die erwähnten Studien geben Verbesserungen (Friedman et al., 1984), aber auch Verschlechterungen an (Bert, 1993). Auch die Kürze der Untersuchungsperiode wird immer wieder kritisiert (Buckwalter, 2002).

Auch die Art der Verletzung beeinflusst das Resultat. Bei 28 Sportlern im Alter unter 40 Jahren wurden arthroskopisch umschriebene Knorpelläsionen festgestellt. Drei von diesen Patienten erhielten Bohrungen, die Übrigen wurden ausgeschabt. Vierzehn Jahre später fanden sich bei zwölf Knien Degenerationsherde, 22 Knie hatten eine gute Funktion (Messner und Maletius, 1996).

In einer anderen Studie von 15 Patienten mit Knorpelläsionen besaßen ein Jahr nach Ausschabung mit Entfernung der Zona calcificata sechs Personen eine ausgezeichnete und neun Personen eine gute Kniefunktion (Levy et al., 1996).

Frenkel et al. (1996) meinen, dass Bohrungen etwas bessere Ergebnisse bringen als Ausschabungen.

Bert (1993) dagegen kommt zu dem Schluss, dass Arthrosen sich weder durch Bohrung noch durch Ausschabung verbessern, sondern manchmal sogar verschlechtern.

Arthroskopisch kontrollierte Behandlungen wie Ausschabungen und Laserabtragungen können auf der Ebene der Zellen und der Interzellulärsubstanz unerwünschte Nebenwirkungen haben. Nach der Behandlung waren innerhalb einer Entfernung von 100 μ vom Wundrand für längere Zeit keine Zellen mehr vorhanden. Außerhalb dieses Bereichs waren die Zellen unversehrt (Hunziker und Quinn, 2003).

Buckwalter und Mankin (1997b) sind der Meinung, dass bis heute keine prospektiven, randomisierten, kontrollierten klinischen Studien vorliegen, die den Nutzen arthroskopischer Ausschabungen oder Bohrungen nachweisen könnten. Retrospektive Studien zeigen jedoch, dass sich die Symptomatik bei herdförmigen Defekten verbessert (Sprague, 1981; Friedman et al., 1984; Johnson, 1986; Ewing, 1990; Johnson, 1990).

Postoperativ nimmt die Zahl der positiven Ergebnisse mit dem Verstreichen der Zeit ab. In einer Studie hatte sich die Situation bei 39 % der Patienten nach der Operation nicht verbessert, 9 % hatten 15 Monate lang Verbesserungen festgestellt, und von den 52 %, deren Ergebnisse auch nach 15 Monaten gut waren, waren nach 33 Monaten Zweidrittel übrig (Baumgaertner et al., 1990).

Bemisst man die Knorpelheilung nach der Breite des Gelenkspalts während Belastung, dann ist der Zusammenhang mit einer verbesserten klinischen Situation nicht immer deutlich. Zwei Jahre nach dem Eingriff hatte sich der Gelenkspalt bei 30 von 59 Patienten erweitert, jedoch hatte sich die Symptomatik bei nur zwölf Patienten verbessert (Bert et al., 1989; Bert, 1993).

Dies ist möglicherweise darauf zurückzuführen, dass Struktur, Zusammensetzung, mechanische Eigenschaften und Lebensdauer des neugebildeten Gewebes nicht dem ursprünglichen Gewebe entsprechen.

Wahrscheinlich ist der neugebildete Knorpel nicht in der Lage, das subchondrale Knochengewebe ausreichend zu schützen, wodurch Spitzenbelastungen im Knochen eine Art Kompartmentsyndrom erzeugen. Wegen des zu hohen Drucks im subchondralen Gewebe wird jede Intervention, die zu einer Knochenblutung führt, zeitweilig Erfolg haben.

Arnoldi konnte zeigen, dass die Schmerzursache häufig im erhöhten Druck des subchondralen Knochengewebes zu suchen ist (Arnoldi et al., 1975; Lemperg und Arnoldi, 1978; Arnoldi et al., 1980a/b), indem er Tibia, Femur (Lemperg und Arnoldi, 1978; Phillips et al., 1979) oder Patella mittels Bohrung oder Fensterung zwecks Schmerzlinderung entlastete (Hejgaard und Arnoldi, 1984).

Astrom (1975) sowie Hietala und Astrom (1977) berichteten von einer Gruppe Patienten mit Hüftschmerzen bei Koxarthrose und erhöhtem Innendruck des Caput und des Collum femoris. Nach Fensterung des lateralen Trochanteranteils hatte der schmerzhafte Druck nach drei Monaten nachgelassen.

Wurde gleichzeitig denerviert, dann war das Ergebnis auch sechs Jahre nach dem Eingriff noch gut (Tkachenko et al., 1990).

Intermittierende Belastungen führen bei bestehenden degenerativen Gelenkveränderungen in erster Linie zu Verletzungen des subchondralen Knochens, aber auch der Blutgefäße, die ihrerseits für die Versorgung des Knorpels mit Nährstoffen wichtig sind. Das subchondrale Knochengewebe reagiert mit vermehrter Durchblutung und erhöhtem Stoffwechsel (Imhof et al., 1999).

9.4.4 Wachstumsfaktoren

Zahlreiche Zellaktivitäten wie beispielsweise die Zellteilung, die Zellwanderung, die Synthese der Interzellulärsubstanz und die Zelldifferenzierung (Mankin et al., 1991) werden von Wachstumsfaktoren gelenkt.

Einige dieser Moleküle wie TGF-β, IGF, BMP und PDGF (Buckwalter et al., 1995b) werden von Mesenchymzellen, Endothelzellen und Blutplättchen hergestellt. Sie befinden sich aber auch im Knochenmark. Von daher ist die Wahrscheinlichkeit einer Heilung bei tiefen Läsionen mit Knochenbeteiligung und Blutung größer als bei oberflächlichen Läsionen, und auch künstliche Verletzungen des subchondralen Knochens von Gelenken mit normalem Bewegungsausmaß, normaler Knochenstellung und herdförmigen Läsionen sind noch effektvoller, wenn Wachstumsfaktoren hinzugefügt werden (Buckwalter und Mankin, 1997b).

Auch nicht-durchgängige Knorpelverletzungen können unter dem Einfluss von Wachstumsfaktoren abheilen. Kombinierte man die Entfernung der Proteoglykane, die die Bindung der Zellen an den Knorpel hemmen, mit der Transplantation einer fibrinreichen Interzellulärsubstanz und TGF-β, dann entstand Knorpelwachstum (Hunziker und Rosenberg, 1994; Hunziker und Rosenberg, 1996; Hunziker, 2001).

Die Behandlung mit Wachstumsfaktoren entwickelt sich vielversprechend. Dennoch ist zu bedenken, dass wie schon beim Kollagen auch hier noch viele Unbekannte im Spiel sind, wie beispielsweise die große Anzahl und Verschiedenheit der Wachstumsfaktoren, ihr gegenseitiger Einfluss und der Einfluss des Lebensalters auf ihre Wirksamkeit. Bevor wir in der Lage sind, genau definierte Verletzungen oder Erkrankungen des Knorpels mit spezifischen Wachstumsfaktoren zu behandeln, ist noch eine lange Phase klinischer Erprobungen zu durchlaufen.

9.4.5 Gentherapie

Die Behandlung von Gelenkentzündungen wird in Zukunft über die Implantation von Genen erfolgen, die bestimmte therapeutisch wirksame Eiweiße synthetisieren, die sowohl den Abbau von Knorpel hemmen als auch den Aufbau von Makromolekülen stimulieren (Pelletier et al., 1997; Doherty et al., 1998; Goldring, 2001; Gouze et al., 2001).

9.4.6 Transplantations- und Ersatztechniken

Weichteilgrafts, Periost- und Perichondrium-Grafts

Bei diesen Techniken wird der arthrotische Knorpel entfernt (Ausschabung) und durch neues Weichteilgewebe wie beispielsweise Faszie, Kapsel, Muskel, Sehne, Periost oder Perichondrium (Knorpelhaut) ersetzt. Nicht zu Gelenken gehörender Knorpel ist häufig mit Perichondrium bedeckt (Niedermann et al., 1985; O'Driscoll et al., 1988; Hoikka et al., 1990; Jensen und Bach, 1992; Ostgaard und Weilby, 1993; Buckwalter et al., 1994a; Buckwalter, 1995b).

Grafts mit Zellen aus einer anderen Körperregion, die ein organisches Gefüge besitzen und gegen übermäßige Belastung geschützt werden, können neues Knorpelgewebe entwickeln (Salter, 1993b; Buckwalter und Lohmander, 1994). Solche periostalen Grafts werden insbesondere bei herdförmigen Läsionen von Knorpel und Knorpel-Knochen verwendet (O'Driscoll und Salter, 1986; O'Driscoll et al., 1988; Buckwalter, 1996a). Je jünger die Patienten, umso besser sind die Ergebnisse. Seradge et al. (1984) untersuchten die Ergebnisse perichondraler Arthroplastiken an 16 Metakarpophalangealgelenken und an 20 Interphalangealgelenken drei Jahre nach dem Eingriff. Bei Patienten unter 40 lag die Erfolgsrate zwischen 66 % und 100 %. Bei den über 40jährigen fand sich kein einziges gutes Resultat. Dies kann damit zusammenhängen, dass die Aktivität oder die Zahl der (undifferenzierten) Knorpelzellen mit zunehmendem Alter abnimmt (Buckwalter et al., 1993; Martin et al., 1997).

Zelltransplantate, autologe Chondrozytentransplantate (ACT), autologe Chondrozytenimplantate (ACI), Ersatz von Knorpelzellen

Skoog und Johansson schlugen 1976 als erste vor, bei Knorpeldefekten Knorpelhaut als Ersatzgewebe einzusetzen. Ihre Behandlungen führten jedoch bei Zweidrittel der Patienten zur Bildung von Typ-X-Kollagen und zu Knorpelverkalkung.

Wakitani et al. (1989b) schätzen, dass bei 40 osteochondralen Defekten von Kaninchen in 75 % der Fälle nach Behandlung mit eigenen Gelenkchondrozyten in einem Kollagen-Gel hyaliner Knorpel gebildet wurde (Wakitani et al., 1989a).

Grande (1989) und später Brittberg (1996) behandelten Knorpeldefekte bei Kaninchen mit Periosttransplantaten, die mit Chondrozyten angereichert waren. Brittberg verglich die Effekte vier verschiedener Behandlungsformen von herdförmigen Defekten des Patellarknorpels bei Kaninchen miteinander: Periost-Graft, Periost mit einer Kohlenfaserplatte, Periost mit autologen Chondrozyten und Periost mit Kohlenfaserplatte und autologen Chondrozyten. Durch Zugabe von Chondrozyten entstand mehr und besserer Knorpel (Brittberg, 1996; Brittberg et al., 1996).

Brittberg et al. (1994) und Peterson (1996) verzeichneten bei einer Gruppe von 23 Patienten gute Ergebnisse. Bei vierzehn von sechzehn Patienten mit einem Defekt des Femurkondylus war das Ergebnis nach zwei Jahren ausgezeichnet, eben so bei zwei von sieben Patienten mit einem Defekt des Patellarknorpels (Brittberg et al., 1994). Buckwalter (1996) meldete nach zwei Jahren bei 47 von 66 Patienten gute Ergebnisse.

Osteochondrale Defekte reagieren auch gut auf Mesenchymzellen des Knochenmarks (Wakitani et al., 1994; Butnariu-Ephrat et al., 1996).

Mandelbaum (1998) erwähnt eine unveröffentlichte Arbeit Petersons an 100 Patienten mit einer durchschnittlichen Defektgröße von 5,2 cm^2, die er nach zwei bis neun Jahren erneut untersuchte. Herdförmige Läsionen auf dem Femurkondylus schnitten in 96 % der Fälle gut oder sehr gut ab (Bewertung nach Cincinatti-Lysholm-Tegner), eben so 89 % der Patienten mit Osteochondrosis dissecans. Patienten, die gleichzeitig eine Kreuzbandplastik erhielten, hatten in 76 % der Fälle gute oder sehr gute Ergebnisse.

Patellardefekte reagierten anfänglich schlechter. Kombinierte man das autologe Chondrozytenimplantat jedoch mit einer geräumigen Exzision des Defekts und Realignment, dann waren die Resultate auch hier ermutigend.

Bei autologen Chondrozytentransplantationen oder -implantationen werden die Knorpelzellen zunächst immer unversehrtem Gelenkknorpel entnommen, dann in einer Kultur aufgezüchtet und schließlich als Gemisch aus Knorpelzellen und undifferenzierten Mesenchymzellen auf den Knorpeldefekt gebracht. Ein Teil dieser Zellen wird untergehen, ein Teil wird überleben und ein Teil wird sich transformieren und neuen Knorpel bilden (Wakitani et al., 1989b; Wakitani et al., 1994; Buckwalter und Mankin, 1997a; Chen et al., 1997). Dazu wird dem Patienten an anderer Stelle etwa 300 mg gesunder Knorpel entnommen und für einen zwei- bis fünftägigen Verbleib in einer Kultur präpariert, wo die Zellen sich vermehren können. Bei autologen Transplantationen werden etwa zehn Millionen Zellen eingespritzt und zum Schutz mit einem speziellen Material abgedeckt. Früher wurde dazu Periost verwendet, was aber häufig innerhalb von acht Monaten hypertrophierte und sich verhärtete, wodurch die Gelenkoberfläche uneben wurde (Minas, 1999a; Sohn et al., 2002). Darum verwendet man heute lieber Kunststoffmembranen (*engl.* MACI procedure) (Behrens et al., 1999) oder räumliche, mit Chondrozyten benetzte Gitter (Ochi et al., 2002; ☞ *weiter unten: Gewebeneubildung*).

Manche Studien berichten über die Bildung von hyalinähnlichem Knorpel und eine vollständige Wiedererlangung der Gelenkfunktion in 90 % der Fälle (Brittberg et al., 1996; Minas und Peterson, 1999). Bei 80 % künstlich erzeugter osteochondraler Effekte bei Kaninchen hatten diese sich 24 Wochen nach Aufbringen des Allografts in einem Kollagen-Gel wieder gefüllt (Wakitani et al., 1989a).

Bei Nachuntersuchungen zwischen zwei und neun Jahren nach dem Eingriff stellten Peterson et al. (2000) bei 92 % der Patienten mit Läsionen des Femurkondylus, bei 56 % der Patienten mit Patellardefekten und bei 67 % der Patienten mit gleich mehreren Herddefekten Verbesserungen fest.

Eine vergleichende Untersuchung der Effekte von Periost-Graft, Periost-Graft mit Kohlenfaserplatte, Periost mit autologen Chondrozyten und Periost mit Kohlenfaserplatte und autologen Chondrozyten ergab, dass die Hinzufügung körpereigener Chondrozyten die histologische Qualität und Quantität des Transplantats verbesserte (Brittberg et al., 1996).

Die genannten Studien betrafen jedoch allesamt nur Knorpelneubildungen in Gelenken gesunder Tiere. Einen Beweis dafür, dass die Neubildung sich zu normalem Knorpel weiterentwickelt, gibt es bislang nicht (Buckwalter, 2002). Die Fragen der richtigen Indikationsstellung, der Lebensdauer des neugebildeten Gewebes, der Funktionsverbesserung und einer möglichen Verzögerung von Verschleißprozessen blieben vorläufig unbeantwortet. Bei Arthrose scheint die Methode weniger erfolgreich zu sein (Mankin und Buckwalter, 1996). Wegen der erhöhten Zerfallsrate der Chondrozyten ist die Methode auch nicht bei älteren Patienten angezeigt (Martin und Buckwalter, 2001a und b).

Die Zähigkeit des neugebildeten Gewebes beträgt etwa 2,77 N. Dieser Wert ist zwar niedriger als bei gesundem Knorpel, aber erheblich höher als bei Faserknorpel (1,23 N) (Alleyne und Galloway, 2001). ACI und ACT sind wohl eher bei herdförmigen Läsionen des Femurkondylus als bei Defekten der Patella und der Tibia indiziert.

Knorpelersatz und Knorpeltransplantation

Schon im Jahre 1908 entwickelte Lexer eine Methode zur Behandlung osteochondraler Defekte mittels frischer Allografts. Erst kürzlich wurde diese Technik zur Behandlung kleinerer Läsionen im Bereich zwischen 1 cm und 2 cm wieder aufgegriffen.

Dazu wird aus einem Gelenkgebiet mit relativ geringer Belastung gesundes Knorpel- und subchondrales Knochengewebe mit normaler Interzellulärsubstanz und aktiven Chondrozyten gewonnen und auf den Defekt implantiert.

Mittlerweile sind zahlreiche Veröffentlichungen erschienen, in denen zur Behandlung kleinerer Knorpeldefekte und der damit einhergehenden Schmerzen die Transplantation von Gelenkknorpel als Teil eines osteochondralen Grafts empfohlen wird (Buckwalter, 2002). Die Verringerung der Schmerzen ist wahrscheinlich damit zu erklären, dass ein Teil des schmerzempfindlichen Knochengewebes entfernt und durch ein denerviertes Gewebestück ersetzt wird. Ein weiterer Grund liegt wohl im Nachlassen des intra-ossalen, subchondralen Drucks.

Mandelbaum (1998) berichtete über unveröffentlichte Daten Hangodys, der fünf Jahre nach Behandlung von 1-9 cm^2 großen Defekten mit Mosaikplastiken bessere Funktionswerte des Knies fand (Cincinatti and Hosp. Spec. Surg. Score) als nach Ausschabung, Mikrofrakturen oder Pridie-Bohrungen.

Autografts

Nach dem Einsatz patellarer, osteochondraler Autografts zur Behandlung von Defekten am Femurkondylus bei zehn Patienten war die Kniefunktion auch nach 6,5 Jahren noch verbessert (Outerbridge et al., 1995).

Mehrere Studien berichten bei 75-90% aller Patienten von einem Rückgang der klinischen Symptome und einer Wiederaufnahme sportlicher Aktivitäten mit hoher Belastung nach drei und fünf Jahren (Campbell, 1969; Matsusue et al., 1993; Hangody und Lempeng, 1998; Marcacci et al., 1999).

Solche Grafts haben heute die Form von Zylindern. Zylinder mit schlechtem Knorpel- und subchondralem Knochengewebe werden gegen Zylinder mit gutem Knorpel- und subchondralem Knochengewebe ausgetauscht. Dieses Verfahren bezeichnet man als Mosaikplastik (Hangody et al., 1998).

Hierbei ist zu beachten, dass es kein Donorgewebe gibt, das ganz frei wäre von mechanischer Kompression (Simonian et al., 1998).

Allografts

Die Gewinnung von Allografts ist einfacher und kann in jeder gewünschten Größe vorbereitet werden. Örtlich begrenzte, posttraumatische Knorpel- und Knochendefekte, die mit einem Allograft behandelt wurden, zeigten bei 95% von 126 Knien nach fünf Jahren gute Ergebnisse. Nach zehn Jahren betrug die Erfolgsquote noch 71% und nach zwanzig Jahren 66%. Als Kriterien galten eine vollständige und schmerzlose Beweglichkeit mit minimaler Reibung, einer guten Druckverteilung und der Entstehung dauerhaften Neugewebes (Ghazavi et al., 1992; Goss, 1997). Bei Patienten über 50 und bei Gelenken mit schlechtem Alignment sind die Ergebnisse schlechter.

Operiert wird meist bei kleineren, herdförmigen Läsionen, bei posttraumatischen Schädigungen der Patella, der Femurkondylen und des Tibiaplateaus sowie bei Osteochondrosis dissecans und Knochennekrose der Femurkondylen.

Natürlich besteht nach wie vor das Risiko von Krankheitsübertragungen, das sich zwar durch Einfrieren verringert – allerdings auf Kosten der aktiven Chondrozyten (Tomford, 1985). Auf den Chondrozyten, aber vor allem auch im Knochengewebe des osteochondralen Transplantats werden von der Perizellulärmatrix kontrollierte Antigene angetroffen, die Immunreaktionen auslösen können (Langer et al., 1975).

Allografts sind insbesondere dann indiziert, wenn die Defekte für Autografts zu groß sind.

Künstliche Interzellulärsubstanz, Gewebeneubildung

Wegen der geringen Konzentration an Chondrozyten tut sich normaler Gelenkknorpel mit der Neubildung von Gewebe – insbesondere bei großen Defekten – immer sehr schwer (Duda et al., 2000). Methoden, die zu einer höheren Zelldichte am Ort der Schädigung führen, erhöhen die Heilungswahrscheinlichkeit.

Darum wird heute der Entwicklung künstlichen Gewebes zur Heilung mechanischer Knorpelschäden erhöhte Aufmerksamkeit gewidmet (Van der Kraan et al., 2000). Solch ein künstliches Gewebe, das dem Chondrozyt als Gerüst dient, kommt zunehmend im Zusammenhang mit ACI- und ACT-Verfahren zur Anwendung.

Gewebeneubildung (*engl.* tissue engineering) ist ein neuer Zweig der Biotechnologie, in dem Zellbiologen, Biotechniker und Ärzte kooperieren. Im Rahmen kombinierter Verfahren werden Zellimplantate, biologisches Material und aktive Moleküle zur Heilung oder Regeneration beschädigten Knorpelgewebes eingesetzt (Vacanti und Upton, 1994; Guilak, 2001).

Bevor solche Materialkombinationen ihren Zweck erfüllen können, ist zu beachten, dass die Knorpelhomöostase zum Teil von löslichen und zum Teil von nicht-löslichen Bestandteilen der Interzellulärsubstanz abhängt (Van der Kraan et al., 2002).

Kombinationen aus künstlicher Interzellulärsubstanz und gewebeeigenen Wachstumsfaktoren können die Entstehung von neuem Gelenkknorpel erleichtern (Buckwalter und Mankin, 1997b). Allerdings erfordern Behandlungen mit Wachstumsfaktoren oder Zelltransplantaten das Vorhandensein eines geeigneten Transportmediums und die Möglichkeit, die verschiedenen Komponenten vorübergehend in einer künstlichen Interzellulärsubstanz zu binden. Zur Zeit kennen wir verschiedene Substanzen, die diese Funktion gleichermaßen erfüllen können. Die gewählte Substanz muss auf jeden Fall in der Lage sein, gleichzeitig das Zellwachstum zu fördern und Zellen plus Interzellulärsubstanz an das vorhandene Gewebe zu binden (Buckwalter und Mankin, 1997a und b).

Ungelöst bei Gewebeneubildung sind nach wie vor die Fragen der Zellverteilung im Raum, der Zellimmobilisierung, der Biokompatibilität, der Stabilisierung des neuen Gewebes, des Schutzes gegen Zerstörung durch Abstoßungsreaktionen und der langfristigen mechanischen Stabilität (Sittinger et al., 1999).

Duda et al. (2000) untersuchten zwölf Wochen nach der Implantation bei Mäusen die mechanische Belastbarkeit einer hyalinen Kunstsubstanz. Die Qualität des Knorpels entsprach der eines Nasenseptums. Seine Elastizität betrug 30%-50% von normalem Knorpel.

Bis zur Ausreifung dieser neuen Wissenschaft wird wohl noch einige Zeit verstreichen (Minuth et al., 1998).

Wegen der relativen Aktualität dieser Entwicklungen gibt es noch keine Langzeitstudien der Effekte im Gelenk. Daher besteht noch keine Liste allgemein akzeptierter Erfolgsfaktoren, und auch die Bewertungsmethoden unterscheiden sich.

Wichtige Erfolgsfaktoren der Defektheilung sind zweifellos die Defektursache, die Gelenkstabilität, Alter, Aktivitätsniveau und Veranlagung des Patienten und die technischen Details der oben genanten Verfahren.

Die Bewertung des neugebildeten Gewebes beruht noch auf einer sehr großen Anzahl von Faktoren (☞ *Tab. 9.2*).

Als histologische Kriterien für die mechanische Qualität gelten die Dicke des Gewebes (Volumen), die Eindrückbarkeit des subchondralen Gewebes (Intaktheit), die Intensität der Safrangelbfärbung (Proteoglykankonzentration) und die äußere Form der Chondrozyten im neugebildeten Knorpel. Diese Faktoren korrelierten zu 70% mit der Elastizität des Gewebes (Spirit et al., 1996).

Da es sich bei den beschriebenen Methoden um Neuentwicklungen handelt, die naturgemäß noch nicht ausgereift sind, ist auch die Frage der richtigen Nachbehandlung noch nicht abschließend geklärt.

Die heutige Vorgehensweise zur Gewinnung von Neuknorpel mit guten mechanischen Eigenschaften – die sich im Lauf der kommenden Jahre und Jahrzehnte noch einige Male ändern wird -, besteht im Wesentlichen aus einer künstlichen Verletzung des subchondralen Knochengewebes und der anschließenden Abdeckung mit wahlweise einem periostalen oder perichondralen Graft, eigenen Chondrozyten oder einem osteochondralen Auto- oder Allograft.

Die dadurch ausgelöste Entzündungsreaktion verläuft entsprechend der Heilung bei kollagenreichem Bindegewebe. Nach der ersten, etwa zwei Wochen andauernden Phase füllt sich der Defekt innerhalb von sechs Wochen mit knorpelähnlichem Gewebe, das dann bis zur endgültigen Reifung und Ausmodellierung mehrere Jahre benötigt (Buckwalter und Lohmander, 1994; Buckwalter, 1995b).

Der junge Knorpel kann aber auch schon nach wenigen Monaten oder Jahren wieder degenerieren (Buckwalter, 2002). Darum müssen Nachfolgeuntersuchungen zur Beurteilung des *Heilungserfolges* nicht nur nach sechs Wochen, sondern auch nach sechs Monaten stattfinden. Spätestens nach zwei Jahren muss die *Gelenkfunktion* überprüft werden.

Tab. 9.2: Bewertungsmethoden der Knorpelheilung

1 Gelenk
1.1 Funktion
1.1.1 Bewegungsausmaß
1.1.2 Bewegungsqualität
- Knirschen
- Einschießende Schmerzen
- Blockade
- Schmerzen
- Laxität

1.2 Struktur
1.2.1 Knochen
- Osteophyten
- Ausrichtung der Gelenkpartner (*engl.* alignment)

1.2.2 Subchondrales Knochengewebe
- Begrenzung
- Form
- Dicke
- Organisation

1.2.3 Gelenkkontaktfläche
- Unversehrtheit
- Begrenzung
- Kongruenz

1.2.4 Synovialmembran
- Dicke
- Zelldichte
- Synovitis
- Überproduktion von Synovia

2 Neuknorpel
- Struktur
- Volumen (Dicke)
- Unversehrtheit
  - Fibrillationen
  - Fissuren
- Verbindungen mit benachbartem, gesundem Knorpel
- Abgrenzung der Knorpelschichten

Tab. 9.2: Bewertungsmethoden der Knorpelheilung (Fortsetzung)

- Zelldichte
- Zusammensetzung der Interzellulärsubstanz
  - Konzentration Typ-I-Kollagen
  - Konzentration Typ-II-Kollagen
  - Wassergehalt
  - Proteoglykane
  - Aggregate
    - Umfang der Aggregationen
    - Größe
    - Zusammensetzung der Aggregate
    - Dermatansulfatkonzentration
    - Glykoproteine
  - Konzentration von
    - Fibronektin
    - Tenaskin
    - Lubrizin
- Mechanische Eigenschaften- Elastizität
  - Durchlässigkeit
  - Zugkraft

Eine abschließende Beurteilung des Behandlungserfolges findet frühestens nach fünf Jahren statt (Buckwalter, 2002).

Langlaufende Follow-up-Studien sind allein schon darum notwendig, weil nicht nur die Art der Verletzung und genetische Faktoren, sondern auch das Lebensalter des Patienten, die Gelenkfunktion vor dem Beginn der Symptome und der Heilungsverlauf selbst (Qualität, Umfang, Nachhaltigkeit) die Wiedergewinnung der Funktion beeinflussen. Es fällt nämlich auf, dass das Endergebnisse dieser neuen „Wunderbehandlung" umso schlechter ausfällt, je länger die Nachuntersuchungsphase dauert.

Eine Untersuchung der Nährungsfunktion, die das subchondrale Knochengewebe für das Knorpelimplantat übernimmt, ergab, dass der Knorpel erst drei Jahre nach einer Unterbrechung der subchondralen Verbindung Anzeichen einer Degeneration entwickelte (Malinin und Quellette, 2000).

Bei der Nachbehandlung aller Techniken, die eine Erhöhung der Zellenzahl zum Ziel haben, ist zu beachten, dass für die endgültige Anzahl für die Defektfüllung notwendiger aktiver Zellen deren Adhäsionsfähigkeit, Vermehrungsfähigkeit und Absterberate entscheidend sind (Li et al., 2000).

Die 24 Stunden anhaltende Kompression einer Knorpelprobe von 250.000 Zellen je Quadratzentimeter mit 0,06-0,48 Mpa führte sowohl am ersten wie auch am vierten Tag nach Transplantation zu einer deutlichen Verringerung der DNA-Synthese und damit der Proliferation und Akkumulation von Chondrozyten (Li et al., 2000). Die Adhäsion wurde dagegen nicht beeinträchtigt. Nach Beendigung der 0,48-Mpa-Kompression (0,48 N/mm^2 oder 50 g/m^2) dauerte es noch zwei Tage, bis sich die Glykosaminoglykansynthese wieder normalisiert hatte (Chen und Sah, 1998).

Obwohl übereinstimmend die Meinung besteht, dass zur Schließung chondraler Defekte biomechanische Stimulationen unabdingbar sind, überleben zum Schutz der implantierten Chondrozyten eingebrachte periostale Grafts länger, wenn sie nicht belastet werden. Empfohlen wird eine Immobilisierung von mehr als vier Tagen (Arøen et al., 2002). Driesang und Hunziker (2000) stellten fest, dass die zum Schutz der implantierten Chondrozyten eingebrachten periostalen und Faszien-Grafts sich rasch wieder lösten, wenn nicht immobilisiert wurde. Auch nach drei Wochen Immobilisierung lösten sich vier von sechs periostalen Grafts und zwei der Faszienimplantate wieder.

Die Nachbehandlung künstlicher subchondraler Läsionen bei Herddefekten in übrigens gesundem Knorpel muss denn auch einen kontrollierten Belastungsanstieg bei gleichzeitiger Minimierung von Scherkräften gewährleisten

(Irrgang und Pezzullo, 1998). Entsprechend der Reaktion von kollagenreichem Bindegewebe auf Verletzungen weist Vieles darauf hin, dass während der ersten beiden Wochen unbelastete aktive Bewegungen indiziert sind. Anschließend muss zwei bis vier Wochen lang unbelastet aktiv über das gesamte Bewegungsausmaß mit ansteigenden isometrischen Muskelübungen bewegt werden. Die operativ behandelte Kontaktfläche bleibt dabei zunächst unbelastet und wird erst nach und nach stärker komprimiert.

Nach vier bis sechs Wochen wird manuell mit langsam ansteigenden Kompressionen und einer graduell zunehmenden, statischen Gelenkbelastung begonnen. Nach sechs bis acht Wochen kommen Stoßbelastungen ohne Scherkräfte zur Anwendung. Das bedeutet, dass zwar belastet, nicht aber unter Belastung bewegt werden darf, um Scher- und Torsionskräfte zu vermeiden. Nach zehn bis zwölf Wochen kann das Gelenk bei voller Belastung wieder normal bewegt werden. Nur Torsionen sind noch zu vermeiden. Ideal wäre es, wenn außer der Kernspintomographie und einer weiteren Arthroskopie eine klinische Untersuchungsmethode zur Verfügung stünde, mit deren Hilfe die mechanische und histologische Normalisierung des Knorpelgewebes festgestellt werden könnte, bevor es wieder normalen Belastungen ausgesetzt wird.

Entsteht während oder nach Belastung ein Hydrops, dann ist dies ein verlässlicher Hinweis darauf, dass erst nach 16-24 Wochen wieder vollständig belastet werden sollte.

9.5 Gelenkflüssigkeit

9.5.1 Zusammensetzung

Die Synovia ist eine durchscheinende, hellgelbe und fädenziehende Flüssigkeit, die Ähnlichkeit mit Hühnereiweiß hat (*griech.* syn = mit, oion = Ei). Ihr Volumen in menschlichen Gelenken ist gering. Die Aspiration auch großer Gelenke erbringt höchstens 0,5 ml Synovia.

Gelenkflüssigkeit besteht zum Teil aus eiweiß- und hyaluronsäurehaltigem diffundiertem Blutplasma. Hyaluronsäure ist ein von den A-Synoviazellen synthetisiertes Glykosaminoglykan, das für die meisten Eigenschaften der Synovia verantwortlich ist. Die nicht aus dem Blut stammenden Eiweiße werden von B-Synoviazellen hergestellt.

Außerdem enthält jeder Milliliter Synovia 60 weitere Zelltypen, worunter Monozyten, Lymphozyten, Makrophagen, synoviale Intimazellen und Leukozyten (Soames, 1995).

Fibronektine

Als Lubrizin (Swann et al., 1981) wird ein mukoides Glykoprotein bezeichnet, das sowohl von Chondrozyten als auch von B-Synoviazellen vor Ort synthetisiert wird (Jay et al., 2001a). Dies gilt auch für ein verwandtes Proteoglykan der oberflächlichen Schicht (sogenanntes Oberflächenzone-Protein). Beide Stoffe gehören zur Gruppe der Tribonektinbiomoleküle.

Wie andere Plasmaproteine (etwa 0,9 mg/100 ml) und Muzin – ein Schleimstoff, der Mucopolysaccharide und Eiweiße enthält – fällt bei der Dialyse auch Lubrizin an.

Eiweiße sind zum Teil frei und teilweise an Glykosaminoglykan und Hyaluronsäure gebunden. 0,5 % der Eiweiße dienen der Gelenkschmierung, wodurch die Hyaluronsäure ihre schmierende Wirkung nicht auf den Knorpeloberflächen, sondern im Bereich der Synovialmembran entfaltet.

Da das Schmiermittel durch die Geschwindigkeit der Schub- und Gleitbewegungen ausgepresst wird, ist nach Jay et al. (1998) nicht die Viskosität der Synovia, sondern das Eiweiß Lubrizin für den geringen Reibungsquotienten verantwortlich. Die Hyaluronsäure soll dabei nur eine Unterstützungsfunktion haben.

Auch Phosphatidylcholin soll als wichtigster Lipidbaustein der Synovia einen Beitrag zur Gelenkschmierung leisten (Williams et al., 1993).

Auf der anderen Seite steht Lubrizin seit Kurzem in dem Verdacht, für die aseptische Lockerung von Hüftendoprothesen verantwortlich zu sein. Von den 33 Faktoren, die in Gelenken mit Endoprothese ermittelt wurden, waren bei septischer und aseptischer Lockerung der Prothese verschiedene Konzentrationen erhöht. In der aseptischen Gruppe hatte insbesondere die Konzentration des Megakaryozyt-stimulierenden Faktors (MSF) zugenommen, der die Synthese von Lubrizin anstößt (Jay et al., 2000), das mit seinen ausgezeichneten Schmiereigenschaften die Verbindung zwischen Knochengewebe und Prothese behindert (Morawietz et al., 2003).

Auch wenn der Schmierungsmechanismus im Detail noch unbekannt ist (Jay et al., 2001b), hat es dennoch den Anschein, dass die Lubrizinkonzentrationen von Organismus zu Organismus und von Gelenk zu Gelenk unterschiedlich sind (Swann et al., 1985). Wahrscheinlich ist das große, wasserlösliche Lubrizin der Träger des fettlöslichen und oberflächenaktiven Phospholipids SAPL (*engl.* surface active phospholipide), das bis zu 13 % des Lubrizins besetzt und die wirkliche Schmiersubstanz darstellt (Jay, 1992; Hills und Monds, 1998b; Schwarz und Hills, 1998). Hills und Monds (1998a) konnten nachweisen, dass SAPL sich in arthrotischen Hüft- und Kniegelenken nicht an die verschlissenen, sondern an die intakten Kontaktflächen bindet. Die verschlissenen Oberflächen waren weniger wasserabstoßend, ihr Phospholipidgehalt war also vermindert, und zwar in zwölf arthrotischen Hüftgelenken um 36 % und in den Knien um 25 %.

Unklar ist, ob diese Verminderung eher Ursache oder Folge der Arthrose ist. Ebenfalls ist unklar, ob sie mechanisch bedingt ist. Es hat den Anschein, als ob Arthropathien großer Gelenke mit einer unzureichenden Schmierungsfähigkeit der Synovia im Randbereich zusammenhängen. Für das Kampodaktylie-Arthropathie-Perikarditis-Syndrom konnte ein verantwortlicher *Genlokus* ermittelt werden (Jay et l., 2001b). Die Anwesenheit von Lubrizin mit SAPL kann auch die relative Wirkungslosigkeit von Injektionen mit wässrigen Hyaluronsäure-Gels erklären. die zwar viskös sind, aber die Aktivität des synovialen Muzins nicht ersetzen können (Jay et al., 1998).

9.5.2 Eigenschaften

Die Synovia besitzt visköse, elastische und Struktureigenschaften. Ihre Viskosität beruht auf einem hohen Anteil stark Wasser bindender Hyaluronsäure (2,5-3,5 g/l). Ein Gramm Hyaluronsäure bindet etwa einen Liter Wasser. Da ihre Konzentration jedoch viel höher ist, stehen die Hyaluronsäuremoleküle gewissermaßen um das vorhandene Wasser im Wettbewerb, was sich nach außen als Viskosität bemerkbar macht.

Bei geringen Scherkräften und langsamen Bewegungen ist die Gelenkflüssigkeit sehr viskös, und ihre Tragfähigkeit ist hoch. Bei zunehmender Scherkraft und beschleunigter Bewegung wird die Synovia dünnflüssiger und die Reibung im Gelenk geringer.

Viskosität und Elastizität hängen auch vom Wassergehalt ab. Beide nehmen bei ansteigender Temperatur und ansteigendem pH-Wert ab (Soames, 1995).

Die Elastizität der Synovia ist auf die elektrochemischen Ladungen der Hyaluronsäuremoleküle zurückzuführen, die eine abstoßende Wirkung haben.

Scherkräfte treiben die Hyaluronsäuremoleküle auseinander. Die Viskosität nimmt ab, und die Elastizität nimmt zu.

9.5.3 Funktion

Die Aufgaben der Synovia sind die Schaffung eines Flüssigkeitsfilms der Gelenkoberflächen, die Nährung des Gelenkknorpels, die Gelenkschmierung und die Verhinderung von Verschleiß.

Gibt man Synovia auf eine Chondrozytenkultur, dann nimmt die Glykosaminoglykansynthese zu und die Zellteilungsrate ab, was der Situation in vivo recht nahe kommt (Lee et al., 1997).

Für eine gute Gelenkschmierung muss die Synovia zwei wichtige Bedingungen erfüllen. Zunächst muss sie während statischer Belastungen dick und zähflüssig sein. Nur dann ist nämlich gewährleistet, dass sie nicht schon vor dem Beginn einer Bewegung ausgepresst wird, was die Reibungskräfte verstärken würde. Während dynamischer Belastungen muss sie dagegen dünnflüssig sein, weil sonst zu viel Reibungswärme entstehen würde.

Die Synovia muss also wahlweise dick- oder dünnflüssig sein und mal eine hohe, dann wieder niedrige Viskosität besitzen. Die Viskosität bestimmt die federnden Eigenschaften der Synovia. Der Widerstand, den eine Flüssigkeit ihrer Verformung entgegensetzt, hängt unter anderem von der Geschwindigkeit dieser Verformung ab. Je schneller die Verformung, umso höher ist der Widerstand.

Auf diese zunächst widersprüchlichen Eigenschaften wird im Folgenden näher eingegangen.

Schmierung

Grundsätzlich unterscheidet man Grenzschmierung und Filmschmierung (Mo und Rosenwasser, 1991; Soames, 1995). Wie effektiv diese Schmierungstypen sind, hängt vom Ausmaß der Kompression zwischen den komprimierten Oberflächen, von der Bewegungsgeschwindigkeit sowie von der Verformbarkeit der beiden Oberflächen ab.

Unter Kompression werden beide Oberflächen etwas flacher, wodurch die Gelenkkontaktfläche größer wird und die Kräfte sich gleichmäßiger verteilen, was wiederum zu einer geringeren Druckbelastung führt. Auch der auf die Synovia einwirkende Auspressdruck verringert sich etwas.

Unter statischer Dauerbelastung wird Synovia ausgepresst, wodurch sich auch die Wassermenge zwischen den Kontaktflächen verringert und die Viskosität der Synovia zunimmt, was den Widerstand gegen weiteres Auspressen im Übrigen erhöht.

Dennoch wird immer eine gewisse Menge an Synovia zwischen den Gelenkflächen zurückbleiben, da sich eine bestimmte Anzahl von Hyaluronsäuremolekülen chemisch an den Knorpel bindet (Wolff-Membran) (De Morree, 1993). Auch bei Kompressionsdruck bleibt also der Flüssigkeitsfilm zwischen den Kontaktflächen jederzeit erhalten.

Bei Bewegungen sind die Kompressionskräfte größer, und es entstehen Scherkräfte. Die Synovia wird nicht mehr ausgepresst, sondern bleibt zwischen den Kontaktflächen liegen. Infolge der erhöhten Belastung glättet sch die Knorpeloberfläche und nimmt das Synovialvolumen zwischen den Kontaktflächen weiter zu. Sobald Scherkräfte entstehen, reagiert die Synovia regional unterschiedlich. Dort, wo die Scherkräfte am ausgeprägtesten sind, wird sie wässrig. Im Randbereich der Kontaktflächen, wo infolge von Asymmetrie keilförmige

Räume bestehen, häuft sich zähflüssige Synovia an. Die Gelenkflüssigkeit besitzt also nicht immer und überall die gleichen Eigenschaften.

Grenzschmierung

Bei dieser Art der Schmierung verbinden sich die mechanischen Eigenschaften fester Oberflächen mit den chemischen Eigenschaften zweier hauchdünner Schmierschichten, die jeweils nur aus einem einzigen Molekülteppich bestehen. Jede dieser Schichten haftet sich chemisch an eine der beiden Gelenkoberflächen, wodurch ein direkter Gelenkflächenkontakt verhindert und stärkerem Gelenkverschleiß vorgebeugt wird. In Synovialgelenken besteht die Schmierschicht vorwiegend aus Lubrizin, einem Glykoprotein der Synovia, das ein oberflächenaktives Phospholipid mit der Bezeichnung SAPL (☞ *oben*) trägt, sowie dem Lipid Phosphatidylcholin. Der Durchmesser beider Schichten gemeinsam beträgt zwischen einem und hundert Nanometer (☞ *Abb. 9.9*).

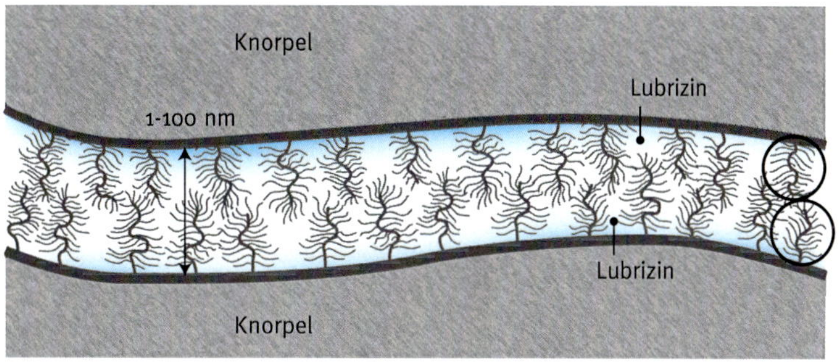

Abb. 9.9: Grenzschmierung
Als Schmiermittel fungiert Lubrizin, der wichtigste Lipidbaustein von Glykoprotein-I, in Kombination mit SAPL (*engl.* surface active phospholipide) (nach: Mow und Rosenwasser, 1991)

Filmschmierung

Hierbei werden beide Oberflächen durch einen Flüssigkeitsfilm voneinander getrennt, womit sie etwas weiter auseinanderliegen als bei der Grenzschmierung. Die Wirksamkeit der Schmierung hängt von den Eigenschaften des Schmiermittels ab. Solche Filme sind meist nicht dicker als 25 µ. Belastungen werden über den hydrodynamischen Druck im Innern des Films abgefedert. Wir unterscheiden eine hydrodynamische und eine Pressfilmschmierung.

Hydrodynamische Schmierung

Diese entsteht bei parallelen Bewegungen, wie dem Gleiten oder Schieben zweier inkongruenter, nicht-verformbarer Oberflächen. Seine Viskosität lässt den Flüssigkeitsfilm auf die Gegeneinanderbewegungen der Gelenkflächen etwas verzögert reagieren. Dadurch wird er an der Seite, zu der die Kontaktflächen sich hin bewegen, im keilförmigen Randbereich aufgestaut und an der gegenüberliegenden Seite in den keilförmigen Raum hinein gezogen. Der Schmierfilm wird also nach oben gedrängt.

Pressfilmschmierung (*engl.* squeeze film)

Pressfilmschmierung entsteht, wenn beide Kontaktflächen sich lotrecht zueinander bewegen. Die Viskosität verleiht dem Film eine gewisse Trägheit, wodurch die Flüssigkeit nicht unmittelbar nach Stattfinden der Bewegung ausgepresst wird. Die viskositätsbedingte innere Spannung der Flüssigkeit kann der Annäherung der beiden Gelenkflächen für kurze Zeit widerstehen. Die Flüssigkeit wird aber dennoch so lange ausgepresst, bis sie ganz zwischen den Kontaktflächen verschwunden ist. Diese Schmierungsvariante (rasche Verformung, dadurch erhöhter Widerstand) funktioniert bei hohem Druck zwar gut, aber nur für kurze Zeit.

Elastohydrodynamische Schmierung

Bei verformbaren Kontaktoberflächen beobachten wir eine effektivere Form der Filmschmierung. Dabei verringert sich die Inkongruenz infolge der Verformung der Kontaktoberflächen, die durch den hydrodynamischen Druck im Flüssigkeitsfilm entstanden war, wodurch die Oberfläche des Flüssigkeitsfilms insgesamt zunimmt.

Porenschmierung

Knorpel kennt eine besondere Form der Pressfilmschmierung. Während einer Kompression verformt sich der Knorpel nicht nur infolge der Flüssigkeitsbewegung, die vom Gebiet des komprimierten Knorpels weg führt (elastohydrodynamische Komponente), sondern es wird in Bewegungsrichtung auch seitlich eine gewisse Flüssigkeitsmenge austreten, die dazu beiträgt, dass sich der Flüssigkeitsfilm länger zwischen den beiden Gelenkpartnern aufhält. Nach dem Ende der Kompression wird die Flüssigkeit dort, wo die beiden Gelenkpartner sich jetzt voneinander weg bewegen, wieder absorbiert. Diesen Vorgang bezeichnet man als Porenschmierung.

Alle beschriebenen Schmierungsvarianten kommen bei allen Gelenken vor. Dabei besitzt die Grenzschmierung eine zwei- bis dreimal größere Reibung als die Filmschmierung. Dort, wo sich die Schmierungsformen vermengen, wird Reibung größtenteils über Grenzschmierung und Kompression größtenteils über Filmschmierung abgefedert.

Gelegentlich wurde auch die Auffassung vertreten, dass Schmierung durch Unebenheiten des Knorpels unterstützt wird. Dabei solle das Zusammenwirken der viskös-elastischen Synovia mit dem rau-elastischen Knorpel eine erosionsfreie Gelenkschmierung ermöglichen (De Keizer, 1976).

Danach würden bei Kompressionen der Unebenheitsspitzen kleinmolekulare Flüssigkeitsbestandteile in das Knorpelgewebe einwandern, wodurch die Synovia in den Unebenheitsmulden mehr Hyaluronsäure zugeführt bekäme, die dort nicht entweichen kann. Inzwischen weiß man, dass gerade komprimierter Knorpel besonders glatt ist und dass die beschriebenen Unebenheiten auf Artekakte bildgebender Verfahren zurückzuführen waren.

Zusammenfassend käme die ideale hydrodynamische Schmierung wohl dann zustande, wenn eine schnelle (hydrodynamische Schmierung) und kurzdauernde (Pressfilmschmierung) Bewegung mit einer Kompression (Porenschmierung und elastohydrodynamische Schmierung) stattfindet, die allerdings nicht zu stark sein darf (Pressfilmschmierung).

Unter der schwersten aller denkbaren Belastungen –nämlich langsam zunehmendem und lang anhaltendem, hohem Druck – ist die Haftung des Lubrizins der für die Schmierung entscheidende Faktor. Da sie auf chemischen Bindungskräften beruht, bleibt diese Form der Schmierung auch unter höchsten Belastungen erhalten.

Die Theorie, dass sich die Heilungschancen von Knorpeldefekten durch belastete Bewegungen verbessern, gilt nur für gesunden Knorpel. Dies bedeutet, dass

- Lubrizin vorhanden sein muss (Grenzschmierung),
- der Wasseranteil der Interzellulärsubstanz normal sein muss (Porenschmierung),
- normale Mengen von Makromolekülen vorhanden sein müssen, so dass nicht zu viel Flüssigkeit auf einmal austreten kann (wodurch die Kontaktfläche zu rasch unverformbar würde),

- eine normale Synovia mit normaler Viskosität vorliegen muss (hydrodynamische und Pressfilmschmierung).

Hält man sich an diese Bedingungen, dann kann man behandeln, ohne mikroskopische Schäden zu verursachen, die sich ja nicht gleich als Gelenkerguss, Schmerzen oder Funktionseinschränkung manifestieren würden. Damit bleibt für den Therapeuten die Gretchenfrage: Wann ist ein Gelenk gesund? Blutanalysen haben bezüglich der frühen Diagnostik von Gelenkerkrankungen nur eine geringe Sensitivität. Angesichts stets ausgefeilterer Methoden zur Entdeckung von immer mehr Synoviabestandteilen, deren Bedeutung meist noch diskutiert wird, sollte jeder Therapeut bei der Frage, ob ein Gelenk gesund ist und demnach unter Belastung bewegt werden darf, sehr zurückhaltend sein. Bereits bestehende Mikroschädigungen könnten sich durch eine Behandlung verschlimmern, aber erst Jahre später zu klinischen Symptomen Anlass geben.

Literatur

Adams ME, Brandt KD. Hypertrophic repair of canine articular cartilage in osteoarthritis after anterior cruciate ligament transection. Samenvatting. J Rheumatol 1991;18:428-35.

Akeson WH, Amiel D, Abel MF, Garfin SR, Woo SL. Effects of immobilization on joints. Clin Orthop 1987;219:28-37.

Akizuki S, Mow VX, Muller F, Pita JC, Howell DS, Manicourt DH. Tensile properties of human cartilage. I: Influence of ionic conditions, weight bearing, and fibrillation on the tensile modulus. J Orthop Res 1986;4:379-92.

Akizuki S, Yasukawa Y, Takizawa T. Does arthroscopic abrasion arthroplasty promote cartilage regeneration in osteoarthritis knee with eburnation? A prospective study of high tibial osteotomy with abrasion arthroplasty versus high tibial osteotomy alone. Arthroscopy 1997;13:9-17.

Alcain FJ, Buron MI. Ascorbate on cell growth and differentiation. J Bioenerg Biomembr 1994;26:393-8.

Aldegheri R, Trivella G, Saleh M. Articulated distraction of the hip. Conservative surgery for arthritis in young patients. Samenvatting. Clin Orthop 1994;301:94-101.

Alleyne KR, Galloway MT. Management of osteochondral injuries of the knee. Clin Sports Med 2001;20:343-64.

Arnoldi CC, Djurhuus JC, Heerfordt J, Karle A. Intraosseous phlebography, intraosseous pressure measurements and 99mTC-polyphosphate scintigraphy in patients with various painful conditions in the hip and knee. Acta Orthop Scand 1980a;51:19-28.

Arnoldi CC, Lemperg K, Linderholm H. Intraosseous hypertension and pain in the knee. J Bone Joint Surg 1975;57B:360-3.

Arnoldi CC, Reimann I, Mortensen S, Christensen SB, Kristoffersen J, Sonnichsen HV, Smith M. The effect of joint position on juxta-articular bone marrow pressure. Relation to intra-articular pressure and joint effusion-an experimental study on horses. Acta Orthop Scand 1980b;51:893-7.

Arøen A, Heir S, Løken S, Reinhodt FP, Engebretsen L. Retention rate of periosteal flaps in an experimental rabbit model. Samenvatting van een voordracht ter gelegenheid van de Fourth International Cartilage Repair Society Symposium. Toronto, Canada: 15.6 – 18.6. 2002.

Astrom J. Peroperative effect of fenestration upon intraosseous pressure in patients with osteoarthritis of the hip. Acta Orthop Scand 1975;46:963-7.

Ateshian GA, Soslowsky LJ, Mow VC. Quantiation of articular surface topography and cartilage thickness in knee joints using stereoptotogrammetry. J Biomech 1991;24:761-76.

Athanasiou KA, Rosenwasser MP, Buckwalter JA, Malinin TI, Mow VC. Interspecies comparisons of in situ intrinsic mechanical properties of distal femoral cartilage. J Orthop Res 1991;9:330-40.

Axelsson I, Lorentzon R, Pita JC. Biosynthesis of rat growth plate proteoglycans in diabetes and malnutrition. Calcif Tissue Int 1983;35:237-42.

Aydelotte MB, Kuettner KE. Differences between sub-populations of cultured bovine articular chondrocytes. I: Morphology and cartilage matrix production. Connect Tissue Res 1988;18:205-22.

Aydelotte MB, Raiss RX, Caterson B, Kuettner KE. Influence of interleukin-1 on the morphology and proteoglycan metabolism of cultured bovine articular chondrocytes. Connect Tissue Res 1992;28:143-59.

Aydelotte MB, Schumacher B, Kuettner K. Subpopulations of chondrocytes cultured in an agarose gel. In: Maroudas A, Kuettner K, red. London: Academic Press, 1990. In: Wilkins et al., 2000.

Bachrach NM, Valhmu WB, Stazzone E, Ratcliffe A, Lai WM, Mow VC. Changes in proteoglycan synthesis of chondrocytes in articular cartilage are associated with the time-dependent changes in their mechanical environment. J Biomech 1995;28:1561-9.

Bachrach NM, Mow VC, Guilak F. Incompressibility of the solid matrix of articular cartilage under high hydrostatic pressures J Biomech 1998;31:445-51.

Baici A, Lang A, Horler D, Kissling R, Merlin C. Cathepsin B in osteoarthritis. Cytochemical and histochemical analysis of human femoral head cartilage. Ann Rheum Dis 1995;54:289-97.

Bauer M, Jackson RW. Chondral lesions of the femoral condyles: a system of arthroscopic classification. Arthroscopy 1988;4:97-102.

Baumgaertner MR, Cannon WD, Vittori JM, Schmidt ES, Maurer RC. Arthroscopic debridement of the arthritic knee. Clin Orthop 1990;253:197-202.

Behrens P, Ehlers EM, Kochermann KU, Rohwedel J, Russlies M, Plotz W. New therapy procedure for localized cartilage defects. Encouraging results with autologous chondrocyte implantation. Samenvatting in de Engelse taal, artikel in de Duitsel taal. MMW Fortschr Med 1999;141:49-51.

Benninghoff A. Form und Bau der Gelenkknorpel in ihren Beziehungen zur Funktion. Zweiter Teil: Der Aufbau des Gelenkknorpels in seinen Beziehungen zur Funktion. Z Zellforschung 1925;2:783-862. In: Poole, 1997.

Berry JL, Thaeler-Oberdoerster DA, Greenwald AS. Subchondral pathways to the superior surface of the human talus. Foot & Ankle 1986;7:2-9.

Bert JM, Maschka K. The arthroscopic treatment of unicompartmental gonarthrosis. J Arthroscopy 1989;5:25-32.

Bert JM. Role of abrasion arthroplasty and debridement in the mangagement of osteoarthritis of the knee. Rheum Dis Clin North Am 1993;19:725-39.

Bird TA, Spanheimer RG, Peterkofsky B. Coordinate regulation of collagen and proteoglycan synthesis in costal cartilage of scorbutic and acutely fasted, vitamin C-supplemented guinea pigs. Arch Biochem Biophys 1986;246:42-51.

Black J, Shadle CA, Parsons JR, Brighton CT. Articular cartilage preservation and storage. II. Mechanical indentation testing of viable, stored articular cartilage. Samenvatting. Arthritis Rheum 1979;22:1102-8.

Blevins FT, Steadman Jr, Rodrigo JJ, Silliman J. Treatment of articular cartilage defects in athletes: an analysis of functional outcome and lesion appearance. Orthopaedics 1998;21:761-7.

Bloebaum RD, Radley KM. Three-dimensional surface analysis of young adult human cartilage. J Anat 1995;187:293-301.

Bolze MS, Reeves RD, Lindbeck FE, Elders MJ. Influence of selected amino acid deficiencies on somatomedin, growth and glycosaminoglycan metabolism in weanling rats. J Nutr 1985a;115:782-7.

Bolze MS, Reeves RD, Lindbeck FE, Elders MJ. Influence of zinc on growth, somatomedin, and glycosaminoglycan metabolism in rats. Samenvatting. Am J Physiol 1987;252:E21-6.

Bolze MS, Reeves RD, Lindbeck FE, Kemp SF, Elders MJ. Influence of manganese on growth, somatomedin and glycosaminoglycan metabolism. Samenvatting. J Nutr 1985b;115:352-8.

Bora FW Jr, Miller G. Joint physiology, cartilage metabolism, and the etiology of osteoarthritis. Hand Clin 1987;3:325-36.

Brandt KA. Response of joint structures to inactivity and to reloading after joint immobilization. Arthritis Rheum 2003;49:267-71.

Brittberg M, Lindahl A, Nilsson A, Ohlsson C, Isaksson O, Peterson L. Treatment of deep cartilage defects in the knee with autologous chondrocyte transplantation. N Engl J Med 1994;331:889-95.

Brittberg M, Nilsson A, Lindahl A, Ohlsson C, Peterson L. Rabbit articular cartilage defects treated with autologous cultured chondrocytes. Clin Orthop 1996;326:270-83.

Brittberg M. Cartilage repair. Samenvatting. Göteborg, Sweden: Thesis Göteborg University, 1996.

Buckwalter JA, Einhorn TA, Bolander ME, Cruess RL. Healing of musculoskeletal tissues. In: Rockwood CA Jr, Green D (eds). Fractures. Philadelphia: JB Lippincott, 1996.

Buckwalter JA, Glimcher MM, Cooper RR, Recker R. Bone biology II: formation, form, modeling and remodelling. J Bone Joint Surg 1995a;77A:1276-89.

Buckwalter JA, Hunziker E, Rosenberg L, Coutts R, Adams M, Eyre D. Articular cartilage: composition and structure. In: Woo S L-Y, Buckwalter JA, red. Injury and repair of the musculoskeletal soft tissues. Park Ridge: American Academy of Orthopedic Surgeons, 1991a.

Buckwalter JA, Kuettner KE, Thonar EJ-M. Age-related changes in articular cartilage proteoglycans: electron microscopic studies. Samenvatting. J Orthop Res 1985;3:251-7.

Buckwalter JA, Lane NE. Aging, sports and osteoarthritis. Sports Med and Arthrosc Rev 1996;4:276-87.

Buckwalter JA, Lohmander S. Operative treatment of osteorarthrosis, current practice and future development. J Bone Joint Surg 1994a;76A:1405-18.

Buckwalter JA, Mankin HJ. Articular cartilage I: tissue design and chondrocyte-matrix interactions. An Instructional Course Lecture. The American Academy of Orthopaedic Surgeons J Bone Joint Surg 1997a;79A:600-11.

Buckwalter JA, Mankin HJ. Articular Cartilage, part II: degeneration and osteoarthrosis, repair, regeneration, and transplantation. An Instructional Course Lecture. The American Academy of Orthopaedic Surgeons. J Bone Joint Surg 1997b;79A:612-32.

Buckwalter JA, Mow VC, Ratcliff A. Restoration of injured or degenerated articular surfaces. J Am Acad Orthop Surg 1994;2:192-201.

Buckwalter JA, Mow VC. Cartilage repair in osteoarthritis. In: Moskowitz RW, Howell DS, Goldberg VM, Mankin HJ, red. Osteoarthritis, Diagnosis and Medical/Surgical Management, 2e uitg. Philadelphia: WB Saunders, 1992.

Buckwalter JA, Pita JC, Muller FJ, Nessler J. Structural differences between two populations of articular cartilage proteoglycan aggregates. J Orthop Res 1994b;12:144-8.

Buckwalter JA, Rosenberg LC, Coutts R, Hunziker E, Reddi AH. Articular cartilage: injury and repair. In: Woo SL, Buckwalter JA, red. Injury and Repair of the Musculoskeletal Soft Tissues. Park Ridge, IL: American Academy of Orthopaedic Surgeons, 1988.

Buckwalter JA, Rosenberg LC. Electron microscopic studies of cartilage proteoglycans. Direct evidence for the variable length of the chondroitine sulfate-rich region of proteoglycan subunit core protein. Samenvatting. J Biol Chem 1982;257:9830-9.

Buckwalter JA, Rosenberg LC. Structural changes during development in bovine fetal epiphyseal cartilage. Collagen Rel Res Samenvatting. 1983;3:489-504.

Buckwalter JA, Woo SL-Y, Goldberg VM, Hadley EC, Booth F, Oegema TR, Eyre DR. Soft tissue aging and muculoskeletal function. J Bone Joint Surg 1993;75A:1533-48.

Buckwalter JA. Activity versus rest in the treatment of bone, soft tissue and joint injuries. Iowa Orthop J 1995a;15:29-42.

Buckwalter JA. Articular cartilage injuries. Clin Orthop 2002;402:21-37.

Buckwalter JA. Cartilage researchers tell progress: technologies hold promise, but caution urged. Bull Am Acad Orthop Surg 1996a;44:24-6.

Buckwalter JA. Integration of science into orthopaedic practice: implications for solving the problem of articular cartilage repair. J Bone Joint Surg 2003;85A:S1-7.

Buckwalter JA. Joint distraction for osteoarthritis. Lancet 1996b;347:279-80.

Buckwalter JA. Mechanical injuries of articular cartilage. In: Finerman G, Noyes FR, red. Biology and Biomechanics of the Traumatized Synovial Joint: the Knee as a Model. Rosemont, Illinois: The American Academy of Orthopaedic Surgeons, 1992.

Buckwalter JA. Osteoarthritis and articular cartilage use, disuse, and abuse: experimental studies. J Rheumatol 1995b;43S:13-5.

Buckwalter JA. Should bone, soft-tissue, and joint injuries be treated with rest or activity? J Orthop Res 1995c;13:155-6.

Buckwalter JA, Lane NE, Gordon SL. Exercise as a cause of osteoarthritis. In: Kuettner KE, Goldberg VM, red. Osteoarthritic Disorders. Rosemont, Illinois: The American Academy of Orthopaedic Surgeons, 1995b.

Burr DB, Frederickson RG, Pavlinch C, Sickles M, Burkart S. Intracast muscle stimulation prevents bone and cartilage deterioration in cast-immobilized rabbits. Samenvatting. Clin Orthop 1984;189:264-78.

Buschmann MD, Hunziker EB, Kim YJ, Grodzinsky AJ. Altered aggrecan synthesis correlates with cell and nucleus structure in statically compressed cartilage. J Cell Sci 1996;109;499-508.

Bush PG, Hall AC. The volume and morphology of chondrocytes within non-degenerate and degenerate human articular cartilage. Osteoarthritis Cartilage 2003;11:242-51.

Butnariu-Ephrat M, Robinson D, Mendes DG, Halperin N, Nevo Z. Resurfacing of goat articular cartilage by chondrocytes derived from bone marrow. Clin Orthop 1996;330:234-43.

Byers PD. The effect of high femoral osteotomy on osteoarthritis of the hip. An anatomical study of six hip joints. J Bone Joint Surg 1974;56B:279-90.

Campanacci M, Cervellati C, Donati U. Autogenous patella as replacement for a resected femoral or tibial condyle. A report on 19 cases. J Bone Joint Surg 1985;67B:557-63.

Campbell CJ. The healing of cartilage defects. Clin Orthop 1969;64:45-63.

Carter DR, Wong M. The role of mechanical loading histories in the development of diarthrodial joints. J Orthop Res 1988;6:804-16.

Chang RW, Falconer J, Stulberg SD,Arnold WJ, Manheim LM, Dyer AR. A randomized, controlled tirial of arthroscopic surgery versus closed-needle joint lavage for patients with osteoarthrits of the knee. Arthritis Rheum 1993;36;289-96.

Chen AC, Nagrampa JP, Schinagl RM, Lottman LM, Sah RL. Chondrocyte transplantation to articular cartilage explants in vitro. J Orthop Res 1997;15:791-802.

Chen AC, Sah RI. Effect of static compression on proteoglycan biosynthesis by chondrocytes transplanted to articular cartilage in vitro. J Orthop Res 1998;16:542-50.

Chowdhury TT, Bader DL, Lee DA. Dynamic compression inhibits the synthesis of nitric oxide and PGE(2) by IL-1 beta-stimulated chondrocyes in clultured agarose constructs. Biochem Biophys Res Commun 2001;285:1168-74.

Cleland L, James M, Proudman S. The role of fish oils in the treatment of rheumatoid arthritis. Drugs 2003;63:845-53.

Combs GF Jr. Selenium in global food systems. Br J Nutr 2001;85:517-47.

Cs-Szabo G, Roughley PJ, Plaas AH, Glant TT. Large and small proteoglycans of osteoarthritic and rheumatoid articular cartilage. Arthritis Rheum 1995;38:660-8.

Curl WW, Krome J, Gordon ES, Rushing J, Smith BP, Poehling GG. Cartilage injuries: a review of 31.516 knee arthroscopies. Arthroscopy 1997;13:456-60.

D'Andrea P, Calabrese A, Capozzi I, Grandolfo M, Tonon R, Vittur F. Intercellular Ca^{2+} waves in mechanically stimulated articular chondrocytes. Biorheology 2000;37:75-83.

D'Andrea P, Vittur F. Gap junctions mediate intercellular calcium signalling in cultured articular chondrocytes. Cell Calcium. 1996;20:389-97.

D'Andrea, Calabrese A, Grandolfo M. Intercellular calcium signalling between chondrocytes and synovial cells in co-culture. Biochem J. 1998;329:681-7.

D'Lima DD, Hashimoto S, Chen PC, Lotz MK, Colwell CW. In vitro and in vivo models of cartilage injury. J Bone Joint Surg 2001a;83A:S(2)22-4.

D'Lima DD, Hashimoto S, Chen PC, Lotz MK, Colwell CW. Prevention of chondrocyte apoptosis. J Bone Joint Surg2001b;83A;S(2):24-6.

Dekel S, Weismann SL. Joint changes after overuse and peak overloading of rabbit knees in vivo. Acta Orthop Scand 1978;49:519-28.

Denko CW, Petricevic M, Whitehouse MW. 35S incorporation in rats in relation to deprivation of copper and zinc in the diet. Samenvatting. Int J Tissue React 1981;3:121-5.

Dequeker J, Mokassa I, Aerssen J. Bone densitiy and osteoarthritis. J Rheumatol 1995;43S:98-100.

Dieppe P. The classification and diagnosis of osteoarthritis. In: Kuettner KE, Goldberg VM, red. Osteoarthritic Disorders. Rosemont, Illinois: The American Academy of Orthopaedic Surgeons, 1995.

Doherty PJ, Zhang H, Tremblay L, Manolopoulos V, Marshall KW. Resurfacing of articular cartilage explants with genetically-modified human chondrocytes in vitro. Osteoarthritis Cartilage 1998;6:153-9.

Driesang IM, Hunziker EB. Delamination rates of tissue flaps used in articular cartilage repair. J Orthop Res 2000;18:909-11.

Duda GN, Haisch A, Endres M, Gebert C, Schroeder D, Hoffmann JE, Sittinger M. Mechanical quality of tissue engineered cartilage: results after 6 and 12 weeks in vivo. J Biomech Mater Res 2000;53:673-7.

Eckstein F, Lemberger B, Stammberger T, Englmeier K-H, Reiser M. Patellar cartilage deformation in vivo after static versus dynamic loading. J Biomech 2000;33:819-25.

Eckstein F, Merz B, Schmid P, Putz R. The influence of geometry on the stress ditribution in joints – a finite element analysis. Anat Embryol (Berl). 1994;189:545-52.

Eckstein F, Schnier M, Haubner M, Pribesch J, Glaser C, Englmeier K-H, Reiser M. Accuracy of cartilage volume and thickness measurements with magnetic resonacne imagaging. Clin Orthop 1998a;352:137-48.

Eckstein F, Tieschky M, Faber SC, Haubner M, Kolem H, Englmeier K-H, Reiser M. Effect of physical exercise on cartilage volume and thickness in vivo: MR imaging study. Radiology 1998b;207:243-8.

Eckstein F, Tieschky M, Faber S, Englmeier K-H, Reiser M. Functional analysis of articular cartilage deformation, recovery, and fluid flow following dynamic exercise in vivo. Anat Embryol (Berl) 1999;200:419-24.

Ehrlich MG, Armstrong AL, Treadwell BV, Mankin HJ. The role of proteases in the pathogenesis of osteoarthritis. Samenvatting. J Rheumatol 1987;14:30-2.

Elder SH, Kimura JH, Soslowsky LJ, Lavagnino M, Goldstein SA. Effect of compressive loading on chondrocyte differentiation in agarose cultures of chick limb-bud cells. J Orthop Res 2000;18:78-86.

Elders MJ, Wingield BS, McNatt ML, Lee JA, Hughes ER. Somatomedin and the regulation of skeletal growth. Samenvatting. Ann Clin Lab Sci 1975;5:440-51.

Ewing JW. Arthroscopic treatment of degenerative meniscal lesions and early degenerative arthritis of the knee. In: Ewing JW, red. Articular Cartilage and Knee Joint Function. Basic Science and Arthroscopy New York: Raven Press, 1990.

Eyre DR. Collagen structure and function in articular cartilage: metabolic changes in the development of osteoarthritis. In: Kuettner KE, Goldberg VM (eds). Osteoarthritic Disorders. Rosemont, Illinois: The American Academy of Orthopaedic Surgeons, 1995.

Farquhar T, Xia Y, Mann K, Bertram J, Burton-Wurster N, Jelinski L, Lust G. Swelling and fibronectin accumulation in articular cartilage explants after cyclical impact. J Orthop Res 1996;14:417-23/

Fekete M, Hill DJ, Milner RD. Somatomedin activity and cartilage [35S]sulphate incorporation in the growth-retarded neonatal rat. Samenvatting. Biol Neonate. 1983;44:114-22/

Felson DT. The epidemiology of osteoarthritis: prevalence and risk factors. In: Kuettner KE, Goldberg VM, red. Osteoarthritic Disorders. Rosemont, Illinois: The American Academy of Orthopaedic Surgeons, 1995.

Fernandes JC, Martel-Pelletier J, Pelletier JP. The role of cytokines in osteoarthritis pathophysiology. Biorheology 2002;39:237-46.

Finsterbusch A, Friedman B. Reversibility of joint changes produced by immobilization in rabbits. Clin Orthop 1975;111:290-8.

Fowler PJ. Bone injuries associated with anterior cruciate ligmaent disruption. Current concepts. Arthroscopy 1994;10:453-60.

Franz T, Hasler EM, Hagg R, Weiler C, Jakob RP, Mainil-Varlet. In situ compressive stiffness, biochemical composition, and structural integrity of articular cartilage of the human knee joInt Osteoarthritis Cartilage 2001;9:582-92.

Frederico D, Reider B. Results of isolated patellar debridement for patellofemoral pain in patients with normal patellar alignment. Am J Sports Med 1997;25:663-9.

Frenkel SR, Menche DS, Blair B, Watnik NF, Toolan BC, Pitman MI. A comparison of abrasion burr arthroplasty and subchondral drilling in the treatment of full-thickness cartilage lesions in the rabbit. Arthroscopy 1996;12:280-6.

Friedman MJ, Berasi CC, Fox JM, Del Pizzo W, Snyder SJ, Ferkel RD. Preliminary results with abrasion arthroplasty in the osteoarthritic knee. Clin Orthop 1984;182:200-5.

Fu HF, Seel MJ, Berger RA. Patelloefemoral mechanisms. In: Fox JM, Del Pizzo W, red. The patellofemoral joInt New York: McGraw-Hill, 1993.

Fu LL, Maffulli N, Chan KM. Intra-articular hayluronic acid following knee immobilisation for 6 weeks in rabbits. Clin Rheumatol 2001;20:98-103.

Gassner R, Buckley MJ, Georgescu H, Studer R, Stefanvich-Racic M, Piesco NP, Evan CH, Agarwal S. Cyclic tensile stress exerts anti-inflammatory actions on chondrocytes by inhibiting inducible nitric oxide synthase. Samenvatting. J Immunol.1999;163:2187-92.

Ghadially FN, Moshurchak EM, Ghadially JA. A maturation change in the surface of cat articular cartilage detected by the scanning electron microscope. J Anat 1978;125:349-60.

Ghadially FN, Yong NK, Lalonde JM. A transmission electron microscopic comparison of the articular surface of cartilage proxedded attached bo bone and detached from bone. Samenvatting. J Anat 1982;135:685-706.

Ghazavi MT, Pritzker KP, Davis AM, Gross EA. Fresh osteochondral allografts for post-traumatic osteochondral defects of the knee. J Bone Joint Surg 1992;79B:1008-13.

Ghosh P. The pathobiology of osteoarthritis and the rationale for the use of pentosan polysulfate for its treatment. Semin Arthritis Rheum 1999;28:211-67.

Goldring MB. Anticytokine therapy for osteoarthritis. Expert Opin Biol Ther 2001;5:817-29.

Goldsmith AA, Hayes Y, Clift SE. Application of finite elements to the stress analysis of articular cartilage. Med Eng Phys 1996;18:89-98.

Gouze JN, Ghivizzani SC, Gouze E, Palmer GD, Betz OB, Robbins PD, Evans CH, Herndon JH. Gene therapy for rheumatoid arthritis. Hand Surg 2001;6:211-19.

Gray ML, Pizzanelli AM, Grodzinsky AJ, Lee RC. Mechanical and physiochemical determinants of the chondrocyte biosynthetic response. Samenvatting. J Orthop Res 1988;6:777-92.

Gross AE. Fresh osteochondral allografts for post-traumatic knee defects: surgical technique. Oper Tech Orthop 1997;7:334-9.

Gu Y, Dai K. Degenrative mechanism of articular cartilage induced by low stress. A morphological study. Samenvatting. Chin Med J (Eng) 1995;108:835-8.

Guilak F, Mow VC. The mechanical environment of the chondrocyte: a biphasic finite element model of cell-matrix interactions in articular cartilage. J Biomech 2000;33:1666-73.

Guilak F, Butler DL. Goldstein SA. Functional tissue engineering: the role of biomechanics in articular cartilage repair. Clin Orthop 2001;391:S295-305.

Guilak F, Jones WR, Ting-Beall HP, Lee GM. The deformation behavior and mechanical properties of chondrocytes in articular cartilage. Osteoarthritis Cartilage 1999;7:59-70.

Guilak F, Ratcliffe A, Lane N, Rosenwasser MP, Mow VC. Mechanical and biochemical changes in the superficial zone of articular cartilage in canine experimental osteoarthritis. J Orthop Res 1994;12:474-84.

Guilak F, Ratcliffe A, Mow VC. Chondrocyte deformation and local tissue strain in articular: a confocal microscopic study. J Orthop Res 1995b;13:410-21.

Guilak F. Compression-induced changes in the shape and volume of the chondrocyte nucelus. J Biomech 1995a;28:1529-41.

Guilak F. The deformation behavior and viscoelastic properties of chondrocytes in articular cartilage. Biorhelology. 2000;37:27-44.

Haapala J, Arokoski JP, Hyttinen MM, Lammi M, Tammi M, Kovanen V, Helminen HJ, Kiviranta L. Remobilization does not fully restore immobilization induced articular cartilage atrophy. Clin Orthop 1999;362:218-29.

Haapala J, Arokoski JP, Ronkko S, Agren U, Kosma VM, Lohmander LS, Tammit M, Helminen HJ, Kiviranta I. Imcomplete restoration of immobilization induced softening of young beagle knee articular cartilage after 50-week remobilization. Int J Sports Med 2000;21:76-81.

Haapala J, Arokoski JP, Ronkko S, Agren U, Kosma VM, Lohmander LS, Tammit M, Helminen HJ, Kiviranta I. Decline after immobilisation and recovery after remobilisation of synovial fluid IL1, TIMP, and chondroitin sulphate levels in young beagle dogs. Ann Rheum Dis 2001;60:55-60.

Haapala J, Lammi MJ, Inkinen R, Parkkinen JJ, Agren UM, Arokoski J, Kiviranta I, Helmine HJ, Tammi MI. Coordinated regulation of hyaluronan and aggrecan content in het articular cartilage of immobilized and exercised dogs. Samenvatting. J Rheumatol 1996;23:1586-93.

Hall AC, Horwitz ER, Wilkins RJ. The cellular physiology of articular cartilage. Exp Physiol 1996;81:535-45.

Hall AC, Urban JPG, Gehl KA. The effects of hydrostatic pressure on matrix synthesis in articular cartilage. J Orthop Res 1991;9:1-10.

Hall AC. Differential effects of hydrostatic pressure on cation trasnport pathways of isolated articular chondrocytes. J Cell Physiol 1999;178:197-204.

Hangody L, Kish G, Karpati Z, Udvarhelyi I, Szigeti I, Bely M. Mosaicplasty for the treatment of articular cartilage defects: application in clinical practice. Orthopaedics 1998;21:751-6.

Hardy DC, Delince PE, Yasik E, Lafontaine MA. Stress fracture of the hip. An unusual complication of total knee arthroplasty. Clin Orthop 1992;281:140-4.

Hauselman HJ, Flechtenmacher J, Michal L, Thonar EJ, Shinmei M, Kuettner KE, Aydelotte MB. The superficial layer of human articular cartilage is more susceptible to interleukin-1-induced damage than the deeper layers. Arthritis Rheum 1996;39:478-88.

Hayashi T, Abe E, Jasin HE. Fibronectin synthesis in superficial and deep layers of normal articular cartilage. Arthritis Rheum 1996;39:567-73.

Hedlund H, Mengarelli-Widholm S, Heinegard D, Reinholt FP, Svensson O. Fibromodulin distribution and association with collagen. Matrix Biol 1994;14:227-32.

Heegaard JH, Beaupre GS, Carter DR. Mechanically modulated cartilage growth may regulate joint surface morphogenesis. J Orthop Res 1999;17:509-17.

Heinegård DK, Pimentel ER. Cartilage matrix proteins. In: Kuettner KE, Schleyerbach R, Peyron JG, Hascall VC, red. Articular Cartilage and Osteoarthritis. New York: Raven Press, 1992.

Hejgaard N, Arnoldi CC. Osteotomy of the patella in the patellofemoral pain syndrome. The significance of increased intraosseous pressure during sustained knee flexion. Samenvatting. Int Orthop 1984;83:189-94.

Hendrickson DA, Nixon AJ, Grande DA, Todhunter RJ, Minor RM, Erb H, Lust G. Chondrocyte-fibrin matrix transplants for resurfacing extensive articular cartilage defects. J Orthop Res 1994;12:485-97.

Herberhold C, Faber S, Stammberger T, Steinlechner M, Putz R, Englmeier KH, Reiser M, Eckstein F. In situ measurement of articular cartilage deformation in intact femoropatellar joints under static loading. J Biomech 1999;32:1287-95.

Hietala SO, Astrom J. The effect of fenestration on intraosseous drainage in osteoarthritis of the hip. Acta Orthop Scand 1997;48:80-5.

Hildebrand A, Romaris M, Rasmussen L, Heinegard D, Twardzik DR, Border WA, Ruoshahti E. Interaction of the small interstitial proteoglycans biglycan, decorin and fibromodulin with transforming growth factor beta. Biochem J. 1994;302:527-34.

Hills BA, Monds MK. Deficiency of lubricating surfactant lining the articular surfaces of replaced hips and knees. Br J Rheumatol 1998a;37:143-7.

Hills BA, Monds MK. Enzymatic identification of the load-bearing boundary lubricant in the joInt Br J Rheumatol 1998b;37:137-42.

Hippéli R, Heine H. Mikroanatomie. Ravensburg: WAP Selinka, 1981.

Hjertquist SO, Lemperg R. Histological, autoradiographic and micromchemical studies of spntaneously healing osteochondral articular defects in adult rabiits. Calcif Tissue Res 1971;8:54-72.

Hoikka VE, Jaroma HJ, Ritsila VA. Reconstruction of the patellar articulation with periosteal grafts, 4-year follow-up of 13 cases. Acta Orthop Scand 1990;61:36-9.

Hong SPM, Henderson CN. Articular cartilage surface changes following immobilization of the rat knee joInt A semiquantitative scanning electron-microscopic study. Acta Anat (Basel) 1996;157:27-40.

Hou JS, Holmes MH, Lai WM, Mow VC. Boundary conditions at the cartilage-synovial fluid interface for joint lubrication and theoretical verifications. Samenvatting. J Biomech Eng 1989;111:78-87.

Huber M, Trattnig S, Lintner F. Anatomy, biochemistry, and physiology of articular cartilage. Inv Radiol 2000;35:573-80.

Hunt CD, Herbel JL, Idso JP. Dietary boron modifies the effects of vitamin D3 nutrition on indices of energy substrate utilization and mineral metabolism in the chick. J Bone Miner Res 1994;9:171-82.

Hunt CD. The biochemical effects of physiologic amounts of dietary boron in animal nutrition models. Environ Health Perspect. 1994;102:S35-43.

Hunziker EB, Quinn TM. Surgical Removal of Articular Cartilage Leads to Loss of Chondrocytes from Cartilage Bordering the Wound Edge. J Bone Joint Surg 2003;85A:S85-92.

Hunziker EB, Rosenberg LC. Repair of partial-thickness defects in articular cartilage: cell recruitment from the synovial membrane. J Bone Joint Surg 1996;78A:721-33.

Hunziker EB, Rosenberg R. Induction of repair of partial thickness articular cartilage lesions by timed release of TGF-beta. Samenvatting. Trans Orthop Res Soc 1994;19:236.

Hunziker EB. Growth factor induced healing of partial/thickeness defects in adult articular cartilage. Osteoarthritis Cartilage 2001;9:22-32.
Hunziker EB. Strukturmolekule des Knorpelgewebes, der Sehnen und Bänder. In: Jakob RP, Stäubli H-U (Red). Kniegelenk und Kreuzbänder. Berlin: Springer Verlag, 1990.
Imhof H, Breitenseher M, Kainberger F, Rand T, Trattnig S. Importance of subchondral bone to articular cartilage in health and disease. Top Magn Reson Imaging. 1999;10:180-92.
Indelicato PA, Bittar ES. A perspective of lesions associated with ACL insufficiency of the knee. A review of 100 cases. Clin Orthop Samenvatting. 1985;198:77-80.
Irrgang JJ, Pezzullo D. Rehabilitation following surgical procedures to address articular cartilage lesions in the knee. J Orthop Sports Phys Ther 1998;28:232-40.
Jay GD, Britt DE, Cha CJ. Lubricin is a product of megakaryocyte stimulating factor gene expression by human synovial fibroblasts. J Rheumatol 2000;27:594-600.
Jay GD, Haberstroh K, Cha CJ. Comparison of the boundary-lubricating ability of bovine synovial fluid, lubricin, and Healon. J Biomed Mater Res 1998;40:414-8.
Jay GD, Harris DA, Cha CJ.Boundary lubrication by lubricin is mediated by O-linked beta(1-3)Gal-GalNAc oligosaccharides. Glycoconj J 2001a;18:807-15.
Jay GD, Tantravahi U, Britt DE, Barrach HJ, Cha CJ.Homology of lubricin and superficial zone protein (SZP): products of megakaryocyte stimulating factor (MSF) gene expression by human synovial fibroblasts and articular chondrocytes localized to chromosome 1q25. J Orthop Res 2001b;19:677-87.
Jay GD. Characterization of a bovine synovial fluid lubricating factor. I. chemical, surface activity and lubricating properties. Connect Tissue Res 1992;28:71-88.
Jean JL, Lee CH, Pan RY, Chang JH, Chem TC. Stress fracture of the proximal tibia after total knee arthroplasty: a case report. Samenvatting. J Formos Med Assoc 2001;100:561-4.
Jensen LJ, Bach KL. Periosteal transplantation in the treatment of osteochondritis dissecans. Scandinavian J Med Sci Sports 1992;2:32-6.
Johnson DL, Urban WP Jr, Caborn D, Vanarthos WJ, Carlson CS. Articular cartilage changes seen with magentic resonance imaging-detected bonde bruises associated with actue anterior cruciate ligament rupture. Am J Sports Med 1998;26:409-14.
Johnson LL. Arthroscopic abrasion arthroplasty: historical and pathological perspective. Present Status. Arthroscopy 1986;2:54-69.
Johnson LL. The sclerotic lesion: pathology and the clinical response to arthroscopic abrasion arthroplasty. In: Ewing JW, red. Articular Cartilage and Knee Joint Function. Basic Science and Arthroscopy New York: Raven Press, 1990.
Jones IL. Klamsfeldt A, Sandstrom T. The effect of continuous mechanical pressure upon the turnover of articular cartilage proteoglycans in vitro. Clin Orthop 1982;165:283-9.
Jones KL, Brown M, Ali SY, Brown RA. An immunohistochemical study of fibronectin in human osteoarthritic and disease free articular cartilage. Samenvatting. Ann Rheum Dis 1987;46:809-15.
Jortikka MO, Inkinen RI, Tammi MI, Parkkinen JJ, Haapala J, Kiviranta I, Helminen HJ, Lammi MJ. Immobilisation causes longlasting matrix changes both in the immobilised and contralateral joint cartilage. Ann Rheum Dis 1997;56:255-61.
Jozsa L, Jarvinen M, Kannus P, Reffy A. Fine structural changes in the articular cartilage of the rat's knee following short-term immobilisation in various psoitions: a scanning electron microscopical study. Samenvatting. Int Orthop 1987;11:129-33.
Kääb MJ, Ito K, Rahn B, Clark JM, Nötzli HP. Effect of mechanical load on articular cartilage collagen structure: a scanning electron-microscopic study. Cells Tissues Organs. 2000;167:106-120.
Keizer G de. Over synoviale vloeistof, gewrichtssmering en arthrosis deformans. Utrecht: Proefschrift RU Utrecht, 1976. In: de Morree, 1993.
Kiviranta I, Tammi M, Jurvelin J, Arokoski J, Saamanen AM, Helminen HJ. Articular cartilage thickness and glycosaminoglycan distribution in the young canine knee joint after remobilization of the immobilized limb. J Orthop Res 1994;12:161-7.
Knight MM, Ghori SA, Lee DA, Bader DL. Measurement of the deformation of isolated chondrocytes in agarose subjected to cyclic compression. Med Eng Phys 1998;20:684-8.
Koob TJ, Clark PE, Hernandez DA, Thurmond FA, Vogel KG. Compression loading in vitro regulates proteogycan synthesis by tendon fibrocartilage. Arch Biochem BiPhys 1992;298:303-12.
Kraan PM van der, Buma P, Kuppevelt T van, Berg WB van den. Interaction of chondrocytes, extracellular matrix and growth factors: relevance for articular cartilage tissue engineering. Osteoarthritis Cartilage 2002;10:631-7.
Kuettner KE. Biochemistry of articular cartilage in health and disease. Clin BioChem 1992;25:155-63.
Kumm DA, Rack C, Rutt J. Subtrochanteric stress fracture of the femur following total knee arthroplasty. J Arthroplasty. 1997;12:580-3.
Lafeber F, Veldhuyzen JP, Vanroy JL, Huber-Bruning O, Bijlsma JW. Intermittent hydrostatic compressive force stimulates exclusively the proteoglycan synthesis fo osteoarthritic human cartilage. Br J Rheumatol 1992;31:437-42.

Lagman R, Walsh D. Dangerous nutrition? Calcium, vitamin D, and shark cartilage nutritional supplements and cancer-related hypercalcemia. Support Care Cancer 2003;11:232-5.

Lahm A, Erggelet, Steinwachs M, Reichelt A. Articular and osseous lesions in recent ligament tears: arthroscopic changes compared with MRI and histologic findings. Samenvatting. Arthroscopy 1998;14:597-604.

Lai WM, Hou JS, Mow VC. A triphasic theory for the swelling and deformation behaviors of articular cartilage. J Biomech Eng 1991;113:245-58.

Lammi MJ, Inkinen R, Parkkinen JJ, Hakkinen T, Jortikka M, Nelimarkka LO, Jarvelainen HAT, Tammi MI. Expression of recuced amounts of structurally altered aggrecan in articular cartilage chondrocytes exposed to high hydrostatic pressure. Biochem J. 1994;304:723-30.

Lane JM, Weiss C. Current comment: review of articular cartilage collagen research. Arthritis Rheum 1975;18:553-62.

Lane Smith R, Trindade MCD, Ikenoue T, Mohtai M, Das P, Carter DR, Goodman SB, Schurman DJ. Effects of shear stress on articular chondrocyte metabolism. Biorheoglogy 2000;37:95-107.

Langer F, Czitrom A, Pritzker KP, Gross AE. The immunogenicity of fresh end frozen allogeneic bone. J Bone Joint Surg 1975;57A:216-20.

Lapadula G, Iannone F, Zuccaro C, Grattagliano V, Covelli M, Patella V, Lo Bianco G, Pipitone V. Chondrocyte phenotyping in human osteoarthritis. Clin Rheumatol 1998;17:99-104.

Lawrence RC, Hochberg MC, Kelsey JL, McDuffie FC, Medsger TA Jr, Felts WR, Shulman LE. Estimates of the prevalence of selected arthritic and musculoskeletal diseases in the United States. Samenvatting. J. Rheumatol 1989;16:427-41.

Lee DA, Noguchi T, Frean SP, Lees P, Bader DL. The influence of mechanical loading on isolated chondrocytes seeded in agarose constructs. Biorheology 2000;37:149-61.

Lee DA, Noguchi T, Knight MM, O'Donnell L, Bentley G, Bader DL. Response of chondrocyte subpopulations cultured within unloaded and loaded agarose. J Orthop Res 1998;16:726-33.

Lee DA, Salih V, Stockton EF, Stanton JS, Bentley G. Effect of normal synovial fluid on the metabolism of articular chondrocytes in vitro. Clin Orthop 1997;342:228-38.

Lee RB, Wilkins RJ, Razaq S, Urban JP. The effect of mechanical stress on cartilage energy metabolism. Biorheology 2002;39:133-43.

Lemperg RK, Arnoldi CC. The significance of intraosseous pressure in normal and diseased states with special reference to the intraosseous engorgement-pain syndrome. Clin Orthop 1978;136:143-56.

Leroux MA, Cheung HS, Bau JL, Wang JY, Howell DS, Setton LA. Altered mechanics and histomorphometry of canine tibial cartilage following joint immbilization. Osteoarthritis Cartilage 2001;9:633-40.

Levy AS, Lohnes J, Sculley S, LeCroy M, Garrett W. Chondral delamination of the knee in soccer players. Am J Sports Med 1996;24:634-9.

Li KW, Falcovitz YH, Nagrampa JP, Chen AC, Lottman LM, Shyy JY-J, Sah RL. Mechanical compression modulates proliferation of transplanted chondrocytes. J Orthop Res 2000;18:374-82.

Li KW, Williamson AK, Wang AS, Sah RL. Modulators of cartilage biology. Growth responses of cartilage to static and dynamic compression. Clin Orthop 2001;391S:34-48.

Lippiello L, Kaye C, Neumata T, Mankin HJ. In vitro metabolic response of articular cartilage segments to low levels of hydrostatic pressure. Samenvatting. Connect Tissue Res 1985;13:99-107.

Lippiello L. Glucosamine and chondroitin sulfate: biological response modifiers of chondrocytes under stimulated conditions of joint stress. Osteoarthritis Cartilage 2003;11:335-42.

Livesley PJ, Doherty M, Needoff M, Moulton A. Arthroscopic lavage of osteoarthritic knees. J. Bone Joint Surg 1991;73B:922-6.

Loening AM, James IE, Levenston ME, Badger AM, Frank EH, Kurz B, Nuttall ME, Hung H-H, Blake SM, Grodzinsky AJ, Lark MW. Arch Biochem Biophys 2000;381:205-12.

Loeser RF. Integrins and cell signaling in chondrocyes. Biorheology 2002;39:119-24.

Lohmander S. Many paths converge in arthritis. Awareness of risk factors and illness mechanisms increase steadily. Artikel in de Zweedse taal, samenvatting in het Engels. Lakartidningen 2002;99:4480-3.

Lyyra T, Kiviranata I, Vaatainen U, Helminen HJ, Jurvelin JS. In vivo characerization of indentation stiffness of articular cartilage in the normal knee. J Biomed Mater Res 1999;48:482-7.

Machan FG. Significance of the synovial pumping system on the biochemistry of the interior knee joInt Samenvatting in de Engelse taal, artikel in de Duitse taal. Samenvatting. Zentralbl Chir. 1983;108:1105-11.

Maletius W, Messner K. The effect of partial meniscectomy on the long-term prognosis of knees with localized, severe chondral damage. A twelve- to fifteen-year follow up. Am J Sports Med 1996;24:258-62.

Malinin T, Ouellette EA. Articular cartilage nutrition is mediated by subchondral bone: a long-term autograft study in baboons. Osteoarthritis Cartilage 2000;8:483-91.

Mandelbaum BR, Browne JE, Fu F, Micheli L, Mosely JB, Erggelet C, Minas T, Peterson L. Current Concepts. Articular Cartilage Lesions of the Knee. Am J Sports Med 1998;26:853-61.

Mankin HJ, Buckwalter JA. Restoring the osteoarthritic joInt J Bone Joint Surg 1996;78A:1-2.
Mankin HJ, Dorfman H, Lippiello L, Zarins A. Biochemical and metabolic abnormalities in articular cartilage from osteoarthritic human hips. II. Correlation of morphology with biochemical and metabolic data. J Bone Joint Surg 1971;53A:523-37.
Mankin HJ, Jennings LC, Treadwell BV, Trippel SB. Growth factors and articular cartilage. J Rheumatol 1991;27S:66-7.
Mankin HJ, Johnson ME, Lippiello L. Biochemical and metabolic abnormalities in articular cartilage from osteoarthritic human hips. III. Distribution and metabolism of amino sugar-containing macromolecules. J Bone Joint Surg 1981;63A:131-9.
Mankin HJ, Lippiello I. The turnover of adult rabbit articular cartilage. J Bone Joint Surg 1969;51A:1591-600.
Mankin HJ, Lippiello L. Biochemical and metabolic abnormalities in articular cartilage from osteoarthritic human hips. J Bone Joint Surg 1970;52A:424-34.
Mankin HJ, Radin E. Structure and function of joints. In: McCarty DJ, red. Artrhitis and allied conditions, 9th ed. Philadelphia, PA: Lea & Febiger, 1979.
Mankin HJ, Radin EL. Structure and function of joints. In: McCarty DJ, Koopman WJ, red. Arthritis and allied conditions, 12th ed. Philadelphia, PA: Lea & Febiger, 1993.
Mankin HJ, Thrasher AZ. Water content and binding in normal and osteoarthritic human cartilage. J Bone Joint Surg Jan. 1975;57A:76-80.
Mankin HJ. Articular cartilage, cartilage injury, and osteoarthritis. In: Fox JM, Del Pizzo W. The patellofemoral joInt New York: Mc Graw-Hill, Inc., 1993.
Mankin HJ. The reaction of articular cartilage to injury and osteoarthritis (first of two parts). Samenvatting. New England J Med 1974a;291:1285-92.
Mankin HJ. The reaction of articular cartilage to injury and osteoarthritis (second of two parts). Samenvatting. New England J Med 1974b;291:1335-40.
Mankin HJ. The response of articular cartilage to mechanical injury. J Bone Joint Surg 1982;64A:460-6.
Marcacci M, Kon E, Zaffagnini S, Visani A. Use of autologous grafts for reconstruction of osteochondral defects of the knee. Orthopaedics 1999;22:595-600.
Maroudas A, Rigler D, Schneiderman R. Young and aged cartilage differ in their response to dynamic compression as far as the rate of glycosamionglycan synthesis is concerned. Samenvatting. Trans Orthop Res Soc 1999;24:170 in Wilkins et al., 2000.
Maroudas A. Transport of solutes through cartilage: permeability to large molecules. J Anat 1976;122:335-47.
Martel-Pelletier J, McCollum R, Fujimoto N, Obata K, Cloutier JM, Pelletier JP. Excess of metalloproteases over tissue inhibitor of metalloprotease may contribute to cartilage degradation in osteoarthritis and rheumatoid arthritis. Lab Invest. 1994;70:807-15.
Martin JA, Buckwalter JA. Articular cartilage aging and degeneration. Sports Med Arthrosc Rev 1996a;4:263-75.
Martin JA, Buckwalter JA. Fibronectin and cell shape affect age-related decline in chondrocyte synthetic response to IGF-I. Trans Orthop Res Soc 1996b;21:306.
Martin JA, Buckwalter JA. Roles of articular cartilage aging and chondrocyte senescence in the pathogenesis of osteoarthritis. Iowa Orthop 2001a;21:1-7.
Martin JA, Buckwalter JA. Telomere erosion and senescence in human articular cartilage chondrocytes. J Gerontol Biol Sci 2001b:56:172-9.
Martin JA, Buckwalter JA. The role of chondrocyte-matrix interactions in maintaining and repairing articular cartilage. Biorheology 2000;37:129-40.
Martin JA, Ellebroeck SM, Buckwalter JA. The age related decline in chondrocate response to insulin-like growth factor-I. J Orthop Res 1997;15:491-98.
Masse PG, Pritzker KP, Mendes MG, Boskey AL, Weiser H.: Vitamin B6 deficiency experimentally-induced bone and joint disorder: microscopic, radiographic and biochemical evidence. Br J Nutr 1994;71:919-32.
Matsusue Y, Yamamuro T, Hama H. Arthrocopic multiple osteochondral transplantaion to the chondral defect in the knee associated with anterior cruciatie ligament disruption. Arthroscopy 1993;9:318-21.
Matthijs O, Paridon D van, Winkel D. Manuele Therapie van de perifere gewrichten. Deel 1. Houten: Bohn Stafleu Van Loghum, 2002:111-4.
McAlindon TE, Felson DT, Zhang Y, Hannan MT, Aliabadi P, Weissman B, Rush D, Wilson PW, Jacques P. Relation of dietary intake and serum levels of vitamin D to progression of osteoarthritis of the knee among participants in the Framingham Study. Ann Intern Med 1996;125:353-9.
McAlindon TE, Valley MP, Gulin JP, Felson DT. Glucosamine and chondroitin for treatment of osteoarthritis. A systematic quality assessment and meta-analyse. JAMA 2000;283:1469-75.
McCarty MF, Russell AL. Niacinamide therapy for osteoarthritis-does it inhibit nitric oxide synthase induction by interleukin 1 in chondrocytes? Med Hypotheses 1999;53:350-60.

McCarty WL, Darnell MW. Rehabilitation of the temporomandibular joint through the application of motion. J Cranionmand Pract 1993;11:298-307.
Meachim G, Stockwell RA. The matrix. In: Freeman MAR, red. Adult cartilage, tweede ed.. Turnbridge Wells: Pitman Medical, 1979.
Mendler M, Eich-Bender SV, Vaughan L, Winterhalter KM, Bruckner P. Cartilage contains mixed fibrils of collagen types II, IX, and XI. J Cell Biol 1989;108:191-7.
Messner K, Gillquist J. Cartilage repair. A critical review. Acta Orthop Scand 1996;67:523-9.
Messner K, Maletius W. The long-term prognosis for severe damage to weight-bearing cartilage in the knee. A 14-year clinical and radiographic follow-up in 28 young athletes. Acta Orthop Scand 1996;67:165-8.
Michel B, Vignon E, de Vathaire F, Frey D, Hauselmann HJ, Stucki G, Bruhimann P, Uebelhardt D. Oral chondroitin sulphate in knee OA patients: radiographic outcomes of a 2-year prospective study. Osteoarthritis Cartilage 2001;9S:68.
Middleton JF, Tyler JA. Upregulation of insulin-like growth factor I gene expression in the lesions of osteoarthritic human articular cartilage. Ann Rheum Dis 1992;51:440-7.
Millward-Sadler SJ, Wright MO, Davies LW, Nuki G, Salter DM. Mechanotransduction via integrins and interleukin-4 results in altered aggrecan and matrix metalloproteinase 3 gene expression in normal, but not osteoarthritic, human articular chondrocytes. Arthritis Rheumatism. 2000;43:2091-9.
Millward-Sadler SJ, Wright MO, Lee H-S, Nishida K, Caldwell H, Nuki G, Salter DM. Integrin-regulated secretion of inerleukine-4: a novel pathway of mechanotransduction in human articular chondrocytes. J Cell Biol 1999;145:183-9.
Minas T, Peterson L. Advanced techniques in autologous chondrocyte transplantation. Clin Sports Med 1999a;18:13-44.
Minas T. The role of cartilage repair techniques, including chondrocyte transpalantation, in focal chondral knee damage. In: Zuckerman JL, red. Instructional Course Lectures 48. Rosemont, Il: American Academy Orthop Surg;1999b:629-43.
Minuth WW, Sittinger M, Kloth S. Tissue engineering: generation of differentiated artificial tissues for biomedical applications. Cell Tissue Res 1998;291:1-11.
Mohtai M, Gupta MK, Bonlon B, Ellison B, Cooke B, Gibbons G, Schurman DJ, Smith RL. Expression of interleukin-6 in osteoarthritic chondrocytes and the effects of fluid-induced shear on the expression in normal chondrocytes in vivo. J Orthop Res 1996;14:67-73.
Moran ME, Kim HK, Salter RB. Biological resurfacing of full-thickness defects in patellar articular cartilage of the rabbit. Investigation of autogenous periosteal grafts subjected to continuous passive motion. J Bone Joint Surg 1992;74B:659-67.
Morawietz L, Gehrke T, Frommelt L, Gratze P, Bosio A, Moller J, Gerstmayer B, Krenn V. Differential gene expression in the periprosthetic membrane: lubricin as a new possible pathogenetic factor in prosthesis loosening. Samenvatting. Virchows Arch. 2003; Online: First of May.
Morree JJ de. Dynamiek van het menselijke bindweefsel, 2e druk. Houten/Zaventem: Bohn Stafleu Van Loghum, 1993.
Moseley JB, Wray NP, Kuykendall D, Willis K, Landon G. Arthroscopic treatment of osteoarthritis of the knee: a prospective, randomized, placebo-controlled trial. Results of a pilot study. Am J Sports Med 1996;24:28-34.
Mow VC, Holmes MH, Lai WM. Fluid transport and mechanical properties of articular cartilage: a review. J Biomech 1984;17:377-94.
Mow VC, Ratcliffe A, Poole AR. Cartilage and diarthrodial joints as paradigms for hierarchical materials and structuRes Biomaterials. 1992;13:67-97.
Mow VC, Rosenwasser M. Articular cartilage: biomechanics. Buckwalter JA, Hunziker E, Rosenberg L, Coutts R, Adams M, Eyre D. Articular cartilage: composition and structure. In: Woo S L-Y, Buckwalter JA, red. Injury and repair of the musculoskeletal soft tissues. Park Ridge: American Academy of Orthopedic Surgeons, 1991.
Mow VC,Gibbs MC, Lai WM, Zhu WB, Athanasiou KA. Biphasic indentation of articular cartilage-II. A numerical algorithm and experimental study. J Biomech 1989;22:853-61.
Narmoneva DA, Cheung HS, Wang JY, Howell DS, Setton LA. Altered swelling behavior of femoral cartilage following joint immbilization in a canine model. J Orthop Res 2002;20:83-91.
Niedermann B, Boe S, Lauritzen J, Rubak JM. Glued periosteal grafts in the knee. Acta Orthop Scand 1985;56:457-60.
Nielsen FH. Nutritional requirements for boron, silicon, vanadium, nickel, and arsenic: current knowledge and speculation. FASEB J. 1991;5:2661-7.
Noyes FR, Stabler CL. A system for grading articular cartilage lesions at Arthroscopy Am J Sports Med 1989;17:505-13.
O'Connor KM. Unweighting accelerates tidemark advancement in articular cartilage at the knee joint of rats. J Bone Miner Res 1997;12:580-9.
Ochi M, Uchio Y, Kawasaki K, Wakitani S, Iwasa J. Transplantation of cartilage-like tissue made by tissue engineering in the treatment of cartilage defects of the knee. J Bone Joint Surg 2002;84A:571-8.

Oddis CV. New perspectives on osteoarthritis. Am J Med 1996;100:10S-15S.

Odenbring S, Egund N, Lindstrand A, Lohmander LS, Wilén H. Cartilage regeneration after proximal tibial osteotomy for medial gonarthrosis. An arthroscopic, roentgenographic, and histologic study. Clin Orthop 1992;277:210-6.

O'Driscoll SW, Keeley FW, Salter RB. Durability of regenerated articular cartilage produced by free autogenous periosteal grafts in major full-thickness defects in joint surfaces under the influence of continuous passive motion. A follow-up report at one year. J Bone Joint Surg 1988;70A:595-606.

O'Driscoll SW, Keeley FW, Salter RB. The chondrogenic potential of free autogenous periosteal grafts for biological resurfacing of major full-thickness defects in joint surfaces under the influence of continuous passive motion. An experimental investigation in the rabbit. J Bone Joint Surg 1986;68A:1017-35.

O'Driscoll SW, Salter RB. The induction of neochondrogenesis in free intra-articular periosteal autografts under the influence of continuous passive motion. An experimental investigation in the rabbit. J Bone Joint Surg 1984;66A:1248-57.

O'Driscoll SW, Salter RB. The repair of major osteochondral defects in joint surfaces by neochondrogenesis with autogenous osteoperiosteal grafts stimulated by continuous passive motion. An experimental investigation in the rabbit. Clin Orthop 1986;208:131-40.

Okazaki R, Sakai A, Nakamura R, Kunugita N, Norimura T, Suzuki K. Effects of transforming growth factor beta's and basic fibroblast growth factor on articular chondrocytes obtained from immobilised rabbit knees. Ann rheum Dis 1996;55:181-6.

Okazaki R, Sakai A, Ootsuyama A, Sakata T, Nakamura T, Norimura T. Apoptosis and p53 expression in chondrocytes relate to degenration in articular cartilage of immobilized knee joints. J Rheumatol 2003;30:559-66.

Olsen EB, Trier K, Jorgensen B, Brok KE, Ammitzboll T. The effect of hyaluronic acid on cartilage in the immobilized rabbit knee. Acta Orthop Scand 1991;62:323-6.

Ostergaard K, Salter DM. Immunohistochemisty in the study of normal and osteoarthritic human articular cartilage. Progr Histochem CytoChem 1998a;33:93-168.

Ostergaard K, Salter DM, Petersen J, Bendtzen K, Hvoltis J, Andersen CB. Expression of alpha- and beta-subunits of the integrin superfamily in articular cartilage from macroscopically normal and osteoarthritic human femoral heads. Ann Rheum Dis 1998b;57:303-8.

Ostgaard SE, Weilby A. Resection arthroplasty of the proximal interphalangeal joInt J Hand Surg 1993;18B:613-5.

Outerbridge HK, Outerbridge AR, Outerbridge RE. The use of lateral patellar autologous graft for the repair of a large ostochondral defect in the knee. J Bone Joint Surg 1995;77A:65-72.

Outerbridge RE. The etiology of chondromalacia patellae. J Bone Joint Surg 1961;43B:752-67.

Palmoski M, Brandt K. Effects of static and cyclic compressieve loading on articular cartilage plugs in vivo. Arch Rheum 1984;27:675-81.

Palmoski MJ, Brandt KD. Development and reversal of the proteoglycan aggregation defect in normal canine knee cartilage after immobilization. Arthritis Rheum 1979;22:508-17.

Palmoski MJ, Brandt KD. Immobilization of the knee prevents osteoarthritis after anterior cruciate ligament transection. Arthritis Rheum 1982;25:1201-8.

Palmoski MJ, Brandt KD. Running inhibits the reversal of atrophic changes in canine knee cartilage after removal of a leg cast. Arthritis Rheum 1981;24:1329-37.

Palmoski MJ, Colyer RA, Brandt KD. Joint motion in the absence of normal loading does not maintain normal articular cartilage. Arthritis Rheum 1980;23:325-34.

Parkkinen JJ, Ikone J, Lammi MJ, Laakonen J, Heiminen HJ. Effects of cyclic hydrostatic pressure on proteoglycansynthesis in cultured chondrocytes and articular cartilage explants. Arch Biochem Biophys 1993;300:458-65.

Pelletier JP, Caron JP, Evans C, Robbins PD, Georgescu HI, Jovanovic D, Fernandes JC, Martel-Pelletier J. In vivo suppression of early experimental osteoarthritis by interleukin-1 receptor antagonist using gene therapy. Arthritis Rheum 1997;40:1012-9.

Peterson L, Minas T, Brittberg M, Nilsson A, Sjögren-Jansson E, Lindahl A. Two- to 9-year outcome after autologous chondrocyte transplantation of the knee. Clin Orthop 2000;374:212-34.

Peterson L. Articular cartilage injuries treated with autologous chondrocyte transplantation in the human knee. Acta Orthop Belg. 1996;62 suppl 1:196-200.

Peyron JG. Epidemiologic aspects of osteoarthritis. Samenvatting. Scandinavian J Rheumatol 1988;77:29-33.

Phillips FJ, Moulton A, Taylor FW. Intraosseous osteotomy in arthrosis of the knee joInt Samenvatting in de Engelse taal, artikel in de Duitse taal. Z Orthop Ihre Grenzgeb. 1979;117:371-5.

Phillips LS, Bajaj VR, Fusco AC, Matheson CK. Nutrition and somatomedin. XI. Studies of somatomedin inhibitors in rats with streptozotocin-induced diabetes. Samenvatting. Diabetes 1983;32:1117-25.

Phillips LS, Belosky DC, Reichard LA. Nutrition and somatomedine. V. Action and measurement of somatomedin inhibitor(s) in serum from diabetic rats. Endocrinology 1979;104:1513-8.

Phillips LS, Goldstein S, Gavin JR 3rd. Nutrition and somatomedin. XVI: Somatomedins and somatomedin inhibitors in fasted and refed rats. Samenvatting. Metabolism 1988;37:209-16.

Phillips LS, Young HS. Nutrition and somatomedin. I. Effect of fasting and refeeding on serum somatomedin activity and cartilage growth activity in rats. Endocrinology 1976;99:302-14.

Poole AR, Rizkalla G, Ionescu M, Reiner A, Brooks E, Rorabeck C, Bourne R, Bogoch E. Osteoarthritis in the human knee. A dynamic process of cartilage matrix degradation, synthesis and reorganization. Agents and Actions Supp 1993;39:3-13.

Poole AR, Rosenberg LC, Reiner A, Ionescu M, Bogoch E, Roughley P. Contents and distributions of the proteoglycans decorin and biglycan in normal and osteoarthritic human articular cartilage. J Orthop Res 1996;14:681-9.

Poole CA, Ayad S, Schofiel JR. Chondrons from articular cartilage (I): immunolocalization of type VI collagen in the pericellular capsule of isolated canine chondrons. Samenvatting. J Cell Sci 1988;90:635-45.

Poole CA, Gibbert RT, Herbage D, Hartmann DJ. Immunolocalization of type IX collagen in normal and osteoarthritic canine tibial cartilage and isolated chondrons. Osteoarthritis Cartilage 1997;5:191-204.

Poole CA. Articular cartilage chondrons: form, function and failure: a review. J Anat 1997;1991:1-13.

Poremba EP, Moffett BC. The effects of continuous passive motion on the temporomandibular joint after surgery. Part I. Appliance design and fabrication. Samenvatting. Oral Surg Oral Med Oral Pathol 1989;67:490-8.

Praemer AP, Furner S, Rice DP. Musculoskeletal Conditions in the United States. Park Ridge, Illinois: The American Academy of Orthopaedic Surgeons, 1992.

Price DA, Wit JM, van Buul-Offers S, Korteland-van Male AM, van Rooyen-Wehmeyeer AK, Hoogerbrugge C, Van den Brande JL. Serum somatomedin activity and cartilage metabolism in acutely fasted, chronically malnourished, and refed rats. Endocrinology 1979;105:851-61.

Pridie KJ. A method of resurfacing osteoarthritic knee joints. J Bone Joint Surg 1959;41A:618-9. In: Alleyne en Galloway, 2001.

Radin EL, Ehrlich MG, Chernack R, Abernathy P, Paul IL, Rose RM. Effect of repetitive impulsive loading on the knee joints of rabbits. Clin Orthop 1978;131:288-93.

Radin EL, Martin RB, Burr DB, Caterson B, Boyd RD, Goodwin C. Effects of mechanical loading on the tissues of the rabbit knee. J Orthop Res 1984;2:221-34.

Radin EL, Paul IL. Response of joints to impact loading. In vitro wear. Arthritis Rheum 1971;14:356-62.

Radin EL, Rose RM. Role of subchondral bone in the initiation and progression of cartilage damage. Clin Orthop 1986;213:34-40.

Radin EL, Shaffler M, Gibson G, Tashman S. Osteoarthrosis as a result of repetitive trauma. In: Kuettner KE, Goldberg VM, red. Osteoarthritic Disorders. Rosemont, Illinois: The American Academy of Orthopaedic Surgeons, 1995.

Radin EL, Yang KH, Riegger C, Kish VL, O'Connor JJ. Relationship between lower limb dynamics and knee joint pain. J Orthop Res 1991;9:398-405.

Ragan PM, Badger AM, Cook M, Chin VI, Gowen M, Grodzinsky AJ, Lark MW. Down-regulation of chondrocyte aggrecan and type-II collagen gene expression correlates with increases in static compression magnitude and duration. J Orthop Res 1999;17:836-42.

Rand JA. Role of arthroscopy in osteoarthritis of the knee. Arthroscopy 1991;7:358-63.

Rawes ML, Patsalis T, Gregg PJ. Subcapital stress fractures of the hip complicating total knee replacement. Samenvatting. Injury 1995;26:421-3.

Redler I, Mow VC, Zimny ML, Mansell J. The ultrastructure and biomechanical significance of the tidemark of articular cartilage. Clin Orthop 1975;112:357-62.

Reginster JY, Deroisy R, Paul I, Lee RL, Henrotin Y, Giacovelli G, Dacre J, Rovati LC, Gossett C. Long term effects of glucosamine sulphate on osteoarthritis progression: a randomised, placebo-controlled clinical trial. Lancet 2001;357:251-6.

Reimann I, Mankin HJ, Trahan C. Quantitative histologic analyses of articular cartilage and subchondral bone from osteoarthritic and normal human hips. Acta Orthop Scand 1977;48:63-73.

Repo RU, Finlay JB. Survival of articular cartilage after controlled impact. J Bone Joint Surg 1977;59A:1068-75.

Rest M van der, Mayne R. Type IX collagen proteoglycan from cartilage is covalently cross-linked to type II collagen. Samenvatting. J Biol Chem 1988;263:1615-8.

Richmond JC. A canine model of osteoarthritis with histologic study of repair tissue following abrasion arthroplasty. Samenvatting. Presented at the annual meeting of the North American Arthroscopic Association. Boston, 1985. In: Alleyne en Galloway, 2001.

Rodrigo JJ, Steadman JR, Silliman J. Improvement of full-thickness chondral defect healing in the human knee after debridement and microfracture using continuous passive motion. Am J Knee Surg 1994;7:109-16.

Rodrigo JJ, Steadman JR, Syftestad G, Benton H, Silliman J. Effects of human synovial fluid on chondrogenesis in vitro. Am J Knee Surg 1995;8:124-9.

Roermund PM van, Valburg AA van, Duivenmann E, Melkebeek J van, Lafebre FP, Bijlsma JW, Verbout AJ. Function of stiff joints may be restored by Ilizarov joint distraction. Clin Orthop 1998;348:220-7.

Roermund PM van, Lafeber FP. Joint distraction as treatment for ankle osteoarthritis. Instr Course Lect 1999;48:249-54.

Roermund PM van, Marijnissen AC, Lafeber FP. Joint distraction as an alternative for the treatment of osteoarthritis. Foot Ankle Clin 2002;7:515-27.

Saamanen AM, Tammi M, Jurvelin J, Kiviranta I, Helminen HJ. Proteoglycan alterations following immobilization and remobilization in the articular cartilage of young canine knee (stifle) joint. J Orthop Res 1990;8:863-73.

Sah RL, Kim YJ, Doong JY, Grodzinsky AJ, Plaas AH, Sandy JD. Biosynthetic response of cartilage explants to dynamic compression. J Orthop Res 1989;7:619-36.

Sahlstrom A, Johnell O, Redlund-Johnell I. The natural course of arthrosis of the knee. Clin Orthop 1997;340:152-7.

Salter DM. Tenascin is increased in cartilage and synovium from arthritic knees. Br J Rheumatol 1993a;32:780-6.

Salter RB, Simmonds DF, Malcolm BW, Rumble EJ, MacMichael D, Clements ND. The biological effect of continuous passive motion on the healing of full-thickness defects in articular cartilage. An experimental investigation in the rabbit. J Bone Joint Surg 1980;62A:1232-51.

Salter RB. Continuous Passive Motion (CPM): a Biological Concept for the Healing and Regeneration of Articular Cartilage, Ligaments, and Tendons: from Its Origination to Research to Clinical Applications. Baltimore: Williams and Wilkins, 1993b.

Salter RB. Royal College Lecture, prevention of arthritis through preservation of cartilage. Samenvatting. J Can Assoc Radiol 1981;32:5-7.

Salter RB. The biologic concept of continuous passive motion of synovial joints. The first 18 years of basic research and its clinical application. Clin Orthop 1989;242:12-25.

Salter RB. The physiologic basis of continuous passive motion for articular cartilage healing and regeneration. Hand Clin 1994;10:211-9.

Sams AE, Nixon AJ. Chondrocyteladen collagen scaffolds for resurfacing extensive articular cartilage defects. Osteoarthritis Cartilage 1995;3:47-59.

Sandell L J, Chansky H, Zaniparo O, Hering TM. Molecular biology of cartilage proteoglycans and link protein. In: Kuettner KE, Goldberg VM, red. Osteoarthritic Disorders. Rosemont, Illinois: The American Academy of Orthopaedic Surgeons, 1995.

Schmid TM, Linsenmayer F. Immunohistochemical localization of short chain cartilaga (type X) in avian tissue. Samenvatting. J Cell Biol 1985;100:598-605.

Schneiderman R, Keret D, Maroudas A. Effects of mechanical and osmotic pressure on the rate of glycosaminoglycan synthesis in the human adult femoral head cartilage: an in vitro study. J Orthop Res 1986;4:393-408.

Schwarz IM, Hills BA. Surface-active phospholipid as the lubricating component of lubricin. Br J Rheumatol 1998;37:21-6.

Scott WN. Arthroscopic debridement: tunnel vision? Orthopaedics 1999;22:867-8.

Sellers RS, Zhang R, Glasson SS, Kim HD, Peluso D, D'Augusta DA, Beckwith K, Morris EY. Repair of articular cartilage defects one year after treatment with recombinant human bone morphogenetic protein-2 (rhBMP-2). J Bone Joint Surg 2000;82A:151-60.

Seradge H, Kutz JA, Kleinert HE, Lister GD, Wolff TW, Atasoy E. Perichondral resurfacing arthroplasty in the hand. J Hand Surg 1984;9A:880-6.

Setton LA, Mow VC, Muller FJ, Pita JC, Howell DS. Mechanical behavior and biochemical composition of canine knee cartilage following periods of joint disuse and disuse with remobilization. Osteoarthritis Cartilage 1997;5:1-16.

Shapiro F, Koide S, Glimcher MJ. Cell origin and differentiation in the repair of full-thickness defects of articular cartilage. J Bone Joint Surg 1993;75A:532-53.

Sharma L, Lou C, Felson DT, Sunlop DD, Kirwan-Mellis G, Hayes KW, Weinrach D, Buchanan TS. Laxitiy in healthy and osteoarthritic knees. Arthritis Rheum 1999;42:861-70.

Shelbourne KD, Jari S, Gray T. Outcome of untreated traumatic articular cartilage defects of the knee: a natural history study. J Bone Joint Surg 2003;85A:S8-16.

Shimizu T, Videman T, Shimazaki K, Mooney V. Experimental study on the repair of full thickness articular cartilage defects: effects of varying periods of continuous passive motion, cage activity, and immobilization. J Orthop Res 1987;5:187-97.

Shvetsov VI, Asonova SN. Ultrastructural changes of articular cartilage following joint immobilization with the Ilizarov apparatus. Bull Hosp Jt Dis 1995;54:69-75.

Simonian PT, Sussman PS, Wickiewicz TL, Paletta GA, Warren RF. Contact pressures at osteochondral donor sites in the knee. Am J Sports Med 1998;26:491-4.

Sittinger M, Perka C, Schultz O, Haupl T, Burmester GR. Joint cartilage regeneration by tissue engineering. Samenvatting in de Engelse taal, artikel in de Duitste taal. Z Rheumatol 1999;58:130-5.

Soames RW. Skeletal system. In: Bannister LH, Berry MM, Collins P, Dyson M, Dussek JE, Ferguson MWJ (red). Gray's Anatomy, 38th ed. London/Edinburgh: Churchill Livingstone, 1995.

Sohn DH, Lottman LM, Lum LY, Kim SG, Pedowitz RA, Coutts RD, Sah RL. Effect of gravity on localization of chondrocytes implanted in cartilage defects. Clin Orthop 2002;394:254-62.

Spirit AA, Brand RA, Buckwalter JA, Mobler CG. Enhancing the reliability of a valid histologic grading scale for articular cartilage repair. Trans Orthop Res Soc 1996;21:542.

Sprague NF 3rd. Arthroscopic debridement for degenerative knee joint disease. Clin Orthop 1981;160:118-23.

Stahlmann R, Forster C, Shakibaei M, Vormann J, Gunther T, Merker HJ. Magnesium deficiency induces joint cartilage lesions in juvenile rats which are identical to quinolone-induced arthropathy. Antimicrob Agents Chemother 1995;39:2013-8.

Stahlmann R, Kuhner S, Shakibaei M, Flores J, Vormann J, van Sickle DC. Effects of magnesium deficiency on joint cartilage in immature beagle dogs: immunohistochemistry, electron microscopy, and mineral concentrations. Arch Toxicol 2000;73:573-80.

Steadman JR, Briggs KK, Rodrigo JJ, Kocher MS, Gill TJ, Rodkey WG. Outcomes of microfracture for traumatic chondral defects of the knee: average 11-year follow up. Arthroscopy 2003;19:477-84.

Steadman JR, Rodkey WG, Rodrigo JJ. Microfracture: surgical technique and rehabilitation to treat chondral defects. Clin Orthop 2001;391;S362-9.

Steinemeyer J, Knue S. The proteoglycan metabolism of matrue bovine articular cartilage explants superimposed to continuously applied cyclic mechanical loading. Biochem Biophys Res Commun 1997;240:216-21.

Stockwell RA. The cell density of human articular and costal cartilage. J Anat 1967;101:753-63.

Stuart MC, Lazarus L. Somatomedins. Med J Aust 1975;1:816-20.

Swann DA, Silver FH, Slayter HS, Stafford W, Shore E. The molecular structure and lubricating activity of lubricin isolated from bovine and human synovial fluids. Samenvatting. J Biochem 1985;225:195-201.

Swann DA, Slayter HS, Silver FH. The molecular structure of lubricating glycoprotein-I, the boundary lubricant for articular cartilage. J Biol Chem 1981;256:5921-5.

Takahashi K, Kubo T, Kobayahsi K, Imanishi J, Takigawa M, Arai Y, Hirasawa Y. Hydrostatic pressure influences mRNA expression of transforming growth factor-beta 1 and heat shock protein 70 in chondrocyte-like cell line. J Orthop Res 1997;15:150-8.

Takakura Y, Tanaka Y, Kumai T, Tamai S. Low tibial osteotomy for osteoarthritis of the ankle: Results of a new operation in 18 patients. J Bone Joint Surg 1995;77B:50-5.

Tanaka S, Hamanishi C, Kikuchi H, Fukuda K. Factors related to degradation of articular cartilage in osteoarthritis: a review. Semin Arthritis Rheum 1998;27:392-9.

Testa V, Capasso G, Maffulli N, Sgambato A, Ames PRJ. Proteases and antiproteases in cartilage homeostasis. A brief review. Clin Orthop 1994;308:79-84.

Tirapegui JO, Yahya ZA, Bates PC, Millward DJ. Dietary energy, glucocorticoids and the regulation of long bone and muscle growth in the rat. Clin Sci (Lond) 1994;87:599-606.

Tkachenko SS, Rutskii VV, Leskov NI, Tikhilov RM, Nelin NL. Results of using decompression, denervation and fenestration (DDF) in the treatment of patients with coxarthritis of different etiologies. Samenvatting in de Engelse taal, artikel in de Russische taal. Ortop Travmatol Protez 1990;2:30-5.

Tomford WW, Duff GP, Mankin HJ. Experimental freeze-preservation of chondrocytes. Clin Orthop 1985;197:11-14.

Trippel S, Coutts RD, Einhorn TA, Mundy GR, Rosenfeld RG. Growth factors as therapeutic agents. J Bone Joint Surg 1996;78A:1272-86.

Trippel SB. Growth factor actions on articular cartilage. J Rheumatol 1995;43S:129-32.

Troyer H. The effect of short-term immobilization on the rabbit knee joint cartilage. A histochemical study. Clin Orthop 1975;107:249-57.

Umpierrez GE, Goldstein S, Phillips LS, Spanheimer RG. Nutritional and hormonal regulation of articular collagen production in diabetic animals. Samenvatting. Diabetes 1989;38:758-63.

Unterman TG, Phillips LS. Glucocorticoid effects on somatomedins and somatomedin inhibitors. Samenvatting. J Clin Endocrinol Metabol 1985;61:618-26.

Urban JP. The chondrocyte: a cell under pressure. Br J Rheumatol 1994;33:901-8.

Urban JPG. Present perspectives on cartilage and chondrocyte mechanobiology. Biorheology 2000;37:185-90.

Vacanti CA, Upton J. Tissue-engineered morphogenesis of cartilage and bone by means of cell transplantation using synthetic biodegradable polymer matrices. Clin Plast Surg 1994;21:445-62.

Vahlmu WB, Stazzone EJ, Bachrach NM, Saed-Nejad F, Fischer SG, Mow VC, Ratcliffe A. Load-controlled compression of articular cartilage induces a transient stimulation of aggrecan gene expression. Arch Biochem Biophys 1998;353:29-36.

Valburg AA van, Roermund PM van, Lammens J, Melkebeek J van, Verbout AJ, Lafeber FPJG, Bijlsma JWJ. Can Ilizarov joint distrction delay the need for an arthrodesis of the ankle: A preliminary report. J Bone Joint Surg 1995;77B:720-5.

Valburg AA van, Roermund PM van, Marijnissen ACA, Melkebeek J van, Lammens J, Verbout AJ, Lafeber FPJG, Bijlsma JWJ. Joint distraction in treatment of osteoathritis: a two-year follow up of the ankle. Osteoarthritis Cartilage 1999;7:474-9.

Valburg AA van, Roermund PM van, Marijnissen ACA, Wenting MJG, Verbout AJ, Lafeber FPJG, Bijlsma JWJ. Joint distraction in treatment of osteoarthritis (II): effects on cartilage in a canine model. Osteoarthritis Cartilage 2000;8:1-8.

Valburg AA van, Roy HLAM van, Lafeber FPJG, Bijlsma JWJ. Beneficial effects of intermittent fluid pressure of low physiological magnitude on cartilage and inflammation in osteoarthritis. An in vitro study. J Rheumatol 1998;25:515-20.

Vanwanseele B, Lucchinetti E, Stussi E. The effects of immobilization on the characteristics of articular cartilage: current concepts and future directions. Osteoarthritis Cartilage 2002;10:408-19.

Verbruggen G, Cornelissen M, Almqvist KF, Wang L, Elewaut D, Broddelez C, Ridder L de, Veys EM. Influence of aging on the synthesis and morphology of the aggrecans synthetisized by differentiated human articular chondrocytes. Osteoarthritis Cartilage 2000;8:170-9.

Vetter U, Teller WM. Somatomedins and their significance in pediatrics. Samenvatting in de Engelse taal, artikel in de Duitse taal. Klin Pediatr 1985;197:378-85.

Von Schroeder HP, Coutts RD, Billings Jr E, Mai TM, Aratow M. The changes in intramuscular pressure and femoral vein flow with continuous passive motion, pneumatic compressive stockings, and leg manipulations. Clin Orthop 1991;266:218-26.

Wakitani S, Goto T, Pineda SJ, Young RG, Mansour JM, Caplan AI, Goldberg VM. Mesenchymal cell-based repair of a large, full-thickness defects of articular cartilage. J Bone Joint Surg 1994;76A:579-92.

Wakitani S, Kimura T, Hirooka A, Ochi T, Yoneda M, Owaki H, Ono K, Yasui N. Repair of rabbits articular surfaces with allografts of chondrocytes embedded in collagen gels. Samenvatting in de Engelse taal, artikel in de Japanse taal. Nippon Seikeigeka Gakkai Zasshi 1989a;63:529-38.

Wakitani S, Kimura T, Hirooka A, Ochi T, Yoneda M, Yasui N, Owaki H, Ono K. Repair of rabbit articular surfaces with allograft chondrocytes embedded in collagen gel. J Bone Joint Surg 1989b;71B:74-80.

Wayne JS. Load partitioning influences the mechanical response of articular cartilage. Samenvatting. Ann Biomed Eng 1995;23:40-7.

Weisl H. Intertrochanteric osteotomy for osteoarthritis. A long-term follow-up. J Bone Joint Surg 1980;62B:37-42.

Weiss C, Rosenberg L, Helfet AJ. An ultrastructural study of normal young adult human articular cartilage. J Bone Joint Surg 1968,50A:663-74.

Wilhelmi G. Potential influence of nutrition with supplements on healthy and arthritic joints. II. Nutritional quantity, supplements, contamination. Samenvatting in de Engelse taal, artikel in de Duitse taal. Z Rheumatol 1993;52:191-200.

Wilkins RJ, Browning JA, Urban JPG. Chondrocyte regulation by mechanical load. Biorheology 2000;37:67-74.

Williams JM, Moran M, Thonar E, Salter RB. Continuous passive motion stimulates repair of rebbit knee articular cartilage after matrix proteotglycan loss. Clin Orthop 1994;304:252-62.

Williams PF 3rd, Powell GL, LaBerge M. Sliding friction analysis of phosphatidylcholine as a boundary lubricant for articular cartilage. Proc Inst Mech Eng (H) 1993;207:59-66.

Wong M, Wuehtrich P, Eggli P, Hunziker E. Zone-specific cell biosynthetic activity in mature bovine articular cartilage: a new method using confocal microscopic stereology and quantitative autoradiography. J Orthop Res 1996;14:424-32.

Woodard JC, Becker HN, Poulos PW Jr. Effect of diet on longitudinal bone growth and osteochondrosis in swine. Samenvatting. Vet Pathol 1987;24:109-17.

Xu Z, Buckley MJ, Evans H, Agarwal S. Cyclic tensile strain acts as an antagonist of I-1 beta actions in chondrocytes. J Immunol 2000;165:453-60.

Yahya ZA, Millward DJ, Yayha ZA. Dietary protein and the regulation of long-bone and muscle growth in the rat. Clin Sci (Lond) 1994;87:213-24.

Yellowley CE, Jacobs CR, Donahue HJ. Mechanisms contributing t fluid-flow-induced Ca^{2+} mobilization in articular chondrocytes. J Cell Physiol 1999;180:402-8.

Zarnett R, Delaney JP, Driscoll SW, Salter RB.Cellular origin and evolution of neochondrogenesis in major full-thickness defects of a joint surface treated by free autogenous periosteal grafts and subjected to continuous passive motion in rabbits. Clin Orthop 1987;222:267-74.

Zhang WT, Lu SB, Huang Y. Shape, phenotype and gap junction of the rabbit chondrocytes. Samenvatting in de Engelse taal, artikel in de Chinese taal. Zhongguo Xiu Fu Chong Jian Wai Ke Za Zhi 2002;16:315-8.

Zimmerman NB, Smith DG, Pottenger LA, Cooperman DR. Mechanical disruption of human patellar cartilage by repetitive loading in vitro. Clin Orthop 1988;229:302-7.

Index

G

L

M

N

O

T